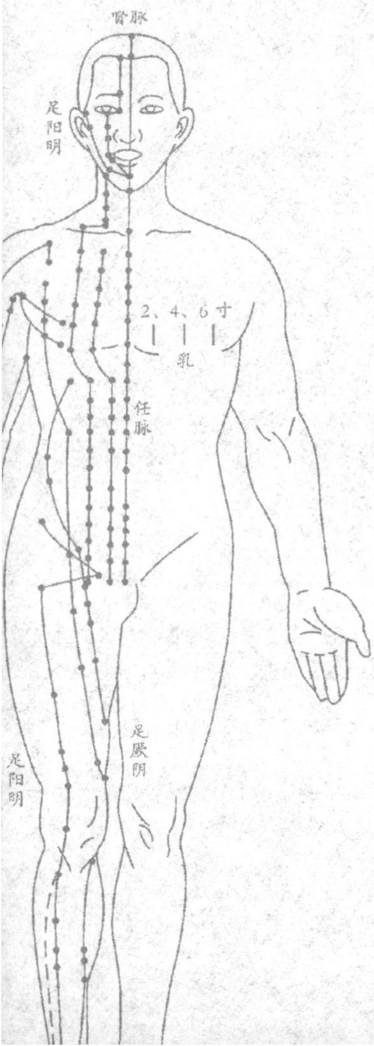
督脉
足阳明
2、4、6寸
乳
任脉
足厥阴
足阳明

一眼识病 一招救命 一术养病

大全集

宋敬东　编著

天津出版传媒集团
天津科学技术出版社

图书在版编目（CIP）数据

一眼识病 一招救命 一术养病大全集 / 宋敬东编著 . —天津：天津科学技术出版社，2013.11（2023.10 重印）

ISBN 978-7-5308-8487-4

Ⅰ . ①一… Ⅱ . ①宋… Ⅲ . ①常见病—诊疗Ⅳ . ① R4

中国版本图书馆 CIP 数据核字（2013）第 269398 号

一眼识病 一招救命 一术养病大全集

YIYAN SHIBING YIZHAO JIUMING YISHU YANGBING DAQUANJI

策划编辑：刘丽燕 张 萍

责任编辑：孟祥刚

责任印制：兰 毅

出 版：天津出版传媒集团
天津科学技术出版社

地 址：天津市西康路 35 号

邮 编：300051

电 话：（022）23332490

网 址：www.tjkjcbs.com.cn

发 行：新华书店经销

印 刷：德富泰（唐山）印务有限公司

开本 1020×1 200 1/10 印张 50 字数 890 000

2023 年 10 月第 1 版第 4 次印刷

定价：68.00 元

前言

随着生活水平的提高和医疗体制改革的不断推进，人们更加渴望健康，然而，人们在日常生活中难免会患各种疾病，遇到各种伤害，尤其是急症、重症、中毒，发病急、病情重、变化快，直接威胁到病人的身体健康和生命安危，因此，如何早期发现自身的异常变化，并对此做出正确诊断和及时治疗疾病，以减轻因延误诊断而给自身带来的痛苦和经济上的过多花费，并在病后能够给予积极有效的调养以促进疾病痊愈，成为人们迫切关心的问题。除了疾病之外，现在很多人也特别缺乏应对一些灾害和紧急问题的能力，导致其没有自救能力而丧生。举个例子来说，高楼着火，找不到消防通道的位置。找到了逃生的通道，又避不开浓烈的烟雾。躲开了烟雾，却不会用灭火器。其实，哪怕会那么一点儿，也不至于最后丧生火海。许多人在灾害中或遇到紧急问题时的慌乱表现，正说明我们非常缺乏应对紧急突发危险的能力。

鉴此，我们精心编写了本书，帮助读者轻松掌握相关的常识和技能。全书共分三篇。

第一篇是“一眼识病”，详细介绍了一些常见的、易被人们忽视的身体症状及可能导致的疾病，着重介绍了人们日常生活中各种常见病的自我诊断要点，提醒人们在疾病发展过程中可能出现的危险信号，以便及时采取措施，防止意外情况发生。通过阅读本书，你可以从中学习自我诊断，能在日常生活、工作中及时发现自身的异常变化，并能完整、准确地描述自己的病症，做出初步诊断，以便有针对性地、及时地去医院就诊，还能在医生诊断的时候帮助识别疾病，这样不仅可以防患于然，还能使小病医到病除，避免其发展成为重症或顽疾。

第二篇是“一招救命”，主要是面向大众普及遇到不同的危险时的各种急救的常识和救人的基本技能，其内容包括急救的基本知识与技术、家庭急救、急危重症的救治、常见病的救治、常见损伤救治、出行意外的救治、野外遇险的救治、自然灾害发生时的急救、突然事件时的急救、中毒后的急救、药物过敏的救治、治安不良时的急救。在编写时以常见的危急重症为主要介绍对象，简明地阐述其病因和症状表现，详细地介绍了这些病症的简便实用的急救措施。掌握了这部分常识，你在遇到以上这些危急状况时不再手足无措，不仅能够及时地自救，还可以救助他人。

第三篇是“一术养病”，主要内容是当我们已经确认了某些病情之后，该如何治病养病。对于每一种病症，先简述此病的发病原因、主要临床特征，然后从精神、起居、锻炼、饮食、按摩和治疗方面来为你提供自我预防和康复保健知识。俗话说“三分治疗，七分调养”，无数医疗实践也证明，调养在防治疾病方面占有重要地位，特别是慢性疾病，调养尤其不能忽视。通过阅读本书，能帮你构建疾病调养的实用方案，使你在自己的努力下，达到无病自养强身以增强体质，患病科学调养以促进早日康复的效果。

书中内容通俗易懂，讲解详尽，所提及的方法和技能也很简便实用，读者可根据自己的实际情况选择使用。另外，由于时间和编者的理论知识与实际经验所限，书中难免存在不足之处，恳请广大读者及医务界同道指正。

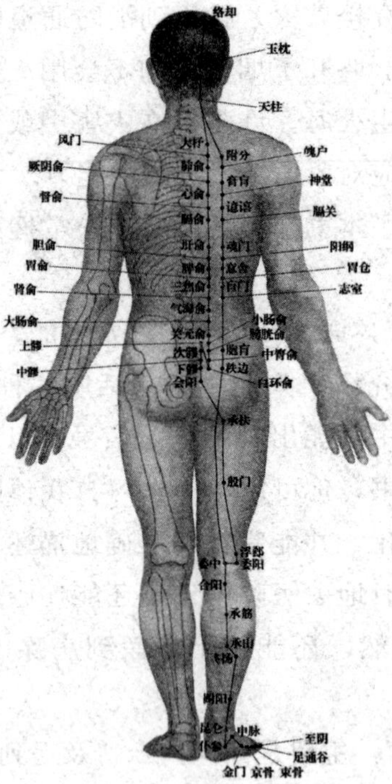

目录

上篇　一眼识病

第一章　女性常见病的早期信号 …… 2
少女溢乳 …… 2
女性受凉后出现尿频、尿急、尿痛 …… 2
异常阴道出血 …… 2
妊娠妇女出现水肿 …… 3
育龄妇女停经后突发剧烈腹痛 …… 4
胆道疾病患者出现持续性腹痛 …… 4
怕冷，手脚冰凉 …… 5
久咳不愈 …… 5
脖子变粗 …… 6
食欲突然增强 …… 6
腰部疼痛 …… 7
月经紊乱，敏感多疑 …… 8
女性乳房疼痛 …… 8
单侧乳头湿疹 …… 9
经期偏头痛 …… 9
阴道出血 …… 10
女性不孕 …… 10
孕期阴道反复出血 …… 11
乳房肿块 …… 12
白带增多 …… 13
外阴白斑 …… 13
第二章　男性常见病的早期信号 …… 14
男性乳房肿块 …… 14
水肿，蛋白尿，血尿，迅速发展为少尿 …… 14
前列腺增生患者出现少尿 …… 15
排尿困难 …… 15
睾丸肿大 …… 16
第三章　儿童常见病的早期信号 …… 17
婴儿不愿意吃奶 …… 17
婴儿咳嗽 …… 17
小儿肚子痛 …… 18

小儿口唇苍白 …… 19
小儿生长发育滞后，口唇青紫 …… 19
发作性右上腹绞痛 …… 20
孩子脾气突然改变 …… 20
孩子面色突然变黄 …… 21
头痛并伴有发热、呕吐症状 …… 21
儿童双下肢对称性紫癜 …… 22
小孩儿骨痛、出血、乏力 …… 22
孩子关节反复出血 …… 23
孩子感冒久治不愈 …… 23
小儿腹泻不止 …… 24
小儿厌食且疲倦贪睡 …… 24
小儿腹泻伴随恶心呕吐 …… 25
孩子黄疸加深 …… 25
头晕并伴有耳鸣症状 …… 26
视力下降 …… 27

第四章　中年人常见病的早期信号 …… 28

身体容易疲劳 …… 28
短暂失去记忆 …… 29
严重长期性头疼 …… 29
夜尿过多 …… 30
尿色异常 …… 30
尿中泡沫多 …… 31
感冒后出现胸闷、心悸 …… 32
感冒后全身乏力，食欲减退 …… 32
鼻子突然出血 …… 33
餐后突然中上腹痛 …… 33
视觉障碍和恶心并发 …… 34
呕血、便血 …… 35
情绪易激动 …… 35
下肢麻木发冷 …… 36
无故腰痛 …… 36
水肿 …… 37
胸闷气喘，浑身无力 …… 38
全身关节酸痛 …… 39
刺激性咳嗽 …… 40
治不好的胸痛或咯血 …… 40
牙龈出血，治疗无效 …… 41
不明原因的消瘦或贫血 …… 42
慢性腹泻伴里急后重 …… 42
尿色异常 …… 43

第五章　老年人常见病的早期信号 …… 44

大便带血 …… 44
劳累，饱餐后出现急性腹痛 …… 45
饭后肚子痛 …… 45

天热突然出现无力、眩晕、头痛 …… 45
清晨无故头疼 …… 46
高血压患者突然出现昏迷 …… 46
脸色发紫，呼吸困难 …… 47
经常咬到舌头 …… 48
四肢颤抖伴随耳鸣 …… 49
冬季感冒迁延不愈 …… 49
口角㖞斜，伴眼睑不能闭拢 …… 50
单眼失明 …… 50
智力突然下降 …… 51
长期卧床的患者突然发生呼吸困难 …… 52
呼吸困难，咳粉红色泡沫痰 …… 53
痰色异常 …… 53
心悸心慌伴随耳鸣 …… 54
不能忽视的红鼻子 …… 55
熟睡中惊醒 …… 56
冒冷汗和心率下降 …… 56
面部疼痛 …… 57
四肢疼痛 …… 57
躯体疼痛 …… 58
关节疼痛 …… 58
内脏放射性疼痛 …… 60
夜间腰酸背痛 …… 61
全身异常疼痛 …… 62
老年人肩痛 …… 63
老年人腹痛消瘦 …… 63
体力突然下降或丧失 …… 64
肌肉无故麻木，腿脚无力 …… 65
手指无故颤抖 …… 66
咬字不清，健忘 …… 67
健忘和性情大变 …… 67
悲观厌世，兴趣索然 …… 68
情绪急剧变化 …… 69
老年斑 …… 69

第六章　上班族常见病的早期信号 …… 70

站起时发生昏厥 …… 70
眼球干涩 …… 70
头昏倦怠且反复出现 …… 71
发热、发冷，伴“醉酒貌” …… 71
头部突然转动时出现短时间的眩晕 …… 72
痰量增多 …… 72
持续高热不退 …… 73
舌苔黄腻，尿色变黄 …… 74
饭后胃部反酸 …… 74
腹部割痛，痛苦不安 …… 75
皮肤瘙痒 …… 75

周期性瘫痪 …… 76
暴饮暴食后出现腹部疼痛 …… 76
剧烈活动或排尿后突发一侧腰腹部绞痛 …… 77
面色苍白伴头昏 …… 77
头晕眼花，饥饿虚汗 …… 78

第七章　应酬族常见病的早期信号 …… 79

排柏油样黑便 …… 79
头痛并伴有呕吐和视力下降 …… 79
头痛并伴有头晕症状 …… 80
面色发红 …… 80
面色苍白，皮肤出血 …… 81
出现黄疸的感冒 …… 82
整日头脑昏沉 …… 82
心率过快 …… 83
腿肚抽筋并且视力模糊 …… 83
耳垂潮红、耳垢过多 …… 84
上肢麻木 …… 84
下肢麻木 …… 85
一侧腰痛剧烈 …… 85
腰部疼痛 …… 86
头痛伴有莫名视力下降 …… 86
感冒一直不好 …… 87
单侧扁桃体肿大 …… 88
吞咽疼痛 …… 88
大便解不完 …… 89
痔疮反复 …… 89
顽固性上腹部疼痛 …… 90
反复出现淋巴结肿大和发热 …… 91

第八章　开车族常见病的早期信号 …… 92

一侧耳朵听力逐渐下降，耳内听到杂音 …… 92
耳鸣 …… 92
两眼发烫，疼痛 …… 93
不明原因的发热与关节痛 …… 93
声音嘶哑 …… 94
脖子酸疼 …… 94
腿脚无力 …… 95
打嗝、反酸和胀气 …… 95
腹痛、呕吐、肛门无排气 …… 96
嘴里有异味 …… 96
指甲颜色异常 …… 97
异常出汗 …… 97
大脚趾无故疼痛 …… 98
皮肤颜色异常 …… 99
小便颜色异常 …… 99
大便暗红 …… 100

顽固性头痛 …… 101

第九章　常见病自诊方法 …… 102

感冒 …… 102
痛风 …… 102
伤寒 …… 103
慢性鼻炎 …… 103
过敏性鼻炎 …… 104
急性鼻窦炎 …… 104
咽炎 …… 104
扁桃体炎 …… 105
急性喉炎 …… 106
支气管扩张 …… 106
支气管哮喘 …… 107
肺炎 …… 107
慢性肺源性心脏病 …… 107
细菌性痢疾 …… 108
霍乱 …… 108
蛔虫病 …… 109
蛲虫病 …… 109
流行性乙型脑炎 …… 110
流行性脑脊髓膜炎 …… 110
病毒性肝炎 …… 111
肺结核 …… 111
急性支气管炎 …… 112
慢性支气管炎 …… 112
高血压病 …… 113
低血压 …… 113
血栓闭塞性脉管炎 …… 114
冠心病 …… 114
心绞痛 …… 115
心肌梗死 …… 115
病毒性心肌炎 …… 116
急性心包炎 …… 116
复发性口腔溃疡 …… 116
急性牙髓炎 …… 117
成人牙周炎 …… 117
智齿冠周炎 …… 118
胃下垂 …… 118
急性胃炎 …… 119
慢性胃炎 …… 119
消化性溃疡 …… 119
胆囊炎 …… 120
胆石症 …… 120
急性阑尾炎 …… 121
急性肠炎 …… 122
急性胰腺炎 …… 122

痔 …… 122
肝硬化 …… 123
急性肾炎 …… 123
慢性肾炎 …… 124
尿路感染 …… 124
甲状腺功能亢进 …… 125
成年型甲状腺功能减退症 …… 125
前列腺炎 …… 125
前列腺增生 …… 126
尿石症 …… 126
糖尿病 …… 127
风湿热 …… 127
类风湿性关节炎 …… 128
肥胖症 …… 128
高脂血症 …… 129
缺铁性贫血 …… 129
再生障碍性贫血 …… 129
老年性痴呆 …… 130
偏头痛 …… 130
三叉神经痛 …… 131
神经衰弱 …… 131
失眠症 …… 132
抑郁症 …… 133
癔症 …… 133
癫痫 …… 134
颈椎病 …… 134
肩周炎 …… 135
腰椎间盘突出症 …… 135
骨质疏松症 …… 136
雷诺综合征 …… 136
急性乳腺炎 …… 137
功能失调性子宫出血 …… 137
慢性子宫颈炎 …… 137
盆腔炎 …… 138
更年期综合征 …… 138
乳腺囊性增生病 …… 139
滴虫性阴道炎 …… 139
霉菌性阴道炎 …… 139
子宫内膜异位症 …… 140
小儿肺炎 …… 140
婴幼儿腹泻 …… 141
小儿营养不良 …… 141
佝偻病 …… 141
锌缺乏症 …… 142
小儿湿疹 …… 142
儿童多动症 …… 143

急性结膜炎 …… 143
急性充血性青光眼 …… 144
慢性闭角型青光眼 …… 144
白内障 …… 144
睑腺炎 …… 145
外耳道疖肿 …… 145
急性化脓性中耳炎 …… 146
梅尼埃病 …… 146
痤疮 …… 147
带状疱疹 …… 147
过敏性紫癜 …… 147
牛皮癣 …… 148
白癜风 …… 148
麻疹 …… 149
水痘 …… 149
流行性腮腺炎 …… 150
荨麻疹 …… 150

中篇　一招救命

第一章　急救的基本知识与技术 …… 152
现场救护与生命链条 …… 152
现场救护的原则和基本步骤 …… 153
人工呼吸 …… 155
胸外心脏按压 …… 156
心肺复苏 …… 157
自动体外心脏除颤器 …… 159
止血的方法 …… 160
洗胃法 …… 163
导泻法 …… 164
低温疗法 …… 164
热疗法 …… 166
拔罐疗法 …… 167
针灸疗法 …… 168
外伤处理 …… 170
骨折固定的方法 …… 172
运护的方法 …… 174
气道梗塞救治法 …… 176
排痰法 …… 178
备好紧急急救箱 …… 179

第二章　家庭急救 …… 181
家庭急救的意义 …… 181
消除家中危险因素 …… 181
怎样呼叫急救车 …… 182
急救人员到来之前应该怎样做 …… 183

如何判断病患是否有呼吸和心跳 …… 183
如何判断病患是否有脉搏 …… 184
如何测量病患的体温 …… 185
如何测量病患的血压 …… 186
配备家庭急救箱 …… 187
安全用药 …… 188
急需送医院抢救的情况 …… 189
生活习惯与急症 …… 190
心态情绪与急症 …… 191

第三章　急危重症的救治 …… 193

剧烈头痛 …… 193
眩晕 …… 194
晕厥 …… 194
心动过速 …… 195
惊厥 …… 196
急性腹痛 …… 197
发热 …… 197
鼻出血 …… 198
咯血 …… 199
急性呕吐 …… 199
呕血 …… 200
急性腹泻 …… 201
便血 …… 202
猝死 …… 202
小儿哭闹时呼吸困难 …… 203
小儿呼吸道阻塞 …… 203
孕妇阴道出血 …… 204
紧急分娩 …… 204
新生儿窒息 …… 205
心绞痛 …… 206
急性左心衰竭 …… 207
急性呼吸衰竭 …… 207
哮喘继续状态 …… 208
高血压危象 …… 209
心搏骤停 …… 210
急性心肌梗死 …… 210
糖尿病酮症昏迷 …… 211
脚踝扭伤 …… 212
头皮血肿 …… 212
头皮撕脱伤 …… 213
脑震荡 …… 213
肩关节脱位 …… 214
肘关节脱位 …… 215
下颌关节脱位 …… 215
挤压综合征 …… 216

第四章　常见病的救治 …… 217
牙痛 …… 217
牙挫伤 …… 217
牙脱位 …… 218
牙折断 …… 218
呃逆 …… 219
休克 …… 220
中暑 …… 221
手指出血 …… 222
骑跨伤 …… 222
急性胃扩张 …… 223
胆绞痛 …… 223
胆道蛔虫症 …… 223
急性肾盂肾炎 …… 224
过敏性紫癜 …… 225
三叉神经痛 …… 226
坐骨神经痛 …… 227
中风 …… 227
急性颅内压增高 …… 228
病毒性脑炎 …… 229
低血糖 …… 230
癫痫发作 …… 230
癔症发作 …… 231
晕动病 …… 232
破伤风 …… 232
急性尿潴留 …… 233
急性睾丸扭转 …… 233
睾丸损伤 …… 234
急性附睾炎 …… 234
包皮嵌顿 …… 235
脱肛嵌顿 …… 235
急性荨麻疹 …… 235
化妆品皮炎 …… 236
腰痛 …… 237
落枕 …… 237
跟腱断裂 …… 238
痛经 …… 238
宫外孕 …… 239

第五章　常见损伤的救治 …… 240
肋骨骨折 …… 240
断肢 …… 241
脚底利物扎伤 …… 241
猫狗咬伤 …… 242
蜂类蜇伤 …… 242
毒蛇咬伤 …… 243

蚂蟥叮咬……244
蜈蚣咬伤……245
海蜇蜇伤……245
毒蜘蛛咬伤……246
强酸类损伤……246
强碱类损伤……247
皮肤烫伤……247
鱼刺卡喉咙……248
眼内异物……249
耳内异物……249
冻伤……250
勒缢……250
割腕……251

第六章　出行意外的救治……252
骑自行车翻倒……252
刹车失灵……252
汽车爆胎……253
车轮打滑……254
挡风玻璃破碎……254
车陷坑沟中……255
车陷雪地……256
驾车翻倒……256
车遇大雾……257
车坠水中……257
车辆着火……258
火车遇险……259
列车起火……259
飞机遇险……260
船体下沉……261
船上失火……262
地铁起火……262
跌下地铁站台……263

第七章　野外遇险的救治……264
野外迷路……264
高原反应……264
身陷沼泽或流沙……266
沙漠脱水……266
突患雪盲……267
野外寻水……268
遇兽袭击……268
掉入冰窟……269
野外取火……269
野外生水消毒……270

第八章　自然灾害发生时的急救 …… 271
森林大火 …… 271
地震 …… 272
雷击 …… 273
雪崩 …… 274
海啸 …… 275
洪水 …… 276
滑坡 …… 277
泥石流 …… 278
沙尘暴 …… 279
台风 …… 279

第九章　突然事件时的急救 …… 281
高楼着火 …… 281
瓦斯爆炸 …… 282
井下透水 …… 283
井下冒顶 …… 283
高空坠落 …… 284
电梯事故 …… 285
毒气泄漏 …… 285
身陷废墟 …… 286
灾后疫病扩散 …… 287
踩踏自救 …… 287

第十章　中毒后的急救 …… 289
白果中毒 …… 289
安眠药中毒 …… 289
酒精中毒 …… 290
假酒中毒 …… 291
河豚中毒 …… 291
煤气中毒 …… 292
豆浆中毒 …… 293
苦杏仁中毒 …… 293
荔枝中毒 …… 294
夹竹桃中毒 …… 294
苍耳子中毒 …… 295
万年青中毒 …… 295
马钱子中毒 …… 296
棉籽中毒 …… 297
亚硝酸盐中毒 …… 297
毒蘑菇中毒 …… 298
发芽马铃薯中毒 …… 298
鱼胆中毒 …… 299
沥青中毒 …… 299
蜂蜜中毒 …… 300
动物甲状腺中毒 …… 300

地窖内中毒 …… 301
高锰酸钾中毒 …… 302
有机磷农药中毒 …… 302
有机氯农药中毒 …… 303
磷化锌中毒 …… 304
毒鼠强中毒 …… 304
汽油中毒 …… 305
樟脑丸中毒 …… 306
解热镇痛剂中毒 …… 306
氨茶碱中毒 …… 307
洋地黄类药物中毒 …… 307
维生素 A 中毒 …… 308
维生素 C 中毒 …… 308
维生素 D 中毒 …… 309

第十一章　药物过敏的救治 …… 310
链霉素过敏 …… 310
青霉素过敏 …… 310
庆大霉素过敏 …… 311

第十二章　治安不良时的急救 …… 312
独行被尾随 …… 312
被人下迷药 …… 313
拦路抢劫 …… 313
入室抢劫 …… 314
被绑架 …… 315
遇到性骚扰 …… 316
强奸自卫 …… 317
遭遇劫车 …… 318
遭遇枪击 …… 319
炸弹袭击 …… 319

下篇　一术养病

第一章　传染病 …… 322
流行性感冒 …… 322
肺结核 …… 323
麻疹 …… 324
水痘 …… 325
流行性腮腺炎 …… 326
病毒性肝炎 …… 328
流行性出血热 …… 329
百日咳 …… 330
细菌性痢疾 …… 331

第二章　内科病 …… 333

支气管哮喘 …… 333
慢性支气管炎 …… 334
支气管扩张症 …… 336
肺炎 …… 337
肺气肿 …… 339
高血压 …… 340
冠心病 …… 342
慢性胃炎 …… 343
失眠 …… 344
便秘 …… 346
腹泻 …… 347
肥胖症 …… 349
低血压 …… 350
消化性溃疡 …… 351
胃下垂 …… 352
脂肪肝 …… 354
肝硬化 …… 355
高脂血症 …… 356
脑卒中 …… 357
动脉粥样硬化 …… 359
肺源性心脏病 …… 360
急性肾小球肾炎 …… 361
慢性肾小球肾炎 …… 362
慢性肾功能不全 …… 364
糖尿病 …… 365
坐骨神经痛 …… 367
神经衰弱 …… 368
偏头痛 …… 369
精神分裂 …… 370
老年性痴呆 …… 372
癫痫 …… 373
癔症 …… 374
癌症 …… 375
甲状腺功能亢进 …… 377
缺铁性贫血 …… 378
白血病 …… 379
白细胞减少症 …… 381

第三章　外科病 …… 382

落枕 …… 382
痔 …… 383
冻疮 …… 384
急性乳腺炎 …… 386
乳腺囊性增生症 …… 387
血栓闭塞性脉管炎 …… 388

泌尿系统结石 …… 389
肩关节周围炎 …… 391
风湿性关节炎 …… 392
类风湿性关节炎 …… 393
颈椎病 …… 394
骨质增生 …… 396
骨质疏松 …… 397
腰椎间盘突出 …… 399
急性腰扭伤 …… 400
足跟痛 …… 401
慢性胆囊炎 …… 402

第四章 妇科病 …… 404

痛经 …… 404
月经不调 …… 405
经前期综合征 …… 406
功能性子宫出血 …… 408
白带异常 …… 409
外阴白斑 …… 410
盆腔炎 …… 411
子宫脱垂 …… 412
阴道炎 …… 414
妊娠呕吐 …… 415
产后缺乳 …… 417
先兆流产 …… 418
妊娠高血压综合征 …… 419
产褥感染 …… 420
更年期综合征 …… 421

第五章 男科病 …… 424

前列腺炎 …… 424
前列腺增生 …… 425
遗精 …… 426
阳痿早泄 …… 428

第六章 儿科病 …… 430

遗尿症 …… 430
婴幼儿腹泻 …… 431
鹅口疮 …… 433
小儿夜啼 …… 434
小儿夏季热 …… 435
小儿厌食症 …… 435
小儿湿疹 …… 437
小儿营养性贫血 …… 438

第七章 五官科病 …… 440

急性结膜炎 …… 440

睑腺炎 …… 441
中耳炎 …… 442
鼻窦炎 …… 444
慢性鼻炎 …… 446
鼻出血 …… 447
扁桃体炎 …… 449
咽炎 …… 450
牙周病 …… 451
龋齿 …… 452
口腔溃疡 …… 453
近视眼 …… 455
夜盲症 …… 456
青光眼 …… 457
老年性白内障 …… 459
老年性耳鸣耳聋 …… 460

第八章　皮肤科病 …… 462

带状疱疹 …… 462
疣 …… 463
脓疱疮 …… 463
手足癣 …… 464
痤疮 …… 465
雀斑 …… 467
痱子 …… 468
手足皲裂 …… 469
湿疹 …… 470
荨麻疹 …… 471
神经性皮炎 …… 472
银屑病 …… 473
酒渣鼻 …… 475
斑秃 …… 475
白癜风 …… 476

上篇

一眼识病

第一章

女性常见病的早期信号

少女溢乳

有一些女孩儿在未婚、未孕的情况下，经常会发现在内衣上留有乳汁的痕迹，假如再用手挤压乳头，还会发现有白色的液体流出来。这就是溢乳——闭经综合征的前兆。

乳房分泌乳汁，这是产后妇女才有的正常现象。但是若没有生孩子就有乳汁，就是个问题了。乳房是否分泌乳汁取决于体内的催乳素水平。正常少女体内催乳素的水平很低，只能维持乳房的发育，无法刺激乳汁分泌。但是，在受到一些异常刺激的情况下，体内催乳素水平大大提高，导致溢乳的出现。假如少女发生溢乳，通常还会伴有月经紊乱，甚至出现闭经、毛发脱落、头痛、外生殖器萎缩等症状。这个时候就不是溢乳那么简单了。

总之，少女如果出现乳房溢乳、闭经，就应到医院就诊。

女性受凉后出现尿频、尿急、尿痛

有的女性朋友在着凉后出现小便后腹痛的感觉，而且变得尿频、尿急，这时应该考虑是否有急性泌尿系统感染的可能。

除了上面的症状外，还会有下面的这些表现：

1. 发热、腰痛、血中白细胞升高。

2. 会阴部胀痛、腰痛、腿软、失眠、多梦、乏力等。

急性泌尿系统感染是由于病原体直接侵入尿路，在尿液中生长繁殖，并侵犯尿路黏膜或组织而引起损伤，经常会导致肾盂肾炎和膀胱炎。肾盂肾炎多是由于膀胱炎症上行感染所致。

如果真的有了上述的症状，应该到医院仔细检查一番，确定是肾盂肾炎还是膀胱炎。然后再根据不同的炎症对症治疗或吃药。同时，在生活中还要多饮水、勤排尿，注意个人卫生。

异常阴道出血

一些女性会面临这样的情况，即在月经期以外的时间，出现阴道流血。有的是到了月经期，出血量增多，经期延长。还有的是阴道出血时有时无，有时会出现接触性出血，比如性生活后出血。异常的阴道出血，都说明女性身体有问题，需要提高警惕。对不同年龄阶段的女性来说，阴道异常出血所反映的情况也都不一样。大致说来，阴道出血可以分为下面这些情况：

1. 月经量增多，经期延长但周期正常。多是子宫肌瘤、子宫肌腺症、功能失调性子宫出血，此外上避孕环者也有可能经量增多。功能性子宫出血简称为功血。此病在临床上非常多见，主要是由调节生殖的神经内分泌功能失常所致，治疗的原则就是迅速止血，止血后调整建立正常的月经周期，防止复发，由于长期出血，有些人还伴有不同程度的贫血，所以治疗贫血也很重要。

2. 月经周期不规则的阴道出血。常为功能失调性子宫出血病，但应先排除子宫内膜癌。

3. 长期持续阴道出血。多为生殖器官恶性肿瘤，如子宫颈癌、子宫内膜癌等。

4. 停经后不规则出血。育龄妇女应多考虑与妊娠有关的疾病，如流产、宫外孕、葡萄胎等；绝经后妇女则多有恶性肿瘤的可能。

5. 性交后出血。多为宫颈糜烂、宫颈息肉、宫颈癌或黏膜下肌瘤。

6. 阴道出血伴白带。多考虑为晚期宫颈癌、子宫内膜癌伴感染。

7. 阵发性阴道血水。有原发性输卵管癌的可能。

8. 经间出血。发生在两次月经之间，历时 3～4 天，血量极少时，大多为排卵期出血。

9. 经前经后点滴出血。月经来潮前或后数日少量血性分泌物，一般为卵巢功能异常，亦可能是子宫内膜异位症。

10. 出血量不多，有些人仅是少量的咖啡色分泌物，一般持续半天或 2～3 天，最多不会超过 7 天，可伴有轻微的排卵痛和腰酸。西医叫排卵期出血，中医称之为“经间期出血”。如果正在测量基础体温，可以发现，这种出血一般是出现在低体温向高体温转变期间。症状轻的可以不治疗，但如果症状明显应及时诊治，否则有可能影响生育。

11. 月经周期不规律，经量过多，经期延长或不规则出血。多见于功能性子宫出血。

12. 月经延期了 7～10 天才有出血，也不要认为这肯定是月经来迟，应该注意观察出血的量、色、持续时间等是否与平常的月经一样，如果出现经血时多时少，淋漓不尽，并伴有腹痛就要留心是不是有宫外孕或先兆流产的可能；如果出血比平常多，持续时间长，痛经明显，多见于子宫肌瘤或子宫内膜异位症。及时就诊很有必要。

13. 有些女性在无保护措施的性生活后，因为服用了紧急避孕药也会出现阴道出血。紧急避孕药对月经的影响主要表现在月经周期的改变上，可能提早或延迟，尤其是多次重复使用者会导致月经紊乱、出血、淋漓不尽。因此，它只能作为一种补救措施，不能取代正常的避孕方式。这里还要提醒的是，一些女性由于滥用一些含有激素的“保健品”“丰乳药”“霜”等，也会对月经有影响。

14. 一般人流或自然流产后 3～7 天阴道流血会停止，极个别人由于体质虚弱、劳累等原因会延长，但这需要由医生来判断。如果没有特殊情况，阴道出血时间延长，在排除手术中损伤、宫颈炎症之类的情况后，很可能是宫内有残留，应由医生检查后决定是用药还是清宫。否则一段时间后，残留的胎膜组织有可能变成绒毛膜上皮癌。

15. 曾经患过葡萄胎的女性，经正规治疗两年内又再次出现淋漓不尽的阴道出血，有可能是恶性葡萄胎的早期症状，应该立即就诊。

由此可见，有阴道异常出血存在时，应尽早到正规医院的妇产科检查。做到早期诊断，早期治疗，防患于未然。

妊娠妇女出现水肿

相当一部分女性在怀孕后会出现水肿的情况，也就是手、脚和脸上出现水肿。一般来说，出现了妊娠水肿是正常现象，在产后会很快消失。不过为了孕妇的安全起见，还是要留心一下身体状况。假如在出现妊娠水肿的患者身上，还有高血压，就非常危险了。因为这可能是妊娠高血压综合征。

患有这种病症的女性还会有下面的症状：

1. 头痛、头晕。一般出现这种情况都是在妊娠 20 周之后。

2. 蛋白尿。

3. 血液黏稠度发生了变化。

除了第一种情况外，后两种都需要怀孕女性到医院里检查才能发现。所以，在出现了妊娠水肿的情况后，不能太过松心，到医院里检查一下始终是最好的选择。

妊娠高血压若是没有适当治疗，严重的会引起全身痉挛或者昏迷。所以，也需要对此有足够的重视。防治妊娠高血压要从多方面入手：

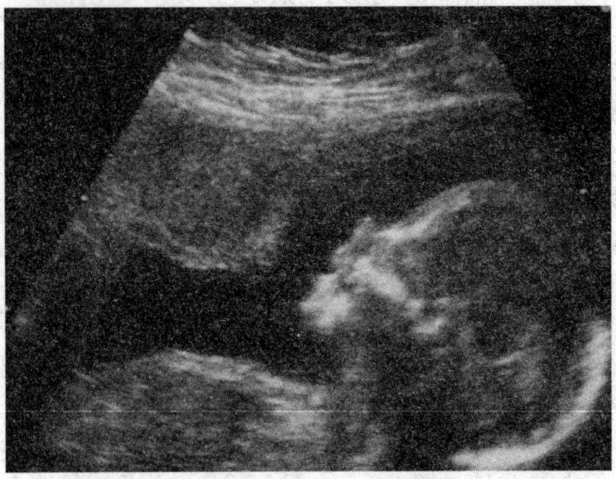

妊娠超声检查是在妊娠过程中通过超声波检查胎儿、胎盘（临时为胎儿供应营养的器官）和包围在胎儿外对其进行保护的充满液体的羊膜囊

1. 保证休息。适当减轻工作或居家休息，除保证夜间 8～10 小时睡眠时间外，白天应有 2 小时的午休。左侧卧位有利于增加尿量，也有助于改善子宫胎盘的血液循环。

2. 饮食指导。选择高蛋白、多维生素、低脂的食物，保证补充足够的铁和钙剂，除非全身水肿，一般不严格限盐，但应避免进食过多的盐腌食品。

3. 药物治疗。适量的镇静剂如安定等能抑制丘脑和丘脑下，减少刺激。用药时孕妇可向医生咨询药物的作用。

4. 产前检查。加强母儿监测措施，增加高危门诊次数，同时让孕妇及家属识别出现持续头痛、上腹疼痛、眼花、恶心、呕吐或面部及手背水肿等症状，一旦发现必须立即就诊。

育龄妇女停经后突发剧烈腹痛

一部分育龄妇女在正常停经后，若是突然感觉下腹部有被撕裂一样的剧痛，还伴随着恶心呕吐，应该考虑到可能是输卵管妊娠。通常，出现这种情况还会伴有下面的征兆：

1. 停经。多数病人在发病前有短暂的停经史，大多在 6 周左右。但有的病人因绒毛组织所产生的绒毛膜促性腺激素，不足以维持子宫内膜，或因发病较早，可能将病理性出血误认为月经来潮，认为无停经史。停经后少数患者有食欲不振、恶心呕吐、偏食等症状。

2. 腹痛。腹痛为输卵管妊娠破坏时的主要症状，其发生率在 95%，常为突发性下腹一侧有撕裂样或阵发性疼痛，并伴有恶心呕吐。刺激膈肌时可引起肩胛部放射性疼痛。

3. 阴道不规则出血。表现为出血淋漓不尽、颜色深褐、量少，一般不超过月经量。

4. 下腹部包块。多为反复腹痛，病程迁延不愈。

5. 休克。此为腹腔内急性出血和剧烈疼痛所致。出血又多又快，其症状出现愈迅速愈严重，可引起头晕、面色苍白、脉细、血压下降、冷汗淋漓，因而发生晕厥与休克等危象。

输卵管妊娠最常见的原因是慢性输卵管炎。炎症使输卵管变形、狭窄、蠕动能力差，甚至阻塞，使受精卵运行受阻。其次是输卵管发育不良，输卵管细而长，蠕动能力弱，使受精卵运行缓慢，不能及时到达子宫腔而种植在输卵管内。由于输卵管壁薄、管腔狭小，受精卵种植后，绒毛像小树根样长入输卵管肌壁，破坏肌层内血管引起出血，特别是当大血管破裂时，可引起大出血，血液流入腹腔，引起腹痛和休克，因此比较危险。

已婚育龄妇女出现上述早期信号时，就必须到医院妇产科进一步检查，切不可掉以轻心。否则一旦出现反复晕厥和失血性休克，则后果严重，直接危及生命。

胆道疾病患者出现持续性腹痛

有慢性胆囊炎、胆石症病史的女性，特别是 40 岁以上的女性，会有腹部疼痛的情况。这个时候的疼痛已经转变为局部持续性加重，或者是由绞痛转变为持续性钝痛或刺痛。若经过了几周仍不缓解，还有食欲不振、恶心、呕吐等症状，就应该怀疑是胆囊癌。除了腹痛之外，胆囊癌还有下面的表现：

1. 消化道症状。绝大多数患者会出现消化不良、厌油腻、嗳气、胃容纳量减少的反应，这是由于胆囊功能不全，不能对脂肪物质进行消化所致。

2. 右上腹肿块。约一半儿的患者出现右上腹或上腹部肿块，多数为增大的胆囊。

3. 黄疸及皮肤瘙痒。往往在病程晚期出现，由于癌组织侵犯胆管或者转移肿大的淋巴结压迫胆管引起胆道梗阻所致，肝脏分泌的胆汁不能顺利排入肠道，进而反流入血管。表现为皮肤、黏膜黄染，多数伴有难以缓解的皮肤瘙痒，尤以夜间为重。

4. 发热及消瘦。约25%的患者出现发热，多由于继发胆道感染所致。晚期患者常伴有消瘦，甚至出现恶病质。

一旦高度怀疑胆囊癌，应尽早去医院检查。随着超声仪器的不断改进及普及，完全可以早期发现胆囊病变，只要及时处理就可以极大程度地降低胆囊癌的发病率。即便是早期的癌变，通过正确的治疗其预后也是良好的。而中晚期胆囊癌的治疗效果则很不理想，部分患者由于错过了早期的治疗机会使得病变进展为晚期癌症，这时给予过度积极的治疗并不能给患者带来益处，有时不仅不能延长生存时间，反而会降低生存质量，缩短生存时间。

怕冷，手脚冰凉

一些女性在秋末冬初的时候，因为天气转冷，就变得倦怠、乏力、手脚冰冷。这就可能是低血压的表现。当然，低血压还有许多其他的症状：

1. 疲乏无力。尤其是早上，患者常感到精神萎靡不振、四肢酸软无力，经午睡或休息后可好转，但到下午或傍晚又感乏力。这种倦怠感与患者实际工作或活动所消耗的体力不相称，即这种乏力并非都是因疲劳过度所致。这种疲乏可能与神经系统功能紊乱导致过多的肌肉收缩不协调，而不恰当地消耗肌力所致。

2. 头痛头晕。在低血压病的患者中，头痛可能是唯一的表现，其头痛往往在紧张的脑力或体力活动后较为明显，头痛性质和程度不一，多表现为颞顶区或枕下区隐痛，也可呈剧烈的搏动性疼痛或麻木性疼痛。头晕轻重不一，轻者两眼发黑、眩晕；重者可以失神，甚至晕厥倒地，常在突然改变体位，尤其是由蹲位突然起立时最易发生。此外，静止而又负担过重的工作条件下也易发生。头痛和头晕可能与血压低致脑灌注不足有关。

3. 心前区隐痛或不适。低血压病患者心前区隐痛、不适，不仅可在体力劳动或紧张脑力劳动时发作，在安静时也可发作，甚至引起心绞痛样发作，尤其多见于40岁以上的患者。这种情况不仅见于低血压病和冠心病的患者，也可能由于血压过低本身导致冠脉供血不足，引起心肌低氧、缺血而产生上述症状。

4. 精神萎靡。可表现为记忆力减退、睡眠障碍和失眠等。自主神经功能失调可表现为多汗、皮肤苍白或轻度发绀、浑身忽冷忽热、时有蚁爬感、手脚麻木等。

5. 食欲不振。可表现为腹部不适、消化不良，以及血红细胞增多、白细胞减少、抵抗力降低易引起感染等征象。

女性低血压一般都与体质有关，大多数有家族病史。对于这种情况，应该从调养身体上着手。生活上要注意营养，也可以用一些食补的东西来帮助调养。当然，还要合理安排生活，做到饮食有节、起居有常。

久咳不愈

不少女性在患上了感冒之后，因为没有完全治愈，就留下了久咳不愈的症状。还有一些女性，因为有吸烟的嗜好，再加上生活不规律，也会有或轻或重的咳嗽。一般来说，久咳不愈说明呼吸道有某种疾病，当然也不能确定具体是哪一种，需要结合其他的症状来判断。下面列举一些可能相关的疾病：

1. 哮喘。哮喘患者的常见症状是发作性的喘息、气急、胸闷或咳嗽等症状，少数患者还可能以胸痛为主要表现。这些症状经常在患者接触烟雾、香水、油漆、灰尘、宠物、花粉等刺激性气体或变应原之后发作，夜间和（或）清晨症状也容易发生或加剧。很多患者在哮喘发作时自己可闻及喘鸣音。症状通常是发作性的，多数患者可自行缓解或经治疗缓解。

2. 慢性支气管炎。慢性支气管炎是由于感染或非感染因素引起气管、支气管黏膜及其周围组织的慢性非特异性炎症。其病理特点是支气管腺体增生，黏液分泌增多。临床出现有连续两年以上每次持续三个月以上的咳嗽、咳痰或气喘等症状。早期症状轻微，多在冬季发作，春暖后缓解。晚期炎症加重，症状长年存在，不分季节。

3. 细支气管炎。是一种弥漫存在于两肺呼吸性细支气管的气道慢性炎症性疾病。受累部位主要是呼吸性细支气管以远的终末气道。由于炎症病变弥漫性地分布并累及呼吸性细支气管壁的全层，故称之为弥漫性泛细支气管炎。突出的临床表现是咳嗽、咳痰和活动后气促。严重者可导致呼吸功能障碍。临床上易与其他慢性气道疾病混淆。

4. 肺气肿。肺气肿是指终末细支气管远端（呼吸细支气管，肺泡管，肺泡囊和肺泡）的气道弹性减退、过度膨胀、充气和肺容积增大或同时伴有气道壁破坏的病理状态。早期可无症状或仅在劳动、运动时感到气短，逐渐难以胜任原来的工作。随着肺气肿进展，呼吸困难程度随之加重，以至稍一活动甚或完全休息时仍感气短。此外尚可感到乏力、体重下降、食欲减退、上腹胀满。引起肺气肿的主要原因是慢性支气管炎，因此除气短外还有咳嗽、咳痰等症状，早期仅有呼气相延长或无异常。

对于久治不愈的咳嗽，不能自己乱用药甚至是不当回事儿。要先到医院确诊，再对症治疗。

脖子变粗

有的女性会比其他女性更怕冷，而且最近照镜子发现自己的脖子莫名其妙地变粗了。假如还发现了自己四肢肿胀，总是心情不好，患得患失，那就该怀疑是得了甲减，也就是甲状腺功能减退症。这个疾病一般都有甲状腺病家族史，或者是做过甲状腺手术的。当然，想要确认，还需要对照下面的这些表现：

1. 皮肤干燥，真皮糖胺聚糖浸润，体液潴留。重者可出现黏液性水肿。

2. 代谢减低、体重增加、味觉差、胃黏膜萎缩、胃酸分泌减少。1/3 胃壁细胞抗体呈阳性，恶性贫血约占 10%。胃肠蠕动减弱，便秘。

3. 心肌收缩力下降、心输出量下降、活动耐力降低。重者可出现心力衰竭、心包积液。

4. 低通气，睡眠呼吸暂停。

5. 正细胞、正色素性贫血，血球压积下降。

6. 表情淡漠，反射时延长。

7. 生育力、性欲下降。妇女月经紊乱或月经量多。

甲减起病隐匿，病程较长。很多患者缺乏特异性症状和体征，主要表现以代谢率减低和交感神经兴奋性下降为主。由于甲状腺激素缺乏可影响全身各个系统，因此甲减时全身各系统均有改变。甲状腺本身可以萎缩或肿大，部分原发性甲减患者如未得到及时治疗，可出现垂体增大，治疗后可恢复。

甲减这个疾病不光会对患者自身带来很严重的危害，对女性患者来说，还会影响生育能力。那些已经怀孕的女性若是患了甲减，会给胎儿带来很大的影响。很多女性因甲减影响怀孕，影响胎儿的神经系统。发育期的儿童患甲减，会出现不同程度的侏儒，智力低下。

食欲突然增强

一些女性可能会发现，自己原本胃口并不大，但近来却有食欲增强，一顿饭可以吃掉以往两顿的情况。这种突然的食欲大增，没有任何原因，也不知道吃的那么多会可以消化掉。一般说来，这就可能是甲亢导致的。通常说来，要想进一步判断，还要参考下面：

1. 日渐消瘦，虽然吃的是很多，但是人却瘦了下来。

2. 总是腹泻，每天要拉好几次。大便可能成形，也可能不成形。

3. 心跳加快，差不多都是超过每分钟 100 次，而且都是在平静的情况下。

4. 脾气不好，总是怒气冲冲。

5. 手脚发抖，不能做精细的动作，比如无法写字、夹菜、穿针线。

6. 思想不集中，多猜疑、胸闷，甚至有闭经的情况。

7. 多梦，很少能熟睡，易惊醒。

8. 夏天时候多汗，总觉得天热异常。

9. 眼球突出，炯炯有神，和近视眼完全不同。

这些都是甲亢的前期表现，到了后期，病情恶化时，就会有高热、大汗、谵妄、昏迷、呕吐、心律失常，甚至出现休克、心力衰竭、肺水肿等并发症，称之为甲亢危象。

甲状腺功能亢进症是指由于甲状腺本身或甲状腺以外的多种原因引起的甲状腺激素增多，进入血液循环中，作用于全身的组织和器官，造成机体的神经、循环、消化等各系统的兴奋性增高和代谢亢进为主要表现的疾病的总称。甲亢患者一般是女性多于男性。

虽然甲亢的病理原因还不是很清楚，但一般认为是缺碘引发甲亢。因此，食用加碘盐就成了大家的共识。但世界卫生组织指出，长期食用含碘量过高的碘盐也会导致甲亢。此外，工作环境和生活环境不好，长期高压、情绪压抑、精神受到刺激、人生观不正确、爱钻牛角尖也易诱发甲亢。

腰部疼痛

很多女性对于自己的身体并不是多了解，也有的人并不在意。但是某一天突然就产生了腰痛的症状，就该警惕妇科疾病了。不过，很多妇科病都会有腰痛的表现，所以还需要参考更多的表现来确认。通常说来，腰痛可能是下面这些病症引起的：

1. 宫颈炎。宫颈炎为常见的妇科疾病，多发生于育龄妇女。宫颈炎主要表现为白带增多、呈脓性，或有异常出血如经间期出血、性交后出血等。常伴有腰酸及下腹部不适。

2. 宫位异常。正常的子宫位置是前倾前屈位，但是若子宫出现后屈，就会使支持子宫的韧带受到过度的牵拉，压迫部分神经而引起腰痛。

3. 子宫脱垂。子宫脱垂是指支撑子宫的组织受损伤或薄弱，致使子宫从正常位置沿阴道下降，子宫颈外口坐骨棘水平以下甚至子宫全部脱出阴道口外的一种生殖器伴邻近器官变位的综合征。根据其脱垂的程度分为三度。子宫脱垂患者平时就会有腰酸背痛，严重时还会拖累膀胱及直肠，而会有频尿、小便解不干净或大便不顺之感。

4. 盆腔炎。盆腔炎是由女性上生殖道炎症引起的一组疾病，包括子宫内膜炎、输卵管炎、输卵管卵巢脓肿和盆腔腹膜炎，多数以疼痛为主要表现，占 90%以上。这些疼痛表现出来，就是腰痛了。

5. 盆腔肿瘤。盆腔肿瘤的涵盖面较多，包括如子宫肌瘤、子宫颈癌、卵巢囊肿等。这些肿瘤都会压迫神经或通过癌细胞向盆腔组织扩散的方法引起腰痛，而且疼痛还会随着肿瘤的增大而加剧。

6. 妊娠。女性在怀孕后，随着胎儿逐渐增大，使腰部的支撑力不断增加，导致韧带逐渐松弛，膨大的宫腔压迫盆腔神经、血管，而发生腰痛。

7. 肾气亏虚。女性如果生育胎次过多，人工流产次数多或者性生活过于频繁等，均可引起肾气亏虚，从而诱发腰痛。

对于女性来说，腰痛是非常有效的身体信号，一般都能反映出深层疾病，尤其是妇科疾病。所以，重视腰痛这个信号，到医院里确诊，是应对腰痛的最好做法。

月经紊乱，敏感多疑

女性到了中年，身体的各个系统都在发生显著变化。到了一定年龄的女性，更容易发生月经紊乱的现象。如果这完全是突发的，之前还非常稳定，而且伴随着身体的这些变化，心理上也变得敏感多疑，具体说来就是每天疑神疑鬼，觉得周围人的言语都是带有目的性的，往往多想、瞎想。去检查身体，却并没有发现有什么不对的地方。这时候，就该想到是不是更年期综合征了。

1. 常见表现

一般说来，更年期综合征还会有下面的表现：

（1）潮热潮红。此为更年期主要特征之一，部分妇女在更年期内由于雌激素的水平下降，血中钙水平也有所下降，会有一阵阵地发热、脸红、出汗，伴有头晕、心慌，持续时间为一两分钟或12～15分钟不等。

（2）心血管及脂代谢障碍。可能会出现冠心病、糖尿病。

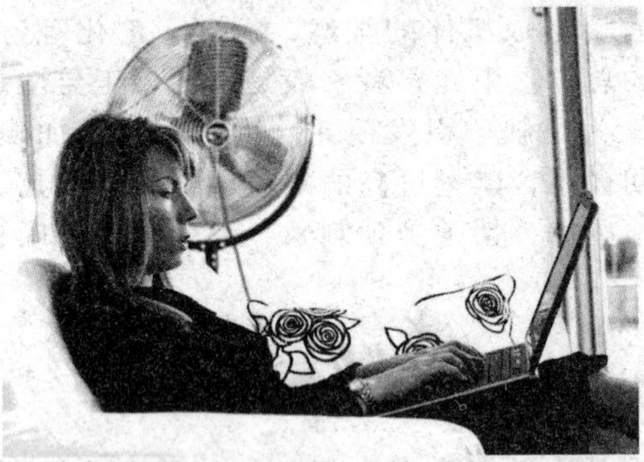

潮热、潮红是更年期最常被谈及的症状，当潮热传遍全身时，开始出汗，随着汗液蒸发，开始出现寒战。幸运的是，现在已有方法可缓解该症状

（3）神经、精神障碍。有的妇女，血压上下波动较明显，可能有情绪不稳定、易激动、性格变化、记忆力减退等。

（4）运动系统退化。出现腰、背、四肢疼痛，部分妇女会出现肩周炎、颈椎病。

（5）夜间出现盗汗、潮热等症状。在夜间由于出汗被热醒，而使原本正常的睡眠规律被打乱，这样不但容易使睡眠品质下降，还会造成抑郁、烦躁以及情绪低落的情况，想要安稳睡觉但是却由于这样的原因不能入睡。

2. 注意事项

应对更年期综合征，应注意以下两个方面。

（1）改善环境，减少刺激。改善生活和工作环境，减少紧张刺激。要避免长期紧张而繁重的工作，注意劳逸结合，有张有弛，必要时可减轻学习或工作量。待疾病缓解后，再恢复原来的学习和工作。

（2）学会放松自己，放松身心。当你感到疲乏和心烦时，暂时放下工作，给自己一个喘息的机会。例如，当电话铃响，先做个深呼吸，再接听。向窗外眺望，让眼睛及身体其他部位适时地得到松弛，可以暂时排解工作上面临的压力，你甚至可以起身走动，暂时避开低潮的工作气氛。

其他的方法，比如按摩、做操、深呼吸都可以起到辅助的作用。不过最根本的，还是要有意识地控制自己，做到对身体的状况心中有数。

女性乳房疼痛

对女性来说，或多或少都会有乳房疼痛的经历。但是，毕竟人的身体不同，有些人疼痛频率较高，因此就需要对这种疼痛多一点关注。从医学的角度来看，乳房疼痛分为生理性疼痛和病理性疼痛，所反应的问题也都不一样，需要进一步确认。接下来就先介绍一些生理性疼痛的例子：

1. 乳房发育胀痛。女孩儿长到青春期后，身体开始向成年女性发育。这时候，乳房开始出现变化，首先是乳头隆起，乳房组织发现约豌豆到蚕豆大的丘形硬结，有轻微的胀痛。初潮后，疼痛会随着乳房发育成熟而自行消退，一般不用特殊治疗。

2. 经前乳房胀痛。有超过半数的女性，在月经来潮前有乳房胀痛。此时的疼痛表现为胀痛、压痛、发硬。比较严重的就非常敏感，轻微的震动或碰撞都会疼痛难忍。之所以会有这样的反应，是因为月经之前，女性身体内的雌激素水平增高、乳腺增生、乳腺组织水肿引起的。月经之后，体内雌激素水平下降，乳腺变化消失，乳房疼痛就没有了。通常这种情况都不需要做什么处理。

3. 性生活后乳房胀痛。性生活不和谐或者是性冷淡的女性，因为没有性满足，乳房充血、胀大不容易消退，导致乳房会发胀、疼痛。所以，女性应重视良好的性生活，无性高潮或性冷淡者应当就医。

4. 怀孕后乳房胀痛。女性在怀孕 40 天左右，有可能会因为胎盘绒毛膜分泌大量雌激素、孕激素、催乳素，使乳腺增生，乳房增大，而导致乳房胀痛。症状重者可持续整个怀孕过程。一般不需治疗，胀痛在产后自行消失。

5. 产后乳房胀痛。女性在产后 3～7 天可出现乳房满胀、硬结、疼痛。这是因为乳腺淋巴液潴留，静脉充盈和间质水肿以及乳腺导管不畅所致。一般在乳汁畅流后，痛感多能消退。防治产后胀痛，可以让女性尽早哺乳；有硬结时可在哺乳前热敷乳房，轻揉按摩；也可用吸奶器吸引，以通畅乳汁；还可以用中医上的一些食疗方来治疗。

6. 人流后乳房胀痛。人工流产后，有些妇女会有乳房胀痛甚至是肿块。这是由于妊娠突然中断，激素水平突然下降，刚刚发育的乳腺不得不停止生长，因而造成乳腺肿块及乳房疼痛，通常会在 1～2 个月逐渐好转。但也有临床显示，人流对乳房引起的疼痛，还可以是持久的。所以，为了女性自身的安全，应尽量做好避孕措施，减少人工流产。

总之，生理性乳房疼痛只是正常疼痛的一种，不足以说明身体的隐藏疾病。但也同样需要女性多加注意，不能误判，更不能不在意。

单侧乳头湿疹

一部分中年妇女，可能会在自己的一侧乳头或乳晕上发现淡红色的鳞屑斑，这种斑的界限很明显，还有液体渗出来，像是湿疹的样子。但这种湿疹却没有自行痊愈，却逐渐地扩散开来，并引发了溃疡。出现这种情况，就要警惕湿疹样癌的可能了。

湿疹样癌又被称为乳头部帕哲忒氏病，与普通的皮肤湿疹是有区别的。因为通常来说，单纯的乳房湿疹在两侧乳房都会发生，而帕哲忒氏乳头病多是单侧的。单纯的乳房湿疹，往往是剧烈瘙痒、皮肤损害、界限不明显。而且患部皮肤柔软，不会有乳头内陷，更不会有皮肤硬块。用常规药物能立即缓解症状，坚持治疗一段时间完全可以痊愈。

而乳头部帕哲忒氏病，是发生在单侧乳头的一种恶性癌肿。它的不同之处就是单侧的乳房或者乳晕上有红斑，而且出现了糜烂。在它的上面覆盖着一层黄褐色的鳞屑样痂皮，如果揭去痂皮，又会出现糜烂面。糜烂处还能发现一些细微的颗粒状损害，乳头及乳晕处皮肤发硬，界限清楚。乳头还会内陷，看上去只有半个乳头。而且乳头中央的大乳管中常常渗出淡黄色的黏液，量很少。通常只能在患者的乳罩中央部分发现黄褐色斑块，这就是黏稠的渗出液凝结所致。不过乳头从不溢血，瘙痒和灼痛感只是偶尔会感觉到，不过还可能在乳头下摸到肿块。通常说来，这个病进展缓慢，往往可以持续半年或几年，才会发生淋巴转移。一般说来，这个病还可能在女性的腋窝、肛门、外生殖器上发现。

湿疹样癌很容易被误诊，很多患者在发现了上面的症状后，只知道去看皮肤科，而医生很容易诊断为单纯乳头湿疹。但是，不管诊断如何，中年女性都要牢记，单侧乳头湿疹若是治疗超过了 3 个月还不能痊愈，就很可能是乳癌。必须立即到医院确诊，再进一步治疗。

经期偏头痛

很多年轻的女性，在月经到来的时候，都会感到头痛。有时是发生在头部一侧，有时又剧痛难忍，还常常伴有恶心呕吐、视力下降、出现幻觉的表现。这时候应该镇定心神，因为此类症状是伴随月经的正常情况。若是非常严重，可以在月经之前服用安定类药物。

经期偏头痛与女性自身的月经有关，月经结束后会自然消失，所以要正确认识，不要误以为是其他的疾病，以致乱用药物。当然，月经期还会有其他的很多表现，也需要全面认识，以区别于其他疾病，做到心中有数。下面就一一列举出来。

1. 月经周期性精神病。这个表现大多发生在青春期的少女身上，因为月经出现，内分泌紊乱而使得情绪失控。发病时会出现兴奋、吵闹、惶恐、哭叫的行为，还可能会产生幻觉，导致行为错乱。因为是月经导致，所以发病呈周期性。每次发作得快，结束得也快。随着月经结束，都会恢复正常。

2. 月经疹。一般出现在月经来潮前1～3天，消失在月经后1～2天。多发生在面部、四肢和躯干上，类似红斑疱疹和荨麻疹。个别人还伴有高热、全身不适。比较严重的可以服用抗过敏药，如扑尔敏（氯苯那敏）、苯海拉明等。

3. 月经期水肿。水肿可能发生在身体表面，也可能在内脏里。一般都是在月经前达到高峰，月经来后随着尿量增加而消失。应对月经水肿可以少吃盐，吃清淡食物。严重的可以吃一些利尿药物治疗。

4. 月经性气胸。表现出来就是胸闷、咳嗽、呼吸困难等，伴随有胸痛、咯血、顽固性膈神经痛，好发于左侧，偶有发生于右侧或双侧，临床症状与气胸量有关。出现后应该稳定情绪，严重时可以吃药治疗。

5. 月经期鼻血。这又被称为代偿性月经，是由于一些女性月经量少而导致的鼻子出血。当然，还可能发生在胃肠道、外耳道、肚脐、膀胱、乳腺等处，但以鼻腔部位为最多。一些女性还可能只有代偿性月经而没有正常月经，这就需要到医院诊治了。

6. 月经性足痛。一般是在月经初潮发生，以后是在月经前3～4天出现。疼痛表现出来就是脚踝疼痛，不能行走或下蹲，还会有红肿。月经来后，这种疼痛会消失。

7. 经前膝痛。顾名思义，就是在月经来之前的膝盖疼痛。不过出现时间都是在月经前1周，月经后消失。走路时膝盖会疼，但是休息或者停止活动就会消失。

8. 月经期视力下降。月经前后会出现眼压升高、两眼发胀、视力模糊、还会伴有头痛。月经结束后1周时间能恢复正常。

阴道出血

若女性在月经之外发生阴道出血的情况，可能是某些妇科疾病的征兆，但也有可能更严重。有的阴道出血是不规则的点滴状，颜色深暗。若是出血还有一些薄膜样的组织或碎片排出，就该怀疑是宫外孕了。除了上面的这种表现外，还可以通过下面的症状来确定。

1. 腹痛。下腹坠痛、有排便感，有时呈剧痛，伴有冷汗淋漓。破裂时患者突感一侧下腹撕裂样疼痛，常伴恶心、呕吐。

2. 停经。输卵管妊娠流产或破裂前，症状和体征均不明显，除短期停经及妊娠表现外，有时出现一侧下腹胀痛。检查时输卵管正常或有肿大。

3. 晕厥与休克。由于腹腔内急性出血，可引起血容量减少及剧烈腹痛，轻者常有晕厥，重者出现休克。

4. 婚后数年未曾怀孕，而突感腹痛者。

宫外孕是比流产更严重的疾病，随着胎儿长大，输卵管会破裂而引起大出血。不仅是胎儿，还威胁着母亲的生命。一旦发现以上症状，应及时送医院治疗，切不可拖延时间，以免耽误治疗的时机。

宫外孕也易和其他一些腹痛的毛病相混淆，应注意区分。阑尾炎的疼痛是从心口开始逐渐移至右下腹，肠扭转是突然导致疼痛腹胀，胆石症是右上腹痛。而宫外孕，也就是子宫外妊娠破裂，是下腹剧痛、出血。对于年轻女性来说，吃紧急避孕药也很可能导致宫外孕。所以为了自身的安全，要少用紧急避孕药。

女性不孕

对于结婚后女性而言，大多数人都会想要个孩子。但是这种美好的愿望却不一定能实现，因为不孕症非常多。具体说来，造成不孕的可能分为男女两方面。有可能是男性问题，也可能是女性的原因。那么因为女性身体而导致的不孕有哪些呢？下面就详细介绍一下：

1. 卵巢局部因素。如先天性无卵巢或幼稚型卵巢、卵巢功能早衰，多囊卵巢，某些卵巢肿瘤，如颗粒-卵泡膜细胞瘤、睾丸母细胞瘤等都可影响卵巢激素分泌及排卵。

2. 营养问题。全身性疾病，如重度营养不良或饮食中缺乏某些重要的营养因素，都可影响卵巢功能而致不孕；慢性疾病、代谢病，如甲状腺功能低下或亢进、糖尿病、肾上腺功能紊乱等也能导致不孕。

3. 中枢性的影响。丘脑下部垂体、卵巢间内分泌平衡失调，垂体肿瘤或瘢痕都可以引起卵巢功能失调而致不孕；精神因素如精神过度紧张或过度焦虑可对下丘脑-脑垂体-卵巢轴产生影响抑制排卵。

4. 外阴阴道因素。如无处女膜阴道横隔、先天性无阴道等先天畸形，会妨碍性生活；有阴道炎症时大量白细胞能吞噬精子，降低精子活动力，缩短其生存时间而影响受孕。

5. 子宫因素。占不孕症的10%～15%。正常子宫前倾前屈，子宫颈口向后，性交后子宫颈口浸泡在精液中有利于受孕。如子宫后倾后屈，使子宫颈口向前向上可影响受孕；由于卵巢孕酮分泌不足，使子宫内膜分泌反应不良；子宫发育不全以及子宫内膜炎症如结核性子宫内膜炎，黏膜下子宫肌瘤等都可影响孕卵着床。

6. 子宫颈因素。此为不孕症较为重要的原因，占不孕症的10%～20%。由于慢性宫颈炎或雌激素水平低落，子宫颈黏液可变黏稠或含有大量白细胞，不利于精子的活动和通过，可影响受孕。此外，子宫颈息肉或子宫颈肌瘤能堵塞子宫颈管，影响精子的通过。子宫颈口狭窄，也可能是不孕的原因。

7. 输卵管因素。输卵管炎症粘连引起输卵管阻塞，阻碍卵子和精子相遇而致不孕。盆腔子宫内膜异位症也可使输卵管粘连扭曲而造成不孕。

8. 其他因素。经系统检查后尚有10%左右的男女双方均未发现明显不孕原因。近年来认为与免疫因素有关。在某些不孕妇女的血清中发现含有抗精子的抗体，此种抗体能与精液发生凝集反应，这些不孕夫妇，如用避孕套避孕一段时间后能使这些抗体消失而妊娠。其他如夫妇双方血型不合，也有人认为可能是不孕的原因。

总之，女性不孕的可能性非常多。不过若是能在医生的指导下，找到真正的原因，经过治疗，多数是可以怀孕的。

孕期阴道反复出血

女性在怀孕3个月以内，很容易因为各种原因流产。若是此时出现阴道反复出血，即便是注射了黄体酮仍不能止血，就应该是流产的先兆。这时候就要到医院仔细检查，及早面对。

对于怀孕的女性来说，除了阴道反复出血是常见的流产征兆外，还有很多其他的身体信号可以参考。下面就对这些身体反应做一个介绍。

1. 子宫大小。随着胚胎的不断发育，子宫相应增大，增长速度平均每月3～4厘米。如果子宫增长过快，明显超过正常范围，可能是双胎、葡萄胎、羊水过多、胎儿畸形等，需做B超确诊。反之，如果子宫增长过缓，于妊娠月份，胎动消失，听不到胎心，孕妇饮食不振，口中有特殊臭味，多为胎死宫内。虽然子宫小于正常，但仍有胎动，可听到胎心，多属于胎儿宫内发育迟缓。

2. 胎动。胎动通常在妊娠18～20周开始出现，胎儿通过胎动向准妈妈问候，同时也向准妈妈报告自己在子宫内安全与否。孕期不同，胎动的次数也有所差异。妊娠7～8个月时，胎动较频繁，到妊娠9个月后，胎动稍有减少。一天之中，胎动次数也不相同，通常早上较少，以后逐渐增多，晚上最多，每小时可达10次左右。倘若胎动计数1小时少于3次，或12小时胎动总和少于20次，这就是胎儿向准妈妈发出的求救，向准妈妈报告自己在子宫内发生了低氧险情，请求救援。这时准妈妈应立即赶医院急诊，千万别延误。

3. 胎心。胎儿的心音，约于妊娠20周以后才能听到。正常的胎心音为每分钟120～160次。若发现胎心率大于160次/分，或小于120次/分，或胎心音不规律时，再重复听2分钟，如仍未改善，提示胎儿在子宫内出现了险情，应立即去医院急诊。

4. 体重。女性妊娠后，随着胎儿长大、子宫增大、乳房进一步发育、胎盘与羊水的形成以及母体的血液、组织间液及脂肪等生理变化，导致孕妇体重逐渐增加。孕期体重正常增加是营养均衡的标志，也是妊娠过程正常的表现，所以，体重测量是每次产前检查时必测的项目。

妊娠13周前体重大多无明显改变，平均增加1千克左右。妊娠13周后每周体重平均增加350克，妊娠20周后每周体重约增加500克，至足月妊娠时体重平均约增加12.5千克。倘若，孕妇的体重增加太多或太少，甚至停止增重，常常是妊娠异常的表现，应引起高度重视。

总而言之，在怀孕的这个过程中，有很多方法检测孕妇和胎儿的健康。对于孕期女性来说，应当心身体的各方面反应，为胎儿的降生做好准备。

乳房肿块

一部分女性，不论年龄大小，都可能会有一点儿乳房肿块。自己用手在乳房的每个角度去按压，可能会感到顶手。假如肿块逐渐增大、边缘已经模糊，而且渐渐变得不能推动，就应该警惕乳腺癌。乳腺癌是严重威胁女性健康的一种疾病，必须做到早发现、早治疗。通常说来，它还会出现下面的症状：

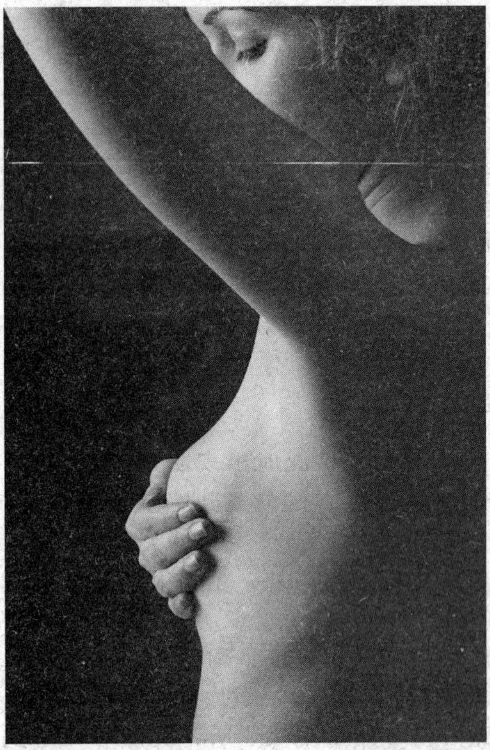

乳房自检的最佳时间是在月经开始7天后，此时乳房不会有触痛

1. 疼痛。乳腺癌一般没有疼痛，但少部分人会有局部疼痛。一般都是阵发性疼痛，到了晚期就是持续性的。

2. 乳房形状改变。健康的乳房是两侧对称的弧形，而乳房肿块会使乳房变形，导致乳房抬高。

3. 乳房皮肤改变。乳腺癌会使得皮肤与其粘连，用手轻轻上抬乳房，可以看到乳房凹陷，就像是酒窝。这是因为肿瘤被抬起牵引了皮肤收缩，此时会有拉扯感。而到了乳腺癌晚期，会有皮肤水肿。

4. 乳头改变。出现在乳头和乳晕部位的癌症，会引起乳头回缩、内陷。但是可以用手指拉出，所以不能固定。至于湿疹样乳癌，也有类似的表现，在前面已经有详细介绍了。

5. 乳头溢液。乳腺癌发生溢乳的现象不多，但也是有的。溢乳的表现都是有血浆的，所以需要到医院检查。

6. 腋下淋巴结。乳腺癌会向腋下淋巴结转移，所以在检查乳房时，必须要检查淋巴结。

出现了乳房肿块，女性应该自我检查。最好是在两次月经中间检查，因为乳房充血最少。检查时千万不可用手指大把抓，以免将乳腺组织（也就是奶核）误认为肿块。有了肿块不一定就是癌。但无论是肿块还是癌，都不应忽视，最好每月自我检查1次，特别是有家族遗传史的人。患过乳腺囊性增生病或其他乳腺良性肿瘤者也要多注意。

白带增多

生活中，女性或多或少都会有点儿妇科疾病。白带多是很普遍的表现，所以也就容易让人忽略。但是假如白带浑浊，呈现出淘米水样或者脓样带血，还带有恶臭，就应该警惕子宫颈癌。一般说来，还会有下面的表现：

1. 阴道不规则流血。早期症状表现为少量血性白带及接触性阴道流血，病人常因性交或排便后有少量阴道流血前来就诊。子宫颈癌阴道流血往往极不规则，一般是先少后多，时多时少。由于长期的反复出血，患者常常继发贫血。

2. 疼痛。由于盆腔神经受到癌肿浸润或压迫所致。若闭孔神经、骶神经、大血管或骨盆壁受累时，可引起严重的疼痛，有时向下肢放射。此外，还会有下腹部疼痛、下肢肿胀和疼痛。

3. 尿频、尿痛、血尿。晚期子宫颈癌侵犯膀胱时，可引起尿频、尿痛或血尿，甚至发生膀胱阴道瘘。如两侧输尿管受压阻塞，则可引起尿闭及尿毒症，是死亡的主要原因之一。当癌肿向后蔓延压迫或侵犯直肠时，常有里急后重、便血或排便困难，甚至形成直肠阴道瘘。

4. 长期用雌激素治疗者。

5. 丈夫包皮过长者。包皮过长掩盖的包皮垢会在性交过程中刺激子宫。

子宫颈癌是女性常见的恶性肿瘤之一，在女性生殖器官癌瘤中占首位。18 岁以前性交、结婚者，性生活紊乱、性交频繁以及性病患者、早婚多次生育者、有宫颈炎症和糜烂者、性交后阴道出血者、绝经以后阴道有分泌物，尤其是血性分泌物者都需要经常检查身体。

早期子宫颈癌一般都是可逆的，治愈率也都在 90%以上，晚期则疗效明显下降。因此，尽早发现子宫颈癌，是提高治愈率的关键。

外阴白斑

有的女性可能偶尔会摸到自己的阴部，感觉到上面的皮肤组织开始变厚。假如再对着镜子检查，可能发现在阴部和肛门附近有灰白色的白斑，这是癌变前的病变。

通常说来，外阴白斑是外阴癌的前兆。当然，我们还可以从其他方面来确认。

1. 阴部结节。抚摸自己的阴唇、阴蒂和会阴（阴部和肛门之间的部位），若是有那种小结节，还没有痛感，就要怀疑外阴癌。

2. 瘙痒。外阴瘙痒是很多妇科病都会有的表现，比如滴虫阴道炎、念珠菌阴道炎、阴虱等。但外阴癌前期的瘙痒不同地方在于，它是不能用普通治疗消除的，又查不出其他的病因。

以上两点，再加上之前的白斑，是判断外阴癌的基本依据。女性朋友在生活中，应该时常做一些自我检查，关注自己的外阴变化。洗澡的时候可以多摸摸外阴，有什么异常可以用镜子查看。只要出现了以上任何一种表现，都要及时到医院确诊。假如三种情况同时出现了，那就基本可以确认是外阴癌。

外阴癌多发于老年女性，平均发病年龄在 60～70 岁。但近年来，随着各种环境变化，有年轻化的趋势。所以，不光是老年女性，中年和年轻女性都要对这个疾病有所了解。

第二章

男性常见病的早期信号

男性乳房肿块

人到老年，特别是50岁以上的老年人，可能有乳房异常的情况出现。这时候，乳房异常表现出来可能是乳房有肿块。既可能是单侧，也可能是两侧都有。可能会有疼痛感，当然也可能没有什么感觉。但肿块却是真实存在的，而且质地坚硬、不能移动。通常这时候肿块还会快速长大，而且有可能产生溃疡、破裂、不能愈合。假如再有消瘦、贫血的表现，那就可以怀疑是男性乳房发育症。

一般来说，乳房是女性所特有的性别标志。而一个男人若是乳房像女性一样发育，那必然是有毛病的。男性之所以会出现乳房女性化的情形，是因为体内性激素分泌异常导致的。具体来说，就是体内的雌性激素分泌过多，或者是雄性激素分泌比例下降。老年男性大多伴有不同程度的睾丸功能下降，雌激素和雄激素的代谢已发生变化。此外，老年人身体组织中脂肪含量增高，使外周组织的芳香化酶作用增强，上述变化足以使血浆和乳腺组织中雌激素、雄激素比例升高，使乳腺组织增生，并且这种现象随着年龄的增长而增加。但对于老年人首先要排除器质性疾病的可能，如分泌雌激素的肿瘤、心血管疾病、肝病、肾病或者常服用多种药物，这些情况也可能引起乳腺增生。

乳房结节是男性乳房病变的主要表现。根据最新的国外统计资料，男性乳腺癌的发病率正在逐年增高。由于男性的乳房组织小得多，当他们的乳房出现小的异物时，更容易被觉察到；但另一方面，由于男性的乳房组织太小，肿瘤也无须太长时间就能够扩散到乳房的皮肤和肌肉组织。而癌细胞的扩散速度，是影响确诊后治疗状况的一个最重要的因素。所以，倘若老年男性朋友发现了乳房肿块，要及早就医确诊。

水肿，蛋白尿，血尿，迅速发展为少尿

有一些男性本身就有泌尿系统的疾病，被诊断出来是患上了水肿，蛋白尿或者血尿。正在为这件事烦心的时候，却发现自己又出现了少尿的情况，也就是每天的尿液量明显减少，甚至出现了不尿的情况。这种症状，可能是发展成了急进性肾炎。

除了上面的症状，急进性肾炎的表现还有下面一些：

1. 尿液改变。患者尿量显著减少出现少尿或无尿，最终常出现蛋白尿。

2. 水肿。约半数患者起病时即出现水肿。水肿部位以面部及双下肢为主，25%～30%的患者出现高度水肿、大量蛋白尿表现为肾病综合征，水肿出现后常持续存在，不易消退。

3. 高血压。部分患者可出现高血压且血压持续升高，在短期内即可出现心和脑的并发症。

4. 肾功能损害。进行性持续性肾功能损害是本病的特点。肾小球滤过率在短期内显著下降，尿浓缩功能障碍，血清肌酐、尿素氮持续增高，最后出现尿毒症综合征。

5. 全身症状。依据不同的病因可以出现一些不同的全身表现，如紫癜、咯血、粪便隐血、皮损等有助于临床鉴别诊断。

急进性肾炎有青年和中老年两个发病高峰，但是对老年人的危害更大。它的发病集中在春、夏两季，是肾小球疾病中病情最险恶的一种。急进性肾炎临床标志是急性肾功能衰竭和活动性肾炎。可急骤起病但多数隐袭发病，初诊时常可见氮质血症，常以虚弱、疲劳和发热为最显著的症状，伴有恶心、食欲不振、呕吐、关节痛、腹痛等。半数人在发病前有流感样症状，发病后几周或几个月，肾功能恶化非常迅速，需要透析治疗。

对于这种疾病应提高警惕性，当疑诊为急进性肾炎时，应尽早做肾活检，做到早诊断、早治疗，不要错过最佳治疗时机，以维持较好的肾功能，保持病情稳定。

前列腺增生患者出现少尿

如果患有前列腺增生，而且近来几天有排尿量减少的迹象，就应该小心是尿潴留。

因为前列腺增生，所以很可能堵塞尿道，导致排尿困难和尿量减少。此时，没有排出的尿液在膀胱内积存的量越来越多，甚至向上反流到肾脏。老年人因为感觉不灵，加上尿潴留的过程是逐渐累加的，所以很多时候感觉不到膀胱胀痛。最后直到引起了肾衰竭症状才去就诊，而到此时也已经晚了。老年人应该在排尿之后，触摸一下耻骨上膀胱区。如果有一个肿大的包块儿，说明是膀胱尿潴留。

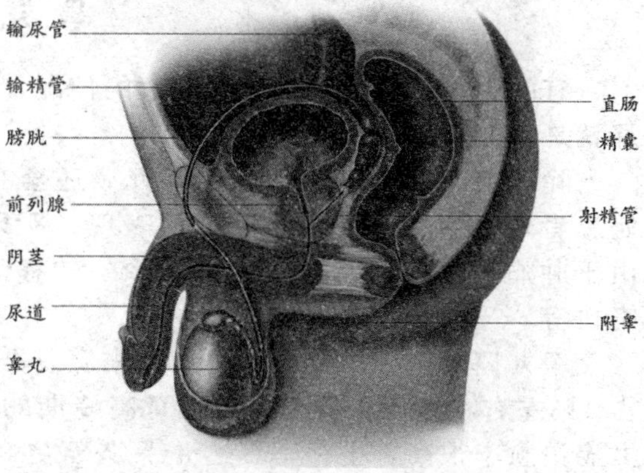

良性前列腺增生（BPH）时，前列腺体积增大，时常感到需要小便，小便前有延迟，遗尿，尿流细弱及少量血尿

老年人出现了尿潴留后应及时就医导尿或请泌尿外科医生采取药物或手术治疗的方法，以免出现肾衰竭而导致不良后果。

排尿困难

一部分男性因为常年的不规律生活，会有泌尿系统问题。确切地说，可能会出现排尿困难，而且越是紧张越是尿不出来的状况。这时候通常能想到的就是肾脏问题，但是有可能会忽略前列腺问题，尤其是前列腺癌。

想要确认前列腺癌，可以参考下面的症状：

1. 排尿障碍。表现为进行性排尿困难如尿流变细、尿流偏歪、尿流分叉或尿程延长，尿频、尿急、尿痛、尿意不尽感等，严重时尿滴沥及发生尿潴留。这些症状与良性前列腺增生的症状相似，容易误诊和漏诊，延误疾病的早期诊断和早期治疗。

2. 疲劳、体重减轻、全身疼痛。这是晚期前列腺癌的表现。由于疼痛严重影响了饮食、睡眠和精神，经长期折磨，全身状况日渐虚弱、消瘦乏力，出现进行性贫血，最终全身衰竭出现恶病质。

3. 当前列腺癌转移到骨时，可引起转移部位骨痛。骨转移的常见部位包括脊柱、髋骨、肋骨和肩胛骨，常见于腰部、骶部、臀部、髋部骨盆。骨痛有不同的表现形式，有些患者可表现为持续性疼痛，而某些患者则表现为间歇性疼痛。骨痛可局限于身体的某一特定部位，也可表现为身体不同部位游走性疼痛。在一天内的不同时间骨痛可能会有变化，对休息和活动的反应也不同。如果因为肿瘤侵犯使骨质明显变脆，很可能会发生病理性骨折。

4. 如果前列腺癌侵犯膀胱底部或者盆腔淋巴结广泛转移，会出现单侧或双侧输尿管（将尿液从肾脏引流到膀胱的通道）梗阻。输尿管梗阻的症状和体征包括少尿、腰背痛、恶心、呕吐，合并感染时可出现发热。

5. 出血。前列腺癌患者可能会发生贫血。贫血的原因可能与肿瘤骨转移、内分泌治疗或患病时间相关。由于一般情况下血细胞数量呈缓慢下降，患者可能无任何贫血的症状。一些贫血严重的患者会出现虚弱、直立性低血压、头晕、气短和乏力感。

前列腺癌的发病率具有明显的地理和种族差异。在欧美等发达国家和地区，它是男性最常见的恶性肿瘤，其死亡率居各种癌症的第二位。在亚洲，其发病率低于西方国家，但近年来呈迅速上升趋势。

许多饮食因素可以使患前列腺癌的危险增高。多项研究显示，高脂饮食会刺激前列腺癌生长。牛肉和高脂奶制品似乎是前列腺癌的刺激物，大量奶制品的摄入可使患前列腺癌的危险增高。相反，水果和蔬菜及低脂饮食可能有助于降低患前列腺癌的危险。这些健康食物包括大豆（豆腐和豆奶）、西红柿、石榴、绿茶、红葡萄、草莓、蓝莓、豌豆、西瓜、迷迭香、大蒜和柑橘等。

睾丸肿大

有的中年男性会遇到睾丸肿大的情况，这是非常少见的状况，也是非常严重的状况，那就是睾丸癌。

除了会有肿大的表现外，睾丸癌还会有沉重感或疼痛，剧烈疼痛罕见。因为睾丸癌患者通常会有精子数量降低的表现，所以偶尔患者会被诊断为不育。约25%的患者由于肿瘤转移所引起的症状而就诊。转移灶的临床表现包括背部疼痛、气短、胸痛或咯血等。

睾丸癌发生于睾丸组织，病理来源复杂，临床上相对罕见，在所有男性恶性肿瘤中占1%左右。发病人群主要为生育高峰期的年轻男性，因此对社会的影响比较大。但睾丸癌治愈率很高，生存率可达95%甚至更高。所以在肿瘤学领域，睾丸癌是非常重要的一种恶性肿瘤。

睾丸癌发病人群为青壮年，虽然治愈率高，但对社会家庭的影响很大。睾丸肿瘤的治疗过程需要切除患侧睾丸，其后的腹膜后淋巴结清扫手术，放疗或者化疗等治疗会带来相应的不良反应，有可能会影响患者的生育功能。比如腹膜后淋巴结清扫术可能会导致射精障碍、肠粘连，化疗可能会带来肺纤维化。总体上化疗和放疗可以使生育能力下降约30%，其中放疗的影响最大。此外，少数（2%～3%）的睾丸癌患者为双侧病变。

第三章

儿童常见病的早期信号

婴儿不愿意吃奶

刚出生的婴儿，身体较软，不会说话，除了吃奶、睡觉、大小便和哭之外，就没有什么活动了。大人们总是不懂他们的哭声和反应是为了表达什么，更别提婴儿身上出现的各种异常了。一旦孩子有什么不对，大人也就慌了手脚。比如，有的时候，小孩儿不愿意吃奶，勉强给他吃，还会引起呕吐。这其实就是生病的表现。除此之外，新生儿的很多表现都说明孩子生病了。

1. 小孩儿不哭。如我们所知，健康的婴儿都是要哭的，而且哭声响亮则说明孩子身体好。一旦生病了，孩子的哭声就会变轻。若是病重，那么哭声就更少了，睡眠反而更长。

2. 体重不增。婴儿在出生以后，在前几天因为吃奶少，加上大小便的排泄，体重会下降。但是之后都是在增重的。假如孩子生病了，那么体重就会停止增长甚至下降。

3. 哭闹不停。有的孩子在生病后，不会有体重下降或者不哭的现象，反而是哭闹异常，不肯入睡。

4. 体温升高。婴儿的抵抗力较低，很容易患感染性疾病，常会表现出发热。但是因为身体被包裹得很严实，所以只在母亲喂奶的时候感觉到口腔温度升高。如果婴儿不是母乳喂养的，不容易及时发现体温升高的症状。

上面的这些情况只能说明婴儿的一部分表现。孩子生病，通常还会有更多的表现，比如皮肤。

婴儿在出生后都会有黄疸，这个一般都是生理性的，会随着婴儿的长大消失。但是若有黄疸特别深，持续时间常，颜色加重的情况，就是疾病的征兆。

皮肤青紫也是严重疾病的表现，可能是因为呼吸道疾病低氧，可能是因为休克，还可能是因为先天性心脏病引起。阵阵发青可能是由于中枢神经系统疾病或严重感染引起。

假如皮肤苍白，则表示贫血。因为正常的婴儿皮肤是偏红色的。

此外，婴儿的呼吸也是判断生病与否的依据。小儿气促不容易被发现，所以需要仔细观察呼吸时鼻翼的扇动。还有小儿的鼻塞和咳嗽等症状，也不能掉以轻心。

总之，小孩儿的健康与否可以通过很多方面来观察，需要的不仅是父母的留心，更是父母对相关病症的认识。如果出现了上面提到的症状，应该立即去医院诊断。新生儿的抵抗力差，千万不可耽搁。

婴儿咳嗽

对婴儿来说，咳嗽可能不光是在排解呼吸道里面的分泌物，还可能是出现了某种呼吸道疾病的反应。一般来说，假如咳嗽的时候还伴有某些明显的症状，就可以判断是某种疾病了。

1. 普通感冒引起的咳嗽。多为一声声刺激性咳嗽，好似咽喉瘙痒、无痰。咳嗽不分白天黑夜，不伴随气喘或急促的呼吸。婴儿嗜睡、流鼻涕、有时可伴随发热，体温不超过38℃。精神差、食欲不振、出汗退热后，症状消失，咳嗽仍持续3～5日。

2. 过敏性咳嗽。持续或反复发作性的剧烈咳嗽，多呈阵发性发作，宝宝活动或哭闹时咳嗽加重，夜间咳嗽比白天严重。而且痰液稀薄、呼吸急促。

3. 小儿肺炎。咳嗽往往频繁、短促，严重时有呼吸困难、鼻翼扇动、口唇青紫。有时还可能咳出血性或带有铁锈色的痰。

4. 百日咳。咳嗽呈阵发性，每次发作时先有一个短促呼气，随即出现连续不断的咳嗽，咳嗽时小儿表情痛苦，舌伸出而卷曲。

5. 胸膜炎。咳嗽特点是短促、无痰、咳嗽伴胸痛。长时间的咳嗽，且伴有低热、消瘦，要考虑是否患有肺结核。

6. 吸入异物。如果在大哭、大笑或吃东西时突然发生咳嗽，并伴气急青紫，则为呼吸道异物所致，此时应立即拍打小儿胸背，取低头位，以利异物咳出。

不管小儿咳嗽的表现如何，若是自己不能完全确定原因，就要及早去医院确诊。

小儿肚子痛

很多时候，小孩儿会有肚子疼的情况。有一些肚子疼会自行缓解消失，但是也有的肚子疼不光不会消失，还可能是一些疾病的征兆。对于家长来说，一定不能忽视了小儿腹痛的危险性。小儿因为出生不久，还不能说话，所以也不好直接表达自己的感受。父母需要对孩子的反应细心观察，假如孩子哭声尖锐、表情痛苦、面色青紫，解开衣服后发现肚子膨胀，两腿向上弯曲、双手握拳、紧贴身体，就应该明白这是肚子疼的表现。

一般说来，半岁以内的婴儿出现肚子疼，主要是因为伤风鼻塞，或吸乳时吞入了空气，空气在胃肠部乱窜而引起腹部绞痛。

而半岁以上的小孩儿突然出现急腹痛，有可能是以下疾病引发的：

1. 阑尾炎。多发生在2岁以上的儿童，虽然症状不如大人明显，但发病来势凶猛，经常在短时间甚至数小时内发生穿孔现象而引起腹膜炎。因为表达能力的限制，小儿虽然会感觉到腹部疼痛，却说得不够具体详细。但通常还会有恶心、呕吐，体温升高到38℃的情况，所以还是可以鉴别的。只要发现了上面这些症状，一定要立即送医院抢救。

2. 肠痉挛。疼痛集中在肚脐附近，每次发作可持续数分钟或者十多分钟。发作后几十分钟或者几小时后，腹痛可能消失。

3. 肠套叠。好发于4～10个月的肥胖男婴，全年可发病，春季为高峰期。典型临床表现为阵发性哭闹、呕吐、腹部腊肠样包块及果酱样（血）便。呕吐几乎发生于每一例肠套叠，单纯肠痉挛则较少见。大多数患儿可触及腹部腊肠样包块，一般位于沿结肠框走行的部位，其中半数位于右上腹。发病超过6小时则可能排出果酱样便。

4. 急性胃肠炎或肠道感染。可发生于各年龄组小儿。除阵发性腹痛外还可能出现呕吐、腹泻及发热等症状，有时会由于呕吐、腹泻而发生脱水。

5. 肠系膜淋巴结炎。儿童较为多见，一般有上呼吸道感染病史。患儿常自述为隐约的腹痛，为阵发性。有时不能确定腹痛部位，也常为右下腹痛。因回、结肠系膜富含淋巴组织，体格检查可有右下腹压痛，但压痛点并不固定，也不伴有肌肉紧张。

6. 肠蛔虫症与胆道蛔虫。肠蛔虫症引起的腹痛实际上也是一种肠管痉挛性疼痛，且呈阵发性，有时出现呕吐与腹部压痛，难以触及蛔虫团。本症虽与肠痉挛临床表现相似，但因治疗方法不同，故还应力求做出鉴别。胆道蛔虫的典型临床表现是剧烈的阵发性腹痛，上腹部偏右为疼痛最重点，可伴有局部的压痛与肌紧张。胆道蛔虫有时与肠蛔虫症并发，应予以注意。

对于小儿腹痛，到医院里诊断需要有经验、有耐心的医生细致检查，确认出真实的病因。因为大一点儿的小孩儿虽然可以表达自己的感觉，但是仍然不能说得清楚明白。而且，很多孩子都有害怕就医的心理，怕打针吃药，更害怕手术，所以可能会说谎。还可能夸大病情，博得父母的怜爱。总之，面对小儿疾病确诊，需要更多的细心和耐心。

在确诊之后，就应该根据病情让孩子接受治疗或者手术。千万不能犹豫不决，甚至是自己给孩子乱吃药，那样很可能造成严重的后果。

小儿口唇苍白

感冒是常见疾病，小孩儿感冒也是非常普遍的现象。但是有的感冒却掩盖了许多疾病，耽误了最佳治疗时间，造成严重后果。假如小孩儿在发热之后，发现他的脖子和胸口上有猩红色的皮疹，并且向全身蔓延，如同鸡皮疙瘩一样。此时口唇苍白，舌头像杨梅一样，这就是猩红热的表现。

具体来说，猩红热会有如下表现：

1. 发热。多为持续性，体温可达 39℃左右，可伴有头痛、全身不适等全身中毒症状。

2. 咽喉炎。表现为咽痛、吞咽痛，局部充血并可有脓性渗出液，颌下及颈淋巴结呈非化脓性炎症改变。

3. 皮疹。皮疹是猩红热最显著的症状。典型皮疹为均匀分布的弥漫充血性针尖大小的丘疹，压之褪色，伴有痒感。皮疹一般于 48 小时后达高峰，然后按出疹先后开始消退，2～3 天内退尽。疹退后开始出现皮肤脱屑。

4. 舌苔异常。红肿的舌头突出于白苔之外，称为“草莓舌”，2～3 天后白苔开始脱落，舌面光滑呈肉红色，舌头仍凸起，又称为“杨梅舌”。

5. 口唇苍白。如颜面部仅有充血而无皮疹，口鼻周围充血不明显，所以显得苍白。

除了猩红热在早起会出现类似感冒的症状外，还有很多其他的小儿疾病也会有那种表现。比如百日咳、急性扁桃体炎、急性中耳炎、病毒性心肌炎、病毒性肺炎、肺结核等。因此，当孩子出现感冒症状以后，切不可掉以轻心，应提高警惕，及时到医院诊治，以免耽误治疗。

小儿生长发育滞后，口唇青紫

有的小儿出生后发育缓慢，不像其他孩子那样一直在增重、长大。这时候若是还发现口唇青紫的情况，应该警惕先天性心脏病的可能。一般说来，还可以根据下面的表现来判断：

1. 哭声嘶哑无力，易气促、咳嗽。

2. 喂养困难，吃奶时吸吮几下就要停下来，气促、易呕吐并且大量出汗。

3. 容易昏厥，经常在吃奶、哭闹时晕过去。

4. 容易在活动或哭闹后出现面色青紫的现象。

5. 总是会有蹲踞的表现。

现在，随着医疗水平的进步，很多先天性心脏病都可以通过手术积极治疗了。但是，已经发现了这个病症的儿童，在手术之前还是有很多需要注意的地方，如尽量让孩子保持安静，避免过分哭闹，保证充足的睡眠。大些的孩子生活要有规律，动静结合。既不能在外边到处乱跑，也不必整天躺在床上，晚上睡眠一定要保证，以减轻心脏负担。心功能不全的孩子往往出汗较多，需保持皮肤清洁，夏天勤洗澡，冬天用热毛巾擦身，注意保暖，勤换衣裤。多喂水，以保证摄入足够的水分。保持大便通畅，若大便干燥，排便困难，过分用力会增加腹压，加重心脏的负担，甚至会产生严重后果。

对于怀孕的女性来说，要想生个健康的宝宝，预防先天性心脏病的发生，应注意妊娠期特别是在妊娠早期进行保健，如积极预防风疹、流行性感冒、腮腺炎等病毒感染。避免接触放射线及一些有害物质。在医生指导下用药，避免服用对胎儿发育有影响的药物，如抗癌药、甲糖宁（甲苯磺丁脲）等。积极治疗原发病，如糖尿病等。注意膳食合理，避免营养缺乏。防止胎儿周围局部的机械性压迫。总之，为预防先天性心脏病，就应避免与发病有关的一切因素。

另外，在怀孕早期（3 个月之前）尽量别在电脑、微波炉等磁场强的地方坐太长时间，因为这时的胎儿还不稳定，各个器官还正在成形阶段，接触辐射太多很可能造成孩子先天性心脏病。也不要接触宠物，宠物身上的细菌及微生物也可能造成孩子先天性心脏病。

发作性右上腹绞痛

小孩子有时会捂着肚子叫疼，疼得满地打滚、大汗淋漓。但是疼痛之后，又可以马上变得正常，好像没有发生过一样。出现了这样的情况，大人应该警惕孩子得了胆道蛔虫病。

一般说来，胆道蛔虫病还会有以下表现：

1. 恶心呕吐，常有发生，多在绞痛时相伴发生，吐出物中可含胆汁或黄染蛔虫。有的为“干呕”，不能正常进食。

2. 早期无明显发冷发热，当并发急性化脓性胆管炎、胆囊炎时可有发冷发热和黄疸。如并发肝脓肿、膈下感染、败血症等，则出现寒战高热，甚至中毒性休克等。

3. 平时有肠道蛔虫症或吐虫和排虫史，近期做过驱虫治疗。

4. 高脂饮食后突发右上腹或剑突下继发性绞痛，甚至钻顶样痛。

5. 在剑突下或右上腹部有轻压痛。

胆道蛔虫症是蛔虫从小肠逆行进入胆道，引起胆管和括约肌痉挛，以患者突然发作的上腹部疼痛为主要临床特征。蛔虫喜碱、怕酸、有钻孔癖性，习惯寄生于小肠下面。但是当出现胃肠功能紊乱，胃酸水平低下，或者是受驱虫药物刺激，胆管结石或感染时，蛔虫活动增强，向上盲动进入胆道而发病。蛔虫进入胆道后，多数停留在胆总管，因胆囊管与胆总管之间角度较大，蛔虫很少进入胆囊，但可钻入左右肝胆管之中。蛔虫进入胆道可引起胆道感染、肝细胞坏死或脓肿、胆道出血，甚至穿孔或急性胰腺炎。因此，对此病不能掉以轻心。

胆道蛔虫症有时易和其他胆道病相混淆。故如有上述症状出现，不能自行驱虫治疗，而应去医院就诊，做B超和血化验等。诊断明确后，再进行驱虫治疗。

孩子脾气突然改变

有的孩子感冒发热好了之后，脾气会突然改变了。比如，以前很活泼的小孩儿，变得异常冷淡，总是喜欢发呆、想睡觉。还有的是原本性情很温和的小孩儿，突然就很暴躁，总是大哭大叫。这个时候，父母虽然会觉得奇怪，但一般不会当回事儿。可问题就在于，这个脾气改变的时间出现得很巧合，那就是在感冒之后。感冒虽然好了，但很可能留下后遗症。而此时的性情改变，就可能是感冒带来的病毒，引发了中枢神经系统感染。

此种中枢神经系统感染，会引起许多脑部问题，比如脑膜炎、脑炎。要想进一步判断是否为中枢神经系统感染，就需要看是否存在下面的症状：

1. 发热、头痛、呕吐、脖子硬直、精神行为改变。

2. 抽搐、嗜睡、昏迷、跛行、手脚不便、口角㖞斜、流涎、伸舌。

3. 两眼直视，眼珠不动，就像是呆滞了。

4. 囟门膨胀。

5. 摇头晃脑，用手打头。

中枢神经系统感染除了包括脑膜炎、脑炎之外，还包括大脑炎、脓肿以及蠕虫感染。中枢神经系统对各种病原体的侵犯有较强的抵抗力，但是脑和脊髓一旦受到感染则后果非常严重。特别是化脓性和结核性脑膜炎，早期正确的诊断和治疗是决定预后的关键。但有的小儿由于早期症状不典型，未引起家长足够的重视，往往误了早期治疗，使患儿留下严重的后遗症，甚至因治疗不及时而失去生命。

孩子面色突然变黄

一般说来，孩子出现了面黄肌瘦的情况，家长都会想到肝炎。但是，除了肝炎之外，还有很多疾病会造成脸色变黄，溶血性贫血就是这样一种疾病。除了面色发黄，它还会导致下面的症状：

1. 全身乏力，小便颜色深黄。

2. 发热畏寒、腰酸背痛。

3. 头晕心悸，舌苔呈现出黄色。

4. 心悸、气短、头晕、嘴唇发白。

溶血性贫血是指红细胞破坏加速，而骨髓造血功能代偿不足时发生的一类贫血。如果骨髓能够增加红细胞生成，足以代偿红细胞的生存期缩短，则不会发生贫血，这种状态称为代偿性溶血性疾病。“溶血性贫血”较少见，常伴有黄疸，称为“溶血性黄疸”。如处理不及时或病情危重，可出现神志不清、急性肾衰竭，甚至危及生命。一般来说，黄疸出现越早，进展越快，反映病情越重。该病确诊的方法就是家长带患儿到医院查尿常规、血常规。如检查发现患儿贫血、黄疸，就应高度警惕溶血性贫血，及时到儿科诊治。

溶血性贫血的日常饮食要合理，食物必须多样化，食谱要广，不应偏食，否则会因某种营养素的缺乏而引起贫血。要富有营养及易于消化，饮食应有规律、有节制，严禁暴饮暴食。多食含铁丰富的食物，如猪肝、猪血、瘦肉、奶制品、豆类、大米、苹果、绿叶蔬菜等。

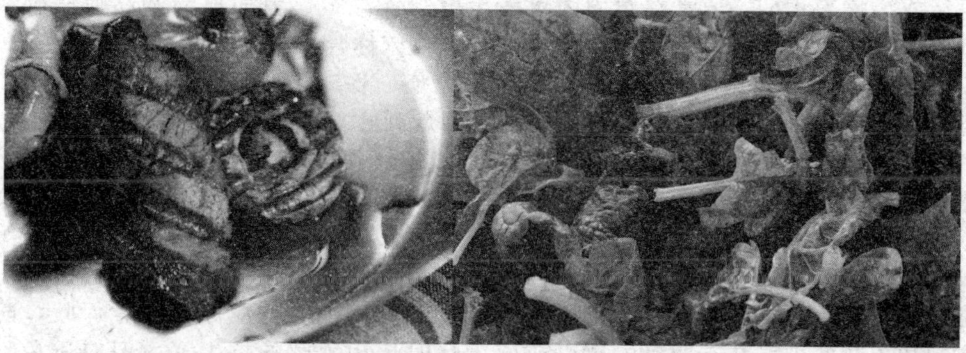

含铁丰富的食物包括红肉、绿色多叶蔬菜、干豆、干杏、梅干、葡萄干、杏仁、海藻、欧芹、全部谷物、山药

头痛并伴有发热、呕吐症状

有些儿童呕吐头痛的时候会上蹿下跳，让他描述就像是要炸开的鞭炮似的。通常，这种头痛还会伴有发热怕冷、频繁呕吐的表现，这应该就是脑膜炎的征兆。

除了上面的表现外，脑膜炎的确诊还要注意下面的表现：①抽风、说胡话，皮肤上会有瘀点或者瘀斑；②发高热，总是困倦嗜睡；③脖子发硬、酸痛；④囟门突出；⑤全身有暗红色的瘀点。

脑膜炎的发病多在夏秋季节，尤其是夏秋交替之时。所以，若孩子在这个季节发热不可以轻视。脑脓肿也会伴有发热的症状，但一般脑脓肿患者大多有头部外伤史。脑脓肿的头痛位于深部，常有波动感，严重者还会出现呕吐及意识障碍。

患上脑膜炎的儿童，除了要接受治疗和手术外，家长还需要用心呵护。

1. 脑膜炎发病时多有高热，当患儿体温上升，有寒战时要注意保暖；用退热药时要充分给患儿补充水分。热退后，要及时帮患儿更换掉汗湿的衣服。

2. 让昏迷的患儿采取平卧位，将头偏向一侧，以便随时让分泌物排出。每两小时帮患儿翻身 1 次，妈妈可以轻拍患儿的背部以帮助痰顺利排出。

3. 有瘫痪后遗症的患儿，要让瘫痪的肢体处于功能位置，并且及早对患儿肢体的肌肉进行按摩及做伸缩运动。

4. 对卧床的患儿，要注意避免发生褥疮，所以妈妈要帮患儿多翻身，并且使用防褥疮气垫。若已经发生褥疮，症状轻微可用灯烤。方法为，用一只60瓦灯泡，放在离褥疮3～4厘米处，每次烤15分钟，每天2次，以帮助促进血液循环。

5. 对于脑膜炎恢复期的患儿，要帮助他们增强自我照顾的能力和信心，协助患儿继续进行主动锻炼，以更好康复。

儿童双下肢对称性紫癜

一些儿童的下肢出现了对称的紫癜，就不是单纯的皮肤病了。应该想到过敏性紫癜的可能。可以参考下面的症状来确认：

1. 以下肢大关节附近及臀部分批出现对称分布大小不等的斑丘疹样紫癜为主，反复发作于四肢臀部，少数累及面和躯干部皮损初起有皮肤瘙痒，出现小型荨麻疹、血管神经性水肿及多形性红斑。

2. 可有单个或多发性游走性关节肿痛或关节炎，有时局部有压痛，多发生在膝、踝、肘、腕等关节。儿童表现为行走困难、不敢屈膝。关节腔可有渗液，但不留后遗症。临床称作关节型。

3. 约2/3患者可以腹部阵发性绞痛或持续性钝痛为主，同时可伴有呕吐、呕血或便血，严重者为血水样大便。临床称腹型。

4. 一般于紫癜2～4周出现肉眼血尿或镜下血尿、蛋白尿和管形尿，也可出现于皮疹消退后或疾病静止期。通常在数周内可发生肾功能减退、氮质血症和高血压脑病。少数病例血尿、蛋白尿或高血压可持续2年以上。临床称肾型。

5. 中枢神经系统可因颅内出血导致失语、瘫痪、昏迷、惊厥。

过敏性紫癜还可能引起紫癜性肾炎，从而引起死亡，所以需要足够重视。

预防过敏性紫癜要从多方面入手，预防呼吸道感染，经常参加体育锻炼增强体质，预防感冒；饮食有节制，主食要清淡，以大米、玉米面为主；多吃瓜果蔬菜，忌食肥甘厚味、辛辣之品，以防胃肠积热；对曾产生过敏而发病的食物，如鱼、虾、海味等绝对禁忌；气虚者应补气养气止血。还要调节情志保持心情的轻松愉快，注意休息、避免劳累、避免情绪波动及精神刺激。防止昆虫叮咬。去除可能的变应原，注意保暖，防止感冒。控制和预防感染，在有明确的感染或感染灶时选用敏感的抗生素，但应避免盲目地预防性使用抗生素。

小孩儿骨痛、出血、乏力

一些小孩儿会经常喊疼，但是疼痛的部位却不是肚子、头部，而是骨骼或者关节，尤其是在胸骨这个位置。经常喊疼的小孩儿，还会有牙龈、鼻子和皮肤出血的情况，但是这种出血找不到外伤的原因。不少家长都对此很困惑，却没想到这可能是白血病的征兆。

通常情况下，白血病还有很多表现，现在列举如下：

1. 贫血。总是面色苍白、头晕眼花、逐渐加重。

2. 便血。大小便都可能带血，也就是大便会有黑色或鲜红色，小便会尿血。

3. 淋巴结肿大。大多出现在腋窝和腹股沟。

4. 出血难止。女孩儿月经过多，外伤后很难止血，有皮肤紫癜。

5. 精神疲惫。总是有盗汗、低热的情况，没有精神，体重减轻。

以上这些症状若是部分或全部出现，都可以怀疑是白血病。确切地来说，白血病是一类造血干细胞异常的克隆性恶性疾病。其克隆中的白血病细胞失去进一步分化成熟的能力而停滞在细胞发育的不同阶段。在骨髓和其他造血组织中白血病细胞大量增生积聚并浸润其他器官和组织，同时使正常造血功能受抑制，临床表现为贫血、出血。

白血病尤其多发于青少年中，那些父母或亲兄妹中有患此种疾病的人也很容易检查出来。已经检查出白血病者，就要配合医生治疗。调养好自身的情绪，乐观面对。

孩子关节反复出血

有的小孩儿没有明显外伤，但是关节却反复出血，一直不能痊愈。这种情况可以确定为血友病。当然，还有其他的症状供参考，比如：

1. 身体的其他部位也很容易出血，不管是不是有外伤。即便没有受伤，皮肤上也有大块紫斑。

2. 去拔牙或者进行手术后，都要很长时间才能止血。

3. 在户外活动时，出现了扭伤，导致皮肤软组织血肿，要很久才能消掉。

4. 受了外伤之后，会有血尿，并且还加重。

5. 有血友病家族史的人。

血友病是一组遗传性凝血因子缺乏引起的出血性疾病。在我国，血友病的社会人群发病率为每 10 万人 5～10 个，婴儿发生率约 1/5000。典型血友病患者常自幼年发病，自发或轻度外伤后出现凝血功能障碍，出血不能自发停止。患者在遇到外伤、手术时常出血不止，严重者在较剧烈活动后也可自发性出血。血友病是女性携带导致下一代男性发病，可以进行妊娠后的产前诊断，进行优生优育。

血友病是一种终生性疾病，不能完全治愈。及早发现血友病，对于尽可能地预防外伤带来的出血不止有很大帮助。因为出血不止会导致严重的后果，甚至危及生命安全。

孩子感冒久治不愈

小孩儿感冒之后，一直咳嗽，总是无法治愈。这时候家长不能单纯认为是气管发炎，而应该想到肺结核的可能，同时可以参考是否还有下面的症状：

1. 全身症状。肺结核患者常有一些结核中毒症状，其中发热最常见。一般为午后低热，可持续数周，热型不规则。部分患者伴有脸颊、手心、脚心潮热感。急性血行播散性肺结核、干酪性肺炎、空洞形成或伴有肺部感染等时可表现为高热。夜间盗汗亦是结核患者常见的中毒症状，表现为熟睡时出汗，几乎湿透衣服，觉醒后汗止，常发生于体虚病人。其他全身症状还有疲乏无力、胃纳减退、消瘦、失眠、月经失调甚至闭经等。

2. 咳痰。肺结核病人咳痰较少，一般多为白色黏痰，合并感染，支气管扩张常咳黄脓痰。干酪样液化坏死时也有黄色脓痰，甚至可见坏死物排出。

3. 咯血。当结核坏死灶累及肺毛细血管壁时，可出现痰中带血。如累及大血管，可出现量不等的咯血。若空洞内形成的动脉瘤或者支气管动脉破裂时可出现致死性的大咯血。肺组织愈合、纤维化时形成的结核性支气管扩张，可在肺结核痊愈后反复、慢性地咯血或痰血。

4. 胸痛。胸痛并不是肺结核的特异性表现，靠近胸膜的病灶与胸膜粘连常可引起钝痛或刺痛，与呼吸关系不明显。肺结核并发结核性胸膜炎会引起较剧烈的胸痛，与呼吸相关。胸痛不一定就是结核活动或进展的标志。

5. 呼吸困难。一般初发肺结核病人很少出现呼吸困难，只伴有大量胸腔积液、气胸时会有较明显的呼吸困难。支气管结核引起气管或较大支气管狭窄，纵隔、肺门、气管旁淋巴结结核压迫气管支气管也可引起呼吸困难。晚期肺结核、两肺病灶广泛引起呼吸功能衰竭或伴右心功能不全时常出现较严重的呼吸困难。

6. 结核性变态反应。可引起全身性过敏反应，临床表现类似于风湿热，主要有皮肤的结节性红斑、多发性关节痛、类白塞病和滤泡性结膜角膜炎等。非甾体类抗炎药物无效，经抗结核治疗后好转。

严重威胁人类健康的疾病。结核分支杆菌（简称结核菌，下同）的传染源主要是排菌的肺结核患者，通过呼吸道传播。健康人感染结核菌并不一定发病，只有在机体免疫力下降时才发病。世界卫生组织统计表明，全世界每年发生结核病 800～1000 万，每年约有300万人死于结核病，是造成死亡人数最多的单一传染病。我国是世界上结核疫情最严重的国家之一。儿童因为身体抵抗力不足，也是高发人群。

结核病重在预防，现代社会提供给人们优越便捷生活的同时，也使生活节奏变得过于紧张。部分人的生活失去正常规律，运动减少、糖尿病及免疫系统疾病增多，部分人的免疫力下降，人口流动带来疾病传播机会的增加，等等，都使得结核病有死灰复燃的机会。所以加强对结核病的认识，提高警惕，提倡健康生活，才能防患于未然。

小儿腹泻不止

小孩儿一直拉肚子，总是不能自然止泻。这时就不是食物的问题，可能是患上了痢疾。3岁以上患儿起病急，以发热、腹泻、腹痛为主要症状，可发生惊厥、呕吐。不过痢疾的类型很多，在这里就有必要系统介绍一下。

1. 急性典型菌痢。急性起病，体温达39～40℃，伴有恶心、呕吐、腹痛、腹泻症状。每日大便10～20次，初为稀便或呈水泻样，后来变为脓血便，左下腹压痛伴肠鸣音亢进，里急后重明显。如能及时治疗，可于数日内痊愈。

起病很急，有畏寒、发热、头痛、乏力、食欲减退等全身症状，以后出现肠道症状，如腹痛、腹泻、里急后重和左下腹明显压痛，大便最初为稀便，1～2天内转为脓血样便，每日排便10～20次或更多。老人和儿童会由于腹泻次数多，甚至大便失禁，引起腹胀、脱水、电解质紊乱，表现为舌苔干枯、皮肤失去弹性、血压下降，甚至四肢冰冷、循环衰竭。这种类型痢疾的自然病程是1～2周。

2. 急性非典型性菌痢（轻型）。较普通型全身毒血症状和肠道症状表现轻，里急后重等症状不明显，易误诊为肠炎或结肠炎。

急性腹泻，每天大便次数不很多，没有脓血便，但含有黏液。病程持续数天，可能不治“自愈”。这些症状类似急性肠炎或结肠炎，不同的是常有低热、腹痛、里急后重、左下腹压痛等症状，大便细菌培养可以发现痢疾杆菌。

3. 急性中毒型痢疾。此型多见于3～7岁儿童。起病急剧，体温迅速升至40～41℃，伴有头痛、畏寒、惊厥或循环障碍等症状。本病常无上呼吸道感染症状。胃肠症状也不严重，且多在出现惊厥后6～12小时才发生。中毒型多表现为以周围循环衰竭为主的休克型，以脑水肿与颅内压增加等脑部症状为主的脑型，以呼吸与循环衰竭同时存在为主的混合型。

4. 慢性菌痢。病程在2个月以上。由于急性期治疗不及时，或因患儿体质弱、营养不良、佝偻病、寄生虫、贫血等并发症所致，也可因耐药菌株引起。除腹泻外，其他症状不典型。病程久者可出现消瘦、乏力、轻度贫血等现象。

小儿厌食且疲倦贪睡

有的时候，孩子会有厌食的表现。家长通常会以为是肠胃问题，或者是饭菜不合口味。但可能厌食并不那么简单，倘若孩子同时还表现出来浑身无力、没有精神，总是一副疲倦贪睡的模样，就该考虑肝炎的可能性了。肝炎都是潜伏一段时间再表现出来，开始的症状不明显，所以不会引起重视。但肝炎在开始就有传染性，所以也会造成严重后果。小儿患肝炎后一半儿不能准确表达感受，所以更会延误病情。但是假如父母能对孩子的厌食表现留心，发现一些信号，就可以及时治疗。下面就是儿童肝炎早期的信号：

1. 食欲减退、恶心厌油。患肝炎后，因肝炎病毒诱发肝细胞大量破坏，分泌胆汁的功能减低，从而影响脂肪的消化，故而厌油食。患肝炎时胃肠道充血、水肿、蠕动减弱、胃肠功能紊乱，也影响食物消化与吸收，加之代谢产物不能由肝脏来解毒，刺激中枢神经系统，故导致食欲减退、恶心、厌油腻。

2. 疲乏无力。这是肝炎病人发病的早期表现之一。其表现也不相同，轻者不爱活动，重者卧床不起，连洗脸、吃饭都不愿意做。尽管经充分休息，疲劳感仍不能消除，严重者好像四肢与身体分离似的。另外缺乏维生素、电解质紊乱及肝细胞破坏引起血中胆碱酯酶减少，影响神经、肌肉正常功能，从而出现全身乏力。

3. 尿色变黄、皮肤发黄。初起尿色淡黄，逐日加深，浓如茶色或豆油状。继而皮肤及巩膜发黄。由于肝炎病毒导致肝细胞破坏，影响胆红素的代谢，使胆红素进入血液增多，经尿液排出体外较平时增加，故尿色加深。尿的颜色越黄，说明肝细胞破坏越重，病情好转尿色逐渐恢复正常。

4. 发热。急性黄疸型肝炎早期常有发热，多在 37.5～38.5℃，高热者少见，一般持续 3～5 天，而无黄疸型肝炎者发热远远低于黄疸型肝炎者。许多病人发热还伴有周身不适、食欲减退，误认为得了感冒。为数不少的黄疸型肝炎病人，往往在医院门诊按感冒治疗，3～5 天后待黄疸出现才被确诊，这是缺乏对肝炎发热症状认识的缘故。发热的原因可能是肝细胞坏死、肝功能障碍、解毒排泄功能减低或病毒血症所引起。

5. 肝区隐痛、肝区肿胀。肝炎病人常常诉说肝区痛，涉及右上腹或右背部，疼痛程度不一，有的胀痛、钝痛或针刺样痛，活动时加剧，且时间不一。有时左侧卧位时疼痛减轻，其原因是肝炎病毒引起肝脏肿大，使肝被膜张力增大。

6. 全身发痒、皮肤出疹。这种情况的出现非常明显，就是没有吃特别的药物或食物，但是身上发痒。

7. 关节疼痛。没有发热，关节也没有什么创伤史。这是由肝炎免疫复合物引起的，多见于乙型肝炎。

上面的这些症状，假如发现有两项以上都符合，就该到医院就诊，查明原因。不能以为是小病小事，就不当回事儿。

小儿腹泻伴随恶心呕吐

小儿出现腹泻的情况会比较常见，通常说来也就是受凉引起了拉肚子，或者是吃了什么不卫生的东西。但是假如腹泻还有恶心呕吐的表现，就要警惕肠炎，尤其是急性坏死性肠炎。该病是一种危及生命的暴发性疾病，病因不清，其发病与肠道缺血、感染等因素有关，以春秋季节发病为多。起病急骤，可有不洁饮食史。除了上面的腹泻和呕吐症状外，通常还有下面的表现：

1. 该病起病急，突然腹痛。初起时病症较轻，逐渐加重。腹痛时出现恶心呕吐及腹泻。呕吐物为胃内容物，可含有胆汁，严重者可吐出咖啡样物。大便为黄色稀便或蛋花汤样，后转为血便。典型的大便呈暗红色糊状或赤豆汤样血水便，具有腥臭味。多数患儿有腹胀、腹部压痛。随着病情加重，腹胀加重，严重者可引起肠穿孔。大部分患儿起病时即有发热，常为中等热或高热、精神差、烦躁、嗜睡、面色苍白。

2. 便血。多者每天 10 余次。根据病变部位，出血速度，在肠道停留时间及肠蠕动情况不同，粪便可为鲜血、洗肉水样、果酱样或黑便，并常混有腐烂组织及特殊的腥臭味。如病变局限在小肠者则无里急后重现象。

3. 发热。大多数孩子患此病后会发热或高热、精神萎靡、脸色苍白，并且嗜睡。

4. 腹胀，腹部压痛。由于炎性渗出可表现不同程度的腹膜刺激征，出现肠型，腹部包块，如发生肠坏死、穿孔可表现为典型的全腹膜炎体征。对有中毒性休克者，多有呼吸循环系统不稳定、呼吸急促、血压低、心率加快、神志障碍、皮肤花斑样等表现。

5. 呕吐物异常。通常呕吐会带有胆汁，甚至是呈现咖啡色或者血色。

急性坏死性肠炎多发于 3～9 岁儿童。重症病情发展迅速，通常出现早期表现后 1～2 天就出现休克而危及生命。假如小孩儿有上面的任何一种症状，不管自己能不能确认病情，都要及时到医院去确诊。特别是当孩子的大便呈现出各种血样时，就更要警惕这种病的发生。

孩子黄疸加深

小孩儿尤其是婴幼儿会有生理性的黄疸，这是很正常的表现。不过，假如孩子的黄疸没有随着时间减轻，反而在加深，家长就要注意了。假如同时还有尿色变黄，巩膜也呈现出黄色，就应该当心孩子的肝脏在恶化，或者说是有病毒性肝炎。

一般说来，这个疾病还会引起身体的其他表现，比如：

1. 消化道症状逐渐加重。肝炎会引起厌食、厌油、恶心呕吐、腹胀腹痛等表现，确诊后经过 1 周治疗都可以减轻。但是如果治疗后没有改善，反而出现食欲进一步下降，顽固性的恶心呕吐、腹痛腹胀等表现，就说明肝炎在加重，肝细胞持续坏死。

2. 持续低热。与普通的肝炎所引起的发热甚至是高热不同，病毒性肝炎初期可能引起低热。但发病后很快就能消退，倘若一直持续，尤其是黄疸没有消失，就说明有恶化的趋势。

3. 性格及行为异常。已经确诊患有了肝炎，假如出现精神变化，表现为嗜睡、无力、没有精神，都可以怀疑是因为肝炎引起了肝性脑病，即肝昏迷现象。

4. 出血。肝脏具有造血功能，如果肝炎患者表现出牙龈出血、皮肤瘀血或青紫、大便出血，都说明凝血功能障碍，也反映出肝细胞有严重病变。肝炎患者出血直接威胁着生命安全，标志着肝细胞走向衰竭，因此应高度重视。

5. 腹水。肝炎患者出现腹水说明肝炎已经转变为肝硬化阶段。

上述症状都是病毒性肝炎恶化的表现。对于那些已经确诊为患有肝炎的儿童来说，都是需要格外留心的。家长更应该对此有个高度的重视，一旦有一种或几种症状出现，就需要送到医院立即抢救。

头晕并伴有耳鸣症状

小孩子一般都非常健康活泼，可是某一天突然说自己头晕，并且还有耳鸣、恶心的表现，这可能就是患上了中耳炎。

引起中耳炎的因素很多，总结起来可以归为下面几种：

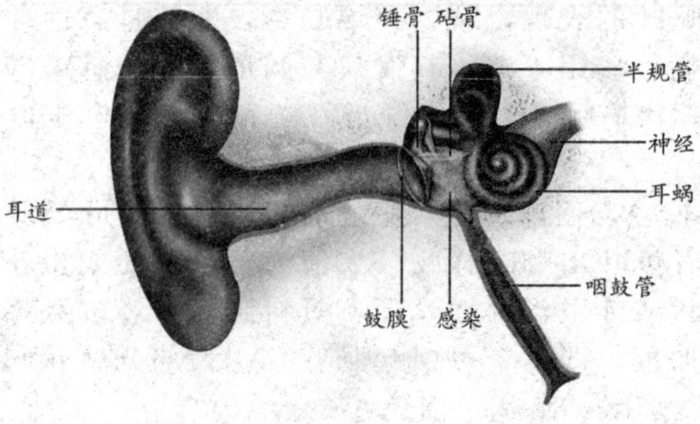

耳由外耳道、中耳和咽鼓管（平衡耳部和咽喉部的压力）组成。当咽鼓管发炎或者阻塞的时候，中耳发生感染，阻止液体流出

1. 呼吸道及鼻咽部疾病。比如感冒、鼻炎、咽炎等。中耳与鼻咽管相通，当鼻咽部存在大量细菌，这些病原体就很容易进入耳部。所以，宝宝感冒的时候，要特别注意他的耳部是否有异常。

2. 游泳。游泳时，水会从外耳道进入耳朵，但如果鼓膜没有孔的话，水是不会从外耳进入中耳的。不过，如果游泳池里人较多，清洁卫生又做得不是很到位，水中的细菌或消毒剂会通过孩子的口、鼻进入体内，导致感冒，进而引起中耳炎。

3. 躺着喝奶。来自美国的研究报告称，婴儿平躺着喝水、喝奶，水或奶会向鼻咽方向流入，有导致中耳炎的危险。所以，宝宝喝奶或其他饮料时，要将他的头抬高一些，并随时给他擦掉流出来的水或奶。

4. 集体生活。在幼儿园里，孩子接触感冒病菌或病毒的机会大大增加，从而会增加患中耳炎的可能性。

5. 外出。在密闭的火车或飞机等公共交通工具上，或者在通风不好，人口密集的公共场所，很容易感染上感冒病毒，也很容易让宝宝患上中耳炎。所以，带孩子外出，要尽可能避开人群拥挤的场所。

鉴于以上情况在生活中都有很大的可能性，所以若是孩子有头晕、耳鸣和恶心时，应当及时去医院检查。中耳炎虽多为慢性疾病，但久而久之，会影响听力，所以不能拖延。

预防中耳炎，可以从如下几方面着手：

1. 给孩子洗澡、洗头时，尽量避免污水流入耳朵。

2. 给孩子喂奶时避免过急或奶嘴上的孔较大，否则会使宝宝来不及吞咽而引起呛咳，使乳汁通过咽鼓管上行引起中耳感染。

3. 给孩子挖耳朵时，动作要轻柔，避免损伤耳内的皮肤黏膜而引起感染。

4. 孩子感冒的时候，要特别注意他的耳部是否有异常，尤其是对得过中耳炎的儿童更要引起重视。

视力下降

孩子视力下降，通常家长会认为是近视。而且，现在的学习压力大，很多孩子上学后要面对成堆的书本、众多课外辅导和电脑辐射，这样下结论也是有依据的。但是，视力下降还可能并不是近视，而是颈椎病。鉴别它可以参考下面的表现：

1. 颈肩酸痛，还会连带着后脑勺酸和抬不起胳膊。

2. 一侧肩背部沉重感，上肢无力、手指发麻、肢体皮肤感觉减退、手握物无力，有时不自觉地出现物品落地的情况。

3. 腿脚无力，步态不稳、双脚麻木、行走时如踏棉花的感觉。

4. 常伴有头颈肩背手臂酸痛，颈脖子僵硬，活动受限。

5. 有的伴有头晕，房屋旋转，重者伴有恶心呕吐、卧床不起，少数可有眩晕、猝倒。

6. 头晕、头痛、视力模糊、两眼发胀、发干、眼睛睁不开、耳鸣、耳堵、平衡失调、心动过速、心慌、胸部紧束感，有的甚至出现胃肠胀气等症状。也有吞咽困难、发音困难等症状。

颈椎病是指颈椎间盘退行性变、颈椎肥厚增生以及颈部损伤等引起颈椎骨质增生，或椎间盘脱出、韧带增厚，刺激或压迫颈脊髓、颈部神经、血管而产生一系列症状的临床综合征。之所以现在的孩子也会有颈椎病，那是由于他们的一些不良习惯导致的。比如坐姿不对、采光不好，喜欢躺着看书、看电视、低头学习、沉迷网吧、脖子夹电话等。

预防颈椎病要做到以下几个方面：①树立正确的心态，用科学的手段防治疾病，配合医生治疗，降低复发的可能性；②加强颈肩部肌肉的锻炼，在工作空闲时，做头及双上肢的前屈、后伸及旋转运动，既可缓解疲劳，又能使肌肉发达、韧度增强，从而有利于颈段脊柱的稳定性，增强颈肩顺应颈部突然变化的能力；③纠正不良姿势和习惯，避免高枕睡眠，不要偏头耸肩、谈话，看书时要正面注视，要保持脊柱的正直；④注意颈肩部保暖，避免头颈负重物，避免过度疲劳，坐车时不要打瞌睡；⑤及早彻底治疗颈肩、背部软组织劳损，防止其发展为颈椎病。

第四章

中年人常见病的早期信号

身体容易疲劳

有一些中年人，在做不太沉重的体力劳动后就感到劳累。比如，洗完衣服却没有晾晒的力气；拖地拖到一半儿就累得不行了，必须休息一会儿；有时甚至搬个椅子都感觉很累……严重者，甚至抬肩、提手、下蹲都费劲儿，连洗脸和梳头都要靠别人帮忙，然而休息一会儿明显好转，而干一点儿活又会显著加重，好像是装出来似的。如果因工作忙碌没有休息好，或是大量运动后体力没有恢复，这种情况下是正常的。但若是没有以上前提，却经常有很累的感觉，就要警惕了。因为这可能是一种自身免疫性疾病——重症肌无力在作怪。

重症肌无力除了全身无力外，还有以下主要表现：

1. 眼睑下垂。也就是耷拉眼皮，睁不开眼睛。一项对3100例重症肌无力的分析发现，以眼睑下垂为首发症状者高达73%，可见于任何年龄。早期多为一侧，晚期多为两侧，还有不少病人一侧的眼皮瞪上去时，另一侧的眼皮又耷拉下来，即出现眼睑左右交替下垂现象。

2. 复视。即视物重影。用两只眼一起看，一个东西看成两个；若遮住一只眼，则看到的是一个。

3. 咀嚼无力。牙齿好好的，但咬东西没劲儿，连咬馒头也感到费力。开头几口还可以，可后来越吃越咬不动。吃一些比较硬的食物更加困难。

4. 吞咽困难。没有消化道疾病，胃口也挺好，但好饭好菜想吃却咽不下，甚至连水也咽不进。喝水时不是呛入气管引起咳嗽，就是从鼻孔流出来。有的人由于严重的吞咽困难而必须依靠鼻饲管进食。

5. 面肌无力。由于整个面部的表情肌无力，睡眠时常常闭不上眼。平时表情淡漠，笑起来很不自然，就像哭一样，又称哭笑面容。这种面容使人看起来很难受，人也很痛苦。

6. 说话有鼻音，声音嘶哑，就像患了伤风感冒似的。有的病人开会发言或读报时，头几分钟声音还可以，时间稍长，声音就变得嘶哑，低沉，最后完全发不出声音了。打电话时一开始还可以，时间一长别人就听不清他说的是什么。这是由于咽喉肌的无力所致。

7. 呼吸困难。这是重症肌无力最严重的一个症状，在短时间内可以让病人致死，故又称其为重症肌无力危象。这是由于呼吸肌严重无力所致。一般感到喘气很困难，夜里不能躺平睡，只能坐着喘。有痰咳不出，既不像心脏病，也不像哮喘病，更不像肺部肿瘤所致。有这种呼吸困难的病人大多同时伴有吞咽困难、四肢无力或眼睑下垂等。

8. 颈肌无力。严重的颈肌无力表现比较突出，患者坐位时有垂头现象，用手顶着下巴才能把头挺起来，若让病人仰卧（不用枕头）不能屈颈抬头。

重症肌无力尚无特效治疗药，不过若是能早发现，及时治疗，人还是能比较健康地生存下去。所以应该重视早期的征兆，假如一个健康人出现上面的一个或者一些症状，就应该提高警惕，及时到医院神经科做全面检查。

短暂失去记忆

不少中年人都有这样的经历，以前印象深刻的事突然没有记忆了。比如，开车时突然感到陌生，以为车是别人的；和某个老朋友见面想不起名字；和人聊天时，突然怎么也想不起某件事等。通常，这种失忆情况过了几个小时就会好转，想起了某件事。经常发生这种情况，会让人感到莫名的心慌和紧张，不知道自己是怎么了。

有了以上症状的中年人，要警惕以下的疾病可能：

1. 高血压。暂时性的失忆一般都与高血压有着不可分离的关系，中年人平时应该自我检验是否还有头痛、眩晕、耳鸣的症状。假如失忆的同时还伴有这些症状，那基本上就可以断定为高血压。

2. 高血脂。与高血压类似，高血脂患者也容易有头痛、失眠健忘、胸闷气短的表现，假如暂时性失忆伴有这些症状，也需要检讨自身是否是血脂太高。建议到医院做一个系统的检查，以确定身体的状况。

3. 脑血管疾病，也就是中风。高血压和高血脂都会引起中风，所以若是暂时失忆伴有上面的症状，也要担心中风的可能。中风病是威胁中老年人健康的一个杀手，需要小心提防。除了上面讲到的症状之外，若是还有眼睛发黑，言辞不清的症状，就该考虑中风的存在。

急性脑血管病（就是中风）发作之前往往会有这种征兆。因此，如果能在出现这种征兆时，及时采取诊治措施，就有可能防止它进一步发展。即使已经发生脑血管病，也可能获得早期治疗。而且，这类疾病越早治疗效果就越好。一旦出现脑血管病的先兆，应该到医院急诊科或者直接去神经科就诊。情况紧急应该打电话到急救中心派车来做紧急处理，再及时送到医院。病情太重应该就地抢救，稳定后再送到医院。

严重长期性头疼

有一些中年人，会有这些熟悉的经历：某一天突然开始头疼，本来以为是小事，却没想到头疼一直持续，或者是反复发作，以至于时常眩晕、头昏，严重的晕倒在地；还有的人会四肢麻木，伴随着颤动不止。身体的一侧无力，另一侧却很正常；吃饭时拿筷子或者是平时拿东西，本来握着好好的，却不知道怎么掉在地上了；甚至有时会出现半边脸瘫痪，眼皮和嘴角抽动，鼻子无故流血；也有的人同时会有健忘的表现。

出现了这些症状，就需要警惕脑梗死了。

当然，这都是脑梗死的远期先兆，一般在病发前3～5年出现，只能作为一种警示的信号。要想判断是否是脑梗死，就需要通过下面的表现来判断：

1. 视力突然变化。之前好好的眼睛，不知怎么就看不清了。也会出现视野不完整的情况，甚至是两眼发黑，要持续几秒钟或几分钟才能恢复正常。这种视力的突然下降，就是因为视网膜短暂缺血，而视网膜缺血则说明颅内血液流动发生了改变，或者是微小的血栓暂时堵塞了视网膜动脉。

2. 原先的头晕头痛突然加重。也有情况是由间断性头痛变为持续性剧烈头痛。这很可能是出血性脑梗死的先兆。

3. 抓不住东西。像远期的征兆一样，手里的东西没来由就掉了下来。此时人的反应都是感到奇怪，并且想要开口说话。但说话时有可能口齿不清，要等1～2分钟才正常。出现这种现象，说明硬化的颈动脉狭窄程度加重，导致大脑供血不足，缺血性脑梗死可能发生。

4. 行动和交流困难。表现出来就是说话困难、肢体抖动、无法写字。

5. 有恶心、呕吐或打嗝的症状。这几种情况通常是高血压所导致的脑出血的先兆。

6. 个性突然改变。原本开朗的人突然就沉默寡言，表情淡漠。原本很安静的人，变得烦躁不安，话多好动。还有的人会表现出智力下降，分不清家人的情况。

7. 哈欠连天、嗜睡。这是多数患者在缺血性脑梗死发作5～10天前会有的表现。出现这种情况是由于脑动脉硬化加重，动脉狭窄导致大脑严重缺血低氧，影响了呼吸中枢。

现如今，在中年人中，脑梗死的现象越来越多。症状轻者会有感觉障碍，重则肢体瘫痪，甚至引起猝死，所以必须要警惕。

那么什么是脑梗死？现代医学认为，脑梗死主要是由于供应脑部血液的动脉出现粥样硬化和血栓形成，使管腔狭窄甚至闭塞，导致局灶性急性脑供血不足而发病的。一般是心脏病引起的最多见。也有因异常物体（固体、液体、气体）沿血液循环进入脑动脉或供应脑血液循环的颈部动脉，造成血流阻断或血流量骤减而产生相应支配区域脑组织软化坏死者。总之，脑梗死起病突然，常在休息尤其在睡眠时发生，人在醒来突然感觉障碍或出现半身肢体瘫痪。不过症状比脑出血轻，还可能会表现出昏迷、惊厥等症状。

对于中年人来说，一旦出现上述先兆，应及时去医院就诊。不过要说明的是，以上的这些先兆症状，并不是脑梗死所独有，也可能是其他病症的表现。但为了个人健康，还是要提高警惕。明确诊断，对症治疗，不要等到病症严重时才就医，往往会影响治疗效果。

夜尿过多

中年人会有患慢性肾炎的情况，而出现了这种情况，又伴有夜尿增多的现象，就说明目前的肾功能不全，需要及时到医院化验肾功能。那么，何为夜尿过多呢？一般来说，夜尿过多由以下三种情况引起。

1. 睡前大量饮水。有的人会有睡前喝水的习惯，包括浓茶、咖啡等。这种情况下，频繁起夜就很正常了。

2. 睡前情绪紧张。因为情绪的关系，影响了自身的神经系统，所以膀胱稍有尿意就会想要起夜。

3. 肾功能不全或肾脏疾病。由于肾脏的病理性原因，导致的夜尿增多。

前面的两种情况都是可以调节的，所以第三种情况是需要中年人注意的。肾脏是用来排出废物和毒素的，由于肾功能不全，导致废物不能充分排出。如此一来，人体内尿毒素浓度增加，为了排毒，肾脏需排出更多的水分才能带走这些过量的毒素，这样就导致了排尿量增加。而尿量增多，有可能是较早期的肾衰竭表现。当然也可能是其他病症的表现，比如，高血压患者出现夜尿增多，就是长期高血压引起肾动脉硬化，导致肾小管功能受损，使肾小管不能有效地吸收原尿中的水分，表现出来就是尿量增多。对于这种情况，应该注意稳定血压，并注意保护肾功能。

假如是由于用了某种药物后损害了肾脏而出现夜尿增多，就说明该药物已引起肾小管功能障碍，必须马上停止用药并和有关医生取得联系，更换其他治疗用药，并服用一些保护肾小管的药物，症状很快好转。还有的情况是一些心功能不全患者因为白天的心功能不全让身体存积了过多的水分，入夜后平卧睡眠，心脏功能恢复，血液循环能力加强，肾脏血流量增加，也出现夜尿增多的现象。此类夜尿增加是心功能不全的一种代偿性反应，不必处理。患者需要做的就是对这种情况心中有数，别用错了治疗的方法。

尿色异常

尿液是人体健康状况的外在反应，通过观察尿液的颜色就可以判断某些疾病。正常尿液为淡黄色的透明液体。随着水分的变化，尿液的颜色也会有不同。白天人的活动较多，饮水多了尿色也较淡；夜间人体处于平静状态，饮水较少，所以早晨的尿颜色较浓一些。除此之外，很多情况都可以引起尿外观异常，如药物、食物、疾病等，下面就对此详细说明：

1. 无色尿。可能是糖尿病、慢性间质性肾炎、尿崩症的信号，如果不是饮水太多的缘故，应注意鉴别。

2. 白色尿。白色尿常见于脓性尿、乳糜尿和盐类尿。

（1）脓性尿是由严重泌尿道化脓感染引起的，尿液呈乳白色。脓性尿常见于肾盂肾炎、膀胱炎、肾脓肿、尿道炎，或严重的肾结核。

（2）乳糜尿是丝虫病的主要症状之一，尿色白如牛奶。由于肠道吸收的乳糜液（脂肪皂化后的液体），不能从正常的淋巴管引流到血液循环中去，只能逆流至泌尿系统的淋巴管中，造成泌尿系统中淋巴管内压增高，曲张而破裂使乳糜液溢入尿液中，而出现乳糜尿。乳糜尿一般是阵发性的。乳糜尿中有红细胞时，叫作乳糜血尿。在患乳糜血尿病人的血和尿内，有时可找到微丝蚴（即幼丝虫）。

（3）盐类尿多发生于儿童，冬季常见，小便呈米汤样，多为尿中含有大量的磷酸盐或尿盐酸，放置后易沉淀，如把小便放在瓶内加热后会马上变清。盐类尿属正常生理现象。可不用药而愈，关键是要多饮白开水。

3. 黄色尿。指尿呈黄色或深黄色。其原因有，吃了胡萝卜，服核黄素、呋喃唑酮、灭水滴灵、大黄等中西药过程中，可出现尿液变黄的情况，一旦停止服用，随即消失，无须多虑。

常见的发热或有吐泻症状的病人因水分随汗液或粪便排出，尿液浓缩减少，而尿色素没有改变，这样小便的颜色就显得很黄。

另一种小便黄得像浓茶，则不是由于上述原因，而是肝脏或胆囊有了病变。原来，胆汁向外排的道路通常有两条：一条从尿里出来，一条从肠道里出来。当肝脏或胆囊有病，胆汁到肠道的路被切断，就只能从尿里排出来，尿液里也因胆汁的含量增加而呈深黄色了。肝炎的早期，还没有出现黄疸，我们常常可以看到小便的颜色像浓茶似的，这往往是肝炎的一个信号。

此外，黄色混浊的脓尿则是泌尿器官化脓的表现。

4. 蓝色尿。可见于霍乱、斑疹伤寒，以及原发性高血钙症、维生素D中毒者。但这种颜色的尿多与服药有关，非疾病所致。如服用利尿剂氨苯蝶啶，注射亚甲蓝针剂或服用亚甲蓝、靛卡红、木馏油、水杨酸之后均可出现，停药即可消失。这种因服药而引起的蓝色尿属于正常现象，无须多虑。

5. 绿色尿。见于尿内有绿脓杆菌滋生时，或胆红素尿放置过久，氧化成胆绿素时。淡绿色尿见于大量服用消炎药后。暗绿色尿原因与蓝色尿相同。

6. 黑色尿。黑色尿比较少见，常常发生于急性血管内溶血的病人，如恶性疟疾病人，医学上称黑尿热，是恶性疟疾最严重的并发症之一。这种病人的血浆中有大量的游离氧，血红蛋白与定氧血红蛋白随尿排出而造成尿呈暗红或黑色。另有少数病人服用左旋多巴、甲酚、苯肼等后，也会引起黑色尿，停药后即会消失。

7. 红色尿。尿色变红，多半儿是尿中有红细胞，医学上称血尿。血尿的成因非常复杂，需要到医院做全面的诊断。

综上所述，若出现尿色异常，应尽快到医院就诊检查，以便及时确诊，早期治疗。

尿中泡沫多

一部分中年人除了会有尿色异常的现象外，还会发现自己在解小便时，尿中有许多泡沫。那么尿中的泡沫是怎样形成的呢？是不是某种疾病的症状表现？医学上的解释是，尿液中泡沫的形成，是由尿液液体的表面张力决定的。通俗来讲，尿液中的泡沫多少，就说明了尿液的成分不同。一般来讲，尿液中的成分就是水、无机物和蛋白质、黏液等有机物。出现了泡沫，就说明尿液里的蛋白质和黏液等有机物变多了。之所以这些有机物会变多，主要有两方面的原因，分别是非病理性的原因和病理性原因。

1. 非病理性原因

（1）对于男性来说，尿道中存在精液成分。可能是由于房事后逆行射精，也可能是因为糖尿病伴有自主神经功能紊乱患者。经常性兴奋使尿道球腺分泌黏液增多，而遗精后尿液中也会含有精液。这些都会使尿液中有泡沫。

（2）排尿过急或是站在高处排尿。尿液的冲击会产生泡沫，这和水流从高处落下产生泡沫一样。不过这种泡沫既容易形成，也会很快消散。

（3）尿液浓缩。有的人会有这种经验，运动过后，没有及时喝水，出汗过多，还有腹泻等情况下，身体因水分不足引起尿液浓缩，使得尿液中蛋白质和其他有机物浓度较高，容易导致尿中泡沫增多。

（4）体外原因。现在，许多便池中都会有消毒剂和去垢剂，这些东西的存在也可能导致尿液泡沫变多。假如某一次出现了尿中泡沫多，多半儿是生理性的。通常情况下，在排除了上面的四个因素外，是不会说明身体出现什么问题的，所以不需要担心。

2. 病理性原因

（1）蛋白尿。上面已经说了，尿中泡沫多就是因为蛋白质含量升高而引起的。假如能排除上面的非病理性因素，就应该考虑这个原因了。蛋白尿不光表现出泡沫多，还是各种疾病尤其是肾脏病的重要临床表现。各类原发性肾脏疾病，各类继发性肾脏损害，包括糖尿病、痛风、肝炎、高血压等，都可导致肾脏损害，从而使尿液中蛋白增加。其他的非泌尿系统疾病，如多发性骨髓瘤、白血病、急性血管内溶血等，虽然不影响肾功能，但由于提高了血液中的蛋白质含量，导致了尿液中有蛋白漏出，而形成蛋白尿。总而言之，蛋白尿时都会继发出现泡沫尿，而这种泡沫非常细小，浮在尿液上久不消失，很容易辨别。

（2）泌尿系统感染。泌尿系统感染也可以引起尿液中泡沫增多，最常见的泌尿系统感染包括前列腺炎、尿路感染、膀胱炎等。通常情况下，这样的泡沫尿还伴随着尿频、尿急、尿痛等症状。

（3）尿糖增多。糖也是有机物的一种，血糖升高，也会出现泡沫尿。通常来说，糖尿病患者因血糖升高，也会排出泡沫尿，不过这种泡沫一般较大，且很快消失。当然，这也不能说只有糖尿病患者会出现泡沫尿，因为其他增加血糖的做法也会导致这种情况。比如大量进食碳水化合物或静脉注射大量葡萄糖。所以，泡沫尿只能是一种参考。

（4）其他病因。一般来说，患有前列腺炎的男性，尿液中会捎带前列腺液，这样会在尿液的表面有油珠，排出的尿就会有许多小泡沫。如果泡沫较大或大小不一，并且持续时间较短，属于正常，无须担心。还有一种膀胱结肠瘘的疾病，也会引起泡沫尿，只是这种病比较罕见，所以不多介绍。

假如中年人出现了持续的泡沫尿，应该仔细鉴别是不是疾病所致。如果排除非病理性因素，尿液中仍然有较多泡沫，或同时伴有其他疾病，如水肿、尿频、尿急、尿痛、血尿、夜尿增多、高血压、糖尿病等，则需要及时到医院就诊，明确泡沫尿的病因，以免延误病情。

感冒后出现胸闷、心悸

有的中年人身体抵抗能力下降，不感冒则已，一旦感冒就会有各种并发症。而且，感冒的周期还很长，本来可以一周时间就痊愈的，一定要两周以上。更重要的是，感冒症状逐渐消失后，明显感觉身体大不如前，会有胸闷、心悸的情况。而这种情况在过去从来没有出现过。通常来说，心悸、心律不齐是最先出现的症状，同时还有心慌、胸闷的感觉。严重的情况可因此迅速发展为急性心衰甚至休克。之所以出现这种情况，是因为感冒病毒许多都有较强的嗜心肌性。在感冒的过程中，病毒通过血液侵犯心肌。研究显示，大约有30％的感冒患者心肌有不同程度的受累，这其中有2％～3％可发作为心肌炎。

有鉴于此，中年人若是感冒后出现了胸闷和心悸的情况，就需要及时就医。借助医疗的力量及早祛除感冒病毒对心肌的侵蚀。

感冒后全身乏力，食欲减退

一部分糖尿病患者，在感冒受凉后，即便是已经痊愈了，还会有一些后遗症。包括食欲减退、全身乏力等。说得更通俗一点儿就是，本来都已经患上了糖尿病，没想到感冒也跟着掺和了进来。好不容易感冒好了，没有发热、咳嗽、流鼻涕，却茶饭不思、浑身没劲儿。这个时候就需要注意了，因为这可能是酮症酸中毒的表现。

酮症酸中毒是糖尿病最常见的急性并发症之一，是体内胰岛素严重缺乏引起的高血糖、高血酮、酸中毒的一组临床综合征。最常发生于 1 型糖尿病患者，2 型糖尿病患者在某些情况下亦可发生。临床表现以发病急、病情重、变化快为其特点。酮症酸中毒的人刚开始的表现是浑身乏力、食欲减退、恶心、呕吐，还可出现类似胃肠炎的腹痛等症状。当然，这些只是一部分表现，有的中年人还会伴随着非常口渴、发热、尿量增多、萎靡不振、昏迷不醒。更严重的是，这种中毒可造成心力衰竭、肾衰竭、脑细胞水肿等，严重威胁到生命安全。

鉴于酮症酸中毒的严重危险性，一旦出现了以上症状，就应该高度重视，及时到医院诊治。千万不能掉以轻心，认为这些反应不过是小毛病。毕竟，一旦毒发，其来势就非常凶猛，其抢救成功与否完全取决于能否得到及时的诊断与治疗。比起事到临头的慌乱和恐惧，还不如提早预防。

鼻子突然出血

有些中年人会遇到这样的情况，早上起来正洗脸，头脑还没清醒，却发现水都红了，慌忙之余，一摸鼻子，全都是血。也有的时候，天气干燥，鼻子有点不舒服，结果一捏鼻子，鼻血就立即涌了下来。通常情况下，这种鼻子出血可以很快止住。用仰头和塞鼻子的方法都行。但问题就是这种出血却时不时地出现，来得突然又没有征兆，也联系不到个人的身体状况上。因此，就有必要对鼻子出血做一个全面的了解，以发现深层的问题。

1. 空气湿度的降低会导致鼻黏膜干燥，由此可造成鼻出血。这种情况多见于秋季或者是冬天暖气过热，长期吸烟的人鼻腔反复通过烟雾刺激也可引起。

2. 感冒痊愈后鼻子堵塞。为了给鼻子通气，或者是鼻涕自身的流淌，都会带有一些少量的黏性分泌物和出血，这大多数是鼻炎引起的。

3. 有时候用手抠鼻孔，清除痂皮或用力擤出痂皮时，若是有少量的出血，就说明患有萎缩性鼻炎。

4. 鼻出血前出现头昏、头痛等先兆，而出血又是单侧鼻孔，并且出血又多又红。这可能是患有高血压或者肝硬化。这种病症导致的鼻子出血还经常是在生气发怒、用力过猛、气压剧变时出现。

5. 40 岁以上的中年人，在擦鼻子时经常带有血丝，或者是有回吸后涕血，这应该是早期鼻咽癌的征兆。出现了这种情况，就应立即就医检查，以明确诊断。

鼻子出血是鼻黏膜血管破裂造成的出血，可以是仅有鼻涕带血丝的少量出血，也可以是止不住的大量出血。大量的鼻子出血，会在短时间内引起头晕，危及生命。

大致说来，引起鼻子出血的原因可以分为局部和全身性原因。局部原因主要就是萎缩性鼻炎、急性鼻炎、鼻腔异物、鼻息肉、肉芽溃疡、鼻子恶性肿瘤等。全身性因素主要为某些内科疾病，如高血压、肾脏病、肝脏病、风湿性心脏病、血液病等。不管是何种鼻出血形式，都反映出身体出现了某种情况，鼻子出血都是需要注意的，尤其是对于中年人来说。

餐后突然中上腹痛

有的中年人，吃饭时本来好好的，吃完饭就突然捂着肚子不能动弹，疼得满头大汗。出现了这种情况，就要想到胃黏膜脱垂症。胃黏膜脱垂症是由于胃窦部黏膜脱入十二指肠所致。中老年男性为多发人群，主要表现为：

1. 常与十二指肠球部溃疡合并发生，故其症状亦常为溃疡症状所掩盖。

2. 很多病例可不出现症状。

3. 上腹不规则间歇疼痛，部位、性质与球部溃疡相似，但经常没有规律性。进食或服碱性药物不能缓解疼痛。左侧卧位常可使疼痛减轻或缓解，右侧卧位则使疼痛加剧。

4. 有时可突然出现幽门阻塞症状，但是症状消失也非常迅速。

5. 常有消化不良症状，如怄气、反酸、腹胀等。

6. 上消化道出血亦为本病重要症状，出血前数小时常有恶心、呕吐。

遇到了这种饭后肚子痛的情况，应该采取改变体位的方法缓解疼痛。假如没有效果，要及时就医。

视觉障碍和恶心并发

对于一些中年人来说，有些身体反应是需要格外重视的。比如感觉到眼睛发黑，视力下降，还伴随着恶心。这时，要当心无症状性脑梗死。通常，还会伴随有以下这几种症状：

1. 原本精神抖擞，突然感到眩晕，站立不稳，甚至摔倒在地。或者是正好好地走路，脚下也没有什么磕绊，就莫名其妙地摔倒了。

2. 身体的一侧麻木无力，或者是半个脸部瘫痪，没有表情。连带着手、足、舌、唇麻木，表现出来就是嘴歪、流口水。又或是上下肢不能完全自主，伸腿到一定程度就没有了知觉。

3. 本来口齿清晰，突然间就变得含糊不清，甚至是不会讲话，但能听懂别人讲话。或者是自己可以讲话，但听不懂别人讲话。这种现象在医学上称为运动性失语或感觉性失语。

4. 变得非常嗜睡，整日头脑昏沉，无法克制。

5. 性情大变，像是换了一个人似的。比如从原来的开朗、乐观，变得抑郁、沉默、孤僻和冷淡。或者是由原来的安静、克制变得狂躁、多话、兴奋和暴怒。甚至有更加出格的行为和言语，走向变态的倾向。也有的是表现出智力下降，意识丧失。

6. 有突然的视力模糊、下降、发黑、单眼失明。这种情况一般持续几分钟，然后就恢复正常。

7. 突然头痛，还是剧烈的、持续性的、难以忍耐的头痛，这种头痛相对固定，还会伴有一侧肢体不舒服，或伴有恶心、呕吐、嗜睡、头昏、眼黑，甚至鼻出血、眼结膜出血、视网膜出血等。

之所以叫无症状性脑梗死，是因为这种疾病的症状非常轻微，既不容易自觉，更容易被患者自身遗忘。具体来说，无症状性脑梗死又名腔隙性脑梗死，是一种特殊类型的脑梗死，是在高血压、动脉硬化的基础上，穿通支的血管坏死、血管受堵，在大脑基底核和丘脑区域发生脑梗死。髓质动脉堵塞可以出现白质的小梗死灶。这种梗死灶直径约为数毫米小的脑梗死，所以称为腔隙性脑梗死。

无症状性脑梗死由于是非常小的梗死灶，一般病灶范围较小，在0.5～1.5厘米，所以计算机断层扫描（CT）常常很难发现。后来随着核磁共振（MRI）检查技术的普及，采用核磁共振检查可以发现这样细小的梗死灶。在健康检查中发现，有的人30岁后就开始有这种梗死灶。进一步的研究发现令人吃惊，在所有接受检查的人当中，约有10%的人的大脑中有直径2毫米以下的小空洞，这只是脑梗死的前期症状。随着年龄的增长，无症状的脑梗死占的比例越来越大。60岁左右的人占到一半儿以上，70岁左右的人占到70%左右。这种无症状的脑梗死，一般人由于没有出现症状，大多是置之不理。但一旦出现了明显的症状，病情已经严重，这也是目前许多脑梗死患者引起偏瘫或失语等的原因。对于中年人来说，从中年期就开始预防这种疾病是最好的选择。

假如你对身体做了一次全面检查，发现了这种无症状性脑梗死的迹象，应当采取以下措施：

1. 突然发生的头痛、头昏、记忆力减退、眩晕、反应迟钝、面部发麻、视线模糊等症状，要提高警惕，尽早到医院检查。

2. 自己虽没有高血压、糖尿病和高脂血症，但有这类疾病家族史，尤其有中风家族史的，应定期进行体格检查。

3. 高血压患者应长期应用药物治疗，定期测量血压，使血压控制在正常范围。

4. 定期进行血液流变学检查，血黏稠度过高者，应在医生指导下进行药物治疗。

5. 定期进行心脏检查，注意心功能变化及心律失常，改善心脏供血，防治冠心病。

6. 糖尿病患者要严格控制饮食，坚持降糖治疗，加强体育锻炼，使血糖控制在正常范围。

呕血、便血

一些中年人本身是肝脏病的患者，或者是有多年的酗酒习惯。某一天突然发现自己有吐血和便血的情况，就要考虑到自己的肝脏是不是有大的问题了。这种情况可以分为两类：

1. 如果本身原有肝脏病变，或多年酗酒，出现吐血、便血的症状，就应该考虑肝硬化所致的上消化道出血。此时的吐血提示了最严重的上消化道出血，通常来说，吐血前患者大多数有上腹部饱胀感。

2. 有的人吐血不多却有黑色大便，这是因为消化道出血没有引起强烈呕吐，而是按正常方向由消化道下方排出所致。出现这种情况一定要立即就医，采取治疗抢救措施。因为通常这不会引起患者足够的重视，但身体里面却正出血不止，很快就会因失血过多引发休克甚至死亡。

对于肝硬化患者和那些长期酗酒的人来说，一定要注意饮食起居，避免发怒，不吃刺激性食物和硬食物，避免暴饮暴食。尤其是要注意节制饮酒，努力戒酒。

情绪易激动

中年人都有很丰富的人生经验，性情也都变得沉稳。可如果发现自己最近总是情绪易激动，某些小事就能让自己血脉贲张，那就要当心是脑动脉硬化了。一般说来，脑动脉硬化是一个比较缓慢的过程，其前期表现还有如下这些：

1. 癫痫样痉挛发作。一部分人会有这种感受，身体的某部位阵发性地抖动和抽搐，也就是时不时地发生不自觉的随意运动和震颤，但是脸部缺乏表情，发音低而急促，即便是站立也身体前弯，手脚一定要伸直，但是关节却略微弯曲。走起路来非常匆忙，像是在赶路一样。脚步碎小、身体前倾、步子不稳，有点像是喝醉了。有的时候，双手不能停下来，像是搓丸子一样颤动，身体也会有不自主的运动。

2. 神经衰弱。神经衰弱就是时常会有头晕、头昏、头痛、耳鸣、嗜睡等反应，自觉记忆力减退、易疲劳。

3. 性情改变。这种表现需要别人旁观才能看得出来，通常是多年相处的家人。患者的性格会在原来的基础上更加凸显，比如由原来的节俭变成了刻薄与吝啬，稳重变成了固执，呆板变成了迂腐，感情细腻变得敏感、多疑、抑郁等。

4. 情感异常。情绪易激动，缺乏自制力。随着时间的推移会逐渐出现表情淡漠，对周围事物缺乏兴趣，对老同志、朋友、熟人缺乏热情。有时无故悲伤或无故嬉笑。常因小事而忧伤、流泪、发脾气、兴奋激动或焦虑不安。

5. 判断能力低下。不能集中注意力，想象力低下，做事犹豫不决，一定要依靠别人才能处理问题。对各种生活琐事和小麻烦都变得没有信心，表现出惊慌和无端的忧虑。

6. 睡眠障碍。具体表现出来就是睡眠时间少、入睡困难、睡觉不安稳、多梦、易醒等，需要服用安眠药才能入睡，但是离开了药物的作用就更加困难。还可能与此相反，即非常贪睡，总是头脑昏沉，睡不醒。

7. 记忆力减退。这主要是对短期的或者是近期的事物、人名等都记不住，甚至是过目即忘。但是对一些比较久远的事却记忆犹新，比如童年的某件事。

8. 行动不便。走起路来步态僵硬、转身不稳、行动迟缓。

出现了上面的一些症状，就大概可以认为是有脑动脉硬化的发生。总结起来，神经衰弱、情感异常、判断能力低下是脑动脉硬化早期阶段的表现。若是在此时检查，会发现眼底视网膜动脉有硬化表现。而行为异常、抽搐、肢瘫即为脑动脉硬化的后期表现。

因为脑动脉硬化一旦发生，只能延缓其硬化进展速度，很难彻底消除硬化，所以预防很重要。中年人平常要少食含胆固醇高的食物，多吃新鲜蔬菜和水果，食量要适度，防止过胖。还要加强体育锻炼，少喝酒、少吃盐、多食醋，对预防脑动脉硬化的发生大有益处。

下肢麻木发冷

对一部分中年人来说，会经常有这样的感受：即便还没到冬天，就有下肢发冷、麻木和疼痛。甚至出现下肢苍白或皮肤发绀，突然性的跛脚或者是静止疼痛。更细致地说，发冷、麻木的下肢还会有脉搏消失的现象，常见于脚部和小腿。除此之外，还有趾甲粗糙、肌肉萎缩、皮肤干燥的表现，甚至出现溃疡和坏疽。这些坏疽开始还是干性，像那种黑色的皮革。一旦感染，就变成了湿性的，也就是有黏液流出。假如到医院检查，体检单上会说明胆固醇和三酰甘油增高，高密度脂蛋白则降低；眼底检查可见视网膜动脉硬化；脑血流图可见血管弹性减退或消失；肢体血流图可见搏动性血流量减少，血管弹性减弱或消失；X线胸片显示主动脉弓突出迂曲。出现以上症状的人往往伴随着高血压、冠心病或糖尿病。

有了以上的症状，就应该警惕闭塞性动脉硬化症了。闭塞性动脉硬化症的发生原因和机制尚未完全明了，而流行病学调查和病理学与生物化学研究指出，其发病与高脂蛋白血症、高血压、糖尿病、肥胖、吸烟、高密度脂蛋白低下、精神紧张以及性别、年龄差异等因素有关。大体上看，其发病年龄绝大多数在45岁以后，病情表现的轻重则随闭塞的部位、范围、速度和侧支循环的情况而不同。

因为患者多为中老年人，开始时仅为下肢发冷和疼痛，且每于冬季发病或加重，因而总认为是年老筋骨不利和季节寒冷所致，很可能延误病机，不能得到早期治疗。等到出现动脉栓塞、肢体缺血，或出现溃疡、坏疽时，则为时已晚，预后不良了。

治疗闭塞性动脉硬化症主要有下面几种方法：

1. 一般治疗。低胆固醇、低动物性脂肪饮食，控制脂肪代谢紊乱疾病、戒烟，适当运动，控制高血压，避免应用缩血管药物等。

2. 根据病情选用降血脂，降血压和血管扩张药物。

3. 手术治疗。这种患者是否需要手术治疗需按其病情发展、缺血程度、年龄及是否并发其他重要脏器损害等进行全面分析后才能确定。若间歇性跛行进行性发展缺血性疼痛不止，并严重地影响生活以及有缺血性溃疡和趾端坏疽等，可分别进行人造血管或大隐静脉旁路移植或动脉内膜剥脱术以及扩创与截肢等。

预防闭塞性动脉硬化症要从生活细节处着手。比如饮食上要坚持低胆固醇低动物性脂肪饮食、戒烟、适当运动、控制高血压、早诊断、早治疗，还要避免应用收缩血管药物等。

无故腰痛

有一些中年人，在自己的腰和胯部附近，有模糊的酸痛感。细细想想，近来一段时间也没有参加什么劳动或运动，再往前想想，也没有腰部受伤史，所以就会非常困惑。但仔细观察一下身体的状况，却会发现有身体无力、尿少、腰膝酸软的症状。假如再照一照镜子，还会发现眼睑微肿，像是没有睡醒。

有了上面的这些感觉，就要当心肾炎了。虽然我们都知道，腰痛是一种很常有的感觉，即使是没有腰部损伤史的人，正常人在剧烈运动后或参加重体力劳动，也可能有腰痛的滋味。当然，经验告诉我们，这种腰痛可以通过休息来缓解和痊愈，所以不是什么大问题。

那么，腰痛怎么与肾炎挂上钩呢？自然，我们都知道肾的位置在腰部，肾脏出了问题，腰部也会有相关的感觉。肾炎是一种发病很独特的病症，既可以“突然袭击”，也可以慢慢“蚕食”，总之让人不好防备。更怪异的是，肾炎的袭击对象往往是那些看上去无病症，也无肾病史，但免疫力低下的人。尤其是曾患过扁桃体炎、腮腺炎和过敏性鼻炎的这些人，一定要在腰痛时提高警惕。

人的身体在患有这些疾病的时候，病毒会通过血液入侵到肾脏。破坏肾脏的抵抗力，并引起蛋白质的流失，甚至导致出现蛋白尿。而我们都知道，蛋白质是人体生命活动的最重要的能源之一。身体组织器官的新陈代谢、功能的发挥，均需一定数量的蛋白质。而且，蛋白质还是身体肌肉的重要组成部分，腰部的肌肉直接支配人体的各种动作和行动，一旦这些肌群缺少充足的蛋白质供给，会迅速出现萎缩。表现出来就是以腰腿部为主的肌肉组织丧失原有的张力，腰部活动明显受限，出现坠胀及酸痛的感觉。

所以，有了腰痛的感觉，就要格外警惕了，千万别以为贴一张伤湿止痛膏，或者是休息一阵就会好。及时去医院就诊，详细地检查一下，做一个尿常规检查，有条件的最好做一个尿蛋白凝胶电泳试验，否则会贻误诊治，后果极为严重。

水　肿

日常生活中，水肿是一种很常见的症状。中年人由于抵抗力下降，或者是熬夜、劳累等其他原因，时常会面临这种身体反应。导致水肿的原因非常多，所以不同的水肿所反应的身体情况也五花八门。所以我们就有必要对水肿有一个大致的了解，以方便自己识别状况。

医学上的研究发现，水肿是各种原因导致的体内水液运行障碍、水湿停留、泛溢肌肤，引起头面部、四肢，甚至全身水肿的病症，与肺、脾、肾各脏腑密切相关。它主要是因为细胞外液潴留于组织间隙而引起。水肿因为种类很多，所以都不好归类。现在把水肿分为以下两种，供读者朋友们了解：

1. 病理性水肿。这类水肿都是由某些疾病导致的，所以水肿的部位和表现都有所不同。

（1）肾源性水肿。急慢性肾炎和其他病因导致的肾功能损害都可发生水肿。这类水肿一般从两眼和脸部开始，然后发展到全身。不过这种水肿受身体姿势变化的影响较大，比如平卧或经一夜睡眠后，脸部的水肿就变得明显，经过一天的站立和活动后，脸部水肿减轻，但会转移到下肢。

（2）心源性水肿。心脏、心包和心肌疾病都可能引起水肿。因为受重力的影响，这种水肿常从下肢开始，严重时出现全身性水肿。

（3）肝源性水肿。各种肝病引起的肝硬化，当病变发展到一定程度，由于肝功能损害严重，血液中的水分渗入周围组织而出现的水肿。此类水肿经常从脚踝开始向上蔓延，逐渐波及腹部而形成腹水。因此，患者常伴有食欲下降、腹胀、消瘦等全身症状。

（4）贫血性水肿。如失血性贫血、钩虫病、慢性疟疾引起的贫血，以及造血性贫血等都可出现水肿。

（5）淋巴性水肿。多为非对称性水肿，多见于偏瘫及丝虫感染、结核病、乳腺癌等患者。水肿局限于淋巴管的输纳区域，多见于下肢及阴囊部位。

（6）脚气病性水肿。主要原因是缺乏维生素 B_1。只要能补充维生素 B_1，或是经过针对性治疗，病情可迅速好转。

（7）血管神经性水肿。这是针对那些对药物、食物或周围环境过敏的人来说的，当然也是由于过敏反应所致。这类水肿具有局限性，开始都是面部呈圆形，伴有过敏的瘙痒感。发病比较迅速，经抗过敏治疗而好转。

（8）营养不良性水肿。顾名思义，这种水肿是由于营养不良导致的，也可随营养状况改善而逐渐消退。

2. 良性水肿。这些水肿一般和病症没有什么联系，所以遇到这些情况就不要大惊小怪了。

（1）睡眠性水肿。有些中年人因为眼睑疏松，睡眠时眼睑活动少，所以血流缓慢，局部毛细血管压力增大，液体自然离开血管渗入疏松的眼睑而产生水肿。这种水肿在起床活动后逐渐消失。

（2）肥胖性水肿。肥胖的表现就是皮下脂肪组织增多，身体对浅表静脉的支撑作用减弱，血管扩张。这样就导致下肢血液淤积，加上人在胖了之后活动少，静脉血管压力升高而引起水肿。此类水肿多见于下肢，只要通过减肥，水肿便会逐渐减轻或消退。

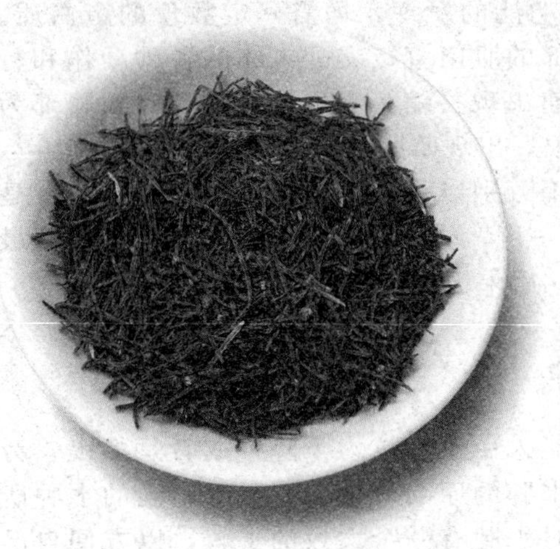

除处方利尿药之外，许多草药提取物有利尿的作用。最有名的是从草药马尾中得到的提取物

（3）疲劳性水肿。这是因为长时间的行走、站立，导致下肢静脉回流受阻，毛细血管压力增高引发水肿。这类水肿的出现就说明身体太疲劳，只要经过充分休息，可以很快消失。

（4）高温性水肿。在高温环境下也容易出现水肿，环境温度降低后，水肿自然消失。所以这种情况多在夏天的户外出现。

（5）药物性水肿。服用某些药物也可引起脸、手、足的水肿，停药后水肿消失。这类药物包括睾酮、胰岛素、雌激素、氨硫脲、肾上腺皮质激素等，另外某些中药补品，也能引起水肿。当然，此类水肿也和吃药人的身体反应有关，不一定都是药物的作用。

（6）特发性水肿。多发于中年女性，病情多与患者情绪不稳定、神经官能症和肥胖有关。情绪稳定，环境改善后即可痊愈。

中年人由于器官功能衰退，新陈代谢下降，容易出现水肿。不过若是能识别这些水肿的起因和病理关系，及时采取一些措施，还是能治疗的。另外，坚持运动、注意饮食、适当地休息和按摩都可以让水肿消失。

胸闷气喘，浑身无力

中年人正值事业的巅峰期，在这个阶段，人一般都是努力工作，勤奋上进。但也正是这个原因，许多中年人都是压力巨大，精神紧张，没有时间休息。为了缓解压力，很多人都会开始吸烟、饮酒，走向生活无规律和缺乏锻炼的恶性循环。很多中年朋友对此不重视，因为身体感觉并不坏。可是有一种身体信号必须要注意，那就是胸闷气喘，浑身无力。这可能是过度疲劳的前期表现。

过度疲劳会导致免疫力低下，给身体造成伤害，加上偶然的某种疾病入侵，就会产生严重的危害。如果长期不改变这种“过度疲劳”状态，不光容易导致人的早衰，还会导致英年早逝。很多企业家、科学家、艺术家过劳死的例子，不胜枚举。所以，中年人应当高度重视过度疲劳现象，避免惨剧发生在自己身上。下面就列举一些过度疲劳的其他表现，供中年朋友们参考：①体力或心理负荷过重引起不易解除的疲劳；②没有明确原因的肌肉无力，不想动弹；③失眠症状普遍存在，多梦或早醒；④头胀、头昏或头痛；⑤注意力不易集中，记忆力减退；⑥食欲不振；⑦肩背部不适，胸部有紧缩感，或有腰背痛，不定位的肌痛和关节痛，无明确的风湿或外伤史；⑧心情抑郁、焦虑或紧张、恐惧；⑨兴趣减退或丧失；⑩性功能减退；⑪低热；⑫咽干、咽痛或喉部有紧缩感。

如果同时具有以上 2 项主要标准，2 项体征标准和 6 项症状标准；或累计具有 8 项以上单纯的症状标准，即可确诊为疲劳状态。出现以上 10 项中的 5～7 项者，即是过度疲劳有危险者；占 8 项以上就可能在任何时期发生“过劳死”。即使你只占其中 3 项，都应引起重视，努力去改善或消除这些不利因素。

防范过劳死可以从以下方面着手：

1. 按生物钟作息。生物钟，是指人体内各个器官所固有的生理节律。一个人应该按照自身的生理节律来安排作息，绝对不能违反、干扰这种节律。如果你反其道而行之，晚上熬夜、中午不睡午觉、三餐不定时，你将整天昏昏沉沉，疲惫不堪。

2. 强化三餐营养。我们在安排一日三餐时，一要品种多样，二要各品种之间的比例均衡，偏废不得。当然，也不排除在保持“平衡”原则的前提下，根据各个年龄段的生理特点对营养物质做出某些调整，以便更好地促进身体健康。至于具体食品，营养学家建议无论在哪个年龄段，都不要忘记鸡肉、豆类、菠菜、鱼类、草莓、香蕉、燕麦片、海带、脱脂酸奶等几种，因为它们富含能量，能帮助你避免过劳伤害，保证身体这台发动机高效率运转。

3. 学会主动休息。人体持续工作愈久或强度愈大，疲劳的程度就愈重，消除疲劳的时间也就愈长，主动休息不仅可保护身体少受或不受疲劳之害，而且能大幅度提高工作效率，具体可从以下几点做起：其一，重要活动之前抓紧时间先休息一会儿，如参加考试、竞赛、表演、主持重要会议、长途旅行等之前，应先休息一段时间；其二，保证每天 8 小时睡眠，星期天应进行一次“休整”，轻松、愉快地玩儿玩儿，为下一周紧张、繁忙的工作打好基础；其三，做好全天的安排，除了工作、进餐和睡眠以外，还应明确规定一天之内的休息次数、时间与方式，除非不得已，不要随意改变或取消；最后，重视并认真安排工间休息，充分利用这段短短的时间到室外活动，或做深呼吸，或欣赏音乐，使身心得以放松。

全身关节酸痛

中年人偶尔会有因为压力而出现身体酸痛的情况，但是休息一下就会缓解很多。不过，需要当心的是，出现了全身的关节酸痛，还伴有厌食、烦躁的感觉。这可以看成是肝癌的前兆，再结合下面的征兆，就可以基本确认：

1. 用手按自己的右上腹部和上腹部可摸到肿块，肿块质地硬，表面不平整，而且随着时间推移增大，自己却没有明显的不舒服。

2. 眼珠发黄，连带着皮肤和尿液也发黄，还逐渐加重，却找不到合理的解释。

3. 以前有过肝炎或肝硬化病史，当时病好了，而且稳定。但是最近没有发热或者身体冰冷的感觉，却突然感到肝部剧痛或闷痛。

4. 一直有腹泻的情况，却不像肠胃出问题那样有规律。腹泻每天 3～10 次，同时还有消化不良和腹胀。自己以为是胃肠问题，用治疗消化道的方法医治，却没有好的效果。此时还会有肝部疼痛，并且逐渐消瘦下去。

5. 口干舌燥、烦躁失眠、牙龈及鼻腔出血。对着镜子检查舌头，会发现舌面发红，甚至有紫斑、苔黄厚、上腹部胀满、肝区不适。

出现了上面之中的任何一点，都要去医院做系统检查，注意是否有肝癌的可能。早期或比较局限的肝癌还可以进行手术切除，再加上中西医综合治疗，有的患者甚至可以存活 20 年。

原发性肝癌是临床上最常见的恶性肿瘤之一，根据最新统计，全世界每年新发肝癌患者约 60 万，居恶性肿瘤的第五位。原发性肝癌按细胞分型可分为肝细胞型肝癌、胆管细胞型肝癌及混合型肝癌。按肿瘤的形态可分为结节型、巨块型和弥漫型。原发性肝癌在我国属于高发病，一般男性多于女性。中国是乙肝大国，我国的肝癌多在乙肝肝硬化的基础上发展而来，丙肝病人也在逐渐增加，乙肝后也会发展为肝癌。目前我国发病人数占全球的半数以上，占全球肝癌病人的 55%，已经成为严重威胁我国人民健康和生命的一大杀手，其危险性不容小视。

预防肝癌，在生活中要注意以下几点：

1. 避免情绪波动，保持乐观的精神状态，应尽量避免或减少引起情绪波动的各种刺激活动。

2. 避免过度劳累。过度的脑力或体力劳动不仅可使肝癌患者机体的抵抗力降低，促使癌症的复发或转移，而且可加重肝功损害，导致病情恶化。

3. 戒除不良的生活方式或习惯。忌烟忌酒，不吃霉变的粮食，少吃腌制肉制品等。

4. 生活规律，日常起居、户外活动、饮食营养、身体锻炼都要规律化。

5. 避免感染乙肝和丙肝。而这两种病都是非常多见的，所以需要留心。

刺激性咳嗽

某些中年人会有突然干咳的情况，咳嗽得非常厉害，而且持续时间超过两周。细想之下，最近却没有感冒，也没有其他的肺部问题。这就要考虑有没有肺癌的可能了。通常说来，肺癌的表现还有下面一些：

1. 低热。肿瘤堵住支气管后往往有阻塞性肺叶存在，程度不一，轻者仅有低热，重者则有高热，用药后可暂时好转，但很快又会复发。

2. 胸部胀痛。肺癌早期胸痛较轻，主要表现为闷痛、隐痛，部位不一定，与呼吸的关系也不确定。如胀痛持续发生则说明癌症有累及胸膜的可能。

3. 痰中带血。肿瘤炎症导致坏死，毛细血管破损时会有少量出血，往往与痰混合在一起，呈间歇或断续出现。很多肺癌病人就是因痰血而就诊的。

4. 骨关节病变。此类症状较为多见，由于肺癌细胞可产生某些特殊的内分泌激素(异源性激素)、抗原和酶，这些物质运转作用于骨关节部位，而致骨关节肿胀疼痛。常累及胫、腓、尺、桡等骨及关节，指趾末端往往膨大呈杵状指，X线摄片检查可见骨膜增生。

5. 肩背痛。肺外围型肺癌常向后上发展，侵蚀胸膜，累及肋骨和胸壁组织，从而引起肩背痛。这类患者很少有呼吸道症状。

6. 声音嘶哑。肺癌转移灶压迫喉神经，可使声带单板机痹而致声音嘶哑。由于肺癌的转移灶在早期即可出现，并且转移灶有时可长得比原发灶快，因此转移灶的临床表现可先于原发灶出现。

肺癌是最常见的肺原发性恶性肿瘤，绝大多数肺癌起源于支气管黏膜上皮，故亦称支气管肺癌。近50多年来，世界各国特别是工业发达国家，肺癌的发病率和病死率均迅速上升，死于癌病的男性病人中肺癌已居首位。

一旦检查出患上了肺癌，就要积极面对，配合医生做治疗。而除此之外，还要在个人的日常生活中用营养治疗。比如戒烟、少饮烈性酒、不吃霉烂变质食物和腌制食品，吃饭细嚼慢咽、不食过烫食物、少吃高脂肪含量的食物和烟熏食品，不滥用药物，多吃水果、蔬菜和谷物制品等。

治不好的胸痛或咯血

对于一些经常吸烟或者从事化工相关行业的中年人来说，肺癌可能一直是感觉比较遥远的疾病。可能身边的某个朋友或者熟人某一天被查出了肺癌，自己也有些害怕，结果到医院检查，却没有那种肺癌的现象。高兴之余，也就更不会把吸烟当回事儿了。但是，某一天突然又感觉到胸口疼，还会咳出血。这时就要当心肺癌的可能了，必须要马上去医院检查确认。当然，也可能检查出其他的肺部疾病，但是一定要小心会有肺癌潜伏其中。下面就介绍一些这样的肺部疾病，希望常吸烟或者有相关职业的中年朋友注意。

1. 肺结核。有一些早期肺癌酷似肺结核，呈片状浸润性病变或为两肺广泛分布的点状粟粒样病灶。有的还再伴有点状或条索样钙化影，常与肺结核混淆，难以区分，常按结核进行治疗。当然想要区分也容易，因为按照长期抗结核治疗，病变不能好转，且病变有增大增多趋势，这就说明有肺癌的可能了。但此时的肺癌也可能已经出现转移，所以肺结核不管真假，都需要认真对待。

2. 肺炎。在常规体检时，由于轻微咳嗽、胸痛，检查时发现肺部出现小片云絮样炎性阴影，很像是肺炎。按肺炎治疗，却始终无法痊愈。此时的病变影像时好时坏、时大时小，始终持续存在，并可继而出现肺小叶的不张。出现这种情况就应该怀疑是肺癌，因为隐藏于炎性癌变中的癌瘤可以造成肺叶支气管阻塞不畅，从而出现持续的肺部炎症和肺不张。当肿瘤生长到足够大时，才会露出本来面目。所以，对于40岁以上的男性，若突然出现无任何诱因的肺部小片状炎性阴影，并有胸口痛和咯血，经抗感染治疗后效果不好；或者是虽然治疗后症状改善，但胸透后肺内阴影不能全部吸收；又或者是在短期内在同一部位复发，都要怀疑肺癌的可能性。

3. 结核球。某些肺部疾病，虽然经过治疗痊愈了，但是还有可能产生病变，隐藏了肺癌。这些疾病包括结核球、尘肺结节等。对于患有这些病的人来说，就很可能因为把注意力集中在表面的病症上，而忽略了肺癌的存在。假如之前有肺部的结核球或结节病灶短期内突然增大，并出现胸痛、干咳、咯血等症状，就要警惕有肺癌的发生。平时要注意密切观察，并且到医院做一个全面的检查，如纤支镜、X线、ECT（发射单光子计算机断层扫描仪）等，及早确定或者排除肺部恶性肿瘤的存在。

牙龈出血，治疗无效

人到中年后，嘴巴有可能会面临一些细微的变化。比如，某一天早上起来刷牙，不小心弄破了牙龈，然后断断续续地出血，去做一些常规的治疗却没有效果。这就要小心是口腔癌的征兆，一般说来还会有下面的表现：①颜色改变，嘴里变成白色、褐色或黑色；②溃疡不愈，口腔溃疡持久不愈，时间超过两周，始终有烧灼和疼痛感，而且，这时的口腔溃疡是四周边缘隆起，中央凹凸不平，并有坏死组织覆盖；③疼痛明显，口腔溃疡破后疼痛明显，时间久了会连带着出现耳部和咽喉痛；④淋巴结肿大，口腔疼痛还伴随着脖子上淋巴结肿大；⑤嘴功能障碍，张嘴和闭嘴有困难，好像肌肉不听使唤了似的。

出现了上面的一个或几个症状，就要警惕口腔癌的可能。下面来说一说口腔癌。

对大多数人来说，口腔癌就是在口腔内生长肿瘤，也没有什么具体的认识。其实，口腔的许多部位都可能发生癌症，包括龈癌、舌癌、口唇癌、颊癌、舌底癌、腭癌、上颌窦癌和涎腺癌统称为口腔癌。不同部位的癌症，其表现也都是不一样的，需要中年朋友们进一步认识。

1. 舌癌。大多数在舌前2/3与舌苔1/3交界处的边缘，也就是舌尖。有的舌癌起初是一个包块，慢慢变成溃疡。早期没有疼痛感，但是随着溃疡面出现硬结、生长快，便开始疼痛。

2. 舌底癌。也就是在舌头下面的舌系带上，在上面的一侧或两侧的黏膜上出现了溃疡。一般来说早期不容易发现，只会在吃辣椒或者大蒜等刺激性的食物时才会感觉到不舒服。随着病情，疼痛就慢慢加重。

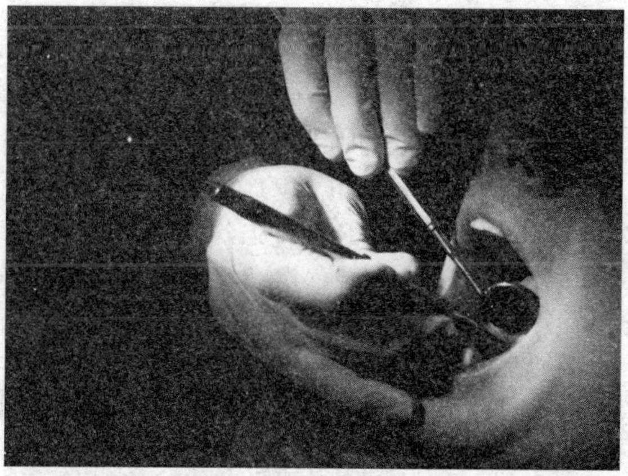

口腔癌是发生在口腔和咽部的进展迅速的疾病。男性的发病率比女性高1倍

3. 口唇癌。当然就是在嘴唇上的，但一般是在下嘴唇。表现出来就是水疱，水疱破掉可以结痂，后来不能结痂变成溃疡。在溃疡面分乳头状和翻花状两种，并且向嘴唇深层发展。口唇癌从初期发展到晚期，过程可长达数年。

4. 龈癌。多发生在下牙龈，开始表现为完整牙齿或残牙根逐渐疼痛，牙龈出现溃烂、流血、有臭味，拔牙、消炎治疗都无效。

5. 腭癌。开始出现在后腭部，表现出来也是溃疡，后来蔓延到牙周，会使牙齿松动疼痛。

6. 颊癌。出现在两腮的牙龈部位，初期为溃疡、出血，但是无硬结。不过蔓延速度快，还会向深层组织发展。

7. 涎腺癌。涎腺包括颌下腺和腮腺。早期症状是出现硬包块，边缘不整齐，有疼感，生长快。生于耳下的腮腺癌，除了具有颌下腺症状外，早期还出现口眼歪斜等面神经受害现象。

口腔癌在40岁以上的人群中发病率是急剧上升的，其发病比较突然，而且发展迅速，是需要中年人多多注意的一种疾病。

不明原因的消瘦或贫血

在中年人群中，相当一部分人对胆囊的作用认识不足。再加上现在的生活水平提高了，身边患胆囊炎、胆结石的人也多了，特别是发作起来痛得难受。倘若某一天也得了胆部疾病，就愿意一切了之。而在切除了胆囊之后，总是出现头晕的表现，去检查就被告知是贫血，人也日渐消瘦下去。这就有可能是大肠癌。一般说来，已经切除了胆囊的中年朋友，还需要警惕下面的这些信号：

1. 粪便形状改变，如由粗变细。
2. 粪便变黑或暗红色，粪便变稀，有黏液。
3. 排便次数增多，但却排不出粪便。
4. 反复的痔疮不愈，不明原因的贫血、体重减轻。
5. 不明原因的肚子胀痛。
6. 大便内有脓血或黏液血丝。
7. 大便习惯改变，便频或腹泻便秘交替。
8. 经久不愈的肛门溃疡，持续性的肛门疼痛。
9. 大便形状改变、变细、变扁或带槽沟。
10. 发现有结肠多发息肉或乳头状腺瘤。

有了上面的这些症状，就应该警惕大肠癌了。当然这时候就应该去医院就诊，做全面的消化系统检查，以防病治病。但这不是最好的方法，应该做的是提高对胆囊的认识，不能平白失去一个保护自身的屏障。

胆囊的一个最大作用就是储存胆汁。一个饥饿的人，胆汁储存在胆囊内，当消化需要的时候，再由胆囊排出，所以胆囊被称为“胆汁仓库”。同时又起到缓冲胆道压力的作用。胆汁的作用主要是胆盐或胆汁酸的作用。胆盐或胆汁酸可作为乳化剂乳化脂肪，降低脂肪的表面张力，使脂肪乳化成微滴，分散于水溶液中，这样便增加了胰脂肪酶的作用面积；胆汁酸还可与脂肪酸结合，形成水溶性复合物，促进脂肪酸的吸收，总之，胆汁对于脂肪的消化和吸收具有重要意义。

胆囊切除后，胆道内胆汁的逆流现象增多，因而胆道感染的机会也增加，空腹时胆汁也会连续进入肠道，没有食物和胃酸中和，胆汁在十二指肠蓄积，达到一定压力后逆流入胃。胆汁中的卵磷脂对胃黏膜的损害很大，会引起胆汁反流性胃炎，严重时患者会出现剑突下烧心样疼痛、呕吐胆汁和体重明显减轻的症状。胆囊切除术的患者，胆汁中的胆汁酸在肝肠循环加快，次级胆汁酸在肠道中生成增加，它们的代谢产物有较强的致癌作用，因而大肠癌的发病率会增加，所以胆囊不到万不得已还是不切为好。

但是，某些已经做了胆囊切除手术的人，就不得不面对上面的问题了。这些人在饮食上要格外注意，不吃高脂油腻的食物，尤其是不能吃煎、炸食品，要多吃蔬菜、水果和纤维素多的食物。多喝水，保证大便畅通，防止便秘。及时排除肠道毒素，每天定时大便，减少宿便，对预防大肠癌能起到积极作用。

慢性腹泻伴里急后重

有一些中年人会面对这样的尴尬情景：正是吃饭或忙工作的时候，突然有拉肚子的感觉了。此时左下腹疼，到了厕所里排便时却是里急后重，便后发现有黏液，不敢放心离开。因为总感觉还没拉完，就是时好时坏、缠绵不断、反复发作。当然还有可能既拉肚子又便秘，两者交替性出现，呈现间断性腹部隐痛、腹胀、腹痛。这时应该怀疑是否有慢性结肠炎的可能。通常，出现了这种疾病还会有下面的症状：

1. 肠出血。是溃疡性结肠炎最初的主要症状之一，多数情况下血混于液体粪便中，大便时可附着于粪便外面。

2. 肠炎体征方面。长期腹部不适或少腹部隐隐作痛，查体可见腹部、脐周或少腹部为主，有轻度压痛、肠道鸣音亢进、脱肛等。

3. 腹痛。慢性反复发作的病人常伴有腹痛，多为轻度到中度痉挛性腹痛，多在左下腹及左侧腹部，多数情况下呈阵发、短暂、轻微的腹痛，腹泻发作时腹痛显著，有腹痛—便意—排便后减轻的规律。重症病人可引起持续性剧烈性疼痛，直肠受累严重多伴有里急后重的症状。

4. 全身表现。呈慢性消耗症状，如面色不华、精神不振、少气懒言、四肢乏力、喜温怕冷。如在急性炎症期，除发热外，可见失水、酸中毒或休克出血表现，出现这种情况可能为慢性结肠炎。该病是一种免疫性疾病，表现为反复的、经久不愈的慢性腹泻，可有里急后重症状。其他还有低热、消瘦、食欲减退、腹痛、腹胀等。饮食不当常为腹泻的诱发因素，慢性结肠炎诊断需借助纤维结肠镜检查才能确诊。

已经确诊的慢性结肠炎，要避免受凉，控制情绪，当然饮食是一个非常重要的方面。本病在发作期，缓解期不能进食豆类及豆制品、麦类及面制品，以及大蒜、韭菜、洋山芋、皮蛋、卷心菜、花生、瓜子等易产气食物。因为一旦进食，胃肠道内气体增多，胃肠动力受到影响，即可诱发本病，甚至加剧症状。

此外，柿子、石榴、苹果都含有鞣酸及果胶成分，均有收敛止泻作用，慢性结肠炎可适量食用。怀疑慢性结肠炎时，可到消化科就医，明确诊断后，在医生的指导下采用柳氮磺吡啶治疗。此外，应尽量吃少渣、细软饮食，避免辛辣、刺激及热性饮食。保持良好情绪，对本病也很重要。

尿色异常

关注小便的情况，有时候是可以帮助身体预警的。就像一些老人，在患病后到了医院，医生都会询问小便的情况。也有的老人，发现了小便异常，提高警惕，到医院检查，避开了某些疾病的危险。因此，老年朋友想要生活得更开心，也要关注一下自己的小便。下面就是一些尿色异常的状况：

1. 血尿。出现血尿，常是泌尿系统感染、结石或肿瘤所致。

2. 分泌物异常。有的老年男性尿后滴出白色分泌物，可能是患上了慢性前列腺炎；精液带血，通常由精囊炎和慢性前列腺炎所致；老年妇女白带增多，可能阴道有炎症；白带呈脓性、伴有臭味，可能患有老年性阴道炎；白带呈黄白色、有泡沫、伴有腥臭，可能感染了滴虫；白带增多、黏稠，如豆腐渣样，可能是真菌性阴道炎；白带中带有血丝，可能有严重阴道炎、宫颈息肉、重度宫颈炎、子宫肌瘤等；绝经后出现类似于“月经”的流血，要警惕“卵巢颗粒细胞瘤”的发生。

这里只是列举一些异常状况，正常情况下，尿色都是黄白色，若是没有吃过什么特别的东西而出现了尿色不对，就要到医院里就诊。不能掉以轻心，否则后果很严重。

第五章

老年人常见病的早期信号

大便带血

很多老年人都有便血的情况，也就是“大便带血”。不少老人在对待这个问题上有两种截然不同的反应，一个是习以为常，因为多年以来就是这样；另一个就是惶恐不安，以为自身出了什么重大的疾病。其实，引起便血的原因很多，大致可以分为两大类。

1. 肠道疾病问题，还可分为下面几种：

（1）消化道损伤，如肛裂、器械检查或大便干燥擦伤等。

（2）肿瘤，如直肠癌、结肠癌。

（3）肠道溃疡和炎症，如细菌性和阿米巴性痢疾、伤寒、溃疡性结肠炎等。

（4）肠道血液循环障碍，如痔、肠套叠、肠绞窄等。

（5）寄生虫感染，如钩虫病、血吸虫病等。

2. 肠道相关的其他系统的疾病，又可分为：

（1）中毒或药物毒性作用，如细菌性食物中毒、汞中毒等。

（2）急性传染病，如流行性出血热、钩端螺旋体病等。

（3）维生素缺乏症，如缺乏维生素 C、维生素 K 等。

（4）血液病，如各类紫癜、白血病、血友病等。

3. 对老年人来说，便血的同时大多伴有大便习惯改变的情况，此时需要考虑到肠道肿瘤的可能性。当然，这是最坏的打算，正常来说，大便带血的原因可以考虑如下病症：

（1）痔疮或肛裂，肛瘘。血色一般为鲜红，且与粪便不相混，也不含有黏液，表现为大便后滴鲜血，尤其是在大便硬结时更易发生。

（2）细菌性痢疾。大便常为脓血样，每次量不多，常伴有里急后重感；慢性期为间断性发作的黏液、脓血便。

（3）阿米巴痢疾。大便多呈果酱样，或呈暗红色，量较多，常伴有脓性黏液，患者多有发热、腹胀、腹痛及里急后重表现。

（4）血吸虫病。有疫水接触史，常表现为慢性腹泻，大便呈脓血样或为大便带血。

（5）溃疡性结肠炎。大便一般为黏液脓血样便，重者可为血水样便。

（6）肠套叠。排出黏液血便，常不含大便。

（7）结肠癌。大便变细，粪便伴有黏液脓血时应疑及结肠癌的可能。

（8）直肠、结肠息肉。直肠、乙状结肠或降结肠息肉时，表现为大便外附有新鲜血液。

不管怎么样，便血都是需要警惕的。对于消化能力和抵抗力下降的老人来说，通过观察大便的情况，也可以大致了解到自身的健康状况。

劳累，饱餐后出现急性腹痛

一些老年人在过度劳累，生气，饱餐后出现急性腹痛，出现了这种情况，不能只考虑消化道的问题，而要警惕心肌梗死的可能性了。除了这种急性腹痛之外，心肌梗死还会有其他的先兆供参考：

1. 突然明显加重的心绞痛发作。

2. 心绞痛性质较以往发生改变或使用硝酸甘油不易缓解。

3. 疼痛伴有恶心、呕吐、大汗或明显心动过缓。

4. 心绞痛发作时出现心功能不全因此而加重。

5. 老年冠心病病人突然出现不明原因的心律失常、心衰、休克、呼吸困难或晕厥等。

确认是心肌梗死后，就需要从各方面预防。总的来说是坚持“三要”、“三不要”。

“三要”是：

一要按时服药，定期复诊；

二要保持大便通畅；

三要坚持体育锻炼。

“三不要”是：

一不要情绪激动；

二不要过度劳累；

三不要抽烟、饮酒和吃得过饱。

另外，在运动中，有心肌梗死的老人也需要注意。运动前要做好充分的准备，运动过程中也要循序渐进，掌握好运动量。千万不能逞一时意气，导致自己心脏承受不住。

饭后肚子痛

不少老人都会有这样的经历，某一天肚子饿了，就开始暴饮暴食。吃饭的时候还是很开心的，但是饭后就感到不正常了。还没来得及收拾碗筷，就抱着肚子喊疼。同时还有可能感觉到恶心、呕吐，还有一些老人不至于捂着肚子，却感到隐隐作痛。这样的情况出现，就可以怀疑是肚子中风了。

当然，肚子中风也可能不是由于暴饮暴食引起的。一些有肺心病，肺气肿或是前列腺肥大的老人，在便秘的时候用力排便，也很可能感到肚子痛。肚子中风对老人来说是一项非常危险的病症，抢救不及时会有生命危险。

可能这在很多人的认识里，都是不能理解的。因为大家都听说过脑中风，却很少有人知道肚子中风。但实际上却是，除了脑中风，还有很多其他的中风。而中风，指的就是血管破裂或者堵塞，因此这在全身上下都是可以发生的。除了脑中风外，老年人还会有其他的中风，比如腿中风、子宫中风、眼睛中风等。

天热突然出现无力、眩晕、头痛

老年人的身体新陈代谢能力下降，血液循环跟不上，所以很多都会在大热的时候出现头晕、无力、头痛的表现。经常是顶着炎热的太阳出门，在马路上蒸烤了一段时间就受不了。出现昏迷、多汗、尿急，甚至是发热、头晕的症状，这时候就很可能是中暑了。

中暑是指在高温和热辐射的长时间作用下，机体体温调节障碍，水、电解质代谢紊乱及神经系统功能损害的症状的总称。中暑多发生于那些抗热能力差的人，比如老人和产妇。因此这个群体更要警惕。中暑之后，若不给予迅速有力的治疗，可引起抽搐和死亡，或者造成永久性脑损害或肾脏衰竭。

老年人一旦中暑，应该马上移到通风阴凉处，用凉毛巾擦身，饮清凉饮料以使其得到缓解。但如果初步解救后不能清醒，就要立即送往医院抢救。预防中暑，还可以避免在天热时出行，或者是在外出前吃一些避暑的食物等。

清晨无故头疼

在我们身边，许多老年朋友都会在早起时突然间头痛发作。而且这种头痛没有任何先兆，最近也没有感冒发热，更不是以往头痛的复发或者是因为视觉疲劳或者受刺激引起的。简单来说，就是本来好好的状态，突然就头痛得不行了。这个时候就该警惕一些危害严重的疾病。与这种头痛相关的危重病症主要有以下几种：

1. 脑中风。脑中风又叫作脑血管意外或者是脑卒中。是老年人群中的常见疾病，包括缺血性中风和出血性中风两类。面部、手臂或腿部，尤其是身体的一边，突然感到无力，精神突然产生混乱，语言和理解力混乱，单眼或双眼突然出现视力问题，突然无法行走、头晕眼花、失去平衡或协调能力，突然出现不明原因的严重头痛。这些症状可能只是暂时的，只持续几分钟或几小时，但不能完全消除。需采取紧急医疗救护，而不能稍有延迟，这样才能避免严重或致命的脑卒中随后发生。

2. 颅内血肿。一般来说，颅内血肿是有头部外伤史的。可是很多老人都会忘掉这个受伤的事，以至于根本不会警惕它的可能性。颅内血肿除了有头痛之外，还会出现抽搐、意识障碍和瞳孔改变的表现。另外，它还可能伴随有一侧身体无力、进行性血压升高、心率减慢和体温升高的症状。

3. 脑瘤。也就是颅内肿瘤，由它引发的头痛经常在清晨四五点钟发作，所以经常让人在熟睡中痛醒。而经过起床活动，疼痛逐渐减轻，甚至是消失。由于肿瘤压迫到了视神经，也会出现视力模糊的症状；颅内压增高，因水肿所致的视力障碍、视物昏蒙、暂时性失明、复视等。因为颅内压增高，导致视神经水肿，如果不及时治疗的话，可能会引发精神障碍、性格改变、进行性痴呆。脑积水严重患者可出现持续性昏睡，还会出现头晕、走路不稳、耳鸣、听力下降、面部麻木、语音迟钝或失语的症状。

4. 高血压急症。这种病就是因为高血压患者的血压在短时间急速升高，引起的心、脑、肾脏和视神经等一系列的器官功能损害，表现在脑部就是高血压脑病。因为高血压患者平常很少有头痛，即便有，也不过是头脑昏沉夹杂着钝痛。不过出现了高血压急症时，头痛就明显不一样了。同时，还会有眩晕、耳鸣、恶心、呕吐、心悸、眼花，甚至肢体乏力、麻木的感觉。若是不能及时就医，很可能因此引发中风。所以，这个病也是需要高度警惕的。

对于我们来说，头痛是一种常见病，一般不太会引起重视。但是，老年人头痛，尤其是剧烈的、急性的头痛，一般都是危急重症的前兆。所以出现了这种情况，就需要做好坏的打算，并立即送医院诊治抢救。

高血压患者突然出现昏迷

患有高血压的老年人在生活中要注意保持自身的乐观情绪，戒骄戒躁。但是有的老年朋友，因为无法适应这个要求，或者是收不住自己的脾气，还是会有情绪激动的表现。很多时候，此时的激动情绪很可能就会带来危险。有的老人就会在生气或猛然用力时，突然头痛、头昏、四肢麻木无力，继而跌倒、昏迷，跟着就出现了呕吐、大小便失禁和瞳孔变化的情况。这时很有可能就是脑出血。

脑出血也就是脑溢血，很多时候都是由患者本身的高血压所引发的。长期的血压增高可以使得全身动脉壁发生透明变性，使得原本较为坚韧的动脉壁变薄，脆性增加，同时可以出现一些较为细小的动脉瘤或者囊状的动脉壁扩张，这种变化使得动脉对血压升高的耐受性下降，尤其是脑动脉表现得严重。骤然升高的血压可以使得内壁变薄的细小动脉发生突然破裂，出现脑出血。此后血凝块聚集在血管外脑组织内，可以释放各种血管活性物质，这些有害物质可以使得周围动脉进一步收缩，出现周围血管的再次破裂，导致恶性循环的发生。

脑出血起病急骤、病情凶险，死亡率非常高，是目前中老年人致死性疾病之一。而且，脑出血的症状与脑血栓有不少类似，在救治时也要进行判别。

对于脑出血，要从生活上处处预防。由于脑出血与高血压有密切关系，所以患有高血压的老年人就应当注意控制血压，还要注意保持心情舒畅，处世豁达。当然，有规律的生活也可以尽可能地给老人自己创造一个舒适的环境，不过平时还是要注意自己身体的报警信号。

脸色发紫，呼吸困难

有一些老人会有这种经历，本来身体非常正常的，突然间就剧烈头痛、失去知觉，然后身体痉挛、体温升高。一般这时候还会脸色发紫或发红、呼吸困难、瞳孔扩大，甚至会有呕吐不止的现象。这就可能是中风的先兆了。

除了上面的这些症状外，中风在发生前，一般还有下面这些信号：

1. 头晕，特别是突然感到眩晕。
2. 肢体麻木，突然感到一侧面部或手脚麻木，有的为舌麻、唇麻。
3. 暂时性吐字不清或讲话不灵。
4. 肢体无力或活动不灵。
5. 与平时不同的头痛。
6. 不明原因突然跌倒或晕倒。
7. 短暂意识丧失或个性和智力的突然变化。
8. 全身明显乏力，肢体软弱无力。
9. 恶心呕吐或血压波动。
10. 整天昏昏欲睡，处于嗜睡状态。
11. 一侧或某一侧肢体不自主地抽动。
12. 双眼突然感觉，一时看不清眼前出现的事物。

上面的这些信号都是按顺序出现的。当然，除此之外，患者还可能有行动障碍、情绪反常、精神变化的表现。也就是说会出现无故跌倒、无端哭笑、性情大变的可能。还有一个最为明显的表现就是违拗症。具体说来就是一只手用力久了，就不能自动松开，需要用另一只手去掰开。

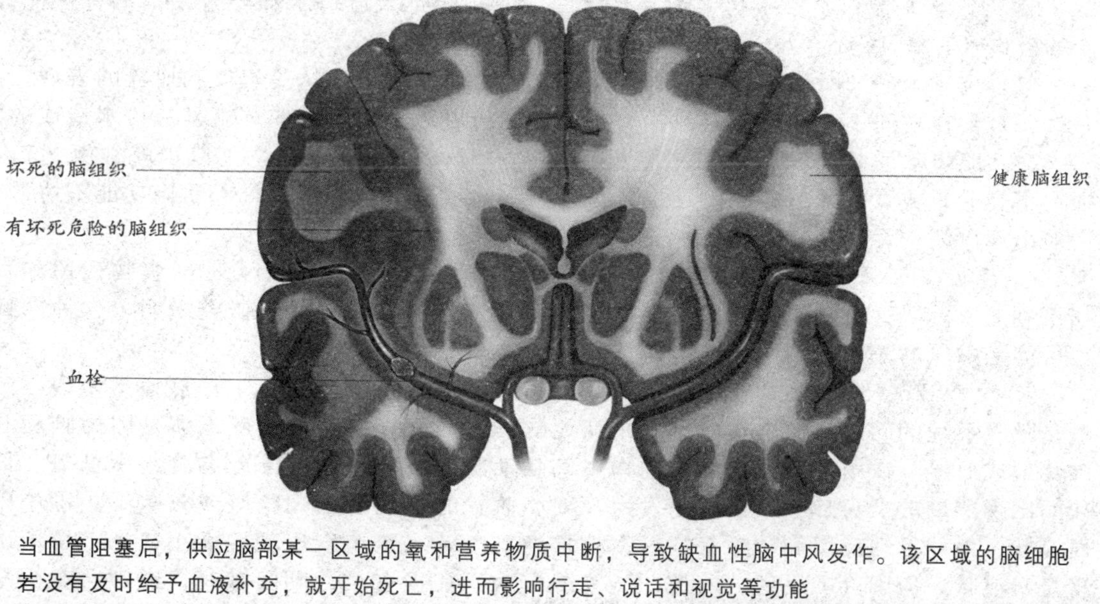

当血管阻塞后，供应脑部某一区域的氧和营养物质中断，导致缺血性脑中风发作。该区域的脑细胞若没有及时给予血液补充，就开始死亡，进而影响行走、说话和视觉等功能

脑卒中俗称“中风”，是由向大脑输送血液的血管疾病引起的一种急性疾病。脑卒中或脑血管意外会对大脑组织造成突发性损坏，通常发生在向大脑输送氧气和其他营养物的血管爆裂之时，或发生在血管被血凝块或其他颗粒物质阻塞之时。如果神经细胞缺乏足够的氧气供给，几分钟内就会死亡。接着，受这些神经细胞控制的身体功能也会随之

失去作用。由于死亡的大脑细胞无法替换，因此脑卒中造成的后果通常是永久的。

脑中风是严重危害人类健康和生命安全的常见的难治性疾病，祖国医学将其列为“风、痨、臌、膈”四大疑难病之首，存在着明显的三高（发病率高，致残率高，死亡率高）现象。已得过脑中风的患者，还易再复发，每复发一次，加重一次。所以，更需要采取有效措施预防复发。

经常咬到舌头

吃饭或者说话时不注意咬了舌头，在生活中很常见。但是人老了之后，若是经常在不经意时咬到舌头，就应该警惕中风了。因为舌头与大脑的神经相连，若是大脑里发生局部微血管梗死，脑组织缺血、坏死，就会让舌头失去灵活性。当然，由于这是非常细微的症状，所以大多被忽视了。但是若还有其他的细微症状，比如说话含混不清、嘴角有口水、吃饭动作变慢、经常会无故掉落筷子等，都应该联想到是否身体内部有更深层的病变作祟。倘若这时还有头晕、记忆力下降、头痛、刺痛、手脚麻木、步态不稳、语言不清等表现，应抓紧时间就医。下面就总结了一些其他的中风信号：

1. 舌痛。有一些老年人，会有舌头痛，但是这种疼痛却没有明显的原因。一般说来，这是由于微血管炎症，或者是血液黏稠导致的。这个时候，就应该把注意力集中起来，做全身检查了。也可以根据自身的疼痛情况，服用溶栓药物，预防中风。

2. 打鼾。打鼾在人群中很常见，但是打鼾的情况加重，或者是非常严重的打鼾，就不是正常的了。在中风之前，打鼾都是非常严重的。所以有了这种情况，应该注意。

3. 睡不醒。睡不醒也就是瞌睡，表现出来有轻重之分。轻者是嗜睡，饭后、午后，甚至是一整天都没有精神，时时想要睡觉。重者日夜睡不醒，即便是醒了也能继续睡着。根据医学上的多年分析，睡不醒与中风是有密切关系的。在中风之前6个月到1年，就能出现。所以，老年人要总是感觉睡不醒，就该关注一下自身的身体状况了。

4. 憋劲儿。有心脑血管疾病的老人，是必须要保持放松情绪的。但还有一点，就是不能用力过大或者过猛。不少老人出现中风，都是由于搬重物或是便秘憋劲儿引发的。因为憋劲儿可以使得血压瞬间升高，导致血管破裂，引发中风。因此，老年人需要注意不参与重体力劳动，当然为了防止便秘，也要注意饮食和生活的规律。

5. 流口水。流口水在小孩儿中是正常的，但是老年人流口水却要警惕了。有三种特点的流口水必须注意：

（1）流口水的同时还会伴有周围性面瘫，如口角歪斜等，这是轻度脑血栓的表现。

（2）常在夜间不自觉地流口水。有些脑血栓患者夜里突然呛咳，就是流口水造成的。

（3）流口水的时候，总是朝一侧流。睡觉的时候，头往哪边歪，口水就往哪边流，根本不是劳累或戴假牙造成的。这主要是因为脑血栓多会造成咽腔局部肌肉功能不协调，进而出现单侧的吞咽功能障碍。

6. 吞咽有问题。比如说喝水偶尔呛到、咽喉不舒服，总是有咽食物时食物残留和吞咽不利的感觉，这可能是咽神经受损引起的中风性感觉丧失。医学研究表明，这种麻痹很可能是中风的先兆。

7. 久咳不愈。咳嗽是非常正常的，但是久咳不愈就问题严重了。虽然通常来说，咳嗽是呼吸系统的问题，但也不能排除是其他的器官因素。有一种久咳不愈是因为脑动脉硬化形成血栓，或由心内膜炎的赘生物阻塞脑动脉分支，使其所支配的脑组织低氧、坏死而出现严重的全身症状。但阻塞发生在细小血管时，就会出现呛咳或久咳不止等小中风症状。人的吞咽反射和咳嗽都通过中枢神经支配，当脑组织出现轻微小栓塞，虽未出现全身症状，但因吞咽反射功能进一步下降，从而在摄食或吞咽唾液时，经常会有少量食物进入呼吸道，又因咳嗽反射功能迟钝，不能立即咳出，因此，长期刺激会引起久咳不止。老年人一旦久咳不止，排除与咳嗽有关的各种疾病后，则应想到患轻度脑栓塞的可能，应进一步进行脑部检查。

四肢颤抖伴随耳鸣

对于常年患有高血压的老人来说，有时会面临这样一种情况，即突然出现剧烈的头痛、眼冒金星。身边的家人或朋友都看到了自己面色苍白或潮红，然后自己感觉胸闷、气短，所以心生烦躁。同时还有心悸、若有所失的感觉。出现了这种情况，老年朋友可以考虑是否是自己的高血压症状又来了，确切地说是否发生了高血压危象。

当然，高血压危象的出现，还会有其他的各种症状。

1. 舌头失灵、语言不清、视力模糊、肢体颤抖等症状。当内耳部位的听动脉发生痉挛时，常会感到耳鸣、眩晕、平衡失调、站立不稳等。

2. 意识不清、昏迷不醒。脑动脉痉挛时，则可出现一侧性脑缺血症状，产生半身麻木或一侧肢体活动障碍，感觉缺失或知觉过敏、失语、偏瘫等。

3. 腹部疼痛。当冠状动脉发生痉挛而收缩时，致使心肌缺血，低氧而引起心绞痛的发作。肠系膜动脉明显收缩后可以引起阵发性的腹部绞痛。

4. 肾动脉痉挛可导致少尿、排尿困难，尿中可查出蛋白质、红细胞等，重者出现氮质血症。肾缺血时，肾脏还可分泌一种叫作“肾素”的生物活性物质，能够间接地通过促进体内血管紧张素的增多而加重细小动脉的痉挛，致使血压升高更加明显，形成恶性循环。

5. 面色苍白、恶心、呕吐、头痛、口渴、出汗、发热或寒战。这是患者血中的游离肾上腺素或去甲肾上腺素水平明显升高所引起的。

高血压为老年人的常见病和多发病，高血压危象是指发生在高血压病过程中的一种特殊临床现象，也可见于症状性高血压。所以，它的发病基础是高血压。在发病时，周围小动脉发生暂时性强烈收缩，导致血压急剧升高。高血压的常见诱因主要有：精神上受到刺激；过度疲乏劳累；突然停用、换用降压药或自行减量；情绪紧张激动；气候突变以及内分泌失调（如绝经期）等。

高血压危象是一种有高度危险性的心血管急危重症。须立即得到及时、有效的治疗。凡高血压患者一旦出现血压急骤升高且伴有心、脑、肾等重要器官功能障碍者应即刻到医院就诊，接受专科治疗，防止严重并发症的发生。系统降压治疗，避免过度劳累及精神刺激等预防措施有助于大大减少高血压危象的发生。病情稳定后应逐步过度至常规抗高血压治疗并长期坚持。

当高血压病患者出现上述症状后要立即绝对卧床休息，并服用心痛定（硝苯地平）、降压乐（拉贝洛尔）、利血平等快速降压药，以及安定 10 毫克。严禁服用氨茶碱、麻黄素等兴奋剂或血管扩张剂。同时呼叫救护车，尽快送往就近医院系统治疗。

预防高血压，病人应坚持服药治疗，并经常到医院监测血压变化，及时调整药物剂量。平常应合理安排工作和休息，不宜过劳，保证充足睡眠。戒除烟、酒及高脂饮食，避免情绪产生较大的波动。因此，康复之后，一定要长期合理地服用降压药物，将血压控制在合理而稳定的水平上。同时应注意避免前述的各种诱发因素，平素生活要有规律，按时起居，劳逸适度，保持乐观、豁达、开朗的心情。

冬季感冒迁延不愈

到了冬天，正是感冒的多发季节。不少老年人由于自我保护不周到，也会染上感冒。但一般说来，感冒是有时间限制的。可是有的老人感冒后咳嗽却一直不能好，伴随着还会有体温不稳定、时升时降、身体无力的表现，这时候就该警惕老年性肺炎的存在。

除了上面已经列举的一些症状外，若是出现了以下的反应，也要考虑肺炎的可能。

咳嗽无力，痰多为白色或黄色脓性，易与慢性支气管炎和上呼吸道感染混淆。较常见的是呼吸频率增加、呼吸急促或呼吸困难。全身中毒症状则较常见并可早期出现，表现为精神萎靡、乏力、食欲不振、恶心呕吐、心率增快、心律失常、谵妄、意识模糊，重者血压下降、昏迷、嘴唇发紫、脉搏加快，不明原因眼眶下凹，皮肤没有弹性。

老年人呼吸功能减退，吞咽与声门动作常不协调而增加吸入危险。加上气管、支气管黏液纤毛功能降低，咳嗽反射差，肺组织弹性减退等而致排痰功能降低，均易促使细菌进入下呼吸道产生肺炎。各种慢性疾病，如心肺疾病、脑血管疾病、帕金森综合征等神经系统疾病，糖尿病以及各种病因引起的食管功能障碍，放置鼻饲管及人工气道损害正常呼吸道的防御功能，不恰当地使用镇静剂等均为诱发肺炎的常见因素。

预防老年性肺炎，要注意防感冒。老年人患流感后，容易诱发细菌性肺炎，因而，预防流感的发生很重要。流感疫苗接种能减少流感发生率，或减轻病情及缩短病程，对易感人群可每年于深秋或冬季接种流感疫苗一次。

也可采用多型组合的纯化荚膜抗原疫苗，有可能使链球菌肺炎的患病率降低。

口角㖞斜，伴眼睑不能闭拢

人到了老年，会有肢体和表情无法控制的情况。表现得更明显的，就是口角㖞斜，伴眼睑不能闭拢。说得通俗点，就是嘴巴歪了，眼睛合不上。一般来说，此时还会发现清晨起床后照镜子，自己的脸非常难看。额头上的皱纹消失了，眼睛却变得很大。嘴角向一侧歪斜，笑起来更加明显。面部的表情很困难，没有皱眉、闭眼和吹口哨的能力。吃饭的时候，很多食物残渣都会留在上下牙齿的间隙里，而且还会流口水。有这些情况的老人，应该就是发生了面瘫。

而之所以出现了面部瘫痪，就说明了中风的可能性。

当然，也有的面瘫与上面的症状不太一样，患者是可以皱眉、闭眼、吹口哨的，不过这样的面瘫也同样反映了中风的预兆。从医学上的角度来说，面瘫就是中枢面部神经麻痹所引起的面部表情肌瘫痪。那么为什么这样的瘫痪和中风有关系呢?

因为中风之前的血压升高会压迫大脑的神经系统，当然就很可能导致中枢面部神经的麻痹。这一点，对于患有心血管病的老年人非常有参考价值。

所以，只要是出现口角㖞斜，要引起足够的重视，及时到医院就诊。对于一般性的面瘫，可以借鉴下面的方法预防。

1. 多食新鲜蔬菜、粗粮、黄豆制品、大枣、瘦肉等。

2. 平时面瘫患者需要减少光源刺激，如电脑、电视、紫外线等。

3. 需要多做功能性锻炼，如抬眉、鼓气、双眼紧闭、张大嘴等。

4. 每天需要坚持穴位按摩。

5. 睡觉之前用热水泡脚，有条件的话，做些足底按摩。

6. 适当运动，加强身体锻炼，常听轻快音乐，心情平和愉快，保证充足睡眠。

7. 面瘫患者在服药期间，忌辛辣刺激食物，如白酒、大蒜、海鲜、浓茶、麻辣火锅等。

8. 用热毛巾敷脸，每晚3～4次，勿用冷水洗脸，遇到寒冷天气时，需要注意头部保暖。

9. 初期使用由麝香、天麻等组成的面瘫纠正散，恢复很快。

单眼失明

有的老人会突然间口齿不清、说话模糊、身体局部麻痹、四肢无力、失去平衡力、单眼失明、视力出现问题等，这些症状可维持几分钟至数小时。出现了这种情况，应该怀疑为小中风。当然，结合下面的这些症状，可以帮助判断。

1. 口眼歪斜。突然口眼歪斜、口角流涎、说话不清、吐字困难、失语或语不达意、吞咽困难，一侧肢体乏力或活动不灵活，走路不稳或突然跌倒。

2. 头痛头晕。突然出现剧烈的头痛、头晕，甚至恶心呕吐，或头痛头晕的形式和感觉与往日不同，程度加重，或由间断变成持续性。

3. 肢体麻木。面、舌、唇或肢体麻木，也有的表现为眼前发蒙或一时看不清东西，耳鸣或听力改变。

4. 意识障碍。意识障碍，表现精神萎靡不振，老想睡觉或整日昏昏沉沉。性格也一反常态，突然变得沉默寡言、表情淡漠、行动迟缓或多语易躁，也有的出现短暂的意识丧失。

5. 乏力呕吐。全身疲乏无力，出虚汗、低热、胸闷、心悸或突然出现打嗝、呕吐等。

这些症状不一定都出现，但只要有其中一则先兆症状出现，就是老年人小中风的表现，要特别警惕。此时，应让病人保持安静，及时卧床休息，避免精神紧张，尽量少搬动，最好就地治疗。经过简单处理后再赶紧送往医院，切忌慌乱。

小中风，是针对完全性中风而言的，它是完全性中风的一个警报。出现了小中风后，大部分患者会在一两个星期内发生大中风。不过它是一种可逆性的中风，由脑部某一区域暂时性供血不足或阻断所引起，医学上称为短暂性脑缺血发作。现实生活中，人们对小中风都缺乏认识。所以，不少人出现了小中风的情况后，却都忽略了。即便是有警惕，也会被误诊。

小中风发作的主要因素有以下几个方面：

1. 血液成分改变。血液中凝血成分的增加，是造成血栓的一个原因。所以在这方面，贫血，红细胞增多症以及血小板凝聚功能增高都有引发小中风的可能。红细胞增多症及血小板凝聚功能增高的患者易形成血栓，这样更易产生微血栓的微栓塞，从而导致小中风的发作。只是需要说明的是，绝大多数小中风患者并没有高血压和低血压危象，也没有血液成分的改变。所以，小中风的发作是多方面的，血液成分的改变只是其中很小的一部分。对老年人来说，大动脉起始部动脉硬化斑脱落引起的微栓塞，才是导致小中风发作的主要原因之一。

2. 脑血管痉挛。在动脉粥样硬化的颈动脉或椎动脉狭窄弯曲处，血液流动刺激了硬化的动脉壁引起了血管痉挛，导致短暂性脑缺血发作。不过，因为痉挛的发生，血液通过侧支循环给局部脑组织供血，所以痉挛也会慢慢解除。这时，脑部供血恢复了，小中风也就会消失。

3. 血流动力障碍。不是只有高血压才会引起小中风的，低血压同样也会。血压下降时，脑血流量减少，所以也能诱发小中风。按照这样的看法，包括阵发性心率减慢、消化道出血、血容量减少时都可诱发小中风。高血压所引起的小中风就是血压高引起了血栓，而血栓会引发血管堵塞，导致脑部供血量减少，引起小中风。

4. 微栓塞。小血管内微栓子的栓塞也是引发小中风的主要因素之一。微栓子的来源有颈动脉和椎动脉内硬化斑脱落下来的碎片，从心瓣膜上脱落的赘生物、血小板、纤维蛋白和红细胞组成的血栓以及凝聚的血小板和胆固醇结晶等。和血栓的作用一样，由于微栓子的微栓塞，堵塞了动脉给大脑供应的血液和氧，从而引发了神经性功能缺失。而一旦微栓子碎裂自溶或由于血管的扩张被血流冲至远端末梢更小的血管，局部脑组织供血循环恢复，小中风就会发作。由于微栓子的不断发放、堵塞、消融，小中风也就会反复发作。

智力突然下降

有的老年人会突发智力下降，可能前两天还是很正常的一个人，转眼间就傻了。这种智力突然下降的情况出现，就暗示了脑瘤的可能性。当然，还有下面的这些症状与此相关：

1. 持续的头痛或是加剧。出现了这种情况，又排除了高血压的可能，就应该是脑瘤了。通常情况下，慢性脑血管病会导致头痛，却不剧烈，也没有进行性加剧。一旦头痛时伴有频繁呕吐，应注意脑瘤的可能。

2. 短期内反复出现蛛网膜下隙出血。每次复发后偏瘫更加明显，要考虑是脑胶质瘤出血的可能性。

3. 性情改变、行为异常。这种表现在很多病变中都会有，当然包括这种脑部疾病。

4. 缓慢进行的偏瘫。偏瘫可能不是脑瘤的原因，但如果是经过了两周的对症治疗后仍没有效果，就应该考虑脑瘤的可能。

5. 癫痫。老年人有了癫痫，应首先考虑是否患了脑瘤。统计显示，老年脑瘤合并癫痫者可达30%～50%。与此相比，脑血管病合并癫痫者只占12%左右。

6. 其他恶性肿瘤患者。本身就患有其他恶性肿瘤，当出现脑损害症状时，要首先考虑是否是肿瘤转移到脑颅内。

因为脑瘤与脑血管病的表现有诸多的相似之处，所以二者很容易混淆。但是，对于老人来说，宁可想到更坏的一层，也千万不能大意。一旦发现上述征象之一，须及时到医院诊治。即使是已经患上了脑瘤的老年人，也不可以灰心丧气。只有乐观开朗地面对，才有可能战胜肿瘤的困扰。

另外，在经过了治疗之后，老年朋友要多关注自己的饮食。比如，供给易消化吸收的蛋白质食物，如牛奶、鸡蛋、鱼类、豆制品等，可提高机体抗癌力。多吃有抗癌作用的食物，如甲鱼、蘑菇、黑木耳、大蒜、海藻、芥菜及蜂王浆等食物。饮食多样化，注意色、香、味、形，提高病人食欲；烹调食物多采用蒸、煮、炖的方法，忌食难消化的食品，禁止饮酒。

长期卧床的患者突然发生呼吸困难

一部分老年人因为身体不好需要长期卧床，可能之前的身体状况都比较平静，但是某一天突然出现呼吸困难、胸痛、心动过速和呼吸急促的表现。此时千万不能迟疑，应该马上送到医院抢救。因为这时老人的反应可能是发生了肺栓塞。

肺栓塞，是指嵌塞物质进入肺动脉及其分支，阻断组织血液供应所引起的病理和临床状态。常见的栓子是血栓，其余为少见的新生物细胞、脂肪滴、气泡、静脉输入的药物颗粒甚至导管头端引起的肺血管阻断。

肺栓塞的形成原因很多，血栓、心脏病、肿瘤和分娩是最常见的几种。下面对这几种原因分别阐述。

1. 血栓。血栓形成肺栓塞常是静脉血栓形成的并发症。栓子通常来源于下肢和骨盆的深静脉，通过循环到肺动脉引起栓塞。但很少来源于上肢、头和颈部静脉。血流淤滞、血液凝固性增高和静脉内皮损伤是血栓形成的促进因素。因此，创伤、长期卧床、静脉曲张、静脉插管、盆腔和髋部手术、肥胖、糖尿病、避孕药或其他原因的凝血机制亢进等，容易诱发静脉血栓形成。早期血栓松脆，加上纤溶系统的作用，故在血栓形成的最初数天发生肺栓塞的危险性最高。

2. 心脏病。心脏病为我国肺栓塞的最常见原因，占40%，几乎遍及各类心脏病。合并房颤、心力衰竭和亚急性细菌性心内膜炎者发病率较高。以右心腔血栓最多见，少数亦源于静脉系统。细菌性栓子除见于亚急性细菌性心内膜炎外，亦可由于起搏器感染引起。前者感染性栓子主要来自三尖瓣，偶尔先心病患者二尖瓣赘生物可自左心经缺损分流进入右心而到达肺动脉。

3. 肿瘤。肿瘤在我国为第二位原因，占35%，远较国外6%为高。以肺癌、消化系统肿瘤、绒癌、白血病等较常见。恶性肿瘤并发肺栓塞仅约1/3为瘤栓，其余均为血栓。据推测，肿瘤患者血液中可能存在凝血激酶以及其他能激活凝血系统的物质如组蛋白、组织蛋白酶和蛋白水解酶等，故肿瘤患者肺栓塞发生率高，甚至可以是其首现症状。

4. 妊娠分娩。妊娠和分娩肺栓塞发生率较高，产后和剖宫产术后发生率最高。妊娠时腹腔内压增加和激素松弛血管平滑肌及盆静脉受压可引起静脉血流缓慢，改变血液流变学特性，加重静脉血栓形成。此外伴凝血因子和血小板增加，血浆素原血浆素蛋白溶解系统活性降低。但这些改变与无血栓栓塞的孕妇相比并无绝对差异。羊水栓塞也是分娩期的严重并发症。

肺栓塞的形成因为与心脏病有一定关系，所以病变表现与心肌梗死相似。但因为不管哪个都是重症，所以都必须重视。在等待急救车或医护人员到来之前，应设法使患者保持安静，有条件的可给病人吸氧。

呼吸困难，咳粉红色泡沫痰

对于那些本身患有高血压、心肌病、冠心病、风心病等心脏病的老人，原来很平和的状态，突然出现呼吸困难、剧烈咳嗽，甚至咳出粉红色泡沫痰的反应，应该及时送往医院抢救。因为这样的反应很可能是由于急性左心衰竭所引发的肺水肿。

1. 常见表现

急性左心衰竭是由于心脏瓣膜疾病、心肌损害、心律失常，左室前后负荷过重导致急性心肌收缩力下降，左室舒张末期压力增高，排血量下降，从而引起以肺循环瘀血为主的缺血低氧、呼吸困难等临床综合征。急性肺水肿是最主要表现，不过它还有其他的症状。现在列举如下：

（1）呼吸困难。呼吸困难是左心衰竭较早出现的主要症状。

（2）咳嗽、咳痰和咯血。咳嗽是较早发生的症状，常发生在夜间，坐位或立位时咳嗽可减轻或停止。痰通常为浆液性，呈白色泡沫状，有时痰内带血丝，如肺毛细血管压很高，或有肺水肿时，血浆外渗进入肺泡，可有粉红色泡沫样痰。

（3）体力下降、乏力和虚弱。最常见原因是肺瘀血后发生呼吸困难，以及运动后心排血量不能正常增加，心排血量降低导致组织器官灌注不足有关。老年人可出现意识模糊、记忆力减退、焦虑、失眠、幻觉等精神症状。动脉压一般正常，但脉压减小。

（4）泌尿系统症状。左心衰竭血流再分配时，早期可以出现夜尿增多。严重左心衰竭时心排血量重度下降，肾血流减少而出现少尿。

2. 分期

急性肺水肿是肺毛细血管压急剧而且持续增高的结果，较之以上两种呼吸困难有了质的变化，即毛细血管内液体大量外渗而不能被淋巴组织所吸收。液体首先外渗到肺间质，使肺泡受挤压，缩小了气体交换的有效面积，同时使肺的顺应性降低，导致重度呼吸困难。肺间质的液体还可以压迫细支气管，进一步使呼吸困难加重，发出有如哮喘的哮鸣音，称为“心源性哮喘”。根据肺水肿的发展过程和临床表现，可将其分为以下几个阶段：

（1）发病期。症状不典型，患者呼吸短促，有时表现为焦虑不安。体检可见皮肤苍白湿冷、心率增快。X线检查见肺门附近可有典型的薄雾状或“蝴蝶状”阴影。

（2）间质性肺水肿期。有呼吸困难，但无泡沫痰。端坐呼吸，皮肤苍白，常有发绀。部分患者可见颈静脉怒张，肺部可闻及哮鸣音，有时伴有细湿啰音。

（3）肺泡内肺水肿期。有频繁咳嗽、极度呼吸困难、咳粉红色泡沫样痰等症状。双肺满布大中水泡音伴哮鸣音。

（4）休克期。血压下降、脉搏细速、皮肤苍白、发绀加重、冷汗淋漓、意识模糊。

（5）临终期。呼吸与心律严重紊乱，濒于死亡。根据心脏排血功能减退的程度，速度和持续时间的不同，以及代偿功能的差别还可有不同表现。

痰色异常

老年人都或多或少有咳痰的毛病，而痰又是肺和支气管的分泌物，可以反映人体的一部分情况。痰色异常说明呼吸道和血液中有问题，当然还需要具体分析。但很多老年人，对自己的痰色不甚在意，即便是跟健康情况下有很大的不同，也不太当回事儿。等到有医的时候，被医生问起，才知道后悔都晚了。下面就对不同的痰色做一个全面的介绍，希望老年朋友，尤其是有呼吸系统疾病的人多加留心。

1. 黄色痰。这种痰里有很多化脓性细菌，所以非常浓稠。咳嗽出少量或平常量的脓性痰，说明有肺炎、肺内感染；咳出大量脓性痰，并且反复发作，甚至是痰中带血，痰置放后呈现泡沫、黏液和脓这三层，且有臭味，则说明是支气管扩张症；假如临床反应是发热、消瘦，患者还有肺内感染病史、痰有臭味，则说明是肺脓肿；若是消瘦、盗汗、低热等症状，有结核病史，则是空洞型肺结核。

2. 红色痰。就是痰中有血。主要见于肺结核空洞、支气管扩张、肺脓肿、肺癌等。假如病变破坏到肺内血管，会出现不同程度的咯血。大量咯血说明是肺结核空洞和支气管扩张症；老年人无明显诱因的痰中带少量鲜血，应先想到肺癌的可能。

3. 绿色或黄绿色痰。颜色上就可以看出是绿脓杆菌引起的肺化脓性感染。

4. 白色痰。也就是透明且带有黏性的痰液，比较稀薄。发生胸膜炎的时候，会咳出少量白色痰，并且有发热、胸痛的症状；在肺结核的初期，也会咳白色痰，不过伴随症状是低热、盗汗、乏力；急性支气管炎也会有这样的痰液，不过伴随症是发热和重咳。

5. 粉红色痰。这个症状在急性左心衰竭里讲到过，通常咳这样的痰还会有呼吸困难等症状。

6. 黄白色痰。具体说来是黏液性痰内混有脓汁，称为黏液脓性痰。大叶性肺炎会咳少量至中等量黏液脓性痰，且有高热和不时地胸痛；支气管肺炎也会有黄白色痰，不过是伴发热、呼吸困难；慢性支气管炎会长期慢性反复咳此种痰，但特点是冬春季易发，量又较多。

7. 铁锈色或黄褐色痰。说明是痰液里有血红素。大叶性肺炎会有这样的反应，不过还会伴有高热、胸痛。

8. 红褐色痰。这是混合了血液和脓汁的一种痰。患过阿米巴痢疾或其他阿米巴病者会有。

9. 黑色或褐色痰。说明痰内含有煤尘、矿物粉尘，常见于健康的煤矿、锅炉工人。与煤烟经常接触的家庭主妇和室内升煤炉取暖的人们咯黑痰，而经常与灰、褐色矿物粉尘接触的采矿工人，则咯灰褐色痰。这说明了一种职业病，但不说明有病。

综上所述，观痰色辨病是非常有道理的。老年人要想对自己的身体情况了如指掌，学会看痰色也是很重要的一部分。

心悸心慌伴随耳鸣

不少老人在饱餐之后，或是天气寒冷、看惊险影片时感到心悸、胸痛、力不从心；上楼、爬山时感到胸闷、心悸、呼吸不畅。平静下来的时候，耳朵里突然会有声响。但是仔细追究，却没发现声音的来源。这就是心悸、心慌和耳鸣的表现了，有这种症状，就应该考虑冠心病。假如本已经有了长期耳鸣的经历，最近发现耳鸣加重，更应该警惕冠心病。

1. 早期信号

冠心病是冠状动脉粥样硬化性心脏病的简称。它是指由于脂质代谢不正常，血液中的脂质沉着在原本光滑的动脉内膜上，在动脉内膜一些类似粥样的脂类物质堆积而成白色斑块，称为动脉粥样硬化病变。这些斑块渐渐增多造成动脉腔狭窄，使血流受阻，导致心脏缺血，产生心绞痛。冠心病初期有许多信号，只要引起重视，可以及时发现。下面是一些早期信号，供大家在自诊自测时参考。

（1）胸部压迫窒息感、闷胀感、剧烈的烧灼样疼痛，一般疼痛持续 1～5 分钟，偶可长达 15 分钟，可自行缓解。

（2）疼痛常放射至左肩、左臂前内侧，直至小指与无名指。

（3）疼痛在心脏负担加重（例如体力活动增加，过度的精神刺激和受寒）时出现，在休息或舌下含服硝酸甘油数分钟后即可消失。

（4）疼痛发作时，可伴有虚脱、出汗、呼吸短促、忧虑、心悸、恶心或头晕症状。

（5）突发时胸骨后或心前区剧痛，向左肩、左臂或他处放射，且疼痛持续半小时以上，经休息和含服硝酸甘油不能缓解。

（6）呼吸短促、头晕、恶心、多汗、脉搏细微，这在做体力劳动时会出现，不过休息之后，或者是静坐一会儿就能恢复正常。但是只要走动，又开始气喘。

(7) 皮肤湿冷、灰白，像是大病一场的样子。

(8) 老年环。在眼球角膜（即黑眼珠）靠近巩膜（即白眼珠）的边缘部分有一圈灰白色或白色的宽1～2毫米的混浊环，是动脉硬化的信号，也是冠心病的早期信号。

(9) 下牙痛。如果出现一侧或上下多个牙齿同时痛，或主要在颈部，服用止痛药不能缓解，这是冠心病发作的奇特信号。

(10) 手背征兆。先将手向前伸直，接着斜放下45°，这时静脉仍然是怒张的状态。接着把手往上高举45°，这样血液会往下流，所以静脉的浮现就应该消失。但如果这时静脉血管依然浮现着，就可能患有冠心病。

(11) 梗阻感。如果你咽喉部或颅内后部有被什么东西堵住的感觉时，是一种患冠心病的信号，应去做心电图检查等。

2. 注意事项

预防冠心病从日常生活做起，如以下的起居注意事项：

(1) 起居有常。早睡早起，避免熬夜工作，临睡前不看紧张、恐怖的小说和电视。

(2) 身心愉快。忌暴怒、惊恐、过度思虑以及过喜。

(3) 控制饮食。饮食宜清淡、易消化，少食油腻、脂肪、糖类。要摄入足够的蔬菜和水果、少食多餐、晚餐量少。

(4) 戒烟少酒。吸烟是造成心肌梗死、中风的重要因素，应绝对戒烟。少量饮啤酒、黄酒、葡萄酒等低度酒可促进血脉流通，调和气血，但不能喝烈性酒。

(5) 劳逸结合。避免过重体力劳动或突然用力，饱餐后不宜运动。

(6) 体育锻炼。运动应根据各人自身的身体条件、兴趣爱好选择，如打太极拳、乒乓球、健身操等。要量力而行，使全身气血流通，减轻心脏负担。

不能忽视的红鼻子

日常生活中，我们对自己的身体状况可能会有忽视。对老年人来说，不同寻常的鼻子却说明了很多问题。比如，早上起来捏捏鼻子，突然感觉硬邦邦的，这就说明是心脏脂肪累积太多。如果鼻子尖发肿，表明心脏脂肪可能也在增多或心脏病变正在扩大。而且，红鼻子也常预示心脏有病。所以，一个小小的鼻子，也需要有所注意。当然，判断心脏病也不能完全依赖鼻子，还有其他的症状可供参考：

1. 呼吸。作了一些轻微活动时，或者处于安静状态时，出现呼吸短促现象，但不伴咳嗽、咳痰。这种情况很可能是左心功能不全的表现。

2. 脸色。如果脸色灰白而发紫，表情淡漠，这是心脏病晚期的病危面容。如果脸色呈暗红色，这是风湿性心脏病二尖瓣狭窄的特征。如果呈苍白色，则有可能是二尖瓣关闭不全的征象。

3. 皮肤。慢性心力衰竭、晚期肺源性心脏病患者的皮肤可呈深褐色或暗紫色，这与机体组织长期低氧，肾上腺皮质功能下降有关。皮肤黏膜和肢端呈青紫色，说明心脏缺氧，血液中的还原血蛋白增多。

4. 耳朵。心脏病人在早期都有不同程度的耳鸣表现，这是因为内耳的微细血管动力异常，病症尚未引起全身反应时，内耳就得到了先兆信号。如果你的耳垂出现一条连贯的皱褶，极有可能是冠状动脉硬化所致。另外，耳鸣也通常提示有心脏病。

5. 头颈。如果由锁骨上延伸到耳垂方向凸起一条青筋，如小指粗，很可能是右心功能不全。

6. 肩膀。天气明明很好，左肩、左手臂内侧却有阵阵酸痛，这有可能是冠心病。

7. 手脚。手指末端或趾端明显粗大，并且甲面凸起如鼓槌状，常见于慢性肺源性心脏病或先天性青紫型心脏病患者。

8. 下肢。中老年人下肢水肿，往往是心脏功能不全导致静脉血回流受阻的表现。此外，如果时常心悸、气喘，只有蹲位才得以缓解，这是发绀性心脏病的特有表现。

总之，在日常生活中，我们只要留心一些蛛丝马迹，察言观色，就可以发现心脏病。

熟睡中惊醒

患上了心脏病后，就需要预防它发作。但既然已经有了病，发作便是随时的了。对患有心脏病的老年人来说，如果某个晚上睡得正香，突然就醒了过来，而且感觉到呼吸不畅，必须要起来坐一会儿才好，就说明心脏病有发作的可能了。下面再列举一些报警信号：

1. 消化不良。有些人由于患过胃病，所以很容易把胃病与心脏病引起的胃部不适混为一谈。与一般的胃病不同，心脏病引起的胃痛很少会出现绞痛和剧痛，压痛也不常有，只是有一种憋闷、胀满的感觉，有时还伴有钝痛、火辣辣的灼热感及恶心欲吐感，大便后虽会有一些缓解，但不适的感觉不会完全消失。

2. 下颌骨疼痛。下颌骨两侧疼痛，有时扩散到颈部一侧或双侧。

3. 前臂和肩膀疼痛。尽管左臂和左肩受到影响最为常见，但严重时也会放射到右臂，当然仅右臂一侧出现疼痛者是极为常见的。尽管疼痛不太严重，但要举手抬臂也很困难。疼痛一般为钝痛，而不是剧痛，也不会扩散到腕部和手指，通常仅限于前臂内侧，这个一定要和颈椎病区别开来。

4. 呼吸急促。有些心脏病患者除了常见的症状外，还会出现呼吸急促，喘不过气来的现象，这种呼吸困难常被人们称为“气不够用”。静坐几分钟后，呼吸似乎可恢复正常，但是当患者重新走动时，喘息又开始。这种喘息常常被人忽视，尤其是患有肺病的老年人更易被忽视。

5. 严重疲劳。急走之后出现严重疲劳，疲劳得连伸直身子的力量都没有。疲劳并不局限于身体的某个部位，而是全身性的。

6. 体力不支。运动之后体力不支，与往常感觉不同，通常伴有突发性疲劳。

上面的这些症状都是判断心脏病的参考，有一种或几种反应的，就应该引起重视。另外，心脏病所引起的疼痛也非常多，胸部、腹部和肩膀都可能涉及，现在就把这些疼痛都列举出来，供有心脏病的老年朋友参考：①肩胛骨之间疼痛；②腹部上方疼痛；③右臂从腋下到肘关节之间，左臂内侧疼痛，左侧比右侧常见；④颈部正中下方的疼痛，并向两上方延伸，涉及整个下颌部；⑤胸骨左侧或胸部上方疼痛；⑥胸部正中，颈部和下颌部同时疼痛；⑦胸部正中和两臂内侧疼痛，左侧比右侧常见；⑧胸部较大面积，颈部，下颌和两臂内侧疼痛。

对于心脏病，现在的老年朋友都有一定的认识，也知道它能带来的危害。所以在此就不强调预防心脏病的重要性了。已经患有心脏病的老人，就要注意自己的生活规律，保持平静的生活。

冒冷汗和心率下降

心肌梗死这个病表现出来的是疼痛，但有很多时候，它的发作表现出来的可能没有疼痛感。许多老年人往往因为忽略了这些症状，而导致了更严重的后果。比如，有的时候，老人会出冷汗，同时有心慌的感觉，测试一下血压，会发现要么非常低，要么高压达到 8.0～9.3 千帕。这时候，大多数老人会想到血压有问题，却没想到这可能是无痛性心肌梗死。因为症状和心脏没有太大联系，所以被掩盖了起来。

其实，心肌梗死没有表现出来疼痛，就说明是不典型的心肌梗死。除了上面说过的表现外，还有下面的几种反应：

1. 头晕、眼发黑、脉搏节奏不稳定、时快时慢。

2. 上腹部不适，频频呕吐、腹泻。但没有发热，大便亦无脓血，没有痢疾的征象，此时如不做心电图，往往延误病情。

3. 半夜睡眠中突然惊醒，坐起来气喘不止。不断咳嗽，咳出白色泡沫痰或血性痰，大量流汗等。

4. 头晕、无力，不能正常起床，心率很低，每分钟不到 40 次。

那么为什么心肌梗死会没有疼痛感呢？是因为有些老年患者还会有其他的病症，心肌梗死发作之前，会因为疾病的影响而发生自主神经病变，导致了感觉不灵甚至是丧失。所以在发作时，只会有气闷、气短、心慌等其他病症的感觉，但是心电图上却会有梗死的图形。这种情况尤其在那些患有动脉硬化所致的脑循环障碍和糖尿病的老人身上最多。通常来说，这种无痛型心肌梗死，高龄者可达80%。

所以千万不能小看上面的这些症状，尤其是当已经确诊了患有心脏疾病和其他病症共有时，一定要警惕自身的病变所导致的感觉失常。

不过，在此也有必要详细介绍一下典型的心肌梗死疼痛。毕竟，能够识别最明显的病痛，对于老人的及时抢救还是有很大帮助的。

一般来说，急性心肌梗死发病时有心绞痛的症状。此时，患者所感到的疼痛会在胸正中部位的胸骨后，疼痛是紧缩痛、压榨痛，还有憋闷感，就像有个东西顶在胸骨后。疼痛可放射到左肩、左臂。如果疼痛时间短，那么十之八九是心绞痛而不是“心梗”。但如果痛得越来越厉害，时间很长，经过休息，甚至含化硝酸甘油都不能缓解，若是还有烦躁不安、无力、濒临死亡的恐惧感，那就是急性心肌梗死了。

只是那种疼痛也不完全同上面的表现，有一部分“急梗”患者就不是那么典型，疼痛会放射到身体的不同位置。比如，放射到口腔内的某个牙齿上，就容易当成牙痛病；造成了颈部闷痛，就当成颈椎病；放射到咽部，觉得咽部憋闷、呼吸困难，便误认为是咽炎；甚至还会有放射到大腿、小腿及脚趾的情况，以至于当成腿痛病；还有的放射到左肩背痛，被误认为是肩周炎；放射到上腹部，当成胃痛等。但不管怎么说，这些疼痛都会伴有胸口憋闷，这很重要。需要说明的是，对于这些疼痛，有的医生也会当成是心脏之外的问题处理，却忽略了心脏的可能性。所以老年人应该多留心。

急性心肌梗死表现出来的心绞痛也是不一定的。有的人可能之前都没有过这种反应。比如有些人近1周来时有心绞痛，发作频繁，这应该注意是不是“不稳定型”心绞痛。不稳定型心绞痛往往是急性心梗的前奏。还有一种类型叫“变异型”心绞痛，发作往往有固定的时间，例如近来经常在夜里3点钟因心绞痛而醒来，这种类型也容易发生“心梗”。甚至有的患者自觉身体健康，精力充沛，从来连感冒都没有过。但是可能晴天霹雳，忽然来个严重的心肌梗死。

总而言之，心肌梗死的表现是多种多样的。既有疼痛，也可以完全没有。既有之前的病史，也可以没有任何表现。但是身体上的某些症状是一定会有的，所以不能忽视。

面部疼痛

一部分老人会有这样的感觉，夏天到了，会自然而然地吹空调或电扇。可能某个晚上贪凉，一夜没关。结果第二天起床，脸上就隐隐作痛，饭也吃不香，活动也参加不了。脸上的疼痛就像是有人在拉扯似的。这有可能就是因为着凉而引起了神经疼痛。

除了上面的这种情况外，面部疼痛还需要警惕更多的疾病可能。比如，面部疼痛若在面部的一边由眼到鼻子当中的部位有疼痛感，伴有流泪和流鼻涕，可能是群集性头痛的表现，这是周期性偏头痛的一种类型。反复出现，则应尽早去医院就诊，正确使用药物镇痛。

若是太阳穴突然发生跳痛，有可能是颞动脉炎，不及时治疗还会影响视力。

若感觉眼睛及颧骨附近软肿并有钝痛，可能患鼻窦炎，这可能是头颅内空气腔黏膜的炎症引起的疼痛。

半边脸摸上去，洗脸或咀嚼时感到神经疼痛，可以诊断为三叉神经痛。

要注意的是，面部疼痛期间，若痛处出现红疹似水疱，则是带状疱疹，它是一种神经的病毒感染。由于感染可能影响眼睛，而老人免疫力较低，建议最好不要在家自行处理，要尽早去医院检查确诊，并在医生指导下，使用处方止痛药、营养神经药及抗病毒药。

四肢疼痛

四肢就是手和脚，所以四肢疼痛又分为手脚疼痛。

从中医角度讲，五根手指对应的也是身体的不同脏器。当脏腑器官出现病理改变时，手部的同名全息穴区也会出现各种相应的改变。所以，我们就有必要对手指的各个反射区做大致了解。大拇指对应肺部经络，主心脏和肺。如果突然出现大拇指疼痛，就说明有心血管和肺部疾病。当然还可能伴有咳嗽、气喘、心慌、心烦、胸胀等。应对大拇指疼痛，可按压双手拇指缓解。示指对应肺、大肠经络，所以反应的是肝脏、肺、胃和大肠的情况。示指疼痛说明有肠道和肺部疾病，通常还伴有呕喉痛、咳嗽、发热、出汗、呼吸急促、口干、牙痛、腹泻或便秘。中指有心包经通过，对应的心、肝脏和血液循环系统。中指痛说明了肝脏、心脏疾病，一般伴有胸闷、心悸、心烦、烦躁等表现。无名指对应肺，无名指痛就是肺部出了问题，通常还伴有咳嗽、气喘、心烦口渴、痰多等症状。小指对应心和小肠经络，主肾脏循环系统。小指疼痛，提示肾脏和小肠疾病，可能同时伴有尿频、尿急、腰酸、腹泻等症状。

除外伤损害之外，手部疼痛都需要从身体内部找原因。所以，老年人若是有手指疼痛，可以根据上面的介绍寻找病源，结合身体的其他器官状况，用心对待。

下面就说到了腿部疼痛。在许多疾病中，都会连带着腿脚出问题。很常见的就是心血管病和泌尿系统疾病。比如，有的老人会有腿部的灼热感或针刺感，平时没有什么磕磕绊绊，也没有被毒虫叮咬，更没有过敏反应，思来想去，就是没找到疼痛的原因，此时可以想到是糖尿病引起的。

那么为什么糖尿病会导致腿部或脚部出现疼痛呢？因为糖尿病的出现就说明血管系统有问题，由此导致的血管堵塞妨碍了血液到达肌肉组织。所以说，如果脚上有烧灼和疼痛感，可能是糖尿病。除了这种疼痛外，痛风也会引起大脚趾的夜间剧烈疼痛。还有丹毒会在小腿皮肤上引起红疹，导致剧烈疼痛。此外，还有一些足部疼痛可能是癌症的表现，如跟腱部的肿瘤。还有一些无法解释的身体疼痛，千万不要乱服止痛药，应及时就医，明确病因，对症治疗。

身体是一个系统，四肢的感受往往能反映身体的状况。不过需要明确的是，四肢的反应可能并不是简单的表面问题，需要结合其他的身体状况做全面的诊断。

躯体疼痛

除了四肢会在身体病变时感受到疼痛外，整个躯干还能有更加直观的反应。在之前的内容中就已经说到了各种躯体疼痛，留心的朋友可能都注意到了。现在再来集中说一说躯体疼痛的原因。

一些老人会有背部疼痛的经历，具体说来就是肩胛骨之间，疼得甚至都抬不起头，不敢动弹。大多数情况下，这是关节炎的反应。当然还可能是心脏病或者内脏病变的辐射疼痛。腰痛在老年人群中也很常见，通常我们会认为那是腰椎或者腰肌的问题，却都忽略了肿瘤转移的可能。其实，肺癌、胃癌、骨癌都有可能转移到腰部。所以腰痛并不那么简单。

在心脏病发病前，老人还会有胸部、喉咙、肩膀或者肚子上疼痛，更准确地说是感觉到不舒服。就像胸口有一块石头压着一样。胸闷的出现，通常是气喘、心脏病和二尖瓣脱垂引起的。另外，老年人群中常见的胆石症也会导致胸闷、心律失常，在临床上就被称为胆心综合征。

总体来说，躯体疼痛一般都是和躯干上的器官有联系的，包括五脏六腑。当然，最表面的也起码是躯干外伤或是骨骼有问题。

关节疼痛

关节疼痛是老年人群中的常见反应，人们很容易由此联想到风湿或类风湿性关节炎。其实，引起关节疼痛的原因颇多，不少关节疼痛并不是关节本身的病变，而是其他疾病的一种局部症状或其他脏器疾患的前驱表现。比如，有些老人会有关节肿胀、疼痛，此时还会有胸口疼痛、身体消瘦的症状。去医院检查，关节本身没有什么问题，倒是做胸透时发现了肺结核。出现这种情况，就是因为结核杆菌入侵了人体后，其代谢物引起了关节组织发生变态反应，导致了关节炎。

1. 关节疼痛的引发疾病

除了肺结核会引起关节疼痛外，其他很多疾病都可能在关节上引起疼痛。现在一一列举出来，供老年朋友对照参考。

（1）急性传染病。包括流行性腮腺炎、风疹、病毒性肝炎、传染性单核细胞增多症在内的很多急性传染病可并发关节炎，表现出来就是关节红、肿、热、痛。另外还有布氏杆菌病、伤寒、菌痢、肺炎等细菌感染也能引起关节痛。这是因为细菌和病毒或直接侵犯关节，引起关节组织变态反应。不过这类关节疼痛只是原发病的前驱症状，可在原发病缓解或治愈后出现，一般不造成关节畸形。

（2）白血病。关于白血病的危害就不过多描述了，它是一种死亡率非常高的恶性肿瘤。白血病里的异型白细胞可侵犯、破坏骨关节，引起周围组织出血。关节的病变表现为关节疼痛、肿胀、红斑。当然，除了关节疼痛外，白血病典型的临床表现还包括出汗、发热、全身广泛出血、进行性贫血、肝脾及淋巴结肿大等。所以，想要确诊白血病不能仅从关节痛入手。

（3）肺癌。肺癌最常见的病理类型为鳞状上皮癌。鳞癌细胞在增殖分化过程中，会刺激生长激素分泌增加，导致骨关节异常增生，产生肺源性骨关节病。不过这类关节病主要集中在踝、腕等大关节，表现为长骨远端疼痛、关节肿胀。实验证明，手术切除肺癌，关节疼痛症状可立即减轻或消失，肺癌复发又可重新出现。5%～8%的患者增生性骨关节病出现在肺部症状或胸部X线征象之前，应高度警惕。

（4）药物。药物引起的关节疼痛主要与药物本身的毒副作用和患者身体过敏反应有关，通常是由于长期服用某种药物后发生关节酸痛。常见的药物有痢特灵（呋喃唑酮）、对氨基水杨酸及抗甲状腺药物等，少数患者应用青霉素1～2周，也可出现多发性关节痛、肌肉痛等类似血清病样症状。一般说来，只要能停用药物，关节疼痛就能缓解或消失。

（5）血友病。这是一种遗传性出血性疾病，为凝血酶原生成障碍所致。典型血友病患者常自幼年发病，自发或轻度外伤后出现凝血功能障碍，出血不能自发停止；从而在外伤、手术时常出血不止，严重者在较剧烈活动后也可自发性出血，特别是关节、肌肉等出血，导致严重的关节肿胀及肌肉缺血坏死。长期发作可以影响骨关节的生长发育，导致关节畸形及肌肉萎缩，以致四肢活动困难，严重者不能行走。

（6）溃疡性结肠炎和局限性肠炎。大多数的溃疡性结肠炎患者可能会有排便紧迫感和腹部绞痛，而这种疼痛可能以左边为主，因为结肠下段位于左边。腹泻和腹痛可能会导致纳差和体重的下降，这些症状还可引起疲乏，这同样也是贫血的副作用之一。除了胃肠道的症状，有些患者会有机体其他部位的症状，以下是肠外的一些症状与体征，眼睛红和痒胀、口腔溃疡、关节肿痛、皮肤肿块及其他损伤、骨质疏松、肾结石等。

2. 关节疼痛的相关疾病

以上介绍了与关节痛相联系的特别病症，下面就要来说说与关节痛直接相关关节疾病。

（1）类风湿性关节炎。不少老人对类风湿性关节炎缺乏了解，关节痛就以为是关节炎。其实，类风湿性关节炎是一种慢性反复发作的以全身关节炎症改变为主的疼痛性疾病，是一种常见病、多发病。发病时间可以是几天、几周或几个月，并带有不同程度的活动性，往往累及终生，形成长期病痛，也有仅因关节组织的肿胀和扩展，只有关节运动时才发生局部疼痛。类风湿性关节炎发病早期往往有全身症状，如发热、疲劳、饮食不振、周身不适等，严重者可同时伴有贫血。主要临床表现为关节病变，关节病常为对称性，累及小关节，以手的近端指间关节、腕关节、足的跖趾关节最为常见，严重者波及肘、肩、踝、膝等大关节和脊关节。病人生活不能自理。

（2）骨关节炎。骨关节炎又称骨关节病、退行性变关节炎、增生性关节炎、老年性关节炎等。它是一种由于关节软骨退行性变引起的关节疼痛和关节功能障碍（包括关节畸形）的中老年常见疾病。疼痛是该病的主要症状，也是导致功能障碍的主要原因。特点

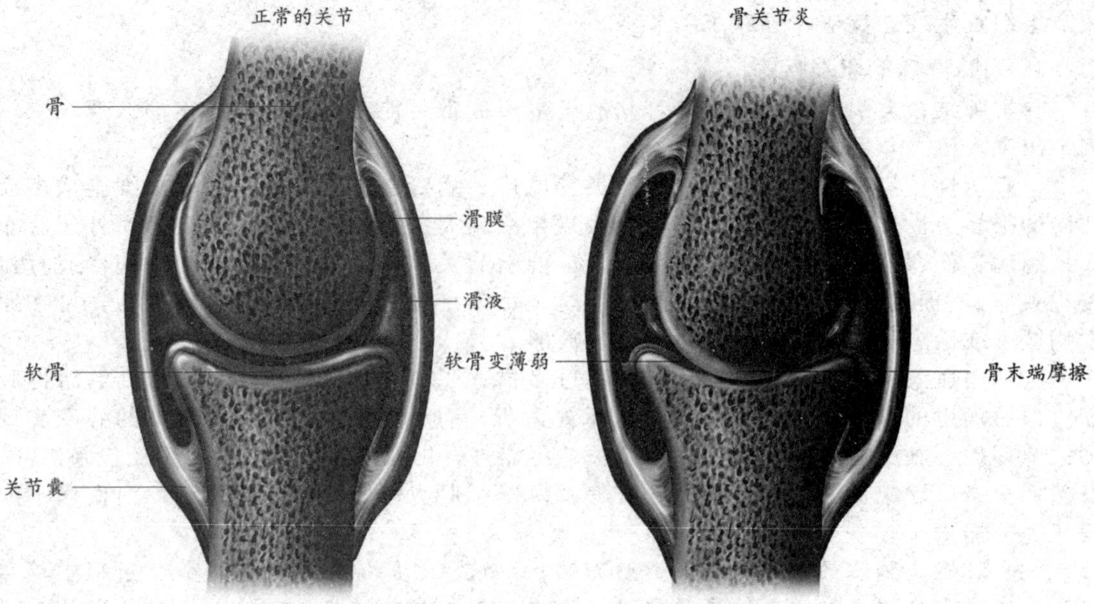

骨关节炎是由于关节的磨损和撕裂导致的，受影响最大的是下肢的承重关节，例如下背部关节和膝关节。在健康的关节中（左图），软骨垫在骨头的末端，在运动的时候减少了摩擦。骨关节炎（右图）的关节中，保护性的软骨磨损掉了，骨的末端产生摩擦，引起疼痛

为隐匿发作，持续钝痛，多发生于活动以后，休息可以缓解。随着病情进展，关节活动可因疼痛而受限，甚至休息时也可发生疼痛。睡眠时因关节周围肌肉受损，对关节保护功能降低，不能和清醒时一样限制引起疼痛的活动，患者可能疼醒。

总而言之，出现关节疼痛，首先想到的应该是关节疾病。但若常规对症，抗风湿治疗无效，或反复发作者，要警惕关节外的病变。假如此时还知道自身患有其他的脏器疾病，千万不可大意，要及早到医院检查诊治。

内脏放射性疼痛

有的老年人会有内脏疾病，当内脏器官发病时，除感觉患病器官的局部疼痛外，还能感到其他部位甚至是皮肤和四肢出现疼痛，这种疼痛称为放射痛。内脏放射性疼痛的原因很多，需要结合具体的情况来分析。下面就对这些疾病做详细介绍：

1. 子宫癌。癌组织穿透浆膜或侵蚀宫旁结缔组织、膀胱，或压迫其他组织也可引起疼痛，往往呈顽固性和进行性加重；且多从腰骶部、下腹向大腿及膝放射。

2. 肾结石。肾结石会移动或嵌入肾盂输尿管联结部，引起同侧部绞痛，腰部出现放射痛。

3. 基底部肺炎。肺部炎症累及膈胸膜周围部分时，可刺激膈神经出现同侧上腹或下腹部及肩胛部的放射痛。易误诊为急腹症、阑尾炎。

4. 肋间神经痛。当支配腹部的神经受累时，可引起同侧腹部剧烈的放射痛，因为胆石症、肾结石、阑尾炎也有相似的疼痛，所以很难鉴别。

5. 胸膜炎。典型的疼痛是刺痛，在呼吸和咳嗽时加重，程度可有差异。还会引发肩部、心前区及腹部的放射痛，所以会易误诊为心绞痛、胆囊炎等病。

6. 心绞痛、心肌梗死。患者常有心窝部痛，伴着恶心、呕吐，因为发病会累及颈、膈、胸部神经，所以疼痛向左肩、左上肢内侧、上腹部、咽、舌、齿和乳突等处放射。

7. 输尿管结石。也是因为结石的移动，常常出现阵发性腰痛或胁腹部剧痛，也可出现下腹部、腹股沟、大腿内侧及外生殖器和会阴部的放射痛。

8. 急性心包炎。本病多有剧烈心前区胸痛，还会向左上肢、胸背部、颈部、上颌部及剑突下放射。因为与胆囊炎、胆石症的表现相似，常被误诊。

9. 颈椎病。颈椎病会损害颈神经，连带着累及了颈、肩、臂及手指，所以出现在这

些部位的放射痛，表现为疼痛、麻木、功能受限。

10. 颅内肿瘤。颅后窝肿瘤常有后脑勺疼痛，累及了颈丛分布的神经，所以有前额及眼眶部放射痛。

11. 急性阑尾炎。阑尾炎的腹痛开始的部位多在上腹部，剑突下或肚脐周围，经6小时后，腹痛部位逐渐下移，最后固定于右下腹部。咳嗽、打喷嚏或按压时，右下腹都会疼痛。

12. 腰椎间盘突出症。腰椎间盘突出症患者最多见的症状为疼痛，可表现为腰背痛、坐骨神经痛，典型的坐骨神经痛表现为由臀部、大腿后侧、小腿外侧至跟部或足背的放射痛。

13. 消化道溃疡。前壁溃疡的疼痛常放射到胸神经前支而出现同侧胸骨旁处放射痛。后壁溃疡则可放射到胸神经后支，出现两肋或背腰部放射痛。

14. 胆囊疾病。放射痛多累及颈神经前支和胸神经后支，常出现右肩及右肩胛下区放射痛。

夜间腰酸背痛

一部分老人在夜间睡觉的时候，会有腰酸背痛的感觉。这不是类似重大疾病的那种刺痛、钝痛、持续性疼痛，而是有点像过度疲劳时的酸痛。可能在短时间里还没有什么变化，但自己会慢慢变成了驼背，也就是没法站直。出现了这些症状，就可能是骨质疏松导致的。

骨质疏松也会有其他的症状，现在详细列举如下：

1. 疼痛。原发性骨质疏松症最常见的症状，以腰背痛多见，占疼痛患者的70%～80%。疼痛沿脊柱向两侧扩散，仰卧或坐位时疼痛减轻，直立时后伸或久立、久坐时疼痛加剧。日间疼痛轻，夜间和清晨醒来时加重，弯腰、肌肉运动、咳嗽、大便用力时加重。

2. 身长缩短、驼背。多在疼痛后出现。脊椎椎体前部几乎多为松质骨组成，而且此部位是身体的支柱，负重量大，容易压缩变形，使脊椎前倾、背曲加剧，形成驼背。随着年龄增长，骨质疏松加重，驼背曲度加大，致使膝关节挛拘显著。

3. 骨折。这是退行性骨质疏松症最常见和最严重的并发症。

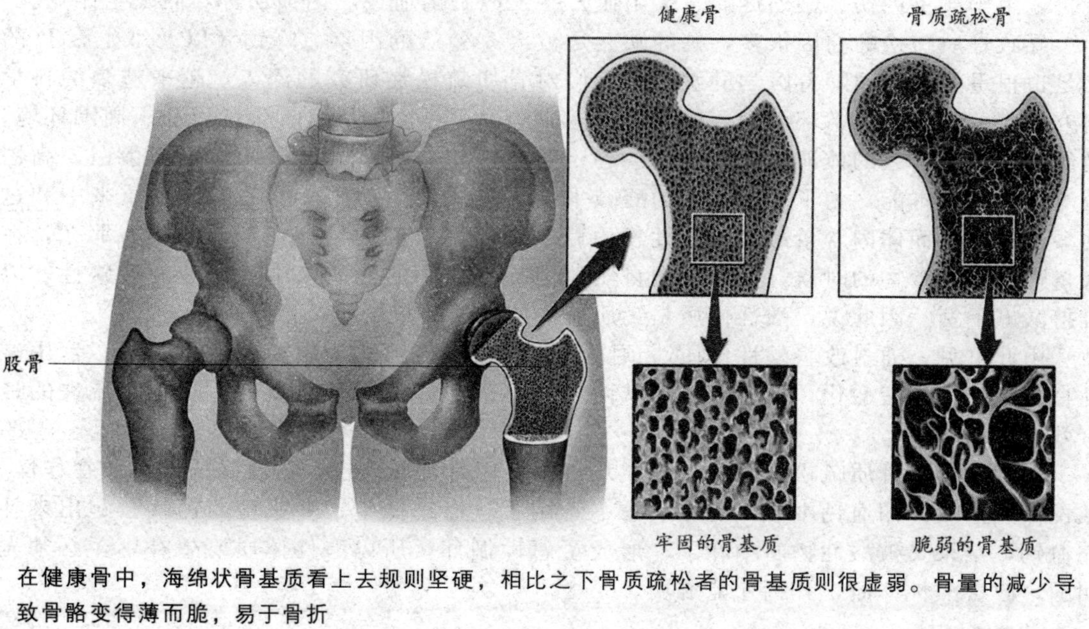

在健康骨中，海绵状骨基质看上去规则坚硬，相比之下骨质疏松者的骨基质则很虚弱。骨量的减少导致骨骼变得薄而脆，易于骨折

4. 呼吸功能下降。胸、腰椎压缩性骨折，脊椎后弯、胸廓畸形，可使肺活量和最大换气量显著减少，患者往往可出现胸闷、气短、呼吸困难等症状。

骨质疏松症是以骨组织显微结构受损，骨矿成分和骨基质等比例不断减少、骨质变薄、骨小梁数量减少、骨脆性增加和骨折危险度升高的一种全身骨代谢障碍的疾病。

骨质疏松所引起的严重后果是骨折。这种骨折不同于受到剧烈打击或者是高空坠落引起的骨折，而是脆性骨折。脆性骨折，是指在轻微外伤甚至无外伤情况下引起的骨折。轻微外伤，是指在站立高度下活动过程中发生的骨折。比如，有的老年人会因为不小心跌倒而引起腰椎或胯部骨折。无外伤骨折，就是指没有任何外力作用下发生的骨折，比如有的老人剧烈咳嗽会引起肋骨骨折。常见的骨质疏松引起的骨折在椎体、髋部、手前臂。最严重的骨折是髋部骨折，如股骨颈骨折。这些骨折如不手术，很少有人能重新站起来。椎体压缩性骨折可导致背痛、变矮、脊柱后凸畸形和死亡。多发性胸椎骨折可导致呼吸困难。腰椎骨折可改变腹部解剖结构，导致便秘、腹痛、腹饱胀、食欲减退等。髋部和腰椎骨折也能引起心理症状，害怕长期躺在床上，生活不能自理，需要别人照顾，活罪难受，有患忧郁症的可能。

骨质疏松症开始没有明显的症状，它是一种慢性的疾病。它不像心脑血管疾病，一开始可出现头昏、头痛、走路不稳等。只是经过了长时间的积累，骨质疏松就会出现严重的骨折，而它的危险性就在这里。那么，怎样知道自己是否骨折了呢？

1. 疼痛和压痛。疼痛是发生骨折最明显的表现了。对于老年人来说，一旦因为外伤或者身体活动而出现了疼痛，那就可以断定骨折了。

2. 畸形。骨折后发生错位变形，表现出来就是重叠、成角、旋转、侧移或分离等畸形。

3. 肿胀、青紫。骨折会连带着周围的软组织受伤，也就是皮肤和血管出现损伤，表现出来就是出血、水肿。所以有肿胀、青紫或青黄色瘀斑。不过这些表现都是浅层骨折，深层骨折肿胀多不明显。

4. 功能障碍。骨骼是人体的架子，骨折后，使肢体丧失部分或全部功能，如股骨折后不能站立等。

5. 异常活动。骨折后的骨骼，活动性会因为损伤而加大。

6. 骨摩擦音。完全骨折后，断开的两截骨骼受到挤压、碰撞、摩擦，就会发出声音。

7. 昏厥休克。有一过性昏倒，呼之无反应，多发生于较大的骨折。而严重的多发性骨折，由于严重创伤、剧烈疼痛、大出血、并发内脏出血或颅内损伤等，而发生休克。

导致骨质疏松的原因很多，钙的缺乏是被大家公认的因素。降钙素以及维生素D的不足也很重要。然而随着医学的发展，人们对骨质疏松症研究的深入，越来越多的科学研究证实，人体的正常环境为弱碱性就是健康的。可是因为饮食、生活习惯、周围环境、情绪等的影响，人的体液很多时候都会趋于酸性，尤其是在人体摄入大量高蛋白、高糖分等时，出于本能，为了维持体液的酸碱平衡，身体就会动用体内的碱性物质来中和这些酸性物质。而体内含量最多的碱性物质就是钙质，它们大量存在于骨骼中。那么，在大量进食酸性食物的时候，身体就会自然地消耗骨骼中的钙质来中和血液的酸碱性，以维持酸碱平衡。因此说，酸性体质是钙质流失、骨质疏松的重要原因。

由此可见，通过改善酸性体质，预防骨质疏松就显得尤为重要。专家指出，食用碱性食品是防止体液酸化，保持人体弱碱性环境是预防和治疗骨质疏松，防止钙流失的最有效方法！

老年人容易骨质疏松，有的人补了几年钙，还是骨质疏松，这就是酸性体质在作怪。酸性体质把人体的血钙中和，沉淀了，不管用了。血钙低了，骨头里的钙就会跑出来补充血钙，结果又被酸性物质中和了，形成了恶性循环，所以酸性体质要想补钙，必须先纠酸，改善酸性体质，补钙才能成功。

全身异常疼痛

相当一部分老年人会有全身疼痛的经历，比如，头部的一边或两边有疼痛，而且疼痛的位置不固定，经常还伴随头晕的感觉。这种情况往往在进行家务劳动时出现，一般休息几分钟就可以缓解。还有的老人会有牙痛的感觉，平时没有什么牙病，饮食上也没有什么问题。但是某一天突然感觉牙床很疼，去检查也没有牙病，吃了止疼药也没有效果。一般说来，这可能是心绞痛的先兆。

除了上面的两种疼痛外，心绞痛所带来的疼痛可以是整个身体范围内的。

1. 咽喉疼痛。也就是咽部或喉头部疼痛，有可能沿食管、气管向下放射，还会伴有窒息感。但是咽喉不会有红肿，而且消化道检查没有异常。

2. 耳痛。一般的耳朵疼痛都是一侧，同时还有胸闷、心悸、血压增高。

3. 面颊部疼痛。少数心绞痛患者表现为面颊部疼痛，且有心前区不适。

4. 脖子疼痛。也就是脖子的一边或两边有疼痛，而且疼痛不稳定，会来回跳动。另外还会有精神紧张，心情烦躁的表现。

5. 肩痛。具体来说分为左肩及左上臂内侧阵发性酸痛。

6. 上腹部疼痛。可出现有上腹部或剑突下及右上腹部疼痛。

7. 腿脚痛。这是心绞痛放射最远的情况，不过腿脚痛有个特点是，只在腿脚的前部，不会到达腿的后部，包括脚趾疼痛。

老年人心绞痛发作时，其表现形式各种各样。一般说，心绞痛多数发生在胸骨后区域或心前区，但也可以出现在别的部位，医学上称为异位心绞痛。这些部位包括颈部、牙床、下颌等。有时，咽痛也可能是心绞痛的信号。由于异位心绞痛比较少见，常常容易被患者忽视，也容易被医生误诊。其实，这些异位心绞痛也会有心绞痛的特点，只是出现的部位不同而已。只要认真对待也是可以鉴别的。

如果发生上述疼痛，要想确定是不是心绞痛，简单的鉴别方法是，含 1 片硝酸甘油，假如疼痛能在几分钟内消除，就可能是心绞痛。但假如没有消失，就需要进一步就诊。

老年人肩痛

我们通常都认为，老年人肩痛，一般都是得了“肩周炎”或者叫“漏风肩”。但是，肩膀疼痛只能部分证明是这个可能，却还可能说明是得了其他病。假如在肩膀疼痛的时候，还有其他的一些呼吸道疾病，比如水肿、呼吸急促的症状，就应该警惕肺癌了。那么，为什么肺癌会引起肩痛呢？

因为有些肺癌发生在肺尖的周边部位。在肺尖的周围邻近部位有许多神经或神经根。当肺尖周边部发生癌肿后，不断发展的癌肿组织可以压迫或是侵犯这些神经，导致肩部的疼痛。通常，这种疼痛都是从肩部沿着手臂的内侧放射到肘部、小指，使得上肢有感觉异常。这些疼痛一般都是灼热痛。肩周炎引起的疼痛起初是阵发性疼痛，多数为慢性发作，以后疼痛逐渐加剧或顿痛，或刀割样痛，且呈持续性。气候变化或劳累后，常使疼痛加重，疼痛可向颈项及上肢（特别是肘部）扩散，当肩部偶然受到碰撞或牵拉时，常可引起撕裂样剧痛，肩痛昼轻夜重为本病一大特点。正是由于两种病引起的疼痛都集中在肩部，所以会导致混淆。不过肺尖癌引致的肩痛用治疗肩周炎的方法往往不能缓解，或伴有加重趋势，后期则有癌肿转移及全身状况恶化等表现。

鉴别两种病源也是有方法的，肺癌导致的疼痛会伴有其他很多并发症，比如声音嘶哑、咳嗽、痰血等，而肩周炎疼痛是没有这类并发症的。另外，肩周炎疼痛是逐渐增强的，治疗也有针对性。而肺癌引起的肩痛若是没有诊断出来，是无法缓解的。但正是因为肺癌的严重性，所以应该对肩膀疼痛多一种认识和准备。一旦有感觉，应该详细检查。

老年人腹痛消瘦

老年人可能本来胃口很好，突然有一天开始莫名其妙地肚子疼，而且渐渐消瘦下去。再吃饭就会有肚子胀，吃东西很困难的表现。去医院检查，却没有什么特别的消化道症状。这种不好解释的消瘦和腹痛，就暗示了胃癌的可能。通常若是伴有下面的症状，则大致可以确定了。

1. 拉黑便或大便中有血。

2. 家族中有多人是患过胃癌的。

3. 以前就有胃病，结果在近期有明显的加重。

4. 已经确诊的胃溃疡，腺瘤性息肉，萎缩性胃炎并伴有异型上皮增生者。

5. 胃大部切除术后超过 10 年者，也就是有残胃。

对老年人来说，胃癌的发病都是很隐蔽的，临床症状很轻微，而且大多不会明显表现。正因为如此，才会导致很多老人确诊是胃癌时，已经延误了病情，很难治疗。所以，这就提示老年人要注意自己的身体反应，提高警惕。一旦出现了肚子痛、吞咽困难、便血等症状，要及时到医院诊治。

那么，为何相比年轻的胃癌患者，老年人的胃癌都好像是突然出现的呢？因为胃癌在发病初期，症状都是不明显的。表现出来的也不过是中上腹部痛、肚子胀等。年轻人因为感觉灵敏，胃部又没有经过多年的折磨，所以就会较早发现。而老年人体质衰退，胃末梢神经感觉减退，对刺激的敏感性下降，并对疼痛反应也变得迟钝。同时，老年人新陈代谢功能日益退化，癌组织的生长也同样缓慢。另外，很多情况下老年人也会有一些其他的疾病，或多或少会服用一些消炎镇痛药或胃肠动力药，这也造成了胃癌的病情被掩盖。虽然老年人的胃癌组织生长非常缓慢、转移慢、恶性程度低，但是由于发现得晚，而且自身的体力变弱，经不起消耗等原因，也使得很难适应手术和化疗。所以，不少老人都会在胃癌手术后坚持不住，生命就因此丢掉。说了这么多，就是要老年朋友们关注自己的身体，做到早期发现，早期诊断及早期治疗，以成功克服胃癌的折磨。

老年人一旦确诊胃癌，千万不要惊慌失措，失去战胜疾病的信心和勇气。随着医学技术的进步和发展，疾病的诊疗水平亦得到了提高。如果老年人各脏器功能良好，遵照医生的治疗一定会收到良好的疗效。

体力突然下降或丧失

有的老年人，即便是已经退休了，仍旧保持着很旺盛的精力和体力。别的老人不敢做的劳动，他可以大胆去干，总是看上去还很年轻的样子。但是某一天可能突然就有了衰老的感觉，体力大不如前，稍微有点儿重体力劳动，就感觉心慌、气短，出虚汗。出现了这种表现，就应该是心肌梗死的先兆。当然，这只是举个例子。在这个过程中，还可能有其他的表现：

1. 近来有心绞痛加重的情况，大约持续了 1 个月。

2. 现在的心绞痛发作频繁，范围扩大，而且持续时间延长，胸口疼痛得更厉害。以前可以通过休息或含硝酸甘油都能缓解，现在不能了。

3. 牙疼得很奇怪，时好时坏。或者是开始运动就牙痛，停下后就不痛，再运动时又痛等。有可能还会伴随着肩痛、胃痛等，但就是找不到原因。

4. 心绞痛发作时伴有心慌、气短、胸闷、呕吐、大汗、恶心、面色苍白、烦躁不安，有那种濒死的恐惧感等。

5. 血压突然下降，或夜间突然咳嗽不止，但是没有具体的原因。

6. 胸闷、憋气、胸痛、胸部像是有块石头压着，时不时发作。

7. 心绞痛由过去劳累后发作，变为夜间或安静休息时发作，发作没有明显的诱因。

8. 突然呃逆不止，没有合理的病因可以解释。

上面的这些信号出现时间在 1 个月以内。针对这些症状，一些常年患有心绞痛的老人，都会用口含硝酸甘油或者速效救心丸的方法缓解。但若是疼痛不能缓解了，就说明心肌梗死要发生。

心肌梗死是由于动脉粥样硬化造成机械性阻塞，使一部分心肌出现严重而持久的心肌缺血所致的心肌坏死。急性心肌梗死起病急骤，引起的心脏破裂或者是心源性休克都有很强的致死率。统计资料表明，心肌梗死患者的死亡病例中，有 40％～60％在发病最初几小时内死亡，其死因大多是由于不能得到迅速、及时的抢救。而且，即便是急救成功了，也都会有心脏功能受损。

造成心肌梗死的原因很多，通常心血管病是主要的内因，而劳累、情绪激动、寒冷刺激、暴饮暴食都是外部诱因。所以，想要预防心肌梗死要从两方面着手，一方面要预防心血管病的纠缠，也就是预防高血压、高血脂、糖尿病。另一方面，要注意生活的规律和节制，不吸烟、不暴饮暴食。保持乐观和平静的情绪，平时多运动。

肌肉无故麻木，腿脚无力

老年人在外出时，有可能突然感觉到腿部发麻、不能控制，或者是腿脚无力、不能行走。这种情况多见于一些有脑血管疾病的老人，通常也说明了中风的可能。这时候若是能反思一下最近的身体状况，还可能有如下的表现：

1. 头痛头晕。头痛在老年人中当然是比较常见的，但这时的疼痛明显不一样了。往日的头痛症状较轻，这时候却会有猛烈的刺痛，而且变成了持续性的头痛，不能缓解。一般说来，若是头痛固定在某个部位，就说明是脑出血或蛛网膜下隙出血的先兆。头痛头晕又常和血压的波动有关。

2. 感觉麻木。具体说来就是脸部发麻、舌头麻木、嘴唇麻木和四肢麻木，还可能有视力下降或者暂时性失明。也有的是出现了耳鸣、听力下降或者眩晕的感觉。这是因为大脑供血不足引起的分析区域、感受器及感觉神经纤维混乱。

3. 自主神经功能障碍。说得通俗一点儿就是有胸闷、心虚、出虚汗和全身乏力的表现，也有的表现是呃逆和恶心呕吐。当然，一少部分人是有眼睛或者鼻子出血的现象。

4. 运动神经功能障碍。运动神经功能障碍具体表现就是嘴歪眼斜、说话不清、不能言语、流口水、吃东西困难、手脚无力或者颤抖、不能拿东西、走路不稳或者突然跌倒，甚至是四肢抽筋发抖。出现了这种情况，就是因为脑供血不足而使掌握运动功能的神经出现了障碍。

5. 意识障碍。也就是精神出现了很大的变化，比如整日睡不醒或者是头脑昏沉，性情大变，原来很开朗变得孤僻、冷漠、沉默寡言；原来的安静性格变得急躁、话多；还有的是短暂的失忆或者是智力衰退，认不出熟人。之所以有这些表现，也是因为脑部供血不足。

中风因发病急骤、症见多端、病情变化迅速，与风之善行数变特点相似，故名中风、卒中。中风常留有后遗症，发病年龄也趋向年轻化，因此，是威胁人类生命和生活质量的重大疾患。许多人不了解中风的种种先兆，即使这些中风先兆出现了，他们也全不以为然或者无所觉察。从预防中风发生的角度来看，这是一个很大的遗憾，大量临床经验证明只有少数病人在中风之前没有任何征兆，绝大多数病人都有以脑部瞬间缺血的表现而发出的各种信号。它常在发病前数分钟、数小时或者数天前出现。人们如果能在事前捕捉住这些先兆，一场灾难的中风往往可以避免，至少也可以大大减少它的危害。否则，严重的后果很快就会来临。

很多情况下，中风都与一些疾病有着不可分割的密切联系。首先就是高血压。血压和中风的发病率和死亡率都是成正比的，因为高血压会导致血管的破裂，所以很可能引起脑血管破裂出血，导致中风。糖尿病也是和中风密切联系的，统计显示，约有20%的脑血管病患者是患有糖尿病的。糖尿病所引起的高胆固醇会产生动脉硬化，进一步造成出血和中风。另外，高血脂和肥胖等其他的生活因素，也是导致中风的常见因素。

所以，对于老年朋友来说，需要警惕的不光是中风了，更包括身体上本来就患有的一些高危病症。从另一方面来说，那些患有心血管和脑血管病的老人，需要警惕自身发生中风的可能。一旦身体感觉有什么不对，就要及早到医院检查。当然也不能反应过度，身体麻木或者头晕眼花等上述征兆也可能是其他病的信号，不能都认为是中风的可能。不过，为了自身的安全，在有了上面的征兆时就该及时到医院检查，方便提早采取有效的措施预防，以免失去早期治疗的良机。

手指无故颤抖

1. 脑溢血的相关症状

有的老人在午后休息的时候，本想静下心来坐坐，却发现了自己的手指在不停颤抖，不管怎么控制都无法停下来。有时看报纸，越是努力想要看得清楚，结果报纸却越是抖得厉害，根本看不下去。这些情况就预示着脑出血的可能。当然，下面还有脑出血的相关症状，可以供老年朋友们作为判断依据。

（1）头痛、眼底痛，且反复发作。

（2）脖子特别痛，脖子和肩部还发酸且反复出现。

（3）短暂的手足麻木，持续时间不长。

（4）暂时的语言障碍，说不出话或听不懂对方的话。过一会儿就会转好。

（5）视觉异常、视野变窄、眼前一片昏暗，看东西有重影。不过也是暂时的。

（6）眼花、耳鸣、血上涌。舌头不能活动。

（7）走路左右歪斜，不能直行。

（8）握住笔不能画直线。

（9）不能使用筷子，甚至拿不住筷子。

（10）经常出神，没有精神。

（11）贪睡、经常哈欠连天。眼睛会出现视网膜出血，也可能鼻子出血。

脑溢血，又名脑出血，或者是脑卒中，是老年疾病中致死率最高的一种疾病。大多数人都对它有认识误区，以为脑溢血的发作非常突然，是无法预防的。但实际上却不是，任何疾病的发生都有一定的征兆，区别就在于征兆是否明显和能否引起足够的关注。上面我们就列举了脑溢血的一些典型征兆，只要能够认真学习，有个大概的印象，就可以做到及早发现、及早治疗。而且，脑溢血的发生也是有原因的。长期的临床研究发现，脑溢血的发生与高血压、糖尿病、心脏病都有着很密切的联系。所以，有了相关的疾病，就需要提高警惕。

2. 促发因素

下面是引起脑溢血的因素，供老年朋友参考：

（1）高血压病。无论是出血性中风还是缺血性中风，高血压是最主要的独立危险因素。

（2）糖尿病。

（3）心脏疾病。如风湿性心脏病、冠心病。尤其防止心房颤动引起栓子脱落会造成脑栓塞。

（4）血脂代谢紊乱，极低密度脂蛋白、低密度脂蛋白是引起动脉粥样硬化的最主要因素。

（5）吸烟与酗酒。

（6）血液流变学紊乱。特别是全血黏度增加时脑血流量下降，其中红细胞比积增高和纤维蛋白原水平增高是缺血性中风的主要危险因素。

（7）肥胖。肥胖与超重均为缺血性中风的危险因素，与出血性中风无关。

3. 综合措施

脑溢血的预防，必须采取综合性的措施：

（1）重视高血压的防治。高血压很容易导致脑血管破裂，从而导致脑溢血。

（2）预防其他危险疾病。除了高血压，还有动脉硬化、糖尿病、冠心病、高血脂病、脑缺血发作、明显的心脏病、心律失常、红细胞增多症、肥胖症、痛风等，及时医治这些疾病，可以显著减少脑溢血的发生。

（3）保持平静的心态。脑溢血与紧张情绪也有很大关系，在日常生活中，尽量避免各种诱发因素，如劳累、生气、饱食、紧张、饮酒、超量运动、激动、争吵、用力过猛等。生活应该从容，做到有劳有逸。平时不做力不从心的事，不用脑过度。务必保持乐观的情绪，遇事不要过分激动、紧张、焦虑和悲伤。

（4）预防气温急剧变化。气温突然变化易使血管收缩而诱发脑溢血。中老年人应该定期检查身体、测量血压，以便及早发现和治疗与脑溢血有关的疾患。

咬字不清，健忘

有的老人会有健忘的毛病，经常是发生的事一转眼就忘了，比如用过了手电筒，本来想好了放在某个位置，才一离开手，就找不到了。通常这时候还会有口齿不清、说话含混的情况。生活中，我们对老人的这种衰弱也都习以为常，所以一部分人都不会有所警惕。但实际上，这可能是脑血栓的先兆。倘若老人还有下面的表现，就大致可以确定了：①耳鸣或耳聋；②常常出现偏头痛；③肢体麻木，软弱无力，手指不灵活，走路左右摇晃；④睡不醒或长期无故失眠、头晕目眩，有时感到失去平衡，伴有恶心和呕吐；⑤说话吐字不清或听不懂别人的话，有时不认识自己的熟人；⑥视力模糊，可能出现暂时失明，持续几秒或几分钟。

脑血栓形成最常见的病因是动脉硬化，由于脑动脉硬化，管腔内膜粗糙、管腔变窄，在某些条件下，如血压降低、血流缓慢或血液黏稠度增高、血小板聚集性增强等因素的作用下，凝血因子在管腔内凝集成块，形成血栓，使血管闭塞、血流中断，从而使血管供血区的脑组织缺血、低氧、软化、坏死而发病。

预防脑血栓要从工作、生活规律、精神、饮食和药物等方面着手。

1. 劳逸应适度，睡眠应充足。劳累过度则伤气，过于安逸容易形成肥胖。应积极参加力所能及的运动，这样可以舒筋活络，运行气血，增强对疾病的抵抗能力。应注意在体育锻炼过程中防止意外，如摔跤、骨折、扭伤等。锻炼时间及程度应以不感到疲劳为度。

2. 要戒除吸烟、饮酒的不良习惯。老年人吸烟饮酒对身体健康不利。吸烟可以促进血小板聚集，较一般人容易发生栓塞，同时吸烟者体内的血浆纤维蛋白原含量异常高。血液内纤维蛋白原含量越高，就越容易形成血栓。饮酒常常是脑血栓发病的诱因，脑血栓患者有 2/3 在发病前是饮酒的。

3. 脑血栓病人要经常饮水，尤其在清晨和晚间。清晨饮水可冲淡胃肠道内的消化液，水分入血液后，随活动以汗液和尿液的形式排出体外。晚间活动量小，睡眠前饮水的最大好处是可以稀释血液，防止血栓栓塞。

4. 保持情绪稳定。情绪过于紧张，可引起血管痉挛、血压骤升、血液变稠，从而影响人体正常血液循环，诱发血栓形成或血管破裂。而且健康的心态更利于脑血栓病症的恢复。

5. 注意防寒保暖。对于老年人来说，在冷空气侵袭的日子里，由于气温骤变，应当特别注意预防脑血栓的发生。原因是，在气温突降时，老年人的活动大多会有所减少，使体内血流速度迅速减慢，再加上原有的脑血管粥样硬化、血液黏稠度高等原因，易促进血栓形成而使脑血管部分阻塞。另外，老年人的抵抗力大多较一般人为弱，气温突变常易引起感冒、腹泻等病症，而使机体疲劳、心脏功能减低、全身血容量减少还会直接影响血流速度及血液黏稠度。所以，在寒潮来临之时，老年人除了应注意保暖之外，尚须维持正常而有规律的生活，切不可因寒冷而贪眠，并最好在室内做些体育活动。若患点儿小病，也要积极治疗，以免因此而酿成大病。

健忘和性情大变

人到老年之后，养老生活就趋向于清静了。但是有些老人的清净却走向了极端，比如差不多整天躺着看电视，也没什么兴趣爱好，更没一个亲密的朋友；讨厌外出，常常闷在家里；不关心身边的一切，不读书不看报；觉得活着没意思，根本不运动，一直无精打采；讨厌说话，更不喜欢玩笑；爱发牢骚，总是把死挂在嘴边；神经过敏，对小事认真，抑郁过度，心烦意乱；非常固执，不听别人意见；缺乏耐心，以自我为中心。

千万别把上面的这些当作是简单的自闭，对老年人来说，这可能是老年痴呆症最开始的表现。当发展到一定程度后，就会有下面的这些信号了：

1. 健忘。这是老年痴呆症最明显的表现。健忘的表现是忘掉事情后完全想不起来，具体来说有反复问同一个问题，但是问得都很认真；做好了饭菜忘记端上桌，甚至完全忘记做过饭了；衣服也不换，因为觉得自己换过了，也不会去洗澡；家里的东西到处乱放，经常找不到。

2. 言语混乱。开始不会写字了，因为都忘记了怎么写。也不太会表达自己的意思，所以说话含混不清。

3. 性格改变。情绪不稳、喜怒无常，动辄怒气冲冲，横生猜忌或担惊受怕。戏谑、任性、自私、幼稚，与儿童斤斤计较。

4. 敏感多疑。情绪的变化和起落很大，往往能在几分钟内从平静状态变为发怒或者流泪。认为亲人对自己不好，子女不孝，嫌弃他抛弃他。总是怀疑周围的人对自己有企图，所以常把贵重的东西经常变动地方藏起来，实际上藏得并不隐蔽。

5. 行为反常。情绪消极，不愿参加任何活动。行为不检点、偷窃、撒谎、大小便不知避人或随地乱解。白天睡觉夜间活动，等等。

出现上述现象，就说明是老年痴呆症的先兆，应及早采取措施，进行预防。

悲观厌世，兴趣索然

有的老年人终日情绪低落，没有精神。跟他说话，他就表现出没有兴致。即便是偶尔听到他有表达，也都是一些悲观厌世的意思。这样的老人，要当心他是患上了老年抑郁症。通常来说，老年抑郁症的表现分为两种：

1. 心理症状

（1）健忘。这个有可能和老年痴呆症相混淆。但它们最大的分别在于痴呆症患者是真的忘记一切，而抑郁症患者只是坚信自己已忘记。举个例子，如果问老年痴呆症患者他吃的是什么早餐，他一定说错，或根本答非所问。但如果问老年抑郁症患者，他会对医生说“不知道”或“我记不起来了”，如果医生强调他一定记得，最终他说出来的答案会是完全正确的。

（2）无力感。抑郁症是指一种不寻常、持续的严重抑郁情绪，这种极度悲伤的感觉同时会产生一连串生理上的不适，包括失眠、没有胃口、体重减轻，长期感到疲倦及失去体验快乐的能力。

（3）自我评价下降。他们会把一丁点儿大的小事，夸大成不可饶恕的错误，内心不断责备自己，甚至有的人认为只有一死方足以谢天下。

（4）自卑感。认为别人看不起他、讨厌他、鄙视他，偶尔也表现为疑心重重。

（5）情绪不稳易激动。有的病人可表现焦虑烦躁，激动不安，因而会长吁短叹或顿足捶胸。

（6）反应迟钝。时常感到脑子迟钝，自己觉得“变笨了”，甚至连很简单的问题都难以解决，因而学习、工作效率明显降低。

2. 躯体症状

（1）严重失眠。原本睡眠良好的老人会突然变得难以入眠，可虽入睡但醒得过早，或入睡了却又自感未入睡（即“睡眠感丧失”），此时服用抗神经衰弱症的药物往往毫无效果。

（2）便秘。原本排便正常的老人会变得难以排便，严重者可闭结一周，同时还会伴以种种消化障碍，如食欲大减甚至完全不思饮食，有的还出现腹胀、口臭等症状。

（3）心血管异常。老年抑郁症患者常出现血压升高，心率加快或某些冠心病症状。

（4）无名疼痛。部分老年抑郁症患者在出现失眠、便秘、心悸等躯体症状的同时，还会出现诸如头痛、心痛、腰背痛、关节痛等以疼痛为主的症状，而且患者也说不准。患者服止痛药无济于事，但服用抗抑郁药疼痛又会缓解、消失。

老年抑郁症是一种常见的多发心理疾病，目前无论是老人自身还是社会，对老年抑郁症的识别能力都还比较低。对于没有疾病的老年人来说，患上老年抑郁症后也更容易诱发高血压、冠心病等疾病。

情绪急剧变化

老年人有些时候会陷入一种急速的情绪变化中，不过这种变化是没有外界因素影响的。比如，突然地面红耳赤、两眼睁大，像是在发怒，但却没有人与他争吵或产生矛盾；本来良好的情绪，下一刻马上变得异常低落，长吁短叹、愁眉苦脸。这种急剧的情绪变化，就可能是精神病的先兆。不过想要判断精神病，还要多注意下面的信号：

1. 性格改变明显。通常最多见的就是偏执。如原来非常爽朗的人变得敏感多疑，非常在意别人的言语，尤其是贬低的话，认为那都是在针对自己；或者看电视、看报的时候会有过激反应，总觉得里面的人也与自己相关；总是没有安全感，觉得别人都对自己有企图，别人都是针对自己，或对自己图谋不轨。这些都是妄想症的具体表现。

2. 记忆力减退。到处丢东西、总是出差错、经常迷路、不能做家务，认不出多年的老友或者亲人。

3. 行为异常或出格。生活懒散，不注意自身形象；行为放荡、不务正业，不管别人的看法，也不顾子女。会把许多无用的东西当成是宝贝，最明显的是收集各种垃圾，还随身带着。

对于有了上面征兆的老人，一定要注意及早治疗。毕竟，精神病的发病过程是比较缓慢的，而且症状较轻，自己又不好察觉。但是等到症状表现突出时，就已经成为慢性，再想治疗，效果也都不理想了。所以说，“有病早治”是治疗精神病的一条原则。配合医院做完了全面的检查后，还需要注意用药和生活上放松。

老 年 斑

老年斑，全称为“老年性色素斑”，医学上又被称为脂溢性角化。是指在老年人皮肤上出现的一种脂褐质色素斑块，属于一种良性表皮增生性肿瘤，一般多出现在面部、额头、背部、颈部、胸前等，有时候也可能出现在上肢等部位。大部分是在50岁以后开始长，多见于高龄老人，人们又称其为“寿斑”。现代医学研究结果表明，这个雅号名实不符，它并非长寿的标志。老年斑一般有如下特点：

1. 一般长在面、手、四肢等部位，多为较大点，不规则，分布呈不对称性。范围一般较黄褐斑小，多长在面部边缘部位和手背，与健康组织有明显界限，与早衰有关。

2. 皮肤功能逐渐衰退，自由基排泄能力降低，内分泌紊乱、内脏功能减弱、血液循环不良及长期受日光照射是其形成的原因。

3. 心劳过度，过分伤及脑部经络与细胞而发于表面。是一种不良的角化突起病灶。外观看来好像一块块黏附在皮表上的小烂泥巴。一般位于脸部及身上的面积较大，较为突起且颜色较深，位于四肢、手或足踝的病灶常较小，较为扁平且颜色也较淡。

老年斑是人体内脏衰老的象征，表示细胞进入了衰老阶段。在人们看不到的脏器上留下痕迹并造成危害。比如出现在脑细胞上便会引起智力和记忆力减退，聚集在血管壁上，会发生血管纤维性病变，引起高血压、动脉硬化、心脏病。因为这种脂褐质色素是细胞氧化后的产物，一旦聚集过多便影响脏器功能，使人渐渐衰老。因此，老年斑是传递内脏老化的信息，当然，也是人体衰老的形态学标志。老年斑的出现不是孤立的，常伴随着其他可见的形态学老化指标，组成一个老态龙钟的形象。预防老年斑要多锻炼身体，改善血液循环。

第六章 上班族常见病的早期信号

站起时发生昏厥

上班族有时会感觉在站了很久后或者从躺着的体位突然站起来，会感觉到头昏。这时候捂着头，会觉得眼前发黑，左右晃动，要等一会儿才能恢复正常。通常，这就可能是站立性晕厥的表现。

站立性昏厥，医学上又称为站立性低血压或者直立性虚脱，是由于脑供血不足而导致的低血压。这种表现一般多见于老年人和儿童，但是随着生活节奏的加快，上班族因为各种原因也开始有表现了。

通常说来，上班族出现这种情况都是突发性的，不能说明身体有某种疾病，只能说明是体质不好、营养缺乏。

面对这种头晕，上班族要尽量控制住自己，以免头晕导致摔倒或磕碰。假如身边的人因此晕倒，就应该立即将其放平，头部放低。待其苏醒后适当给点儿水喝。在生活上，可以有针对性地预防一下，比如：

1. 合理饮食，补足营养，避免饮食过饱或饥饿，不饮酒。

2. 坚持适当的体育锻炼，增强体质，保证充分的睡眠时间，避免劳累和长时间站立。

3. 症状明显者，可穿弹力长袜，用紧身腰带。对少数慢性体位性低血压患者，也可给药物治疗，如中药补中益气丸、生脉饮，并可试用肾上腺皮质激素。

4. 在站立时动作应缓慢，在站立前先做准备动作，即做些轻微的四肢活动，也有助于促进静脉血向心脏回流、升高血压。做好体位转换的过渡动作，即卧位到坐位、坐位到站立位，从而避免体位性低血压发生。

眼球干涩

对一部分经常用眼的上班族来说，眼睛是很容易疲劳的。也是因为工作的压力，这种疲劳已经开始习惯了。但是倘若某一天，突然感觉眼睛转动不灵活，没有眼泪滋润，干涩异常，或者是还有轻微的疼痛，看东西不清楚，就可能是眼球干涩。当然，更有可能是沙眼引起的眼球问题。

沙眼是由沙眼衣原体引起的一种慢性传染性结膜角膜炎，是致盲眼病之一。因其在睑结膜表面形成粗糙不平的外观，形似沙粒，故名沙眼。

多为急性发病，病人有异物感、畏光、流泪、很多黏液或黏液性分泌物。数周后急性症状消退，进入慢性期，此时可无任何不适或仅觉眼易疲劳。如于此时治愈或自愈，可不留瘢痕。但在慢性病程中，于流行地区，常有重复感染，病情加重。角膜上有活动性血管翳时，刺激症状更为显著，视力减退。晚期常因后遗症，如睑内翻、结膜倒翻、角膜溃疡及眼球干燥等，症状更为明显，并严重影响视力，甚至失明。

虽说沙眼一般多发生于儿童中，但是因为有部分上班族用眼过度，导致眼睛疲劳，同时又没有注意用眼卫生，再加上其他的某些环境因素，就可能导致细菌入侵，病变为沙眼。现在治疗沙眼已经比较轻松了，患者自身要遵照医生的指导，配合治疗。

头昏倦怠且反复出现

上班族有时候会感觉头昏乏力，没有精神。通常这可能被认为是工作压力导致的。而此时若是还有一些身体炎症，比如口腔上火、咳嗽、皮肤外伤感染的情况，也会被认为是身体亚健康、抵抗力下降。但是假如这种症状是反复出现，一直没有痊愈，就应该注意是不是有深层的问题了。一般说来，可能就是白细胞减少，或者叫作粒细胞缺乏症。

上面的这种表现只是白细胞减少的一种症状，还有下面这些情况也会发生：

1. 肢体酸软、食欲减退、低热。

2. 失眠多梦、胃寒腰酸、心慌。

3. 长期接触某些有毒物质。

4. 长期从事放射、化学相关职业的人。

5. 长期服用治疗甲亢、糖尿病、结核病的药物及磺胺类药物出现乏力、头晕、倦怠等症状。

白细胞减少，就会使人体的抵抗力下降，身体功能萎缩。白细胞减少症起病缓慢，多发于某些从事化学、放射和危险药物的行业中。发病后，患者本身没有多明显的感觉，所以通常也都会忽视。但是到了后期会有感染倾向，出现严重的败血症、肺部感染、脓毒血症等，甚至导致死亡。一般来说，普通的白细胞减少只要没有反复感染，治疗后是良好的。但急性白细胞减少死亡率较高，达 25%。所以出现了上面的情况后要早诊断，早期进行正规治疗。若是 10 天后症状好转，说明问题不大。但若是没有好转，就说明较严重，应该进行深入治疗。

发热、发冷，伴“醉酒貌”

上班族压力大，生活节奏快，感冒之类的小病时常发生。有的时候，上班族会既发热，又觉得冷。对着镜子看，自己的脸色发红、眼睑肿胀，眼结膜也是红色的，像是喝醉酒的样子。这时候就不是简单的小感冒了，而是有可能得了流行性出血热。

流行性出血热的表现还有如下：

1. 低血压。一般在发热 4～6 日，体温开始下降时或退热后不久，患者出现低血压，重者发生休克。

2. 少尿。心率加快、肢端发凉、尿量减少、烦躁不安、意识不清、口唇及四肢末端发绀、呼吸短促、出血加重。一般持续 1～3 日，重症可达 6 日以上。且常因心肾功能衰竭造成死亡。

3. 血压上升。因为尿量锐减甚至发生闭尿。重者尿内出现膜状物或血尿，在此期间常有不同程度的尿毒症、酸中毒及电解质紊乱的表现。重者可伴发心衰、肺水肿及脑水肿。同时出血倾向加重，常见皮肤大片瘀斑及腔道出血等。

4. 尿量增多。在肾脏组织功能恢复之后，肾小球吸收功能却没有完全恢复，所以尿量增多。若是没有及时补充水分和电解质，可引发二次休克。

流行性出血热是由汉坦病毒引起的急性、地方性、自然疫源性传染病，病情危急，并发症多，病死率高。其主要病理变化是全身广泛性的小血管和毛细血管的损害，主要传播途径为动物源性，病毒能通过宿主动物的血及唾液、尿、便排出，鼠向人的直接传播是人类感染的重要途径。主要的传播方式有如下几种：

1. 呼吸道。携带出血热病毒的鼠排泄物污染尘埃后形成的气溶胶颗粒经呼吸道感染。

2. 消化道。进食含出血热病毒的鼠排泄物污染的食物、水，经口腔黏膜及胃肠黏膜感染。

3. 接触传播。被鼠咬伤、鼠类排泄物、分泌物直接与破损的皮肤，黏膜接触。

4. 母婴传播。孕妇患病后可经胎盘感染胎儿。

5. 虫媒传播。老鼠体表寄生的螨类叮咬人可引起本病的传播。

对于那些经常在野外、丛林、草原工作的人们应提高对本病的警惕性。要注意灭鼠，注意食品安全存放，避免蚊虫叮咬皮肤。如果发现了上面的这些征兆，最好立即就医。因为流行性出血热的致死率还是很高的，需要立即抢救。

头部突然转动时出现短时间的眩晕

对于很多坐办公室的上班族来说，长时间地坐姿不正确，很可能就会引起腰酸和脖子酸疼。一般说来，可以稍微活动一下或者自我按摩缓解。只是，有的时候突然转头，会两眼发黑，有晕眩感。这就要当心颈椎病了。

通常判断颈椎病，还可以用如下方法：

1. 颈肩酸痛可放射至头枕部和上肢。

2. 一侧肩背部沉重感，上肢无力、手指发麻、肢体皮肤感觉减退，手握物无力，有时不自觉地握物落地。

3. 下肢无力、步态不稳、两脚麻木，行走时如踏棉花的感觉。

4. 最严重者甚至出现大小便失控、性功能障碍，甚至四肢瘫痪。

5. 常伴有头颈肩背手臂酸痛、颈脖子僵硬、活动受限。

6. 有的伴有头晕，房屋旋转的感觉，重者伴有恶心呕吐、卧床不起，少数可有眩晕感甚至是猝倒。

7. 当颈椎病累及交感神经时可出现头晕、头痛、视力模糊、两眼发胀、发干、两眼睁不开、耳鸣、耳堵、平衡失调、心动过速、心慌、胸部紧束感，有的甚至出现胃肠胀气等症状。也有吞咽困难、发音困难等症状。

颈椎病是指因颈椎退行性变引起颈椎管或椎间孔变形、狭窄、刺激，压迫颈部脊髓、神经根，并引起相应临床症状的疾病。多数起病时轻微且不被人们所重视，大多能自行恢复，时轻时重。只有当症状继续加重而不能逆转，影响工作和生活时才引起重视。如果疾病久治不愈，会引起心理伤害，产生失眠、烦躁、发怒、焦虑、忧郁等症状。

已经确诊是颈椎病的，就要及时就医。但是为了自己的健康，要从生活上预防颈椎病。

1. 颈椎病患者需定时改变头颈部体位，注意休息，劳逸结合。抬起头并向四周各方向适当地轻轻活动颈部，不要老是让颈椎处于弯曲状态。伏案工作不宜一次持续很长时间，超过 2 个小时以上的持续低头工作，则难以使颈椎椎间隙内的高压在短时间内得到有效的恢复缓解，这样会加重加快颈椎的退变。

2. 已经有颈椎病症状的患者，应当减少工作量，适当休息。症状较重、发作频繁者，应当停止工作，绝对休息。而且，最好能够卧床休息。这样在颈椎病的治疗期间，有助于提高治疗的效果，促使病情早日缓解，机体早日康复。

3. 颈椎病患者在工作中应该避免长时间吹空调、电风扇。由于颈椎病的发病是多种因素共同作用的结果，寒冷和潮湿容易加重颈椎病的症状。应当尽量减少在气温过低或者寒冷潮湿的条件下长期低头伏案工作的时间，以防止颈椎病症状的出现，或者颈椎病诱发颈肩背部酸痛的症状。

4. 颈椎病患者应当避免参加重体力劳动，提取重物等。平常应当注意保护颈部，防止其受伤。上肢应该避免提取重物，当上肢提重物时，力量可以经过悬吊上肢的肌肉传递到颈椎，从而使颈椎受到牵拉，增加了颈椎之间的相互压力。因此，颈椎病患者在参加重体力劳动后症状有可能会加重。

痰量增多

有的上班族可能患有一些呼吸道疾病，比如常年的咳嗽和气喘。通常身体适应了这种病症，也不会当回事儿了。但是假如有一天，感觉到嗓子眼里总是堵着，咳嗽出很多的痰，就要当心肺心病的可能。

肺心病通常都是由某些呼吸道疾病病变而来，所以有了呼吸道疾病的人，要注意以下病变表现：

1. 长期反复咳嗽、咳痰。

2. 每到寒冷季节病情加重，咳嗽加剧，痰量增多、变浓或呈黄色。

3. 稍微活动如上楼梯或快步走路时，感觉气短、呼吸急促、心悸、心前区疼痛、乏力、胸闷等症状，休息后可以好转。

4. 指端、口唇及口唇四周呈青紫色。

5. 心率加快、心律不齐。

肺心病就是慢性肺源性心脏病的简称，在我国是常见病、多发病。医学上看来，它是指由肺部胸廓或肺动脉的慢性病变引起的肺循环阻力增高，致肺动脉高压和右心室肥大，伴有或不伴有右心衰竭的一类心脏病。

肺心病患者都有慢性咳嗽，咳痰或哮喘史。慢性肺心病的早期表现是长期咳嗽，咳痰及不同程度的呼吸困难，特别是活动后或在寒冷季节里症状更为明显。肺心病的早期，心肺功能处于代偿期，患者没有特异性症状，病人安静时可以没有症状，所以该病不易引起人们注意。

由于绝大多数肺心病是慢性支气管炎、支气管哮喘并发肺气肿的后果，因此积极防治这些疾病是避免肺心病发生的根本措施。应讲究卫生、戒烟和增强体质，提高全身抵抗力，减少感冒和各种呼吸道疾病的发生。对已患有肺心病的患者，应针对缓解期和急性期分别加以处理。呼吸道感染是发生呼吸衰竭的常见诱因，故需要积极予以控制。

持续高热不退

感冒之后，人一般都会发热。有的时候会发高热，但是通过吃药或打点滴，一般都可以退热。可如果感冒后有高热不退的表现，要担心病情恶化。我们也都知道，感冒在临床上分为普通感冒和流行性感冒两种，这几年来，在亚洲发生了一种新的感冒叫禽流感。本来是禽类的感冒，有一种病毒后来传染给其他动物和人类，死亡率高，疫情发生时，人们都非常担忧。而高热不退，更会让我们对自己的病症疑神疑鬼。所以，就需要对这几种感冒做全面了解。

普通感冒，中医称“伤风”，是由多种病毒引起的一种呼吸道常见病，其中30%～50%是由某种血清型的鼻病毒引起。普通感冒虽多发于初冬，但任何季节，如春天、夏天也可发生，不同季节的感冒其致病病毒并非完全一样。流行性感冒是由流感病毒引起的急性呼吸道传染病。病毒存在于病人的呼吸道中，在病人咳嗽、打喷嚏时经飞沫传染给别人。

就症状而言，普通感冒起病较急，早期症状有咽部干痒或灼热感、喷嚏、鼻塞、流涕。开始为清水样鼻涕，2～3天后变稠，可伴有咽痛。一般无发热及全身症状，或仅有低热、头痛。一般经5～7天痊愈。而流感常突然起病，患者畏寒高热，体温可达39～40℃，多伴头痛，全身肌肉关节酸痛、极度乏力、性欲减退等全身症状。常有咽喉痛、干咳，可有鼻塞，流涕、胸骨后不适等，而且颜面潮红、眼结膜外眦轻度充血。流感病毒可通过飞沫传播，所以很可能造成大范围的流行。

禽流感是指在鸟类中传播的流感，通常只感染鸟类，少数会传染给人类。但人类一旦感染，就具有很强的致死性。

人在感染了禽流感之后，病情与普通流感相似，出现发热、咳嗽、全身不适、肌痛、恶心等症状，还会有结膜炎和高热不退的表现。部分患者病情严重，可能出现肺炎、呼吸衰竭、心力衰竭的表现，所以会致死。

但不管是患上了普通感冒，流行感冒还是禽流感，只要出现了高热不退的情况，就说明问题非常严重。而这时就必须要送医院抢救，否则可能有生命危险。

舌苔黄腻，尿色变黄

到了夏天，因为贪凉或者室内外温差大，上班族很容易就会患上感冒，有发热、鼻塞、头晕无力的表现。通常这也没什么可以紧张的，但是若照镜子发现自己舌苔发黄，厚厚的一层。上厕所也发现尿液变黄，甚至是赤黄色，就应该是夏季感冒，又称为暑湿感冒。

除了上面的这个症状外，夏季感冒还会有下面的症状：

1. 咳浓痰、流脓稠鼻涕。

2. 发热、偶尔怕风、汗出口干、喉咙疼、舌苔较薄，中医诊断脉象主要为浮脉或数脉。

3. 出汗不退热，每日午后热度明显增高，出汗后热度仍然不减，头昏脑涨、身重倦怠、心烦口干、胸闷欲呕。

夏季感冒与冬天的风寒感冒和风热感冒是有区别的。风寒感冒主要是感受了风寒之邪。风热感冒是感受了风热之邪，春天较多。暑湿感冒的特点就是因为夏季闷热，湿度比较大，在这个时候大家都比较贪凉，比如吹空调等，受了风寒之邪。从症状上来说风寒感冒、风热感冒、暑湿感冒的症状都有鼻塞、流涕、发热。区别在于风寒感冒和风热感冒多发生在秋冬季和春秋季，是发热轻、恶寒重。暑湿感冒是夏天特有的感冒，也就是老百姓俗称的热伤风。

预防夏季感冒可以从三方面着手：

1. 空调使用有讲究。夏季空调开得过猛，室内外温差过大，常会引发感冒影响健康。建议人们减少在空调房间里的活动时间，一般空调温度与室外温度相差4℃最为适宜。下班后回到家里不要急着钻进空调间，即便开空调，室内也应适时保持通风。

2. 经常洗手。有研究显示，手的触摸最易感染病毒。感冒患者的飞沫中，仅8%有感冒病毒，大多的病毒传染仍通过手。如健康人群碰了患者接触过的地方，再摸自己的鼻子、眼睛就会染上感冒。为此，预防感冒的有效方法是勤洗手，尽量少用手摸眼睛、鼻子。

3. 吃葱、蒜预防。夏日平时饮食要清淡，避免生冷辛辣的食物，同时保持良好心态，增强自身抵抗力。针对体质较差的人，可服用大青叶、板蓝根等中药预防感冒。日常食物中，大蒜、姜、葱、食醋也有防治感冒的奇特功效。

饭后胃部反酸

上班族很多人都是饮食不规律，时间长了，吃过饭总会有反酸的感觉，打嗝出来的气味特别难闻，这时就要小心是胃炎。当然，胃部的疾病有很多种，需要具体分析。只是，多数上班族在胃部不舒服时，选择了忍耐。因此到了后来胃病反复发作，也总是治不好，成了老胃病，病情恶化。其实，很多肠胃疾病的发作都会与普通的胃病有相似的症状，若是不能辨别，又没有及时治疗，很可能就导致更严重的后果。所以，作为一个有胃肠疾病的上班族，或者是即将有胃肠病的上班族，都要能了解一些基本的知识，以方便发作时自我识别，及时治疗。

1. 饭后胃部反酸、饱胀，总是胃口不好、面色苍白、体重下降。这可能是慢性胃炎，也有可能是慢性萎缩性胃炎和胃下垂。

2. 饭后积食，有恶心和想要呕吐的感觉。若是这种感觉已经有很长时间，还有中上腹部规律性疼痛、受凉，生气、吃了刺激性食物后准时发作，就说明可能是胃溃疡。

3. 胸骨有时会感到疼痛、受阻，而且疼痛时轻时重。就提示可能患有食管炎、食管憩室或早期食管癌。

4. 饮食不当或受凉后发生腹痛、腹泻，还有呕吐、畏寒、发热的表现，可能是急性胃肠炎、急性痢疾。

5. 饭后肚子胀，还嗳气、恶心、消化不良，加上腹泻、便秘和大便有黏液，说明是肠易激综合征。

6. 饭后2小时左右经常出现胃痛，甚至半夜疼醒。秋冬季节发作多，疼痛在上腹偏右、有节律。但是吃点儿东西可以缓解，常有反酸现象。这说明可能患有十二指肠溃疡或十二指肠炎症。

7. 饭后腹部胀痛，伴有恶心、呕吐，甚至吐血。过去可能有胃病，但是在近期症状加重。或者是过去没有胃病，但是如今贫血、消瘦和茶饭不思，能在肚脐上摸到硬块。这些情况都要警惕胃癌。

8. 饭后马上腹泻，每顿饭后都腹泻，受凉后或吃了不合胃口的东西就腹泻。或者是腹泻时拉不出来，腹泻表现出水样，都可能是过敏性肠炎。

腹部割痛，痛苦不安

有胃肠疾病的上班族，尤其是有胃溃疡的，一定要重视自己的胃病。假如因为工作繁忙，又经常性地没有及时吃药，某一天可能突然感到肚子像刀割一样疼痛，无法忍住，就要想到有可能是胃和十二指肠穿孔。

胃穿孔最多见于胃溃疡，是溃疡病最严重的并发症，是普通外科最常见的急腹症之一，常发生胃窦前壁小弯侧。溃疡穿孔发病率为所有溃疡病例的5%～10%，约占溃疡病住院病例的20%～30%，穿孔并出血的情况约占10%。临床上急性穿孔多见，十二指肠溃疡急性穿孔发病率要多于胃穿孔，约占所有溃疡急性穿孔的90%，青壮年多见，多发生于十二指肠前壁。

除了上面的腹部刀割疼痛外，胃和十二指肠穿孔还会有下面的表现：

1. 面色苍白、四肢冰凉、冷汗、脉搏快、呼吸浅。

2. 腹部呼吸活动受限，病人不愿移动身体。自己触摸腹部肌肉，能感觉到硬得像一块木板，而且腹部有压痛感。

3. 以前就有胃和十二指肠溃疡，最近感觉到病情加重。

预防胃和十二指肠穿孔，要预防胃和十二指肠溃疡，平时的饮食和生活规律都要注意，可以参照下面的方法来要求自己：

1. 少吃油炸食物。因为这类食物不容易消化，会加重消化道负担，多吃会引起消化不良，还会使血脂增高，对健康不利。

2. 少吃腌制食物。这些食物中含有较多的盐分及某些可致癌物，不宜多吃。

3. 少吃生冷食物刺激性食物。生冷和刺激性强的食物对消化道黏膜具有较强的刺激作用，容易引起腹泻或消化道炎症。

4. 规律饮食。研究表明，有规律地进餐、定时定量，可形成条件反射，有助于消化腺的分泌，更利于消化。

5. 定时定量。要做到每餐食量适度，每日3餐定时。到了规定时间，不管肚子饿不饿，都应主动进食，避免过饥或过饱。

6. 温度适宜。饮食的温度应以“不烫不凉”为度。

7. 细嚼慢咽。以减轻胃肠负担。对食物充分咀嚼次数愈多，随之分泌的唾液也愈多，对胃黏膜有保护作用。

8. 饮水择时。最佳的饮水时间是晨起空腹时及每次进餐前1小时，餐后立即饮水会稀释胃液，用汤泡饭也会影响食物的消化。

9. 注意防寒。胃部受凉后会使胃的功能受损，故要注意胃部保暖不要受寒。

10. 避免刺激。不吸烟，因为吸烟使胃部血管收缩，影响胃壁细胞的血液供应，使胃黏膜抵抗力降低而诱发胃病。应少饮酒，少吃辣椒、胡椒等辛辣食物。

11. 补充维生素C。维生素C对胃有保护作用，胃液中保持正常的维生素C的含量，能有效发挥胃的功能，保护胃部和增强胃的抗病能力。因此，要多吃富含维生素C的蔬菜和水果。

皮肤瘙痒

因为天气的变化、蚊虫叮咬或者是皮肤过敏，很多上班族都会面临皮肤瘙痒的折磨。通常情况下，涂抹一些消炎药或者抗过敏药，都可以在短时间内消除瘙痒。但是假如遇到了那种长期、反复和全身性的皮肤瘙痒，就要当心那不是普通的疾病了。有可能是身体里的某些病变在皮肤上的表现。那么，具体是什么疾病呢，下面会给出参考：

1. 内分泌紊乱。具体说来，有可能是甲亢和糖尿病。甲亢会加快血液循环，使皮肤温度升高，导致皮肤瘙痒。而糖尿病因为血糖的影响，使得皮肤的抵抗力下降，容易受细菌和真菌感染，也会出现瘙痒。

2. 贫血。很多人都觉得贫血和皮肤瘙痒无关，但实际上皮肤瘙痒往往是先兆。因为红细胞和血红蛋白减少，皮肤组织营养不良，导致皮肤干燥、皱褶、萎缩。

3. 胆酸浓度过高。胆酸在血中的浓度增高时，会沉积在皮肤上，导致皮肤瘙痒。

4. 中枢神经系统疾病。有神经衰弱症状的人，常发生阵发性瘙痒。脑瘤也会因为病变浸润到脑室底部引起剧烈而持久的瘙痒，不过这种瘙痒仅限于鼻孔部位。

5. 慢性肾衰竭。由于肾衰竭，体内出现氮物质代谢物潴留及机体代谢异常而导致皮肤干燥、脱屑、无光泽，还可能有黑色素沉着，引起皮肤瘙痒。

6. 淋巴系统肿瘤。慢性白血病、胃癌、肝癌、前列腺癌、肺癌、结肠癌、脊柱脊髓肿瘤、干燥综合征、血色素沉着症，缺铁性贫血等病症的患者也可以发生不同程度的全身性皮肤瘙痒，而且大多为顽固性的剧烈瘙痒。即使用抗过敏药物都不能得到缓解。

皮肤瘙痒可能是一般的小病，但是那种久治不愈的全身性的剧烈皮肤瘙痒，应及时就医确诊。

周期性瘫痪

上班族的生活都不是很规律，不少人在假期或周末都会有完全不同于工作日的活动。比如很多年轻的上班族就会暴饮暴食、酗酒、剧烈运动。可能在当时没感觉有什么不正常，但是经过了一夜睡眠后，突然就可能发现自己腰背以下的肢体竟然不能动弹了。这可能就是周期性瘫痪。

造成周期性瘫痪的原因就是血液中钾的含量异常。高含量和正常含量都可能发生，但是这种病例非常罕见，而且一般都与遗传因素有关。一般情况下，周期性瘫痪是因为血中钾含量降低所致。糖尿病患者在补充葡萄糖或胰岛素后，甲亢患者由于食欲亢进而饱餐、酗酒、受寒、剧烈运动，都可能诱发。

本病多在夜间或清晨醒来时发作，表现为四肢弛缓性瘫痪，程度可轻可重，肌无力常由双下肢开始，后延及双上肢，两侧对称，近端较重。肌肉活动不开，自我感觉不能控制。患者神志清楚，说话也正常，头面部肌肉很少受累，大小便功能正常。但严重病例，可累及膈肌、呼吸肌、心肌等，甚至可造成死亡。

发作一般持续 6～24 小时，或 1～2 天，个别病例可持续一周。最晚瘫痪的肌肉往往先恢复。发作间期一切正常，发作频率不等，可数周或数月 1 次，个别病例发作频繁，甚至每天均有发作，也有数年 1 次或终生仅发作 1 次者。40 岁以后发病逐渐减少，直到停止。若并发于肾上腺肿瘤和甲状腺功能亢进者，则发作常较频繁。发作后可有持续数天的受累肌肉疼痛及强直。频繁发作者可有下肢近端持久性肌无力和局限性肌萎缩。

预防周期性瘫痪要从多方面入手，平时需注意科学饮食、营养均衡，不可偏重某一口味。多参加体育锻炼，保持血气畅通。维持稳定和乐观的情绪，不要喜怒无常，把感情看得太重。

暴饮暴食后出现腹部疼痛

因为生活不规律，上班族都会有暴饮暴食的经历。通常情况下，饱餐之后还不会有什么问题。但是假如某一次在暴饮暴食后有肚子疼痛的感觉，就该当心了。这种疼痛可能是急性胰腺炎的征兆。除了肚子疼痛外，还会有下面的表现：

1. 腹痛，为本病的主要表现和首发症状，发病非常突然，而且疼痛程度轻重不一，可为钝痛、刀割样痛、钻痛或绞痛。疼痛呈持续性，可有阵发性加剧，不能为一般胃肠解痉药缓解，进食可加剧。疼痛部位多在中上腹，可向腰背部呈带状放射，取弯腰抱膝位可减轻疼痛。水肿型腹痛3～5天即缓解。坏死型病情发展较快，腹部剧痛延续较长，由于渗液扩散，可引起全腹痛。极少数年老体弱患者可无腹痛或仅有轻微腹痛。

2. 恶心、呕吐及腹胀，多在起病后出现，有时非常频繁。吐出食物和胆汁，呕吐后腹痛并不减轻。同时有腹胀，甚至出现麻痹性肠梗阻。

3. 发热，多数患者有中度以上发热，持续3～5天。持续发热一周以上不退或逐日升高，白细胞升高者应怀疑有继发感染，如胰腺脓肿或胆道感染等。

4. 低血压或休克，重症胰腺炎常发生。患者烦躁不安、皮肤苍白、湿冷等，有极少数休克可突然发生，甚至发生猝死。主要原因为有效血容量不足，缓激肽类物质致周围血管扩张，并发消化道出血。

5. 水、电解质、酸碱平衡及代谢紊乱，多有轻重不等的脱水、低血钾、呕吐频繁，可能出现代谢性碱中毒。重症者尚有明显脱水与代谢性酸中毒、低钙血症，部分伴血糖增高，偶可发生糖尿病酮症酸中毒或高渗性昏迷。

急性胰腺炎是多种病因导致胰酶在胰腺内被激活后引起胰腺组织自身消化、水肿、出血甚至坏死的炎症反应。临床以急性上腹痛、恶心、呕吐、发热和血胰酶增高等为特点。病变程度轻重不等，轻者以胰腺水肿为主，临床多见，病情常呈自限性，预后良好，又称为轻症急性胰腺炎。少数重者的胰腺出血坏死，常继发感染腹膜炎和休克等多种并发症，病死率高，称为重症急性胰腺炎。

预防急性胰腺炎就是要注意饮食，戒酒并且不能暴饮暴食。

剧烈活动或排尿后突发一侧腰腹部绞痛

上班族偶尔会在周日或假期有些剧烈的体育活动，可能某一次活动后突然感到腰腹的某一侧剧烈疼痛，并且向大腿内侧扩散，还有恶心呕吐，出汗不止的症状，应该怀疑为肾结石引起的肾绞痛。肾结石除了会引起绞痛外，还会有下面的表现：

1. 血尿。约80%的结石患者出现血尿，其中只有一部分能够肉眼发现尿是红色的，大部分只有通过化验尿才能发现。

2. 无症状。不少患者在体检时偶然发现肾结石，但是身体没有任何症状。

3. 肾积水。结石堵塞了肾盂、输尿管，尿液排出不畅，造成肾积水。有的肾积水可以没有任何症状。长期肾积水，会造成患侧肾功能受损。双侧肾积水严重者可能导致尿毒症。

4. 发热。肾结石可以由细菌感染导致（感染性结石），也可以诱发细菌感染，导致发热。因为结石阻碍了尿液的排出，细菌不能及时排出，严重时可导致败血症，危及生命。

不管出现哪一种症状表现，只要是发现了不正常，就需要到医院就诊。因为这不仅有助于确认病情，而且还能帮助预防肾结石。因为知道了结石的类型，就知道了该如何预防。除此之外，生活中还要注意饮食和饮水。对于草酸钙结石的患者，应当减少容易产生草酸的食物的摄入，如菠菜、苋菜、空心菜、芥菜等，避免摄入大量维生素C。尿酸结石的发病率逐年增加，与现代人摄入过量的肉类和脂肪有关。尿酸结石的患者应少吃产生嘌呤的食品，如动物内脏、海鲜、牛羊肉、煲汤、果仁等。每日饮水要超过4000毫升。饮水的种类以白开水、纯净水、矿泉水为主，淡茶水、橘汁与西瓜都是好的摄入方式。要主动饮水，而且在一天中饮水要均匀分布。

面色苍白伴头昏

有些上班族饮食不规律，或者是有长期的营养不良。这些人可能会面色苍白，还会有头昏的感觉。此时应该认识到是不是贫血了，尤其是女性更要注意。

但是因为肤色的关系，也不是所有皮肤白有头晕的人就是贫血。这个时候可以结合眼睑、结膜的颜色来判断，假如眼睑和结膜不苍白，就不是贫血。

在这里需要强调的是，贫血本身并不代表某种疾病，但却可能是某些疾病的表现。

比如子宫肌瘤可能导致贫血，蛔虫病和慢性失血性贫血也会表现出贫血的症状。

对于一般的情况而言，贫血是由于缺铁导致的。女性也更容易患上缺铁性贫血，这是因为女性每个月生理期会固定流失血液。所以大约有20%的女性，50%的孕妇都会有贫血的情形。如果贫血不十分严重，就不必去吃各种补品，只要调整饮食就可以减轻贫血的症状。比如首先要注意饮食，要均衡摄取肝脏、蛋黄、谷类等富含铁质的食物。如果饮食中摄取的铁质不足或是缺铁严重，就要马上补充铁剂。维生素C可以帮助铁质的吸收，也能帮助制造血红素，所以维生素C的摄取量也要充足。其次多吃各种新鲜的蔬菜。许多蔬菜含铁质很丰富，如黑木耳、紫菜、发菜、荠菜、黑芝麻、莲藕粉等。

另外，诸如外伤性出血、鼻出血、吐血、便血，以及流产、痔疮出血等外出血和宫外孕、胃溃疡、十二指肠溃疡、寄生虫等引起的内出血也会导致贫血。总之，不论何种原因，当你出现面色苍白时，应及时去医院检查、确诊，以免耽误治疗。

头晕眼花，饥饿虚汗

上班族也经常会有头昏眼花，又饿又出虚汗的表现。这可能是低血糖引起的。

一般说来，低血糖还可能引起的症状有思维迟钝、虚弱、头疼、兴奋易怒、心跳变快、面无血色、寒战、焦虑等。

低血糖的出现有两种原因，一种是药物因素，那就是服用了过多的胰岛素，导致血糖降低，这多见于糖尿病患者。另一种就是非药物因素，如一些先天性高胰岛素低血糖人或者是过度饥饿而引发的。

人们都害怕高血糖，因为那会导致糖尿病。其实我们都忽略了低血糖也是有很大危害的。具体说来，它的危害有如下几种：

1. 低血糖还可以刺激交感神经兴奋，使血管收缩、血压升高、心率加快、心肌耗氧量增加，增加心脑血管意外的危险性。尤其是老年人发生低血糖时，极易诱发心律失常、心绞痛、心肌梗死、脑中风等并发症。

2. 糖分是人体最重要的能量来源，尤其是脑组织，其代谢活动所需要的能量全部由血中的葡萄糖提供。因此，低血糖对中枢神经系统损害尤为严重，可使患者出现肢体抽搐，癫痫样发作及精神失常，甚至还会出现死亡。所以，长期反复发生低血糖，是造成终身残疾的一大威胁。

3. 低血糖导致脑组织功能不全，中枢神经系统损害，引起患者性格改变、智力下降、痴呆等，最严重的可成为植物人。

4. 因为低血糖导致的头晕、意识不清，会让人因为跌倒摔伤而产生骨折等意外事件的发生率大大增加。

5. 反复发生低血糖会使病情变得难以控制。因为低血糖时，体内的升糖激素会增加，导致低血糖后反跳性高血糖，造成血糖波动。

当低血糖患者出现昏迷和头昏后，要紧急救治。绝对卧床休息，迅速补充葡萄糖是决定预后的关键。及时补糖将使症状完全缓解；而延误治疗则会出现不可逆的脑损害。因此，应强调在低血糖发作的当时，立即给予任何含糖较高的物质，如饼干、果汁等。重症者应注意误使食物吸入肺中呛入气管引起吸入性肺炎或肺不张。

能自己进食的低血糖患者，饮食应低糖、高蛋白、高脂肪、少食多餐，必要时午夜加饮糖料一次。

第七章 应酬族常见病的早期信号

排柏油样黑便

应酬族因为常年的生活不规律、过度饮酒和饮食高热量，肠胃问题可以说是非常普遍。也是因为这个原因，所以很多人都已经习惯了。但是某一天，假如发现自己排便呈现了柏油那种黑色，就应该小心了。这可能是消化性溃疡的前兆。

消化性溃疡是胃溃疡和十二指肠溃疡的总称，是原本消化食物的胃酸（盐酸）和胃蛋白酶（酶的一种）却消化了自身的胃壁和十二指肠壁，从而损伤黏膜组织。除了会有黑便之外，消化性溃疡还会有下面的征兆：

1. 疼痛。疼痛是长期性，周期性和规律性的。长期性是由于溃疡发生后可自行愈合，但每于愈合后又好复发，故常有上腹疼痛长期反复发作的特点。整个病程平均6～7年，有的可长达一二十年，甚至更长。周期性是上腹疼痛呈反复周期性发作，乃为此种溃疡的特征之一，尤以十二指肠溃疡更为突出。中上腹疼痛发作可持续几天，几周或更长，继以较长时间的缓解。全年都可发作，但以春、秋季节发作者多见。

2. 其他肠胃病表现。有唾液分泌增多、胃灼热、反胃、嗳酸、嗳气、恶心、呕吐等其他胃肠道症状。食欲多保持正常，但偶可因食后疼痛发作而惧食，以致体重减轻。全身症状可有失眠等神经官能症的表现，或有缓脉、多汗等自主神经系统不平衡的症状。

3. 大量出血。是本病最常见并发症，其发生率占本病患者的20％～25％，也是上消化道出血的最常见原因。并发于十二指肠溃疡者多见于胃溃疡，而并发于球后溃疡者更为多见。并发出血者，其消化性溃疡病史大多在一年以内，但一次出血后，就易发生第二次或更多次出血。有10％～15％的患者会大量出血，此为消化性溃疡的首见症状。

消化性溃疡一旦确诊，就要及时治疗。当然，那是对于已经生病的人来说的，最好还是要预防。切忌空腹上班和空腹就寝，因为消化性溃疡的形成和发展与胃液中的胃酸和胃蛋白酶的消化作用有关。戒除不良生活习惯，减少烟、酒、辛辣、浓茶、咖啡及某些药物的刺激，对溃疡的愈合及预防复发有重要意义。

头痛并伴有呕吐和视力下降

对于很多应酬族来说，常年的人际交往，不光带来了很多消化道疾病，更会造成很多心脑血管问题。因为人际交往的压力很大，自己又得不到有效的缓解，所以很可能有严重的问题隐藏起来。有的人会感觉到头痛难忍，但这似乎是很常见的身体反映了，所以不当回事儿。可是假如还有呕吐和视线模糊的情况，应该想到可能是脑肿瘤的早期表现。若是想要进一步确认，可以参考下面的症状：

1. 精神障碍。有些表现为情感障碍如表情淡漠、反应迟钝、少语、忧郁症状。不知道或不认识自己亲人，有情感倒错现象，记忆力下降，甚至对家人姓名、年龄均遗忘。理解、计算、定向困难。尚有表现为动作和行为障碍的，无故摸索、强握、乱跑、随地大小便，甚至出现幻觉和幻听。

2. 出现幻觉。一些患者会出现幻嗅的情况，比如闻到了烧焦、腐烂的味道等。

3. 癫痫。频繁地抽搐，发作期间神志不清，若不及时抢救，会危及生命。

4. 清晨头痛。这种头痛常发生在清晨四五点钟，往往是在熟睡中被痛醒，睡得越熟，痛得越重。起床活动后至八九点钟头痛逐渐减轻以至消失。

5. 喷射样呕吐。呕吐与进食亦无关，而是在一阵头痛之后突然出现"喷射状呕吐"，呕吐物常可喷出很远。

6. 性特征反常。育龄妇女可出现非妊娠性闭经，男性可表现出阳痿，阴毛、腋毛、胡须脱落。

以上这些症状，不管出现了哪一个，都需要提高警惕。

头痛并伴有头晕症状

对于应酬族来说，常年的人际交往，难免会在饮食环节和户外运动上有所松懈，所以会有一定的肥胖。那么肥胖之后，就可能有头晕和头痛了。这对于他们来说，也算是小问题了。不过小问题可能背后隐藏着大问题，那就是高血压。

具体说来，高血压的表现如下：

1. 头疼。疼痛部位多在后脑，并伴有恶心、呕吐等症状。若经常感到头痛，而且很剧烈，同时又恶心作呕，就可能是向恶性高血压转化的信号。

2. 眩晕。女性患者出现较多，可能会在突然蹲下或起立时有所感觉。

3. 耳鸣。双耳耳鸣，持续时间较长。

4. 心悸气短。高血压会导致心肌肥厚、心脏扩大、心肌梗死、心功能不全。这些都是导致心悸气短的症状。

5. 失眠。多为入睡困难、早醒、睡眠不踏实、易做噩梦、易惊醒。这与大脑皮质功能紊乱及自主神经功能失调有关。

6. 肢体麻木。常见手指、脚趾麻木或皮肤如蚁行感、手指不灵活。身体其他部位也可能出现麻木，还可能感觉异常，甚至半身不遂。

高血压是很复杂的一种疾病，与很多因素有关，也会导致许多的并发症和其他心脑血管病。对于肥胖患者来说，之所以会有高血压是因为脂肪过多，挤压了血管，导致血压升高。而其他因素，比如遗传、血液浓度、血管变化、气候等，都可以是一部分原因。所以，预防高血压是一件复杂又系统的事，需要从各方面注意。

对于应酬族来说，想要预防高血压就该控制自己的饮食，少吃那些高热量、高脂肪含量的食物。有时间多注意运动，减掉身上的脂肪和降低血液黏稠度。早上起床可以先活动一下筋骨，不要太急着起来。有可能的话，要尽量午休。

面色发红

因为人际交往的关系，很多人在饮食上就没有了节制。而不少人原本压力很大，强打精神。可能突然有一天，发现自己面色发红，有那种红光满面的样子。此时自己可能觉得奇怪，但也不会多想，这样一来，就很容易忽略隐形糖尿病。

一般来说，糖尿病是有典型症状的。但是隐形糖尿病却不是这样，没有"三多一少"的表现，即多吃、多喝、多尿和体重减少。这种糖尿病的发现大都是因为在诊断其他疾病时被发现，所以被称为隐形糖尿病。不过就算是隐形糖尿病，也还是有一些症状的，比如：

1. 视力变化。表现出来就是视力显著下降或者近视突然好转。这就是高血糖引起的血液渗透压变化，影响调节视力的晶状体。

2. 牙齿松动。吃饭后有很多食物残渣会卡在牙缝里，感觉牙齿没有以前那么结实了。

3. 手足水疱。手、足和足趾，小腿伸侧，常在没有任何诱因的情况下突然出现外观很像灼伤的水疱，但不痛不痒。

4. 肥胖。肥胖的人除了会有过多脂肪外，血管中的血液黏稠度也高。如此一来，患上糖尿病的概率也就高于普通人。而且，那些父母也患有糖尿病的人，自身发生糖尿病的概率也也高。

5. 皮肤瘙痒。糖尿病导致的代谢异常，会使得皮肤上的代谢糖分变多，因此就会有皮肤瘙痒。女性糖尿病患者尤其会在阴部和肛门有瘙痒感觉。

6. 小腿褐斑。有些糖尿病会在小腿胫骨前出现红斑、小水疱、紫癜，然后逐渐形成小圆形褐色斑。通常患者感觉不到，所以容易被忽视。

7. 手脚痉挛。走路的时候会感觉腿脚疼痛，所以不能行走。也会有手部痉挛的情况。

8. 手足肉芽。这些肉芽会出现在手背和脚背上，颜色淡红、质地坚硬，像指甲那样大小，经常还会有指甲变大变硬的情况。

9. 反复感染。女性糖尿病患者会反复尿路感染，或者是有顽固的结核病。

10. 渐进坏死。一般是在小腿的一侧，有黄色的坏死部位，颜色分明，而且会凹陷下去。

11. 低血糖症。因为尿糖，所以血液中糖分降低，导致低血糖的症状。表现出来就是多汗、饥饿、心慌、激动。进食后一般会缓解。

12. 菱形舌炎。舌头无故疼痛，对着镜子检查可以看到一些没有舌苔覆盖的菱形区域。

13. 排尿困难。男性糖尿病患者会有排尿困难的表现，这主要见于前期。

14. 突然阳痿。原本性功能正常的男性，突然就阳痿了。而且会一直加重。

上面这些都是糖尿病的相关表现，有任何一项或几项症状，都要高度重视，到医院检查血糖。

面色苍白，皮肤出血

有的人会有面色苍白的情况，一般说来被认为是贫血。但是假如还伴有皮肤频繁出血的情况，应该考虑是白血病了。详细说来，白血病都有下面的表现：

1. 贫血。因为白血病患者的血红细胞比正常人短，而且易溶解，所以总是缺乏血红细胞。随着病情逐渐加重，贫血就表现得越来越明显。

2. 出血。除了红细胞比较少之外，血浆中的血小板也减少了。血小板的作用是凝血和止血，血小板减少后就会容易出血。一般说来，出血常见于皮肤、口腔、牙龈和鼻腔。出血情况是新旧交替，原有的出血没完全消退，新的又出现了。也有的会是颅内出血，所以会引起头痛、头晕、恶心和失眠，甚至引起瘫痪和死亡。

3. 发热与虚汗。白血病虽然白细胞多，但是却不能抵抗病菌。所以白血病患者会有各种炎症，表现出来就是发热和虚汗。白血病到中期后，患者经常出虚汗，再加上发热，患者身上都会有一种特殊的汗臭味。

4. 淋巴结及肝脾肿大。过多的白细胞会向淋巴和肝脾进犯，导致淋巴结和肝脾肿大。所以能在患者的脖子、腋下、腹股沟部位发现很多大小不一的淋巴结，而且还会逐渐增大。至于肝脾，就是进行性增大。

5. 溃疡。在眼、耳、口、鼻、咽喉出现炎症或溃疡，是急性白血病的早期症状，特别是以前没有此病史的人。

6. 长骨及关节疼痛。因为骨组织被病态的白细胞侵犯所致。多数表现为隐痛或酸痛，甚至剧痛。而且骨质变脆，会出现没有外伤的自行骨折。

白血病又叫“血癌”，是一类造血干细胞异常的克隆性恶性疾病。其克隆中的白血病细胞失去进一步分化成熟的能力而停滞在细胞发育的不同阶段。在骨髓和其他造血组织中白血病细胞大量增生积聚并浸润其他器官和组织，同时使正常造血受抑制，临床表现为贫血、出血、感染及各器官浸润症状。

现在，白血病的发病原因还不清楚，但是临床研究证实，白血病是有一定的高发人群的。有白血病家族史的人，患白血病的概率比一般人要高。那些常年从事放射性工作，接受放射性治疗或电离辐射的人，患本病的概率也比一般人高。还有，动物实验发现白血病是由病毒引起的。

总之，不论白血病是何种原因导致的。出现了上面的那些症状，就应该确诊治疗。随着医学水平的不断提高，现在的白血病也不是不治之症了。

出现黄疸的感冒

感冒之后，大多数人都会有发热、头痛、咳嗽和四肢酸痛的表现。这几乎已经成为常识了，所以对于这些症状，我们一般也都不重视。但是倘若感冒时还出现了黄疸，就是脸上或者眼睑也变黄了，就要警惕急性黄疸型传染性肝炎。

这种突发病主要症状有三期。第一期是黄疸前期，一般为 2～6 天。患者有低热或高热，周身疲乏无力、食欲不振，伴有恶心呕吐、害怕油腻，右上腹部和右腰背部有程度不同的胀痛和不适。有的人最初症状像感冒，如发热、头痛、咳嗽以及四肢酸痛等，所以先前不注意容易误诊为感冒。

第二期为黄疸期，除了极少人以外，一般患者此时不再发热。最大特征是在巩膜上出现均匀一致的黄疸，以后皮肤黏膜也出现黄疸，小便为黄褐色如稀酱油样。这时期肝肿大和触痛比黄疸前期更为明显。黄疸期一般为 1～2 个星期，重者持续 1～2 个月。

第三期为恢复期，患者体温恢复正常，精神、食欲也恢复正常，黄疸渐渐消退，肝脏也缩小恢复正常。小便也渐呈清白色，这时患者除药物治疗以外还得注意休息，很快就可以恢复健康。

虽说病程分为三个时期，但这是对于能恢复的人来说的。因为这种病的症状容易与其他病混淆，比如感冒、风湿热、消化不良等，经常被误诊，所以容易延误治疗的时间。这就造成了病情恶化，转变为慢性炎症，甚至是变成了肝硬化、肝癌。反过来，这种病的传染性很强，可牵连周围能接触到的任何人，所以很可能引起大面积的流行。

有鉴于此，对于出现了黄疸的感冒，还是立即就医为上策。

整日头脑昏沉

应酬族因为压力的关系，大脑常有昏沉沉的感觉。对此他们也习以为常了，所以即便是整天头脑昏昏沉沉，大脑不清醒，也就是认为休息一阵子就能恢复。但是假如昏沉的感觉不能缓解，甚至妨碍思考，还出现记忆力下降的表现。比如，身边刚发生的事，立马就会忘记；刚听人家说了电话号码，转头就没有印象了。就该当心是高血压引起的。

要想确诊是不是高血压，还须参考更多的症状，现在列举如下：

1. 头痛。高血压最明显的表现就是头痛，也有可能是唯一的表现。不同阶段的人，头痛可能不一样。青壮年产生偏侧头痛较多，中老年人以全头痛居多。头痛往往不是那么剧烈，感觉就是头很沉重、胀痛和跳痛。头痛可以是从午夜至凌晨逐渐加重，早晨时较剧烈，会痛醒，起床后活动一下又有所减轻。

2. 心悸胸闷。因为血压高，所以会感到胸闷或心悸。

3. 耳鸣。耳鸣还是双耳都有，虽然没有声音，但总是可以听到。耳鸣是因为血压导致了神经衰弱、失眠、劳累，甚至动脉硬化。耳鸣的性质也不都一样，可以是间断，也可以持续。声音也各种各样，有嗡嗡声、嘶嘶声、汽笛声、蝉鸣声等。

4. 手脚麻木。血压高会导致动脉硬化和局部肢体供血不足，引起手脚麻木的感觉。

5. 失眠。因为血压高会造成大脑皮质功能紊乱和自主神经功能失调，这就引起了失眠。

高血压是常见的心血管病，多发于中老年人，现在也逐渐向年轻化发展。这是由于目前的很多人都饮食不节制，缺乏有效的锻炼，再加上生活不规律等造成的。高血压的危害不限于血压本身，而是它能引发各种并发症，如心、脑、肾血管的损害，导致冠心病、心脏功能不全、中风、肾衰竭、动脉硬化、夹层动脉瘤等。这些疾病所具有的危害，在之前也有过部分的介绍。因此，对高血压千万不能不当回事儿。高血压在发病前也是有各种征兆的，所以若是抓住了这些征兆，就能提前预防危害。生活中，也要从各方面保养身体，预防高血压的出现。

心率过快

不少应酬族在多年的忙碌后，都收获了一身的脂肪和高血压，动不动就气喘吁吁、心跳加速，慢慢也习惯了。只是，这心率过快背后也隐藏着很大的风险，那就是要当心心力衰竭。

心力衰竭就是指心脏当时不能搏出同静脉回流及身体组织代谢所需相称的血液供应。往往由各种疾病引起心肌收缩能力减弱，从而使心脏的血液输出量减少，不足以满足机体的需要，并由此产生一系列症状和体征。

那么，心力衰竭能引起哪些症状，如何进行判断呢？

1. 没来由地咳嗽、腹胀、食欲不振、恶心、呕吐、肝区胀痛、少尿及呼吸困难等。一般会在 5 年后死亡。

2. 不同以往的呼吸困难，活动时加重，严重者端坐时呼吸较困难、咳嗽并伴大量白色、粉红色泡沫痰、食欲降低、双下肢水肿等。此外，有风湿性心脏病、得过急性心肌梗死的患者，以及扩张性心肌病、高血压病患者等，在炎夏到来时更要提高警惕，需定期对自己的心脏进行检查。

3. 夏季天气热，人体为散热会扩张体表血管，血液多分布在体表、心脏、大脑血液供应减少。会加重心脑血管病患者的缺血低氧反应，使心脑细胞损伤和坏死增加，加重病情。再有，闷热的天气，患者易急躁，可引起交感神经兴奋，使心率增快、心肌耗氧量增加。另外夏天燥热的天气，也使睡眠质量大打折扣。这些都易使心脏“脆弱”者在夏季发生心衰。心衰是各种心血管病最终的结果，为心血管病最常见的死因，病死率高，5 年存活率与恶性肿瘤相仿，严重影响患者的生活质量。

4. 在进行较为剧烈的活动时出现气短。上楼时胸闷、气短、休息后即可缓解。有的晚上入睡后憋气及胸闷，需用好几个枕头垫高才舒服。每晚双下肢水肿、疲乏无力、头晕、记忆力下降等。除上述临床表现外，还可进行一些常规检查如心脏超声，它是目前诊断心衰最准确、最简便，临床上应用较为普遍的方法。还有一些隐性心衰者自己并未感觉特别异样，如不是心脏超声等检查表明其心脏增大、功能减弱，这些患者很可能与最佳的治疗时期擦肩而过，导致严重后果。

以上这些都是早期心力衰竭的表现，说起来也都是很多人会有的生活表现。由此可见，心力衰竭在生活中并没有得到重视。对于那些肥胖的应酬族来说，心力衰竭之所以会出现，还是与高血压有着密不可分的关系。因为这种病只有三种原因，除了心肌损害和甲减之外，就是肥胖导致的心脏负荷过重。

大多数人认为，高血压无非是血压升高，只要吃降压药就行了。其实，高血压并非像人们想象的那样简单。除了此处说到的心力衰竭，它引起的其他心血管系统疾病更是有严重危害。动脉粥样硬化、凝血功能异常、内皮功能紊乱、肥胖、左心室肥厚、心率增快、胰岛素抵抗、糖代谢异常、肾功能改变、高尿酸血症等组成的高血压综合征，还有高血压的并发症如冠心病、心肌梗死和中风等，这些都是临床上致死率很高的疾病。所以，这由不得我们不重视高血压。

总而言之，心力衰竭是我们不得不重视的一种疾病，高血压更是需要引起警惕。

腿肚抽筋并且视力模糊

一部分应酬族虽然并不经常有户外活动和运动的习惯，但是却时常小腿肚抽筋，并且有刺痛的感觉，这就要当心是自己血脂太高了。

高血脂不光会在腿上有反应，还会有下面的这些前兆：

1. 肥胖。肥胖表现在外面就是脂肪增加，人变胖了。在内在，就是血液中脂肪含量增加，尤其是三酰甘油、游离脂肪酸和胆固醇都高出正常水平。

2. 眼袋显著。眼袋，就是大量脂肪堆积在人的下眼睑皮下组织中，久而久之形成了一个半圆形的袋状物。眼袋是人体脂肪代谢障碍的表现。眼袋显著的人很可能是家族有高脂血症，还可能是有动脉硬化症。

3. 头晕嗜睡。早上起来就觉得头昏，吃了早饭能改善，但是过午后就想睡觉，晚上又很清醒。

4. 皮肤黑斑。这些黑斑会在很短时间内就出现在脸部和手上，同时记忆力减退。

5. 视力下降。看不清东西，这可能是血液黏稠度变高，视网膜暂时缺血低氧导致的。

6. 黄色瘤。脚后跟、手背、臀部及肘、膝、指关节等处出现了黄色、橘黄色或棕红色的结节、斑块或疹子，医学上称之为“黄色瘤”。这些黄色的瘤可能还有线状条纹。

以上这些症状，可以部分出现，也可能一起出现。不管有哪些表现，都要重视并就诊。

耳垂潮红、耳垢过多

生活中耳垂变红、耳屎多是不会引起什么重视的，但是对于那些身体并不好的人来说，尤其是还有下面的这些反应的人来说，就可能是糖尿病的征兆。

1. 在一些有蚂蚁的野外或草地附近小便，会发现有蚂蚁聚集在上面。

2. 年纪轻轻，没有什么肾脏病和其他重病，就已经阳痿。

3. 总觉得自己嘴里有芳香气味，或者是闻到汗液和尿里也有芳香。

4. 头晕乏力，嘴里总是很干很渴，还会觉得嘴里有火烧似的疼痛。

5. 吃得多、喝得多、尿得多，但是体重却减轻。就是“三多一少”的表现。

6. 觉得皮肤上有蚂蚁在爬，或者是针刺、烧灼和瘙痒。还会有皮肤硬块。

7. 手脚麻木、疼痛，会有肚子和小腿抽筋。

8. 总是拉肚子，但是量却不多，不会有黏液和血。一般都在晚上或凌晨，甚至还会有既拉肚子又便秘的情况。

9. 视力迅速下降，模糊一片。

10. 过去没有肾病史，却出现水肿、蛋白尿、肾功能不全，甚至出现尿毒症。

11. 吃饭时大汗淋漓汗液异常，半边身体出汗。

12. 脚底板和手掌上有烫伤那样的水疱，久治不愈。指甲还有红色块，而且凹凸不平。

有了上面的一种或几种表现，都要高度怀疑是糖尿病。糖尿病的危害是很大的。过高的葡萄糖可循着血液流向全身每个角落，因此，如果糖尿病不能很好地控制，则有可能产生许多并发症，影响全身组织器官，引发心脏病、中风、失明、坏疽、肾脏病等，易导致其他方面慢性损害，如神经病变，感染和性功能障碍等。所以，应尽早地发现并进行正确有效的治疗，以减少并发症带来的危害。

糖尿病的发生是由于人体内绝对或相对的缺乏胰岛素，并伴有不同程度的胰岛素抵抗，从而引起体内代谢异常所致。导致糖尿病的因素很多，如遗传因素、病毒感染、摄入化学物质、饮食不平衡、高淀粉低纤维饮食、喝牛奶、肥胖、烟酒、少运动、睡眠少、体内铁多、缺乏维生素 E、不良情绪、压力大和性格因素等。

上肢麻木

对于常年与人交往的应酬族来说，运动自然就比较奢侈了。他们在某一天可能起床后突然感觉上肢麻木，心里就有些害怕。但是又不知道上肢麻木会是哪些病的征兆，所以在此就有必要介绍一下。

1. 颈椎病。神经根型和脊髓型颈椎病、颈椎间盘退行性改变或骨质增生的刺激，压迫脊神经根，引起上肢的感觉、运动功能障碍，常表现为一侧上肢节段的运动障碍或感觉麻木。

2. 肩周炎。肩周炎不光会肩膀痛，还会连带到胳膊。假如增大活动范围，则有剧烈锐痛发生。严重时患肢不能梳头、洗面和扣腰带。

3. 轻型脑梗死。一般会有上肢或半身麻木。

4. 慢性劳损或轻微牵拉伤。40 岁左右的中年人是多发人群，除上肢麻木外，还可能有皮肤感觉减退、肌肉萎缩的表现。

5. 风湿病。引发关节病变，可导致上肢麻木、脖子僵硬。

6. 神经系统退化性疾病。因为神经退化，脖子上的脊髓空洞，患病上肢会有明显的感觉障碍，又麻又疼，但是还有触感。

上肢麻木可能的疾病有许多，但都与神经系统有关。所以诊断时不能忽视神经系统的病变。

下肢麻木

除了上面讲到的上肢麻木外，一般来说，麻木都还会有下肢表现。对于应酬族来说，这也是需要重视的。相比于疼痛来说，麻木是容易被忽视的。但是许多疾病都会导致肢体麻木，比如血管受压、脑部供氧不足、神经系统障碍等。因此，出现了下肢麻木就要多想一想，结合自身的其他感受和当前情况，做一个大致的判断。下面就对一些导致下肢麻木的常见病作大致的介绍：

1. 颈椎间盘脱出症、颈段脊髓肿瘤。这两种神经科的病，治疗后虽然可以好转，但是还会加重，导致出现下肢无力、行走困难、大小便障碍。

2. 颈椎病。上面已经说到了，颈椎病会导致上肢麻木。但其实它也会导致下肢麻木，因为颈椎动脉和神经受压，导致的不光是脑部和上肢供血不足，还会让下肢也出现这种状况，所以下肢麻木也较常见。

3. 营养不良。因为营养不良，所以肢体供血能力下降，运动功能和感觉就会有障碍，下肢麻木也就出现了。另外，通常它还会有乏力、头昏或心慌等症状。

4. 动脉硬化。由它导致的血管问题会引发大脑供血不足，影响到感觉中枢和运动中枢，所以出现下肢麻木的情况。当然，动脉硬化还会导致缺血性中风、说话困难和瘫痪。

5. 自主神经功能紊乱。如难以控制的忧郁、烦躁、失眠、周身不适、麻木、乏力等。

6. 神经疾病。一些疾病会引起神经炎，尤其是神经类的疾病，也会引起肢体麻木或酸痛。诸如感冒、腮腺炎、麻疹、带状疱疹、白喉、破伤风和菌痢，都可能因为细菌或病毒分泌神经毒素而引起神经炎，表现出来就是肢体麻木。不过这些疾病易被忽视。

7. 中毒。很多能引发中毒的化学物质，比如一氧化碳、二硫化碳、苯胺、有机磷农药、氯苯乙烷，重金属如砷、铅、汞、铜、锰等都能造成肢体麻木。当然酒精也可以。

不管是何种原因导致的下肢麻木，都肯定是与神经系统有关联。而麻木所预示的疾病也会有很多其他的表现，出现了下肢麻木，若自己不能确定，就要去医院确诊。

一侧腰痛剧烈

有的时候，人会有腰痛的情况。但是腰痛的表现有很大区别，有的时候是感觉腰部一侧疼痛，并且疼痛向腿部和臀部放射，小腿也发麻。假如还有咳嗽和上厕所时疼痛加重，腰部自然向一边弯曲、行动不便，这就是患上了腰椎病。

具体说来，腰椎是支撑着人体躯干的主要部分，腰部所承受过的重量大得难以计算，由于积累性的劳损，每个人一生中都会有不同程度的腰痛。由于腰痛的原因较为复杂，因此，要确诊腰疼的原因，需要仔细观察和分析。常见的有下列一些情况：

1. 腰椎间盘突出。在人群中发病率为 15.2%。其发病主要是因为腰椎间盘各部分，尤其是髓核有不同程度的退行性改变。在各种外力作用下，椎间盘的纤维环破裂，髓核组织从破裂之处突出，使相邻神经根、脊髓等遭受刺激或压迫，从而产生腰痛、一侧或双侧下肢疼痛、麻木等症状，甚至大小便失禁、瘫痪。

2. 骨质增生。随着年龄增长，腰椎及周围软组织产生退行性病变。由于软组织病变，肌肉的牵拉或撕脱、出血、血肿，日久便形成刺状的骨质增生；骨刺的形成又对软组织产生机械性的刺激，压迫神经导致神经根水肿变形，产生腰腿痛等症状。如此恶性循环，病情不断加重。虽有许多通常的治疗措施，但疗效皆不尽如人意。病情反复、时好时坏，不能根治。

3. 腰椎管狭窄。主要有先天与后天的区别，先天的椎管狭窄症是指椎管先天发育较窄，在同样的组织退变、增生的情况下，容易引起症状。后天因素是由于退变、损伤等原因引起的黄韧带肥厚、椎体骨质增生、小关节骨赘、硬膜外粘连、腰椎间盘突出等，导致腰椎管腔狭窄。其中以黄韧带肥厚、腰椎间盘突出引起者最为多见。

4. 腰椎滑脱。是由于先天性发育不良、创伤、劳损等原因造成相邻椎体骨性连接异常而发生的上位椎体与下位椎体部分或全部滑移，表现为腰骶部疼痛、坐骨神经受累、间歇性跛行等症状的疾病。

腰部疼痛

常年的应酬，身体的损耗就大，所以出现腰背痛也就在情理之中了。也许很多人对此都不当回事儿了，但不要忘了，腰背痛所反应的只是一个方面，可能有大的隐情在后面。因此，即便是常见的腰酸，我们也要对此有一定的认识，以鉴别轻重。下面就是一些常见的腰背痛疾病：

1. 腰肌筋膜炎。多由长期腰部用力、弯腰活动或腰部姿势不良所致。腰部隐痛，时轻时重、劳累加重、休息好转、反复发作。

2. 妇科病。除腰痛外，常伴有月经不调或白带增多等症状。

3. 腰椎结核。多发于成年人，常因为日常劳作引起的。疼痛的性质多为钝痛或酸痛，伴有压痛及叩击痛，在劳累、咳嗽、睡前疼痛加重。上腰椎结核可有大腿痛，下腰椎结核可有坐骨神经痛。

4. 肥大性脊椎炎。多为腰部创伤引起，特别是重体力劳动。疼痛部位在脊柱正中，范围较广，一般早上比较重，稍活动或运动后减轻。遇热时疼痛可缓解，腰肌紧张较明显，脊柱向各个方向活动均受限制。

5. 骨质软化症。女性比男性多，与多次妊娠有关，与生活环境、营养程度和生活习惯等也有重要关系。症状是肌肉酸痛、四肢乏力、骨骼弯曲变形等。

6. 腰肌劳损。腰肌劳损是指腰骶部肌肉、筋膜以及韧带等软组织的慢性损伤，导致局部无菌性炎症，从而引起腰臀部一侧或两侧的弥漫性疼痛。主要症状为腰或腰骶部疼痛，反复发作，疼痛可随气候变化或劳累程度而变化，时轻时重、缠绵不愈。

7. 腰椎间盘突出。多因外伤导致，重体力劳动和青壮年者多见。疼痛部位在下腰部，腰肌明显紧张、运动功能障碍，可通过休息缓解。

8. 肾脏病。疼痛多在上腰部，表现为一侧或两侧的钝痛，偶尔有剧痛或放射性痛。腰肌不紧张，但是有泌尿系统症状，比如尿频、尿痛、血尿等。

除了上面说到的这些疾病外，腰痛还可能是很多病的表现。因为腰部是肠道、泌尿系统、生殖系统和脊椎的结合部位，所以可引发腰痛的可能性非常多。出现了腰背痛，就需要结合其他的症状来判断。

头痛伴有莫名视力下降

头痛在现在的生活中很平凡，但凡有点儿压力的人，也都会有那么些头痛的经历。不过，普遍的不代表就是普通的，头痛若是还伴随着视力无故下降的情况，要警惕脑肿瘤的存在。一般来说，还可以根据下面的症状帮助判断：

1. 清晨头痛。这种头痛常发生在清晨四五点钟，往往是在熟睡中被痛醒，睡得越熟，痛得越重。起床活动后至八九点钟头痛逐渐减轻以至消失，故称之为“清晨头痛”，此为脑肿瘤所特有的一大征兆。

2. 喷射状呕吐。与胃肠疾病的呕吐相比，脑肿瘤患者的呕吐不伴有胃脘闷胀、恶心、腹痛和腹泻、呕吐与进食亦无关，而是在一阵头痛之后突然出现“喷射状呕吐”。

3. 单眼突出。脑瘤形成之初，除前文所讲到的视力骤然下降之外，一侧眼球向前突出也是此症的一大不祥之兆。这类患者单侧的眼球向前突出，严重时可致眼睑闭合不全。临床资料统计表明，单侧眼球突出的脑瘤患者约有50%是由颅内疾患引起，其中最常见的病因就是脑瘤。

4. 单侧耳聋。若无中耳炎、外伤等病史，仅有一侧耳朵听力逐渐减退，这也很可能是颅内肿瘤压迫了听神经所致的结果。

5. 感觉减退。位于大脑半球中部的顶叶专管感觉，该部位的脑瘤会导致对侧偏身的各种感觉器官失灵，使痛觉、冷热、触碰、震动和形体辨别等感觉减退甚至丧失。

6. 半身不遂。脑肿瘤引起的半身不遂包括两种不同的情况：一种是半身无力或偏瘫，表现有病侧肢体活动障碍；另一种是一侧肢体共济失调，表现为动作蠢笨或举动不稳。这两种症状是缓慢出现并呈渐行性加重，前者多见于大脑半球肿瘤，后者多见于小脑半球肿瘤。

7. 肢端肥大。如果是嗜酸性垂体瘤，其临床特有的征象是手脚粗大肥厚、肩弓、下颌部突出，面目渐变丑陋。

8. 性征反常。育龄妇女可出现非妊娠性闭经，男性可表现出阳痿，阴毛、腋毛、胡须脱落等表现。

感冒一直不好

一些小病小灾，在生活中也是非常普遍的。对于这些小病，通常我们就是吃药打针，然后就能等待痊愈。但是有一些小病是不那么快好的，尤其总是治不好的，就要警惕藏在普通症状后的危险了。比如，感冒一直不好，就要当心鼻咽癌。因为这种癌症早期症状不明显，不好发现。但是留心一些特别的情况，比如感冒时鼻涕有血丝，原本不感冒最近却一直感冒。这些反常的表现，通常就是问题所在了。除此以外，其他一些小病的非常规表现也能说明癌症存在的可能：

1. 久咳不愈。很多情况下都会发现痰中有血。但是直到因为胸口疼、呼吸困难而去医院检查，会发现是肺癌晚期。因此，对于那些一直吸烟，又久咳不愈的，要及时去医院确诊。

2. 总是腰疼。腰部疼是会有的，但是一直疼却不正常了。此时若是有血尿、腰部疼痛、腹部有肿块，就要小心肾脏癌。还有那些一直吃止痛药或常染头发的人，是肾脏癌的高危人群，要定期去检查。

3. 尿频。女性有下腹肿胀、闷痛、骨盆或腹部疼痛，很快就有饱足感、尿频与尿急，几乎每天出现其中一种症状时，应快速就医。

4. 月经不正常。通常，月经都是有规律的。月经不调，是指月经的周期、经量、经色、经质在任何一方面有了变化。更年期妇女闭经后假如再出现阴道出血，就很可能是肿瘤引起的。随着病情的进展，往往伴有脓性白带、进行性消瘦、乏力等症状。

5. 体重突然下降。如果没有节食，也没有什么消化道问题，但是体重一直在下降，要警惕胰腺癌。

现在，癌症是严重威胁人类健康的一种疾病。大家也都把癌症当成是不治之症。其实，虽然癌症是比较难治愈，但也不代表完全不可能。只要发现得早、治疗得好，是完全可以治愈的。而实际情况却是，很多癌症被发现时已经是晚期了，再想治愈也非常困难。正是这个原因，我们要特别重视癌症前期的信号。而很多常见的小病背后，隐藏着的癌症也完全可以有特别的表现。不过只要我们足够细心，也可以及时避免。

单侧扁桃体肿大

扁桃体红肿通常都是感冒后的炎症，不会有什么大问题。但是如果对着镜子张开嘴观察扁桃体，发现扁桃体是一侧肿大，而且肿胀还在增长，上面有溃疡甚至是脓液渗出来，就该小心是扁桃体癌。

可以借助下面的症状帮助确认：

1. 咽部不适，异物感或轻微疼痛。晚期可有明显咽痛，吞咽时加剧，并可放射到同侧耳或面部。常有口臭、出血及张口困难等症状。

2. 咽喉部疼痛，初诊时有65%的患者有此症状，开始是隐痛不适，有烧灼样，逐渐影响进食，严重时可放射至耳部。

3. 颈部淋巴结肿大，早期常用颈淋巴结转移，出现同侧或双侧颈淋巴肿大、质硬、固定。

扁桃体癌往往会同慢性扁桃体炎和扁桃体结核相混淆。慢性扁桃体炎也会引起扁桃体增大，但一般是双侧性，而且不会一直增大。另外，它的发病缓慢，会反复发作。扁桃体结核的肿大也很缓慢，这是和扁桃体癌的明显不同。

早期扁桃体癌可手术切除，再配合放疗，化疗及中医中药治疗，效果颇佳。

吞咽疼痛

吃东西的时候可能会有吞咽困难的情况，这说明口腔或者咽喉有炎症或者病变，常见的就是喉癌，那么如何确认呢？

1. 吞咽疼痛和吞咽困难。喉癌肿瘤在咽喉上，会侵犯食管、舌根和咽喉周围。吞咽东西会碰触到这些病变组织，感到疼痛。不过疼痛可以放射到耳根，所以也好鉴别。

2. 声音嘶哑。与喉咙在一块的还有两片声带，即我们的发声器官。肿瘤影响到声带的运动，发出的声音就变得嘶哑。

3. 呼吸困难。喉咙附近的气管很窄，容易被肿瘤阻塞。所以很容易就有呼吸困难的表现。而这种表现往往是肿瘤早期的症状，因为其他的相关部位都要等到以后才能出现异样。

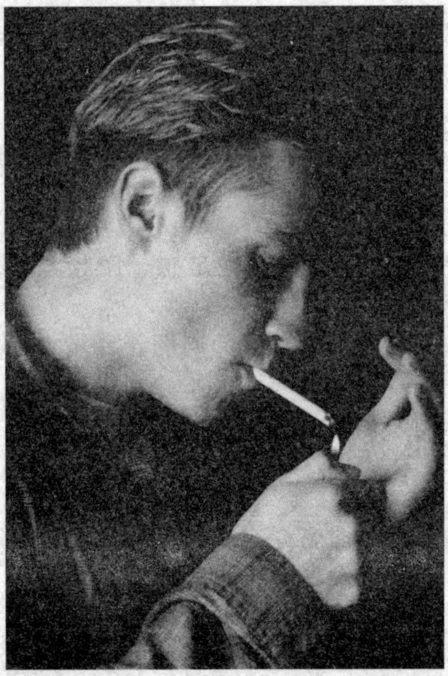
吸烟和过度饮酒显著增加患喉癌的风险

4. 咳嗽，痰中带血。肿瘤组织的溃烂，发炎和分泌物都会滞留在气管和咽喉，引起咳嗽。有时候是剧烈呛咳，导致吐痰带有血丝。

5. 颈部肿块。当喉癌发展到一定程度后，就会向颈部淋巴结转移。

以上的这些症状，可能与其他一些呼吸道或口腔疾病有类似。但不论是哪种表现，都是非常严重的。立即去医院诊治是最好的选择。

喉癌的发病原因非常多，临床研究显示，很可能是如下这些因素共同作用的结果。

1. 吸烟。吸烟与呼吸道肿瘤关系非常密切。据来自世界各地的研究，多数喉癌患者都有长期大量吸烟史，喉癌的发生率与每日吸烟量及总的吸烟时间成正比。另外，不可忽视被动吸烟也可能致癌。吸烟时烟草燃烧可产生烟焦油，其中的苯丙芘有致癌作用，可致黏膜水肿、充血、上皮增生及鳞状化生，使纤毛运动停止，从而致癌。

2. 饮酒。据调查，饮酒者患喉癌的危险性比非饮酒者高1.5～4.4倍，尤其是声门上型喉癌与饮酒关系密切。吸烟与饮酒在致癌方面有协同作用。

3. 空气污染。工业产生的粉尘、二氧化硫、铬、砷等长期吸入可能导致呼吸道肿瘤。据研究，空气污染严重的城市喉癌发生率高，城市居民发病率高于农村居民。

4. 职业因素。长期接触有毒化学物质，如芥子气、石棉、镍等。

5. 病毒感染。人乳头状瘤病毒可引起喉乳头状瘤，目前认为是喉癌的癌前病变。

6. 性激素。喉是第二性征器管，被认为是性激素的靶器管。喉癌患者男性明显多于女性。临床研究发现喉癌患者睾酮水平高于正常人，雌激素降低，切除肿瘤后睾酮水平明显下降。

7. 微量元素缺乏。某些微量元素是体内一些酶的重要组成部分，缺乏可能会导致酶的结构和功能改变，影响细胞分裂生长，导致基因突变。

8. 放射线。长期放射性核素，如镭、铀、氡等接触可引起恶性肿瘤。

大便解不完

有肠胃问题的人，出现痔疮、肛裂等情况也很常见。但是不知从哪一天开始，总是感觉大便解不完，应该就是出了大问题。此时很可能是直肠癌出现了。一般说来，都会有下面这些症状：

1. 便血。少量出血肉眼不易发现，但用显微镜检查粪便时可以发现大量红细胞，大便潜血试验阳性。出血量多时可以出现大便带血、血色鲜红或暗红。当癌肿表面破溃，形成溃疡、肿瘤组织坏死感染，可出现脓血、黏液血便。

2. 不同程度的便不尽感、肛门下坠感，有时出现腹泻。

3. 腹痛、腹胀、排便困难，排便前腹痛、肠鸣，排便后症状减轻。大便可变细，带沟槽。

4. 尿频、尿急、尿痛、排尿困难等。肿瘤侵犯阴道时可出现直肠阴道瘘、阴道流出粪液；肿瘤侵犯骶骨及神经时可出现骶尾部及会阴部剧烈疼痛；肿瘤侵犯压迫输尿管时可出现腰部胀痛；肿瘤还可压迫髂外血管出现下肢水肿。上述症状均提示肿瘤属较晚期。

5. 肿瘤转移到肝脏、肺等时，相应脏器可出现症状。如转移至肺时可出现干咳、胸痛等。

6. 患者可出现不同程度的乏力、体重下降等症状。

直肠癌是由直肠组织细胞发生恶变而形成，因为同样会引起出血、疼痛等表现，所以容易与痔疮、直肠息肉和肛裂发生混淆。痔为常见的肛肠良性疾病，其临床表现为肛门出血，血色鲜红，一般量不多，表现为手纸染血、便后滴血、粪池染血等，大便本身不带血，或仅有少许血迹。出血一般为间歇性，多为大便干结时或进食辛辣刺激食物后出现。不伴腹痛、腹胀，无大便变细或大便性状改变（如大便带沟槽）。直肠指诊无明显肿块，指套一般不染血。反之，直肠癌为大便带血，血色鲜红或暗红，一般为每次大便均带血。直肠癌导致肠梗阻时可有腹痛、腹胀等，大便可变形。直肠指诊多数情况下可触及肿块，指套多染血。

直肠息肉也可出现大便带血，但一般不会引起腹痛，腹胀等。一般不会引起全身症状（如乏力，体重下降）。直肠指诊可触及质软肿块，指套可染血。而直肠癌可引起肠梗阻症状，可引起乏力，体重下降等全身症状。直肠指诊可触及质硬肿块，指套可染血。肛裂为肛门出血，血色鲜红，一般量不多。其特点是伴排便时及排便后肛门剧痛。肛门视诊可见肛门皮肤裂口，有时可见前哨痔。指诊有时可触及肥大肛乳头，一般指套无染血。

痔疮反复

痔疮在人群中已经非常普遍了，很多时候也是反反复复，总也治不好。不过痔疮在特别的情况下很可能就是大肠癌的前兆，可注意一下是否还有如下这些情况：

1. 粪便形状改变，如由粗变细。

2. 粪便变黑或暗红色，粪便变稀，有黏液。

3. 排便次数增多，但却排不出粪便。

4. 反复的痔疮不愈，不明原因的贫血、体重减轻。

5. 不明原因的肚子胀痛。

6. 大便内有脓血或黏液血丝。

7. 大便习惯改变，大便频繁或腹泻便秘交替。

8. 经久不愈的肛门溃疡，持续性的肛门疼痛。

9. 大便形状改变、变细、变扁或带槽沟。

10. 发现有结肠多发息肉或乳头状腺瘤。

大肠癌一旦进入晚期，可出现较明显的症状。但有些症状并非特异，且与癌肿所在的部位有关。

1. 右侧结肠癌。主要表现为消化不良、乏力、食欲不振、腹泻、便秘，或便秘、腹泻交替出现，腹胀、腹痛、腹部压痛、腹部包块、进行性贫血。包块位置随病变位置而异。盲肠癌包块位于右下腹，升结肠包块位于右侧腹部，横结肠包块位于脐部附近。此外可有发热、消瘦，并有穿孔及局限性脓肿等并发症，此时病变已进入最晚期。

2. 左侧结肠癌。由于乙状结肠肠腔狭小，且与直肠形成锐角，因而易发生狭窄和进行性肠梗阻，多有顽固性便秘，也可能间接出现排便次数增多。由于梗阻多在乙状结肠下段，所以呕吐较轻，而腹胀、腹痛、肠鸣及其肠型明显。癌肿破溃时，可使粪便外染有鲜血或黏液。梗阻近端肠管可因持久性膨胀、缺血、低氧而形成溃疡，甚至引起穿孔，也可发生大量血及腹腔脓肿。

3. 直肠癌。这一部分在上面已经讲过。

4. 肛管癌。主要表现为便血及疼痛，疼痛于排便时加剧。当癌肿侵犯肛门括约肌时，可有大便失禁。肛管癌可转移至腹股沟淋巴结，故可于腹股沟触及肿大而坚硬的淋巴结。

顽固性上腹部疼痛

上腹部疼痛是许多肠胃疾病、胆道和肝脏疾病都会有的表现。只是还有一种疾病，也会有这种表现，那就是胰腺癌。具体说来，它的症状有如下几种：

1. 消化不良、食欲下降。通常还会有不明原因的体重下降。

2. 疼痛。部分病人会有疼痛，疼痛与否和肿瘤的位置以及大小有关系，这种疼痛可能是腹痛，也可能是腰背部痛。而且，还可能出现黄疸。

3. 顽固性上腹部剧痛。这种疼痛发作不规律，可能持续，也可能间歇。吃油腻食物或者喝酒都会加重疼痛，不吃东西可以缓解。

因为胰腺分为胰头、胰体和胰尾，所以胰腺癌也根据部位的不同，分为胰头癌、胰体癌和胰尾癌。不同部位的胰腺癌，所表现出来的症状也不一样。

1. 胰头癌。初期即有消瘦，体重减轻。胰腺癌患者常出现消化不良、呕吐、腹泻等症状。胰头癌的症状主要包括中上腹部饱胀不适、隐痛、钝痛、胀痛、恶心、食欲不振或饮食习惯改变、体重减轻、黄疸、皮肤瘙痒、小便色黄、大便色淡甚至呈白陶土样。排便习惯改变、脂肪泻、抑郁、胰腺炎发作、糖尿病症状、消化道出血、贫血、发热、血栓性静脉炎或动静脉血栓形成，小关节红、肿、热、痛、关节周围皮下脂肪坏死，原因不明的睾丸疼痛等。

2. 胰体癌。腹痛为胰腺癌的早期症状，多见于胰体及胰尾癌，位于上腹部、脐周或右上腹，性质为绞痛、阵发性或持续性、进行性加重的钝痛，大多向腰背部放射，卧位及晚间加重，坐、立、前倾位或走动时疼痛可减轻。部分胰腺体，尾部癌肿可见肢体静脉的血栓性静脉炎，而造成局部肢体水肿。体格检查除发现黄疸外，可有上腹部压痛。晚期可于上腹部触及板结、坚硬的肿块。如黄疸伴有胆囊肿大，则为胰头癌的重要依据。由于胆汁淤积，常可扪及肝脏肿大。如癌肿压迫脾静脉或脾静脉血栓形成时，可扪及脾肿大。

3. 胰尾癌。早期症状不明显，有时常因肿瘤转移到腹膜、肺、骨骼及其他器官才查到本病。当癌瘤发展到一定程度时，可表现食欲不振、疲乏无力、体重减轻、腹部常可触及肿块，疼痛较少，不如胰体癌那样剧烈，发作日可牵连左上腹部及左胸部。胰尾癌因距肝胆位置较远，不易产生压迫，所以不发生黄疸。

反复出现淋巴结肿大和发热

一般说来，出现了淋巴结肿大，都说明了存在疾病。假如再伴随着发热的症状，应该想到淋巴癌。

判断淋巴癌，可以根据下面的这些表现：

1. 淋巴结无痛性、进行性肿大。表面光滑、质地较韧、触之如乒乓球感，或像鼻尖的硬度。以颈部和锁骨上淋巴结肿大最常见，腋窝、腹股沟淋巴结次之。也有患者以深部的淋巴结肿大为主要表现。

2. 面颈部肿胀、胸闷、胸痛、呼吸困难、腹痛、腹胀、黄疸。这是肿大的淋巴结对周围的组织器官造成影响或压迫。

3. 全身症状。半数患者还可能出现发热、盗汗、乏力、消瘦、食欲缺乏、皮疹、瘙痒、贫血等全身症状。由此可以看出，如果是浅表部位的淋巴结肿大为主要表现，有可能会提醒我们早发现，深部病灶往往长到比较大的时候才有症状，因此很难早诊断。

淋巴细胞是人体的健康卫士，他们抵抗外来细菌，病毒等的入侵，清除机体内衰老坏死的细胞，维护着机体内环境的秩序。淋巴癌就是淋巴细胞发生恶变后的肿瘤。淋巴瘤的发病部位不一，临床表现多样，与其他肿瘤相比，诊断更为困难。最常需要鉴别的是良性疾病引起的淋巴结增生、肿大。此外，还需要与淋巴结转移癌相鉴别。

目前尚未完全发现淋巴瘤的明确病因，较为公认的是某些感染因素可能与某些类型淋巴瘤的发病有关。减少环境污染、保持良好的生活习惯，对机体的某些慢性炎症性疾病及时治疗，改善机体的免疫功能，不仅可能减少淋巴瘤的发病率，也是减少其他恶性肿瘤发病率的共同原则。

第八章

开车族常见病的早期信号

一侧耳朵听力逐渐下降，耳内听到杂音

经常开车自然就会有听觉麻木，因为喇叭的噪声早就让耳朵听力下降了。不过假如你是一只耳朵听力逐渐下降，而且耳朵里会有杂音，要当心听神经瘤。一般说来，下面的表现可以帮你确认：

1. 单侧感音神经性听力减退。内听道内的肿瘤最常见的症状为单侧感音神经性听力下降，常作为首发症状出现。一侧渐进性耳聋，言语识别率下降，早期常表现为与人谈话时，闻其声而不解其意，渐渐发展为全聋。也有约 1/4 的患者可表现为突发性聋，在突发性耳聋的患者中有 1%～2.5%的患者最终被确诊为听神经瘤，故应注意排除。

2. 耳鸣。这是第二常见症状，常在听力下降前即可出现，也可同时开始，为一侧性，音调高低不等，渐进性加剧。可为汽笛声、蝉鸣音、哨音等，可逐渐由间断变为持续性。

3. 前庭功能障碍。常为轻度的头晕、不稳感，少数表现为短暂的旋转性眩晕，伴耳内压迫感、恶心、呕吐。因肿瘤发展缓慢，前庭逐渐发生代偿而可致眩晕消失。

4. 邻近脑及脑神经受压症状。压迫三叉神经感觉根致同侧感觉减退。如果三叉神经的运动根亦受影响，则可出现同侧咀嚼肌无力、张口下颌偏向患侧、咀嚼肌及颞肌的萎缩等。压迫面神经致面瘫、面肌痉挛，耳镜检查时可出现征阳性，即对骨性外耳道壁触诊，此处感觉减退，因面神经感觉支受压形成，可在很小的听神经瘤即可出现。压迫外展神经可致复视等，压迫后组颅神经可有吞咽困难、声嘶、误咽、呛咳，压迫小脑可协调运动障碍、步态不稳、患侧倾倒等，肿瘤巨大压迫脑干，可以有剧烈头痛、恶性、呕吐、脑疝甚至死亡等。

耳　鸣

听惯了喇叭的噪声，开车族也有听力下降的表现。某一天静下来，耳朵里突然有声音出现，这就是耳鸣。耳鸣在生活中也是时有发生的，通常人们都不太在意。但是，耳鸣却有可能是一些疾病的先兆。下面就对这些疾病做一个大致的介绍。

1. 神经衰弱性耳鸣。这种耳鸣的特点是声音高低不稳和声音类型变化多，大多数都是两侧耳朵都有。而且还会伴随着头昏、头痛、失眠等症状。

2. 耳部疾病引起的耳鸣。这种耳鸣很明显的是患有某些耳病留下的后遗症，经常会在夜间加重。

3. 颈部疾病引起的耳鸣。因为脖子上的一些肿瘤或血管疾病会压迫颈部动脉，导致供血不足而引起耳鸣。这种耳鸣的特点就是持续性的，而且身体的变化会导致耳鸣程度变化。比如坐下和站立，躺下的声音都不同。

4. 全身疾病引起的耳鸣。很多与耳朵不相关的疾病，比如肾脏病、肝胆疾病、糖尿病、结核病、慢性气管炎等，会导致全身功能紊乱，波及耳朵，引发耳鸣。此类耳鸣可

以随着疾病的痊愈而消失。

5. 身体虚弱引起的功能性耳鸣。供血不足，比如贫血就可能引起。

不管是何种耳鸣，只要是出现了，就不能轻视。到医院确诊时，也要把自己耳鸣时的感受和许多其他并发症都解释清楚，以方便诊断，对症下药。

两眼发烫，疼痛

开车族因为可能长时间待在车里面，所以个人卫生总是个问题。长时间地开车，精神要高度集中，所以眼睛也容易疲劳、视力下降。有的开车族会用手揉眼睛缓解，但是可能揉了之后不久，就感觉到两眼发烫，可能暂时没觉得有什么问题。但是后来就有眼睛疼痛，这就可能是急性结膜炎，俗称“红眼病”。

一般说来，除了会有眼红和发烫的表现外，急性结膜炎还会出现下面的征兆：

1. 自己能感觉到眼睛刺痒或异物感，严重时有眼睑沉重，畏光流泪及灼热感。有时因分泌物附着在角膜表面瞳孔区，造成暂时性视物不清，冲洗后即可恢复视力。由于炎症刺激产生大量黏液脓性分泌物，早晨醒来时会发觉上下眼睑被分泌物粘连在一起。当病变侵及角膜时，畏光、疼痛及视力减退等症状明显加重。少数患者可同时有上呼吸道感染或其他全身症状。有时在睑结膜表面形成一层灰白色假膜，角膜边缘可有灰白色浸润点，严重的可伴有头痛、发热、疲劳、耳前淋巴结肿大等全身症状。

2. 到医院里检查时可见眼睑肿胀，结膜高度充血、水肿，球结膜下点、片状或广泛出血，角膜损伤，耳前或颌下淋巴结肿大。

红眼病往往通过接触病人眼分泌物或泪水沾过的物件，如毛巾、手帕、脸盆、水等传播。与红眼病人握手或用脏手揉擦眼睛等，都会被传染，最终造成红眼病的流行。夏秋季节，因天气炎热，细菌容易生长繁殖，非常容易造成大流行。

预防红眼病就是要切断传播途径，如果发现红眼病，应及时隔离，所有用具应单独使用，最好能洗净晒干后再用。要注意手的卫生。要养成勤洗手的好习惯，不要用脏手揉眼睛，要勤剪指甲。患红眼病时除积极治疗外，应少到公共场所活动，不使用共用毛巾、脸盆等。

有人认为看一眼红眼病的病人，就会得红眼病，这是没有科学道理的，红眼病只有通过直接或间接的接触才会患病。

不明原因的发热与关节痛

经常开车，身体在车里面久了，抵抗力也就下降。有个什么头痛脑热的，也就不太在意。但是可能有一天发热了，而且又感觉到胳膊肘或者膝盖很疼，要小心面对。尤其是女性开车族，出现了这种情况需警惕是红斑狼疮。本病的其他特征还有：

1. 发热或低热。大部分情况下是发热，但是也有少部分会有低热表现。

2. 红色斑疹。可以出现在身体的任何部位，颜色鲜红，但是形状不规律，可以是块状，也可能是点状。一般没有瘙痒，少数人会有水泡、血泡。

3. 黏膜溃疡和脱发。溃疡出现在口腔，鼻腔面颊等部位，脱发不光是头发，还包括睫毛、体毛和眉毛等。

4. 关节疼痛。不光是在肘关节和膝关节，其他的关节也会有，出现疼痛的部位都是对称的。

5. 月经不调。这是女性患者的表现。

6. 消化道损害。便秘、腹胀，有的病人恶心、脐周腹痛、大便次数增多。

7. 眼睛出血，出现视觉障碍。

以上的症状出现任何一种，都要高度怀疑为红斑狼疮，及早去诊断治疗，以免延误病情，造成更大的损伤。

红斑狼疮和其他自身免疫性疾病一样还未能找到确切的病因。一般认为它与遗传、感染、内分泌及环境等因素有关，尤其是环境污染因素。汞中毒症状以及水俣病和相关的疼痛病（镉中毒）与此病在症状上颇为相似，并且也有遗传和群发特征，应引起重视。因为环境污染引起的各种中毒同样能破坏人体免疫系统，导致身体紊乱。

已经确诊为此病的人，除了要配合治疗外，生活上也有很多需要注意的地方。要注意调养，保持积极乐观的态度；注意劳逸结合，适当锻炼，节制性生活。病情活动期应严格避孕，病情稳定一年以上才可考虑妊娠；注意预防感冒，积极防治各种感染；注意避免皮肤直接暴露在太阳光下；另外，某些食物如香菇、芹菜、草头（南苜蓿、紫云英），某些药物如补骨脂、独活、紫草、白蒺藜、白芷等能引起光敏感，应尽量不用；注意戒烟、戒酒。香烟中的尼古丁等有害成分能刺激血管壁而加重血管炎症，应戒除。

声音嘶哑

开车久了，见过的糟糕情况也就多了，随之而来的是嗓门也大了。嗓门大了带来的不光是声音洪亮，也可能是出现声音嘶哑。毕竟，叫唤得多了，也总有失声的那天。对于声音嘶哑，开车族也肯定不太重视。不过，有的时候往深处说，它可能是某种器官病态的反应。

可能引起声音嘶哑的疾病主要有如下几种：

1. 急性喉炎。最为常见，声嘶为主要症状。小儿急性喉炎较成人重，除声嘶外，并有发热、咳嗽等症状。喉镜检查，可见喉黏膜急性充血、声带水肿并附有脓性分泌物，声带运动有不同程度的受限。本病应与白喉和呼吸道异物鉴别。

2. 白喉。多继发于咽白喉。声嘶和干咳为白喉的首发症状，多见于儿童。起病初期，发音粗糙，逐渐加重从声嘶至完全失音。患者除有喉部症状外多有明显的中毒现象。喉镜检查，可见黏膜红肿，表面盖有白色假膜。涂片及培养可确诊。

3. 慢性喉炎。慢性喉炎患者常诉咽喉干燥不适、晨起频繁咳嗽、有黏稠分泌物。声调低沉、声质粗糙到沙、嘶哑不等，与炎症的轻重不尽一致。

4. 喉结核。原发者少，多继发于开放性肺结核。早期患者感喉内干燥不适或微痛，用声易疲劳或轻度声嘶。检查可见喉黏膜苍白，也有一侧声带充血者。晚期声嘶显著，检查喉黏膜有溃疡，常位于一侧声带或杓间区。溃疡表浅、边缘不整齐、有伪膜覆盖。X线胸部透视、胸大片、活组织检查可确诊。

5. 声带小结是慢性喉炎的一种类型，亦称结节性声带炎。本病多见于经常用嗓子的人，发生部位主要在声带边缘的前、中3段的移行部。早期结节较软，后期变硬。小结多对称，大小相等，但也有一侧较大，一侧较小，甚至仅一侧者。小结仅呈现小的局限性隆起，但不至于过度增大。病理表为声带上皮局限性增厚和角化。

6. 声带息肉。多发生用声过度或发声不当或始于一次强烈的发声之后，局部损伤是主要因素。早期的声带息肉局限一侧声带前，或者是下面一层，呈水肿变性。后期可呈现小黏液囊肿、玻璃样变性或纤维增生等。息肉基底多有蒂，但也有广泛基底者。声带息肉一般仅引起声嘶，其程度与息肉的位置和大小有关。

7. 声带乳头状瘤。病因未明，多认为与病毒感染或与性激素有关。儿童乳头状瘤有多发性倾向，随着年龄的增长，肿瘤有自限趋势。成人乳头状瘤易发生癌变。乳头状瘤可发生在喉黏膜的任何部位，以声带前段为多。瘤体呈菜花样或鸡冠花样。

8. 喉癌。喉的恶性肿瘤以鳞状细胞癌多见。按其发生的部位不同，临床上分为声门上、声门、声门下3型。声门型常位于声带的中段或前段，所以很早就有声嘶症状。喉镜检查，可见一侧声带充血、表面粗糙不平，呈颗粒状隆起或乳头样增生，活检可证实，诊断比较容易。声门上及声门下型，其早期症状往往不是声嘶，诊断较为困难。

总之，对于自己无法确定原因的声音嘶哑，应该及早去医院诊治。

脖子酸疼

开车族在开车的时候，长时间保持一个坐姿，而且眼睛盯着前方，脖子笔直，容易导致脖子肌肉痉挛，感到脖子酸痛。也就是说，颈椎病经常缠住开车族。通常情况下，简单的脖子酸疼可以通过休息来缓解，但是若出现了下面的症状，就要警惕病情严重。

1. 颈肩酸痛可放射至头枕部和上肢。

2. 一侧肩背部沉重感，上肢无力、手指发麻，肢体皮肤感觉减退，手握物无力，有时不自觉地握物落地。

3. 下肢无力、步态不稳、两脚麻木，行走时如踏棉花的感觉。

4. 最严重者甚至出现大、小便失控，性功能障碍，甚至四肢瘫痪。

5. 常伴有头颈肩背手臂酸痛、颈脖子僵硬、活动受限。

6. 有的伴有头晕，看房屋旋转，重者伴有恶心呕吐、卧床不起，少数可有眩晕、猝倒。

7. 当颈椎病累及交感神经时可出现头晕、头痛、视力模糊、两眼发胀发干、两眼张不开、耳鸣、耳堵、平衡失调、心动过速、心慌、胸部紧缚感，有的甚至出现胃肠胀气等症状。也有吞咽困难，发音困难等症状。

想要预防颈椎病就得注意生活细节。开车时定时改变头颈部体位，注意休息，劳逸结合。抬起头并向四周各方向适当地轻轻活动颈部，不要老是让颈椎处于弯曲状态。除了开车外，伏案工作不宜一次持续很长时间，超过 2 个小时以上的持续低头工作，则难以使颈椎椎间隙内的高压在短时间内得到有效的恢复缓解，这样会加重加快颈椎的退变。

已经有颈椎病症状了，应当减少开车次数，适当休息。症状较重、发作频繁者，应当停止工作，绝对休息，而且，最好能够卧床休息。这样在颈椎病的治疗期间，有助于提高治疗的效果，促使病情早日缓解，机体早日康复。

腿脚无力

开车族经常会有腿脚无力的表现。比如，从车上下来后，一下子就没站稳，差点儿摔倒。脚刚接触到地面，走起路来好像很不习惯。这都说明，开车族的腿部力量在减弱，有提前衰老的可能。虽然这不能说是什么病，但是常年的腿脚无力肯定会使腿部衰老提前到来。

一般人都是在 45 岁之后出现腿脚衰老，这时候明显感觉力量不够，上下楼梯费力、不能快走或快跑。对开车族来说，假如不愿意面对年龄不过 40 岁就已经行动不便的境遇，就需要重视自己的腿部锻炼。

所以，开车族平时要多运动。最好选择那些全身性、大肌群参与的运动，比如跑步、爬山、跳绳等，也可以穿有一定重量的鞋子上下坡。但也有相当一部分开车族是忙得抽不出时间来，这时就需要用一些简单易行的方法来帮助运动。很多动作都可以在车内做。

1. 甩腿。一手扶着墙或者树，甩动小腿，先脚尖向上翘起，向前甩动，然后再脚尖向后，绷直腿面甩。上身保持正直，两腿交换来回甩几十次。可以预防小腿抽筋，下肢麻木。

2. 捏腿肚。两手夹紧小腿肚，旋转揉捏，每次揉 20 下，然后换另一条腿。

3. 扭膝。两脚并拢。屈膝微蹲，双手放在膝盖上，膝盖前后左右画圆转动。先顺时针转，再逆时针转。转个 20 次就可以了。

4. 扳脚趾。坐在车后座上，两腿伸直，低头，身体前弯。用两手去扳脚趾，反复几十次，可以锻炼腰部和腿部。

对于开车族来说，可以利用一点儿闲暇或者是堵车的时间在车内做一些运动。既活动了筋骨，还能打发一下漫长的时间。

打嗝、反酸和胀气

开车族饭后经常会打嗝，还可能会反酸和胃胀气，这种状况因为非常普遍，所以也没人当回事儿。可是等到最终发展成了老胃病甚至更严重的胃癌，才悔之晚矣。因此，有了常见的打嗝、反酸和胀气现象，就需要小心胃病的可能。

一般来说，胃病的征兆有如下症状：

1. 胃不舒服。这是胃病的最早期表现，通常会有食欲不振、胃胀、胃酸和打嗝现象。

2. 肚子疼。胃病发展了一段时间，就会出现胃疼，也就是常说的肚子疼。

3. 胃灼热。这是胃酸过多会表现出来的症状，也就是胸口部分有火烧一样的感觉。

4. 消瘦。这时候因为胃病严重，已经无法从食物中获得营养，所以就会消瘦。而此时，还可能会有腹泻的症状。

5. 便血。此时的胃病已经非常严重了，导致消化道出血，所以会在大便中看到血色或黑色。伴随便血的，还可能是吐血。

6. 其他症状。胃病发展到后期，会导致胃癌。胃癌的肿瘤细胞会侵犯其他组织器官，出现并发症。比如胸口的放射性疼痛、无法进食和喷射状呕吐。

对于胃病，开车族是需要严加提防的。因为很多人由于开车赶时间或者忙碌，都会有许多不良的饮食习惯。比如暴饮暴食、烫食和饭前饮水等。这些做法虽然在短期内不会有多大的伤害，但是因为个人的忽视，会出现慢性胃病。长年累月下来，最终引起最严重的胃癌。所以，杜绝不良饮食习惯，是预防胃病的关键。

已经查明有胃病的人，更要从饮食上注意。少吃油炸食物、少吃腌制食物、少吃生冷和刺激性食物。吃饭定时定量、规律饮食，不吃过冷过烫食物。注意细嚼慢咽，饭前不喝水，注意防寒，不吸烟饮酒等都是需要牢记的做法。

腹痛、呕吐、肛门无排气

有的开车族会有肚子疼，呕吐的情况，可能会和胃病联系到一起。但是若发现自己已经长时间地没有排气（也就是放屁）了，就要警惕肠梗阻的可能。

肠梗阻的表现通常是如下几种：

1. 腹痛。机械性肠梗阻因肠蠕动增强，常有阵发性腹绞痛。腹痛发作时病人常自感腹内有气体窜行，可见到或扪到肠型，听到高亢肠鸣音；如果是不完全肠梗阻，当气体通过梗阻后，疼痛骤然减轻或消失；肠扭转和肠套叠时，因肠系膜过度受牵拉，疼痛为持续性并阵发性加重；到病程晚期由于梗阻以上肠管过度扩张、收缩乏力，疼痛的程度和频率都减轻；当出现肠麻痹后，腹痛转变为持续性胀痛。

2. 呕吐。呕吐的频度，呕吐量及呕吐物性状随梗阻部位的高低而有所不同。高位梗阻（主要指十二指肠和空肠近侧）呕吐出现较早、较频繁，呕吐量较多；低位梗阻呕吐出现较晚，次数也较少，呕吐量较少。低位梗阻由于细菌繁殖的作用，呕吐物还具有粪臭味。

3. 腹胀。梗阻时因肠管扩张而引起腹胀。腹胀程度因梗阻是否完全及梗阻部位而异。梗阻越完全，部位越低，腹胀越明显；有时梗阻虽完全，但由于肠管贮存功能丧失，呕吐早而频繁，亦可不出现腹胀；若不注意这一情况，可导致漏诊、误诊。闭拌型肠梗阻常表现出不对称性腹部膨胀，有时可在该处扪到扩张的肠管。

4. 停止排气排便。肠梗阻因为肠内容物运送受阻，不能排出体外，故肛门停止排气排便。但必须注意，梗阻部位远端的肠内容物仍可由蠕动下送。因此，即使完全梗阻，在这些内容物排净之前，患者可继续有排气排便，只是在排净之后才不再有排气排便。当然，在不完全性梗阻，排气排便现象不会完全消失。

出现了上述的症状后，就要到医院进行做腹部平片和钡灌肠检查，以确认病情。

嘴里有异味

开车族有时候吃了饭后，会感觉嘴里有异味。以前没有这种经历，本身也不知道到底是怎么回事儿，顶多是怀疑吃的饭有什么问题。但口腔异味可并不那么单纯，它经常是反应身体状况的信号。对此，要根据不同的情况来确认：

1. 口酸。中医认为，五脏对应五味，肝对应酸。所以嘴里有酸味就是肝火偏旺的表现，一般病症就是胃炎和消化道溃疡。

2. 口甜。脾对应甜，所以脾火上升就会有口甜。当然，糖尿病患者血糖升高后，唾液中糖分升高，也会有口甜。

3. 口苦。苦对应心脏，所以嘴巴苦是心火虚高，多见于肝胆热症、肠胃热症等。

4. 口咸。肾主咸，所以咸味就是肾。口咸是肾火上浮的表现，多见于慢性咽炎。

5. 口淡。嘴里没味道，就是五脏失调。所以多见于脾胃虚寒者，当然，那些动过大的消化道手术者也会有这种情况。

6. 口涩。肝胆郁热伤阴或脾胃败坏会导致有口涩。严重神经官能症或长期失眠者也有口涩之感。

7. 口香。多见于糖尿病的重症患者。

8. 血腥味。多是因为口腔出血导致的，所以一般是牙龈出血，消化道和呼吸道出血。

9. 腥臭味。可能是口腔里有腐烂和化脓，也可能是长久没有刷牙。因此，有牙周炎、化脓性扁桃体炎和长期卧床的消化道疾病患者，嘴里都有腥臭味。

10. 大蒜气味。农药中可有大蒜气味，所以误服农药口中会有大蒜气味。

11. 烂苹果味。也是糖尿病患者的表现，因为病情恶化时会产生大量酮体。

12. 肝臭味。当然是肝功能严重受损的人才有的臭味。

13. 氨气味。也就是尿骚味，这多是肾衰竭引起的体内尿素含量增高导致的。

总之，只要是嘴里有不正常的气味，都要加以足够重视。

指甲颜色异常

通常情况下，我们都不会注意自己的指甲。但是指甲作为身体的一部分，也能反应出身体的状况。中医认为，指甲为脏腑气血的外荣，与人体的脏腑经络有直接联系，能够充分地反映人体生理、病理变化。通过观察指甲的形状、大小、颜色能够反映一个人的健康基本状况，甚至看出他潜在的健康危机。而通过指甲的光泽、纹路、斑点等的变化，则可以推断出身体正在悄悄发生的病变。

正常人的指甲厚度均匀、质地坚韧，呈现出淡粉红色。而且指甲有光泽，没有什么纹路，边缘也很整齐。不正常的指甲就是各种各样了，最直观的就是指甲颜色异常。

1. 白指甲。指甲颜色苍白，缺乏血色，多见于营养不良，贫血患者。此外如果指甲突然变白，则常见于失血、休克等急症，或者是钩虫病、消化道出血、肺结核晚期、肺源性心脏病等慢性疾病。如果按压指甲变白，松开后很久不恢复血色，则可能是气滞血瘀。需要注意的是，如果指甲白得像毛玻璃一样，则是肝硬化的特征。

2. 红指甲。红色是热的表现，甲色鲜红为有热或阴虚劳热；深红色或红紫，多为风热毒盛，可能表现为肌肉、筋骨、关节等酸痛或麻木、痛风等症。

3. 灰指甲。指甲呈灰色，多是由于低氧造成，一般抽烟者中比较常见。而对于不吸烟的人，指甲突然变成灰色，最大的可能便是患上了甲癣。初期指甲边缘会发痒，继而指甲还会变形，失去光泽变成灰白色，如灰指甲等。

4. 黄指甲。指甲变黄，在中医上认为多由湿热熏蒸所致，常见于甲状腺功能减退，胡萝卜血症、肾病综合征等。西医上则认为指甲偏黄多半儿与体内维生素 E 的缺乏有关。如果所有的指甲都变黄，就必须接受治疗了，因为那是全身器官衰弱的象征。

5. 黑指甲。甲色青则多为寒证、痛证，也可以是血瘀。如果指甲青得发黑，那么可能是病情严重了。

6. 青指甲。指甲发青，可能是血液循环障碍。指甲青紫，是心血管疾病的象征。

不管是何种颜色的指甲，只要不是正常的淡粉色，就是需要就诊的。我们对这种情况若是不能判定，最好到医院确诊。

异常出汗

出汗是非常普遍的生理现象。汗液是人体调节体温、排泄代谢废物、维持皮肤酸性的途径。可以说，出汗也是身体状况的反应。正常情况下，一个成年人每天出汗在 0.5

升以上。天气炎热或者是剧烈运动后，可以达到 2 升。出汗通常就是和身体的温度有直接关系，而人体的温度也是受很多因素的影响，包括疾病。下面就对各种出汗作大致的介绍。

1. 自汗。不是因为天气闷热、服用发汗药及其他刺激因素而经常出汗称“自汗”。自汗多因肺气虚弱、卫阳不固、津液外泄所致，所以常伴有疲惫、乏力、气短、畏寒等阳气虚损的症状。多见于患有佝偻病的孩子及甲状腺功能亢进症的患者。

2. 盗汗。入睡则汗出，醒后则汗止。盗汗多因阴虚而致，阴虚则阳亢，阴不御阳，津随液为汗，所以常伴有五心烦热、失眠、口咽干燥等症状。常见于肺结核浸润期患者。

3. 战汗。即全身战栗后汗出，是热性病过程中正邪抗争的一种表现。如战汗后热退、脉静身凉，表示邪去正安，元气恢复，是一种好现象。若汗出后四肢厥冷、烦躁不安，表示正不胜邪，正气随着虚弱下去，则是危重症候。战汗多见于各种传染病的初、中期。

4. 绝汗。指病情危重、正气衰弱、阳气欲脱时，汗淋漓不止，多伴有呼吸急促、四肢厥冷、脉象微弱，时有时无等危症，是阳气将绝之象，多见于心衰、虚脱的病人。

5. 头汗。出汗仅限头部。多因上焦邪热，或中焦湿热郁蒸所致，多见于阳明热症和湿热症。若见于大病之后，或老年人气喘而头额汗出，则多为虚证。如重病末期突然额汗大出，是属虚阴上越，阴虚不能附阳、阴津随气而脱的危象。但小孩儿睡觉时也常常头部出汗，若无其他症状，则不属病象。

6. 偏汗。俗称“半身汗”。它见于左侧或右侧，上半身或下半身。皆为风痰或风湿之邪阻滞经脉，或营卫不周，或气血不和所致。多见于风湿或偏瘫患者。若老人出偏汗可能为中风先兆。

7. 冷汗。指畏寒、肢冷而出汗。汗前并不发热，口不渴，常伴有精神不振，面色苍白、大便稀溏、小便清长、脉迟沉、舌淡等寒证表现。多因平素阳虚，卫气不足所致，也可因受惊吓引起。

汗液的颜色通常都是无色的，不过出现有颜色的汗也是可能的。黄色的汗多见于黄疸和肝硬化病，红色的汗是出血性疾病，蓝色的汗由吃药引起，白色的汗是尿毒症引起。

大脚趾无故疼痛

开车族长时间地没有行走，可能有脚麻的感觉。刚从车上下来，也会有脚疼的经历。但是大脚趾疼痛，尤其是没有什么外伤的疼痛，可能是痛风的征兆。一般说来，脚也可以反映出人体的很多状况。尤其是现在，人们都对足部知识有了一定的了解，都知道脚上集中了人体的各种器官信息。下面就对脚部症状做全面的介绍。

1. 脚趾疼痛。脚面子或是脚掌疼，不能走路，可能是脚骨折了。发生脚骨折，可能是因为骨质流失、营养不良、维生素 D 缺乏引起的。

2. 大脚趾疼痛、增大。痛风由尿酸过多引起，而尿酸一般存在于温度较低的身体部位。在这些部位中，离心脏最远的大脚趾是第一个。所以，大脚趾疼很可能是痛风。

3. 双脚麻木。两脚发麻，没有了知觉，这就是脚部的神经病变。引起神经病变的可能性很多，但首要原因是糖尿病和酒精作用。

4. 脚冷。排除因为天气原因而导致的脚冷，若是有这种现象，就可能是甲状腺功能不足导致的。通常这种情况多发生在 40 岁以上的女性人群中。

5. 频繁痉挛。脚上抽筋，或者是不由自主的肌肉突然抽动，可能是由锻炼和缺水引起的。这种情况比较短暂。但假如经常发生，就可能是缺钙导致的。

6. 脚关节痛。也就是在脚踝那个位置，会有疼痛和肿胀。这往往是对称的，所以可能是风湿性关节炎。在女性人群中多发，其发病可能性是男性的 4 倍。

脚是身体各器官的反应集中部位，很多病症都会在这里有一定的反应。多关注自己的脚，对于预防疾病有很好的作用。因此，像开车族这种经常不动脚的人群要多注意。

皮肤颜色异常

有的时候，你在不经意间会看到自己的皮肤颜色变了。我们的皮肤正常来说都是黄白色的，因人有深浅的区别。但是不正常的皮肤颜色，可能呈现出蓝色和惨白色。这就是皮肤颜色异常。对此，很多人都是又惊又怕，不知道该怎么办。所以，这里就有必要对皮肤做一个较为系统地介绍。

皮肤指身体表面包在肌肉外面的组织，是人体最大的器官，主要承担着保护身体、排汗、感觉冷热和压力的功能。皮肤覆盖全身，它使体内各种组织和器官免受物理性、机械性、化学性和病原微生物性的侵袭。人和高等动物的皮肤由表皮、真皮、皮下组织三层组成。我们一般的理解，皮肤就是最外面的那一层。

健康的皮肤一般为粉红色，如果身体有病变，就可能变成怪异的颜色。

黄色。不同的黄色揭示了疾病的不同阶段并采用不同的治疗法则。从未患过肝炎的人，在畏寒、发热、恶心、呕吐、肝痛、极度乏力后，忽然出现眼睛和皮肤发黄，表明患了急性黄疸型肝炎。慢性肝炎患者若出现黄疸，表明病情加重，肝炎处于活动期，这时肝功能和转氨酶一般都会不正常，肝细胞损害严重。病人这时一定要积极治疗，充分休息和注意营养。

红色。人体产生的雌激素主要由肝脏灭活，导致体内雌激素积蓄，可使皮肤上出现一个形状像蜘蛛的红色血管痣。雌激素有扩张血管的作用，部分慢性肝炎和肝硬化患者的面、颈、肩、上胸和背部会出现成片的毛细血管扩张，使这些部位泛出丝丝红色。还有些慢性肝炎和肝硬化患者手掌和脚掌出现红色的斑点和斑块，医学上称为肝掌，也是体内雌激素积蓄的结果。肝炎患者肤色变红，表明肝脏功能受到长期严重损害。

皮肤颜色黝黑，面部眼睛周围发黑，是慢性肝炎、肝硬化和肝癌患者肝功能严重损害的一个重要特征。

此外，还有皮肤瘙痒和皮肤水肿，都会在很多疾病中表现出来。正因如此，我们要重视自己皮肤的各种表现。对于开车族来说，经常地接受紫外线照射和封闭空间里活动，更要注意自己的皮肤状况。

小便颜色异常

有的开车族会长时间地待在车里，所以憋尿也就成了常事。而在排尿的时候，可能就发现尿的颜色和平时不太一样了。这时候，可能大多数人都选择了忽视。但尿液作为身体状况的一个指标，也是需要注意的。下面就是一些不正常尿色的介绍：

1. 白色尿。白色尿常见于脓性尿、乳糜尿和盐类尿。

脓性尿是由严重泌尿道化脓感染引起的，尿液呈乳白色。脓性尿常见于肾盂肾炎、膀胱炎、肾脓肿、尿道炎，或严重的肾结核。

2. 无色尿。可能是糖尿病、慢性间质性肾炎、尿崩症的信号，如果不是饮水太多的缘故，应注意鉴别。

3. 黄色尿。指尿呈黄色或深黄色。其原因有食胡萝卜、服核黄素、呋喃唑酮、灭水滴灵、大黄等中西药过程中，可出现尿液变黄的情况。一旦停止服用，随即消失，无须多虑。

常见的发热或有吐泻症状的病人因水分随汗液或粪便排出，尿就会浓缩减少，而尿色素没有改变，这样小便的颜色就显得很黄。

另一种小便黄得像浓茶，则不是由于上述原因，而是肝脏或胆囊有了病变。原来，胆汁向外排的道路通常有两条：一条从尿里出来，一条从肠道里出来。当肝脏或胆囊有病，胆汁到肠道的路被切断，就只能从尿里排出来，尿液里也因胆汁的含量增加而呈深黄色了。肝炎的早期，还没有出现黄疸，我们常常可以看到小便的颜色像浓茶似的，这往往是肝炎的一个信号。

此外，黄色混浊的脓尿则是泌尿器官化脓的表现。

4. 绿色尿。见于尿内有绿脓杆菌滋生时，或胆红素尿放置过久，氧化成胆绿素时。

淡绿色尿，见于大量服用消炎药后。

暗绿色尿，原因同蓝色尿。

5. 蓝色尿。可见于霍乱、斑疹伤寒，以及原发性高钙血症、维生素D中毒者。但这种颜色的尿多与服药有关，非疾病所致。如服用利尿剂氨苯喋啶，注射亚甲蓝针剂或服用亚甲蓝、靛卡红、木馏油、水杨酸之后均可出现。停药即可消失。这种因服药而引起的蓝色尿属于正常观象，无须多虑。

6. 红色尿。尿色变红，多半儿是尿中有红细胞，医学上称血尿。血尿的成因非常复杂，需要到医院做全面的诊断。

7. 黑色尿。黑色尿比较少见，常常发生于急性血管内溶血的病人，如恶性疟疾病人，医学上称黑尿热，是恶性疟疾最严重的并发症之一。这种病人的血浆中有大量的游离氧、血红蛋白与定氧血红蛋白，随尿排出而造成尿呈暗红或黑色。另有少数病人服用左旋多巴、甲酚、苯肼等后，也会引起排黑尿，停药后即会消失。

8. 乳糜尿。是丝虫病的主要症状之一，尿色白如牛奶。由于肠道吸收的乳糜液（脂肪皂化后的液体），不能从正常的淋巴管引流到血循环中去，只能逆流至泌尿系统的淋巴管中，造成泌尿系统中淋巴管内压增高，曲张而破裂使乳糜液溢入尿液中，而出现乳糜尿。乳糜尿一般是阵发性的。乳糜尿中有红细胞时，叫作乳糜血尿。在患乳糜血尿病人的血和尿内，有时可找到微丝幼（即幼丝虫）。

大便暗红

许多开车族都因为吃饭的问题患有某些消化道疾病，相当一些人还会有便血的情况。一般说来，便血很容易被认为是痔疮。毕竟，痔疮在人群中是非常普遍的现象。可是若不仔细分别，都会放过身体的一些重要病变。如果仔细看，发现了自己的大便呈现出暗红色，就要想想是不是身体出了大问题。通常说来，这可能是贫血、出血性紫癜引起的出血。

大便可以反映人体的情况。从医学的角度来说，大便是食物经过人体消化后，余下的食物残渣、水分、黏液、脱落的肠壁上的细胞、肠道细菌及一些代谢产物和矿物质等经肛门排出体外的废物。在这个过程中，大部分的养料和部分水分在消化道被吸收。大便的形成和排泄与肺、脾胃、大肠等脏腑功能密切相关，所以能反映一个人的身体状况。因此，我们要对各种不正常颜色和类型的大便有大概的认识：

1. 柏油样便。也就是大便很黑，像柏油一样。这是消化道出血，经过胃肠后将大便染黑的。这些消化道出血包括胃、十二指肠溃疡出血、胃炎出血、胆道出血、胃癌出血等。当然，吃了动物血也会出现黑便，不过这是有区别的。

2. 鲜血便。大便有鲜红色血一般是直肠和肛门疾病导致。如果大便上有一血条，上面还有凹槽，一般说明是直肠有肿块。如果便后有血滴下来，就是痔疮出血。如果大便较干、排便时肛门疼、手纸上有鲜血，多为肛裂。

3. 黏液便。大便上有很多黏液，可能是肠炎和痢疾的表现。如果黏液和粪便混在一起，说明小肠有问题。如果黏液在粪便表面，说明是大肠问题。

4. 脓血便。一般是患了细菌性痢疾后，大便会有脓血。不过，脓血便还可见于结肠或直肠癌等疾病。

5. 拉稀。除了平时吃坏肚子外，拉稀通常是慢性肠炎的表现。假如是天未亮的时候就拉稀，说明是脾胃阳虚。有的女性月经来潮时出现大便溏薄甚至呈水样泻，是因为雌激素水平增加造成胃肠道水潴留，以致黏膜水肿引起的。

6. 海水样便。大便颜色呈现出绿色，像是海水一样。里面有白色的半透明薄膜，味道难闻。这是金黄色葡萄球菌引起的肠炎。

7. 洗肉水样便。也就是像洗肉水那样的粉红色大便，是嗜盐菌食物中毒的特征。

8. 陶土便。有白色的大便或者豆腐渣那样的大便，是因为胆道被堵塞，胆汁无法排出。这种情况多见于胆结石、黄疸型肝炎和胰头癌等。

9. 羊屎便。大便非常硬，就像羊粪那样。大多是因为偏食，吃的水果和蔬菜太少，或者是饮水太少而导致的大便干结。

10. 油脂便。大便软而油腻，还有一层泡沫在上面，说明是消化不良。这种情况多见于胰腺病变或者是肠道功能紊乱。

顽固性头痛

长时间地开车后，没有得到足够的休息，自然就会有头痛。不过假如头痛一直没有好，吃了普通的治头痛药总是不见效，要当心鼻咽癌的可能。

鼻咽癌通常都还有如下的症状：

1. 涕血和鼻出血。病灶位于鼻咽顶后壁者，用力向后吸鼻腔或鼻咽部分泌物时，轻者可引起涕血（即后吸鼻时“痰”中带血），重者可致鼻出血。肿瘤表面呈溃疡或菜花型者此症状常见，而黏膜下型者则涕血少见。

2. 耳鸣、听力下降。肿瘤在咽隐窝或咽鼓管圆枕区，由于肿瘤浸润，压迫咽鼓管咽口，出现分泌性中耳炎的症状和体征，还有耳鸣、听力下降等。临床上不少鼻咽癌患者即是因耳部症状就诊而被发现的。

3. 鼻塞。原发癌浸润至后鼻孔区可致机械性堵塞，位于鼻咽顶前壁的肿瘤更易引发鼻塞。初发症状中鼻塞占15.9％，确诊时则为48.0％。

4. 头痛。是常见的症状。临床上多表现为单侧持续性疼痛，多发生在头顶和太阳穴附近。

鼻咽癌到后期还会侵犯到眼睛和颅内，引起更多的疼痛和全身症状。

它的发病因素与环境有关。有报告显示移居国外的中国人，其鼻咽癌死亡率随遗传代数逐渐下降。反之，生于东南亚的白种人，其患鼻咽癌的危险性却有所提高。提示环境因素可能在鼻咽癌的发病过程中起重要作用。

此病男性的发病率要明显高于女性，约是两倍的水平。国内鼻咽癌分布有明显的地区性差异，以广东省中部的肇庆、佛山、广州市和广西壮族自治区东部的梧州为高发中心，向周围地区逐渐降低。

第九章

常见病自诊方法

感　冒

感冒，是一种自愈性疾病，总体上分为普通感冒和流行感冒。普通感冒，中医称为"伤风"，是由多种病毒引起的一种呼吸道常见病，其中30%～50%是由某种血清型的鼻病毒引起。普通感冒虽多发于初冬，但任何季节，如春天、夏天也可发生，感冒的发病季节不同，其致病病毒也不完全一样。所以同样是感冒，因为季节不同，病因不同，其治疗方法也就不一样。

疾病自诊

1. 风寒型感冒。病人除了有鼻塞、喷嚏、咳嗽、头痛等一般症状外，还有畏寒、低热、无汗、肌肉疼痛、流清涕、吐稀薄白色痰、咽喉红肿疼痛、口不渴或渴喜热饮、苔薄白等特点，通常要穿很多衣服或盖大被子才觉得舒服点儿。这种感冒与病人感受风寒有关。

2. 风热型感冒。病人除了有鼻塞、流涕、咳嗽、头痛等感冒的一般症状外，还有发热重、痰液黏稠呈黄色、喉咙痛，通常在感冒症状之前就痛，痰通常黄色或带黑色、便秘等特点。

3. 寒包火感冒（内热外寒型感冒）。寒包火的感冒表现为流清涕、大便干燥、咽部红肿、发热和风热感冒（表现为喉痛、面红、舌苔黄等）。

4. 暑湿型感冒。病人表现为畏寒、发热、口淡无味、头痛、头胀、腹痛、腹泻等症状。此类型感冒多发生在夏季。治疗应以清暑、祛湿、解表为主。

5. 流行性感冒。病人的症状与风热感冒的症状相似。但流行感冒病人较风热感冒病人的症状重。病人可表现为突然畏寒、高热、头痛、怕冷、寒战、头痛剧烈、全身酸痛、疲乏无力、鼻塞、流涕、干咳、胸痛、恶心、食欲不振，婴幼儿或老年人可能并发肺炎或心力衰竭等症状。

痛　风

痛风是人体内嘌呤物质的新陈代谢发生紊乱，尿酸的合成增加或排出减少，造成高尿酸血症，血尿酸浓度过高时，尿酸以钠盐的形式沉积在关节、软骨和肾脏中，引起组织异物炎性反应。痛风也是关节炎的一种。

疾病自诊

1. 急性关节炎。精神紧张、过度疲劳、进食高嘌呤饮食（如肝、肾、胰、心、脑、肉馅、凤尾鱼、沙丁鱼、鱼卵、小虾、鹅等食物）、关节损伤、手术、感染等为常见诱因。起病急骤，多数患者在半夜突感关节剧痛而惊醒，伴以发热等全身症状。早期表现为单关节炎，以第一跖趾及踇趾关节为多见，其次为踝、手、腕、膝、肘及足部其他关节。若病情反复发作，则可发展为多关节炎，受累关节红、肿、热、痛及活动受限，大关节受累时常有渗液。伴有发热，体温可达 38～39℃，有时出现寒战、倦怠、厌食、头痛等症状。一般历时 1～2 周症状缓解。

2. 痛风石。痛风石最常见于耳轮，亦多见于拇指的第一跖趾关节、指、腕、肘及膝关节等处，少数病人可出现在鼻软骨、舌、声带、眼睑、主动脉、心瓣膜和心肌。在关节附近的骨骼中侵入骨质，形成骨骼畸形，或使骨质遭受损毁。痛风石大小不一，小的如芝麻，大的如鸡蛋。

3. 尿路结石。痛风病人的尿液呈酸性，因而尿液中尿酸浓度增加，较小的结石随尿排出，但常无感觉，尿沉淀物中可见细小褐色砂粒；较大的结石可梗阻输尿管而引起血尿及肾绞痛，因尿流不畅继发感染成为肾盂肾炎。巨大结石可造成肾盂肾盏变形、肾盂积水。

伤　寒

伤寒是由伤寒杆菌引起的急性消化道传染病。其主要病理变化为全身单核巨噬细胞系统的增生性反应，以回肠下段淋巴组织增生、坏死为主要病变。典型病例以持续发热、相对缓脉、神情淡漠、脾大、玫瑰疹和血白细胞减少等为特征，主要并发症为肠出血和肠穿孔。

疾病自诊

1. 多数起病缓慢、发热，体温呈现阶梯样上升，5～7 天后高达 39～40℃，发热前可有畏寒、少有寒战、出汗不多。常伴有全身不适、乏力、食欲不振、腹部不适等，病情逐渐加重。

2. 持续高热。热型主要为滞留热，少数呈弛张热或不规则热，持续时间 10～14 天。

3. 食欲不振明显，舌苔厚腻、腹部不适、腹胀，可有便秘或腹泻、下腹有轻压痛。

4. 可出现表情淡漠、反应迟钝、听力减退、重症患者可有谵妄、昏迷或脑膜刺激征。

5. 多数患者有脾大、质软有压痛，部分有肝大症状。并发中毒性肝炎时，可出现肝功异常或黄疸。

6. 第 3～4 周，体温逐渐下降，症状渐减轻、食欲好转、腹胀消失、肝脾回缩。可出现肠穿孔、肠出血等并发症。

7. 4 周之后，体温下降，身体逐渐恢复。

伤寒的预后与病人的情况、年龄、有无并发症、治疗早晚、治疗方法、过去曾否接受预防注射以及病原菌的毒力等有关。自应用氯霉素以来病死率明显降低，在 1%～5%。老年人、婴幼儿预后较差，明显贫血、营养不良者预后也较差。并发肠穿孔、肠出血、心肌炎、严重毒血症等病死率较高。

慢性鼻炎

慢性鼻炎是指鼻腔黏膜或者黏膜下的炎症持续几个月以上，或者是反复出现炎症。在这个间歇期不能恢复正常，但是鼻炎不是由于微生物感染引起的。慢性鼻炎的持续时间长，而且会有一些反复的发作表现。

疾病自诊

1. 慢性单纯性鼻炎

（1）鼻塞，其特点为间歇性和交替性。白天、夏季、劳动或运动时鼻塞减轻，而夜间、静坐或寒冷时鼻塞加重。侧卧时下侧鼻腔阻塞，上侧鼻腔通气较好；当转向另一侧卧位时，另一侧鼻腔又出现鼻塞。

（2）多为半透明的黏液性鼻涕，继发感染后可有脓涕。鼻涕可向后经后鼻孔流入咽喉部，引起咽喉不适，伴有多“痰”及咳嗽等症状。小儿患者由于鼻涕长期刺激鼻前庭及上唇，可出现鼻前庭炎及湿疹。

（3）由于鼻塞，可有间断嗅觉减退、头痛不适及说话时鼻音等。

2. 慢性肥大性鼻炎

（1）鼻塞较重，多为持续性。有闭塞性鼻音、嗅觉减退。鼻涕不多，为黏液性或黏脓性，不易擤出。

（2）肥大的下鼻甲后端可能压迫咽鼓管咽口，导致出现耳鸣及听力下降。

（3）由于长时间地张口呼吸以及鼻腔分泌物的刺激，易发生慢性咽喉炎。

（4）多伴有头痛、头昏、失眠及精神萎靡等症状。

慢性鼻炎严重时不能强行擤鼻涕。

过敏性鼻炎

过敏性鼻炎的表现是突发的鼻痒、喷嚏、鼻塞，通常是由于某些过敏因素引起的鼻炎。比较常见的诱发因素有灰尘、尘螨、花粉、动物皮毛、鱼、虾、鸡蛋、牛奶、蟑螂等。可发生于任何年龄，但以中青年居多。

疾病自诊

1. 喷嚏。每天数次阵发性发作，每次多于3个，多在晨起或者夜晚或接触变应原后立刻发作。

2. 清涕。大量清水样鼻涕，有时可不自觉从鼻孔滴下。通常一天要擦十几次甚至几十次鼻子，严重的还会变成黏液脓性鼻涕。

3. 鼻塞。呈现出间歇或持续性，也可能是单侧或双侧，而且轻重程度不一。

4. 鼻痒。大多数患者鼻内发痒，花粉症患者可伴眼痒、耳痒和咽痒。

5. 其他症状。有的会出现头痛、流泪、耳鸣和嗅觉不灵的表现及其他症状。

急性鼻窦炎

急性鼻窦炎是鼻窦黏膜的一种急性化脓性炎症，常继发于急性鼻炎。急性鼻窦炎多由上呼吸道感染引起，细菌与病毒感染可同时并发。所有人群均易发生急性鼻窦炎，低龄、年老体弱者更多见。该病影响病患的生活质量，可能会导致下呼吸道感染，严重者有可能引起眼眶、颅内并发症。

疾病自诊

1. 出现畏寒发热、周身不适、精神不振、食欲减退等，以急性牙源性上颌窦炎的全身症状较剧烈。儿童发热较高，严重者可发生抽搐、呕吐和腹泻等全身症状。

2. 因鼻黏膜充血肿胀和分泌物积存，可出现患侧持续性鼻塞。

3. 患侧鼻内有较多的黏脓性或脓性分泌物擤出，初起时涕中可能带少许血液，牙源性上颌窦炎者脓涕有臭味。

4. 急性鼻窦炎除发炎导致鼻部疼痛外常伴有较剧烈的头痛。这是由于窦腔黏膜肿胀和分泌物潴留压迫或分泌物排空后负压引发，刺激三叉神经末梢而引起。急性鼻窦炎疼痛有其时间和部位的规律性。前组鼻窦接近头颅表面，其头痛多在前额、内眦及面颊部，后组鼻窦在头颅深处，其头痛多在头顶部、后枕部。急性上颌窦炎常在前额部、面颊部或上列磨牙痛，晨起轻、午后重。急性额窦炎晨起前额部剧痛，渐渐加重，午后减轻，至晚间全部消失。筛窦炎多头痛较轻，局限于内眦或鼻根部，也可能放射至头顶部。蝶窦炎表现为眼球深处疼痛，可放射到头顶部，还可出现早晨轻、午后重的枕部头痛。但是有些人的疼痛症状不典型，无法单纯根据头痛的特点来确定受累的鼻窦。

5. 嗅觉下降，甚至没有嗅觉。

咽　炎

咽炎是咽部黏膜、黏膜下组织的炎症，常为上呼吸道感染的一部分。依据病程的长短和病理改变性质的不同，分为急性咽炎、慢性咽炎两大类。急性咽炎的发病比较急，而慢性咽炎则是迁延不愈，经常是某些其他呼吸道疾病的一部分。咽炎多发生于中年人。

疾病自诊

1. 急性咽炎

（1）起病急，初起时咽部干燥、灼热。

（2）疼痛。吞咽唾液时咽痛往往比进食时更为明显，可伴发热、头痛、食欲不振和四肢酸痛。侵及喉部，可伴声嘶和咳嗽。

（3）体弱成人或小儿咽喉炎症状，则全身症状显著，有发热怕冷、头痛、食欲不振、四肢酸痛等。

2. 慢性咽炎

（1）咽部不适，干、痒、胀、分泌物多而灼痛，易干恶、有异物感，咳之不出，吞之不下。

（2）咽部分泌物或多或少，但都很黏稠，常附于咽后壁。由于分泌物的刺激，可引起刺激性咳嗽。晨起用力清除分泌物时，甚或作呕。

咽炎常因受凉、过度疲劳、烟酒过度等致全身及局部抵抗力下降，病原微生物乘虚而入而引发营养不良，患慢性心、肾、关节疾病，生活及工作环境不佳，经常接触高温、粉尘、有害刺激气体等皆易患本病。

扁桃体炎

我们通常说的扁桃体炎也就是腭扁桃体的炎症。是由病毒或者细菌感染引起的，分为急性扁桃体炎和慢性扁桃体炎。引起本病的原因很多，一般常见的是寒冷、潮湿、过度劳累、烟酒过度等原因。很多情况下，扁桃体炎是和其他的呼吸道疾病一起发生的，这也就是扁桃体炎多见于感冒的原因。预防扁桃体炎，也就要预防上呼吸道疾病。

疾病自诊

1. 急性扁桃体炎

（1）起病急，寒战、高热，可达39～40℃，一般持续3～5天。尤其是幼儿可因高热而抽搐、呕吐或昏睡、食欲不振等。

（2）咽痛是最明显的症状，吞咽或咳嗽时加重，剧烈者可放射至耳部，此乃神经反射所致，幼儿常因不能吞咽而哭闹不安。儿童若因扁桃体肿大影响呼吸时可妨碍其睡眠，夜间常惊醒不安。

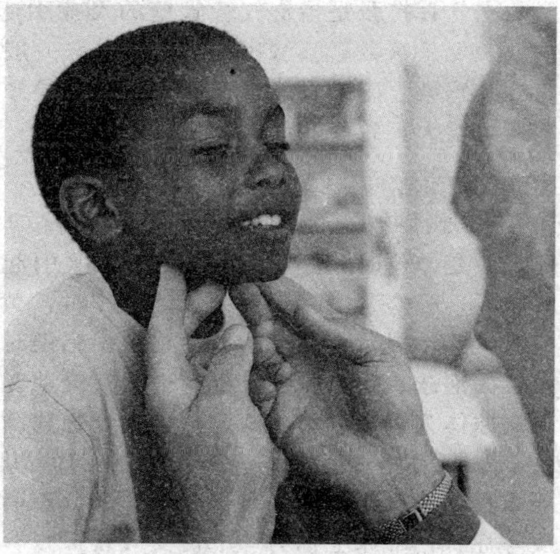

扁桃体位于喉后部的淋巴结，正常情况下起到清除细菌和病毒的作用。当发生炎症时，扁桃体会变得肿大、敏感

2. 慢性扁桃体炎

（1）反复发作的咽痛，时好时坏。

（2）经常咽部不适、异物感、发干、痒、刺激性咳嗽。

（3）口臭。总是会出现，吃了口香糖会好，不吃就很难闻。

（4）由于经常咽下分泌物及隐窝中的细菌毒素，对胃肠敏感病人可引起消化障碍。

（5）由于毒素吸收，可引起头痛、四肢无力和低热。

（6）儿童过度肥大的扁桃体可影响呼吸、吞咽，导致语言障碍。若伴有腺样体肥大可引起鼻塞、鼾声及其他性中耳炎症状。

对于那些反复发作的扁桃体炎，可以用切除扁桃体的办法来治愈。不过通常我们都会有这样的认识，扁桃体是人体的一个守卫，切除了对于自身免疫有害。其实这是不全面的，当扁桃体反复出现炎症时，就会是一个细菌滋生的场所了，不仅不能帮助抵抗细菌，还会导致其他的器官感染，切除可以免除后患。

急性喉炎

急性喉炎是指喉黏膜及声带的急性非特异性炎症，病程通常在1个月以内，为呼吸道常见的急性感染性疾病之一，占耳鼻咽喉科疾病的1%～2%。急性喉炎一般是指发生于成人的急性喉炎。常继发于急性鼻炎及急性咽炎。男性发病率高于女性。多发于冬春季节。

疾病自诊

1. 声音嘶哑。声音嘶哑是急性喉炎的主要症状，主要是由于声带黏膜充血水肿所致。轻者发声时音质欠圆润和清亮，音调较前变低、变粗。重者声音嘶哑、发声费力，更甚者仅能作耳语，或完全失声。

2. 喉部疼痛。患者感觉喉部不适、干燥、烧灼感、异物感，喉部及气管前可有轻微疼痛，发声时喉痛加重。通常急性喉炎引起的疼痛不影响吞咽。

3. 咳嗽。因喉黏膜发炎时分泌物增多，常有咳嗽。起初干咳无痰，至晚期喉部则有黏脓性分泌物，因较稠厚，常不易咳出。分泌物若黏附于声带表面可加重声音嘶哑。

4. 呼吸困难。少数重症成人急性喉炎由于喉腔黏膜水肿可引起吸气性呼吸困难，此种情况在声门下型急性喉炎中常见，由于声门下区域空间较为狭窄，如果黏膜高度水肿势必造成气道受阻。

5. 全身症状。成人一般全身中毒症状较轻。较重的细菌感染者可伴有发热、畏寒、倦怠、食欲不振等全身症状。

6. 邻近器官的感染。由于呼吸道黏膜彼此延续，急性喉炎可为急性鼻炎或急性咽炎的下行感染，故常同时伴有鼻部、咽部的炎性症状。急性喉炎也可伴有气管、支气管、肺等下呼吸道感染症状。

支气管扩张

支气管扩张是指支气管管壁的炎症引起的破坏或者是其他原因导致的支气管变形。主要表现是咳嗽、咳浓痰和反复咯血。一般多见于儿童和青年。导致本病的原因是支气管和肺感染。感染可能损害支气管壁，导致其弹性下降。也可能是支气管阻塞，导致管腔压力增大，致使变形。

疾病自诊

1. 慢性咳嗽。大量脓痰的产生与体位改变有关，这是由于支气管扩张部位分泌物积储，改变体位时分泌物刺激支气管黏膜引起咳嗽和排痰。常在晨起或夜间卧床转动体位时咳嗽，咳痰量增多。感染急性发作时，黄绿色脓痰明显增多，每日可达数百毫升。如痰有臭味，提示合并有厌氧菌感染。感染时痰液收集于玻璃瓶中静置后出现分层的特征。上层为泡沫，下悬脓性成分，中层为混浊黏液，下层为坏死组织沉淀物。引起感染的常见病原体为铜绿假单胞菌、金黄色葡萄球菌、流感嗜血杆菌、肺炎链球菌和卡他莫拉菌。

2. 反复咯血。50%～70%的患者有程度不等的咯血，咯血程度不等，咯血量与病情严重程度、病变范围有时不一致。部分患者以反复咯血为唯一症状，平时无咳嗽、咳脓痰等症状，临床上称为“干性支气管扩张”，其支气管扩张多位于引流良好的部位。

3. 反复肺部感染。其特点是同一肺段反复发生肺炎并迁延不愈。常由上呼吸道感染向下蔓延所致，出现发热、咳嗽加剧、痰量增多、胸闷、胸痛等症状。

4. 慢性感染中毒症状。反复继发感染可有全身中毒症状，如发热、乏力、食欲减退、消瘦、贫血等，严重者可出现气促与发绀。重症支气管扩张患者由于支气管周围肺组织化脓性炎症和广泛的肺组织纤维化，可并发阻塞性肺气肿、肺心病，继而出现相应症状。

5. 部分患者可出现可逆性的气流阻塞和气道高反应性，表现为喘息、呼吸困难和发绀。

支气管哮喘

支气管哮喘也就是常说的哮喘病，是因为某些原因导致的支气管可逆性阻塞状态。这些原因包括某些理化因素、药物刺激或者是病毒感染等。还有些人是有哮喘家族史，所以会遗传。哮喘的表现就是呼吸困难、咳嗽。发病不限年龄，但是男性多于女性，而且多发于春秋季。

疾病自诊

1. 反复出现喘息、气急、胸闷或咳嗽，多与接触变应原、冷空气、物理、化学性刺激以及病毒性上呼吸道感染、运动等有关。

2. 发作时在双肺可闻及散在或弥漫性，以呼气相为主的哮鸣音，呼气相延长。

3. 上述症状和体征可经治疗缓解或自行缓解。

4. 除外其他疾病所引起的喘息、气急、胸闷和咳嗽。

5. 若哮喘发作严重，持续时间在24小时以上，称“哮喘持续状态”，多伴有感染和脱水，体温升高。患者此时极度痛苦，面色苍白、发绀、出汗、四肢冷、吸气轻浅，呼气长而费力，甚至严重低氧，必须马上送医院抢救。

肺　　炎

肺炎是指肺组织的炎症，是一种古老而又常见的呼吸道疾病，可发于任何年龄。它的症状以发热、呼吸急促、持久干咳为主。可能有单边胸痛、深呼吸和咳嗽时胸痛，有小量痰或大量痰，可能含有血丝。幼儿患上肺炎，症状常不明显，可能有轻微咳嗽或完全没有咳嗽，应注意及时治疗。青年人患肺炎后的症状比较典型，如畏寒、发热、胸痛、咳铁锈色痰和白细胞升高等。老年人得肺炎后有时症状不典型，可以不发热，血白细胞也可不升高。但老年人得肺炎后病情往往比较重，而且并发症多，能危及生命。肺炎最多见的是细菌性肺炎和病毒性肺炎。

疾病自诊

1. 寒战、高热。典型病例以突然寒战起病，继之高热，体温可高达39～40℃，呈稽留热型，常伴有头痛、全身肌肉酸痛、食量减少的表现。抗生素使用后热型可不典型，年老体弱者可仅有低热或不发热。

2. 咳嗽、咳痰。初期为刺激性干咳，继而咳出白色黏液痰或带血丝痰，经1～2天后，可咳出黏液血性痰或铁锈色痰，也可呈脓性痰。进入消散期痰量增多，痰黄而稀薄。

3. 胸痛。多有剧烈侧胸痛，常呈针刺感，随咳嗽或深呼吸而加剧，可放射至肩或腹部。如为下叶肺炎可刺激膈胸膜引起剧烈腹痛，易被误诊为急腹症。

4. 呼吸困难。由于肺实变通气不足，胸痛以及毒血症而引起呼吸困难，呼吸快而浅。病情严重时影响气体交换，使动脉血氧饱和度下降而出现发绀。

5. 其他症状。少数患者有恶心、呕吐、腹胀或腹泻等胃肠道症状。严重感染者可出现神志模糊、烦躁、嗜睡、昏迷等。

慢性肺源性心脏病

慢性肺源性心脏病简称肺心病。是由肺组织、肺动脉血管或胸廓的慢性病变引起肺组织结构和功能的异常，造成肺血管阻力增加，肺动脉压力增高，使右心扩张、肥大，伴或不伴右心衰竭的心脏病。是常见病、多发病。患病年龄多在40岁以上，随年龄增长，患病率增高。寒冷地区、高原地区、农村患病率高。其原发病以慢性支气管炎、肺气肿最常见。急性发作以冬春季多见。常因呼吸道感染而诱发肺、心功能不全。

疾病自诊

1. 患者都有慢性咳嗽、咳痰或哮喘史，逐渐出现乏力、呼吸困难。

2. 呼吸衰竭、低氧。早期主要表现为发绀、心悸和胸闷等，病变进一步发展时发生低氧血症和高碳酸血症，可出现各种精神神经障碍症状，称为肺性脑病。表现为头痛、头胀、烦躁不安、语言障碍，并有幻觉、精神错乱、抽搐或震颤等，甚至有出现神志淡漠、嗜睡，从而昏迷以至死亡。

3. 出现气喘、心悸、少尿、发绀加重、上腹胀痛、食欲不振、恶心甚至呕吐等右心衰竭症状。这是心力衰竭多发生在急性呼吸道感染后，合并后产生的呼吸衰竭。体检显示颈静脉怒张，心率增快，心前区可闻奔马律或有相对性三尖瓣关闭不全引起的收缩期杂音，杂音可随病情好转而消失。

4. 可出现各种心律失常，特别是房性心律失常、肝大伴压痛、肝颈反液压征阳性、水肿和腹水，病情严重者可发生休克。

5. 因为心脏功能缺失，会出现低氧，导致肾衰竭、少尿和无尿。

细菌性痢疾

细菌性痢疾简称为菌痢，是由痢疾杆菌引起的肠道传染病，好发于夏秋季。临床主要表现为发热、腹痛、腹泻、里急后重和黏液脓血便，严重者可发生感染性休克和或中毒性脑病。本病急性期一般数日即愈，少数病人病情迁延不愈，发展成为慢性菌痢，可以反复发作。本病一年四季都可发生，但多见于夏秋季。儿童发病率较高，其次是青壮年。

疾病自诊

1. 畏寒、发热、腹痛、腹泻、每日大便几次或十几次不等。急性期病人多为黏液或黏液脓血便，量不多，有里急后重感。慢性期常为黏液便，或腹泻与便秘交替出现。中毒型菌痢病人可突发高热、反复惊厥、嗜睡，甚至昏迷等。

2. 中毒型病人可有高热，血压明显降低，脉搏细数难以触及。表现出来就是烦躁不安、嗜睡、惊厥、昏迷、呼吸节律不齐、深浅不均等呼吸衰竭的表现。

3. 急性期表现为左下腹压痛、肠鸣音亢进。

4. 慢性期病人可有营养不良、贫血等表现。

5. 中毒性菌痢多见于2～7岁的儿童，起病急骤，在腹痛、腹泻尚未出现时，即有高热、精神萎靡、面色灰白、口唇发绀、四肢发冷、脉搏微弱的情况，可能还有呼吸节律不齐、深浅不匀、呼吸暂停等症状。腹痛和腹泻症状在早期常常不明显，甚至不出现。因此，略有疏忽容易误诊，应高度警惕。

霍　乱

霍乱是一种烈性肠道传染病，两种甲类传染病之一，由霍乱弧菌污染水和食物而引起传播。临床上以起病急骤、剧烈泻吐、排泄大量米泔水样肠内容物、脱水、肌痉挛、少尿和无尿为特征。严重者可因休克、尿毒症或酸中毒而死亡。在医疗水平低下和治疗措施不力的情况下，病死率甚高。

疾病自诊

1. 少数病人有短暂（1～2日）的前驱症状，表现为头昏、疲倦、腹胀和轻度腹泻，为突然起病，病情轻重不一，轻型占有相当数量。

2. 大多数病例突起剧烈腹泻，继而呕吐。个别病例先吐后泻，腹泻为无痛性，亦无里急后重。每日大便可自数次至十数次，甚至频频不可计数。大便性质初为色稀水便、量多，转而变为米泔水样。少数病例出现血水样便。呕吐为喷射状，次数不多，也渐呈米泔水样，部分病例伴有恶心。肛温可达37.2～38.5℃。此期持续数小时，多不超过2日。

3. 神态不安、表情恐慌或淡漠、眼窝深陷、声音嘶哑、口渴、唇舌极干、皮肤皱缩、湿冷且弹性消失，指纹皱瘪、肚子下陷、体表温度下降。

4. 极度软弱无力、神志不清、血压下降、脉搏细弱而数、心音弱且心率快。严重者脉搏消失、血压不能测出、呼吸浅促、皮肤口唇黏膜发绀。这是由于中度或重度脱水，血容量显著下降及血液极度浓缩，因而导致循环衰竭。

5. 少尿和无尿。红细胞、血红蛋白、血浆蛋白及血浆比重等的增高，血液黏稠度增加，由于脱水及循环衰竭，使肾血流量减少及肾小球滤过压下降，因而出现少尿或无尿。

6. 心动过速、心音减弱、心律不齐。神志不清、呼吸深长、血压下降。这是因为缺水导致的体内电解质平衡紊乱，使得血液浓缩，血浆钠、钾、氯的离子浓度常表现正常或接近正常水平，钾离子甚至可以升高。但实际上患者体内缺钠缺钾已很严重，如治疗中继续输入不含电解质的溶液，则可立即使血液稀释产生低血钠及低血钾症。缺钠可引起肌肉痉挛、低血压、脉压小、脉搏微弱。缺钾可引起低钾综合征，表现为全身肌肉张力减低，甚至肌肉麻痹、肌腱反射消失。缺钾还可引起肾脏损害。由于碳酸氢根离子的大量丧失，产生代谢性酸中毒。尿少及循环衰竭又可使酸中毒加重。

蛔　虫　病

蛔虫病是蛔虫寄生在人体小肠内所引起的最常见的寄生虫病。患者多为小孩儿，没有很明显的感觉症状。

疾病自诊

1. 蛔虫病多数情况下没有什么症状，儿童或体弱者可能有肚脐附近的肚子痛，还是阵发性的。有的食欲不好，有的食欲很好，但吃得下长不胖。

2. 有的患者会拉肚子，还可能在大便中发现没有消化完的食物和蛔虫。有的小孩儿会出现低热、皮肤风疹块、烦躁不安、闹脾气、不活泼的表现。有的小孩儿会晚上磨牙，也容易惊醒。时间久了，身体消瘦下去，变得更没有精神。

3. 引起一些并发症。蛔虫太多，会在肠内扭成团，阻塞肠道，导致肠梗阻。表现出来就是肚脐周围的阵发性绞痛，持续几分钟，很快就能好转并且复发。疼痛还会伴随着呕吐、肚子胀、拉肚子和便秘。不少人可以在肚脐的右边摸到软的、无痛性、可移动的块状物或条状物。

4. 蛔虫若钻入胆管可引起胆道蛔虫。这时候可能会突发肚子疼，在剑突下右侧部位，阵发性的绞痛和钻顶感。疼痛可能放射到肩膀和背部，还会引起呕吐，并可能吐出蛔虫。疼痛能持续十分钟，隔一段时间再次发生。

5. 蛔虫钻入阑尾引起阑尾炎。患者突然发生全腹或脐周围的阵发性绞痛，以后转至右下腹部，右下腹部可有明显压痛及皮肤痛觉过敏。阑尾坏死穿孔后，蛔虫可进入腹腔，引起腹膜炎。

蛲　虫　病

蛲虫病是由蠕形驻肠线虫寄生于人体引起的一种肠道寄生虫病。本病以肛周瘙痒为主要表现，多发于小儿。严重者可依寄生部位的不同而出现不同的并发症，如阑尾炎、盆腔炎、腹膜炎、肠梗阻等。

疾病自诊

1. 患儿肛门附近瘙痒，尤以夜间为重。重度感染时可导致胃肠功能紊乱，出现呕吐、腹泻、发热、腹痛等。

2. 蛲虫寄生于阑尾腔，也可侵入阑尾组织中，引起急性或慢性阑尾炎。患者可出现阵发性腹痛，以右下腹为主。可伴有恶心、呕吐、发热。血液检查中性粒细胞和嗜酸性粒细胞可有增高。

3. 蛲虫可侵入女性外阴，并经阴道进入生殖系统各脏器，引起外阴炎、阴道炎、子宫内膜炎，甚至腹膜炎。

4. 肛周脓肿、肛门瘘管及炎性肉芽肿的表现。侵入盆、腹腔可引起腹痛、腹膜炎的表现等。

蛲虫病跟饮食有关，所以要注意饮食卫生，生吃的食物要洗净。蛲虫病还与个人卫生有关，所以应该勤剪指甲，饭前饭后洗手。蛲虫病也很容易治疗，出现以上症状的一种即应随时就医。

流行性乙型脑炎

流行性乙型脑炎是由乙脑病毒引起，由蚊虫传播的一种急性传染病。乙脑的病死率和致残率高，是威胁人群特别是儿童健康的主要传染病之一。夏秋季为发病高峰季节，流行地区分布与媒介蚊虫分布密切相关。该病虽可以治愈，但若是病重，会留下后遗症。猪是最重要的传染源。

疾病自诊

1. 起病急，体温急剧上升至39～40℃，伴头痛、恶心和呕吐。部分病人有嗜睡或精神倦怠，并且脖子有些发硬，病程1～3天。

2. 体温持续上升，可达40℃以上。初期症状逐渐加重，意识明显障碍，由嗜睡、昏睡乃至昏迷，昏迷越深，持续时间越长，病情越严重。神志不清最早可发生在病程1～2日，但多见于3～8日。

3. 重症患者可出现全身抽搐、强直性痉挛或强直性瘫痪，少数也可软瘫。严重患者可因脑实质（尤其是脑干）病变、低氧、脑水肿及颅内高压、脑疝、低血钠性脑病等病变而出现中枢性呼吸衰竭，表现为呼吸节律不规则、双吸气、叹息样呼吸、呼吸暂停、潮式呼吸和下颌呼吸等，最后呼吸停止。

4. 过后体温逐渐下降，精神、神经系统症状逐日好转。重症病人仍可留在神志迟钝、痴呆、失语、吞咽困难、颜面瘫痪、四肢强直性痉挛或扭转痉挛等，少数病人也可有软瘫。经过积极治疗大多数症状可在半年内恢复。

5. 少数重症病人半年后仍有精神神经症状，称为后遗症，主要有意识障碍、痴呆、失语、及肢体瘫痪、癫痫等。如予以积极治疗可有不同程度的恢复。癫痫后遗症可持续终生。

流行性脑脊髓膜炎

流行性脑脊髓膜炎简称流脑，是脑膜炎球菌引起的化脓性脑膜炎，也是一种急性呼吸道传染病。其主要临床表现为突发高热、剧烈头痛、频繁呕吐、皮肤黏膜瘀点、瘀斑及脑膜刺激征，严重者可有败血症休克和脑实质损害，常可危及生命。易传染2岁以下的婴儿。每年3～4月为流行高峰。流脑分为四种类型，分别为普通型、暴发型、轻型和慢性型。

疾病自诊

1. 普通型

普通型也分为4个时期，每个时期都有不同症状。

（1）前驱期主要表现为上呼吸道感染症状，如低热、鼻塞、咽痛等，持续1～2天，此期易被忽视。

（2）败血症期。多数起病后迅速出现高热、寒战，体温迅速升高达40℃以上，伴明显的全身中毒症状，头痛及全身痛，精神极度萎靡。幼儿常表现哭闹、拒食、烦躁不安、皮肤感觉过敏和惊厥。70%以上皮肤黏膜出现瘀点，起初是鲜红色，之后迅速增多、扩大，常见于四肢、软腭、眼结膜及臀等部位。本期持续1～2天后进入脑膜炎期。

（3）脑膜脑炎期。除败血症期高热及中毒症状外，同时伴有剧烈头痛、喷射性呕吐、烦躁不安、脖子硬直，病重的会有谵妄、抽搐及意识障碍。有些婴儿脑膜刺激征缺如，前囟未闭者可隆起。本期经治疗通常在2～5天内进入恢复期。

(4) 恢复期。经治疗体温逐渐下降至正常，意识及精神状态改善，皮肤瘀点、瘀斑吸收或结痂愈合。神经系统检查均恢复正常。病程中约有10%的患者可出现口周疱疹，患者一般在1～3周内痊愈。

2. 暴发型

少数患者起病急剧，病情变化快，如不及时治疗可于24小时内危及生命，儿童多见。

(1) 暴发型休克型。严重中毒症状，急起寒战、高热，严重者体温不升，伴头痛、呕吐。短时间内出现瘀点、瘀斑，可迅速增多融合成片。随后出现面色苍白、唇周及肢端发绀、皮肤发花、四肢厥冷、脉搏细速、呼吸急促。若抢救不及时，病情可迅速恶化，周围循环衰竭症状加重，血压显著下降、尿量减少、昏迷。

(2) 暴发型脑膜脑炎型。主要表现为脑膜及脑实质损伤，常于1～2天内出现严重的神经系统症状，患者高热、头痛、呕吐、意识障碍加深，迅速出现昏迷。还会有颅内压增高，脑膜刺激征阳性，可有惊厥，严重者可发生脑疝。

(3) 混合型。可先后或同时出现休克型和脑膜脑炎型的症状。

3. 轻型

多见于流脑流行后期，病变轻微，临床表现为低热、轻微头痛及咽痛等上呼吸道症状，可见少数出血点。

4. 慢性型

此种类型少见，一般为成人患者，病程可迁延数周甚至数月。常表现为间歇性发冷、发热，每次发热历时12小时后缓解，相隔1～4天再次发作。每次发作后常成批出现皮疹，亦可出现瘀点。常伴关节痛、脾大、血液白细胞增多，血液培养可为阳性。

病毒性肝炎

病毒性肝炎是由多种肝炎病毒引起的传染病。本病传染性强、传播途径多、流行面广、发病率高，严重威胁到病人的健康。本病的主要表现就是乏力、食欲减退、恶心、呕吐等，有些患者会有发热和黄疸。本病也可以分为甲型、乙型、丙型、丁型及戊型病毒性肝炎五种类型。

疾病自诊

1. 急性肝炎。患者在近期内出现，持续几天以上但无其他原因可解释的症状，如乏力、食欲减退、恶心等。肝大并有压痛、肝区叩击痛，部分患者可有轻度脾肿大。若不伴有胆红素的升高，为急性无黄疸型肝炎；若伴有胆红素升高则为急性黄疸型肝炎。

2. 慢性肝炎。急性肝炎病程超过半年，或原有乙型、丙型、丁型肝炎携带史，本次又因同一病原再次出现肝炎症状，体征及肝功能异常者可以诊断为慢性肝炎。发病日期不明或虽无肝炎病史，但肝组织病理学检查符合慢性肝炎，或根据症状、体征、化验及B超检查综合分析，亦可做出相应诊断。

3. 急性重型肝炎。以急性黄疸型肝炎起病，2周内出现极度乏力的表现。消化道症状明显，迅速出现2度以上肝性脑病，凝血酶原活动度低于40%并排除其他原因者，肝浊音界进行性缩小，黄疸急剧加深。

4. 瘀胆型肝炎。起病类似急性黄疸型肝炎，但自觉症状常较轻。有皮肤瘙痒、大便灰白，常有明显肝脏肿大，肝功能检查血清胆红素明显升高，以直接胆红素为主。黄疸持续3周以上，并除外其他原因引起的肝内外梗阻性黄疸者，可诊断为急性瘀胆型肝炎。在慢性肝炎基础上发生上述临床表现者，可诊断为慢性瘀胆型肝炎。

肺 结 核

肺结核是由结核分枝杆菌引发的肺部感染性疾病，是严重威胁人类健康的疾病。结核分枝杆菌的传染源主要是排菌的肺结核患者，通过呼吸道传播。健康人感染结核菌并不一定发病，只有在机体免疫力下降时才发病。传播途径主要是患者与健康人之间经空气传播。

疾病自诊

1. 发热。肺结核患者常有一些结核中毒症状，其中发热最为常见。一般为午后37.4～38℃的低热，可持续数周，热型不规则，部分患者伴有脸颊、手心、脚心潮热感。急性血行播散性肺结核、干酪性肺炎、空洞形成或伴有肺部感染时等可表现为高热。夜间盗汗亦是结核患者常见的中毒症状，表现为熟睡时出汗，几乎湿透衣服，觉醒后汗止，常发生于体虚病人。其他全身症状还有疲乏无力、胃纳减退、消瘦、失眠、月经失调甚至闭经等。

2. 咳嗽。常是肺结核患者的首要表现，咳嗽三周或以上，伴痰血，要高度怀疑肺结核的可能。肺结核患者以干咳为主，如伴有支气管结核，常有较剧烈的刺激性干咳。如伴纵隔、肺门淋巴结结核压迫气管支气管，可出现痉挛性咳嗽。

3. 咳痰。肺结核病人咳痰较少，一般多为白色黏痰。与支气管扩张合并感染，常咳黄脓痰；干酪样液化坏死时也有黄色脓痰，甚至可见坏死物排出。

4. 咯血。当结核坏死灶累及肺毛细血管壁时，可出现痰中带血。如累及大血管，可出现量不等的咯血。若空洞内形成的动脉瘤或者支气管动脉破裂时，可出现致死性的大咯血。肺组织愈合、纤维化时形成的结核性支气管扩张可在肺结核痊愈后导致反复、慢性的咯血或痰血。

5. 胸痛。胸痛并不是肺结核的特异性表现，但是肺结核却会导致胸痛。靠近胸膜的病灶与胸膜粘连常可引起钝痛或刺痛，与呼吸关系不明显。肺结核并发结核性胸膜炎会引起较剧烈的胸痛，与呼吸相关。胸痛不一定就是结核活动或进展的标志。

6. 呼吸困难。一般初发肺结核病人很少出现呼吸困难，只有伴有大量胸腔积液，出现气胸时会有较明显的呼吸困难。支气管结核引起气管或较大支气管狭窄，纵隔、肺门、气管旁淋巴结结核压迫气管支气管也可引起呼吸困难。晚期肺结核，两肺病灶广泛引起呼吸功能衰竭或伴右心功能不全时常出现较严重的呼吸困难。

7. 结核性变态反应。可引起全身性过敏反应，临床表现类似于风湿热，主要有皮肤的结节性红斑、多发性关节痛、类白塞病和滤泡性结膜角膜炎等，以青年女性多见。

急性支气管炎

急性支气管炎是病毒或细菌等病原体感染所致的支气管黏膜炎症。是婴幼儿时期的常见病、多发病，往往继发于上呼吸道感染之后，也常为肺炎的早期表现。本病多同时累及气管、支气管，故正确命名应为急性气管支气管炎。临床以咳嗽伴有支气管分泌物增多为特征。该病轻时治疗可完全治愈，反之可转为慢性支气管炎。

疾病自诊

1. 发病初始有上呼吸道感染，所以有鼻塞、不适、寒战、低热、背部和肌肉疼痛以及咽喉痛。剧烈咳嗽的出现通常是支气管炎出现的信号。开始时干咳无痰，但几小时或几天后出现少量黏痰，稍后出现较多的黏液或黏液脓性痰，明显的脓痰提示多重细菌感染。

2. 有些病人有烧灼样胸骨后痛，咳嗽时加重。在无并发症的严重病例中，发热38.3～38.8℃，可持续3～5天，随后急性症状消失。持续发热提示可能有肺炎，而且可发生继发于气道阻塞的呼吸困难。

3. 无并发症的急性支气管炎几乎无肺部体征。可能闻及散在的高音调或低音调干啰音，偶然在肺底部闻及捻发音或湿啰音，尤其在咳嗽后，经常能听到哮鸣音，持续存在的胸部局部体征提示支气管肺炎的发生。

慢性支气管炎

慢性支气管炎是气管、支气管黏膜及其周围组织的慢性非特异性炎症。临床上以咳嗽、咳痰或伴有气喘等反复发作为主要症状，每年持续3个月，连续2年以上。排除具有咳嗽、咳痰、喘息症状的其他疾病，早期症状轻微，多于秋末春初发病，春夏缓解。晚期因炎症加重，症状可常年存在。其病理学特点为支气管腺体增生和黏膜分泌增多。病情呈缓慢进行性进展，常并发阻塞性肺疾病，严重者常发生肺动脉高压，甚至肺源性心脏病、肺性脑病。

疾病自诊

1. 起病缓慢，病程较长。部分患者在起病前有急性支气管炎、流感或肺炎等急性呼吸道感染史。

2. 患者常在寒冷季节发病，出现咳嗽、咳痰，尤以早晨起床后最为明显，痰呈白色黏液泡沫状，黏稠不易咳出。在急性呼吸道感染时，症状迅速加剧。痰量增多，黏稠度增加或为黄色脓性，偶有痰中带血。

3. 随着病情发展，终年咳嗽、咳痰不停、冬秋加剧。可出现过敏现象而发生喘息。喘息型支气管炎患者在症状加剧或继发感染时，常有哮喘样发作，气急不能平卧。

4. 呼吸困难一般不明显，但并发肺气肿后，随着肺气肿程度增加，则呼吸困难逐渐加剧。严重时，喘憋加重，生活难以自理。

高血压病

高血压病指以体循环收缩压和舒张压持续升高为主要临床表现，伴或不伴有多种心血管危险因素的综合征，通常简称为高血压。本病分为原发性高血压和继发性高血压，高血压是多种心、脑血管疾病的重要病因和危险因素，影响重要脏器，如心、脑、肾的结构与功能，最终导致这些器官的功能衰竭，迄今仍是心血管疾病死亡的主要原因之一。

疾病自诊

1. 头痛。高血压最明显的表现就是头痛，也有可能是唯一的表现。不同阶段的人，头痛可能不一样。青壮年产生偏侧头痛较多，中老年人以全头痛居多。头痛往往不是那么剧烈，感觉就是头很沉重、胀痛和跳痛。头痛可以是从午夜至凌晨逐渐加重，早晨时较剧烈，会痛醒，起床后活动一下又有所减轻。

2. 心悸胸闷。因为血压高，所以会感到胸闷或心悸。

3. 耳鸣。耳鸣还是双耳都有，虽然没有声音，但是总是可以听到。耳鸣是因为血压导致了神经衰弱、失眠、劳累甚至动脉硬化。耳鸣的性质也不都一样，可以是间断，也可以持续。声音也各种各样，包括有嗡嗡声、嗞嗞声、汽笛声、蝉鸣声等。

4. 手脚麻木。血压高会导致动脉硬化和局部肢体供血不足，引起手脚麻木的感觉。

5. 失眠。因为血压高会造成大脑皮质功能紊乱和自主神经功能失调，这就引起了失眠。

5. 尿路疾病。肾脏表现肾血管病变的程度和血压高度及病程密切相关。实际上，无控制的高血压病患者均有肾脏的病变，但在早期可无任何临床表现。随着病情发展，可以出现多喝、多尿、口渴、血尿的症状。

低 血 压

低血压是指体循环动脉压力低于正常的状态。由于高血压在临床上常常引起心脑、肾等重要脏器的损害而备受重视，高血压的标准世界卫生组织也有明确规定。但低血压的诊断尚无统一标准，一般认为成年人肢动脉血压低于 12/8kPa 即为低血压。低血压虽然本身不会有什么危害，但会造成患者出现其他的危险。

疾病自诊

1. 病情轻微症状可有头晕、头痛、食欲不振、疲劳、脸色苍白、消化不良、晕车船等。

2. 严重症状包括直立性眩晕、四肢冷、心悸、呼吸困难、发音含糊，甚至昏厥，需长期卧床。这些症状主要因血压下降，导致血液循环缓慢、远端毛细血管缺血，以致影响组织细胞氧气和营养的供应、二氧化碳及代谢废物的排泄。尤其影响了大脑和心脏的血液供应。有部分人群是无症状。

3. 体质性低血压。一般认为与遗传和体质瘦弱有关，多见于20～50岁的妇女和老年人，轻者可无任何症状，重者出现精神疲惫、头晕、头痛，甚至昏厥。夏季气温较高时更明显。

血栓闭塞性脉管炎

本病发生于中小动脉（同时累及静脉及神经）的慢性进行性、节段性、炎症性血管损害，病变累及血管全层，导致管腔狭窄、闭塞，又称伯格氏病。主要侵犯肢体，尤其是下肢的中、小动脉及其伴行的静脉和皮肤浅静脉。受累血管呈现血管壁全层的非化脓性炎症，管腔内有血栓形成，管腔呈现进行性狭窄以至完全闭塞，引起肢体缺血而产生疼痛，严重者肢端可发生不易愈合的溃疡及坏疽。

疾病自诊

1. 疼痛。疼痛是本病最突出的症状。病变早期，由于血管痉挛，血管壁和周围组织神经末梢受到刺激而使患肢（趾、指）出现疼痛、针刺、烧灼、麻木等异常感觉。随着病变进一步发展，肢体动脉狭窄逐渐加重，就出现缺血性疼痛。轻者行走一段路程以后，患肢足部或小腿胀痛，休息片刻疼痛即能缓解，再次行走后疼痛又会出现，这种现象称为间歇性跛行。

2. 发凉。皮肤温度降低，患肢发凉、怕冷、对外界寒冷敏感是血栓闭塞性脉管炎常见的早期症状。随着病情的发展，发凉的程度加重，并可出现动脉闭塞远端的肢体皮肤温度降低。

3. 营养障碍。患肢缺血可引起肢体营养障碍，常表现为皮肤干燥、脱屑、皱裂、汗毛脱落、出汗减少、趾（指）甲增厚、变形，生长缓慢、肌肉萎缩、肢体变细。严重时可出现溃疡、坏疽。溃疡、坏疽常先出现在趾端、甲旁或趾间，可因局部加温、药物刺激、拔甲、损伤等因素诱发。

本病的发病过程分为三个时期，各个时期的表现都非常明显。

第一期，局部缺血期。患肢麻木、发凉、轻度间歇性跛行，可反复出现游走性浅静脉炎。检查发现患肢皮温稍低、色泽较苍白，足背或胫后动脉搏动减弱。此期功能性（痉挛）大于器质性因素。

第二期，营养障碍期。症状加重，间歇性跛行明显，疼痛转为持续性静息痛，夜间剧烈。检查患肢皮温显著降低、色泽苍白，或出现紫斑、潮红，小腿肌肉萎缩，足背或胫后动脉搏动消失。此期动脉已处于闭塞状态，以器质变化为主掺杂一些功能性因素，肢体依靠侧支循环保持存活，腰交感神经阻滞后仍可出现皮温增高。

第三期，坏死期。症状继续加重，患肢趾（指）端发黑、坏疽，溃疡形成，疼痛剧烈呈持续性。此期动脉完全闭塞，侧支循环不能保证趾（指）存活。

冠　心　病

冠状动脉性心脏病简称冠心病。指由于脂质代谢不正常，血液中的脂质沉着在原本光滑的动脉内膜上，在动脉内膜一些类似粥样的脂类物质堆积而成白色斑块，称为动脉粥样硬化病变。这些斑块渐渐增多造成动脉腔狭窄，使血流受阻，导致心脏缺血，产生心绞痛。

疾病自诊

1. 胸部压迫窒息感、闷胀感、剧烈的烧灼样疼痛，一般疼痛持续1～5分钟，偶有长达15分钟，可自行缓解。

2. 疼痛常放射至左肩、左臂前内侧，直至小指与无名指。

3. 疼痛在心脏负担加重，例如体力活动增加、过度的精神刺激和受寒时出现，在休息或舌下含服硝酸甘油数分钟后即可消失。

4. 疼痛发作时，可伴有（也可不伴有）虚脱、出汗、呼吸短促、忧虑、心悸、恶心或头晕症状。

5. 突发时胸骨后或心前区剧痛，向左肩、左臂或他处放射，且疼痛持续半小时以上，经休息和含服硝酸甘油不能缓解。

6. 呼吸短促、头晕、恶心、多汗、脉搏细微。

7. 皮肤湿冷、灰白，看上去像是大病一场。

8. 大约十分之一的病人的唯一症状是晕厥或休克。

心绞痛

心绞痛是指由于冠状动脉粥样硬化狭窄导致冠状动脉供血不足，心肌暂时缺血与低氧所引起的以心前区疼痛为主要临床表现的一组综合征。心绞痛，包括稳定性和不稳定性心绞痛。其中稳定性心绞痛属于最轻型的冠心病，此外还有心脏骤停，无痛性心肌缺血和缺血性心肌病。这五种情况临床上可以互相转换，取决于病变是否进展、治疗是否有效。本病多见于男性，多数患者在40岁以上。

疾病自诊

1. 稳定型心绞痛

（1）心绞痛以发作性胸痛为主要临床表现，疼痛的部位主要在心前区，有手掌大小范围，界限不很清楚。常放射至左肩、左臂内侧，可达无名指和小指，有时也可发生颈、咽或下颌部不适。

（2）胸痛常为压迫、发闷或紧缩性，也可有烧灼感，但不尖锐，不像针刺或刀扎样痛。发作时，患者往往不自觉地停止原来的活动，直至症状缓解。发作常由体力劳动或情绪激动如愤怒、焦急、过度兴奋等所激发。饱食、寒冷、吸烟、心动过速等亦可诱发。

（3）典型的心绞痛常在相似的条件下，早晨多发。疼痛一般持续3～5钟后会逐渐缓解，舌下含服硝酸甘油也能在几分钟内使之缓解。可在几天内或几星期发作一次，也可能一日内发作多次。

2. 不稳定型心绞痛

疼痛表现形式多样，发作诱因可有可无，可以劳力性诱发，也可以自发性疼痛。发作时间一般比稳定性心绞痛长，可达到30分钟，疼痛部位和放射部位与稳定性心绞痛类似，应用硝酸甘油后多数能缓解。但是也经常有发作不典型者，表现为胸闷、气短、周身乏力、恶心、呕吐等，尤其是老年女性和糖尿病患者。

心肌梗死

心肌梗死是由冠状动脉粥样硬化引起血栓形成，冠状动脉的分支堵塞，使一部分心肌失去血液供应而坏死的病症。多发生于中年以后。发病时有剧烈而持久的性质类似心绞痛的前胸痛、心悸、气喘、脉搏微弱、血压降低等症状，服用硝酸甘油无效，可引起严重后果。

疾病自诊

1. 突然明显加重的心绞痛发作。本来没有疼痛的突然就有了，或者是本来疼痛没那么严重的，突然就痛得受不了。多发生于清晨，疼痛部位和性质与心绞痛相同，但疼痛较重，持续时间较长，可达数小时或数天，休息和含用硝酸甘油片多不能缓解。

2. 起病急骤，疼痛是最先出现的症状。患者烦躁不安、出汗、恐惧，或有濒死感。

3. 疼痛伴有恶心、呕吐、大汗或明显心动过缓。体温一般在38℃左右。

4. 多数患者可有心律失常，多发生在起病1～2周内，而以24小时内最多见，可伴乏力、头晕、昏厥等症状。

5. 心肌梗死可引发休克，患者面色苍白、皮肤湿冷、脉细而快、大汗淋漓、尿量减少、血压下降。

6. 患者可有左心衰竭的表现。出现呼吸困难、咳嗽、发绀、烦躁、咳泡沫痰或粉红色泡沫痰等症状，严重者还可发生颈静脉怒张、肝大、水肿等右心衰竭的表现。

病毒性心肌炎

病毒性心肌炎是病毒感染引起的肌炎性病变。病毒的直接侵害和免疫反应导致心肌细胞损害，使心脏舒缩功能障碍。几乎所有的病毒都可引起心肌炎，其中以柯萨奇病毒和埃可病毒最常见。患者病情轻重悬殊，轻者可无症状，重者可致猝死或心力衰竭。发病以夏秋季节为高，人群中多见于儿童和青壮年。

疾病自诊

1. 先有发热、全身酸痛、咽痛、倦怠、恶心、呕吐、腹泻等症状。这些症状都类似于感冒和消化道疾病。

2. 然后出现心悸、胸闷、胸痛或心前区隐痛、头晕、呼吸困难、水肿，极少数患者出现心力衰竭或心源性休克。

3. 可发现有各种心律失常。

对病毒性心肌炎患者药早期诊断和治疗，多数预后良好。但由于目前尚无根治病毒感染的有效治疗方法，以及个体的个体反应性差异，少部分患者可演变为扩张型心肌病。对已演变为扩张型心肌病的患者，要按扩张型心肌病进行规范化治疗。

急性心包炎

本病是最常见的心包病变，可由多种致病因素引起，常是全身疾病的一部分，或由邻近组织病变蔓延而来。心包炎可与心脏的其他结构如心肌或心内膜等的炎症同时存在，亦可单独存在。心包炎可分为急性和慢性两种，前者常伴有心包渗液，后者常引起心包缩窄。急性心包炎是心包膜的脏层和壁层的急性炎症，可以同时合并心肌炎和心内膜炎，也可以作为唯一的心脏病损而出现。急性心包炎可由细菌、病毒、自身免疫、物理、化学等因素引起。因为其表现经常与其他疾病混淆，所以不易察觉。

疾病自诊

1. 胸口疼痛是最常见的表现。心前区疼痛常因为体位改变，深呼吸、咳嗽、吞咽、卧位，尤其当抬腿或左侧卧位时加剧，坐位或前倾位时减轻。疼痛通常局限于胸骨下或心前区，常放射到左肩、背部、颈部或上腹部，偶尔向下颌、左前臂和手放射。右侧斜方肌嵴的疼痛系心包炎的特有症状，但不常见。有的心包炎疼痛较明显，如急性非特异性心包炎；有的则轻微或完全无痛，如结核性和尿毒症性心包炎。

2. 心脏压塞的症状可出现呼吸困难、面色苍白、烦躁不安、发绀、乏力、上腹部疼痛、水肿，甚至休克。

3. 心包积液对邻近器官压迫的症状。如肺、气管，支气管和大血管受压迫引起肺瘀血、肺活量减少、通气受限制，从而加重呼吸困难，使呼吸浅而速。患者常自动采取前卧坐位，使心包渗液向下及向前移位，以减轻压迫症状。气管受压可产生咳嗽和声音嘶哑。食管受压可出现咽下困难症状。

4. 全身症状心包炎本身亦可引起发冷、发热、心悸、出汗、乏力等症状，与原发疾病的症状常难以区分。

复发性口腔溃疡

复发性口腔溃疡又称为复发性阿弗他溃疡或复发性阿弗他口炎，是最常见的口腔黏膜病，其患病率居口腔黏膜病之首，各国流行病学调查显示，每 5 人中至少有 1 人发生过口腔溃疡。该病以口腔黏膜各部位反复发作的溃疡为特征，不伴有其他疾病体征，具有周期性、复发性、自限性特征，溃疡灼痛明显。好发于唇、舌、颊、软腭等角化差的部位。本病女多于男，任何年龄都有发生，但青壮年多见。根据溃疡大小、深浅及数目不同分为轻型、重型及疱疹型三种。

疾病自诊

1. 轻型复发性口腔溃疡

（1）好发于角化程度较差的区域，如唇、颊黏膜。初起有黏膜局部不适，触痛或灼痛感。约24小时后出现白色或红色丘疹状小点儿。2～3天后上皮破损，进入溃疡期。

（2）发作时溃疡有"凹、红、黄、痛"特征。即溃疡中央凹陷，基底不硬，周围有约1毫米的充血红晕带，表面覆有浅黄色假膜，灼痛感明显。

（3）经过4～5天后红晕消失，溃疡愈合，不留瘢痕。

（4）整个发作期一般持续1～2周，具有不治而愈的自限性。间歇期长短不一，因人而异，但一般初发间歇期较长，此后逐渐缩短，直至此起彼伏，连绵不断。

2. 重型复发性口腔溃疡

（1）发作时溃疡大而深，似"弹坑"状。直径可达10～30毫米。周边红肿隆起，扪之基底较硬，但边缘整齐清晰。

（2）溃疡常单个发生，或在周围有数个小溃疡。初始好发于口角，其后有向口腔后部移行趋势，如咽旁、软腭等。

（3）本型溃疡疼痛较重，愈后可留瘢痕，甚至造成舌尖，腭垂缺损。

3. 疱疹型复发性口腔溃疡

（1）溃疡小而多，散在分布于黏膜任何部位，直径小于2毫米，可达数十个之多，似有"满天星"的感觉。

（2）邻近溃疡融合成片，黏膜充血发红，疼痛较重。

（3）唾液分泌增多，可伴有头痛、低热、全身不适、局部淋巴结肿大等症状。发作规律同重型复发性溃疡，但不留瘢痕。

急性牙髓炎

急性牙髓炎是指牙髓组织的急性炎症，其感染源主要来自深龋，牙髓的感染也可通过根尖孔引起根尖的逆行感染。临床主要特征是剧烈疼痛，一般止痛药物效果不明显，疼痛不能定位，后期可发展为牙髓坏疽，治疗主要为牙齿根管治疗。

疾病自诊

1. 自发痛。在没有外界刺激下也可出现牙齿的疼痛。

2. 阵发痛。疼痛持续一定时间。到了晚期，疼痛持续的时间延长，可能几个小时或者是一整天，没有缓解期或者间歇期。牙髓化脓后，会感觉到跳痛。

3. 冷热刺激疼痛加重。冷热刺激可激发疼痛，甚至加重疼痛。患者常因冷热刺激痛而不敢喝冷水或热水，甚至不敢刷牙。

4. 夜间疼痛加重。白天注意力转移到工作或别的事情上，并不觉得特别疼，而夜间则更感疼痛。

5. 疼痛不能定位。患者一般不能明确是哪颗牙齿疼痛，有时也不能明确是上牙疼还是下牙疼，常常觉得半边脸都一起跟着疼，但疼痛不会放射到对侧的脸部。

成人牙周炎

成人牙周炎又称为慢性牙周炎，是牙周炎最常见的一种类型，占牙周炎患者的95%，大多数从牙龈炎发展而来。年龄越大，患病率越高，病情也愈重。多见于成年人，进程缓慢，可长达十年或数十年。菌斑及牙石的量与牙周组织破坏的严重程度一致。表现为牙龈充血、肿胀、质地松软、易出血。牙周炎患病率在35岁以后明显增高，且随着年龄的增长，其严重程度也增加。

疾病自诊

1. 本病进展缓慢，可开始于青年时期，长达十几年甚至是几十年。在这个时间段内，会有破坏的活动期，也有静止期。

2. 通常患者的嘴里有大量的牙石、菌斑，尤其在后牙和邻面、舌侧面。牙龈也有不同程度的慢性炎症，颜色暗红或鲜红，质地松软。

3. 早期，坏牙已有牙周袋和牙槽骨吸收，但因程度较轻，牙齿还没有松动，所以在刷牙或者吃饭时，会有出血和口腔异味。随着病情的发展，会有深牙周袋，使牙齿松动、咀嚼无力或疼痛，甚至发生急性牙周脓肿，出现牙周溢脓。

4. 牙周炎患者除有牙周袋形成、牙龈炎症、牙槽骨吸收和牙齿松动这四大特征外，晚期常可出现其他伴发症状，如牙齿移位、牙龈萎缩使牙根暴露、对温度敏感，甚至发生根面龋。深牙周袋接近根尖时，可引起逆行性牙髓炎。牙周袋溢脓和牙间隙内食物嵌塞等，可导致口臭。

智齿冠周炎

智齿冠周炎指智牙萌出不全或阻生时，牙冠周围软组织发生的炎症。大多发生于18～30岁智齿萌出期的年轻人。智齿冠周炎临床表现以智牙周围软组织及牙龈充血、肿胀、糜烂或牙周袋溢脓为主，也可有不同程度全身症状，如畏寒、发热等。冠周炎治疗在急性期以局部处理为主，辅以全身支持疗法。炎症控制后对不可能正位萌出的智牙应尽早拔除。冠周炎如处理不当或不及时，炎症可向周围组织扩散，引起邻近组织器官或筋膜间隙的感染。

疾病自诊

1. 在一开始患者本身没有明显感觉，智齿有一侧坏牙后区胀痛不适，当吃饭、咀嚼、吞咽、开口活动时疼痛加重。

2. 随着病情继续发展，局部可呈自发性跳痛或沿耳颞神经分布区产生放射性痛，此时可有发热、食欲减退等全身症状。

3. 智齿周围的软组织及牙龈发红，伴有不同程度的肿胀。牙龈边缘糜烂，用手触碰很疼，还可能从牙龈中溢出脓液。

4. 当炎症侵犯到咀嚼肌后，会引起咀嚼肌的反射性痉挛而出现不同程度的张口受限，甚至出现不能张嘴的表现。

5. 有口臭、舌苔变厚、患牙龈袋处有咸味分泌物溢出的症状。

6. 炎症侵犯到脖子，会有淋巴结肿胀、压痛。

胃 下 垂

胃下垂是指站立时，胃的下缘达盆腔、胃小弯弧线最低点降至髂嵴连线以下，称为胃下垂。本病多见于女性，尤其是体型瘦长无力的类型，也可见于产妇和慢性消耗性疾病患者。该病是由于膈肌悬吊力不足、肝胃、膈胃韧带功能减退而松弛，腹内压下降及腹肌松弛等因素导致的。

疾病自诊

1. 腹胀及上腹不适。早期没有症状，之后就出现肚子胀和疼痛，很多人自述都是腹部有胀满感、沉重感、压迫感。

2. 腹痛。多为持续性隐痛，常于餐后发生，与食量有关。进食量愈大，其疼痛时间愈长，且疼痛亦较重。同时疼痛与活动有关，饭后活动往往使疼痛加重。

3. 恶心、呕吐。常于饭后活动时发作，尤其进食过多时更易出现。这是因为1次进食较大量食物，加重了胃壁韧带之牵引力而导致疼痛，随之出现恶心、呕吐。

4. 便秘。便秘多为顽固性，其主要原因可能由于同时有横结肠下垂，使结肠肝曲与脾曲呈锐角，而致粪便通过缓慢。

5. 神经精神症状。由于胃下垂的多种症状长期折磨病人，使其精神负担过重，因而产生失眠、头痛、头昏、反应迟钝、忧郁等神经精神症状，还可有低血压、心悸以及站立性昏厥等表现。

急性胃炎

急性胃炎是多种病因引起的急性胃黏膜炎症。任何年龄均可发病，男女无明显差别。若是能及时治疗、合理用药，一般可以痊愈。若是治疗不够彻底，那么可能转为慢性胃炎。

疾病自诊

1. 起病急，在进食之后，胃黏膜受到了刺激就会感到肚子不舒服、饱胀或疼痛，接着就会有恶心、呕吐。吐出来的食物残渣有大量的胃液和黏液，还可能混入血和血块。

2. 呕吐之后肚子不舒服的感觉减轻，但是全身无力、嘴里有苦味的表现还会持续几天，也会有 3 天以内的体温轻度升高。

3. 若是本身吃了镇痛类药物或者是做过相关的胃部手术，可能会有吐血和黑便。

4. 多发于患有重病、常年大量饮酒的人群。

急性胃炎的预防就是要注意饮食，包括饮食规律，忌各种刺激和粗糙、油炸食物。

慢性胃炎

慢性胃炎是由各种病因引起的胃黏膜慢性炎症。我国属幽门螺杆菌高感染率国家，估计人群中感染率在 40%～70%。人是目前唯一被确认的传染源，60%以上的慢性胃炎患者存在感染。本病会随着年龄的增长呈现高发病的态势，不过经过治疗，大都可以痊愈。但少数人治疗不好的，可能发展为胃癌。

疾病自诊

1. 本病起病缓慢，迁延不愈。开始都没有明显症状，少数人会有消化不良的反应。有些患者会出现肚子胀的反应，尤其是饭后。还有的会是肚子隐隐作痛、反酸、嗳气、食欲不振、恶心、呕吐等。

2. 随着病情加重，少数患者可有上消化道出血表现，一般为少量出血。

3. 因为是慢性胃炎，所以病变集中表现在胃的底部。患者会因此有厌食和消瘦的表现，还会伴有贫血的症状。

慢性胃炎和急性胃炎一样，也是要注意饮食规律。

消化性溃疡

消化性溃疡是胃溃疡和十二指肠的慢性溃疡的统称。近年研究发现溃疡的形成与幽门螺旋杆菌的存在有关。本病绝大多数（95%以上）位于胃和十二指肠，故又称胃十二指肠溃疡。深入研究表明，胃溃疡病和十二指肠溃疡病在病因和发病机制方面有明显的区别，并非同一种疾病，但因两者的流行病学、临床表现和药物治疗反应有相似之处，所以习惯上还是把它们归并在一起。本病的总发病率占人口的 5%～10%，十二指肠溃疡较胃溃疡多见，以青壮年多发，男多于女，儿童亦可发病，老年患者所占比例亦逐年有所增加。胃溃疡患者的平均年龄高于十二指肠溃疡患者约 10 年。

疾病自诊

1. 长期性。由于溃疡发生后可自行愈合，但每于愈合后又好复发，故常有上腹疼痛长期反复发作的特点。整个病程平均 6～7 年，有的可长达一二十年，甚至更长。

2. 周期性。上腹疼痛呈反复周期性发作，是此种溃疡的特征之一，尤以十二指肠溃疡更为突出。中上腹疼痛发作可持续几天、几周或更长，继以较长时间的缓解。全年都可发作，但以春秋季节发作者多见。

3. 节律性。溃疡疼痛与饮食之间的关系具有明显的相关性和节律性。在一天中，凌晨3点至早餐前的这段时间，胃酸分泌最低，故在此时间内很少发生疼痛。十二指肠溃疡的疼痛好在两餐之间发生，持续不减直至下餐进食或服用制酸药物后缓解。一部分十二指肠溃疡病人，由于夜间的胃酸较高，尤其在睡前曾进餐者，可发生半夜疼痛。胃溃疡疼痛的发生较不规则，常在餐后1小时内发生，经1～2小时后逐渐缓解，直至下餐进食后再复出现上述节律。

4. 疼痛部位。十二指肠溃疡的疼痛多出现于中上腹部，或在脐上方，或在脐上方偏右处。胃溃疡疼痛的位置也多在中上腹，但稍偏高处，或在剑突下和剑突下偏左处。疼痛的范围约数厘米直径大小。因为空腔内脏的疼痛在体表上的定位一般不十分确切，所以，疼痛的部位也不一定准确反映溃疡所在位置。

5. 疼痛性质。多呈钝痛、灼痛或饥饿样痛，一般较轻而能耐受，持续性剧痛提示溃疡穿透或穿孔。

6. 影响因素。疼痛常因精神刺激、过度疲劳、饮食不慎、药物影响、气候变化等因素诱发或加重。可因休息、进食、服制酸药、以手按压疼痛部位、呕吐等方法而减轻或缓解。

7. 其他症状。本病除中上腹疼痛外，尚可有唾液分泌增多、胃灼热、反胃、嗳酸、嗳气、恶心、呕吐等其他胃肠道症状。患者食欲多保持正常，但偶可因食后疼痛发作而惧食，以致体重减轻。全身症状可有失眠等神经官能症的表现，或有缓脉、多汗等自主神经系统不平衡的症状。

胆 囊 炎

胆囊炎是细菌性感染或化学性刺激，如胆汁成分改变引起的胆囊炎性病变，为胆囊的常见病，在腹部外科中其发病率仅次于阑尾炎。本病多见于35～55岁的中年人，女性发病较男性为多，尤多见于肥胖且多次妊娠的妇女。慢性胆囊炎可从急性胆囊炎迁延而来，也可继发于胆石症，也有相当一部分人无急性发病史，发现时即为慢性。

疾病自诊

1. 急性胆囊炎

(1) 突然出现右上腹部阵发性绞痛，常在饭后、进油腻食物后，甚至夜间发作。疼痛阵发性加剧，常放射至右肩部、肩胛部和背部。

(2) 经常伴有恶心、呕吐、厌食等表现。如病变发展，疼痛可转为持续。

(3) 常有轻度发热的表现，通常无畏寒表现。如出现明显寒战、高热，表示病情加重或已发生并发症，出现胆囊积脓、穿孔等，或合并有急性胆管炎。有的患者会有轻度黄疸，若黄疸较重且持续，表示有胆总管结石并梗阻的可能。

(4) 患者右上腹可有不同程度、不同范围的压痛、反跳痛及肌紧张。有的患者可扪及肿大而有触痛的胆囊。如胆囊病变发展较慢，大网膜可粘连包裹胆囊，形成边界不清、固定的压痛性包块。如病变发展快，胆囊发生坏死、穿孔，可出现弥漫性腹膜炎表现。

2. 慢性胆囊炎

(1) 慢性胆囊炎症状、体征不典型。

(2) 多数表现为胆源性消化不良、厌油腻食物，上腹部闷胀、嗳气、胃部灼热等，与溃疡病或慢性阑尾炎近似。

(3) 有时因结石梗阻胆囊管，可呈急性发作，但当结石移动，梗阻解除，即迅速好转。体查时在胆囊区可有轻度压痛或叩击痛。

胆 石 症

胆石症又叫胆结石，是胆道系统形成的凝结物，是临床最常见的消化系统疾病之一。临床表现主要包括发作性腹痛、急性炎症，如果结石进入胆总管后可出现黄疸、胆管炎和胰腺炎等。但大部分患者可无任何症状。我国是胆石症的多发国家，而且是胆固醇结石最为多见。一般说来，本病多发于中年人，尤其是肥胖的人。很多胆石症可与慢性胆囊炎并存。

疾病自诊

1. 胆绞痛或上腹痛。胆绞痛是一种内脏性疼痛，多数是因胆囊管被结石暂时性梗阻所致。在典型病例中，患者常有反复发作的上腹部疼痛，常位于右上腹或上腹部，重者表现为绞痛。疼痛可因进食而加重，部分病例疼痛可于夜间发作。绞痛发作多发生于缺乏体力活动或缺乏运动者。胆绞痛的典型发作多表现为在 15 分钟或 1 小时内逐渐加重，然后又逐渐减弱。约有 1/3 的患者疼痛可突然发作，少数患者其疼痛可突然终止。如疼痛持续 5～6 小时以上者，常提示有急性胆囊炎并存。约半数以上的患者疼痛常放射到右肩胛区、后背中央或右肩头。胆绞痛发作时患者常坐卧不安。疼痛发作的间歇期可为数天、数周数月甚至数年，在发作的时间上无法预测是胆绞痛的一个特点。

2. 恶心与呕吐。多数患者在胆绞痛发作的同时伴有恶心与呕吐，重者伴出冷汗。呕吐后胆绞痛常有一定程度的减轻，呕吐的持续时间一般不会很长。

3. 消化不良。消化不良表现为对脂肪和其他食物的不能耐受，常表现为过度嗳气或腹部膨胀、餐后饱胀及早饱胃灼热等症状。消化不良症状的发生可能与胆石的存在或并存有胆囊炎等有关。

4. 畏寒、发热。当并发急性胆囊炎时，患者可有畏寒、发热。当胆囊积水继发细菌感染形成胆囊积脓或坏疽、穿孔时，则寒战、发热更为显著。

5. 黄疸。单纯胆囊结石并不引起黄疸，只有当伴有胆总管结石或炎症（胆管炎），或胆囊结石排入胆总管引起梗阻时可出现黄疸，部分患者伴有皮肤瘙痒。

6. 右上腹压痛。部分单纯胆囊结石患者在体检时右上腹可有压痛。如并发急性胆囊炎时则右上腹明显压痛肌紧张，有时可扪及肿大的胆囊。

急性阑尾炎

急性阑尾炎是常见的一种急腹症，居于各种急腹症首位。可发生于任何年龄，但以青年人发病率最高。阑尾是一个盲管，仅一端和盲肠相通，一旦梗阻，就会出现分泌物积存，内压升高。在此基础上又出现细菌感染、梗阻等，这就是阑尾炎。

疾病自诊

1. 腹痛。典型的急性阑尾炎开始有中上腹或脐周疼痛，数小时后腹痛转移并固定于右下腹。早期阶段为一种内脏神经反射性疼痛，故中上腹和脐周疼痛范围不固定，常不能确切定位。当炎症波及浆膜层和壁腹膜时，因后者受体神经支配，痛觉敏感、定位确切，疼痛即固定于右下腹，原中上腹或脐周痛即减轻或消失。

2. 胃肠道症状。急性阑尾炎的胃肠道症状并不突出。在早期可能由于反射性胃痉挛而有恶心、呕吐。盆腔位阑尾炎或阑尾坏疽穿孔可因直肠周围炎而导致排便次数增多。并发腹膜炎、肠麻痹则出现腹胀和持续性呕吐。

3. 发热。一般只有低热、无寒战，化脓性阑尾炎一般亦不超过 38℃。高热多见于阑尾坏疽、穿孔或已并发腹膜炎。伴有寒战和黄疸，则提示可能并发化脓性门静脉炎。

4. 压痛和反跳痛。腹部压痛是壁腹膜受炎症刺激的表现。在肥胖或盲肠后位阑尾炎的病人，压痛可能较轻，但有明显的反跳痛。

5. 腹肌紧张。阑尾化脓即有此体征，坏疽穿孔并发腹膜炎时腹肌紧张尤为显著。但老年或肥胖病人腹肌较弱，须同时检查对侧腹肌，进行对比，才能判断有无腹肌紧张。

6. 皮肤感觉过敏。在早期，尤其在阑尾腔有梗阻时，可出现右下腹皮肤感觉过敏现象，位于右髂嵴最高点、右耻骨嵴及脐构成的三角区。它并不因阑尾位置不同而改变，如阑尾坏疽穿孔，则在此三角区的皮肤感觉过敏现象即消失。

急性肠炎

急性肠炎是由细菌及病毒等微生物感染所引起的人体疾病，是常见病、多发病。其表现主要为腹痛、腹泻、恶心、呕吐、发热等，严重者可致脱水、电解质紊乱、休克等。临床上与急性胃炎同时发病者，又称为急性胃肠炎。本病多发于夏秋季节，在青少年中多见。

疾病自诊

1. 有暴饮暴食或吃不洁、腐败、变质食物史。

2. 起病急，恶心、呕吐频繁，剧烈腹痛、频繁腹泻，多为水样便，可含有未消化食物、少量黏液，甚至血液等。

3. 常有发热表现，体温达到 38～39℃，少数高达 40℃。还会有头痛、全身不适及程度不同的中毒症状。

4. 呕吐、腹泻严重，每天几次到几十次，大便呈黄水样，12 小时后有血便。可以在大便中看到坏死的组织碎片，而且有恶臭味。可有脱水、酸中毒，甚至休克等。

5. 体征不明显，上腹及脐周有压痛、无肌紧张及反跳痛、肠鸣音多亢进。

急性胰腺炎

急性胰腺炎是多种病因导致胰酶在胰腺内被激活后引起胰腺组织自身消化、水肿、出血甚至坏死的炎症反应。病变程度轻重不等，轻者以胰腺水肿为主，临床多见，病情常呈自限性，预后良好，又称为轻症急性胰腺炎。少数重者的胰腺出血坏死，常继发感染腹膜炎和休克等多种并发症，病死率高，称为重症急性胰腺炎。

疾病自诊

1. 腹痛为本病的主要表现和首发症状。突然起病，程度轻重不一，可为钝痛、刀割样痛、钻痛或绞痛。疼痛呈持续性，可有阵发性加剧，不能为一般胃肠解痉药缓解，进食可加剧。疼痛部位多在中上腹，可向腰背部呈带状放射，取弯腰抱膝位可减轻疼痛。水肿型腹痛 3～5 天即缓解。坏死型病情发展较快，腹部剧痛延续较长，由于渗液扩散，可引起全腹痛。极少数年老体弱患者可无腹痛或仅有轻微腹痛。

2. 恶心、呕吐及腹胀多在起病后出现。有时非常频繁，吐出食物和胆汁，呕吐后腹痛并不减轻。同时有腹胀，甚至出现麻痹性肠梗阻。

3. 发热多数患者有中度以上发热，持续 3～5 天。持续发热一周以上不退或逐日升高，白细胞升高者应怀疑有继发感染，如胰腺脓肿或胆道感染等。

4. 患者烦躁不安、皮肤苍白、湿冷等。有极少数可突然发生休克，甚至发生猝死。主要原因为有效血容量不足，缓激肽类物质致周围血管扩张，并发消化道出血。

5. 多器官功能衰竭。水、电解质、酸碱平衡及代谢紊乱，多有轻重不等的脱水、低血钾、呕吐频繁可有代谢性碱中毒。重症者尚有明显脱水与代谢性酸中毒、低钙血症，部分伴血糖增高，偶尔可发生糖尿病酮症酸中毒或高渗性昏迷。

痔

痔疮是人体直肠末端黏膜下和肛管皮肤下静脉丛发生扩张和屈曲所形成的柔软静脉团，多见于经常站立者和久坐者。痔疮分为内痔、外痔、混合痔三种。内痔是长在肛门管起始处的痔，如果膨胀的静脉位于更下方，几乎是在肛管口上，这种曲张的静脉就叫外痔。混合痔就是内痔和外痔并发。在发生血栓时，痔中的血液凝结成块，从而引起疼痛。

疾病自诊

1. 便血。无痛性、间歇性，便后有鲜红色血是其特点，也是内痔或混合痔早期常见的症状。便血多因粪便擦破黏膜或排便用力过猛，引起血管破裂出血。轻者多为大便或便纸上带血，继而滴血，重者为喷射状出血，便血数日后常可自行停止。这对诊断有重要意义。便秘、粪便干硬、饮酒及食刺激性食物等都是出血的诱因。若长期反复出血，可导致贫血。临床并不少见，应与出血性疾病相鉴别。

2. 痔块脱垂。常是晚期症状，多先有便血后有脱垂，因晚期痔体增大，逐渐与肌层分离，排粪时被推出肛门外。轻者只在大便时脱垂，便后可自行回复，重者需用手推回，更严重者是稍加腹压即脱出肛外。如咳嗽、行走等腹压稍增时，痔块就能脱出，回复困难，无法参加劳动。有少数病人的脱垂是首发症状。

3. 疼痛。单纯性内痔无疼痛，少数有坠胀感。当内痔或混合痔脱出嵌顿，出现水肿、感染、坏死时，则有不同程度的疼痛。

4. 瘙痒。晚期内痔、痔块脱垂及肛管括约肌松弛，常有分泌物流出。由于分泌物刺激，肛门周围往往有瘙痒不适，甚至出现皮肤湿疹，病人极为难受。

肝硬化

肝硬化是一种常见的慢性肝病，可由多种原因引起。肝细胞弥漫性变性坏死，继而出现纤维组织增生和肝细胞结节状再生，这三种改变反复交错进行，结果肝小叶结构和血液循环途径逐渐被改变，使肝变形、变硬而形成肝硬化。本病早期可无明显症状，后期则出现一系列不同程度的门静脉高压和肝功能障碍。肝硬化是一种慢性肝病，由一种或多种病因长期损害肝脏引起，肝脏呈进行性、弥漫性、纤维性病变。临床以肝功能受损与门静脉高压为主要表现。晚期常出现上消化道出血、肝性脑病等并发症。

疾病自诊

1. 代偿期

在这个阶段，身体会有肝炎临床表现，也可隐匿起病。可有轻度乏力、腹胀、肝脾轻度肿大、轻度黄疸、肝掌、蜘蛛痣。但无食管胃底静脉曲张破裂出血、腹水或肝性脑病等严重并发症。

2. 失代偿期

出现肝功损害及门静脉高压综合征。

(1) 全身症状。乏力、消瘦、面色晦暗、尿少、下肢水肿。

(2) 消化道症状。腹胀、胃肠功能紊乱甚至吸收不良综合征、肝源性糖尿病，可出现多尿、多食等症状。

(3) 出血倾向及贫血。牙龈出血、鼻子出血、紫癜、贫血。

(4) 内分泌障碍。蜘蛛痣、肝掌、皮肤色素沉着、女性月经失调、男性乳房发育、腮腺肿大。

(5) 低蛋白血症。双下肢水肿、尿少、腹水、肝源性胸水。

(6) 门静脉高压。腹水、胸水、脾大、脾功能亢进、门静脉侧支循环建立、食管胃底静脉曲张、腹壁静脉曲张。

3. 并发症

(1) 感染。以原发性腹膜炎最常见。发生率3%～10%，腹部有压痛、反跳痛，腹水为渗出液，末梢血象增高。

(2) 上消化道出血。食管胃底静脉曲张破裂出血及肝源性胃肠道黏膜溃疡出血。

(3) 肝性脑病。在肝硬化基础上，病人摄入蛋白过量、消化道出血、感染、电解质紊乱均可诱发肝性脑病。

(4) 肝肾综合征。表现为少尿、无尿、氮质血症、低钠、高钾、肝昏迷、低血压休克。

急性肾炎

急性肾炎是急性肾小球肾炎的简称，是常见的肾脏病。急性肾炎是由感染后变态反应引起的两侧肾脏弥漫性肾小球损害为主的疾病。可发生于任何年龄，以儿童为多见，多数有溶血性链球菌感染史。一般在4～6周内逐渐恢复，少数呈进行性病变，演变成慢性肾小球肾炎。

疾病自诊

1. 血尿。常为起病的第一个症状，几乎全部病人均有血尿，其中肉眼能见的血尿出现率约为40％。

2. 蛋白尿。几乎全部患者尿蛋白阳性，蛋白尿一般不严重，常为非选择性蛋白尿。

3. 水肿。出现率70％～90％，轻者为晨起眼睑水肿，严重时可延及全身，指压可凹陷，但不明显。大部分病人2～4周内自行利尿消肿。

4. 少尿。大部分病人起病时尿量少，可由少尿引起氮质血症，两周后尿量渐增，极少数患者由少尿发展至无尿。

5. 肾功能损伤。常有一过性氮质血症，血肌酐和尿素氮轻度升高，经利尿数日之后，氮质血症即可恢复正常。少数患者病情较重，可发生急性肾功能衰竭。

6. 全身表现。常有乏力、厌食、恶心呕吐、头晕及腰部钝痛。

慢性肾炎

慢性肾炎也就是慢性肾小球肾炎，可发生于任何年龄，但以青、中年男性为主。起病方式和临床表现多样。多数起病隐匿、缓慢，以血尿、蛋白尿、高血压、水肿为其基本临床表现。该病表现多样、病情迁延、反复，渐进性发展为慢性肾衰竭。

疾病自诊

1. 因为慢性肾炎进展缓慢，所以症状都不明显，个体间的疾病表现也差异较大，所以必须注意一些突出的表现。还有，慢性肾炎会引起高血压，这容易被误诊为原发性高血压。

2. 早期患者可有乏力、疲倦、腰部疼痛、食欲不振的感觉。水肿可有可无，一般不严重。

3. 血压正常，但也可能轻度升高。有的患者血压持续性中等程度以上升高，还有的人会有眼底出血、渗血，甚至视盘水肿。如血压控制不好，肾功能恶化较快，治疗效果较差。

4. 本病潜伏期尿改变较少，活动期红细胞增多，肾病期尿蛋白大量增加，晚期尿蛋白，红细胞及管型显著减少。所以会有烦渴及夜间多尿。肾功能逐渐减退，最后发生氮质血症。一般在继发感染及手术等情况下，才诱发肾衰竭。

尿路感染

尿路感染简称尿感，是指病原体侵犯尿路黏膜或组织引起的尿路炎症。根据感染部位，尿路感染可分为上尿路感染和下尿路感染，前者为肾盂肾炎，后者主要为膀胱炎。根据有无基础疾病，尿路感染还可分为复杂性尿感和非复杂性尿感。此病在女性、婴儿和儿童中是一种常见疾病。

疾病自诊

1. 主要表现为尿频、尿急和尿痛。每小时排尿1～2次，甚至于5～6次。

2. 患者可出现畏寒、高热、寒战，体温可达38～40℃，伴腰痛。经抗生素治疗后能及时控制，治疗后良好。

3. 排尿困难。排尿时尿道口有烧灼感，排尿快结束时可有下腹部疼痛，排出尿液混浊甚至为血尿。

4. 治疗不及时或不彻底，反复发作超过半年以上为慢性肾盂肾炎，最终也可导致肾衰竭。

甲状腺功能亢进

甲状腺功能亢进简称为甲亢，是由多种原因引起的甲状腺激素分泌过多所引起的一组常见内分泌疾病。主要临床表现为多食、消瘦、畏热、多汗、心悸、激动等高代谢综合征，神经和血管兴奋增强，以及不同程度的甲状腺肿大和眼突、手颤、胫部血管杂音等为特征，严重的可出现甲亢危相、昏迷甚至危及生命。

疾病自诊

1. 日渐消瘦，虽然吃得很多，但是人却瘦了下来。
2. 总是腹泻，每天要好几次。大便可能成形，也可能不成形。
3. 心跳加快，差不多都是超过每分钟 100 次，而且都是在平静的情况下。
4. 脾气不好，总是怒气冲冲。
5. 手脚发抖，不能做精细的动作，比如无法写字、夹菜、对针线。
6. 思想不集中、多猜疑，胸闷。女性患者甚至有闭经的情况。
7. 多梦，很少能熟睡，易惊醒。
8. 夏天时候多汗，总觉得天热异常。
9. 眼球突出，炯炯有神，和近视眼完全不同。

这些都是甲亢的前期表现，到了后期，病情恶化时，就会有高热、大汗、谵妄、昏迷、呕吐、心律失常，甚至出现休克、心力衰竭、肺水肿等并发症，称为甲亢危象。

成年型甲状腺功能减退症

甲状腺功能减退症又称甲减，是由多种原因引起的甲状腺激素合成、分泌或生物效应不足所致的一种全身代谢减低综合征。其病理特征是黏多糖等在组织和皮肤中堆积，严重者表现为黏液性水肿。本病多见于女性。

疾病自诊

1. 皮肤干燥，真皮黏多糖浸润，体液潴留。重者可出现黏液性水肿。指甲变脆变厚，有裂纹，手脚有姜黄色。

2. 代谢减低，体重增加。味觉差、胃黏膜萎缩、胃酸分泌减少。三分之一胃壁细胞抗体阳性，恶性贫血约占 10%。胃肠蠕动减弱、便秘、厌食和腹胀。

3. 心肌收缩力下降，心输出量下降，活动耐力减低。重者可出现心力衰竭、心包积液。

4. 低通气，睡眠呼吸暂停。浑身无力，会有痉挛和疼痛的感觉。

5. 表情淡漠，身体对外界的刺激反射时间延长。

6. 生育力、性欲下降。妇女月经紊乱或月经量多。

前列腺炎

前列腺炎是多种复杂原因和诱因引起的前列腺的炎症，免疫、神经内分泌参与的错综的病理变化，导致以尿道刺激症状和慢性盆腔疼痛为主要临床表现的疾病。前列腺炎是成年男性的常见病之一。虽然它不是一种直接威胁生命的疾病，但严重影响患者的生活质量。前列腺炎在青壮年男性中发病率最高。

疾病自诊

1. 急性前列腺炎

（1）全身症状。乏力、虚弱、厌食、恶心、呕吐、高热、寒战、虚脱或败血症表现。突然发病时全身症状可掩盖局部症状。

（2）局部症状。会阴或耻骨上区重压感，久坐或排便时加重，且向腰部、下腹、背部、大腿等处放射。

（3）尿路症状。排尿时灼痛，会有尿急、尿频、尿滴沥和脓性尿道分泌物。膀胱颈部水肿可致排尿不畅，尿流变细或中断，严重时有尿潴留。

（4）直肠症状。直肠胀满、大便急迫和排便痛，大便时尿道流白。

2. 慢性前列腺炎

（1）慢性细菌性前列腺炎。有反复发作的下尿路感染症状，如尿频、尿急、尿痛、排尿烧灼感、排尿困难、尿潴留，后尿道、肛门、会阴区坠胀不适。持续时间超过3个月。

（2）慢性非细菌性前列腺炎。主要表现为骨盆区域疼痛，可见于会阴、阴茎、肛门附近、尿道、耻骨部或腰骶部等部位。排尿异常可表现为尿急、尿频、尿痛和夜尿增多等。由于慢性疼痛久治不愈，患者生活质量下降，并可能有性功能障碍、焦虑、抑郁、失眠、记忆力下降等。

前列腺增生

前列腺增生又叫作良性前列腺肥大，是老年男性常见疾病。一般在50岁之后会出现症状。不过本病的症状并不取决于前列腺的增生程度，而是取决于其他的尿路系统疾病，比如尿道梗阻、尿路感染等。临床上可能表现出尿频、尿急、夜间尿次增加和排尿费力，并能导致泌尿系统感染、膀胱结石和血尿等并发症，对老年男性的生活质量产生严重影响。

疾病自诊

1. 膀胱刺激症状。尿频、尿急、夜尿增多及急迫性尿失禁。尿频是前列腺增生的早期信号，尤其夜尿次数增多更有临床意义。原来不起夜的老人出现夜间1～2次的排尿，常常说明早期梗阻的来临。而从每夜2次发展至每夜4～5次甚至更多，说明了病变的发展和加重。

2. 排尿无力，尿线变细和尿滴沥。由于增生前列腺的阻塞，患者排尿要使用更大的力量克服阻力，以至排尿费力。增生前列腺将尿道压瘪致尿线变细，随着病情的发展，还可能出现排尿中断，排尿后滴沥不尽等症状。当感到有尿意时，要站在厕所里等好一会儿，小便才“姗姗”而来。而且尿流变细，排出无力，射程也不远，有时竟从尿道口线样滴沥而下。

3. 血尿。增大的前列腺表明有许多血管，这些血管在压力增高的情况下，会发生破裂，使得尿液中带血，即为血尿，又称尿血。正常情况下，尿液中是没有红细胞的。医学上把病人尿液离心沉淀后，用显微镜来检查，如果每个高倍视野中有5个以上的红细胞，就叫血尿。

4. 尿潴留。前列腺增生较重的晚期患者，梗阻严重时可因受凉、饮酒、憋尿时间过长或感染等原因导致尿液无法排出而发生急性尿潴留。

尿石症

尿石症是泌尿外科的常见病、多发病，绝大多数来自膀胱和肾脏的结石，少数原发于尿道内的结石则常继发于尿道狭窄或尿道憩室。根据结石所在部位的不同，分为肾结石、输尿管结石、膀胱结石、尿道结石。本病的形成与环境因素、全身性病变及泌尿系统疾病有密切关系。本病多发于中年人，男性多于女性。

疾病自诊

1. 疼痛。这是尿石症的最明显表现，疼痛轻则腰部酸胀，重则像刀割一样。这样的疼痛，一般人都无法忍受。所以当感到疼痛时，病人会捂着肚子满地打滚、大汗淋漓。发作的时间可持续几个小时，也可能几分钟就缓解。而且疼痛的同时，还会伴有恶心、呕吐、血尿。

2. 血尿。血尿分为两种，一种肉眼可见，另一种要在显微镜下才看到。多在运动、骑马、劳动或绞痛后出现，多数同时有尿痛等尿路刺激征，少数表现为无痛性的全血尿。

3. 排尿异常。有尿频、尿急、尿痛等尿路刺激症状，也可有排尿困难、尿中断甚至突然尿闭，部分患者还可从尿中排出沙粒。

4. 尿路感染。因为结石会导致尿路感染，而感染之后更容易形成结石，出现恶性循环。还会伴有发热和尿路刺激等症状。

糖尿病

糖尿病是一种血液中的葡萄糖堆积过多的疾病，国内对其病征通常称作“高血糖”，与高血压、高血脂一同称为“三高”，是需要进行慢性病健康管理的主要病种之一。国外给它的别名叫“沉默的杀手”，特别是“成人型糖尿病”，四十岁以上的中年人染患率特别高。在我国，四十岁以上的人口中占10%，即十人当中就有一位糖尿病患者。一旦患上糖尿病，将减少寿命十年之多，可能发生的并发症遍及全身。

疾病自诊

1. 在一些有蚂蚁的野外或草地附近小便，会发现有蚂蚁聚集在上面。

2. 年纪轻轻，没有什么肾脏病和其他重病，就已经阳痿。

3. 总觉得自己嘴里有芳香气味，或者是闻到汗液和尿里也有芳香。

4. 头晕乏力，嘴里总是很干很渴，还会觉得嘴里有火烧似的疼痛。

5. 吃得多、喝得多、尿得多，但是体重却减轻，就是“三多一少”的表现。

6. 觉得皮肤上有蚂蚁在爬，或者是针刺、烧灼和瘙痒。还会有皮肤硬块。

7. 手脚麻木、疼痛，会有肚子和小腿抽筋。

8. 总是拉肚子，但是量却不多，不会有黏液和血。一般都在晚上或凌晨，甚至还会有既拉肚子又便秘。

9. 视力迅速下降，模糊一片。

10. 过去没有无肾病史，却出现水肿、蛋白尿、肾功能不全，甚至发生尿毒症。

11. 吃饭时大汗淋漓汗异常，半边身体出汗。

12. 脚底板和手掌上有烫伤那样的水疱，久治不愈。指甲还有红色块，而且凹凸不平。

风湿热

风湿热是链球菌感染后引起的一种自身免疫性疾病，可累及关节、心脏、皮肤等多系统。其中导致的关节病变过去称为“风湿性关节炎”，以多发性、大关节、游走性关节炎为典型特征。主要发生在青少年人群中。在居室拥挤、经济差、医药缺乏的地区，易构成本病流行。冬春季发病率较高。

疾病自诊

1. 发热。在典型症状出现前1～6周，可有咽喉炎或扁桃体炎等上呼吸道感染表现，如发热、咽痛、颌下淋巴结肿大等。50%～70%患者有不规则发热，轻中度发热较常见，亦可有高热。半数以上患者因前驱症状轻微或短暂而未注意。

2. 风湿性关节炎。呈游走性、多发性关节炎。以膝、踝、肘、肩等大关节受累为主，局部可有红、肿、热、痛。关节疼痛很少持续一个月以上，通常在2周内消退。无关节畸形但常反复发作。轻症及不典型病例可呈单个关节受累，或累及一些不常见的关节，如髋关节、指关节、下颌关节、胸锁关节、胸肋间关节，后者常被误认为心肌炎症状。

3. 心肌炎。轻症患者可仅有无其他原因可解释的进行性心悸，气促加重，或仅有头晕、疲乏等亚临床型心肌炎表现。窦性心动过速常是心肌炎的早期表现，心率与体温升高不成比例。重者可出现瓣膜病，如二尖瓣狭窄、主动脉瓣关闭不全等。心包炎多为轻度。心肌炎可以单独出现，也可与其他症状合并出现。

4. 环形红斑。皮疹为淡红色环状红斑，中央苍白、时隐时现，骤起，数小时或1～2天消退，常分布在四肢近端和躯干。环形红斑常在链球菌感染后较晚出现。

5. 舞蹈病。常见于4～7岁儿童，为一种不自主的躯干或肢体动作，面部表现为挤眉眨眼、摇头晃脑、努嘴伸舌。肢体表现为各方向无节律的交替动作，激动兴奋时加重，睡眠时消失。

类风湿性关节炎

类风湿性关节炎又称类风湿，是一种病因尚未明了的慢性全身性炎症性疾病，以慢性、对称性、多滑膜关节炎和关节外病变为主要临床表现，属于自身免疫炎性疾病。该病好发于手、腕、足等小关节，反复发作，呈对称分布。早期有关节红肿热痛和功能障碍，晚期关节可出现不同程度的僵硬畸形，并伴有骨和骨骼肌的萎缩，极易致残。从病理改变的角度来看，类风湿性关节炎是一种主要累及关节滑膜，其次为浆膜、心、肺及眼等结缔组织的广泛性炎症性疾病。类风湿性关节炎的全身性表现除关节病变外，还有发热、疲乏无力、心包炎、皮下结节、胸膜炎、动脉炎、周围神经病变等。广义的类风湿性关节炎除关节部位的炎症病变外，还包括全身的广泛性病变。

疾病自诊

1. 本病起病多缓慢，发病前一般有受潮、受寒、过劳、精神创伤、外伤、感染等经历。在关节症状出现前可有几周或几个月的全身不适、疲乏无力、低热、关节麻木酸痛等前驱症状。经常是一个或数个小关节疼痛开始，以后逐渐发展为非对称性，多发关节炎。

2. 一少部分患者呈急性发病，多个关节同时被侵犯，伴有发热、出汗等全身症状。这些表现与风湿热类似，易混淆。

3. 可侵犯任何关节，常从四肢最前端的指、趾小关节开始，再上行累及腕、踝、膝、肘、肩关节。开始表现为自发性疼痛，在晨间醒后最为明显，活动后疼痛减轻，休息后疼痛又加重。

4. 随病情发展，关节部逐渐出现红、肿、热、痛并加剧，关节僵硬、活动受限。病变引起的关节周围的组织增厚和肌肉萎缩，关节变成梭形，出现梭状指为本病的特征性改变。受累关节的皮肤有蜡样感，苍白而有些发亮，其温度低于正常水平。手掌、足常有局限性多汗。

5. 绝大多数患者有发热的表现。一般为低热或中度发热，少数为急性发作或暴发型病例，体温可高达39～40℃，脉搏加快。患者可有食欲减退、消瘦及贫血现象。部分患者肘、腕、踝关节处可有活动性无压痛的皮下结节，皮肤可有角化、皮疹和皮炎症状。淋巴结和脾脏可肿大，有时可发生神经炎。

6. 交替的缓解和复发是本病的特征。一次发作后，可数日、数年无症状，但一般常是病情缓慢发展，最后形成关节畸形和僵硬。

肥 胖 症

肥胖是体内脂肪，尤其是三酰甘油积聚过多而导致的一种状态。通常由于食物摄入过多或机体代谢的改变而导致体内脂肪积聚过多，造成体重过度增长，并引起人体病理生理的改变。肥胖症通常与糖尿病、高血压、缺血性心脏病等一起出现，所以是一个比较复杂的疾病。

疾病自诊

1. 心理表现。肥胖者往往对自己的肥胖自惭形秽，甚至产生自我厌弃的感觉，因而可以导致焦虑、抑郁、负疚感等不良心态，甚至产生对他人的敌意。有些肥胖者的心理负担可能表现为躯体症状，如头痛、胃痛、失眠等，但实际上他们并没有神经或身体上的疾病。

2. 躯体表现。如活动不便、气喘吁吁、肌肉疲乏、关节疼痛以及水肿等表现。

3. 并发症表现。不同的并发症有各自相应的临床表现。如合并糖尿病出现血糖升高，会有“三多一少”的症状，即多尿、多饮、多食以及体力和体重的下降。合并高血压时则自觉头痛、眩晕、心慌等。有痛风则感到关节，特别是足部关节疼痛等。肥胖患者合并冠心病可出现心慌、胸闷、情绪激动或劳累时，感到胸前区疼痛，左肩放射性麻木或疼痛。睡眠过程出现呼吸暂停、睡眠时窒息感或反复夜间憋醒，导致晨起口干、头痛、头晕、睡觉不解乏、白天嗜睡、夜间睡眠不良、注意力不集中、记忆力减退等症状。

高脂血症

高脂血症就是血液中的脂肪含量超过正常水平而引起的一种疾病，多见于中年人和肥胖者，没有性别差异。高脂血症自身没有太大的危害，但是因为它可以诱发动脉硬化、冠心病、痛风、胆石症、脂肪肝、胰腺炎等多种疾病，所以应引起患者的高度重视。

疾病自诊

1. 轻度高血脂通常没有任何不舒服的感觉，但没有症状不等于血脂不高，定期检查血脂至关重要。

2. 一般高血脂的症状多表现为头晕、神疲乏力、失眠健忘、肢体麻木、胸闷、心悸等，还会与其他疾病的临床症状相混淆，有的患者血脂高但无症状，常常是在体检化验血液时发现高脂血症。另外，高脂血症常常伴随着体重超重与肥胖。

3. 高血脂较重时会出现头晕目眩、头痛、胸闷、气短、心慌、胸痛、乏力、口角歪斜、不能说话、肢体麻木等症状，最终会导致冠心病、脑中风等严重疾病，并出现相应表现。

4. 长期血脂高，脂质在血管内皮沉积所引起的动脉粥样硬化，会引起冠心病和周围动脉疾病等，表现为心绞痛、心肌梗死、脑卒中和间歇性跛行（肢体活动后疼痛）。

5. 少数高血脂还可出现角膜弓和脂血症眼底改变。角膜弓又称老年环，若发生在40岁以下，则多伴有高脂血症，以家族性高胆固醇血症多见，但特异性不强。高脂血症眼底改变是由于富含三酰甘油的大颗粒脂蛋白沉积在眼底小动脉上引起光折射所致，常常是严重的高三酰甘油酯血症并伴有乳糜微粒血症的特征表现。

缺铁性贫血

缺铁性贫血是指指机体对铁的需求与供给失衡，导致体内贮存铁耗尽，继之红细胞内铁缺乏从而引起的贫血。缺铁性贫血是最常见的贫血。当铁需求量增加而铁摄入不足、铁吸收障碍、铁丢失过多均可引起缺铁性贫血，患者可有乏力、易倦、头晕、儿童生长发育迟缓、智力低下、易感染等症状，应积极防治。

疾病自诊

1. 贫血的表现为头晕、头痛、面色苍白、乏力、易倦、心悸、活动后气短、眼花及耳鸣等。症状和贫血严重程度相关。

2. 组织缺铁的表现为儿童、青少年发育迟缓、体力下降、智商低、容易兴奋、注意力不集中、烦躁、易怒或淡漠、异食癖和吞咽困难。

3. 小儿可有神经精神系统异常。

4. 除贫血外貌外，有皮肤干燥皱缩、毛发干枯易脱落、指甲薄平、不光滑、易碎裂，甚至呈匙状甲。

再生障碍性贫血

再生障碍性贫血简称再障，是一种骨髓造血功能衰竭症，主要表现为骨髓造血功能低下，全血细胞减少和贫血、出血、感染症候群。导致再障的原因包括化学、物理、生物因素和其他不明原因。临床上骨髓穿刺及骨髓活检等检查用于确诊再障。再障罕有自愈者，一旦确诊，应积极治疗。

疾病自诊

1. 贫血。有苍白、乏力、头昏、心悸和气短等症状。急重型者多呈进行性加重，而轻型者呈慢性过程。

2. 感染。以呼吸道感染最常见，其次有消化道、泌尿生殖道及皮肤黏膜感染等。感染菌种以革兰氏阴性杆菌、葡萄球菌和真菌为主，常合并败血症。急重型者多有发热，体温在 39℃以上，个别患者自发病到死亡均处于难以控制的高热之中。轻型者高热比重型少见，感染相对易控制，很少持续 1 周以上。

3. 出血。急重型者均有程度不同的皮肤黏膜及内脏出血。皮肤表现为出血点或大片瘀斑，口腔黏膜有血泡，有流鼻血、牙龈出血、眼结膜出血等。深部脏器可见呕血、咯血、便血、尿血，女性有阴道出血，其次为眼底出血和颅内出血，后者常危及患者生命。轻型者出血倾向较轻，以皮肤黏膜出血为主，内脏出血情况较少见。

老年性痴呆

老年性痴呆是指老年精神老化程度超过生理性老化，或过早老化，致使脑功能障碍，引起获得性、持续性智能障碍。在无意识障碍的情况下，有记忆和认识功能障碍，伴有言语、视空间技能、情感或人格改变，并影响其社会活动。本病还没有有效的治疗手段，所以对老年人来说是个很大的危害。

疾病自诊

1. 健忘。这是老年痴呆症最明显的表现。健忘的表现是忘掉事情后完全想不起来，比如，有的老人会反复问同一个问题，但是问得都很认真；做好了饭菜忘记端上桌，甚至完全忘记做过饭了；衣服也不换，因为觉得自己换过了，也不会去洗澡；家里的东西到处乱放，经常找不到。

2. 言语混乱。开始不会写字了，因为都忘记了怎么写；也不太会表达自己的意思，所以说话含混不清。

3. 性格改变。情绪不稳、喜怒无常，动辄怒气冲冲、横生猜忌或担惊受怕。戏谑、任性、自私、幼稚，与儿童斤斤计较。

4. 敏感多疑。情绪的变化和起落很大，往往能在几分钟内从平静状态变为发怒或者流泪。认为亲人对自己不好，子女不孝，嫌弃他抛弃他。总是怀疑周围的人对自己有企图，所以常把贵重的东西经常变动地方藏起来，实际上藏得并不隐蔽。

5. 行为反常。情绪消极，不愿参加任何活动。行为不检点，偷窃、撒谎、大小便不知避人或随地乱解，白天睡觉夜间活动等。

偏 头 痛

偏头痛是反复发作的一种搏动性头痛，属众多头痛类型中的“大户”。发作前常有闪光、视物模糊、肢体麻木等先兆，同时可伴有神经、精神功能障碍。它是一种可逐步恶化的疾病，发病频率通常越来越高。偏头痛几分钟至 1 小时出现一侧头部一跳一跳的疼痛，并逐渐加剧，直到出现恶心、呕吐后，感觉才会有所好转。在安静、黑暗环境内或睡眠后头痛缓解，在头痛发生前或发作时可伴有神经、精神功能障碍。据研究显示，偏头痛患者比平常人更容易发生大脑局部损伤，进而引发中风。其偏头痛的次数越多，大脑受损伤的区域会越大。

疾病自诊

1. 好发于青春女性，有反复发作病史，发作频率不定，疼痛多从一侧额、颞部钝痛开始，逐渐加重呈搏动性剧痛，持续数小时至数日，睡眠后症状可缓解。典型偏头痛可有家族史，发作前有视觉先兆。

2. 发作时可伴有内脏自主神经功能障碍，如恶心、呕吐、面色苍白、出汗畏光等症状。

3. 发作时，开始为血管痉挛、脑组织缺血乏氧、组织水肿、一过性脑压升高，很快血管扩张，头痛呈搏动性。神经系统检查无定位体征，此病的特殊类型有眼肌瘫痪型偏头疼、腹型偏头痛、偏瘫型偏头痛、基底动脉型偏头痛等，均属少见类型。

4. 排除颅内、外其他原因所致头痛。

三叉神经痛

"三叉神经痛"有时也被称为"脸痛"，是一种在面部三叉神经分布区内反复发作的阵发性剧烈神经痛。三叉神经痛是神经外科常见病之一，也是国际公认的疑难杂症之一。多数三叉神经痛于40岁起病，多发生于中老年人，女性尤多，其发病右侧多于左侧。该病的特点是，在头面部三叉神经分布区域内，发生骤发、骤停、闪电样、刀割样、烧灼样、顽固性难以忍受的剧烈性疼痛。说话、刷牙或微风拂面时都会导致阵痛，三叉神经痛患者常因此不敢擦脸、进食，甚至连口水也不敢下咽，从而影响正常的生活和工作。有人称此痛为"天下第一痛"。

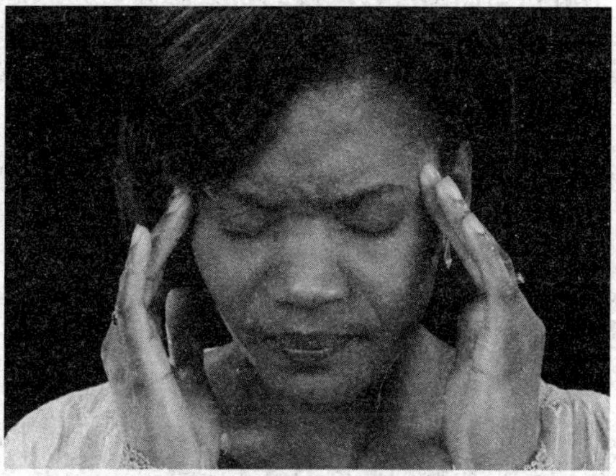

三叉神经痛在三叉神经所支配区域产生刺痛，三叉神经是面部的主要感觉神经

疾病自诊

1. 三叉神经痛的发作常无预兆，而疼痛发作一般有规律。每次疼痛发作时间由仅持续数秒到1～2分钟骤然停止。

2. 初期起病时发作次数较少，间歇期亦长，数分钟、数小时不等。随病情发展，发作逐渐频繁，间歇期逐渐缩短，疼痛亦逐渐加重而剧烈。夜晚疼痛发作减少，间歇期无任何不适。

3. 说话、吃饭、洗脸、剃须、刷牙以及风吹等均可诱发疼痛发作，以致病人精神萎靡不振，行动谨小慎微，甚至不敢洗脸、刷牙、进食，说话也小心，唯恐引起发作。

4. 如刀割、针刺、撕裂、烧灼或电击样剧烈难忍的疼痛，甚至痛不欲生。

5. 发作时常突然停止说话、进食等活动，疼痛侧面部可呈现痉挛，即"痛性痉挛"，皱眉咬牙、张口掩目，或用手掌用力揉搓面部以致局部皮肤粗糙、增厚、眉毛脱落、结膜充血、流泪及流涎。表情呈精神紧张、焦虑状态。

神经衰弱

神经衰弱属于心理疾病的一种，是一类精神容易兴奋和脑力容易疲乏，常有情绪烦恼和心理生理症状的神经症性障碍。神经衰弱是由于大脑神经活动长期处于紧张状态，导致大脑兴奋与抑制功能失调而产生的一组以精神易兴奋、脑情绪不稳定等症状为特点的神经功能性障碍。神经衰弱患者人格完整，能保持良好的社交、生活、工作能力，与精神病不同。此病多发于青壮年，16～40岁之间多发，两性无差别，以脑力劳动者、青年学生多见。

疾病自诊

1. 紧张性疼痛。常由紧张情绪引起，以紧张性头痛最常见。患者感到头重、头胀、头部紧压感，或颈项僵硬，有的则会有腰酸背痛或四肢肌肉疼痛。

2. 兴奋症状。患者在阅读书报或收看电视等活动时精神容易兴奋，不由自主地回忆和联想增多。患者对指向性思维感到吃力，而缺乏指向的思维却很活跃，控制不住。这种现象在入睡前尤其明显，使患者深感苦恼。有的患者还对声、光敏感。

3. 衰弱症状。这是本病常有的基本症状。患者经常感到精力不足、萎靡不振、不能用脑，或脑力迟钝、肢体无力、困倦思睡。特别是工作稍久，即感注意力不能集中、思考困难，工作效率显著减退，即使充分休息也不足以恢复其疲劳感。很多患者做事丢三落四，说话常常说错，记不起刚经历过的事。

4. 睡眠障碍。最常见的是入睡困难、辗转难眠，以致心情烦躁，更难入睡。其次是多梦、易惊醒，或感到睡眠很浅，似乎整夜都未曾入睡。还有一些患者感到睡醒后疲乏不解，仍然困倦；或感到白天思睡，上床睡觉又觉脑子兴奋，难以成眠，表现为睡眠节律的紊乱。有的患者虽已酣然入睡、鼾声大作，但醒后坚决否认已经睡了，缺乏真实的睡眠感。这类患者为失眠而担心、苦恼，往往超过了睡眠障碍本身带来的痛苦，反映了患者对睡眠的焦虑心境。

5. 情绪症状。主要表现为容易烦恼和容易激惹。烦恼的内容往往涉及现实生活中的各种矛盾，感到困难重重，无法解决。自制力减弱，遇事容易激动；或烦躁易怒，对家里的人发脾气，事后又感到后悔；或易于伤感、落泪。一些患者有焦虑情绪，对所患疾病产生疑虑，担心和紧张不安。例如，患者可因心悸、脉快而怀疑自己患了心脏病；或因腹胀、厌食而担心患了胃癌；或因治疗效果不佳而认为自己患的是不治之症。这种疑病心理，可加重患者焦虑和紧张情绪，形成恶性循环。另有约40%的患者在病程中出现短暂的、轻度抑郁心境。可有自责，但一般都没有自杀意念或企图。有的患者存在怨恨情绪，把疾病的起因归咎于他人。

6. 其他心理生理障碍。较常见的如头昏、眼花、耳鸣、心悸、心慌、气短、胸闷、腹胀、消化不良、尿频、多汗、阳痿、早泄或月经紊乱等。这类症状虽缺乏特异性，也常见于焦虑障碍、抑郁症或躯体化障碍，但可成为本病患者求治的主要诉求，使神经衰弱的基本症状掩盖起来。

失眠症

失眠即睡眠失常。表现为入睡困难，断断续续不连贯，而过早地醒来，醒后不能再继续睡，有睡眠不足、全身乏力、倦怠感觉，多因健康情况不佳、疼痛、感觉不适、生理节奏被打乱、睡眠环境影响等，也有怕睡眠而失眠的。可根据不同的原因采取相应的措施。

失眠是由于情志、饮食内伤，或病后及年迈，禀赋不足，心虚胆怯等病因，引起心神失养或心神不安，从而导致经常不能获得正常睡眠为特征的一类病症。

疾病自诊

1. 睡眠感觉障碍。缺乏睡眠的真实感，许多失眠病人虽然能酣然入睡，但醒后坚信自己没睡着，而同房间的人或配偶却说他一直在打呼噜。

2. 入睡困难。辗转难眠，入睡时间比以往推后1～3个小时，患者说本来也很困，也想睡觉，可躺在床上就是睡不着，翻来覆去地想一些乱七八糟的事，心静不下来，睡眠时间明显减少，不能熟睡。很多失眠的人喜欢胡思乱想。

3. 晨昏颠倒。有严重失眠的症状是白天发困、昏昏欲睡、无精打采，夜间却兴奋不眠。学习、开会、上课打盹，看电视靠在沙发上就睡着，可往床上一躺就又精神了，说什么也睡不着。早上醒得早，醒后无法再入睡。

4. 睡眠浅容易做梦。即病人自感睡不实，一夜都是似睡非睡的，一闭眼就是梦，一有动静就醒，有的早醒。还有的病人经常做噩梦，从恐怖惊险的梦境中惊醒，出一身冷汗，紧张心悸、面色苍白，再也不敢入睡了。这也是严重失眠的症状。

5. 睡眠质量差。许多患者虽然能够入睡，可感到睡眠不能解乏，醒后仍有疲劳感。容易被惊醒，有的对声音敏感，有的对灯光敏感。

抑 郁 症

抑郁症是一种常见的心理障碍，可由各种原因引起，以显著而持久的心境低落为主要临床特征，且心境低落与其处境不相称，严重者可出现自杀念头和行为。多数病例有反复发作的倾向，每次发作大多数可以缓解，部分可有残留症状或转为慢性。

疾病自诊

1. 抑郁心境程度不同，可从轻度心境不佳到忧伤、悲观、绝望。病人感到心情沉重、生活没意思、高兴不起来，郁郁寡欢、度日如年、痛苦难熬、不能自拔。有些病人也可出现焦虑、易激动、紧张不安。

2. 丧失兴趣是抑郁病人常见症状之一。丧失既往生活、工作的热忱和乐趣，对任何事都兴趣索然。感觉不到天伦之乐，对既往爱好不屑一顾，常闭门独居、疏远亲友，回避社交。病人常主诉“没有感情了”“情感麻木了”“高兴不起来了”。

3. 精力丧失，疲乏无力，洗漱、穿衣等生活小事困难费劲儿，力不从心。病人常用“精神崩溃”“泄气的皮球”来描述自己的状况。

4. 自我评价过低。病人往往过分贬低自己的能力，以批判、消极和否定的态度看待自己的现在、过去和将来，这也不行，那也不对，把自己说得一无是处，前途一片黑暗。强烈的自责、内疚、无用感、无价值感、无助感，严重时可出现自罪、疑病观念。

5. 病人呈显著、持续、普遍抑郁状态，注意力困难，记忆力减退，脑子迟钝，思路闭塞，行动迟缓，但有些病人则表现为不安、焦虑、紧张和激越。

6. 消极悲观。内心十分痛苦、悲观、绝望，感到生活是负担，不值得留恋，以死求解脱，可产生强烈的自杀念头和行为。

7. 躯体或生物学症状。抑郁病人常有食欲减退、体重减轻、睡眠障碍、性功能低下和心境昼夜波动等生物学症状。很常见，但并非每例都出现。

8. 食欲减退、体重减轻。多数病人都有食欲不振、食欲缺乏症状，美味佳肴不再具有诱惑力，病人不思茶饭或食之无味，常伴有体重减轻。

9. 性功能减退。疾病早期即可出现性欲减低，男病人可能出现阳痿，女病人有性感缺失。

癔 症

癔症一词的原有注释为“心意病也”，也称为歇斯底里，是一种较常见的精神病。目前认为癔症患者多具有易受暗示性、喜夸张、感情用事和高度自我中心等性格特点，常由于精神因素或不良暗示引起发病。可呈现各种不同的临床症状，如感觉和运动功能有障碍、内脏器官和自主神经功能失调以及精神异常。这类症状无器质性损害的基础，它可因暗示而产生，也可因暗示而改变或消失。

疾病自诊

1. 精神障碍

（1）木僵状态。突然起病，对外界刺激无反应，双上肢屈肘握拳，双下肢伸直，被动运动时有抵抗，腱反射正常，无病理反射。双目紧闭，被动翻天眼球时上转或游动，瞳孔正常，对光反应存在。可伴有阵发性屏气、心律与血压正常。可持续数小时。

（2）情感爆发。在精神因素作用下急性发病，表现为哭笑、喊叫、吵闹、愤怒、言语增多等，常以唱小调方式表达内心体验。情感反应迅速，破涕为笑并伴有戏剧性表情动作。发作持续时间常受周围有言语和态度的影响。发作时有轻度意识模糊，发作后能部分回忆。

（3）精神性遗忘症。以对引起精神创伤事件的局限性遗忘较多见，对即往经历和全部遗忘见于战时癔症。

（4）神游症。患者突然离家外出漫游，历时数日，清醒后对其过程不能回忆。

2. 感觉障碍

（1）感觉脱失。各种浅感觉减退和消失，有多种表现形式，如全身型、半侧型、截瘫型、手套或袜套型等，以半侧型多见。麻木区与正常侧界限明确，或沿中线或不规则分布，均不能以神经系统器质性病变规律来解释。

（2）感觉过敏。如皮肤痛觉过敏，身体某局部剧烈且持续性疼痛，若发生在腹部则易误为急腹症，甚至施以不必要的手术。

（3）特殊感官功能障碍。有暴发性耳聋、视野缩小（管型视野，又称管窥）、弱视或失明、嗅觉和味觉障碍等。

3. 运动障碍

（1）痉挛发作。发作时徐缓倒地，痉挛发作无规律性，或为四肢挺直、不能被动屈曲，或呈角弓反张状，或作挣扎乱动，双手抓胸、揪头发、扯衣服、翻滚、喊叫等富有情感色彩的表现。发作中面色潮红、双目紧闭、眼球游动、瞳孔正常，对光反应存在。一般无咬破舌头或其他外伤及尿失禁，同时也查不到病理反射。发作时间持续数十分钟。一般意识不完全丧失，发作后能部分回忆。

（2）震颤。范围可及头、舌、肢体、腹壁等，为阵发性粗大不规则抖动，分散注意时减轻。

（3）行立不能。卧位时双下肢活动正常，肌力良好，但不能站立，寸步难行。

（4）瘫痪。可为截瘫、偏瘫。其肌张力正常、减低或增强，被动运动时常有抵抗，无肌萎缩，腱反射存在，无病理反射和膀胱、直肠括约肌功能障碍。

（5）失音和不言症。失音者说话时声低如耳语。不言者坚持缄默不语，但笔谈能力完好。若合并有耳聋时称癔症性聋哑症。

癫　痫

癫痫是脑部兴奋性过高的神经元突然、过度的重复放电，导致脑功能突发性、暂时性紊乱，临床表现为短暂的感觉障碍、肢体抽搐、意识丧失、行为障碍或自主神经功能异常，称为癫痫发作。癫痫又叫“羊痫疯”“羊角风”，是比较常见的一种疾病。

疾病自诊

1. 全身强直—阵挛发作。突然意识丧失，继之先强直后阵挛性痉挛。常伴尖叫、面色青紫、尿失禁、舌咬伤、口吐白沫或血沫、瞳孔散大。持续数十秒或数分钟后痉挛发作自然停止，进入昏睡状态。醒后有短时间的头昏、烦躁、疲乏，对发作过程不能回忆。若发作持续不断，一直处于昏迷状态者称大发作持续状态，常危及生命。

2. 失神发作。突发性精神活动中断、意识丧失，可伴肌阵挛或自动症。一次发作数秒至十余秒。

3. 单纯部分性发作。某一局部或一侧肢体的强直、痉挛性发作，或感觉异常发作，历时短暂，意识清楚。若发作范围沿运动区扩及其他肢体或全身时可伴意识丧失，称杰克森发作。发作后患肢可有暂时性瘫痪。

4. 复杂部分性发作。精神感觉性、精神运动性及混合性发作。多有不同程度的意识障碍及明显的思维、知觉、情感和精神运动障碍。可有神游症、夜游症等自动症表现。有时在幻觉、妄想的支配下可发生伤人、自伤等暴力行为。

5. 自主神经性发作。可有头痛型、腹痛型、肢痛型、晕厥型或心血管型发作。

颈 椎 病

颈椎病是指颈椎间盘退行性变、颈椎肥厚增生以及颈部损伤等引起颈椎骨质增生，或椎间盘脱出、韧带增厚，刺激或压迫颈脊髓、颈部神经、血管而产生一系列症状的临床综合征。主要表现为颈肩痛、头晕头痛、上肢麻木、肌肉萎缩、严重者双下肢痉挛、行走困难，甚至四肢麻痹、大小便障碍，出现瘫痪。多发在中老年人，男性发病率高于女性。

疾病自诊

1. 颈肩酸痛可放射至头枕部和上肢。

2. 一侧肩背部沉重感，上肢无力、手指发麻、肢体皮肤感觉减退、手握物无力，有时不自觉地握物落地。

3. 下肢无力、步态不稳、两脚麻木，行走时如踏棉花的感觉。

4. 最严重者甚至出现大小便失控、性功能障碍，四肢瘫痪。

5. 常伴有头颈、肩背、手臂酸痛，颈脖僵硬，活动受限。

6. 有的伴有头晕、房屋旋转感觉，重者伴有恶心呕吐、卧床不起，少数可有眩晕、猝倒。

7. 当颈椎病累及交感神经时可出现头晕、头痛、视力模糊、两眼发胀、发干、两眼张不开、耳鸣、耳堵、平衡失调、心动过速、心慌、胸部紧束感，有的甚至出现胃肠胀气等症状。也有吞咽困难、发音困难等症状。

肩周炎

肩周炎，全称为肩关节周围炎，发病年龄大多40岁以上，女性发病率略高于男性，且多见于体力劳动者。由于50岁左右的人易患此病，所以本病又称为五十肩。肩周炎祖国医学称之为“冻结肩”“五十肩”等，是以肩关节疼痛为主，先呈阵发性酸痛，继之发生运动障碍的一种常见病、多发病。患有肩周炎的患者，自觉有冷气进入肩部，也有患者感觉有凉气从肩关节内部向外冒出，故又称“漏风肩”。

疾病自诊

1. 肩痛。起初时肩部呈阵发性疼痛，多数为慢性发作，以后疼痛逐渐加剧或钝痛，或刀割样痛，且呈持续性。气候变化或劳累后，常使疼痛加重，疼痛可向颈项及上肢（特别是肘部）扩散，当肩部偶然受到碰撞或牵拉时，常可引起撕裂样剧痛，肩痛昼轻夜重为本病一大特点。多数患者会后半夜痛醒，不能成寐，尤其不能向患侧侧卧，此种情况因血虚而致者更为明显。若因受寒而致痛者，则对气候变化特别敏感。

2. 肩关节活动受限。肩关节向各方向活动均可受限，以外展、上举、内外旋更为明显，随着病情进展，由于长期废用引起关节囊及肩周软组织的粘连，肌力逐渐下降，加上喙肱韧带固定于缩短的内旋位等因素，使肩关节各方向的主动和被动活动均受限。当肩关节外展时出现典型的“扛肩”现象，特别是梳头、穿衣、洗脸、叉腰等动作均难以完成，严重时肘关节功能也可受影响，屈肘时手不能摸到同侧肩部，尤其在手臂后伸时不能完成屈肘动作。

3. 怕冷。患肩怕冷，不少患者终年用棉垫包肩，即使在暑天，肩部也不敢吹风。

4. 压痛。多数患者在肩关节周围可触到明显的压痛点，压痛点多在肱二头肌长头腱沟、肩峰下滑囊、喙突、冈上肌附着点等处。

5. 肌肉痉挛与萎缩。三角肌、冈上肌等肩周围肌肉早期可出现痉挛，晚期可发生失用性肌萎缩，出现肩峰突起、上举不便、后弯不利等典型症状，此时疼痛症状反而减轻。

腰椎间盘突出症

腰椎间盘突出症是纤维环破裂后髓核突出，压迫神经根造成以腰腿痛为主要表现的疾病。腰椎间盘退行性改变或外伤所致纤维环破裂，髓核从破裂处脱出，压迫腰椎神经，从而出现腰腿放射性疼痛。本病多见于体力劳动者和青壮年，症状为疼痛，可表现为腰背痛、坐骨神经痛等。

疾病自诊

1. 腰部疼痛。腰痛是大多数患者最先出现的症状，发生率约91%。少数病人只有腿痛而无腰痛，所以说并不是每一个患者一定会发生腰痛。还有一些患者先出现腰痛，一段时间后出现腿痛，同时腰痛自行减轻或消失，所以在就诊时会仅诉说有腿痛。痛多为刺痛，常伴有腿脚麻木、酸胀的感觉。

2. 下肢放射痛。腰腿痛在外伤、劳累和受寒后容易发作，每次时间 2～3 周，可以逐渐缓解。在发作时如卧床休息，疼痛往往减轻。从事重体力劳动尤其是反复弯腰活动者发生腰腿痛概率高。还有缺乏锻炼的人，腰背部肌力差，即使偶尔弯腰抬重物或腰部扭伤，也易诱发腰腿痛。任何使腹压增加的因素如咳嗽，用力排便、大笑、喷嚏、抬举重物、慢性咳嗽等，都容易诱发腰腿痛，或使已发生的腰腿痛加重。

3. 腰部活动受限。腰椎间盘突出症患者腰椎的前屈后伸活动与椎间盘突出的程度密切相关。如纤维环未完全破裂，腰椎取前屈位置，后伸受限。原因在于腰椎前屈时，椎板间的黄韧带紧张，增加了椎管容积和椎间隙后方空间，相应的后纵韧带紧张度增加使突出的髓核部分还纳，从而减轻了神经根压迫的症状。

4. 脊柱侧凸。这是腰椎间盘突出症患者为减轻疼痛所采取的姿势性代偿畸形。表现是腰椎在向左侧或右侧弯曲，在背部触摸正中位置的棘突可以发现棘突偏歪，但这并不是腰椎间盘突出症的特有体征，约 50％的正常人也有脊柱棘突偏歪。

5. 间歇性跛行。腰椎间盘突出症发生的跛行多为间歇性，即行走一段距离路程后出现下肢疼痛、无力，弯腰或蹲下休息后症状可缓解，仍能继续行走。随着时间的推移，症状逐渐缓慢加重，出现上述症状之前的站立时间或者行走距离逐渐缩短，行走距离越短，病情越重。

6. 感觉麻木。腰椎间盘突出症的病人中，有一部分不会出现下肢的疼痛，而仅出现肢体的麻木感，这多数是因为椎间盘组织压迫神经的本体感觉和触觉纤维引起的。大腿外侧是常见的麻木区域，当穿衣裤接触时可以有烧灼感，长时间站立可加重麻木感。大腿外侧感觉障碍的原因多为纤维环膨出或关节退变，而并非由于椎间盘突出。

骨质疏松症

骨质疏松症是一种系统性骨病，中老年人易患。是以慢性腰背疼痛，甚则畸形、骨折为主要表现的一种全身性骨量减少性疾病。骨质疏松症是以骨组织显微结构受损、骨矿成分和骨基质等比例不断减少、骨质变薄、骨小梁数量减少、骨脆性增加和骨折危险度升高的一种全身骨代谢障碍的疾病。本病的发病过程缓慢，但严重威胁到老年人的健康。

疾病自诊

1. 疼痛。原发性骨质疏松症最常见的症状，以腰背痛多见，占疼痛患者中的 70％～80％。疼痛沿脊柱向两侧扩散，仰卧或坐位时疼痛减轻，直立时后伸或久立、久坐时疼痛加剧。日间疼痛轻，夜间和清晨醒来时加重，弯腰、肌肉运动、咳嗽、大便用力时加重。

2. 身长缩短、驼背。多在疼痛后出现。脊椎椎体前部几乎多为松质骨组成，而且此部位是身体的支柱，负重量大，容易压缩变形，使脊椎前倾、背曲加剧，形成驼背。随着年龄增长，骨质疏松加重，驼背曲度加大，致使膝关节挛拘显著。

3. 骨折。这是退行性骨质疏松症最常见和最严重的并发症。

4. 呼吸功能下降。胸、腰椎压缩性骨折，脊椎后弯，胸廓畸形，可使肺活量和最大换气量显著减少，患者往往可出现胸闷、气短、呼吸困难等症状。

雷诺综合征

雷诺综合征又称为肢端动脉痉挛症，是由寒冷或情绪因素诱发的一种以双手皮肤发作性苍白、发绀和潮红为特征的病理生理改变。此征由指动脉的发作性痉挛所引起，多见于青年女性，好发于双手和手指，但也可涉及双足和足趾。发病年龄在 20～30 岁之间。

疾病自诊

1. 患者常在受冷或情绪激动后，手指皮肤颜色突然变为苍白，继而发紫。发作常从指尖开始，以后扩展至整个手指，甚至掌部，伴有局部发凉、麻木、针刺感和感觉减退。

持续数分钟后逐渐转为潮红，皮肤转暖，并感烧灼样胀痛，最后皮肤颜色恢复正常。热饮或喝酒、暖和肢体后，常可缓解发作。一般地，解除寒冷刺激后，皮色由苍白、青紫、潮红阶段到恢复正常的时间为15～30分钟。少数患者开始即出现青紫而无苍白阶段，或苍白后即转为潮红，并无青紫。发作时桡动脉搏动不减弱。发作间歇期除手指皮温稍冷和皮色略苍白外，无其他症状。

2. 发病一般见于手指，也可见于足趾，偶可累及耳朵和鼻子。症状发作呈对称性为雷诺综合征的又一重要特征。例如两侧小指和无名指常最先受累，继而延及示指和中指。拇指则因血供较丰富很少累及。两侧手指皮肤颜色改变的程度，范围也是相同的。少数患者最初发作为单侧，以后转为两侧。

3. 病程一般进展缓慢，少数患者进展较快，发作频繁，症状严重，伴有指（趾）肿胀。每次发作持续1小时以上，环境温度稍降低，情绪略激动就可诱发。严重的即使在温暖季节症状也不消失，指（趾）端出现营养性改变，如指甲畸形脆裂、指垫萎缩、皮肤光薄、皱纹消失、指尖溃疡偶或坏疽，但桡动脉搏动始终未见减弱。

急性乳腺炎

急性乳腺炎是乳腺的急性化脓性感染，多发生于产后，所以又被称为产褥期乳腺炎。病因是金葡球菌或链球菌沿淋巴管入侵所致。表现出来就是乳管阻塞、乳汁淤积。因此，想要预防本病，就需要在产褥期多加注意疏通乳腺，防止乳汁淤积造成乳头皲裂。

疾病自诊

1. 患侧乳房疼痛，炎症部位（多位于乳房的外下象限）红肿、变硬、压痛，以后形成脓肿。脓肿常位于乳晕下、乳管内、乳腺内或乳腺后，深部脓肿波动不显著。

2. 局部红、肿、热痛，触及痛性硬块，脓肿形成后可有波动感。

3. 同侧腋窝淋巴结肿大，常在数天内化脓，并有压痛。

4. 可有寒战、高热、倦怠及食欲不佳等症状。血白细胞增多。大多数有乳头损伤、皲裂或积乳病史。

功能失调性子宫出血

功能失调性子宫出血是指由于卵巢功能失调而引起的子宫出血，简称“功血”。常表现为月经周期失去正常规律、经量过多、经期延长，甚至不规则阴道流血等。机体内外任何因素影响了丘脑下—垂体—卵巢轴任何部位的调节功能，均可导致月经失调。本病分为无排卵型功血和有排卵型功血两种，前者是排卵功能发生障碍，好发于青春期及更年期；后者系黄体功能失调，多见于育龄期妇女。

疾病自诊

1. 无排卵型功血。无排卵性功血患者可有各种不同的临床表现。临床上最常见的症状是子宫不规则出血，特点是月经周期紊乱，经期长短不一，出血量时多时少，甚至大量出血。有时先有数周或数月停经，然后发生阴道不规则流血，血量往往较多，持续2～4周或更长时间，不易自止。

2. 有排卵型功血。一开始即为阴道不规则流血，也可表现为类似正常月经的周期性出血。出血期无下腹疼痛或其他不适，出血多或时间长者常伴贫血。妇科检查子宫大小在正常范围，出血时子宫较软。

慢性子宫颈炎

慢性子宫颈炎为育龄期妇女最常见的疾病，常由链球菌、肠球菌、大肠杆菌和葡萄球菌引起，特殊的病原微生物包括沙眼衣原体、淋球菌、单纯疱疹病毒和人类乳头状瘤病毒。此外，分娩、机械损伤也是慢性子宫颈炎的诱发因素。

疾病自诊

1. 白带增多。有时为慢性子宫颈炎的唯一症状。通常为黏稠的黏液或脓性黏液。有时分泌物中可带有血丝或少量血液，也可有接触性出血。由于白带的刺激可引起外阴瘙痒。

2. 疼痛。下腹或腰骶部经常出现疼痛，有时疼痛可出现在上腹部、大腿部及髋关节，每于月经期、排便或性生活时加重，尤其当炎症向后沿子宫骶韧带扩展或沿阔韧带底部蔓延，形成慢性子宫旁结缔组织炎，子宫颈主韧带增粗时疼痛更甚。每触及子宫颈时，立即引起髂窝、腰骶部疼，有的患者甚至可引起恶心，影响性生活。

3. 膀胱及肠道症状。慢性子宫颈炎可通过淋巴道播散或直接蔓延波及膀胱三角区或膀胱周围的结缔组织，因而膀胱一有尿液即有便意，出现尿频或排尿困难症状，但尿液清澈，尿常规检查正常。有些病例，炎症继续蔓延或经过联结子宫颈及膀胱三角区，输尿管的淋巴径路，发生继发性尿路感染。成年妇女的慢性肾盂肾炎发生率比男性多数倍，可能与此情况有关。肠道症状的出现较膀胱症状为少，有的患者在大便时感到疼痛。

4. 其他症状。如月经不调、痛经、盆腔沉重感、不孕等。

盆腔炎

盆腔炎即盆腔炎症性疾病是由女性上生殖道炎症引起的一组疾病，包括子宫内膜炎、输卵管炎、输卵管卵巢脓肿和盆腔腹膜炎。以疼痛为主要表现的，而由于盆腔器官多由内脏神经支配，疼痛感觉常定位不准确，而炎症本身并不是只单独局限于某个盆腔器官，因此，临床上有时不能确定炎症的确切部位到底是输卵管还是卵巢等，有时把局限在输卵管、卵巢附近的炎症称为附件炎。

疾病自诊

1. 急性盆腔炎。起病急、病情重，可出现下腹疼痛、发热、寒战、头痛、食欲不振。检查时发现病人呈急性病容，体温高、心率快，下腹部有肌紧张、压痛及反跳痛。阴道有大量的脓性分泌物，穹窿有明显触痛，子宫及双附件有压痛、反跳痛，或一侧附件增厚。

2. 慢性盆腔炎。病情缓慢、病程长。全身症状多不明显，可有低热，易感疲乏，伴下腹坠腰痛等。检查时发现，子宫常呈后位，活动受限，或粘连固定。常在劳累、性交后及月经前后加剧。

更年期综合征

更年期综合征发生在妇女卵巢功能逐渐消退的一个过渡期，是由于雌激素水平下降而引起的一系列症状。一般都在45～55岁这个时间段。更年期综合征的表现因人而异，但大致上会有一系列的症状，比如月经变化、面色潮红、心悸、失眠、乏力、抑郁、多虑、情绪不稳定、易激动、注意力难于集中等。当然，患者还会有某些情绪上的急剧变化，造成人际关系紧张。本病是所有女性都会经历的，治疗以调养为主。

疾病自诊

1. 阵热潮红。这是更年期主要特征之一，部分妇女在更年期内由于雌激素水平的下降，血中钙水平也有所下降，会有一阵阵地发热、脸红、出汗、伴有头晕、心慌，持续时间为1～2分钟或12～15分钟不等。

2. 心血管及脂代谢障碍。可能会出现冠心病、糖尿病。

3. 神经、精神障碍。有的妇女，血压上下波动较明显，可能有情绪不稳定、易激动、性格变化、记忆力减退等。

4. 运动系统退化。出现腰、背四肢疼痛，部分妇女出现肩周炎、颈椎病。

5. 夜间出现盗汗、潮热等症状。在夜间由于出汗被热醒，而使原本正常的睡眠规律打乱，这样不但容易使睡眠品质下降，还会造成抑郁、烦躁以及情绪低落的情况，想要安稳睡觉但是却由于这样的原因不能入睡。

6. 精神异常。早期表现为敏感、多疑、烦躁、易怒、脆弱易哭、情绪低落、注意力不集中等。随着病程延长，病情逐渐加重，出现情绪抑郁、坐卧不宁、搓手顿足、惶惶不可终日的表现，有大祸临头之感。对细微小事过于计较，对自身变化过于敏感，反复回想以往不愉快的事，进而出现自罪观念，责备自己没有尽到责任，对不起亲人；或悔恨自己成了废人，或认为自己得了“不治之症”。病人常感到躯体上很不适，精神上很痛苦，觉得生不如死。为了摆脱痛苦，病人常会千方百计地采取隐蔽方式自杀，难以防范。

乳腺囊性增生病

乳腺囊性增生病常可出现一侧或两侧乳房胀痛，轻者如针刺样，可波及肩部、上肢或胸背部。一般月经来潮前，疼痛更加明显，而月经来潮后疼痛减轻或消失。抚摸乳房内有散在的圆形结节，大小不等、质韧，有时触之疼痛。结节与周围的乳腺组织界限不清，不与皮肤或胸肌粘连在一起。有时摸不出是结节状，而只是一块增厚的组织。结节多位于乳房外上方，也可以影响整个乳房。少数病人可出现乳头溢液，多为棕色、浆液性或血液性液体。病程可以很长，绝经后往往可以自动消失。

疾病自诊

1. 肿块。乳腺内肿块常为主要症状，可发生于一侧乳腺，也可发生于两侧乳腺，但以左侧乳腺较为显著。肿块可单发也可为多个，其形状不一，可为单一结节，亦可为多个结节状。单一结节常呈球形，边界不甚清楚，可自由推动，有囊性感。多个结节常累及双乳或全乳，结节大小不等，囊肿活动往往受限，硬度中等有韧性，其中较大的囊肿位于近表面时常可触及囊性感。

2. 乳痛。本病乳痛多不明显，且与月经周期的关系也不密切，偶有多种表现的疼痛，如隐痛、刺痛、胸背痛和上肢痛。有的患者在愁闷、忧伤、心情不畅，以及劳累、天气不好时，肿块变大、变硬、疼痛加重，月经来潮后或情绪好转后肿块变软、变小。临床经验提示有此变化者多为良性。若肿块增大迅速且质地坚硬者提示恶变可能。

3. 乳头溢液。5%～15%的患者可有乳头溢液，多为自发性乳头排液。常为草黄色浆液、棕色浆液、浆液血性或血性溢液。如果溢液为浆液血性或血性时，往往标志着有乳管内乳头状瘤。

滴虫性阴道炎

滴虫性阴道炎是常见的阴道炎，由阴道毛滴虫所引起。临床上以白带增多、质稀、有泡沫、秽臭、阴道瘙痒为主要表现。发病是由于感染的阴道毛滴虫消耗了阴道内的糖原，破坏了阴道的自净防御功能，继发细菌感染所致。

疾病自诊

1. 滴虫性阴道炎的主要症状是稀薄的泡沫状白带增多及外阴瘙痒，若有其他细菌混合感染则排出物呈脓性，可有臭味，瘙痒部位主要为阴道口及外阴，间或有灼热、疼痛、性交痛等。若尿道口有感染，可有尿频、尿痛，有时可见血尿。

2. 检查时可见阴道黏膜充血，严重者有散在的出血斑点，后穹窿有多量白带，呈灰黄色、黄白色稀薄液体或为黄绿色脓性分泌物，常呈泡沫状。

霉菌性阴道炎

霉菌性阴道炎由霉菌感染引起，其发病率已高于滴虫性阴道炎。医学上把霉菌感染称为是念珠菌的感染，因此霉菌性阴道炎也称念珠菌性阴道炎。多见于幼女、孕妇、糖尿病患者，以及绝经后曾用较大剂量雌激素治疗的患者。霉菌性阴道炎是一种常见的男女生殖器疾病，本病在妇女中容易传播，其主要症状就是白带多、阴部瘙痒等，而且还有一部分妇女虽为霉菌携带者，但却没有任何临床表现。

疾病自诊

1. 外阴及阴道奇痒难忍，经常忍不住用手搔抓，而后感到局部有灼热感，瘙痒渐轻。阴部瘙痒反复出现，每当阴部受到摩擦等刺激时就诱发奇痒，患者坐卧不宁，痛苦异常。

2. 可伴有尿频、尿痛及性交痛。

3. 急性期白带增多，典型的白带呈白色稠厚豆渣样或凝乳样，也有的白带稀薄如水而夹有凝乳样白色片状物。

4. 外阴见地图样红斑，阴道表面附有白色片状薄膜，擦后可见黏膜红肿或表浅溃疡。

子宫内膜异位症

在正常情况下，子宫内膜覆盖于子宫体腔面，如因某种因素，使子宫内膜在身体其他部位生长，即可成为子宫内膜异位症。这种异位的内膜在组织学上不但有内膜的腺体，还有内膜间质围绕。在功能上随雌激素水平而有明显变化，即随月经周期而变化，但仅有部分受孕激素影响，能产生少量“月经”而引起种种临床现象。本病多发于孕龄妇女，以30～40岁女性多见。

疾病自诊

1. 绝大多数的患病妇女有痛经，如果子宫内膜异位症侵入了直肠、阴道或骶骨部位，在经前或经期中，会发生便秘或排便时疼痛。严重疼痛的情形往往和盆腔炎很相似。

2. 根据调查，有一半儿的患者，性交时疼痛，特别是那些因疾病引起的粘连，固定了子宫的位置，因此在行房事时会产生疼痛。如有在性交疼痛严重者也可采取在上的姿势，这个姿势会减轻疼痛，因为它可以避免阴茎过度的插入时伤害到那些附有子宫内膜的组织。

3. 患子宫内膜异位症也不一定会造成不孕，它是由很多因素而造成的。其中的一个原因可能是卵巢与输卵管跟周围的组织产生粘连，使输卵管无法蠕动而使卵子无法进入输卵管而失去受孕的机会。如早期发现病变只局限一侧卵巢，盆腔周围的组织无侵犯，如及时治疗也能受孕。

4. 据调查，有58%的患者有不正常的出血现象，经前可能会有出血及月经过量的情况发生，这种情况可能是子宫内膜异位造成急性卵巢破裂，它的临床症状像是子宫外孕或者像阑尾破裂那样剧痛。

小儿肺炎

小儿肺炎是临床常见病，四季均易发生，以冬春季为多。如治疗不彻底，易反复发作，影响孩子发育。小儿肺炎临床表现为发热、咳嗽、呼吸困难，也有不发热而咳喘重者。其病因主要是小儿素喜吃过甜、过咸、油炸等食物，致宿食积滞而生内热，痰热壅盛，偶遇风寒使肺气不宣，二者互为因果而发生肺炎。本病多发于一些体弱多病的小儿身上，尤其是患过支气管炎、麻疹、百日咳等急性传染病的小孩儿。

疾病自诊

1. 发热。临床上，肺炎患儿发热没有固定规律，但大多数肺炎患儿都有高热不退的症状。个别患儿白天可体温正常，但一到傍晚则开始发起热来。

2. 频繁咳嗽。在早期为刺激性干咳，之后转为有痰的咳嗽。家长可以听到婴儿呼吸时喉咙里有呼噜声，这是因为婴儿不会吐痰，咳出来咽到了胃里。

3. 气促。多发生在发热、咳嗽之后。患儿常有精神不振、食欲减退、烦躁不安、轻度腹泻或呕吐等全身症状。

4. 呼吸困难。患儿常常出现口周、鼻唇发紫，而且呼吸加速，每分钟可达40～

80 次。

5. 肺部啰音。医生可用听诊器听到中、细湿啰音。

婴幼儿腹泻

婴幼儿腹泻就是小儿腹泻，是由多种病原、多种因素导致的婴幼儿大便次数增多和大便性状改变的儿科常见病。若是治疗得当，可以及时挽救小儿。但若是治疗不当，可能导致小儿营养不良、生长发育障碍，甚至是死亡。

疾病自诊

1. 轻型腹泻。主要是胃肠道症状，其每日大便次数多在 10 次以下，少数病例可达十几次，每次大便量不多，稀薄或带水，呈黄色，有酸味，常见白色或黄白色奶瓣和泡沫，可混有少量黏液。一般无发热或发热不高，伴食欲不振，偶有溢乳或呕吐，无明显的全身症状，精神尚好，无脱水症状，多在数日内痊愈。

2. 重型腹泻。患儿食欲低下，常有呕吐，严重者可吐咖啡色液体。腹泻频繁，大便每日十几次甚至几十次，多为黄色水样或蛋花样便，含有少量黏液，少数患儿可有少量血便。患儿有发热、精神不振，出现明显的口渴、口干、尿少、皮肤弹性差、两眼凹陷、前囟凹陷，哭无眼泪等脱水症状。

小儿营养不良

小儿营养不良也就是营养或者蛋白质缺乏而引起的营养缺乏症。多见于 3 岁以下的婴幼儿。通常表现是体重减轻、全身消瘦和水肿，还会因此导致各种器官的功能紊乱。

疾病自诊

1. 最明显和最开始的表现是体重不增加，甚至是下降。时间久了，身高也就不怎么增长。

2. 孩子变得消瘦，不像是其他婴儿那样的圆润。首先是肚子上，然后是躯干、屁股和四肢，最后是面颊。判断营养不良的程度，可检查腹部脂肪的厚度。

3. 患儿身高停止增长，皮肤干燥、苍白，有肌肉松弛的表现。病情进一步发展，可出现体重明显减轻、皮下脂肪消失、额部出现皱纹状若老人、身高明显低于同龄儿、皮肤苍白、干燥、无弹性、肌肉萎缩、精神萎靡、反应差、体温偏低、脉细无力、食欲低下、常腹泻、便秘交替，部分小儿可因血浆蛋白明显下降而出现水肿。

4. 因为营养不良，患儿抵抗力下降，容易感染多种传染性疾病。

佝 偻 病

佝偻病俗称缺钙，在婴儿期较为常见，是由于维生素 D 缺乏引起体内钙、磷代谢紊乱，而使骨骼钙化不良的一种疾病。佝偻病发病缓慢，不容易引起重视。佝偻病使小儿抵抗力降低，容易合并肺炎及腹泻等疾病，影响小儿生长发育。

疾病自诊

1. 佝偻病早期，患儿骨骼变化不明显。表现出来的是精神症状，比如多汗、哭闹、汗味异臭、夜惊、夜间哭闹、出现枕秃等。

2. 起病 3 个月以后婴儿有颅骨软化，可出现乒乓球感，囟门加大。8 个月以上婴儿可见到头颅变形，呈方颅、马鞍形和“十”字形颅。患儿一般长牙晚，10 个月以后才出牙。患儿有肋骨串珠，前胸肋骨部分像算盘珠子突起。肋缘外翻，严重的可见鸡胸、漏斗胸。

3. 6 个月以后婴儿患较重的活动期佝偻病，可出现腕、踝关节膨大，称为“佝偻病手镯、脚镯”。婴儿学走路时，由于骨质软化，可出现“O”形腿和“X”形腿。

4. 患儿坐、站、走较正常小儿晚，腹肌无力，所以肚子膨胀像青蛙一样。

锌缺乏症

锌缺乏症是锌摄入、代谢或排泄障碍所致的体内锌含量过低的现象，由于身体无法提供充足锌元素，造成缺乏而引起的各种症状。在不同的动物种属中已发现70种酶必须有锌才能发挥其功能。锌又是DNA、RNA聚合酶的主要组成成分。有些酶的活性与锌有关。在蛋白质合成和氨基酸代谢过程中，锌也是不可缺少的。孕妇缺锌，胎儿畸形率增高。锌可使细胞膜稳定。是唾液蛋白的基本成分，在品尝味道方面有重要意义。

疾病自诊

1. 生长缓慢。儿童期缺锌的早期典型表现是生理性生长速度缓慢，缺锌妨碍核酸、蛋白质的合成和分解代谢酶的活性，导致小儿的生长发育迟缓。缺锌小儿的身高体重常低于正常同龄儿，严重者可出现侏儒症。

2. 食欲降低。缺锌后常引起口腔黏膜增生及角化不全，易于脱落。而大量脱落的上皮细胞可以掩盖和阻塞舌乳头中的味蕾小孔，使食物难以接触味蕾，不易引起味觉和引起食欲。

3. 异食癖。在缺锌的小儿中，常发现有食土、纸张、墙皮及其他嗜异物的现象，补锌后症状好转。

4. 免疫功能下降。锌能增强体液及细胞的免疫功能，加强吞噬细胞的吞噬能力及趋向性，以及改变病变组织的血液灌输及能量代谢，改善局部和整体功能状态，增强体质及抵抗力以减少感染。

5. 伤口愈合缓慢。有资料表明，锌治疗有助于伤口的愈合，可促使烧伤后上皮的修复。

6. 皮肤损害。皮肤损害的表现为肠病性肢端皮炎，严重的表现为各种皮疹、大疱性皮炎、复发性口腔溃疡，皮肤损害的特征多为糜烂性、对称性，常呈急性皮炎，也可表现为过度角化。

7. 眼睛是含锌最多的器官，而脉络膜及视网膜的含锌量又是眼中最多的组织，所以眼睛对锌的缺乏十分敏感，锌缺乏会造成夜盲症，严重时会造成角膜炎。

8. 性器官发育不良。锌有助于性器官的正常发育，血液中睾酮的浓度与血锌、发锌呈线性相关。所以锌缺乏时，性器官发育不良。

小儿湿疹

小儿湿疹俗称为“奶癣”，是一种变态反应性皮肤病，就是平常说的过敏性皮肤病。一般在婴幼儿出生后1～2个月开始，到2岁的时候逐渐消退。本病的致病原因很多，主要是对食入物、吸入物或接触物不耐受或过敏所致。遇热、遇湿都可使湿疹表现显著。宜用无激素外用品治疗。

疾病自诊

1. 婴儿湿疹自然病程。婴儿时期常见的一种皮肤病，2～3个月的婴儿就可发生湿疹，1岁以后逐渐减轻，到2岁以后大多数可以自愈，但少数可以延伸到幼儿或儿童期。有婴儿湿疹的孩子以后容易发生其他过敏性疾病，如哮喘、过敏性鼻炎、过敏性结膜炎等。

2. 婴儿湿疹的皮疹。多数皮疹在面颊、额部、眉间和头部，严重时前胸、后背、四肢也可有皮疹。起初的皮疹为红斑，以后为小点状突起的皮疹或有水疱样疹（医学上称丘疹，疱疹）。疱疹很痒，可破损，流出液体，液体干后就形成痂皮。湿疹常为对称性分布。

3. 如果水疱抓破后继发细菌感染，可出现淋巴结肿大、发热、腹泻等。

儿童多动症

儿童多动症是儿童多动综合征的简称。儿童多动综合征即轻微脑功能障碍综合征，是一种比较常见的儿童心理障碍综合征。患儿智力正常或接近正常，活动过多（部分病例无活动过多的表现）、注意力不集中、情绪不稳、冲动任性，并常伴有不同程度的学习困难。

疾病自诊

1. 注意障碍。注意障碍为本症最主要的表现之一。患儿主动注意减退，被动注意增强，表现为注意力不集中，上课不能专心听讲，易受环境的干扰而分心。注意对象频繁地从一种活动转移到另一种活动。做作业时不能全神贯注，做做玩玩，粗心草率。做事有始无终，常半途而废或频繁地转换。做作业拖拉，不断地以喝水、吃东西、小便等理由中断，做作业时间明显延长。有些患儿表现为凝视一处、走神、发呆，眼望着老师，但脑子里不知想些什么。老师提问时常不知道提问的内容。注意障碍是本症必须具备的症状。

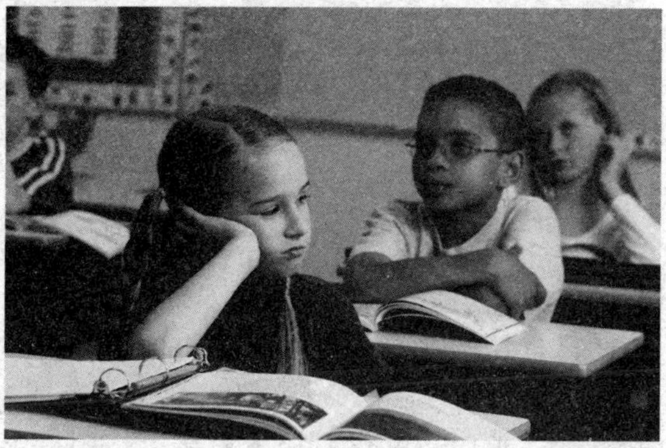
患有注意力缺陷多动症的孩子不能专注于某事，往往容易分心，很难集中注意力在学校学习以及按时完成家庭作业

2. 活动过度。活动过度为本症另一常见的主要症状。表现为明显的活动增多，过分地不安静，来回奔跑或小动作不断，在教室里不能静坐，常在座位上扭动，或站起，严重时离开座位走动，或擅自离开教室。话多、喧闹、插嘴、惹是生非、影响课堂纪律，以引起别人注意。喜欢玩危险的游戏，常常丢失东西。多动有两种类型，一是持续性多动。患儿的多动性行为见于学校、家中等任何场合，常较严重；二是境遇性多动。多动行为仅在某种场合（多数在学校），而在另外场合（家中）不出现，各种功能受损较轻。

3. 冲动性。情绪不稳，易激惹冲动、任性、自我控制能力差。易受外界刺激而过度兴奋，易受挫折。行为不考虑后果，出现危险或破坏性行为，事后不会吸取教训。

4. 学习困难。主要表现为学习成绩低下。多动症患儿智力是正常或基本正常的，学习困难的原因与注意力不集中、多动有关。出现学习困难的时间，决定于智力水平及多动症的轻重程度。智力水平中下的严重多动症患儿在学龄早期就可出现学习困难。智力水平较高，多动症状较轻的，可在初中阶段才出现学习困难。

5. 神经系统发育障碍。有半数左右患儿可见有神经系统软体征，表现为快速轮替动作笨拙、共济活动不协调、不能直线行走、闭目难立、指鼻试验阳性、精细运动不灵活，部分患儿可有视觉—运动障碍、空间位置觉障碍等。

急性结膜炎

急性结膜炎俗称“红眼病”，是一种急性传染性眼炎。根据不同的致病原因，可分为细菌性结膜炎和病毒性结膜炎两类，其临床症状相似，但流行程度和危害性以病毒性结膜炎为重。该病全年均可发生，以春夏季节多见。红眼病是通过接触传染的眼病，如接触患者用过的毛巾、洗脸用具、水龙头、门把手、游泳池的水、公用的玩具等。因此，该病常在幼儿园、学校、医院、工厂等集体单位广泛传播，造成暴发流行。

疾病自诊

1. 自己能感觉到眼睛刺痒或异物感，严重时有眼睑沉重、畏光流泪及灼热感。有时因分泌物附着在角膜表面瞳孔区，造成暂时性视物不清，冲洗后即可恢复视力。

2. 由于炎症刺激产生大量黏液脓性分泌物，早晨醒来时会发觉上下睑被分泌物粘连在一起。当病变侵及角膜时，畏光、疼痛及视减退等症状明显加重。少数患者可同时有上呼吸道感染或其他全身症状。

3. 有时在睑结膜表面形成一层灰白色假膜，角膜边缘可有灰白色浸润点，严重的可伴有头痛、发热、疲劳、耳前淋巴结肿大等全身症状。

4. 到医院里检查时可见眼睑肿胀，结膜见上下睑被分泌物连在一起。当病变侵及角膜时，畏光、疼痛及视力减退等症状明显加重。少数患者可同时伴有上呼吸道感染或其他全身症状。

急性充血性青光眼

急性充血性青光眼又名急性闭角型青光眼，是老年人常见眼病之一。多见于50岁以上的老人，女性是男性的两倍。通常是两眼先后或同时发病，急性发作时会伴有头痛、眼痛、恶心、呕吐等一系列症状。有些女性往往因情绪激动而诱发。

疾病自诊

1. 急性发作前，患者常感觉头部及眼眶周围有胀痛，同时有阵发性视力模糊。看灯光时，灯光周围有彩色光圈，如雨后天空的彩虹一样。此类症状很轻，持续时间也短，只要休息片刻或睡过一夜，就可完全消失，因此容易疏忽。

2. 发病多在生气或劳累后，于傍晚或夜间急性发病。主要表现为眼球胀痛、视力急剧下降、头痛、虹视，还可有恶心、呕吐。因此，青光眼易被误诊为胃肠急症而延误治疗，甚至用错药而加重病情。

3. 患者的视力严重减退，常降到只能看见手指的数目或手动，同时眼睑水肿、眼睛发红明显，比结膜炎更重。

4. 角膜失去光泽呈灰色，瞳孔散大，按压眼球时感觉眼球变硬，可与另一眼相比较。

慢性闭角型青光眼

慢性闭角型青光眼可发生于任何成年人群体重，无明显性别差异。大多数患者有反复发作的病史。发作时眼前部没有充血，自觉症状不明显，没有急性发作症状与体征。

疾病自诊

1. 大多数患者在午后或傍晚出现症状，经过睡眠或充分休息后，眼压可恢复正常，症状消失。少数患者无任何症状，遮住健康的眼睛可以发现令一只眼视力下降，甚至完全失明。

2. 患者的眼压突然升高。开始一段时期的发病具有明显的时间间隔，晚上仅持续1～2小时或数小时，第二天清晨，眼压完全正常。随着病情发展，这种发作性高眼压间隔时间愈来愈短，高眼压的持续时间愈来愈长。

3. 本病早期，在两次发作的间隔期内，测量眼压是正常的。发展期，眼压逐渐升高，在间歇期眼压也不能达到正常。

白 内 障

白内障是老年人最常见的眼睛问题，多发生于50岁以上老人。白内障是由于眼睛的晶状体浑浊而导致的视力下降甚至失明，在别人看来就是瞳孔浑浊变白。老年人一旦发现了白内障，就需要及时就医，并且保护眼睛。

疾病自诊

1. 本病多发于50岁以上的老年人，一般多为双眼发病，但也可先后发生。病程时间长短不等，可能是几天，也可能是几年。发病后，除了会有视力下降外，眼睛没有红肿和疼痛。

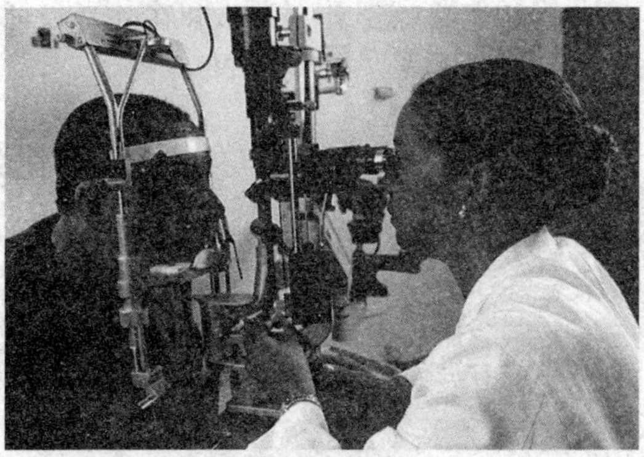

随着自然衰老的进程，当眼睛晶状体开始变暗且不透明时，白内障就发生了。从而引起视力模糊，并使得眼睛对眩光更加敏感。眼科医生在诊断白内障时会做全面的眼科检查来确诊

2. 初发期。晶状体混浊先出现于周边部皮质层，呈扇状或楔形灰白色混浊，逐渐向中心发展，不影响视力。当混浊累及瞳孔区时，视线开始变得模糊。

3. 膨胀期。此期晶状体混浊加重，视力明显下降，晶状体大部分混浊，用斜照法可见晶状体上出现一半月形阴影，称为虹膜投影，这是未成熟期的特征。视力下降，可引起继发性青光眼。

4. 成熟期。晶状体全部混浊，虹膜投影消失，视力仅存光感或眼前手动，一般来说此期手术较为适宜。

5. 过熟期。皮质液化，核下沉，下沉之核随体位变动而发生移位现象，同时出现视力好转。晶状体因脱水而皱缩，前房也随之加深，常出现虹膜震颤现象，有时因溶解的皮质外渗可继发青光眼。

睑 腺 炎

睑腺炎又叫麦粒肿，俗称为“针眼”，是睫毛毛囊附近的皮脂腺或睑板腺的急性化脓性炎症。少儿由于卫生习惯，尤其易得。眼睑有两种腺体，在睫毛根部的叫皮脂腺，其开口于毛囊。另一种靠近结合膜面埋在睑板里的叫睑板腺，开口于睑缘。睑腺炎就是这两种腺体的急性化脓性炎症。引起睑腺炎的细菌多为金黄色葡萄球菌，所以睑腺炎多为化脓性炎症。

疾病自诊

1. 眼睛有红、肿、热、痛的急性炎症的表现。内睑腺炎的炎症浸润被限制在睑板腺内，肿胀较局限，有硬结、疼痛和压痛。结膜面局限性充血、肿胀，2～3 天后形成黄色脓点，可向结膜囊内溃破，溃破后炎症即逐渐消退。

2. 外睑腺炎的炎症反应集中在睫毛根部的睑缘处，初起时红肿范围较弥散，但仍可触诊寻得明显压痛的硬结。疼痛剧烈，同侧耳前淋巴结也可肿大。如感染靠近外眦部，还会引起反应性球结膜水肿。2～3 日后局部皮肤出现脓点，硬结软化，可自行溃破排脓，炎症即明显减轻，1～2 日内逐渐消退。

3. 小儿、老年人、糖尿病患者等身体虚弱、抵抗力差的患者，炎症可能在眼睑皮下组织扩散，演变成眼睑蜂窝织炎。这时整个眼睛都红肿，不能睁眼，疼痛厉害，如果不及时治疗会出现发热、寒战、头痛等全身中毒症状，甚至可引起败血症等并发症。

外耳道疖肿

外耳道疖肿是外耳道皮肤急性局限性化脓性病变，又称局限性外耳道炎。发生于外耳道软骨部，是耳科常见病之一。夏季多发。其病因多为挖耳损伤外耳道皮肤或洗澡及游泳后外耳道积水，使局部表皮软化，易被细菌侵入感染。另外，化脓性中耳炎脓液的浸渍，以及某些全身疾病如糖尿病等也可诱发外耳道疖肿。

疾病自诊

1. 耳郭牵引痛、耳屏压痛或咀嚼时疼痛。

2. 注意是单发抑多发疖肿、脓栓，已破溃溢脓。

3. 注意腮腺及乳突，疖肿在外耳道前壁者，可发生耳前肿胀，并可累及腮腺。后壁疖肿可引起耳后，乳突部肿胀。

急性化脓性中耳炎

急性化脓性中耳炎是细菌感染引起的中耳黏膜的急性化脓性炎症。本病多见于儿童，临床上以耳痛、耳内流脓、鼓膜充血、穿孔为特点。若治疗及时、适当，分泌物引流通畅，炎症消退后鼓膜穿孔多可自行愈合，听力大多能恢复正常；若治疗不当或病情严重者，可遗留鼓膜穿孔、中耳粘连症，鼓室硬化或转变为慢性化脓性中耳炎，甚至引起各种并发症。

疾病自诊

1. 全身症状。鼓膜穿孔前，全身症状明显，可有畏寒、发热、倦怠、食欲减退等。小儿全身症状通常较成人严重，可有高热、惊厥，常伴呕吐、腹泻等消化道症状。鼓膜穿孔后，体温逐渐下降，全身症状明显减轻。

2. 耳痛。为本病的早期症状。患者感耳深部钝痛或搏动性跳痛，疼痛可经三叉神经放射至同侧额、颞、顶部、牙或整个半侧头部，吞咽、咳嗽、喷嚏时耳痛加重。耳痛剧烈者夜不能寐、烦躁，婴幼儿则哭闹不休。一旦鼓膜出现自发性穿孔或行鼓膜切开术后，脓液向外宣泄，疼痛顿减。

3. 耳鸣及听力减退。患耳可有搏动性耳鸣，听力逐渐下降。耳痛剧烈者，轻度的耳聋可不被患者察觉。鼓膜穿孔后听力反而提高。如病变侵入内耳，可出现眩晕和感音神经性聋。

4. 耳漏。鼓膜穿孔后耳内有液体流出，初为浆液血性，以后变为黏液脓性乃至脓性。如分泌物量甚多，提示分泌物不仅来自鼓室，也是源于鼓窦、乳突。

梅尼埃病

梅尼埃病是一种特发性内耳疾病。该病主要的病理改变为膜迷路积水，临床表现为反复发作的旋转性眩晕、波动性听力下降、耳鸣和耳闷胀感。本病多发生于30～50岁的中青年人，儿童少见。男女发病无明显差别。双耳患病者占10%～50%。

疾病自诊

1. 眩晕。多为突然发作的旋转性眩晕。患者常感周围物体围绕自身沿一定的方向旋转，闭目时症状可减轻。常伴恶心、呕吐、面色苍白、出冷汗、血压下降等自主神经反射症状。头部的任何运动都可以使眩晕加重，患者意识始终清楚，个别患者即使突然摔倒，也保持着清醒状态。眩晕持续时间多为数10分钟或数小时，最长者不超过24小时。眩晕发作后可转入间歇期，症状消失，间歇期长短因人而异，数日到数年不等。眩晕可反复发作，同一患者每次发作的持续时间和严重程度不尽相同，不同患者之间亦不相同。且眩晕发作次数越多，每次发作持续时间越长，间歇期越短。

2. 耳聋。早期多为低频下降的感音神经性聋，可为波动性，发作期听力下降，而间歇期可部分或完全恢复。随着病情发展，听力损失可逐渐加重，逐渐出现高频听力下降。本病还可出现一种特殊的听力改变现象——复听现象，即患耳与健耳对同一纯音可听成两个不同的音调和音色的声音，或听声时带有尾音。

3. 耳鸣。耳鸣可能是本病最早的症状，初期可表现为持续性的低调吹风样，晚期可出现多种音调的嘈杂声，如铃声、蝉鸣声、风吹声等。耳鸣可在眩晕发作前突然出现或加重。间歇期耳鸣消失，久病患者耳鸣可持续存在。少数患者可有双侧耳鸣。

4. 耳闷胀感。眩晕发作期，患耳可出现耳内胀满感、压迫感、沉重感。少数患者患耳有轻度疼痛、耳痒感。

痤　疮

痤疮又叫作青春痘，好发于青春期的男性和女性，男性略多于女性，但女性发病早于男性。有80%～90%的青少年患过痤疮，青春期后往往能自然减退或痊愈，个别患者也可延长到30岁以上。虽然痤疮是有自愈倾向的疾病，但是痤疮本身以及痤疮治疗不及时引起的瘢痕可以严重影响患者的生活质量，造成患者的精神压力和经济负担，需引起关注。痤疮好发于面颊、额部、颏部和鼻唇沟，其次是胸部、背部和肩部。痤疮皮损一般无自觉症状，炎症明显时可伴有疼痛。

疾病自诊

1. 粉刺。包括白头粉刺和黑头粉刺。是与毛囊一致的圆锥形丘疹，不发红也不隆起于皮面，数量少则不易察觉，用手可以触及含在皮肤中的米粒大的皮损。可为闭合性的，也可为开放性的。开放性粉刺顶端呈黄白色，也可因色素沉积形成黑头粉刺。可挤出头部为黑色而其下部成白色半透明的脂栓。粉刺是痤疮的早期损害，加重时可形成炎症丘疹。

2. 丘疹。可为粉刺发展而来的炎症性丘疹，皮损为红色丘疹。

3. 脓疱。可在丘疹的基础上形成绿豆大小的脓包。

4. 囊肿结节。如果炎症继续发展，可形成大小不等的暗红色结节或囊肿，挤压时可有波动感。

带状疱疹

带状疱疹是由水痘带状疱疹病毒引起的急性炎症性皮肤病，中医称为缠腰火龙、缠腰火丹，俗称蜘蛛疮、生蛇。带状疱疹好发于胸部，其次为头部和腰部，通常只发于身体单侧。

疾病自诊

1. 本病夏、秋季的发病率较高。发病前阶段，常有低热、乏力症状，将发疹部位有疼痛、烧灼感，三叉神经带状疱疹可出现牙痛。本病最常见为胸腹或腰部带状疱疹，约占整个病变的70%，其次为三叉神经带状疱疹，约占20%，损害沿三叉神经的三支分布。但60岁以上的老年人，三叉神经较脊神经更易罹患。

2. 疱疹初起时颜面部皮肤呈不规则或椭圆形红斑，数小时后在红斑上发生水疱，逐渐增多并能合为大疱，严重者可为血疱，有继发感染则为脓疱。数日后，疱浆混浊而吸收，终呈痂壳，1～2周脱痂，遗留的色素也逐渐消退，一般不留瘢痕，损害不超越中线。老年人的病程常为4～6周，有超过8周者。

3. 口腔黏膜的损害，疱疹多密集，溃疡面较大，唇、颊、舌、腭的病损也仅限于单侧。疱疹可分为三条支线，第一支除额外，可累及眼角黏膜，甚至失明；第二支累及唇，腭及颞下部、颧部、眶下皮肤；第三支累及舌、下唇、颊及颏部皮肤。此外，病毒入侵膝状神经节可出现外耳道或鼓膜疱疹，膝状神经节受累同时侵犯面神经的运动和感觉神经纤维时，表现为面瘫、耳痛及外耳道疱疹三联征。

4. 带状疱疹常伴有神经痛，但多在皮肤黏膜病损完全消退后1个月内消失，少数患者可持续1个月以上，称为带状疱疹后的遗神经痛，常见于老年患者，可能存在半年以上。

过敏性紫癜

过敏性紫癜是一种较常见的微血管变态反应性出血性疾病。病因有感染、食物过敏、药物过敏、花粉、昆虫咬伤等所致的过敏等，但过敏原因往往难以确定。儿童及青少年较多见，男性较女性多见，起病前1～3周往往有上呼吸道感染史。

疾病自诊

1. 以下肢大关节附近及臀部分批出现对称分布大小不等的斑丘疹样紫癜为主，反复发作于四肢、臀部，少数类及面和躯干部皮损初起有皮肤瘙痒，出现小型荨麻疹、血管神经性水肿及多形性红斑。

2. 可有单个或多发性游走性关节肿痛或关节炎，有时局部有压痛，多发生在膝踝、肘、腕等关节。儿童表现为行走困难、不敢屈膝。关节腔可有渗液，但不留后遗症。临床上称为关节型。

3. 约 2/3 的患者可出现以腹部阵发性绞痛或持续性钝痛为主，同时可伴有呕吐、呕血或便血的情况，严重者为血水样大便。临床上称为腹型。

4. 一般于紫癜 2～4 周出现肉眼血尿或镜下血尿蛋白尿和管形尿，也可出现于皮疹消退后或疾病静止期。通常在数周内恢复重症可发生肾功能减退，氮质血症和高血压脑病。少数病例血尿蛋白尿或高血压可持续 2 年以上，临床上称为肾型。

5. 中枢神经系统可因颅内出血导致失语、瘫痪、昏迷、惊厥。

牛皮癣

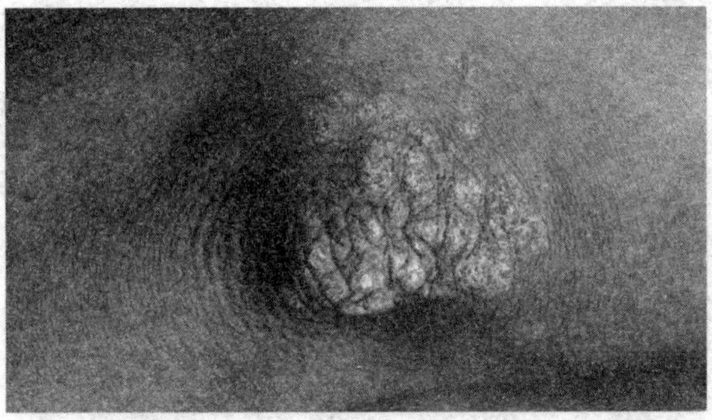

银屑病是一种常见的，通常是伴随终生的疾病，可引起皮肤鳞状的有疼痛的斑块，最常见于头皮、肘部、膝部、手部和背部。一部分患者在银屑病的同时可产生关节疼痛

牛皮癣又叫银屑病，是指皮肤红斑上反复出现多层银白色干燥鳞屑的慢性复发性皮肤病。因为牛皮癣根治困难，容易复发，迁延不愈，被世界卫生组织定为十大顽疾之一。其特征是出现大小不等的丘疹、红斑，表面覆盖着银白色鳞屑，边界清楚，好发于头皮、四肢伸侧及背部，男性多于女性。春、冬季节容易复发或加重，而夏、秋季多缓解。

疾病自诊

1. 发病起初是红色斑、丘疹，针头或黄豆大，以后可扩大并融合成片，呈大小不等，形状不一的红色斑块，界限非常清楚，其上覆多层银白色鳞屑。搔抓时，鳞屑呈碎片状纷纷飞落。刮除表面鳞屑后有红色发亮的半透明薄膜，如将薄膜刮除可见点状出血。

2. 皮疹好发于四肢的肘膝部位，以及头部，严重时可遍布全身，多对称发生。当头部发疹时，头发常呈束状，但不脱发和断发。有的病例指甲有变化，常有点状凹陷。

3. 本病分为进行期、静止期、退行期。进行期病变发展迅速，新的皮疹不断发生，旧皮疹也不断扩大，炎症明显，痒感较显著。此时，如果正常皮肤受到外伤或手术则引起牛皮癣之皮肤损害，称为同形反应；静止期病变停止发展，处于相对静止状态；退行期皮疹渐消退，向治愈方面转化。

4. 皮疹消退后可暂留色素沉着或色素减少之斑疹。

白癜风

白癜风是一种后天性黑色素脱失性皮肤病。至于黑色素为什么脱失，尽管进行了许多研究，直至目前仍不清楚，可能与遗传、自身免疫、黑素细胞自身破坏和神经化学因素等因素有关。白癜风在临床上表现为大小不等，形态不一的色素脱失斑，数目不定、边缘清楚，有的白斑外围正常皮肤处色素增加，在医学上称为周边色素加涂现象。白斑上的毛发可变白，也可不变。白斑可发生于全身任何部位，但以面部、颈部、手背等暴露部位及外生殖器等皱褶处皮肤多见。

疾病自诊

1. 皮肤白斑可发生在任何部位，尤其好发于易受日晒、摩擦等暴露部位，因而直接影响容貌。

2. 白斑的大小不等、形态不一，而且边缘清楚。部分白斑周围伴有色素增加晕环，白斑处毛发有的也随之变白。

3. 皮肤白斑一般无自觉症状，少数病例在发病前或同时有轻度瘙痒。患处暴晒后易引起潮红、肿痛、灼热，甚至起疱。患者常有汗液增多、表面皮温增高、出血时间延长的症状。

4. 病程长短不一，一般夏季发展较快，冬季缓慢。常在暴晒、精神创伤、急性疾病、手术等严重应激状态后迅速扩散进入活动期，平时以稳定期多见。

麻　疹

麻疹是由麻疹病毒引起的急性呼吸道传染病。临床症状有发热、咳嗽、流涕、眼结膜充血，口腔黏膜有红晕的灰白小点。好发于儿童，尤其是6个月到5岁的幼儿多见。本病一年四季均可发生，但更常见于冬末春初，而且容易流行。患者患病后可终身免疫，不再得麻疹。

疾病自诊

1. 发病开始先发热，体温持续在39℃以上。伴有咳嗽、流涕、流泪、打喷嚏等上呼吸道症状，所以类似伤风感冒。两眼充血怕光，眼睑水肿，有时可有精神不振、呕吐和腹泻，婴幼儿可有惊厥。

2. 在起病后3～4天，还可在两侧第2磨牙相对的颊黏膜上看到直径约1毫米大小的白点，周围绕有红晕，有时小白点融合成小片。这是麻疹特有的口腔黏膜斑，是早期识别麻疹的依据。

3. 发热第4天起出现皮疹。先见于耳后、颈部，逐渐扩散至面、肩、胸、背、腹部，最后至四肢甚至手心、脚心，2～3天出齐。皮疹起初是分散细小的红色斑丘疹，逐渐增多而呈鲜红色，后融合成暗红色。皮疹大小不一，疹间可见正常皮肤。

4. 随后，皮疹开始逐渐隐退，留下棕色色素斑，伴脱屑。同时，热度下降、咳嗽减轻、食欲好转。

5. 体质较弱和营养不良的病儿，在皮疹尚未出齐之前，皮疹突然隐退，持续发热，全身症状加重，是病情恶化的预兆。如咳嗽明显、发热不退、呼吸急促、面色青紫，提示并发肺炎。肺炎是麻疹常见的并发症，也是造成麻疹病儿死亡的原因之一。

6. 麻疹发病过程中，由于心肌已经受到病毒侵犯，一旦并发肺炎，更易引起心力衰竭。表现为面色苍白、四肢冷而青紫、心音低、心率快、呼吸急促和肝脏肿大，这是极其危险的征象，应立即抢救。

7. 如病儿声音嘶哑，喉部通气不畅，是并发喉炎的表现。

水　痘

水痘是由水痘—带状疱疹病毒初次感染引起的急性传染病，传染率很高。主要发生在婴幼儿，以发热及成批出现周身性红色斑丘疹、疱疹、痂疹为特征。冬、春两季多发，其传染力强，接触或飞沫均可传染。易感儿发病率可达95%以上，学龄前儿童多见。临床以皮肤黏膜分批出现斑丘疹、水疱和结痂，而且各期皮疹同时存在为特点。该病为自限性疾病，病后可获得终身免疫，也可在多年后感染复发而出现带状疱疹。

疾病自诊

1. 成人于皮疹出现前1～2日可先有发热、头痛、咽痛、四肢酸痛、恶心、呕吐、腹痛等前驱症状，小儿则无前驱期症状，皮疹和全身症状多同时出现。

2. 发热1～2日后即进入发疹期。皮疹先见于躯干、头部，逐渐延及面部，最后达四肢。皮疹分布以躯干为多，面部及四肢较少，呈向心性分布。开始为粉红色针头大的斑疹，数小时内变为丘疹，再经数小时变为疱疹，多数疱疹数日后结痂。

3. 口腔、咽部或外阴等黏膜也常见皮疹，早期为红色小丘疹，迅速变为水疱疹，随之破裂成小溃疡。有时眼结膜、喉部亦有同样皮疹。

流行性腮腺炎

流行性腮腺炎，俗称“痄腮”“流腮”，是儿童和青少年中常见的呼吸道传染病，多见于4～15岁的儿童和青少年，亦可见于成人，好发于冬春季，在学校、托儿所、幼儿园等儿童集中的地方易暴发流行，曾在我国多个地方发生大流行，成为严重危害儿童身体健康的重点疾病之一。本病由腮腺炎病毒所引起，该病毒主要侵犯腮腺，也可侵犯各种腺组织、神经系统及肝、肾、心脏、关节等几乎所有的器官。除腮腺肿痛外，还可引起脑膜脑炎、睾丸炎、胰腺炎、卵巢炎等症状。

疾病自诊

1. 发病前2～3周有流行性腮腺炎接触史。

2. 初期可有发热、乏力、肌肉疼痛、食欲不振、头痛、呕吐、咽痛等症状，但多数患儿症状不重或不明显。

3. 起病1～2天腮腺肿胀，一般先见于一侧，1～2天后对侧肿胀。腮腺肿胀以耳垂为中心，向周围蔓延，边缘不清楚，局部皮肤不红，表面灼热，有弹性感及触痛。腮腺管口可见红肿。患儿感到局部疼痛和感觉过敏，张口、咀嚼时更明显。部分患儿有颌下腺、舌下腺肿胀，同时伴中度发热，少数高热。腮腺肿胀大多于1～3天到达高峰，持续4～5天逐渐消退而回复正常，整个病程10～14天。

荨麻疹

荨麻疹是一种常见的皮肤病。它是多种不同原因所致的一种皮肤黏膜血管反应性疾病。表现为时隐时现的、边缘清楚的、红色或白色的瘙痒性风团，中医称“瘾疹”，俗称“风疹块”。本病多见于中青年，以春秋季为多发。

疾病自诊

1. 皮疹为发作性的皮肤黏膜潮红或风团，风团形状不一，大小不等，颜色苍白或鲜红，时起时消，单个风团常持续不超过24～36小时，消退后不留痕迹。

2. 自觉瘙痒剧烈，少数伴发热、关节肿痛、头痛、恶心、呕吐、腹痛、腹泻、胸闷、气憋、呼吸困难、心悸等全身症状。

中篇

一招救命

第一章
急救的基本知识与技术

现场救护与生命链条

现场救护是什么

我们大家都听说过急救，也或多或少地了解、学习过急救。但说句实在话，没有几个人真正懂得急救，就算是学过的，也不一定能用得对。远了不说，汶川大地震的时候，死于地震当场的人并不在多数，最多的是死于震后不懂得求生和自保。开车在外，出了车祸，死在当场的人也不是多数，更多的人是死在车祸后，或者是救护车上。在日常生活中，可能喝了假酒，吃了霉变食物，被毒物咬伤了，若是不知道如何急救，那么就算是叫了救护车，也难说能保全自己。例子不多举，相信大家也都明白了，急救是非常重要的。

那么，急救的重点在哪里呢？相信大家都能明白，既然是急救，重点就在于一个“急”字上，也就是要抢时间。要抢在损伤恶化、失血过多、毒素侵入更深之前，迅速做好救治的准备。在急救现场，如家庭、道路、工作场所及其他医院外的种种环境中，几分钟、十几分钟是抢救危重伤病患者最重要的时刻，医学上称为“救命的黄金时刻”。比如心肺复苏的救命黄金时间是 4 分钟以内，脑组织在低氧 4 分钟后即可发生不可逆损伤。在此时间内，抢救及时、正确，生命就有可能被挽救；反之，则生命丧失或者病情加重。当然，对于不同体质、不同年龄、不同状况的人来说，这个时间也是不完全相同的。但有一点是不变的，那就是抢救要尽快。现场及时正确的救护，为医院救治创造条件，能最大限度挽救伤病患者的生命和减轻伤残。

当然，在这里还有一点是需要强调的，那就是正确地急救。在遭遇了某些意外伤害之后，正确地给自己抢救或者救助别人，才能挽救生命。要是好心帮倒忙，那只能让情况更加严重。所以，就需要对急救的知识和方法熟练掌握，也就是一定要学得深入、学到内核。不能粗浅地懂点儿皮毛，就不把实际情况当回事儿。一旦遇到了真实的险情，要么就手忙脚乱，要么就只能干瞪眼。为了避免这种情况，读者朋友们一定要用心去看，不要浮光掠影地瞅那么两眼就丢一边了。

生命链条是什么意思

“生命链”这个词比较生，来源于英文翻译，原文是“ChainofSurvival”。这个词用于专业的急救领域，不过这里不是要介绍它，而是要把这个词的深层意思解释一下。

我们也都明白，出现了险情后，一般情况下不可能医院就在附近，可以马上抢救。大多数情况下，现场都是有人的，这些人也就是“目击者”。而生命链条就是对这个目击者而言的，如果我们学会了急救，又恰好是目击者，那么就是对我们而言的。下面就假设我们是目击者，正好遇到了一幕险情。当然，险情不确定是什么，随便我们设想。那么，我们这时候该怎么做呢？

这个生命链条就说得很明白了，它总共有四个互相联系的环节，按照这四个步骤来抢救，就可以最大程度的挽救生命。那么这四个步骤分别是哪些呢，就是“四个早”，即早期通路、早期心肺复苏、早期心脏电除颤、早期高级生命支持。

1. 早期通路。“生命链”的第一个“早”是早期通路，包括对患者发病时最初的症状进行识别，鼓励患者自己意识到危急情况，呼叫当地救援系统，给救援医疗服务系统或社区医疗机构拨打电话。这样，急救系统获得呼救电话后能立即作出反应，派出急救力量迅速赶赴现场。在这个环节中，急救系统应该担负医学指导，即在专业急救人员尚未到达现场之前，告诉现场人员应该如何实施必要的救护措施，以便不失时机地对伤病员进行救护。

2. 早期心肺复苏。“生命链”的第二个“早”是伤病员呼吸心搏骤停后立即进行心肺复苏。临床研究表明，“第一目击者”若具有心肺复苏的技能并能立即实施，对伤病员的生存起着重要作用，也是在专业急救人员到达现场进行心脏电除颤、高级生命支持前，伤病员所能获得的最好的救护措施。

此外，还应教给民众与当地急救系统进行联系的方法，以缩短伤病员接受心脏电除颤前的时间。

3. 早期心脏电除颤。“生命链”的第三个“早”，即早期心脏电除颤。这是最容易促进生存的环节。2000 年美国心脏学会指出，心脏病高发区均应学习、装备、认证使用自动体外除颤器。在救护车甚至消防车内要装备心脏除颤器，这就需要培训大量的人员掌握使用自动体外除颤器，提高心搏骤停伤病员的生存率。

不少发达国家的院外急救任务由消防部门承担。为了实现早期心脏除颤的目标，国际消防协会已支持在美国每个消防单位装备“自动体外心脏除颤器”(简称 AED)。

4. 早期高级生命支持。在现场经过“第一目击者”的“基础生命支持”，专业救护人员赶到，越早实施“生命支持”，对伤病员的存活就越有利。事实上，心脏电除颤的早期采用，也是高级生命支持的内容之一。在这个过程中，采用一些其他的急救技术、药物等，使得生命支持的效果更可靠。

为使四个环节得以落实，应完善城镇、社区的急救网络，提供充足的救护装备以及对公众救护知识技能的培训普及。只有做到急救社会化、结构网络化、抢救现场化、知识普及化，才能使“生命链”发挥重要作用。

现场救护的原则和基本步骤

急救的目的在于尽最大可能维持伤病患者生命，防止病情或伤势恶化，甚至因为救治得当有所改善。日常生活中，我们每一个人都是潜在的急救员，因此了解一些急救的基本原则，熟悉正确的急救步骤对每一个人都是十分必要和实用的。

现场救护的原则

1. 首先要保持镇定，理智科学地判断。发生伤亡或意外伤害后 4～8 分钟是紧急抢救的关键时刻，失去这段宝贵时间，病患或伤员或受害者的伤势会急剧变化，甚至发生死亡。所以要争分夺秒地进行抢救，冷静科学地进行紧急处理。发生重大、恶性或意外事故后，当时在现场或赶到现场的人员要立即进行紧急呼救，立即向有关部门拨打呼救电话，讲清事发地点、简要概况和紧急救援内容，同时要迅速了解事故或现场情况，遇到群体伤情况，首先到达现场的救护员应全面关注并指挥对所有伤病者的处理，切勿只顾救助某一伤病者而忽视对其他伤病者的早期救助。

2. 评估现场，确保自身与伤病患者的安全。当事故或灾害现场十分危险或危急，伤亡或灾情可能会进一步扩大时，要及时稳妥地帮助伤（病）员或受害者脱离危险区域或危险源，在紧急救援或急救过程中，要防止发生二次事故或次生事故，并要采取措施确保急救人员自身和伤病员或受害者的安全。

3. 分清轻重缓急，先救命、后治伤，果断实施救护措施。应先抢后救，使处于危险境地的伤患尽快脱离险境，移至安全地带后再救治；救治应先重后轻，检伤分类，分出轻重缓急，对伤病员进行分级处理。对大出血、呼吸异常、脉搏细弱或心搏骤停、神志不清的伤员，应立即采取急救措施，昏迷伤员应注意维持其呼吸道通畅；对伤患还应该先复苏后固定，即伤员既有心跳呼吸骤停，又有骨折时，应当首先实施心肺复苏术，进行口对口人工呼吸和胸外心脏按压；伤口处理一般应先止血，后包扎，再固定，并尽快妥善地转送医院。此外，当伤病患者暂时没有生命危险时，也不能粗心大意，防止临阵慌乱、疏忽漏项。对头部伤害的人员，要注意跟踪观察和对症处理。

4. 可能的情况下，尽量采取减轻伤病患者痛苦的措施。在急救现场，伤病患者在承受着生理痛苦的同时往往比较恐慌无助。因此急救员在采取救助措施的同时也要照顾伤患的感受，安抚伤患的情绪。对于那些正在等待救援，而急救员一时不能救护的人，应该不停地鼓励他们坚持下去，让他们保持求生的意志和希望，等待救援的来临。事实证明，很多灾难发生时，当场死亡的人不是多数。更多的人是因为处于精神极度恐惧，缺乏求生的信念才放弃生存的。所以，精神安抚这方面非常重要。

5. 充分利用可支配的人力、物力协助救护。现场救治过程中，急救员一个人的力量显然有限，因此在救助伤病患者的同时，也要及时并尽最大可能地利用外界更大的支援和帮助，如打 110、120、119 等急救电话、找现场附近的他人帮忙、根据所处的环境灵活使用工具等。应该注意的是，在对外发出求救信息时应准确、简洁，才有可能获得最及时适合的救援。总之，此时只要是可以支配的人力、物力都应采用并且进行合理有效的调配。

6. 发扬人道主义的救援精神。作为现场的救护员，所作所为须完全符合正确的急救操作方法，发扬人道主义精神。救护员不应存有私心，应平等地对待每一位伤病者；不存贪心，不应擅自拿取伤病者的财物；不求回报，抢救伤病者是自愿行为，救护员不应期望伤病者给自己任何方式的回报。

现场救护的基本步骤

1. 迅速判断救治现场的基本情况。首先，在急救实施之前，应该观察事故现场周围的状况，不可贸然进入危险环境中，要确认并排除对伤患和他人的潜在性危险，观察救护环境，尽量选择就近、安全、平坦的救护场地，保证事故现场的环境安全。如急救员在交通道路上对因车祸或突发疾病造成的伤病患施救之前，应先在急救现场的路段放置警示标志，以确保自身和伤患不会受到追尾等二次伤害。

2. 检查伤病患者的反应。在现场巡视后，针对复杂现场，需首先处理威胁生命的情况，检查伤病患者的意识、气道、呼吸、循环体征、瞳孔反应等，先在伤病者耳边呼唤，再轻拍其肩、臂，以试其反应，如没有反应，判定伤病者已经意识丧失。意识丧失的伤病者可因舌后坠而堵塞气道，可使用压额提颏法打开气道。如果伤病者处于俯卧位，在可能情况下（或找其他人帮助）将其转为仰卧位。移动伤病者时，应保持伤病者的头、颈、脊柱做整体的移动。

3. 及时呼救，尽快寻求帮助。在现场首先应向附近人群高声呼救，同时若伤病患者情况严重，救护员应拨打“120”急救电话，或者请求附近的人帮忙拨打电话。

4. 进行进一步伤情检查及伤员分类。救护员在对伤病患者进行急救时要有整体观念，切勿被局部伤口迷惑，首先要查出危及生命和可能致残的危重伤员。判断脉搏，触摸颈动脉；判断心跳是否存在，是否变得快而弱；判断呼吸，观察伤员有无呼吸困难、气道阻塞及呼吸停止；检查出血情况，伤口大量出血是伤情加重或致死的重要原因，现场应尽快发现大出血的部位，若伤员有面色苍白，脉搏快而弱，四肢冰凉等大失血的征象，却没有明显的伤口，应警惕为内出血；是否有骨折以及皮肤及软组织损伤、皮肤表面是否出现瘀血、血肿等。

现场救护应遵循先重后轻的救护原则，对伤病员进行分级处理。伤员可分为四类：濒死伤员、危重伤员、中度伤员和轻伤员。濒死伤员是指脑、心、肺等重要脏器严重受损，意识完全丧失，呼吸心跳停止的伤员；危重伤员是指多脏器损伤，多处骨折或广泛的软组织损伤，生命体征出现紊乱者，是现场抢救运送的重点；中度伤员是指损伤部位局限，生命体征平稳，但失去自救和互救能力，是仅次于危重伤员的需救治者，如单纯性四肢骨折；轻伤员是指损伤轻微，伤口表浅，生命体征正常，具有自救和互救能力者，可在处理完危重伤员和中度伤员后再处理，如软组织挫伤、擦伤等情况。

5. 因病制宜，进行急救处理。利用曾学习过的急救知识和技能科学冷静地处理伤病患者，尽快对伤病者做出初步处理。应置伤病患者于适合体位；有呼吸、心跳停止时，先抢救生命，立即进行心肺复苏；有大血管损伤出血时立即止血；包扎伤口，优先包扎头部、胸、腹部伤口，然后包扎四肢伤口；有四肢瘫痪，考虑有颈椎骨折、脱位时，先固定颈部；固定四肢；安全、有监护地迅速转运。在医务人员到场后帮助施救，并向有关的医务人员报告详细的病情。伤势严重者应立刻送往医院，如有可能应通知伤病者家人。

如何拨打“120”医疗急救电话

在我国，“120”是医疗急救专用电话。当有伤病患者需要紧急救治时，在任何电话上均可免费拨打“120”专线，通过拨打急救电话获得专业的医疗急救无疑会大大增加伤病患者的生存概率。但是事实上，许多人常常因为不会拨打120电话而延误了急救的黄金时间。那么如何才能有效地拨打120急救电话获得及时的医疗救援呢?

拨通120急救电话后，求救者要保持冷静、清醒的头脑，语言要精练、准确，说明最重要的信息，无关的话不说，以免耽误宝贵的时间。在电话中应说明以下信息：

1. 伤员的大概伤病情况、性别、年龄。请尽量描述此时患者的状态，有无呼吸、意识是否清醒等，您所提供的信息可以帮助救护人员对患者有所了解，并在到场后最快速地做救援方案。

2. 面对突发疾病患者应说明患者目前最危急的状况。如昏倒在地、心前区剧痛、呼吸困难、大出血等，发病的时间、过程，用药情况等相关因素。现场已采取的救护措施，如止血、心肺复苏等。

3. 病患发病现场的详细地址、电话及等候救护车的确切地址，最好选择有明显醒目标志处，方便调度立即派出车辆。如果报警人对所处地理位置不熟悉，可以询问周围的人或说明周围的标志性建筑。不要一味地催促，这样没有任何实际效果。

4. 面对意外灾害突发事故、突发事件等造成有成批伤病员时，需要说明伤害性质，如中毒、车祸、游泳、触电等；还要说明伤员人数，以方便总调度随时调配足够的救护车辆。

5. 现场联络人的电话、姓名。

此外，求救者还应注意以下几点：

1. 要求接听者将内容重复一次，应等待接电话者完全接收到信息，确保信息准确无误。

2. 不要先放下话筒，要等救援医疗服务系统调度人员先挂断电话。急救部门会根据呼救电话的内容，迅速派出急救力量，及时赶到现场。

3. 求救者在打完电话后，要保持电话的畅通，将手机拿在手中随时接听。若中途有非急救中心的电话打进，请尽快挂掉；若有陌生电话打进，也请接听，可能是救护人员与您联系。

4. 如果现场情况危急，要先对伤病患者采取必要的急救措施，上述求助工作可交由其他人完成。

5. 如果伤病患者自行送院，病情突然好转，或发现为错误拨打120急救电话，请再次拨打120，告知急救中心，避免救护车空跑，给其他需要紧急救助的伤病患者争取宝贵的时间。

人工呼吸

人工呼吸是在人遇到不能自己呼吸的情况下，借助他人帮忙呼吸的方法。一般来说，这一方法多见于抢救。它是为了帮助那些不能自主呼吸、呼吸功能不正常或呼吸困难的伤病者，得到被动式的呼吸，以维持伤病者肺部空气流通的一项急救措施。由救护员将空气（氧气）从伤病者的气道输送到呼吸器官中，然后让其自行排出，完成呼与吸的循环。例如使用口对面罩人工呼吸法或气囊及面罩复苏器吹气。

人工呼吸的方法

1. 开放气道。若发现口腔内有异物，如食物、呕吐物、血块、脱落的牙齿、泥沙、假牙等，均应尽快清理，否则也可造成气道阻塞。开放气道可采用以下三种方法：

(1) 压额提颏法。站立或跪在患者身体一侧，用一手小鱼际放在患者前额向下压迫；同时另一手食、中指并拢，放在颏部的骨性部分向上提起，使得颏部及下颌向上抬起、头部后仰，气道即可开放。如患者无颈椎损伤，可首选此法。

(2) 双手拉颌法。如已发生或怀疑颈椎损伤，选用此法可避免加重颈椎损伤，但不便于口对口吹气。站立或跪在患者头顶端，肘关节支撑在患者仰卧的平面上，两手分别放在患者头部两侧，分别用两手示、中指固定住患者两侧下颌角，小鱼际固定住两侧颞部，拉起两侧下颌角，使头部后仰，气道即可开放。

(3) 压额托颌法。站立或跪在患者身体一侧，用一手小鱼际放在患者前额向下压迫；同时另一手拇指与示、中指分别放在两侧下颌角处向上托起，使头部后仰，气道即可开放。在实际操作中，此法优于其他方法，不仅效果可靠，而且省力，不会造成或加重颈椎损伤，而且便于口对口吹气。

2. 口对口吹气。让伤病患者取仰卧位，即胸腹朝天。施救人站或跪在其头部的一侧，确定患者无呼吸后，立即深吸气后用自己的嘴严密包绕患者的嘴，同时用示、中指紧捏患者双侧鼻翼，缓慢向患者肺内吹气两次。每次吹气量700～1000毫升（或每千克体重10毫升），每次吹气持续2秒钟，吹气时见到患者胸部出现起伏即可。如果只进行人工通气，通气频率应为每分钟10～12次。吹气过程中，应始终观察患者胸部有无起伏运动。吹气时如无胸部起伏或感觉阻力增加，应考虑到气道未开放或气道内存在异物阻塞。

如果伤病患者口腔有严重外伤或牙关紧闭时，可对其鼻孔吹气（必须堵住口）即为口对鼻吹气。救护人吹气力量的大小，依伤病患者的具体情况而定。一般以吹进气后，伤病患者的胸廓稍微隆起为最合适。口对口之间，如果有纱布。则放一块叠二层厚的纱布，或一块一层的薄手帕，但应注意，不要因此影响空气出入。

如果为婴幼儿，因其面额较小，可应用口对口鼻人工呼吸，即施救者口张开包含患儿口鼻进行人工呼吸，注意呼气量不能太大，看到胸廓有所起伏即可，大致为成年人正常呼吸的1/3～1/2。

人工呼吸的注意事项

1. 救护员如吹气气量过大或太急促时，容易引起伤病者胃胀气，使其横膈膜被推入太深，减少肺部容量，并引起胃内容物反流，妨碍人工呼吸的进行。若伤病者胃内容物反流，应使伤病者侧卧或头部置于侧位，清理伤病者口腔内的呕吐物。

2. 如现场没有可使用的人工呼吸面膜或面罩（如袋装面罩或气囊及面罩复苏器），而救护员不便于或不能施行口对口人工呼吸，可在施行心肺复苏法时只做胸外心脏按压而不做吹气，但应保证伤病者气道始终处于开放状态。

3. 如伤病者呼吸停止，应立即施行人工呼吸。

胸外心脏按压

在很多电视、电影中，都有胸外心脏按压的情景。一般都是在人的心脏停止跳动，没有了脉搏，所采用的急救方法。因为在人濒临死亡时，借助外力，可以迫使心脏重新跳动，从而挽救生命。所以，这种急救方法非常重要。当伤病者心跳停止时（无正常呼吸、咳嗽及肢体活动），救护员应立即进行胸外心脏按压施救。

胸外心脏按压的方法

1. 按压姿势。操作时根据患者身体位置的高低，站立或跪在患者身体的任何一侧均可。必要时，应将脚下垫高，以保证按压时两臂伸直和下压力量垂直。

2. 按压部位。按压部位原则上是胸骨下半部，常用以下定位方法：用触摸颈动脉的食、中指并拢，中指指尖沿患者靠近自己一侧的肋弓下缘，向上滑动至两侧肋弓交汇处定位，即胸骨体与剑突连接处。另一手掌根部放在胸骨中线上，并触到定位的示指。然后再将定位手的掌根部放在另一手的手背上，使两手掌根重叠。手掌与手指离开胸壁，手指交叉相扣。

3. 按压姿势。两肩正对患者胸骨上方，两臂伸直，肘关不得弯曲，肩、肘、腕关节成一垂直轴面；以髋关节为轴，利用上半身的体重及肩、臂部的力量垂直向下按压胸骨。

4. 按压深度。一般要求按压深度达到4～5厘米，约为胸廓厚度的1/3，可根据患者体型大小等情况灵活掌握，按压时可触到颈动脉搏动效果最为理想。

5. 按压频率为每分钟100次。

6. 按压与人工呼吸的比率应为15∶1。

胸外心脏按压的注意事项

1. 一定要保持正确的按压姿势和按压部位，双手重叠，应与胸骨垂直。如果双手交叉放置，则使按压力量不能集中在胸骨上，容易造成肋骨骨折以及心、肺、肝脏等重要脏器的损伤。

2. 按压应稳定地、有规律地进行。不要忽快忽慢、忽轻忽重，不要间断，以免影响心排血量。不要冲击式地猛压猛放，以免造成胸骨、肋骨骨折或重要脏器的损伤。

3. 放松时要完全，使胸部充分回弹扩张，否则会使回心血量减少。但手掌根部不要离开胸壁，以保证按压位置的准确。

4. 下压与放松的时间要相等，以使心脏能够充分排血和充分充盈。

5. 下压用力要垂直向下，身体不要前后晃动。正确的身体姿势既是保证按压效果的条件之一，又可节省体力。

心肺复苏

心肺复苏的英文是Cardiopulmonary Resuscitation，简称为CPR，是指救护员同时为伤病者施行胸外心脏按压及人工呼吸的技术，使血液可以携氧到脑部和心脏以维持血液循环及呼吸。对人类而言，如果脑组织超过4分钟没有氧气供应，则有可能导致永久性的损伤，因为脑细胞不断地需要氧气来维持其功能。因此急救的时间性是非常重要的，心肺复苏术就是针对骤停的心跳和呼吸采取的“紧急救命术”。

心肺复苏的方法及步骤

1. 观察现场环境安全。确保急救现场对救护员和伤病患者并无潜在危险才可以进入。

2. 判断意识。在伤病者耳边呼唤，并轻拍伤病者肩部。

3. 高声呼救。如伤病者无反应，高声呼救并请他人拨打999或120求助。

4. 将病人置于适于急救的体位。让病人平卧，解开衣扣，如患者是俯卧或侧卧位，迅速跪在患者身体一侧，一手固定其颈后部，另一手固定其一侧腋部（适用于颈椎损伤）或髋部（适用于胸椎或腰椎损伤），将患者整体翻动，成为仰卧位，即头、颈、肩、腰、髋必须同在一条轴线上，同时转动，避免身体扭曲，以防造成脊柱脊髓损伤。患者应仰卧在坚实的平面，而不应是软床或沙发；头部不得高于胸部，以免脑血流灌注减少而影响心肺复苏的效果。

5. 打开气道。跪于伤病者身旁，用压额提颏法或其他方法（具体操作方法见“人工呼吸”一节）清除其口腔内异物，打开气道。

6. 判断呼吸。侧头注视伤病者胸部，贴近口鼻间用5～10秒检查是否有正常呼吸。判断时利用视觉、听觉、触觉一起检查，其准确性很高。

7. 人工呼吸。救护员若有条件，应使用人工呼吸面膜、袋装面罩或气囊及面罩复苏器吹气（持续吹气1秒以上）。吹气前，救护员正常吸气1次（无须深呼吸），吹气2次时，留意伤病者的胸部有无起伏，如发现胸部没有起伏，救护员应重新调整伤病者气道，再次尝试吹气（具体操作方法见“人工呼吸”一节）。

8. 胸外心脏按压。救护员跪于伤病者一侧肩与腰间的位置，进行心脏按压（具体操作方法见“胸外心脏按压”一节）。成人每做 30 次按压（最好读出帮助记忆和控制节奏的节拍：01，02，03……30），需做人工呼吸 2 次，连续做五个周期（约 2 分钟）后，重新评估病人的呼吸、循环体征。如有呼吸脉搏，病人放于恢复体位，检测呼吸和循环体征；没有呼吸脉搏，继续用上面的方法实施心肺复苏。

此外，对于儿童和婴儿所实施的心肺复苏和成人的有所不同：

1. 年龄在 1～7 岁的伤病患者应视为儿童处理，对儿童实施心脏按压时的姿势应以双手掌根重叠或单手掌根按压；胸外心脏按压的位置与成人相同；按压深度为 1/3 至 1/2 胸部深度（胸骨下陷 2～3 厘米）。

2. 1 岁以下的伤病者视为婴儿处理，对儿童实施心脏按压时的姿势应用靠近伤病者头部的手持续按压额部，以保持婴儿气道畅通，以靠近伤病患者下肢的手中指及无名指按压胸骨；胸外心脏按压位置应该用示指放在两乳头间假想线之下做定位，中指及无名指合并平贴放在胸骨定位的示指旁。按压深度为 1/3 至 1/2 胸部深度（胸骨下陷 1～2 厘米）。

心肺复苏的有效表现

如救护员实施急救的方法正确，而伤病患者有下列各种征兆时，则证明其所施行的方法有效：

1. 面色好转，由发绀转为红润。

2. 瞳孔由大变小，见亮即收缩，表明血液中有足够的含氧量，而且可以流入脑部；瞳孔虽然散大，但在见亮时有反应，表明按压心脏有效。

3. 可检查出有自主呼吸、脉搏跳动及有血液循环表征。可以检查颈动脉、股动脉或桡动脉的搏动情况，但以颈动脉的检查更为实用，更能说明问题。

4. 有知觉、有反应及呻吟等意识。

5. 身体出现无意识的挣扎动作。

心肺复苏的终止条件

进行心肺复苏抢救伤病患者时，不可以随意中断停止，但有如下情况出现即可考虑停止心肺复苏：

1. 患者自主呼吸及脉搏恢复。

2. 有他人或专业急救人员到场接替。

3. 对伤病患者进行心肺复苏达 30 分钟以上，但急救对象仍无呼吸、无心跳。

4. 专业急救人员到场，医生确定伤病患者已经死亡。

5. 急救者精疲力竭而无法继续进行心肺复苏。

6. 若患者人事不省，瞳孔呆板、散大，停止自发呼吸达 15 至 30 分钟以上，即为脑死亡的征兆，通常难以抢救。若人工呼吸与心脏按压持续达 1 小时，但心电图仍无活力显示，即可断定为心死亡。至于婴孩，则时间更长些，往往经过较长时间的努力，可获复苏。参考上述情况，急救人员可决定抢救至何时可以停止。

心肺复苏的注意事项

1. 不要随意搬动伤病患者，注意保护脊柱。

2. 在发现伤病患者神志昏迷，呼吸停止，脉搏和心音消失，以及听不到血压等症状后，即应当机立断，立刻进行胸外心脏按压和人工呼吸，切不可因为反复测听血压，更换血压计，另请别人检查，等候其他医师确诊，做不必要的全身检查或等候心电图检查等而错过最宝贵的抢救时机。

3. 当遇到以下情况可不必进行心肺复苏：急救对象的胸壁开放性损伤、肋骨骨折、胸廓畸形或已明确心、肺、脑等重要器官的功能衰竭无法逆转，如晚期癌症患者、有胸部压伤，有胸部内伤，患急性心肌梗死，张力性气胸，或严重的肺气肿患者。

4. 救护人员最好应定期参加心肺复苏的培训学习，应使用心肺复苏模型进行心肺复苏术的训练，严禁在正常人身上进行操作训练。

5. 此外，还应遵守人工呼吸和胸外心脏按压的注意事项（具体内容见“人工呼吸”和“胸外心脏按压”两节）。

自动体外心脏除颤器

在前文说过，成功抢救心搏骤停的伤病患者的关键，取决于“生命链”。四个环节中每一环都能紧密连接，而“尽早实行心脏电击除颤”即是“生命链”中不可缺少的第三个环节。早期除颤对心搏骤停者的存活极为重要，因为心搏骤停时最多见的起始心律是心室颤动，而最有效的治疗方法就是电击除颤。心室颤动持续时间越短，除颤成功可能性越大。

大量的实践和研究资料表明，对心脏骤停以及其他猝死者的抢救中，早期进行心肺复苏（CPR）虽然重要，但是心肺复苏对于早期致死性的心室纤维性颤动（简称心室纤颤或室颤）并无直接除颤作用。因为心肺复苏通常不能把心室颤动转变为正常的心律，只能延长向脑部和心脏的供血。而心脏电击除颤则是使用除颤器在极短时间内发放大量电流经过心脏，以终止心脏所有不规则、不协调的电活动，让正常的电流重新支配心脏。若能在现场及早使用心脏除颤器进行除颤，将会大大提高心脏骤停、猝死抢救的成功率。

什么是自动体外除颤器

自动体外心脏除颤器（简称除颤器，英文简称 AED）是一部能发放适当电量，使“心律不齐”正常化的医疗器材。除颤器采用有黏性的电极片，通过电线连接伤病者，这种电极片有两项功能：可以监测心律和作电击除颤用。除颤器内附微型计算机处理装置，可监测及分析伤病者的心律，若分析结果为“建议除颤”，除颤器会自动充电，并提示使用者按下电击按钮释放电流到伤病者身上。其原理是用一次固定的极短暂的瞬间强大电流通过心脏，除去纤颤，从而使具有高度自律性的窦房结重新发出冲动来控制心脏，使心脏恢复节律性收缩。

自动体外除颤器的操作程序

当急救对象出现心室纤维性颤动或没有脉搏的心室心动过速这两种状态时就需要用到 AED。其操作程序如下：

1. 确定伤病者失去知觉。

2. 立即拨打急救电话 120 或 999 并取得除颤器（可要求现场另一救护员或旁观者协助）。

3. 畅通伤病者气道，检查呼吸。

4. 若呼吸停止，吹气 2 次。

5. 进行 30 次胸外心脏按压和 2 次人工呼吸，重复 5 次，即实施 5 次心肺复苏。

6. 把除颤器放在伤病者身旁，按下开关，启动除颤器。

7. 使用除颤器前，应先解开伤病者胸前衣服，除去伤病者身上的硝酸甘油贴膜及可导电金属饰物（例如项链），确保胸部清洁干爽。

8. 取出电极片，将保护膜去除，然后根据电极片上的提示将电极片紧贴在伤病者右锁骨以下和心尖部皮肤上。

9. 将电线插头连接除颤器。

10. 停止心肺复苏，提醒在场其他人士“请勿接触伤病者”，等待除颤器分析心律。

11. 若除颤器显示“建议电击”，应再次大声提醒旁人“请勿接触伤病者”，同时确认没有人与伤病者直接或间接接触。

12. 按下“电击”键。

13. 若除颤器显示“不需电击”，立即施行心肺复苏法，两分钟后，重复分析心律步骤。

14. 继续按照以上第 11 至第 13 步程序进行抢救。

除颤器使用注意事项

1. 自动体外除颤器只能用于心搏骤停的伤病者。

2. 自动体外除颤器进行心律分析时，必须停止心脏按压和人工呼吸，停止接触或移动伤病者，以免影响分析结果。

3. 救护员目击成人伤病者晕倒时，应立即使用自动体外除颤器分析心律，并按语音提示进行电击。每次电击后，立即施行两分钟 CPR。非目击伤病者晕倒或伤病者晕倒超过 5 分钟，应先施行 2 分钟心肺复苏，然后连接自动体外除颤器进行电击。成人伤病者不可使用儿童用的电极片。

4. 儿童伤病者（1～7 岁）使用儿童专用的电极片，可将电击除颤能量降低。当确定伤病者没有呼吸，先做 2 分钟心肺复苏，然后连接自动体外除颤器。若没有适用于儿童的电极片，可使用成人的电极片。电极片的粘贴位置在胸前和背后。

5. 对 1 岁以下的婴儿伤病者不建议使用自动体外除颤器。

6. 对装有永久性心脏起搏器的伤病者不建议使用自动体外除颤器。因永久性心脏起搏器多埋藏于左锁骨下方的皮肤下面，电击可以使起搏器发生暂时或永久性故障，在进行电击除颤时，电极片应距离起搏器至少 3 厘米以上。此外，起搏器发电盒可以吸去大量电流，从而减低除颤成功率。除颤时的强力电流可沿着起搏器的导线到达心脏，引致心肌受损。

7. 正确使用电极片。电极片应紧贴在胸部正确位置。确保伤病者胸部皮肤清洁干爽，若有需要，过长的胸毛应该剃去，使电极片紧贴。电极片用后应丢弃，不可重复使用。

8. 体温严重过低（30℃以下）的伤病者，可能对电击除颤没有反应，但仍应当尝试一次电击，如不成功，则终止电击，继续施行心肺复苏，并尽快送往医院。

9. 当施行电除颤后，伤病者可能出现三种情况：恢复正常心律、心律仍然不正常或转为不需要电击的心律。如何护理好电除颤后的伤病者，要根据当时伤病者和现场环境的情况而定，原则是遵循急救的原则：畅通气道，清除口腔异物，协助呼吸，并尽可能提供氧气。若有需要，继续对伤病者施行心肺复苏，并尽快将伤病者送到医院，途中监测其生命体征，检查及处理其他病况。

止血的方法

出血是创伤中经常发生的突发状况，如果能在现场进行及时有效地止血，就可以减少出血、保存有效血容量、防止休克的发生，因此，对于急救员来说，为急救对象进行止血就是在急救现场的基本任务，是挽救生命、降低死亡率的重要技术。

出血是指血液从血管或心脏流至组织间隙、体腔内或体外的现象。失血的速度和数量，是影响伤病患者生命状况的重要因素。突然失血占全身血容量 20%（约 800 毫升）以上时，可造成轻度休克；失血 20%～40%（800～1600 毫升）以上时，可造成中度休克；失血 40%（1600 毫升）以上时，可造成重度休克，脉搏细、弱，触摸时不清晰。

出血种类和症状

进行止血之前一般应判断伤病患者的出血种类，以便采取相应的止血措施。如果根据出血部位的不同，可分有皮下出血、内出血、外出血三种。

1. 皮下出血是指出血多因跌、撞、挤、挫伤，造成皮下软组织内出血，伤病患者的创处表皮未破，会出现血肿、瘀斑，但一般来说并无大碍，早期可用冷敷以促使血管收缩，减轻肿胀及疼痛。不久可自愈。

2. 内出血是深部组织和内脏损伤，指血液没有流出体外而聚集于体内，一般积聚在皮下或在器官的空腔里。挤压、刺伤、内脏和血管的破裂、骨折均可引起内出血。内出血对伤病患者来说隐蔽而严重，需要及早发现，及时处理。急救员要根据伤员的全身或局部症状来判断胃肠道等重要脏器有无出血，如腹部僵硬且敏感性升高，身体不同部位会出现血肿（因皮下出血形成的红肿块）、情绪不安、口鼻耳等处出血、吐血、出冷汗、脉搏快而弱、休克症状。

3. 外出血是指血液从皮肤创口流向体外，常见于刀割伤、刺伤、枪弹伤和辗压伤等。在创伤急救中，多依照血管种类而分为动脉、静脉、毛细血管出血三类。动脉出血的伤患因动脉血管压力较高，血色鲜红，血流急，可随心脏的跳动从伤口向外喷射或一股一股地冒出，使人在短时间内造成大量失血，引起生命危险；静脉出血的伤患的血液暗红色，出血后血液呈涌出状或徐徐外流，速度稍缓慢、量中等；毛细血管出血的伤患的血液像水珠样流出或渗出，血液由鲜红变为暗红色，量少，多能自己凝固止血。

步骤方法

1. 指压止血法。指压止血是指急救员用手指把出血部位近心端的动脉血管压迫在骨骼上，使血管闭塞，血流中断，从而达到止血目的。这是一种快速、简便、有效的首选止血方法，适用于头、面、颈部及四肢的动脉出血，但时间不宜过长，只能临时性采用。止住血后，应根据具体情况换用其他有效的止血方法，如填塞止血法，止血带止血法等。下面是根据10个不同的出血部位所采用的10种常见的指压止血法：

（1）颌外动脉压迫止血法。一手固定伤员头部，用另一手拇指在下颌角前上方约1.5厘米处，向下颌骨方向垂直压迫，其余四指托住下颌；本法用于颌部及颜面部的出血。

（2）锁骨下动脉压迫止血法。用拇指在锁骨上凹摸到动脉跳动处，其余四指放在病人颈后，以拇指向下内方压向第一肋骨。本法是用于腋窝、肩部及上肢出血。

（3）肱动脉压迫止血法。一手握住伤员伤肢的腕部，将上肢外展外旋，并屈肘抬高上肢；另一手拇指在上臂肱二头肌内侧沟搏动处，向肱骨方向垂直压迫。本法用于手、前臂及上臂中或远端出血。

（4）手部压迫止血法。如手掌出血时，双手拇指分别在腕横纹上方两侧动脉搏动处垂直压迫；手指出血时，压迫出血手指的两侧指动脉。

（5）足部压迫止血法。用两手拇指分别压迫足背中间近脚腕处（足背动脉），以及足跟内侧与内踝之间处（胫后动脉）。本法用于足部出血。

（6）颞动脉压造止血法。一手固定伤员头部，用另一手拇指垂直压迫耳屏上方凹陷处，可感觉到动脉搏动，其余四指同时托住下颌；本法用于头部发际范围内及前额、颞部的出血。

（7）颈动脉压迫止血法。用拇指在甲状软骨、环状软骨外侧与胸锁乳突肌前缘之间的沟内搏动处，向颈椎方向压迫，其余四指固定在伤员的颈后部。用于头、颈、面部大出血，且压迫其他部位无效时。非紧急情况，勿用此法。此外，不得同时压迫两侧颈动脉。

（8）指动脉压迫止血法。用一手拇指与示指分别压迫指根部两侧，用于手指出血。

（9）股动脉压迫止血法。用两手拇指重叠放在腹股沟韧带中点稍下方、大腿根部搏动处用力垂直向下压迫。本法用于大腿、小腿或足部的出血。

（10）腘动脉压迫止血法。用一手拇指在腘窝横纹中点处向下垂直压迫。此法用于小腿或足部出血。

2. 加压包扎止血法。加压包扎止血是指用无菌敷料覆盖伤口后，再用纱布、棉花、毛巾、衣服等折叠成相应大小的垫子，置于无菌敷料上面，然后再用绷带、三角巾等紧紧包扎，包扎的压力应适度，以既可以止血又不影响肢体远端血运流通为度。这种止血方法适用于小动脉以及静脉或毛细血管的出血。但伤口内有碎骨片时，不能用加压包扎止血，以免加重损伤。

如果伤口内有异物，剪刀、小刀、玻璃片等，则应保留异物，并在伤口边缘将异物固定，且用来覆盖伤口的敷料要超过伤口至少3厘米，如果敷料已被血液浸湿，要直接在被浸透的敷料上再加上另一层敷料，用手施加压力直接压迫，用绷带、三角巾等包扎。

3. 加垫屈肢止血法。加垫屈肢止血是指在肢体关节弯曲处加垫子再包扎的方法，对于外伤出血量较大，肢体无骨折损伤，用此法要注意肢体远端的血液循环，每隔40～50分钟缓慢松开3～5分钟，防止肢体坏死。骨折和关节脱臼者不能使用此方法。

常用于上肢及下肢部位的止血。上肢加垫屈肢止血是指前臂出血，在肘窝处放置纱布垫或毛巾、衣物等物，肘关节屈曲，用绷带或三角巾使屈曲前臂固定；上臂出血，在腋窝加垫，使前臂屈曲于胸前，用绷带或三角巾将上臂固定在胸前。下肢加垫屈肢止血是指腿出血，在腘窝加垫，膝关节屈曲，用绷带或三角巾使屈曲小腿固定；大腿出血，在大腿根部加垫，屈曲髋、膝关节，用三角巾或绷带将腿与躯干固定。

4. 填塞止血法。填塞止血是指用无菌的棉垫、纱布等，紧紧填塞在伤口内，再用绷带或三角巾等进行加压包扎，松紧以达到止血目的为宜。此法适用于中等动脉、大、中静脉损伤的止血，或是伤口较深、出血严重时的止血，还可直接用于不能采用指压止血法或止血带止血法的出血部位。

5. 止血带止血法。止血带是向伤口周围的动脉施加压力的绷带，止血带止血法是一种快速止血方法，可有效控制四肢出血；但如果操作不当也会致使肢体坏死，所以应该谨慎使用。

以下情况适用于止血带止血法：

（1）在其他止血方法都失效时。在考虑使用止血带之前，可尽全力使用其他止血方法。

（2）当某一肢体完全断离，在正常时不会立即出血，但在任何时候都可能突然出血时。此时止血带可能需要一直留在伤口处以施加压力。

（3）当流血严重危及受伤者生命时应使用止血带。如四肢有大血管损伤或伤口大，出血量多时。

止血带的使用方法是用橡皮管或布条缠绕伤口上方肌肉多的部位，其松紧度以摸不到远端动脉的搏动，伤口刚好止血为宜，过松无止血作用，过紧会影响血液循环，易损伤神经，造成肢体坏死。肢体上止血带的部位要正确、要有衬垫，要认真记录上止血带的时间，每 20 分钟松开止血带一次来舒松血液循环，但不要拿开止血带。使用止血带的整个时间不要超过 2 小时，为避免放松止血带时大量出血，放松期间可改用指压法临时止血。止血带可分为橡皮止血带（橡皮条和橡皮带）、气囊止血带和布止血带。

（4）橡皮止血带止血法。常用一条长 1 米的橡皮管，先用绷带或布块垫平上止血带的部位，两手将止血带中段适当拉长，绕出血伤口上端肢体 2～3 圈后固定，借助橡皮管的弹性压迫血管而达到止血的目的。

（5）布条止血带止血法。将纱布作为垫子覆盖在伤口上，将至少 10 厘米宽的绷带缠绕两周作为止血带，并打半个结；用一个长物品，比如铅笔、筷子或树枝等，穿过所打的半结，止血带即完成。扭动铅笔或树枝直到伤口不再流血。这时，不要再扭动或再施加压力。

注意事项

覆盖伤口或创面的物品（手绢、衣物、敷料、毛巾等）要尽可能清洁，表面无明显污物，目的是尽量减少伤口的感染机会。因为环境中存在大量致病菌和有害物质，进入人体会造成严重后果，甚至生命危险。

应用指压止血法时要注意：做颈动脉压迫时，不要同时压迫双侧颈动脉，以免造成脑部缺血。患者可出现晕厥、摔倒等手掌及手指出血时，要同时压迫桡动脉和尺动脉，才能达到止血效果。如果仅压迫其中的一条血管，不能起到止血目的；手指出血时，要同时压迫手指两侧的指动脉，否则止血效果不好。

使用止血带止血时要注意：

1. 止血带不要直接扎在肢体上，可先用毛巾、布料、衣物包裹肢体，再使用止血带，以免损伤皮肤。

2. 环境温度较低时使用止血带，要注意肢体的保暖。因为肢体血循环阻断后，抗低温能力明显下降，容易发生冻伤。

3. 不管是布带还是橡皮带，不得直接扎在皮肤上，以免损伤软组织和神经。

4. 不能用细麻绳、铁丝、尼龙绳和编织带做止血带。

5. 扎止血带前，应先将伤肢抬高，防止肢体远端因瘀血而增加失血量，前臂和小腿不适于扎止血带，因其均有两根平行的骨干，骨间可通血流，所以止血效果差。但在肢体离断后的残端可使用止血带，要尽量扎在靠近残端处。禁止扎在上臂的中段，以免压伤桡神经，引起腕下垂。

6. 止血带一旦应用并绷紧后，除非专业医疗人员，其他人不得将其拆下，因为如果没有适当的医疗救治而拆下止血带，可能会加重休克状况，甚至可能造成患者的突然死亡。松止血带要慢，防止肢体血液突然增加而影响全身血液分布，导致血压波动、头晕等不良反应。

洗 胃 法

日常生活中，我们都知道，遇到有人服毒自杀，抢救需要洗胃。还有的是为了治疗胃肠道疾病，也需要洗胃。总之，洗胃就是把胃里面的有害成分冲洗出来的做法。

洗胃法包括口服催吐法、灌注洗胃法（漏斗胃管洗胃法）、电动吸引器洗胃法和自动洗胃机洗胃法四种。洗胃是抢救中毒者的生命的关键。一般服毒者，除吞服腐蚀剂（强酸、强碱等）者外，一律要在 6 小时内迅速、彻底地洗胃，超过 6 小时以上者，也要争取尽可能洗胃。

适用情况

适用于非腐蚀性毒物中毒者，如有机磷、安眠药、各种金属类及生物碱中毒等。

步骤方法

1. 口服催吐法。呕吐是人体排出胃内毒物以保护自己的本能的反应，所以说口服催吐洗胃法是最简便的一种洗胃方法。此法主要适用于刚服毒不久而且清醒、能合作的病人。此种洗胃法需要温度为 25～38℃的洗胃液 10000～20000 毫升，量杯、压舌板、毛巾、塑料围裙、盛水桶。

（1）备齐用物，携至床旁，向病人解释洗胃的目的，以取得病人的合作。

（2）病人取坐位，戴好塑料围裙，将盛水桶放至病人坐位前。

（3）让病人饮大量洗胃液后引吐，不吐者，可用压舌板或竹筷（均需要用纱布包裹）刺激病人的舌根或咽喉壁引起呕吐，如此反复进行，直至吐出的灌洗液澄清无味为止。

（4）协助病人漱口、擦脸，必要时更换衣物，卧床休息。

（5）整理用物，记录，必要时留取标本送检。

2. 灌注洗胃法（漏斗胃管洗胃法）。灌注洗胃法是将胃管从鼻腔或口腔插入经食管到达胃内，利用重力或虹吸原理，先吸出毒物后注入洗胃液，并将胃内容物排出，以达到消除毒物的目的。口服毒物的患者有条件时应尽早插胃管洗胃，不要受时间限制。对服大量毒物在 4～6 小时之内者，因排毒效果好且并发症较少，故应首选此种洗胃方法。

具体操作为：将胃管前半部用利多卡因凝胶或石蜡搽擦，送入口腔后嘱咐病人做吞咽动作，沿咽部缓慢插入，长度 50～60 厘米，将胃管与注射器连接，如抽取胃内容物，可将漏斗部灌入洗胃液 200～400 毫升，再放低并倒置漏斗，利用虹吸原理将胃液排出。同时收集首次洗胃液送检查。如引流不畅，可挤压管中间的皮球，反复灌洗多次，直至颜色澄清为止。一般洗胃液 5000 毫升左右。

注意事项

1. 插管时动作要轻，切勿损伤食管黏膜或误入气管。

2. 在洗胃过程中应随时观察病人生命体征的变化，如发现患者腹痛，或有血性液体洗出，应停止洗胃，并通知医生，协助医师处理。

3. 凡呼吸停止、心脏停搏者，应先做心肺复苏，再行洗胃术。洗胃前应检查生命体征，如有低氧或呼吸道分泌物过多，应先吸取痰液、保持呼吸道通畅，再行胃管洗胃术。

4. 因为吞服强酸强碱腐蚀性药物造成的中毒、患有肝硬化伴有食管静脉曲张、近期有上消化道出血情况、患有胃穿孔、胃癌的伤病患者不能进行洗胃。特别是强腐蚀性毒物中毒时，禁止洗胃，并按医嘱给予药物及物理性对抗剂，如牛奶、蛋清、米汤、豆浆等保护胃黏膜。

5. 对于急性中毒者，应从速采用口服催吐法，减少毒物吸收。

6. 毒物不明时，应抽取胃内容物，及时送检，同时选用温开水或生理盐水洗胃，毒物性质明确后，再采用对抗剂洗胃。

7. 昏迷病人洗胃时，采用去枕平卧，头偏向一侧，防止分泌物误吸，而引起窒息。

8. 严格掌握每次的灌洗量，即 300～500 毫升。每次灌入量与吸出量基本平衡。每次灌入量不宜超过 500 毫升，灌入量过多可引起急性胃扩张，使胃内压上升，增加毒物吸收。

9. 幽门梗阻病人，应饭后 4～6 小时或空腹时洗胃，并记录胃内潴留量。

10. 洗胃液的适宜温度为 25～38℃。过冷，会使病人感到寒冷；过热，会使血管舒张，促进毒物吸收。

导 泻 法

一般来说，经口进入的毒物可能经胃而进入小肠和大肠，这时就需要用导泻法将毒物从患者体内排出，特别是服毒时间超过 8 小时，或者服毒时间虽短但催吐和洗胃不彻底的患者更要进行导泻，使进入肠道的毒物迅速排出，避免和减少在肠内吸收。

适用情况

如硫酸镁导泻可用于便秘、肠内异常发酵，亦可与驱虫剂并用；与活性炭合用，可治疗食物或药物中毒；用于阻塞性黄疸及慢性胆囊炎；用于惊厥、子痫、尿毒症、破伤风、高血压脑病及急性肾性高血压危象等；也用于发作频繁而其他治疗效果不好的心绞痛病人，对伴有高血压的病人效果较好；外用热敷，消炎去肿。

方法步骤

1. 硫酸钠或硫酸镁导泻。选用硫酸钠或者硫酸镁，剂量皆为 15～30 克，加一杯约 200 毫升的水内服；其中以硫酸钠为佳，因在中毒时，肠管常受损害，可以吸收硫酸镁中大量镁离子而产生中枢神经系统的阻抑作用。主要用于清除肠道内毒物，亦用于某些驱肠虫药后的导泻及治疗便秘。

2. 中药导泻。中药大黄面 10 克，元明粉 15 克，用温开水冲服；或者用液状石蜡或蓖麻油 30 毫升口服。

注意事项

1. 导泻时注意区别病情。中枢抑制药（如苯巴比妥）中毒病人排出毒物不宜使用硫酸镁导泻，以防加重中枢抑制。

2. 油剂泻药有溶解某些毒物（如酚类、山道年、麝香、绵马、磷、碘等）的作用，反可加快毒物的吸收，故不宜用。

3. 泻药一般均用于口服，或洗胃时由管注入。如果病人十分虚弱，或毒物已引起严重腹泻，则不可采用导泻法。

4. 导泻时，如服用大量浓度过高的溶液，可能自组织中吸取大量水分而导致脱水。

5. 肠道出血病人、急腹症病人及孕妇、经期妇女禁用硫酸镁进行导泻。

低温疗法

低温疗法也称冷疗法，是指用低于人体温度的物质，作用于机体局部或全身皮肤，以达到止血、止痛、消炎和退热的治疗方法。

适用情况

1. 低温疗法可减轻局部充血和出血，适用于鼻出血、扁桃体摘除术后和局部软组织损伤的早期，因为用冷可使血管收缩，血流减慢，血液黏稠度增加。

2. 低温疗法可减轻疼痛，常用于牙痛和急性损伤的早期。因为用冷可使局部血管收缩，减慢神经冲动的传导，降低神经末梢的敏感性而减低疼痛。同时，由于血管收缩，毛细血管的通透性降低，渗出减少，因而减轻了组织肿胀而压迫神经末梢所引起的疼痛。

3. 低温疗法可控制炎症扩散，常用于炎症的早期。因为用冷可使血管收缩，局部血流减慢，降低了细胞的活力和代谢，同时也降低了细菌的活力。

4. 低温疗法可降低体温，因而常用于高热和中暑的病人以及脑外伤、脑低氧的患者。因为当冷气直接与皮肤接触时，通过物理作用，可将体内的热传导散发于体外，从而降低体温，并且可利用局部或全身降温，减少脑细胞需氧量，有利于脑细胞的康复。

方法步骤

1. 冰袋与冰囊法

（1）将冰块倒入盆中，用水冲去棱角，将冰块装入冰袋（冰囊）内 1/2 或 1/3 满，排出袋内空气，夹紧袋口。擦干冰袋（冰囊）表面的水，倒提检查有无漏水后，装入布套。

（2）将冰袋（冰囊）置于所需部位：高热降温时，冰袋置于前额、头顶，冰囊置于体表大血管处，如腹股沟、腋下。扁桃体摘除术后为预防出血，可将冰囊置于颈前颌下。鼻部冰敷时，为减轻冰囊对患部的压力，在输液架上系一绳，将冰囊吊起，其高度以冰囊底部能接触到患处为宜。

2. 冰槽与冰帽法。用冰槽或冰帽降温可防治脑水肿、降低脑细胞的代谢、减少耗氧量、提高脑细胞对低氧的耐受性。将冰块倒入盆中，用水冲去棱角，将冰块装入冰槽或冰帽中，用棉球塞住病人的外耳道口，以免冰槽或冰帽内的冰水流入耳道。用海绵垫垫在双耳外侧，以防冻伤双耳。将病人头部置于冰槽或冰帽中，后颈部和接触冰块部位应垫以海绵垫。对于双眼不能合闭的病人，应该用凡士林纱布覆盖眼睛，以保护角膜。将冰槽或冰帽的引水管置于桶内，注意水流情况。

3. 酒精擦浴法。酒精是一种挥发性液体，用它擦浴时，在皮肤上迅速蒸发，吸收并带走机体大量的热量并刺激皮肤血管扩张，从而增加散热降温，常用于体温在 39.5℃以上的高热病人。给病人擦浴时应为病人脱去上衣，松解裤带。露出一侧上肢，下垫大毛巾，将浸有酒精的小毛巾拧至半干缠在手上，以离心方向边擦边按摩，可促进血管扩张，加速血循环，增加散热。协助病人翻身侧卧，下垫大毛巾，分左、中、右三部擦拭背部（自颈下至臀部），再用大毛巾擦干，全背共擦 3 分钟。擦毕，穿好上衣，脱去裤子。露出一侧下肢，下垫大毛巾，同法擦拭。

4. 温水擦浴。温水擦浴降温多用于体温在 39.5℃以上的高热病人，尤其对年老体弱的人、新生儿、婴幼儿的降温更适宜，因为温水不刺激、无过敏，病人感觉较舒适。

温水擦浴时用小盆盛 32～34℃的温水 2/3 满，步骤如同酒精擦浴。

注意事项

1. 冷疗时应随时观察用冷部位的皮肤变化，若出现局部皮肤苍白、青紫或有麻木感时，应立即停止使用。

2. 冷疗的部位和方法不同，达到的效果也不同。如临床上为高热病人降温时，常选用在较大动脉处（腹股沟、腋下等处）用冷或选用全身冷疗法，如酒精擦浴、温水擦浴；若局部出血或有炎症者，为减轻局部充血和出血或制止炎症和化脓，可选用局部用冷。

3. 冷疗的时间，应根据应用目的，机体状态和局部组织情况而定，一般冷疗的时间为 10～30 分钟，时间过长或反复用冷，可导致不良反应，如寒战、面色苍白、冻疮，甚至影响呼吸或脉搏。

4. 低温疗法并不适用于所有人，大面积组织受损、局部或全身血液循环障碍者，禁用冷疗。因为循环不良时，如果用冷，会使血管收缩，导致局部组织缺血低氧而变性坏死。慢性炎症或深部有化脓性病灶禁用冷疗，因为用冷可使局部血流量减少，影响炎症的吸收。水肿部位禁用冷疗，因为冷疗可使血管收缩，血流减少，影响细胞间液的吸收。对冷过敏者忌用。

5. 低温疗法也不能作用于人体的所有部位，像枕后、耳郭、阴囊处忌用冷疗，因为皮肤薄、血液循环量小，易引起冻伤。心前区忌用，以防出现反射性心律减慢、心房、心室纤颤；腹部忌用，以防出现腹泻；足心忌用，一方反射性末梢血管收缩，影响散热或引起一过性冠状动脉收缩。

热疗法

热疗法是用高于人体温度的物质，作用于局部或全身，使局部血管扩张，改善血循环，从而达到舒适和治疗的方法。

适用情况

热疗法常用于危重、小儿、老年人、末梢循环不良者。因为热疗可以促进浅表炎症消散，加强血管的通透性，增强新陈代谢，因而在炎症早期用热疗，可促进炎症渗出物的吸收和消散；在炎症后期用热疗，可促进白细胞释放蛋白溶解酶，溶解坏死组织，使炎症局限。还可减轻深部组织充血；热疗还能够缓解疼痛，使肌肉、肌腱、韧带等组织松弛，解除肌肉痉挛。

通过热疗可以保暖，因为用热可促进血液循环，维持体温的相对恒定，使病人感到舒适。

方法步骤

1. 热水袋热敷。热水袋热敷可以保暖、解痉、镇痛。首先备齐用物，检查并确定热水袋无破损，测量水温，调节温度至 60～70℃。然后将热水袋放平，去塞，一手持热水袋口边缘，另一手灌入热水，边灌边提高热水袋口，以免热水溢出，灌至热水袋容积的 1/2～2/3 满即可。再将热水袋慢慢放平，排尽袋内空气，旋紧塞子，擦干热水袋后倒提，并轻轻抖动一下，检查无漏水，装入布套中。将热水袋放置在所需部位热敷 30 分钟左右即可。用毕，将热水袋倒空，倒挂晾干后，吹入少许空气，拧紧袋口存放于干燥阴凉处，以免两层橡胶粘连。热水袋使用过程中，应经常观察局部皮肤的颜色。如发现皮肤潮红，应立即停止使用，并在局部涂凡士林，可起保护皮肤的作用。

2. 红外线灯热疗。用红外线灯热疗可以消炎、解痉、镇痛，促进创面干燥结痂，保护肉芽组织生长，以利伤口愈合。治疗时根据需要选择不同功率的灯泡，备齐用物，携至床旁，核对、解释，以取得合作，需要时加屏风遮挡。协助病人取舒适体位，暴露治疗部位。移动红外线灯头至治疗部位斜上方或侧方，一般灯距为 30～50 厘米，以病人感觉温热为宜。如灯头有保护罩的，可以垂直照射。每次照射时间 20～30 分钟。照射过程中，应随时观察病人局部皮肤反应，如皮肤出现桃红色的均匀红斑，为合适剂量；如皮肤出现紫红色，应立即停止照射，并涂凡士林以保护皮肤。

3. 湿热敷法。让病人取舒适体位，在热敷部位下面垫橡胶单及治疗巾，局部涂以凡士林，上面盖一层纱布。将敷布浸于热水中，用长钳拧敷布至不滴水为度，抖开敷布用手腕掌侧试温，如不烫手即可折好敷于患处。上面可放置热水袋，并盖棉垫或用大毛巾包裹，以保持温度。如病人感到烫热，可揭开敷布一角以散热。及时更换敷布，每 3～5 分钟一次，热湿敷时间为 15～20 分钟。热湿敷完毕，用纱布擦净患处，整理用物。热湿敷过程中，应注意观察局部皮肤状况，及时更换敷布，每 3～5 分钟一次，以保持适当温度。

4. 热水坐浴。热水坐浴可减轻盆腔、直肠器官的充血，达到消炎、消肿、镇痛和局部清洁、舒适的作用，常用于会阴、肛门疾病及手术前后等病人。坐浴时应关闭门窗，用屏风遮挡，协助排便，洗净双手。将坐浴盆置于坐浴椅上，倒入坐浴液至浴盆的 1/2 满为宜，将水温调至 40～45℃。协助病人脱裤至膝部，先用纱布蘸拭，待臀部皮肤适应水温后再坐入盆中。随时调节水温，添加热水时要注意安全，嘱病人偏离浴盆，以防烫伤。坐浴时间为 15～20 分钟。坐浴完毕，擦干臀部，协助穿裤，卧床休息。热水坐浴过程中，应注意病人安全，随时观察其面色、脉搏等，如病人觉得头晕、乏力时，应立即停止坐浴。

5. 局部浸泡。局部浸泡可用于消炎、镇痛、清洁及消毒伤口，配溶液至浸泡盆的 1/2满，调节水温至 40～45℃。将需浸泡的肢体慢慢放入盆中浸泡，需要时用镊子夹取纱布反复清洗创面。随时添加热水或药液，以维持所需温度，添加热水时，应将病人肢体移出盆外，以防烫伤。浸泡30分钟后擦干肢体，协助病人取舒适卧位。浸泡过程中，应注意观察病人局部皮肤情况，如出现发红、疼痛等反应，应及时处理。

注意事项

1. 对婴幼儿、老年人、昏迷、末梢循环不良、麻醉未清醒、感觉障碍等病人，热水袋的水温应调至50℃以内，并用大毛巾包裹，以避免直接接触病人的皮肤而引起烫伤。

2. 对会阴、肛门部有伤口的病人，应准备无菌浴盆及坐浴液，并于坐浴后按换药法处理伤口。女性患者在月经期、妊娠末期、产后两周内及阴道出血、盆腔器官有急性炎症时，不宜坐浴，以免引起感染。

3. 以下情况禁止热疗：凡扭伤、挫伤后48小时内、出血性疾病患者，均禁用热疗。因热疗可促进血循环，增加血管的通透性，从而加重出血、肿胀和疼痛。治疗部位有恶性肿瘤时，不可用热，因热疗可加速细胞活动、分裂及生长，从而加重病情。治疗部位有金属移植者禁用热疗，因金属是热的良导体，用热易造成烫伤。急性结膜炎、急性出血性结膜炎禁用热疗，因热敷后，可使细菌繁殖加快，分泌物增多，而加重眼病。鼻周围三角区感染化脓时，禁用热疗。

拔罐疗法

拔罐法就是拔火罐，平时我们也都用过。在很多澡堂、养生场所里，都会有这么一种服务。拔罐就是以罐为工具，利用热力排出罐内空气，造成负压，吸附在需要排毒部位的皮肤上，产生刺激，造成被拔部位的皮肤瘀血现象，促使经络通畅、气血旺盛，具有活血行气、止痛消肿、散寒、除湿、散结拔毒、退热等作用，从而达到治疗疾病的目的。

适用情况

拔罐疗法的适应范围十分广泛，凡针灸、按摩疗法适宜的疾病均可进行拔罐治疗。如感冒、咳嗽、哮喘、胃脘痛、腹痛等内科疾病；丹毒，有头疽，疖病，乳痈等外科疾病；落枕、颈椎病、急性腰扭伤、肩关节周围炎、坐骨神经痛、肋间神经痛、类风湿性骨关节炎等骨科疾病；月经过多、月经过少、经闭、痛经等妇科疾病，等等。

方法步骤

1. 拔罐前要做好准备，仔细检查病人，以确定是否适应证，有无禁忌；检查应用的药品、器材是否齐备，然后一一擦净，按次序排置好。对患者说明施术过程，解除其恐惧心理，增强其治疗信心。

2. 患者应选择正确的治疗体位，原则是能充分暴露治疗部位、使患者舒适持久、方便术者操作。

3. 先选择大小适宜的火罐或竹罐及其他罐具等，然后在选好的治疗部位上，先用毛巾浸开水洗净患部，再以干纱布擦干。为防止发生烫伤，一般不用酒精或碘酒消毒。如因治疗需要，必须在有毛发的地方或毛发附近拔罐时，为防止引火烧伤皮肤或造成感染，应行剃毛。

4. 施术，首先将选好的部位显露出来，术者靠近患者身边，顺手（或左或右手）执罐按不同方法扣上。

操作方法有多种，以下是部分操作方法：

（1）坐罐法。指罐吸拔在应拔部位后留置一段时间的拔罐法，留置时间一般为5～10分钟。它可用于拔罐治疗的大部分病症，是最常用的拔罐法。

（2）闪罐法。指罐吸拔在应拔部位后随即取下，反复操作至皮肤潮红时为止的拔罐方法。若连续吸拔20次左右，又称连续闪罐法。此法，适用于肌肉痿弱、局部皮肤麻木或功能减退的虚弱病症及卒中后遗症等。

（3）针罐法。针罐法是针刺与拔罐相结合的一种综合拔罐法。其具体操作也可分为两类：一是留针拔罐法。选定穴位，针刺至得气，运用一定手法，留针于穴区，再在其上拔罐；二是不留针拔罐法。是指针刺后立即去针，或虽留针，但须至取针后，再在该部位拔罐的一种方法。

（4）走罐法。走罐法又称推罐法、行罐法或旋罐法。操作前先在罐口或吸拔部位涂上一层薄薄的润滑油，把罐拔住后，将罐在应拔部位上、下、左、右推动，致使皮肤充血潮红为止。

（5）血罐法。又称为刺络拔罐或刺血拔罐。刺的时候不宜过深，出血量控制在20毫升左右。可使所拔部位瘀血消散，用于急性扭伤。

（6）发泡罐法。通过延长时间和增大吸拔力量等使罐内产生水泡，皮下充水，而达到治疗目的。

（7）转罐法。该法是在摇罐的基础上增大摇扭旋转力量，手法较剧烈，牵拉程度更大，以促进血液循环和局部肌肉放松，增强治疗效果。

（8）提罐法。是从坐罐发展而来的。将坐罐罐体向上轻缓提拉，力量强度逐渐加大。

注意事项

1. 拔罐时的吸附力过大时，可按挤一侧罐口边缘的皮肤，稍放一点儿空气进入罐中。初闪拔罐者或年老体弱者，宜用中、小号罐具。

2. 拔罐顺序应从上到下，罐的型号则应上小下大。

3. 针刺或刺血拔罐时，若用火力排气，须待消毒部位酒精完全挥发后方可拔罐。否则易灼伤皮肤。

4. 拔罐时，室内需保持20℃以上的温度。最好在避风向阳处。

5. 拔罐疗法虽然能治疗许多病症，但有些却是不能用拔罐治疗的，以下病症应当禁用或慎用拔罐疗法：高热、抽搐和痉挛发作者不宜拔罐；有出血倾向的病人慎用，更不宜刺络拔罐，以免引起大出血；有严重肺气肿的病人，背部及胸部不宜负压吸拔；心力衰竭或体质虚弱者，不宜用拔罐治疗；骨折病人在未完全愈合前不可拔罐，以避免影响骨折对位及愈合；急性关节扭伤者，如韧带已发生断裂，不可拔罐；皮肤有溃疡、破裂处，不宜拔罐；在疮疡部位脓未成熟的红、肿、热、痛期，不宜在病灶拔罐；面部疖肿禁忌拔罐；局部原因不明的肿块，亦不可随便拔罐；孕妇的腰骶及腹部不宜拔罐；恶性肿瘤患者不宜拔罐；过饥、醉酒、过饱、过度疲劳者均不宜拔罐。

针灸疗法

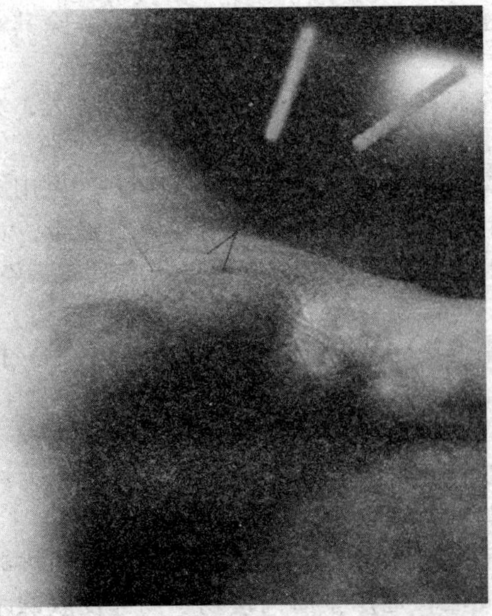

针灸疗法是古老的中医系统，它是将极细的针插入身体的特定部位，例如手

针灸疗法是针疗法和灸疗法的合称，是我国治疗疾病的一大特色。针法是把毫针按一定穴位刺入患者体内，运用捻转与提插等针刺手法来治疗疾病。灸法是把燃烧着的艾绒按一定穴位熏灼皮肤，达到温通经脉、调和气血的目的。针灸是中国特有的一种治疗疾病的手段。它是一种“内病外治”的医术，是通过经络、腧穴的传导作用，以及应用一定的操作法，来治疗全身疾病的。在临床上按中医的诊疗方法诊断出病因，找出疾病的关键，辨别疾病的性质，确定病变属于哪一经脉，哪一脏腑，辨明它是属于表里、寒热、虚实中哪一类型，做出诊断。然后进行相应的配穴处方，进行治疗。以通经脉，调气血，使阴阳归于相对平衡，使脏腑功能趋于调和，从而达到防治疾病的目的。

适用情况

体针可用于各科类疾病的治疗，一般来说没有绝对的禁忌病症，但在妊娠期间的患者不能刺腰腹部及引起强烈反应的穴位，有流产史的孕妇禁止针疗；神阙、乳中穴以及婴儿头部禁止针疗；有严重出血性疾病应禁针。艾灸适于治疗虚寒症、风湿痹症，比如类风湿性关节炎、肌肉酸痛、虚寒型肠胃疾病、遗精、虚脱等。

方法步骤

1. 针疗法

先让患者取舒适体位，并且不要移动和改变，以便于准确取穴与操作。针刺前术者应将手洗净，选穴位后用酒精棉球消毒。施针者应根据针刺穴位及治疗需要，选择适当长度及粗细的针，并注意检查。在进针时针尖应迅速通过皮肤，然后逐渐刺入，待有针感（酸、麻、胀等）后，按病情施行不同手法。针刺深度应根据病情需要及患者的胖瘦及部位而定。针刺至少留体外 0.5 厘米。一般来说，留针时间为 5～20 分钟。出针时，先将针轻轻捻转向上提起，至皮下后即迅速退出，用无菌棉球轻轻压针眼。眼区、头皮部位及太阳穴等应多压片刻，以防出血。注意不要把针遗留在患者体内。

2. 灸疗法

（1）悬灸。是用艾绒卷起来的长条状圆柱艾条施灸。将点燃的艾条悬于距离施灸部位一定高度进行熏烤，一般艾火距皮肤约 3 厘米，每次灸 5～10 分钟，使皮肤有温热感而不至于烧伤皮肤，以出现红晕为度。操作时分为温和灸、回旋灸、雀啄灸三种方法。

（2）艾灸器灸。又叫温灸器，根据不同的艾灸器具，可分为温灸盒、温灸筒、温灸杯等。它的优点是可以固定在身上，操作方便，刺激作用温和。

（3）直接灸。用艾绒捏成的圆锥体，也叫艾炷，直接放于身体穴位和病痛处点燃施灸的方法。一般艾炷可分为大、中、小三种，大者如蚕豆大小，中者为黄豆大小，小者为麦粒大小，皆为上尖下大的圆锥体，便于平放和点燃。直接灸分为两类，灸后不留瘢痕的称为无瘢痕灸；灸后皮肤出现化脓甚至结痂的，称为“瘢痕灸”。

（4）间接灸。又称“隔物灸”，是在皮肤和艾炷之间隔上某种物品而施灸的一种方法。作为间隔的物品通常有姜、蒜、盐，药等，分别称为隔姜灸、隔蒜灸、隔盐灸，隔药灸等，因为间隔的物品不同，治疗作用也就不同。

注意事项

1. 预防晕针，对初诊患者做好解释工作，以消除紧张，体虚、过度疲劳、饥饿或大病后患者不宜马上扎针。初诊者最好取卧位，手法要轻，留针过程中应观察患者表情及面色。发生晕针先兆要及时处理。

2. 发生晕针，医生必须镇静，应停止针刺，并将刺入的针起出。患者平卧，处头低脚高位，松解衣带，注意保暖，给以温开水或糖水。一般休息片刻便能恢复，重者可刺人中、涌泉，灸百会、足三里等穴，必要时配合抢救。

3. 对初诊及精神紧张的患者，先做好解释工作。针刺时须避开肌腱，行针时捻转角度不宜过大过快，不能单向连续捻转。

4. 针疗时，为防止弯针、折针，进针时须指力均匀，进针应检查针具，留针时体外应留 1/4 针身，便于意外时取出。患者取舒适体位。

5. 灸治应用广泛，虽可益阳亦能伤阴，临床上凡属阴虚阳亢、邪实内闭及热毒炽盛等病症，应慎用灸法。发热、孕妇、阴虚重的人和关节红肿、肿瘤部位都不适合用艾灸。

6. 施灸时，对颜面五官、心区、有大血管分布等部位不可用瘢痕灸，禁灸或慎灸穴位应慎用。对于妊娠期妇女的腹部及腰骶部不宜施灸。

7. 要注意体位、穴位的准确性：体位一方面要适合艾灸的需要，同时要注意体位舒适、自然，要根据处方找准部位、穴位，以保证艾灸的效果。

8. 有些病症必须注意施灸时间，如失眠症要在临睡前施灸。不要在饭前空腹时和饭后立即施灸。

外伤处理

出现了某些外伤，比如骨折、出血、皮肤破溃的时候，就要做外伤处理，也就是包扎。包扎是外伤现场应急处理的重要措施之一。及时正确的包扎，可以达到压迫止血、减少感染、保护伤口、减少疼痛，以及固定敷料和夹板等目的；相反，错误的包扎可导致出血增加、加重感染、造成新的伤害、遗留后遗症等不良后果。

伤口类型

1. 擦伤。擦伤是皮肤表层擦破伤中最常见的一种类型，常有污物嵌入肌肉里，易受感染，先以清水及肥皂液洗净污物，然后用无菌纱布及药水胶布盖好伤口，若伤口比较大或流血不止，应尽快到医院诊治。

2. 刺伤。是指由锐器戳刺所致人体的损伤，常见的锐器有针、剪、匕首、木刺等，此类皮肤的伤口小，但往往造成深部组织损伤，因引流不畅，易继发化脓性感染或破伤风等。刺伤导致的出血不要马上按住，流血可以带出脏的异物，降低感染概率。刺伤一般均需要到医院注射抗破伤风药物。

3. 割伤。是指锐器作用于人体所致的软组织损伤。常见的锐器有刀刃、玻璃片等，此类伤口边缘整齐，如果出血较多，需要用直接压迫法止血。

4. 撕裂伤。是指被机器、铁钩或动物爪等所伤，伤口裂开，边缘呈锯齿状，参差不齐，容易受感染。被撕裂部分可能因缺血而导致坏死。

5. 咬蜇伤。通常以猫狗抓咬伤、蜂蜇伤为主。易受感染。应立即、彻底冲洗伤口，是决定治疗成败的关键。

6. 烧烫伤。多由火焰、热液（水、汤、油等）、蒸汽所引起的组织损害，受伤部位出现的水疱不要擅自刺破，以免造成感染。

包扎材料

1. 绷带。可由各种不同的材料制成，其宽度、长度视其所用的部位而定。绷带的宽度根据伤病者身体受伤部位的大小而定。绷带可使敷料保持直接压力在伤口上，制止出血；固定敷料或夹板；支持受伤的肢体或关节；避免受伤部位的移动等。根据不同部位的伤口有多种绷带包扎法。

2. 三角巾。是一种便捷好用的包扎材料，同时还可作为固定夹板、悬吊手臂、敷料和代替止血带使用，而且还适合对肩部、胸部、腹股沟部和臀部等不易包扎的部位进行固定。标准医用的三角巾底边长 135 厘米、两斜边均为 85 厘米，有顶角与两个底角，根据需要有多种折法。

3. 就地取材的包扎材料。现场急救往往没有非常专业的急救用品，这时就要学会就地取材，临时找一些干净、柔软、吸水力强的物品代替专业的包扎材料，如长筒袜子：不管穿在身上的还是旧的，均可在应急处理时作绷带用；领带：骨折时可以作固定夹板用或作止血带用；浴巾：上肢骨折时可作三角巾用；手帕、手巾：出血时可用做止血，也可作冷湿敷用；杂志、尺子、厚包装纸、伞、手杖均能在骨折时作夹板作用。

方法步骤

1. 绷带环形包扎法。这是绷带包扎法中最基本最常用的，一般小伤口清洁后的包扎都用此法。它还适用于颈部、头部、腿部以及胸腹等处。方法是：第一圈环绕稍作斜状，第二圈、第三圈作环形，并将第一圈斜出的一角压于环形圈内，这样固定更牢靠些。最后用粘膏将尾固定，或将带尾剪开成两头打结。

2. 绷带蛇形包扎法。多用在夹板的固定上。方法是：先将绷带环形法缠绕数圈固定，然后按绷带的宽度作间隔的斜着上缠或下缠成即可。

3. 绷带螺旋反折包扎法。多用于包扎四肢粗细不等的部位，先用环形包扎法固定始端，螺旋方法每圈反折一次，反折时，以一手拇指按住绷带上面的正中处，用另一手将绷带向下反折，向后绕并拉紧，反折处不要在伤口上。

4. 绷带人字形包扎法。用于能弯曲的关节，如肘部、膝部、手以及脚跟。在关节中央开始重复绕一圈做固定，然后绕一圈向下，一圈向上，结束时，在关节上方重复绕一圈做固定。

5. 三角巾头部包扎法。将三角巾底边向上翻折两指宽，盖住头部，在眉上、耳上，把两底角和顶角在枕后交叉，回额中央打结。

6. 三角巾单眼包扎法。将三角巾折成三指宽的带形，以上三分之一盖住伤眼，三分之二从耳下端反折绕向脑至健侧，在健侧眼上方前额处反折至健侧耳下再反折，转向伤侧耳上打结固定。

7. 三角巾双眼包扎法。将三角巾折成三指宽带形，从枕后部拉向双眼在鼻梁上交叉，绕向枕下部打结固定。

8. 三角巾下颌包扎法。将三角巾折成三指宽带形，留出系带一端从颈后包住下颌部，与另一端颊侧面交叉反折，转回颌下，从耳后伸向头顶部打结固定。

9. 三角巾单肩包扎法。把三角巾一底角斜放在胸前对侧腋下，将三角巾顶角盖住后肩部，用顶角系带在上臂三角肌处固定，再把另一个底角上翻后拉，在腋下两角打结。

10. 三角巾双肩包扎法。把三角巾底边放两肩上，两侧底角向前下方绕腋下至背部打结，顶角系带翻向胸前，在两侧肩前假扣扎紧固定。

11. 三角巾单胸包扎法。将三巾顶角对准肩缝，盖住伤部，底边上翻把两底角围胸，在背后与顶角系带打结固定。

12. 三角巾双胸包扎法。将三角巾一底角对准肩部，顶角系带围腰在对侧底边中央打结，上翻另一底角盖住胸部，在背后V字形打结固定。

13. 三角巾腹部包扎法。腹部伤口处先用碗罩住，然后将三角巾从顶角到底边中点（稍偏左或偏右）打折，折成燕尾式，前面一尾比另一尾稍大，然后燕尾朝下，把三角巾贴在腹部；折成燕尾，在底边形成的一角与顶角在腰部打结；再将大燕尾从两腿中间向后拉紧，绕过大腿与小燕尾在大腿外侧打结。

14. 三角巾单臀包扎法。将三角巾顶角盖住臀部，顶角系带在裤袋底处围绕住，下侧底角上翻至对侧腰部和另一底角在健侧髂上打结固定。

15. 三角巾双臀包扎法。将两条三角巾的顶角打结，放在双臀缝的稍上方，然后把上面两底角由背后绕到腹前打结，下面二底角分别从大腿内侧向前拉，在腹股沟部与三角底边做一假扣结上。

16. 三角巾膝（肘）关节包扎。将三角巾折成四指宽，盖住关节，在膝（肘）窝处交叉后，两端返绕膝（肘）关节，在外侧打结。

17. 三角巾手部包扎。将三角巾一折二，手放在中间，中指对准顶角，把顶角上翻盖住手背，折出手形，两角在手背交叉，围绕腕关节，在手背上打结。

注意事项

1. 包扎伤口时，动作要快、准、轻、牢。包扎时部位要准确、严密，不遗漏伤口；包扎动作要轻，不要碰撞伤口，以免增加伤员的疼痛和出血；包扎要牢靠，但不宜过紧，以免妨碍血液流通和压迫神经。

2. 如果条件允许，救护员应先戴上保护性手套再处理伤口，包扎时尽量避免用手接触伤口及敷料内侧，以防感染。

3. 用绷带包扎时需从肢体远侧部位开始。例如，包扎手臂时，应该从腕部开始向肩部方向包扎，包扎腿时应该从踝部开始向大腿方向包扎。按此种顺序包扎的原因是可以避免血液积聚在肢体的末端。

4. 处理伤口时，彻底清洁是首要的。这包括清洁伤口，处理人员的双手清洁，所有的器具、材料及所使用的纱布的清洁。但不能用酒精清洗伤口，因为这会引起伤口周围的灼伤。不能用棉棒擦洗伤口，因为这会将棉丝遗留在伤口内并阻碍伤口愈合。

5. 如果伤口内有异物，不要试图取出来，也不要从周围向伤口内戳弄，否则会有使伤口恶化的危险。

6. 如果纱布被血浸透，将一个新的放在上面，不要拿走原来的纱布，不要在伤口上应用弹力绷带，不要将绷带缠绕过紧，有绷带过紧的体征，立即松开绷带，重新缠绕（手、足的甲床发紫；绷带缠绕肢体远心端皮肤发紫，有麻感或感觉消失；严重者手指、足趾不能活动）。也不要将绷带缠绕手指、足趾末端，除非有损伤。此处在循环不良时易观察甲床颜色变化。

7. 包扎遵循四不原则。不上药，现场不涂药；不触摸，手不许碰伤口；不取匕首、利器等；不送，内脏外露、骨折突出部位不擅自放回伤患体内。

骨折固定的方法

骨折是指骨的完整性或连续性遭到破坏。人体的任何部位的骨头都可能因为各种原因导致骨折，如直接的暴力行为、弯曲或扭曲、过分的牵拉、机械性的碾伤、肌肉拉力受损、本身疾病等原因。如果救治不当，在搬动过程中骨折端会刺破周围的血管、神经，使损伤加重，甚至造成脊髓损伤截瘫等严重后果。所以说，正确的现场骨折固定是创伤救护的一项基本任务，正确良好的固定能保护伤处，迅速减轻病人疼痛，减少出血，防止损伤脊髓、血管、神经等重要组织；它也是搬运的基础，有利于转运后的进一步救治。

骨折的种类

根据断裂处的骨头是否与外界相接触，可分为开放性骨折和闭合性骨折。

1. 开放性骨折是指骨折断端与皮肤外界或体内空腔脏器相通。骨折局部皮肤破裂损伤，折断的骨头与外界空气接触，断骨暴露在体外。开放性骨折常会导致大量出血，特别是骨盆骨折、股骨骨折和多发性骨折，其出血量大者可达2000毫升以上。严重的开放性骨折或并发重要内脏器官损伤时亦可导致休克。开放性骨折体温升高时，应考虑感染的可能。

2. 闭合性骨折是指骨折断端与皮肤外界或体内空腔脏器不相通。骨折处的皮肤没有破损。发生闭合性骨折时患肢外形发生改变，主要表现为缩短、成角或旋转畸形；出现骨擦音或骨擦感。

骨折的症状

出现以下症状时要考虑急救对象骨折的可能性：

1. 疼痛。突出表现是剧烈疼痛，受伤处有明显的压痛点，移动时有剧痛，安静时则疼痛减轻。根据疼痛的轻重和压痛点的位置，可以大体判断是否骨折和骨折的部位。骨折附近关节失去活动能力。

2. 肿胀。出血和骨折端的错位、重叠，都会使外表呈现肿胀现象。

3. 畸形。在骨折时肢体发生畸形，呈现短缩、弯曲或者转向，为突出的表现。

4. 功能障碍。原有的运动功能受到影响或完全丧失。

5. 休克。伤病者可能因骨折部位有大量出血而导致休克。

6. 无移位的骨折只有疼痛没有畸形，但局部可有肿胀或血肿。

此外，如果现场情况允许还要对伤患进行如下各部位检查以进一步确定骨折部位：

1. 检查头部，用手轻摸头颅，检查有否流血、骨折、肿胀；注意检查耳道、鼻孔，有无血液或其他异物流出，以检查有无颅骨骨折。

2. 检查脊柱及脊髓功能，令伤员活动手指和脚趾，保持脊柱轴线位；侧翻伤员，用手指从上到下沿后正中线按压是否有疼痛，以检查有无瘫痪。

3. 询问疼痛部位，保持伤员平卧位，用手指从上到下按压颈部后正中是否有压痛，以检查有无颈椎骨折。

4. 检查胸部，询问疼痛部位，观察胸廓的呼吸运动、胸部畸形。救护者双手放在伤员的胸部两侧，然后稍加用力挤压伤员胸部，如有疼痛考虑肋骨骨折。

5. 检查腹部，有无伤口或者是否有内脏脱出及腹部压痛。

6. 检查骨盆，询问疼痛部位，双手轻轻用力挤压伤员的骨盆两侧，如有疼痛考虑有骨盆骨折。

7. 检查四肢，询问疼痛部位，观察是否肿胀畸形，如有疼痛考虑四肢骨折。手握腕部或踝部轻动，观察是否有异常活动，如有疼痛考虑腕部、踝部骨折。

骨折的固定方法

一般来说，用夹板固定骨折是最简单有效的方法。专业的固定材料有各式夹板、颈托、脊柱板等，但往往在急救现场并没有专业的固定材料，这时应该就地取材，如小木板条、木棒、竹片、手杖、硬纸板等。以下简单介绍一些固定材料的使用方法：

颈托的使用方法

救护员应在伤者的背后，用手固定伤者头部为正中位，选择颈托，将手指并拢，小指侧置于伤者的肩锋测量到颌骨角下距离的手指宽度，然后，将其宽度一边即小指侧置于颈托侧边下缘，另一边为调节颈托的合适高度，并固定红点，上颈托时将固定红点对准下一侧下颌角，套入伤者颈部，固定下颏部，在另一侧粘贴颈托固定。

充气式夹板的使用方法

充气式夹板为塑料制品。用于四肢骨折，也可用于止血、防止进一步感染和水肿。救护者先将夹板套于伤肢，拉上拉链，再将夹板气囊阀门拉起打开，嘴吹气至膨胀坚硬，再同时将气囊阀门下压即被关闭。解脱夹板先将气阀上拉，再拉开拉链。

骨折夹板的使用方法

1. 上夹板前，为了使患部舒展，在关节的空隙处，可塞入用毛巾、衣物等做成的垫子。

2. 把有一定强度、长宽适当的夹板用布缠好后再使用。一般情况下，夹板的长度要超过折断的骨头。

3. 绑扎时应将骨折上下两个关节都必须同时固定，才能限制骨折处的活动。四肢固定要露出指（趾）尖，以便随时观察末梢血液循环。如果指（趾）尖苍白、发凉、发麻或发紫，说明固定太紧，要松开重新调整固定压力，注意夹板不要夹伤皮肤或肌肉，扎缚要松紧适宜。

4. 骨折部位弯曲时，如果受伤部位不疼痛，则不需要强行伸展，只要按弯曲形态固定即可。

5. 开放性骨折，要注意伤口止血，并用纱布包住后再上夹板。

6. 锁骨骨折一侧折断时，用大悬臂带即可。两侧均折断者，可用丁字形夹板贴于背后，在两肩及腰部扎缚。

7. 大腿骨折固定时，将伤患的伤腿拉直，夹板长度上至腋窝，下过脚跟。两块夹板放于大腿内、外侧；用绷带或三角巾缠绕固定。

8. 小腿骨折取长短相等的夹板（从足至大腿）两块，放在伤腿内外侧，自大腿至踝部分段扎几道。

9. 脊柱骨折情况较重，应轻巧平稳地在保持脊柱安定状况下，将伤患移至硬板担架上，用三角巾固定后，及早转运，要在伤患的腹部及胸部加垫，固定不使移动，以免加重损伤。

10. 上臂骨折用两块适合的夹板在断骨内外侧上下两头扎缚固定，然后屈肘 90°角作小悬臂。

11. 前臂骨折用夹板两块，在前臂掌背侧上下两端扎缚固定，并屈肘 90°角作小悬臂。

12. 为肱骨骨折伤患固定时，让患者手臂呈屈肘状，用两块夹板固定，一块放于上臂内侧，另一块放在外侧，用绷带固定。如只有一块夹板，则夹板放在外侧加以固定，用三角巾悬吊伤肢。

13. 开放性骨折伤患要先止血，再用厚厚的纱布包裹，最后再将夹板用伸缩绷带固定好。

注意事项

1. 除非现场环境对伤病者或救护员有生命威胁，否则切勿移动骨折部位或尝试将骨折部位复位。

2. 脊柱骨折要将伤员平抬平放在硬板上再给予固定。千万不能用帆布、绳索等软担架运送，一定要保持脊柱挺直位置，更不能扶持伤员试图行走。

3. 有出血时应先止血和消毒包扎伤口，然后固定骨折。如出现休克或呼吸、心搏骤停时，应立即进行抢救。

4. 上肢固定时，肢体要弯着绑屈肘状，可将伤肢固定于躯干；下肢固定时，肢体要伸直绑，可将伤肢固定于另一健肢。

5. 开放性骨折处理时要在骨折两边施加压力止血。用敷料遮盖暴露的断骨，以防感染。用大量敷料垫在骨折处两边，并用绷带固定。可按一般性骨折的包扎处理。在处理开放性骨折时，局部要做清洁消毒处理，用纱布将伤口包好，严禁把暴露在伤口外的骨折端送回伤口内，以免造成伤口污染和再度刺伤血管与神经。

6. 固定用的夹板不应直接接触皮肤。在固定时可将纱布、角巾、毛巾、衣物等软材料垫在夹板和肢体之间，特别是夹板两端、关节骨头突起部位和间隙部位，可适当加厚垫，以免引起皮肤磨损或局部组织压迫坏死。

7. 对四肢骨折固定时，应先捆绑骨折端处的上端，后捆绑骨折端处的下端。如捆绑次序颠倒，则会导致再度错位。

运护的方法

在急救过程中，和心肺复苏、止血、包扎等急救技术比起来，搬运、护送似乎是一个简单没有技术含量的环节，可事实并非如此。比如在火灾、车祸、地震等现场，如果没有及时将伤患运护到安全地带，伤患甚至急救员本身都随时面临着危险；此外，在日常急救中如果运送不当，就很有可能使不少已被急救处理较好的病人在运送途中加重病情加重、恶化，使之前环节的所有努力都前功尽弃。所以说，学会正确安全地转移伤患，使受伤患脱离危险区，将伤患平稳、快捷地运送到医院是一项必备的急救技术。

运送原则

送伤病者时应考虑的因素：寻找帮手、现场环境的安全性及稳定性、伤病者的伤势、救护员的数量、可运用的器材、沿途的地势及道路环境。

在伤者需要搬动的情况下，急救人员必须严格按照下面的步骤来搬动伤者：

1. 靠近伤者。

2. 两脚分开，保持平稳站立。

3. 双膝弯曲，半蹲，不要弯腰。

4. 背部及头部挺直，自然姿势。

5. 双手紧紧抓住伤者身体。

6. 双腿（而不是背）用力，将伤者背起，同时用肩膀支撑住伤者的身体。尽量将伤病者的重心贴近救护员的身体。用全手以增强抓握之力。

7. 如果伤者身体向下滑，就让其轻轻滑落在地上，以免对伤者造成进一步伤害。

8. 不要阻止伤者下滑，否则可能会弄伤你的背；不要试图单独搬动体重过重的伤者，如果能获得帮助的话，最好几个人一起搬动伤者，可以避免对伤者造成额外的伤害。

运送工具

对伤患的搬运方法可分为徒手搬运和用器材搬运两种，在一般情况下，对怀疑脊椎受伤或肢体骨折伤病患者都应该选择使用器材搬运，可以使伤患较为舒适，保护性更强也更稳固。

担架是运送伤患最常用的工具，种类很多，如折叠楼梯担架、折叠铲式担架、漂浮式吊篮担架等。但事实上很多时候在急救现场并没有专业的担架供急救员运送伤患，所以急救员应该就地取材，学会制作临时担架：

1. 用木棍和外套制作担架

拿 2～3 件夹克衫或外套及 2 根坚固的木棍，将外套拉链拉好，使衣里向外翻转，两袖在内面，将两根木棍分别从袖子中穿过即完成。

2. 用木棍和毛毯制作担架

打开毛毯，将其折叠三分之一，以一木棍贯穿折处，并使木棍的两头均露出于毯外，再将另一木棍压在折好的毛毯上，翻转毛毯长的一端，覆盖此木棍，并使其比另一木棍长出 2 寸即可。

普通伤员搬运的方法步骤

1. 单人徒手搬运方法

（1）扶持法。此法适用于搬运伤病较轻但不能行走的伤员，如头部外伤、锁骨骨折、上肢骨折、胸部骨折和头晕的伤者。扶持时救护者站在伤者一侧，将其手臂放在自己肩或颈部，一手拉病人手腕，另一手扶住病人腰部行走。

（2）背负法。适用老幼、体轻、清醒的伤患者，更适用于搬运溺水病人。救护者背朝向伤员蹲下，让伤员将双臂从担架员肩上伸到胸前，两手紧握。担架员抓住伤员的大腿，慢慢站起来。如病人卧于地上不能站立，则救护者躺于病人一侧，一手紧握伤员肩部，另一手抱起伤员的腿用力翻身，使其负于自己背上，慢慢站起来。对胸、腹受伤的病人不宜采用此法。

（3）拖行法。适用于体重体型较大的伤患者。自己不能移动，现场又非常危险需要立即离开时，可用此法。非紧急情况下，勿用此种方法，以免对伤者造成另一次伤害，加重伤势。救护者抓住伤员的踝部或双肩，将伤员拖出现场。如伤员穿着外衣，可将其纽扣解开，把伤员身下的外衣拉至头下，这样拖拉时，可使伤员头部受到一定保护。拖拉时不要弯曲或旋转伤员的颈部和后背。

（4）抱持法。适用于不能行走的伤者，如较重的头、胸、腹及下肢伤或昏迷的伤者。抱持时救护者蹲于病人一侧，一手托其背部，一手托其大腿，轻轻抱起病人，病人（神志清醒者）可抱住救护者的颈部。伤员如有脊柱或大腿骨折，禁用此法。

（5）侧身匍匐搬运法。施救者侧身，患者侧身朝外，头部和肩部放在施救者的一只腿上，患者的右臂绕至左胸前，施救者用左手握住患者的右臂，匍匐前进。

2. 双人徒手搬运法

（1）椅托法。适用体弱而清醒的伤患者。两名救护者面对面蹲在伤员的两侧，分别将靠近伤员一侧的手伸到伤员背后握住对方的手腕。各自将另一只手伸到伤员的大腿中部，握住对方的手腕。同时站起，行走时同时迈出外侧的腿，保持步调一致。

（2）拉车法。适用于将意识不清的伤患移上椅子、担架或在狭窄地方搬运。一人蹲在伤病员身后，两手插到伤者腋下将其抱在胸前，一人蹲在伤者脚部，用双手抓住伤者的两膝关节，慢慢抬起伤者。

（3）椅子法。使病人坐在椅上，一人在后抬靠椅背部，另一人在前抬椅脚。

3. 三人徒手搬运法

三人同侧运送：适用于脊柱骨折的伤者。三名（或四人）救护者站在伤员未受伤的一侧，分别在肩、臀和膝部。同时单膝跪在地上，分别抱住伤员的头、颈、肩、后背、臀部、膝部及踝部。救护者同时站立，抬起伤员，齐步前进，以保持伤员躯干不被扭转或弯曲。

三人异侧运送：两名救护者站在伤员的一侧，分别在肩、腰、臀部、膝部，第三名救护者可站在对面，伤员的臀部，两臂伸向伤口员臀下，握住对方担架员的手腕。三名急救员同时单膝跪地，分别抱住伤员肩、后背、臀、膝部，以后同时站立抬起伤员。

4. 担架搬运法

按救护搬运的正确方法将伤者轻轻移上担架，搬运时要将病者固定于担架上，病患的头部向后，足部向前，以便后面抬担架的救护者观察伤者的变化，抬担架人的脚步、行动一致，向高处抬时，前面人要将担架放低，后面人要抬高，以使病者保持水平状态；下台阶则相反。一般情况下伤员多采取平卧位，有昏迷时头部应偏于一侧，有脑脊液耳漏、鼻漏时头部应抬高 30 度，防止脑脊液逆流和窒息。

5. 几种特殊伤的搬运方法

（1）颈椎骨折的搬运。3～4 人，搬运方法同脊柱骨折。首先要有专人牵引，固定头部，然后一人托肩，一人托臀，一人托下肢，动作一致抬放到硬板担架上，颈下必须垫一小垫，使头部与身体成直线位置。颈两侧用沙袋固定或用颈托（临时颈托也可），肩部略垫高，防止头部左右扭转和前屈、后伸。

（2）胸、腰椎骨折的搬运。平托的部位与搬运颈椎骨损伤者时一样，只是不需要专人保护伤员头部。伤员仰卧时，在其腰部加垫；如背部有伤口，则让其取俯卧位，并在其两肩及腹部加软垫。

（3）骨盆骨折搬运。应使伤员仰卧，两腿髋、膝关节半屈、膝下垫好衣卷，两大腿略向外展、用 1～2 条三角巾折成宽带，围绕臀部和骨抛，在下腹部前面的中间打结。用另一条三角巾折成宽条带围绕膝关节固定。用三人平托放在木板担架上搬运。

（4）开放性气胸搬运。首先应严密地堵塞伤口，用三角巾悬吊固定伤侧手臂，再用另一条三角巾围绕胸部加以固定。搬运时伤员应采取半卧位并斜向伤侧，迅速运送医院。

（5）腹部内脏脱出的搬运。内脏脱出应首先用消毒纱布与腕固定脱出的内脏，搬运时伤员应采取仰卧位，膝下垫高，使腹壁松弛，减少痛苦，同时还应根据伤口的纵横形状采取不同的卧位。如腹部伤口是横裂的，就必须把两腿屈曲；如是直裂伤口就应把腿放平，使伤口不易裂开。

注意事项

1. 如果不得不搬动伤者，急救人员必须首先判断一下伤者伤势的性质和严重程度，尤其是脖子和脊柱部位的伤。如果伤者的头部、脖子、胸部、腹部和四肢等部位受伤，必须用物体支撑住受伤部位再进行移动。如果无法确定（仍然有意识并能自由呼吸的）伤者的伤势严重程度，就按伤者被发现时的姿势来移动伤者。

2. 脊柱骨折的伤员，在固定骨折或搬运时要防止脊椎弯曲或扭转。因此，不能用普通软担架搬运要用木板担架，严禁用一人抬胸、一人抬腿的拉车式搬运。搬运时必须托住伤员的头、肩、臀和下肢，这样不使伤员的脊柱强度弯曲以免造成脊髓断裂和下肢瘫痪的严重后果。

3. 应将受伤者作为一个不能活动的整体来搬动。在搬动受伤者时，要时刻检查受伤者背部和颈部的位置，以避免不协调的移动可能对受伤者造成进一步的伤害。

4. 担架搬运时，伤员的脚在前，头在后以便于观察，先抬头，后抬脚，担架员应步调一致；向高处抬时，伤员头朝前，足朝后（如上台阶、过桥），前面的担架员要放低担架，后面的要抬高，以使病人保持水平状态。下台阶时相反。担架员应边走边观察伤员情况，如神志、呼吸、脉搏。病情如有变化，应立即停下抢救，先放脚，后放头。伤员用汽车运送时，担架要固定好，防止在起动、刹车时碰伤。夏天要注意防暑、冬季要预防冻伤。

气道梗塞救治法

呼吸气道的机械性阻塞，其实就是我们平时说的被哽住了，主要是因为呼吸道吸入异物所导致的。气道是外界气体进出体内的必经之道，由于气管吸入异物进入气道，使得呼吸通道堵塞，引起通气障碍，导致窒息，严重者甚至立即死亡。因此，气道异物的梗塞急救应引起我们重视，学会相应的救治方法。

气道梗塞的原因和症状

1. 引发原因

（1）饮食不慎。成年人大多发生在进餐时，因进食急促、过快，尤其是在摄入大块的，咀嚼不全的食物时，若同时大笑或说话，很易使一些肉块、鱼团、菜梗等滑入呼吸道。

（2）酗酒。大量饮酒时，由于血液中酒精浓度升高，使咽喉部肌肉松弛而吞咽失灵，食物团块极易滑入呼吸道。

（3）个别老年人因咳嗽，吞咽功能差，或不慎将假牙或牙托误送入呼吸道。

（4）婴幼儿和儿童有口含异物的习惯，且因防御咳嗽力弱，反射功能差，当小儿口中含物说话、哭笑、打闹和剧烈活动时，容易将口含物吸入气管内引起气管阻塞，导致窒息。

（5）昏迷病人，因舌根后坠，胃内容物和血液等返流入咽部，也可阻塞呼吸道入口处。

（6）企图自杀或精神病患者，故意将异物送入口腔而插进呼吸道。常见的呼吸道异物有糖果、话梅、果冻、花生米、药片、西瓜子以及纽扣等。

2. 症状表现

（1）特殊体征。当异物吸入气管时，伤患会突然地刺激性咳嗽、反射性呕吐、声音嘶哑、呼吸困难。由于异物吸入气道时感到极度的不适，伤病人常常不由自主地以一手呈“V”字状地紧贴于颈部，以示痛苦和求救。这成为一个特殊典型的体征。

（2）呼吸道部分阻塞。伤病人有咳嗽、喘气或咳嗽弱而无力，呼吸困难，吸气时带有高声，梗塞患者手呈“V”体征，面色出现青紫，发绀。

（3）呼吸道完全阻塞。进而不能说话，不能咳嗽，不能呼吸，面色灰暗，发绀，失去知觉，昏倒在地，严重者会因窒息而失去生命。

昏迷患者在呼吸道被打开后，仍无法将空气吸入肺内。

对成人的急救方法

1. 腹部冲击法。即海氏急救法，是指 1974 年美国医生海曼发明的一种简便有效地解除气道异物阻塞的急救方法。腹部冲击法的原理是在上腹部猛推，以抬高膈肌而使得空气由肺内压出，如此产生人工咳嗽，将阻塞气道的异物排出。为了清除气道内的异物，必要时可多次重复这个推动的动作。

2. 自救腹部冲击法。本法适用于不完全气道堵塞的、意识清醒的、当时又无他人在场相助且打电话又困难，不能说话报告情况之下的患者。首先，用自己的一只手握空心拳，拇指侧置于腹部脐上两指、剑突下处；然后用另一手紧握住此拳，双手同时快速向内、向上冲击 5 次；注意每次冲击动作要明显分开；或者还可选择将上腹部压在坚硬物上，如桌边、椅背和栏杆处，连续向内及向上冲击 5 次；一般经过上述两种方法冲击 4～6 次，即可将气管中的异物排出。

3. 病患立位或坐位时的腹部冲击法。本法适用于气道堵塞不完全或完全并且意识清醒的患者。首先，救护员站在病人的背后，用双臂围抱病人的腰部并准备好一只手并握拳；拳头的拇指一侧对着病人的上腹部，即剑突与脐之中点的位置；另一只手抓住拳头，突然向上快速猛推，压入病人上腹部；重复连续推击，直到异物从气道排出或病人意识丧失。应该注意，救护员实施每一个新的猛推动作，应是不连贯的、顿击的动作，试图以此使异物排出来。

4. 病患卧位时的腹部冲击法。本法适用于气道堵塞不完全或完全并且神志已丧失的患者，或者救助者因手臂短而围不住清醒病人的腰时也可采用此法。将伤者置于仰卧位；救护者骑跨在伤者两大腿外侧；用一只手的掌根平放其腹部正中线，脐上方两横指处，不要触及剑突。另一只手直接放在第一只手背上，两手重叠；两手合力快速向内、向上冲击伤者的腹部，连续 5 次；检查口腔，如异物已经被冲击，迅速用手取异物方法取出。

5. 胸部冲击法。此法适用于不方便使用腹部冲击法进行急救的气道异物阻塞病人，例如妊娠后期、明显肥胖的病人。

6. 病人立位或坐位的胸部猛推法。本法适用于神志尚清醒的妊娠后期、明显肥胖的病人。救护者站在伤者的背后，两臂从伤者腋窝下环绕其胸部；一手握空心拳，将拇指侧置于伤者胸骨中部，注意避开肋骨缘与剑突；另一只手紧握此拳向内及上冲击 5 次；重复进行，检查异物是否排出。

7. 病人卧位时的胸部冲击法。本法适用于神志不清的妊娠后期、明显肥胖的病人。救护者将伤者放置好仰卧体位，并骑跨在伤者两大腿外侧；胸部冲击手的定位与胸外心脏按压的位置相同，即手掌根部置于胸部下部的一半儿；两手的掌根重叠；快速冲击 5

次，每次冲击间隔均要明显分开；检查异物是否排出；密切观察呼吸、心跳，重复数次；如呼吸心跳停止，立即施行心肺复苏。

对婴幼儿的急救方法

1. 背部拍击法。本法适用于意识清楚的患儿。首先打开患儿的气道，掏取异物，取出可见的异物。如无效，让婴儿俯卧位，面朝下，骑跨在救助人员的前臂上，同时用手掌将其后头颈部固定，头部低于躯干；救助者前臂支在大腿上，以支持婴儿。用手掌根部在婴儿双肩之间拍击背部5次；再探看能否取出异物，若没有再拍击患儿背部5次或用胸部推击法。

2. 胸部推击法。本法适用于意识清楚的患儿。让患儿呈仰卧位或在拍背后，仔细地托住婴儿头颈部，旋转成仰卧位，放在救助者大腿上，头部低于身体在患儿两个乳头连线、胸部下部一半儿的位置或在剑突上大约一指的地方，进行5次快速胸部推压；打开患儿口腔，检查被排出的异物，并用小指掏取出来，若阻塞物未能咳出，重复背部拍击法和压胸法动作多次。

3. 腹部冲击法。本法适用于气道不完全阻塞、年龄稍大的患儿。首先，救护者上身前置将患儿骑坐在自己的腿上，双手环抱患儿；让患儿头部略低，冲击部位在患儿腹部脐上两指处；救护者用双手示、中指在定位的部位冲击性地压迫4次；检查患儿口腔，如异物排出，将婴儿头转向一侧，救护员一手将婴儿口腔轻轻打开，另一手小指由口角一处将异物勾出；若阻塞物未能咳出，重复腹部冲击法动作多次。

注意事项

1. 救护者在实施腹部冲击时定位要准；不要把手放在胸骨的剑突下或肋缘下。

2. 对患者进行腹部冲击时要注意不要胃反流导致误吸。

3. 腹部冲击法虽卓有成效，但也可产生并发症，如肋骨骨折、腹部或胸腔内脏破裂或撕裂等。所以说，除非必要时，一般不随便采用此法。如果患者呼吸道部分梗阻，气体交换良好，就应鼓励患者用力咳嗽，并自主呼吸；如患者呼吸微弱，咳嗽乏力或呼吸道完全梗阻，则立刻使用此手法。在使用本法成功抢救患者后应检查患者有无并发症的发生。

4. 预防食物和异物卡喉，可采取以下措施：将食物切成细块、充分咀嚼；口中含有食物时，应避免大笑、讲话、行走或跑步；不允许儿童将小的玩具放在口中。有假牙者和饮酒后进食者要特别注意气道梗塞的可能。

排痰法

许多患有肺化脓性类疾病的患者常常被脓液痰液所困扰，如果不能及时排出体外甚至有生命危险。尤其是在严冬，慢性支气管炎、肺气肿等肺病进入高发复发期，危险也大大增加。因此，家中有肺病患者的人应该掌握一些排痰液的方法，如背部排震法、饮水法、蒸气法等。这里介绍几种排痰液的方法。

1. 背部拍震法。在病人的背部覆盖一条毛巾，用空心拳拍打病人的背部5～10分钟，让病人用力咳嗽将痰液排出。此法是通过震动，使粘在气管、支气管上的分泌物脱落下来，从而让病人咳出来。

2. 紧急除痰法。此法适用于重度慢性支气管炎伴肺气肿的老年人。当患者突然被一口黏稠痰堵住喉部发生痰阻时，应立即用牙刷柄或筷子等物压住舌头，再用手帕或小毛巾包住另一手示指，伸向患者咽部将痰掏出。

3. 叩背排痰法。具体做法是：协助患者坐位或侧卧位；将臀部垫高15°左右，头部略低或去掉枕头。拍背操作者应五指并拢呈弓形，用中等以患者能承受为宜的力量、以腕关节的力量，以每分钟40～50次频率、由下至上、由外至内叩击患者背部。同时指导患者深吸气后用力咳痰。咳嗽时嘱患者身体略向前倾，腹肌用力收缩、在深吸气后屏气3～5秒再咳嗽，重复数次。咳嗽后注意心律，有无低氧，听诊呼吸音。如果心率增加每分钟20次，喘息、低氧，则应暂缓咳痰，并予以吸氧。

4. 体位排痰法。体位排痰法是根据肺部病变的不同部位，采取相应的固定体位，置病变于肺门平面以上，借助脓液的动力作用，使脓腔中的脓液流进支气管，通过咳嗽动作将脓液排出体外。适用于肺炎、痰多的病人、老年人、意识模糊的病人、咳嗽无力的人。

(1) 病变在左上叶后段，让患者取俯卧位，上半身向上转 1/4，右臂后伸，用三个枕头使头部及肩部抬起。

(2) 病变在下叶后基底段，先在床边地上放垫单及枕头，患者横卧，前臂依地板上的枕头，双腿搁床上，躯干前倾 45°；或取俯卧，腹下放枕头，床尾抬高 45～50 厘米。

(3) 病变在下叶基底段，让患者仰卧，腰下垫枕头，使腹肌松弛，床尾抬高 45～50 厘米。

(4) 病变在下叶尖段，让患者俯卧，腹下垫枕头。

(5) 病变在左下叶基底段，让患者右侧卧，垫枕以保持脊柱平直，右肩依枕头之上，床尾抬高 45～50 厘米。

(6) 病变在右上叶后段，让病人俯卧，向右侧转 1/4，左臂向后方伸展，头部及腹侧用枕头支持。

(7) 病变在上叶前段，让患者仰卧，腰下垫枕头，以助腹肌松弛。

(8) 病变在左上舌叶，让病人仰卧，向右侧转 1/4 左侧上位，屈腰以松弛腹肌，床尾抬高 30 厘米，拍击患区胸壁促使分泌物排出。

(9) 病变在右中叶，同舌叶，但须以右侧上位及床尾抬高 30 厘米。

此法应在医生指导下进行，根据病变发生的部位，取既有利于排痰，又能使病人耐受的体位。但需要注意的是，饭后排痰易引起恶心、呕吐等症状，所以此法宜在早晚空腹时进行。此外，体位排痰法并不适用于高龄或极度虚弱者，呼吸困难或伴有高血压、心力衰竭、大咯血等疾病患者。

备好紧急急救箱

在日常生活中，我们经常会遇到一些突发状况，最常见的是身边有人突然发病，或者因为意外事故使身体造成创伤。这些突发情况让我们手忙脚乱，有的病人因抢救不及时而死亡。如果我们懂得一些急救的常识，及时采取一些急救措施，会减轻病情，甚至可为医护人员挽救病人的生命赢得宝贵时间，但这不仅依赖于我们所掌握的急救方法，也常常需要专业的急救工具的辅助，这时候，急救箱在抢救时会发挥重要作用。

急救箱内物品的准备会因为持有者所处环境、用途的不同而有所变化，但最重要的是，急救箱的放置位置一定要便于取得，急救箱内的物品一定要井然有序，这样使用者才可以在紧急情况下，迅速、准确地在特定位置找到所需的特定物品。

急救箱小清单

外用酒精
灭菌肥皂或溶液
棉棒
碘酒
灭菌纱布
清洁湿巾
止痛药（阿司匹林或对乙酰氨基酚）
止泻药
通便剂
晕车药
镊子
黏性外敷胶带
黏性护创胶带盒

灭菌纱布
末端圆钝的剪刀
体温表
创可贴
橡胶手套
手电筒
夹板和绷带
紧急电话号码清单
一次性口杯
硝酸甘油
急救手册

急救箱小提示

1. 根据旅行目的地，也应该带上下列一些东西：净水消毒用药片、体温表、防晒霜、防蚊虫叮咬药膏、局部抗感染药物、吸收摄入有毒物质的活性炭、苏打水（碳酸氢钠）、小瓶氨水、抗生素、口服液体袋、国际防疫证明、火柴盒或打火机、手电筒等。

2. 旅行用急救箱要轻巧结实，放在干燥阴凉的地方（不要放到车窗下或帆布背包上部这些地方）。要额外多带一些药品以备行李丢失。同时还要带上药物的处方以及病历，以备在通过海关检查时使用。

3. 旅行尤其是出国旅行时，家中常用的药物可能在当地很难买到或是药名不同，所以应根据自身的身体情况准备好一定剂量的可能会服用的药品。

4. 在旅行中，如果配戴眼镜，那就要多带一副替换的。最好是佩戴一副合适的太阳镜；如有特殊健康问题（如放置了心脏起搏器、糖尿病、需要透析等），最好带齐详细的医疗数据、健康卡以及所需要的药物；如果对某种药物过敏，用备忘录详细地记下并带在身边。

5. 要牢记驾车时不适于服用某些影响情绪或者让人困倦的药物，如抗组胺药、肌肉松弛剂、某些精神病药物和一些止痛药。

6. 如果有条件，灭菌纱布应准备 4 厘米×4 厘米、10 厘米×10 厘米两种，将其分装成用于清洁伤口和敷于伤口两类。

7. 汽车急救箱内应备有清洗伤口用的生理盐水或双氧水，以防找不到自来水。

8. 汽车中还应预备一条隔热垫或保温毛毯，以在汽车出事故或抛锚在野外时气温偏低时用来御寒保暖。

9. 某些单位（尤其是有危险品的工厂或车间），除上述必备物品外，最好准备担架、氧气、缝合设备、气管插管、注射器、皮下注射针头、固定骨折的夹板、止血钳、矫形围领、冷热敷布、热水袋或冰袋、用于排出分泌物的吸管、盛放灭菌物品的托盘、听诊器、鼻胃探针以及某些严格限定急救用药物。

10. 工作场所的急救箱内放置的物品应与该单位的人数及他们所面临的风险级别相适应。在事故发生率比较高的单位应有放置急救箱专用的地点，负责急救的人员应接受过专业训练。同时，急救箱中还应备有突发性疾病的治疗药物，并由专业人员负责使用。

第二章

家庭急救

家庭急救的意义

我们都知道，危险在任何情况下都可能出现。孩子在学校上课，就可能因为活动过多出现摔伤；老人出门散步会友，也可能路上有什么磕碰导致骨折；自己上班，也说不定就有什么头疼脑热的；即便是一家人好好吃顿饭，也说不定就消化不良了。这当然不是要我们谨小慎微，草木皆兵。而是说，我们应该有应对的办法。学会了这些办法，就可以随时随地应对危险，解救我们自己或者他人。那么这些方法是什么呢？就是家庭急救。

对于突发的疾病和伤害，如果处理不当，往往会使小伤、小病变成重伤、大病。如果懂得一些急救与护理的基本知识，当身边的人发生意外时，就能有条不紊、分秒必争地加以救治与护理。正确的施救是避免造成伤者更大损伤的关键。它可以帮助伤者维持生命，促进恢复，保证伤员的生命安全。但是，错误的方法会延误治疗，甚至造成二次伤害，给伤者和家庭带来不可弥补的损失。家庭急救就是在遇到突发急症、意外和灾难时，采取有效、快速的急救措施，进行自救和互救。如果我们每一个人掌握了基本的家庭急救知识和技术，在危急时刻就不会束手无策、手忙脚乱，而能争分夺秒有条不紊地对家人进行施救，所以说，懂得家庭急救，就拥有了保护家人，挽救家人生命的能力。

消除家中危险因素

现实生活中，其实有很多意外伤害就发生在我们认为最安全的家里，比如失火、煤气中毒、触电、外伤等，每一种致命伤害都源于平时不经意造成的隐患，所以在日常生活中，应及时消除家中潜在的危险因素，防患于未然。

1. 居室内和楼道里不堆放易燃杂物，防止火灾的发生。

2. 离开家时关闭家用电器的电源，防止电器短路或温度过高引起火灾。

3. 做完饭或长时间离家外出，要检查是否关闭了厨房中的煤气开关，防止煤气泄漏。

4. 不要把有毒液体装在饮料瓶里，以免孩子误饮中毒。

5. 药品、清洗剂、热水瓶、剪刀、刀具、缝衣针、刚用过的熨斗等要放在儿童接触不到的地方，以免儿童不慎中毒、烫伤、切割伤、刺伤等。

6. 儿童在玩耍、跑跳的时候，嘴里不要含着糖块、笔帽、玻璃球、果冻等小物件或食物，以防进入气管，造成窒息；也不要让婴幼儿玩塑料袋，以防蒙住头、遮住口鼻，阻碍呼吸。

7. 刚会翻身的婴儿睡觉时，成人要加强看护，以免婴儿翻身成俯卧位时口鼻被枕头蒙住，导致窒息。

8. 家中电源插座要安装电源安全保护锁，以防止宝宝碰触或将异物插入插座孔，从而防止触电。

9. 家中电器不用时要放在儿童触摸不到的地方或者关闭电源，如电风扇，儿童可能会因为好奇将手伸人保护罩内，容易造成手指损伤。

10. 应该在家中每扇门上安装上门卡、门挡等，使用门卡可以防止门关上，而使用门挡则可以固定门的位置，不让门随意晃动。因为风大或者宝宝好奇玩门时，很容易夹到手或胳膊。

11. 家中的家具边缘应该贴上防撞条、防撞贴，如墙角及桌角边沿等。防撞条的材质一定要柔软，让儿童在撞上时减轻冲击力，减少伤害。

12. 烹制油炸食品，要预备锅盖及大块湿毛巾，一旦起火，可以用来灭火；不要向油锅上泼水；炉灶要经常检查、清洗，确保操作正常。此外，炉旁不应放置易燃物品，更不要张挂窗帘、布块、塑料袋等。

13. 密封容器（如奶瓶）或鸡蛋切勿放进微波炉加热，否则可能发生爆炸。万一着火，应立刻截断电源。不要打开微波炉，应待火焰自动熄灭。

14. 如果浴室地面是滑溜溜的，应铺上浴室专用的橡胶垫，或黏上防滑的添加材料，以防滑倒；在浴缸旁的墙上装设扶手，对上了年纪的人以及一些浸浴后站起时会头晕的人，尤其有用。

15. 不要把小孩儿独自留在浴缸或浴盆里。如必须暂时离开，须把小孩也带出来，用毛巾包裹，以免着凉。

16. 洗衣机门要经常保持关闭，避免小孩儿伸手进内接触机件。

17. 如在浴室、厕所的门装插销，位置要高些，以免小孩儿触摸，把自己反锁在里面。钥匙也得收起来。

18. 不要把漂白剂或以漂白剂为主的洗涤剂和其他厕所清洗剂混合，否则可能产生有毒气体。

19. 电灯和其他电器的电源软线不可随地散布，以免把人绊倒。电线也不可藏在地毯下面，否则可能过热，引起火灾。

20. 家中的地毯要平，不可有翘曲，而且要固定在地板上；磨破了就得修补。木地板要用防滑地蜡。

21. 客厅如放置大型金鱼缸，应有盖子，以防儿童溺水。

22. 窗帘、百叶窗的拉绳要小心缚好，以免小孩儿玩弄，缠绕颈部，引致窒息。

23. 摸黑走动也很危险，尤其是家中有腿脚不便的人容易绊倒，床边应该常备小手电筒用于照明。容易绊脚的电线或家具要移开。

24. 小孩儿卧室的窗栅要装上安全锁。不要靠窗放置家具，以免小孩儿由此爬上去摔到窗外。

25. 楼梯旁至少要安装一条结实连贯的扶手。如家有老人，梯级两边都应该装上扶手。梯间应有充足光线；梯级扶栏竖杆间距不可太阔，以免小孩儿把头伸进去；也可用木板封住竖杆间所有空隙；不要在楼梯上放置杂物，以免绊脚，同时可以减少摔下楼梯的危险。

26. 玻璃门应装上安全玻璃（韧化或层压玻璃）。普通玻璃一旦打破，碎片可能伤人。如不能装安全玻璃，可贴上韧性透明胶膜，这样玻璃即使破裂，也不会碎成大块割伤家人。

怎样呼叫急救车

当遇到以下危急情况时，要拨打“120”“999”急救电话请求医疗急救服务：

1. 意外灾害，如溺水、雷击、交通事故、触电、瓦斯爆炸、烧烫伤、塌方及意外创伤等。

2. 急性中毒，如药物中毒、食物中毒、误服毒药或自杀等。

3. 脑血管病：如病人突然昏迷、丧失意识、恶心呕吐不止等。

4. 突发病症：如不明原因的大出血、大量咯血、便血、尿血等。

5. 严重窒息：如小儿误食异物进入气管而使气道堵塞、鱼刺卡喉或气管哮喘等。

拨打急救电话时，要对接线员说清楚以下信息：

1. 事故地点：准确、明了地说明病人所在的具体地址、附近的明显地标等。

2. 具体情况：说明病患的身体情况、病因或事故原因等，如出血、急性中毒、交通事故等。

3. 联系方式：讲清呼救人的姓名、现用的呼救电话号码，随时保持电话畅通，以便联系。

在急救车还没到之前最好在救护车的必经之路留个人等候，以便及时给医务人员带路，争取更多的抢救时间。

如果急救车的必经之路上有杂物堆积，要尽量移除障碍物，如胡同、楼梯、走廊上影响急救车进出和病人搬运的杂物暂时搬掉，以节省时间，尽快将病人转移到急救车上送往医院。

带好病人的病历卡，如病人可能住院，则需带好其内衣、牙膏和其他生活必需品；

再次呼叫，当呼救 20 分钟后仍不见救护车到来，可再次向急救中心询问。

其他事项请参照第一章“如何拨打‘120’医疗急救电话”一节内容。

急救人员到来之前应该怎样做

当我们身边有急需救助的病患时，并非拨打一个急救电话就可以放心了。众所周知，创伤急救的黄金时间是伤后 1 小时内，猝死急救的最关键时间是心跳、呼吸停止后的 4 分钟内。如果坐等救护车的到来，一些危重病人的病情即会加重、恶化，甚至死亡。因此，在呼救的同时，家庭人员就应给自己的亲人做必要的急救，在救护车到来之前，先利用所学的急救知识尽己所能，积极施救，一直要坚持到救护人员或其他施救者到达现场接替为止，这可提高一些危重病人的生存率。

在专业的急救人员到来之前，我们应该先初步检查病患的脉搏、呼吸、血压、体温、瞳孔和角膜反射的改变等生命体征，以判断病人的病情轻重和危急程度。

呼吸、脉搏、体温、血压四大生命体征是维持机体正常活动的支柱，学会判断它们的正常和异常，应该是每个人的必备知识和技术。急救人员对四大生命体征进行认真观察，做出正确判断，有利于辨别疾病的安危以及采取针对性的抢救措施。关于如何判断病患的生命体征，将在下面的章节详细说明。

如何判断病患是否有呼吸和心跳

测量标准

人类通过呼吸活动呼出二氧化碳并摄取新鲜氧气。一旦呼吸停止，大脑和其他脏器就会低氧，威胁生命。一般认为，成人的正常的呼吸频率为每分钟 12～20 次。但年龄不同，呼吸频率也不同。新生儿的呼吸频率应该为每分钟 40～50 次；1 岁以内的小儿呼吸频率应该为每分钟 30～40 次；2～3 岁的小儿呼吸频率应该为每分钟 25～30 次；4～7 岁的小儿呼吸频率应该为每分钟 20～25 次；7 岁以上的小儿同成年人。

成人的呼吸频率在每分钟 12 次以下为呼吸减慢，超过每分钟 24 次为呼吸增快。呼吸减慢常见于代谢率降低、麻醉过量、休克以及明显颅内压增高等；呼吸增快主要见于肺炎、肺栓塞、胸膜炎、支气管哮喘、充血性心力衰竭、代谢亢进以及神经精神障碍等。另外，情绪变化可影响呼吸频率。因此，测定呼吸频率时，要注意转移病人的注意力，可以在摸脉搏的同时测定其呼吸频率。一般测 15 秒钟，再乘以 4，每日应记录 3～4 次。正常呼吸节奏应该是规整的。一旦发现病人的呼吸过快、过慢甚至骤停等频率异常情况，应及时找出原因并就医。

判断方法

迅速让病人仰卧，解开病人的衣领，急救员一手放在病人前额上使其头部后仰，另一手的示指与中指抬高病人的下颌，采用看、听、触摸、感觉的方法来判断呼吸是否停止。

1. 看。急救员耳朵贴近病人口鼻处，头部侧向病人胸腹部，眼睛观察胸、腹起伏情况。呼吸停止者的胸、腹部没有起伏活动。

2. 听。急救员在病人口鼻处听呼吸道有无气流响声。

3. 摸。触摸病人的颈动脉看是否搏动，颈动脉在喉结旁约 2 厘米处，可触摸单侧，力度适中，用 10 秒时间触摸进行快速判断。

4. 感觉。急救员以自己面部接触病人口鼻，感觉有无气体排出。

急救措施

心搏骤停是指心脏搏动突然停止，呼吸、心搏骤停就是指心脏和肺停止活动，血流失去心脏的泵动力，不能自然地流出和流入心脏，从而全身器官和组织的血液供应和氧气供应随之停止，造成各种器官损伤甚至死亡。呼吸、心搏骤停常常具备不可预测性和突发性，一旦发生心跳、呼吸骤停，需要及时专业的救援才能使病人转危为安。

在进行呼救后，迅速将病人摆放成仰卧位，直接放在地面或硬床板上。开始进行心肺复苏术：

1. 开放气道。急救员将一手置于患者前额用力加压，使头后仰，另一手的示指、中指抬起下颌，使下颌角与耳垂连线垂直于地面。1～8 岁儿童头后仰程度为下颌角与耳垂连线与地面呈 60°角，婴儿则呈 30°角。

2. 胸外心脏按压。在病人胸骨正中线的中、下 1/3 段交界处，左右两手重叠，十指交叉扣压在一起，最好采用跪姿，双膝平病人肩部，垂直向下按压，将胸骨按下至少 5 厘米，按照每分钟至少 100 次的频率，先压 30 下，并大声数出来。

3. 口对口人工呼吸（对自主意识丧失者）。保持呼吸道畅通是人工呼吸的重要前提，握紧病人两侧鼻翼，堵住鼻孔，不让漏气，急救员的嘴巴尽量张大，包住患者的嘴吹气，患者的口应略张开，5 秒钟内连吹两口气，但每次吹气之间要松开鼻翼，离开嘴唇，让病人出气。

在心肺复苏实施过程中，胸外按压与人工呼吸要按 30：2 反复交替，每做完 5 个周期要检查评估一次，看病人是否恢复呼吸和心跳，心肺复苏术的实施要坚持到抢救成功或者救护车到达。

如何判断病患是否有脉搏

测量标准

脉搏即动脉搏动，是指在每个周期的心脏收缩与舒张过程中，动脉血管壁的规律性搏动。脉搏在一定程度上可以反映心血管的功能，如心搏的节律性、心率、心室收缩力、外周阻力及动脉管壁的弹性等。

正常人的脉搏和心跳是一致的。正常成人为每分钟 60～100 次，常为每分钟 70～80 次，平均约 72 次/分。脉搏的频率受年龄和性别的影响，婴儿每分钟 120～140 次，幼儿每分钟 90～100 次，学龄期儿童每分钟 80～90 次。老年人较慢，为每分钟 55～60 次。正常人脉率规则、脉搏强弱均等，不会出现脉搏间隔时间长短不一或强弱交替的现象。

临床上有许多疾病，特别是心脏病可使脉搏发生变化。因此，测量脉搏对病人来讲是一个不可缺少的检查项目。中医更将切脉作为诊治疾病的主要方法。脉搏如果跳动得时快时慢，这提示存在心律失常，心脏可能有提前跳动，医学上叫期前收缩（早搏），也可能是心房纤颤，但是最常见的是病态窦房结综合征。病态窦房结综合征是由于窦房结或其周围组织的器质性病变导致其起搏功能及传导功能障碍，产生多种心律失常和多种症状，如乏力、头晕、眼花、失眠、反应迟钝、甚至晕厥等。

另外，运动和情绪激动时可使脉搏增快，而休息，睡眠则使脉搏减慢。成人脉率每分钟超过 100 次，称为心动过速；每分钟低于 60 次，称为心动过缓。

判断方法

脉搏的测量方法有多种，凡身体浅表靠近骨骼的动脉，均可用以诊脉。常用的有桡动脉，其次有颞浅动脉（耳屏前）、颈动脉（颈前气管两旁）、肱动脉、腘动脉、足背动脉（足背正中）、胫后动脉、股动脉等。

诊脉前，病人情绪应稳定，避免过度活动及兴奋；将病人手腕放于舒适位置，检查者以示、中、无名指（三指并拢），指端轻按于桡动脉处，压力的大小以清楚触到搏动为宜，一般病人计数半分钟，并将所测得数值乘 2 即为每分钟的脉搏数。异常脉搏（如心血管疾病、危重病人等）应测 1 分钟。

注意事项

1. 不可用拇指诊脉，以免拇指小动脉搏动与病人脉搏相混淆。

2. 偏瘫病人测量脉搏时应选择健侧肢体。

3. 当人在运动、体力劳动后或情绪激动时，脉搏可暂时增快，当人发热时脉搏也增快。一般是体温每升高 1℃，脉搏每分钟就增加 10～20 次。

4. 摸不到脉搏时，也可能是桡动脉位置变异，走行于腕关节的背侧（反关脉），但一般认为心脏停止了跳动。结合病人的一般情况判断，如果心脏确实停止，必须马上进行心肺复苏。

5. 正常人脉搏节奏快慢是有规律的，如果脉搏忽快忽慢，或者时有时无，则称为心律不齐。要是经常出现这种现象，应去医院检查诊治。

如何测量病患的体温

测量标准

人体温度相对恒定是维持人体正常生命活动的重要条件之一，如体温高于 41℃或低于 25℃时将严重影响各系统（特别是神经系统）的功能活动，甚至危害生命。临床上对病人检查体温，观察其变化对诊断疾病或判断某些疾病的预后有重要意义。

一般来说，人体的温度是相对恒定的，正常人的口腔温度在 36.5～37.5℃之间，腋下较口腔温度低 0.5℃，肛门温度较口腔高 0.5℃。小孩儿的体温调节比成人差，受外界环境的影响也较大，正常时体温可比成人高 0.5℃，所以小孩儿肛温为 37.0～37.8℃也是正常的。正常人在 24 小时内体温略有波动，一般相差不超过 1 度。正常生理状态下，早晨体温略低，下午略高。运动、进食后、妇女月经期前或妊娠期体温稍高，而老年人体温偏低。体温高于正常称为发热，37.3～38℃为低热，38.1～39℃为中度发热，39.1～41℃为高热，41℃以上为超高热。

判断方法

在测量体温时，要根据病人的情况和现实条件采取不同的测量方法，体温正常值也依据不同的测量方法而有所不同：

1. 口测法。先用 76％酒精消毒体温表，将口表的水银端斜放于病人舌下，令其紧闭口唇，牙不咬紧，放置 5 分钟后拿出来读数。口温正常值为 36.3～37.2℃。若剧烈劳动后或刚吃过冷热饮食者，要等 15 分钟以后再用此法。昏迷者及小儿不宜采用口腔内测量法。

2. 腋测法。此法不易发生交叉感染，是测量体温最常用的方法。擦干腋窝汗液，将体温表的水银端放于病人的腋窝顶部，让病人用上臂把体温表夹紧，不要乱动，10 分钟后取出读数。腋温正常值为 36～37℃。

3. 肛测法。多用于昏迷病人或小儿。病人仰卧位，将肛表头部用油类润滑后，慢慢插入肛门，深达肛表的 1/2 处为止，放置 3 分钟后读数。肛温正常值为 36.5～37.7℃。检查时应把持肛表，以免脱落或折断。

注意事项

1. 体温表分为口表与肛表两种。但不论使哪种，每次测量体温后均应将体温表擦净，将水银甩到35℃以下，并浸泡于消毒液内备用。

2. 看体温表数字时，要横持体温表缓缓转动，取与眼等高的水平线位置看水银柱所至的温度刻度。

3. 精神异常、昏迷及幼儿不可用口测法测量体温，测量时应有人在旁守护，并用手扶托，防止体温表被撞碎；对不合作、口鼻手术或呼吸困难者，也不可测口腔温度。进食或面部作热敷或冷敷者，应间隔30分钟后，方可测温。

4. 腹泻、直肠或肛门手术的患者不可用肛测法测量体温；病人坐浴或灌肠后，须待30分钟后方可用肛测法测量。

5. 发现患者的体温和病情不相符合时，可在患者床旁监督测量，必要时，可同时作肛温和口温对照。

6. 若患者不慎咬破体温计而吞下水银时，可立即口服大量牛奶，以延缓汞的吸收，最后排出体外。在不影响病情的情况下，给服大量韭菜等粗纤维食物，使水银被包裹而减少吸收。

7. 切忌把体温计放在热水中清洗或放在沸水中煮，以免引起爆破。

如何测量病患的血压

测量标准

血压指的是血液在血管内所呈现的压力。正常的血压是血液循环流动的前提，血压在多种因素调节下保持正常，从而提供各组织器官以足够的血量，借以维持正常的新陈代谢。血压过低过高（低血压、高血压）都会造成严重后果，血压消失是死亡的前兆，所以说血压数值是一种判断人体状况正常与否的标准。

在有足够的血容量条件下，心脏收缩，射出血液，动脉血压上升，血压上升时所达到的最高值称为收缩压；心脏舒张，动脉血压下降，血压下降所达到的最低值为舒张压。正常人的血压随着年龄的增长而逐渐增高，并且在不同的生理状态下也有一定幅度的波动，例如人在睡眠时血压下降，而活动时血压上升。一般认为正常人安静时的收缩压在90～140毫米汞柱，舒张压在60～90毫米汞柱。如果收缩压大于140毫米汞柱和（或）舒张压大于90毫米汞柱则为高血压。如收缩压低于90毫米汞柱和（或）舒张压低于60毫米汞柱则为低血压。

判断方法

动脉血压的测量有直接测量法和间接测量法两种。

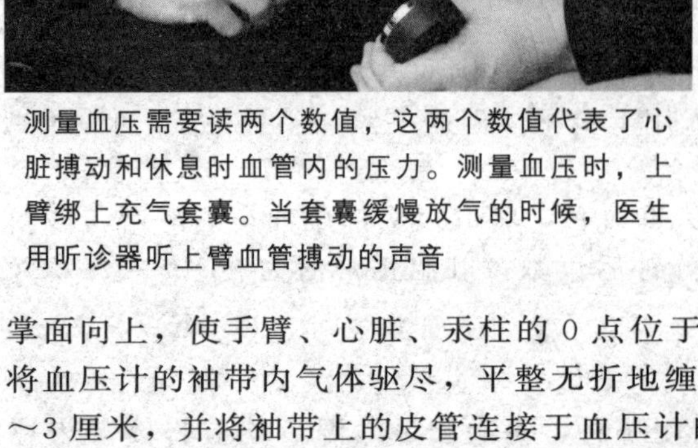

测量血压需要读两个数值，这两个数值代表了心脏搏动和休息时血管内的压力。测量血压时，上臂绑上充气套囊。当套囊缓慢放气的时候，医生用听诊器听上臂血管搏动的声音

1. 直接测量法是一种创伤性的血压测量法，常用心导管插入血管内，尾端接特殊的压力传感器，在X线透视的监控下将心导管送入血管或心腔内，测量血管腔内或心腔内的压力。直接测量法所测得的结果准确，但是有创伤，并需无菌操作，不能多次反复检查。

2. 间接测量法就是我们平时所常用的方法，一般使用的是汞柱式血压计或电子血压计等，主要测量上臂的动脉血压，测量方法如下：

测量前，让病人休息10分钟以上。然后让病人取坐位或平卧位，露出右上臂，衣袖与手臂之间不应过分束缚，伸直肘部，掌面向上，使手臂、心脏、汞柱的0点位于同一水平。之后，开放橡皮球颈部的气门，将血压计的袖带内气体驱尽，平整无折地缠于上臂中部，松紧适宜，袖带下缘距肘窝2～3厘米，并将袖带上的皮管连接于血压计的皮管上。在肘窝摸到肱动脉后，将听诊器

头部放上。测量者握住气球，关闭气门打气，至动脉搏动音消失为止，普通为汞柱上升到160左右（高血压患者应升至200以上），然后打开放气阀，使气囊以每秒钟2～3毫米汞柱的速度放气。注意第一个声音的出现，何时出现变音以及何时声音消失，当听到第一个声音时，应以每搏动2毫米汞柱的速度放气。当搏动声变得清晰有力时，记为收缩压；当听到最后一次声音时（记为舒张压），应继续缓慢放气达到10毫米汞柱以查明是否存在听诊间隙，然后快速放气。分别记录收缩压和舒张压。休息至少30秒后，再重复测量同侧或对侧上肢的血压。

注意事项

1. 血压计要定期检查，以保持其准确性，并应放置平稳，切勿倒置或震荡。

2. 打气不可过高、过猛，用后驱尽袖带内的空气，卷好。橡胶球须放于盒内固定位置，以防玻璃压断，凡水银柱下有开关者，用毕应将开关关闭。如水银柱里出现气泡，应调节或检修，不可带着气泡测量。

3. 如发现血压计听不清或异常时，应重测。使汞柱降至“0”点再测，必要时测双上臂以资对照。

4. 须密切观察测血压者，应尽量做到四定：定时间、定部位、定体位、定血压计。

5. 对偏瘫病人，应在健侧手臂上测量。

6. 防止血压计本身造成的误差：水银不足，则测得血压偏低。水银柱上端通气小孔被阻塞，空气进出有困难，可造成收缩压偏低、舒张压偏高现象。

7. 为了避免血液流动作用的影响，在测量血压时，血压计“0”点应和肱动脉、心脏处在同一水平，坐位时，肱动脉平第四肋软骨；卧位时，和腋中线平。如果肢体过高，测出的血压常偏低；位置过低，则测得的血压偏高。

8. 因为人的血压可受多种因素影响，因此不能凭一次偶然测得血压升高（除非是很高）就得出高血压的结论。通常第一次测量血压大于正常值时，需在以后几天内再次进行重复测量1～3次。不同日期的测量中，有两次血压升高，方可确诊为高血压。

配备家庭急救箱

虽然生活在看似安全的城市里，但我们每一个人都应该有危机意识，要在平时准备好一个家庭急救箱，以备不时之需。而对于普通家庭来说，即使不能拥有一个专业的急救箱，也至少应备齐下列物品：

酒精棉：用来给双手和急救工具消毒。

棉花棒：用来清洗面积小的出血伤口。

手套、口罩：可以防止施救者被感染。

0.9%的生理盐水：用来清洗伤口。

消毒纱布：用来覆盖伤口；绷带：绷带具有弹性，用来包扎伤口，不妨碍血液循环。

三角巾：可承托受伤的上肢、固定敷料或骨折处等。

安全扣针：固定三角巾或绷带。

胶布：固定纱布或绷带。

创可贴：覆盖小伤口。

圆头剪刀：圆头剪刀比较安全，可用来剪开胶布或绷带，必要时，也可用来剪开衣物。

钳子：钳子可代替双手持敷料，或者夹去伤口上的污物等。

手电筒：在漆黑环境下施救时，可用它照明，也可为晕倒的人做瞳孔反应。

哨子：遇到紧急情况时可以呼救。

除了上述物品之外，常用药也是必不可少的，如云南白药、解热镇痛药、抗生素、口服补液盐、葡萄糖粉、氯苯那敏等抗过敏药、医用酒精或碘酒等；如果家中有特殊病人，在置备急救箱时还应当进行特别的安排。例如心脏病人家中应当备有速效救心丸、硝酸甘油等药品；高血压患者家中则应当准备硝苯地平（心痛定）、卡托普利等快速降压药；糖尿病人家中的急救箱应该准备饮用水和糖块。

注意：家庭急救箱内的药品要保持定期检查和更换，注意放在阴凉干燥处保管，碘剂避免暴晒，酒精及碘酒注意密封，其他药品注意保质期及包装破损情况。

急救箱不能上锁，并且应放于显而易见的、小孩子摸不到的地方，里面的物品应容易拿取。此外住所中的所有人都应知道急救箱的放置地点。

安全用药

选药的方法

去药店买药的时候，要注意以下几个方面：在买药之前要先问医生；不可轻易相信坐堂医生推荐的药；不要瞎买替代药品，应先去咨询医生，然后再去买药；谨防买到假冒伪劣药品。

购买药品时，应注意识别所购药物是否为伪劣药品。可从以下几个方面加以鉴别：先看标签印刷是否正规，尤其是商标和批准文号最为重要。如果没有或印刷得不规范，即可视为假药；其次要看药品，无论针、片、丸、粉和水、酊剂以及药材，凡有发霉、潮解、结块或异臭味、色泽不一致，即可视为劣药。凡超过有效期的药品，也可视为劣药。

家庭选药要遵循以下四个原则：疗效高、毒性低、对症选药、价格适中。

购买时要看清说明书，关注以下几个方面：看清药物的使用方法、剂量和疗程等；看清所购药物是否可以治疗自己的病症；看自己是否有用药禁忌证；弄清药物有哪些不良反应；看药品批准文号，我国所有的药品都有药品批准文号，没有批准文号的药品是伪劣药品；检查药品包装有无破损。记住药店的地址、电话，有问题便于查询。

对于药物是否变质，可通过色、形、味等形态来加以辨别：

1. 丸药。变形、发霉、有臭味、变色。

2. 注射剂。色度异常、沉淀、发浑、有絮状物。

3. 片剂。表面粗糙或潮解、变色、发霉、虫蛀、发出臭味、药片变形或松散、表面出现斑点或结晶。

4. 胶囊。胶囊变软、发霉、碎裂或互相粘连等。出现变色、色度异常、发浑、有沉淀物。

5. 糖衣片。出现黏片或见黑色斑点、糖衣层裂开、发霉、有臭味。

6. 冲剂。糖结块、溶化、有异臭等。

7. 粉针剂。药粉有结块、经摇动不散开、药粉粘瓶壁，或已变色。

8. 混悬剂及乳剂。有大量沉淀，或出现分层，经摇亦不匀。

9. 栓剂、眼药膏及其他药膏。有异臭、酸败味，或见明显颗粒干涸及稀薄、变色、水油分离。

10. 中成药丸、片剂。发霉、生虫、潮化、蜡封丸的蜡封裂开等。

服药的方法

服药时间的掌握：每日服用1次的要固定时间，每天要在同一时间服用；每日服用2次是指早、晚各1次（通常指早8时、晚8时）；每日服3次指的是早、中、晚各1次；每日服4次是指早8时、午1时、下午4时和晚8时；每4小时服1次所指的是每间隔4小时服1次。

下列药物在饭前服用将达到最佳疗效：硫酸钠、蓖麻油等泻药；左旋咪唑等驱虫药；大黄、龙胆等制剂的苦味健胃药；阿托品等胃肠解痉药；氢氧化铝、三硅酸镁、碱式碳酸铋、碳酸钙、甲氢咪胍等胃壁保护药及抗酸药；肠溶片剂与丸剂；淀粉酶、胃蛋白酶等消化药；人参蜂王浆等滋补药。

下列药物在饭后服用将达到最佳疗效：如硫酸亚铁、阿司匹林、吲哚美辛、氯化铵、复方新诺明、甲硝唑、红霉素、小檗碱、布洛芬等，可减少对胃肠道的刺激。同时灰黄霉素也可在饭后服用，因油类食物有助于它的吸收。

服药不能干咽，饮水至少应在100毫升以上，以便于药物入胃，并加速药物的溶解，发挥效应。服药应采取站或坐位，不要躺着吃药，也不要吃药后立即躺下，最好保持站立或坐姿数分钟。久病卧床或吞咽困难者，应选用液体制剂，或口服后扶起半卧数分钟，以避免药物滞留于食管。

服药应注意以下禁忌：忌饮酒，除药物说明书注明可以用酒服用外，一般都不应用酒服药。因为药物可增加机体对酒的敏感性，严重者可造成中毒或死亡；忌吸烟，烟碱可增加肝脏酶的活性，从而加速药物的降解过程，使血液中药物的有效成分降低；忌茶水，茶水会破坏或减低铁剂补血药、多酶片、安定和维生素C的药效；忌牛奶或羊奶，牛奶或羊奶中含有钙、镁等金属元素，可与某些有机碱类药物生成络合物，妨碍机体对药物的吸收。

妊娠期或哺乳期妇女服药应该注意以下问题：妊娠初期孕妇由于生理的敏感性，会出现妊娠反应，如恶心、呕吐、食欲不佳等，此时最好不要吃药，特别是在妊娠的前3个月（也叫胚胎期），药物引起畸形胎儿都发生在此期。妊娠期间，孕妇用药对胎儿有影响的药物很多，如磺胺药、四环素、苯妥英钠、安定、咖啡因、可待因、维生素A和维生素D等。哺乳期用药时，母亲不能随便用药，如红霉素在乳汁里的浓度比在血液里的浓度高20倍，而新生儿肝脏的代谢和解毒功能还不完善，药物容易在体内蓄积引起中毒。

储药的方法

家中不要存放很多药物，否则管理起来会很困难。每隔3～4个月对药箱中的药品进行一次常规检查。药品一旦有异味或变色，即使在保质期内也必须丢掉。记住过期的药物不但已经失效而且可能有毒。

1. 药品不能扔到垃圾箱中，最好送到药房或回收厂处理。

2. 药品应放置于清洁、干燥、阴凉的地方，避免阳光直射，避免昆虫及动物触及，某些药品应放于冰箱中保存。保存时尽量使用药品自带的包装。

3. 药品不要放在浴室或厨房中，因为这些地方的湿度和温度经常变化会使药效降低甚至降解而破坏药物。

4. 须冷藏的药品如胰岛素、利福平滴眼液等，要放在冰箱的冷藏室内，绝不要放在冷冻室内；须避光的药品，在空气中易氧化变质的药品，如维生素C、硝酸甘油等，要放在密闭的棕色瓶中；须防潮的药品，如干酵母、维生素B_1、复方甘草片等，要放在密闭的容器里，用后拧紧瓶盖。

5. 用剩的药如没有必要保存则做垃圾处理。在丢弃前应把药物自包装中倒出（不要整包丢弃，以防他人误食误用）。请将药品放在儿童不能接触的地方，不要把药品给儿童当玩具玩。药品最好分类存放，如内服药和外用药，应分类存放。

急需送医院抢救的情况

1. 已经摸不到伤者的脉搏。

2. 伤者的呼吸非常困难或已经停止呼吸。

3. 伤者的出血状况非常严重或已经持续出血超过4分钟。

4. 如果怀疑伤患急危重症发作，例如突发心脏病、脑溢血、急性阑尾炎、胃穿孔、肠穿孔、严重窒息等，需紧急治疗。

5. 如果伤患出现严重外伤，如大面积烧烫伤、冻伤、割裂伤、溺水、骨折等。

6. 如果觉察到伤者有中毒现象，如煤气中毒、食物中毒、被毒蛇咬伤等。

7. 伤患的瞳孔对光反射反应异常，正常情况下，当用光照射人的眼睛时，瞳孔应该缩小。如果对光反射消失，是心脏停止跳动的征象；如果在照射之前瞳孔已缩小，证明存在脑的损伤；如果瞳孔比正常时大，这可能是出血、中暑或服用可卡因、安非他明类物质的征兆；如果用光照射瞳孔时，其中一个瞳孔不收缩，或两个瞳孔大小不一，则表明头部可能有损伤或瘫痪。

如果伤患的意识水平处于昏迷状态，即当呼唤甚至强烈的刺激也不能清醒时的严重的意识障碍。根据昏迷的严重程度，分成三种情况：浅昏迷、中度昏迷、深昏迷。

1. 浅昏迷。患者没有随意活动，处于被动体位。对周围的事物及声、光刺激均无反应，但强烈的刺激如压迫眶上孔、针刺，可有痛苦的呻吟或表情，有躲避动作。呼吸、脉搏、血压可以正常，大小便可能失禁或者潴留。

2. 中度昏迷。介于浅昏迷和深昏迷之间，对强烈的刺激少有反应，各反射均减弱或迟钝。病情极不稳定。

3. 深昏迷。患者肌肉松弛，对各种刺激均无反应，吞咽反射、咳嗽反射、瞳孔对光反射均消失。大小便失禁或潴留，基本上仅能维持最基本的生命活动。

用力掐一下伤者的臂部或大腿的内侧，如果伤者没有任何反应，则说明他已经处于深度昏迷状态。如果仅仅是浅度昏迷的话，伤者的肢体应该有收缩反应。

生活习惯与急症

突发的疾病迅疾而猛烈，可以在瞬间夺走一个人的生命和健康，给当事人和家人造成伤害。事实上，猝不及防的急症常常隐藏在日积月累的生活习惯中，每一个坏习惯都可能给健康埋下隐患，比如如暴饮暴食常会引起消化系统急症，熬夜、过于劳累、吸烟、酗酒常引发心脑血管疾病，等等。因此，预防急症的发生要从改正不好的生活习惯、培养良好的生活习惯做起。以下即列举一些需要改正的生活习惯：

1. 一日三餐需要定时定点进食，不要暴饮暴食，长期饮食无规律，将会造成营养不良以及消化紊乱，会引发消化系统疾病。

2. 不要空腹跑步，空腹跑步会增加心脏及肝脏的负担，极易出现心律不齐，甚至导致猝死。

3. 不吃早餐，会造成低血糖，易患胆石症、胃病。若长期不吃早餐，还会引起便秘，增加中风风险。由于人体的健康长寿靠人体生物钟的支配，不吃早餐打乱了生物钟的正常运转，机体所需营养不能得到及时补充，生理功能会减退，再加上不吃早餐带来的种种疾病对机体的影响，必然会影响人的健康长寿。

4. 常常久坐不动，不利于血液循环，会引发很多新陈代谢和心血管疾病；坐姿长久固定，也是颈椎、腰椎发病的重要因素。

5. 不要长时间吹空调、常年窝在空调房中，更不要让空调直吹脖颈和脚心，容易受凉并使自身机体调节和抗病能力下降。

6. 不要在电脑前工作玩乐太久，过度使用和依赖电脑，除了辐射外，还使眼病、腰颈椎病、精神性疾病在办公室群体中十分普遍。

7. 饮食不宜过咸，长期吃过咸食物容易造成血压升高。因为影响血压的主要是钠，盐的主要成分是钠。但是钠不仅存在于食盐中，而且存在于味精、鸡精等调味料中。这些调味料在烹调的时候放太多也会让机体的钠摄入超标而影响血压。

8. 饭前半小时和饭后一小时之内都不宜喝茶。酒足饭饱后喝茶，不利于脂肪肝的预防。吃荤后喝茶，容易造成便秘。另外，茶叶中含有大量的单宁酸。饭后喝茶，会使胃中未来得及消化的蛋白质同单宁酸结合成一种不易消化的凝固物质，影响蛋白质的消化和吸收。更重要的是，茶叶妨碍了机体对铁元素的吸收，如果饭后喝了用15克干茶叶冲泡的茶水，会使食物中铁的吸收降低50%。

9. 酒后不要用浓茶解酒，茶会使人兴奋，酒精本身就可以令人兴奋，二者相加会让人在短时间内感觉精神亢奋，而之后会感觉非常疲劳，对身体特别是心脏损伤很大。

10. 不要饭后立即吸烟，这样会使有毒物质更易进入人体。饭后，胃肠蠕动加强，血液循环加快，这时人体吸收烟雾的能力进入“最佳状态”，烟中的有毒物质比平时更容易进入人体。

11. 不要饭后立即睡觉，因为饭后就睡会使大脑的血液流向胃部，由于血压降低，大脑的供氧量也随之减少，造成极度疲倦，易引起心口灼热及消化不良，还会发胖。

12. 上厕所时不要长时间看书玩手机等，长久如此易患便秘及痔疮。因为坐在厕所里阅读，由于全神贯注地看书，老想着书中的故事情节，这时很容易忽略直肠及肛门区对“便意”的感受，其后果是出现功能性的便秘便结。当大便秘结时就会去强行排便，促使直肠下段及肛门区静脉瘀血加重。肛周静脉瘀滞及扩张的结果是发生痔疮，继而出血及脱垂。

13. 不要总跷二郎腿，这会使腿部血流不畅，影响健康。如果是静脉瘤、关节炎、神经痛、静脉血栓患者，跷腿会使病情更加严重。尤其是腿长的人或孕妇，很容易得静脉血栓。

心态情绪与急症

情绪与人们的健康和疾病有着重要的关系。中医对此早有认知，将情绪分为喜、怒、哀、思、惊、恐、忧七情。中医不仅分出了情绪的种类，而且分别列出了健康与脏腑的关系，以及七情间的相互辩证关系。七情是人体对外界环境的生理反应，一般而言是不会致病的。若情志活动过度或持久而影响脏腑气血功能时，就可成为疾病发生的条件。一般来说，良性的情绪对于健康而言，无疑是个积极的、正性的反应，有益于健康。如果人们能经常保持乐观的情绪，人的免疫机制能够活跃旺盛，就会减少感染疾病的机会，达到“精神免疫”。因此，积极的情绪可以增进健康、延缓衰老过程。而劣性情绪对人的健康影响很大，它会使人的免疫功能低下，容易罹病，使人早衰、短寿。所以说，有害的劣性情绪是人们的大敌。

拒绝悲伤情绪。悲伤既有高度紧张，又有无法释怀的抑郁和忧伤，甚至还包括愤怒与敌意。长久地沉浸在悲伤的情绪中，人体的交感神经系统分泌出大量的压力激素，使心跳加速、动脉收缩，进而导致某些心脏病发作时的症状，比如心痛、气短和休克等；特别是一些人，平时健康状况良好，没有心脏病史，无器质性心脏病症，其本身不引起临床症状，但会因为遇到了一些突发事件，比如亲人的死亡，发生了严重的心律失常，感觉胸痛、气促和休克。如果同时存在其他疾病，就可能增加猝死的危险。这些人患上了“应激综合征”。这种病症被称为压力性心力衰竭，其诱因不是血管栓塞，而是突发性打击。它使肾上腺素和其他压力激素的分泌在短时间内激增，毒素流向心脏，降低了心脏泵血功能。

避免愤怒情绪。在人们感到愤怒和绝望时，身体会大量分泌诸如皮质醇和肾上腺素之类压力激素，从而诱发高胆固醇血症和高血糖。此外，许多证据表明那些性情急躁易怒的人很容易出现房颤。

切勿长时间在过大压力下工作生活。与时间相关的工作压力，枯燥乏味的流水线作业，劳累过度，责任过大等因素都会导致胆固醇水平的上升。比方说，尽管会计们保持着规律的饮食习惯，但在每个会计年度的末尾时，他们的胆固醇水平都会达到顶峰。有可能导致高血压、各种炎症以及血管损伤。

急救处理

1. 注意伤病者受伤过程，以确定伤病者是否脊椎受伤。如在交通意外中受伤或由高处坠下，怀疑脊椎受伤，切勿随意搬动伤病者。尽量采取确信有帮助的措施，若施救做法不恰当，甚至可能会加重伤者的病情时，不确定时最好不要采取任何行动。

2. 脑出血病人忌随意搬动：如有在活动中突然跌倒昏迷或患过脑出血的瘫痪者，很可能有脑出血，随意搬动会使出血更加严重，应平卧，抬高头部，即刻送往医院。

3. 虽然多数伤者能够被安全移动，但是对颈部或背部重伤患者，切记不能随便移动，除非环境还在危及伤者的生命。

4. 轻柔地检查患者的伤情。必要时，可将其衣服剪开，以防止因伤者突然做出动作而增加其额外的痛苦。在烧伤情况下，不可从烧伤处拿掉衣服，除非衣服还在燃烧。

5. 不要给不省人事或半昏迷的患者喂食流质的东西，因为流质的东西有可能呛入气管引起伤患者窒息。不要试图用拍打或摇晃的方法把不省人事的伤患者弄醒。

6. 如果急救对象是不认识的人，可检查伤患者可能随身携带的病历卡片或某种证件、标志，以便了解伤患者需要特别护理的过敏症及其他疾病的情况。

7. 衣物接触敌敌畏、美曲膦酯（敌百虫）等烈性药水时，不要用热水或酒精来擦洗，以防促进这些烈性药水吸收。正确的处理方法是立即脱去污染衣服并用冷水冲洗干净。

8. 对于触电的患者，切忌旁人用手去拉救。应立即切断电源或用绝缘物挑开触电部位。

9. 出现急性腹痛症状时，不要服止痛药。因止痛药会掩盖病情，延误医生诊断，应立即送医院做详细检查。

10. 心脏病患者发生气喘时，不要让患者平卧，以免增加肺部瘀血和心脏负担，应将其扶坐起，并尽快送往医院诊治。

11. 发生脑出血症状时，不要随意搬动患者，否则很容易扩大患者脑出血的范围，应立即让其平卧，把患者头部抬高就地治疗。

12. 小而深的伤口忌马虎包扎：若被锐器刺伤后马虎包扎，会使伤口低氧，导致破伤风梭菌等厌氧菌生长，应清创消毒后再包扎，并注射破伤风抗毒素。

13. 不要用手、嘴或任何未经消毒的物品接触伤口，若必须接触，如果可能在任何时候都要使用消毒纱布。不要向伤口吹气。

14. 昏迷的患者，不要进食饮水，以免误入气管而引起窒息或肺炎，应使患者侧躺，防止口腔分泌物、呕吐物吸入呼吸道引起窒息。

15. 腹部外伤内脏暴露时，应立即用干净纱布覆盖，以防感染，并送医院做抢救处理。

16. 抢救时勿舍近求远。抢救患者应争分夺秒，立即送往就近医院抢救。

17. 在现场捡到伤患的财物，要小心保管，清点登记，将其交给警察或医务人员。

救护员在救护伤病患者的同时更要保护好自己，勿受感染。因为在处理伤病者的时候，有被伤病者传染疾病的可能。为了减少感染机会，在条件许可的情况下，救护员应该执行标准防感染程序：第一，戴上口罩；第二，戴上一次性手套；第三，避免被伤病者身上或现场的尖锐物品刺伤；第四，处理严重出血（如救助动脉破裂出血）的伤病者时，应戴上保护眼罩；第五，在进行人工呼吸时，使用人工呼吸面膜、袋装面罩、气囊及面罩复苏器；第六，在处理伤病者后，使用肥皂水清洁双手，并清洗和消毒急救用品。

第三章

急危重症的救治

剧烈头痛

头痛是临床上常见的症状之一，通常是指局限于头颅上半部，包括眉弓、耳轮上缘和枕外隆突连线以上部位的疼痛。头痛的原因繁多，精神紧张、情绪起伏过大以及各种病变均可引发头痛，病因需慎重诊断。若以症状来分类，则可区分为头侧如脉动般抽痛且伴随恶心的血管性头痛、主要为后头部疼痛而伴随肩膀酸痛的肌紧张性头痛、以精神烦恼为原因的心因性头痛等。

病情速判

1. 患者的头部感到一种压迫感，有中度强度的疼痛，并且不伴有恶心、呕吐、畏光和畏声，患紧张性头痛的可能性较大。

2. 患者的痛点常位于头部一侧，极少发生于两侧，疼痛呈间歇性，伴有恶心、呕吐、畏光和畏声症状；并且运动时或将头偏向一侧时出现咳嗽加重，则患偏头痛的可能性较大。

3. 患者感觉从后头部到后颈部，及从耳朵到下颚，好像皮肤紧绷一般刺激痛，尤其触摸其部分的毛发，多半儿会感觉更激烈疼痛。有些人会感觉疼痛波及到头顶部，这属于后头部神经痛。

此外，对于初发的、原因不明的头痛，建议及时就诊，以免延误病情。

多招救治

1. 寻找原发病因，积极辨证治疗。

2. 疼痛到不敢触摸头发的刺激疼痛，首先用热毛巾蒸热来温敷后颈部，以缓解肌肉紧张。

3. 进行头部穴位的按摩，如百会（头顶处）、风府（位于颈后发际正中央约 2 个指幅上方的凹陷处）、颔厌（略低于额角发际下方）、通天（从头顶往左右耳朵的方向稍下方）以及手部穴位曲池（手肘关节的拇指侧凹陷处）等，均可缓解疼痛。治疗者的指压方法应当在患者吸气时放松力量，而在吐气时加强力量。

4. 紧张性头痛患者可选用止痛药，例如阿司匹林和布洛芬。

5. 对于反复发作的血管性头痛，可暂时给患者服用麦角胺咖啡因以收缩颅外血管。

6. 偏头痛患者发作时需找一个避光安静的地方休息，如果头痛发作时伴有恶心和呕吐的症状，就要大量喝水。此外，在头上放一个冰袋也可缓解头痛。如果疼痛加剧或者每月发作 3 次以上，就应去医院请医生诊断后选用一些治疗脑血管的药物来缓解疼痛。

前期预防和后期调养

1. 头痛患者平日应学会克服压力，学习放松练习，来帮助缓解肌肉紧张；不要吸烟、喝酒，清淡饮食；工作时保持一个正确的姿势，作息规律，保证充足的睡眠和休息。

2. 一部分患者在偏头痛发作之前有发作先兆，如看到闪耀的光芒、一只眼睛短暂失明、管状视野以及罕见情况下会出现一侧肢体麻木。通常在偏头痛发作前 1 个小时左右出现这些症状，将持续 3～4 分钟，绝不会超过 1 个小时。掌握了解这些先兆可预测下次发作时间，及早防治。

3. 避免食用能够引起头痛的食物饮品，如酒类、奶油、巧克力、坚果类，加工食品及肉类，以及一些能够引起头痛的药物（可咨询药剂师），例如口服避孕药和激素。

4. 对于因高血脂、血小板增多症等引发头痛的患者，平日应该多加运动并且少食富含高脂肪、高胆固醇的食物。

眩　晕

眩晕是包括视觉、本体觉、前庭功能障碍所致的一组症候。一般认为眩晕是人的空间定位障碍所致的一种主观错觉，对自身周围的环境、自身位置的判断发生错觉。一般来说，头晕、头昏相对较轻，而眩晕则较重。眩晕包括摇晃感、漂浮感、升降感。引起眩晕的疾病种类很多，大约有上百种病可以引起眩晕，如头部疾病、脑部损伤、贫血、高血压、心脏病等，不同的疾病的原因也是不一样的。眩晕是一种症状，并不是一个疾病。主要分为两种：真性眩晕和假性眩晕。

病情速判

眩晕发作时会出现血压变化，出汗，面色苍白，腹泻；耳聋，耳鸣，耳闷；眼前发黑，复视，视物模糊；颈项部或肩臂疼痛，上肢麻木，活动受限；头痛，意识障碍，感觉运动障碍，语言或构音障碍等多种症状。

1. 真性眩晕的症状为呈阵发性的外物或本身的旋转、倾倒感、堕落感，症状重，多伴有明显的恶心、呕吐等自主神经症状，持续时间短，数十秒至数小时，很少超过数天或数周者。因多见于前庭外周性病变。

2. 假性眩晕的症状为外物或自身的摇晃不稳感，或左右或前后晃动，注视活动物体时，或嘈杂环境下加重。症状较轻，伴发自主神经症状不明显，持续时间较长，可达数月之久，多见于脑部和眼部等疾患。

多招救治

1. 急性眩晕发作的病人，应静卧，避免光刺激，解除精神紧张。

2. 呕吐严重的病患应该根据实际情况予以静脉补液，以维持营养以及水电解质平衡。

3. 如果知道病因，应及时为病患服用药物，如镇静剂和安定剂：苯巴比妥、地西泮等；抗组织胺药物：盐酸异丙嗪、盐酸苯海拉明、氯苯那敏等；止吐剂：氯丙嗪、甲氧氯普胺等；抗胆碱药物：氢溴酸东莨菪碱、阿托品；血管扩张药物：烟酸、地巴唑等，以对症治疗。

前期预防和后期调养

1. 眩晕者应保持安静，心情愉快，保证充足的睡眠和休息，避免用脑过度，精神紧张等。饮食宜清淡，少吃高脂肪、含盐量过高、非常油腻的食物和甜食，戒烟少酒。适当参加体育锻炼。

2. 眩晕由颈椎病引起者，睡眠时要选用合适的枕头，避免长期低头工作，要注意保暖。

3. 眩晕由高血压、动脉硬化引起者，要经常测量血压，保持血压稳定，控制饮食及血脂，饮食宜清淡，情绪要稳定。

4. 眩晕由贫血引起者应适当增加营养，可应用食物疗法及辅助药物治疗。

晕　厥

晕厥是指是由一过性脑缺血、低氧引起的短时间的意识丧失现象。患者通常会突然昏倒，并在数秒钟至数分钟内自行清醒。人晕厥前可有突然头晕眼花、浑身无力、面色苍白、出虚汗等现象，但也可能没有先兆，突然晕倒在地。患者可有双眼凝视、抽搐、大小便失禁等现象。多种原因可导致晕厥，以过度紧张、恐惧而昏倒最多见，这属于血管抑制性昏厥，又称反射性昏厥或功能性昏厥。另外，体位性昏厥、排尿性昏厥也属此类。其他尚有心源性、脑源性、失血性、药物过敏等引起的昏厥。

晕厥与昏迷、眩晕以及休克都不同，昏迷的意识丧失时间较长，恢复较难；晕厥与休克的区别在于休克早期无意识障碍，周围循环衰竭征象较明显而持久。眩晕发作时一般无意识障碍。

病情速判

1．由严重心脏病发作引起的晕厥一般会有以下症状：晕厥时伴有抽搐、颜面口唇发绀、大小便失禁、脉搏和血压测不到，发作前后伴有胸闷、胸痛、出汗、面色苍白、低血压、脉搏增快（每分钟大于100次）或减慢（每分钟小于55次）或不规则、恶心、呕吐、持续打嗝等症状。

2．因为脑缺血发作引起的晕厥一般会有以下症状：发作前伴有头晕、两眼发黑、恶心、偏身麻木和无力，发作后伴有一过性失语、面色苍白、一侧肢体麻木无力甚至轻瘫、眩晕、视力模糊等。

3．突然转头或衣领过紧诱发晕厥，伴有抽搐、心率减慢、血压轻度下降者，考虑颈动脉窦综合征。

4．在剧烈咳嗽之后或睡中醒来排尿时发生晕厥，考虑咳嗽或排尿性晕厥。

多招救治

1．患者出现晕厥先兆表现时，应立即蹲下或坐下，以免摔伤。

2．呕吐时要让病患的头侧向一边，以防呕吐物误吸入。

3．如果患者呼吸、脉搏存在，让患者躺下，把双脚垫高过胸，有利于改善脑部的血液供应。

4．解开束缚患者身体的衣服和腰带，注意保暖。打开窗户，使其呼吸通畅；同时喂患者热茶或糖水，使患者慢慢恢复知觉。

5．用手指掐人中、合谷穴，或针刺百会、人中、合谷、十宣穴。

6．晕厥原因无法确定的患者，特别是40岁以上、有心脑血管危险因素（严重心脏病、吸烟、高血压、高血脂、糖尿病、家族病史、不爱运动等）者，应该让患者立即静卧休息，有条件的话可以吸氧并酌情服药，同时呼叫救护车，千万不要自行搬动患者或送患者去医院。

前期预防和后期调养

生活有规律，处事达观，不要过度熬夜、不要一日三餐不规律。这样可以使得人体生物钟有规律地运转，晚上睡觉前不要喝过浓的茶或咖啡，积极进行体育锻炼，饮食结构均衡。使神经、体液调节条理有序，这是预防疾病的关键。

心动过速

心动过速即成人每分钟心率超过100次。心动过速分生理性、病理性两种。跑步、饮酒、重体力劳动及情绪激动时心跳加快为生理性心动过速；若高热、贫血、甲亢、出血、疼痛、低氧、心衰和心肌病等疾病引起心动过速，称病理性心动过速，而病理性心动过速又可分为窦性心动过速和阵发性室上性心动过速两种。

病情速判

窦性心动过速的特点是心率加快和转慢都是逐渐进行，通常每分钟心率不会超过140次，多数无心脏器质性病变，通常无明显不适，有时有心慌、气短等症状。

阵发性室上性心动过速每分钟心率可达160～200次，以突然发作和突然停止为特征，可发生于心脏有器质性病变或无心脏器质性病变者。发作时病人突然感到心慌和心率增快，持续数分钟、数小时至数天，突然恢复正常心率。发作时病人自觉心悸、胸闷、心前区不适及头颈部发胀、跳动感。无心脏病者一般无重大影响，但发作时间长，每分钟心率在200次以上时，因血压下降，病人发生眼前发黑、头晕、乏力和恶心呕吐，甚至突然昏厥、休克。冠心病病人出现心动过速，往往会诱发心绞痛。

多招救治

1. 患者立即就地静卧休息，避免体力活动和精神紧张，有条件可以吸氧。

2. 立即呼叫携带除颤器的救护车，然后等待急救医生到来，千万不要自己去医院。

3. 指压眼球法，嘱患者闭眼向下看，用手指在眼眶下压迫眼球上部，先压右眼。同时搭脉搏数心率，一旦心动过速停止时，应立即停止压迫。每次10分钟，压迫一侧无效再换对侧，切忌两侧同时压迫。青光眼、高度近视眼不可用本法，同时根据病情服药。

4. 心率每分钟快于100次者可口服美托洛尔（倍他乐克）1片（25毫克）。注意：心率慢者、血压低者、既往有支气管哮喘者不能服用该药；还可一次服用普罗帕酮片2～3片（100～150毫克）。发病时有严重胸闷、不能平卧及以往有心衰者不能服用。

发生心动过速时可深吸气后屏住，然后用力做呼气运动；如此反复3～5次；自己或他人把中指或筷子、压舌板等物伸到患者口中，按摩软腭，做催吐动作，促使患者呕吐。但上述方法适用于无胸痛的患者，特别是年轻患者。老年人、怀疑心脏缺血的患者身边没有医生时不能自行采用。

前期预防和后期调养

避免过度劳累和情绪上有剧烈波动；平日要少抽烟，少饮酒以及其他刺激性饮品。

惊　厥

惊厥，俗称抽筋、抽风、惊风或抽搐。惊厥的发作时间多在3～5分钟，有时反复发作，任何季节均可发生，一般以婴幼儿为多见，年龄越小，发病率越高。有些抽搐具有潜在危及生命风险。一般短暂的抽搐几乎对大脑没有明显影响，但处于惊厥持续状态，即惊厥持续30分钟以上，或两次发作间歇期意识不能完全恢复时为惊厥的危重型，因为惊厥时间过长可引起高热、低氧性脑损害、脑水肿甚至脑疝。

病情速判

1. 惊厥发作前少数可有先兆。极度烦躁或不时“惊跳”，精神紧张；神情惊恐，四肢肌张力突然增加；呼吸突然急促、暂停或不规律；体温骤升，面色剧变；瞳孔大小不等；边缘不齐。典型表现为突然起病、意识丧失、头向后仰、眼球固定上翻或斜视、口吐白沫、牙关紧闭、面部或四肢肌肉呈阵挛或强直性抽搐，严重者可出现颈项强直、角弓反张，呼吸不整、青紫或大小便失禁。

2. 新生儿惊厥常表现为无定型多变的各种各样的异常动作，如呼吸暂停、不规则，两眼凝视、阵发性苍白或发绀。

3. 婴幼儿惊厥有时仅表现口角、眼角抽动，一侧肢体抽动或双侧肢体交替抽动。新生儿惊厥表现为全身性抽动者不多，常表现为呼吸节律不整或暂停，阵发性青紫或苍白，两眼凝视，眼球震颤，眨眼动作或吸吮、咀嚼动作等。

多招救治

1. 让患者平卧，头偏向一侧，以防止舌后坠和口腔分泌物堵住气管而引起窒息。

2. 为患者解松衣领裤带，以免影响呼吸。保持安静，禁止一切不必要的刺激。

3. 去除病患口、鼻、咽部的分泌物或痰液。

4. 可在患者的上下牙齿间填入毛巾、手帕、压舌板或用布包好的筷子，以防伤患咬伤舌头。

5. 在患者的头部敷冷毛巾，冰袋等，为伴有高热的患者降温。

6. 用针刺患者的合谷穴或用手指甲掐人人中穴止痉。

7. 酌情服用具有止惊作用的药物，如苯巴比妥。

8. 紧急送往医院诊治，在运送医院的途中，应密切观察患者，注意让患者的口鼻暴露在外，伸直颈部保持气道通畅。特别是不要将患儿严密包裹在被子里，这样很容易使孩子口鼻堵塞，造成窒息。

前期预防和后期调养

惊厥发作时，不能喂水和进食，以免发生窒息和吸入性肺炎。惊厥缓解后可给予糖水或富有营养、易消化的流质或半流汁质，如鸡蛋、牛奶、藕粉、面条等。惊厥患者不宜食用酒、醋、茶叶、咖啡、巧克力和可乐等兴奋性物质；尽可能避免间接吸烟，注意避免过度疲劳或过度兴奋，以免诱发惊厥发作。

急性腹痛

急性腹痛是指较短时间内出现的、突然发作的剧烈的腹部疼痛，是临床上最常见的急症之一，具有起病急、病因复杂和病情多变的特点。腹部疾病可导致腹痛，但是腹痛并不一定都是由腹部疾病造成的。很多腹腔外脏器疾病也会出现不同程度的腹痛。如胸腔疾病所致的腹部牵涉性痛，包括肺炎、心肌梗死、胸膜炎等；或者全身性疾病所致的腹痛，包括糖尿病、系统性红斑狼疮、尿毒症、铅中毒等。

病情速判

急性腹痛可由多种急性发作的病症引发，以下简单列举几种：

1. 急性胆囊炎。常合并胆囊结石，女性多见，反复发作右上腹绞痛，向右肩及右背部放射，伴畏寒、发热。

2. 急性胆管炎。反复发作右上腹绞痛，伴寒战高热及阻塞性黄疸，严重时有神智障碍和休克。

3. 急性胰腺炎。常在暴饮暴食或饮酒后发作，或有胆道结石、蛔虫病史；突然发生上腹部持续性剧烈疼痛，阵发性加剧，常向左腰及背部放射，伴恶心、呕吐、发热。

4. 急性阑尾炎。突然上腹或脐周疼痛，后转移至右下腹，右下腹固定性压痛、反跳痛、肌紧张。可合并局限性腹膜炎或穿孔弥漫性腹膜炎，但仍以右下腹体征最重。

多招救治

1. 病患发作时应该卧床休息，取俯卧位可使腹痛缓解，也可双手适当压迫腹部可使腹痛缓解，但切不可热敷腹部。

2. 如果发生呕吐，不要强忍不吐，并且应该将呕吐物采集一部分以供医生进行化验，以判断病因。

3. 病因诊断未明确前，禁用吗啡、哌替啶、阿托品等药物，以免延误诊断。疑有肠穿孔、肠梗阻或阑尾炎者，禁用泻剂或灌肠。

4. 若是暴饮暴食所致腹痛、腹泻者，可试用桐油按摩腹部，往往可起到一定止痛效果。

5. 根据病因作相应处理。如病因是胆道蛔虫症或蛔虫性部分肠梗阻，可用解痉止痛药等治疗；炎性疾病应根据病因，选用有效抗生素（甲硝唑、克林霉素、利复星）治疗；外科急腹症如胃肠道穿孔、坏死性胰腺炎、急性阑尾炎等应及时进行手术治疗。

前期预防和后期调养

病患饮食应均衡，要定时定点定量进食，严禁暴饮暴食。寒痛者要注意保温，虚痛者宜进食易消化食物，热痛者忌食肥甘厚味和醇酒辛辣，食积者注意节制饮食，气滞者要保持心情舒畅。

发　热

发热是多种疾病的常见症状。正常人腋下体温为36～37℃，当腋下体温超过37.5℃时，即可认为是发热；体温超过39℃即为高热；超高热则为41℃以上。发热时间超过两周为长期发热。发热是一些疾病的前驱症状，引起发热的病因可分为急性感染性疾病和急性非感染性疾病两大类。前者最为多见，如细菌、病毒引起的呼吸道、消化道、尿路及皮肤感染等，后者主要由变态反应性疾病如药物热、血清病以及自主神经功能紊乱和代谢疾病所引起。

病情速判

1. 发热伴咳嗽、吐痰、胸痛、气喘等，可能是肺炎、胸膜炎、肺结核或肺脓肿。

2. 发热伴头痛、呕吐，可能是上呼吸道感染、流行性脑脊髓膜炎、流行性乙型脑炎等。

3. 发热伴上腹痛、恶心、呕吐，可能是急性胃炎、急性胆囊炎等。

4. 发热伴下腹痛、腹泻、里急后重脓血便等，可能是细菌性痢疾。

5. 发热伴腰痛、尿急、尿刺痛，可能是尿路感染、肾结核等。

6. 间歇性发热伴寒战、畏寒、大汗等，可能是疟疾或伤寒等病。

7. 发热伴皮下出血及黏膜出血，可能是流行性出血热、重症病毒性肝炎、败血症或急性白血病等。

多招救治

1. 为患者进行物理降温，让患者在环境安静、阴凉、空气流通处休息。用冷温毛巾或冷水袋敷患者头额、双腋及腹股沟等部位，每 3～5 分钟更换一次。或用布包裹的冰袋枕于头部或放置于上述部位。对高热患者，亦可用冷水（28～30℃）或酒精（30％～50％）于四肢、躯干两侧及背部擦浴。擦浴时，如果患者出现皮肤苍白或全身皮肤发凉，应立即停止。

2. 如果体温超过 38.5℃，用一般的物理方法不能降温，就应服用退热药，如复方阿司匹林、对乙酰氨基酚等，如果是因为一般感冒引起的发热还可服用感冒药以缓解。

3. 为患者进行针刺降温，常用穴位为曲池、合谷、大椎、少商、十宣等。

4. 高热时不显性水分丢失增多，应及时补充水分和电解质。口服有困难者给予静脉补液，并注意热量的供给，使用 1∶4（含钠液：葡萄糖液）液，可适当予以钾盐等。

5. 如果持续性高热不退或病情反复者，要尽早到医院诊治。

鼻出血

鼻出血是指由于鼻孔内的毛细血管脆弱，血管受到破坏后，血液从鼻孔里流出，是常见的一种病症。

病情速判

致使鼻出血的原因有许多，有可能鼻子本身出现问题，如鼻外伤、黏膜上结干痂皮，受酸、碱异物的损伤，肿瘤，日晒过热，饮酒过多，鼻炎等；也可能是许多疾病导致。常流鼻血很有可能是心血管系统、内器官、各种感染、血液疾病和其他疾病的并发症。很多人流鼻血常常认为是鼻子本身出了问题，对于经常流鼻血应辨证诊断。

多招救治

1. 流鼻血时，不要紧张，应保持正常直立或稍向前倾的姿势，用手指由鼻子外面压迫出血侧的鼻前部软鼻子处，似一般以手夹鼻子的做法，直接压迫五至十分钟，可压迫止血。即使有少量的凝血块堵住鼻腔也没有关系，凝血块中的凝血物质可有助于血液凝固。急于把它擤出，易导致再出血。切记不要将头向后仰，鼻孔朝上，这样不但不易止血，后仰姿势还会使鼻腔内已经流出的血液因姿势及重力的关系向后流到咽喉部，会被吞咽入食管及胃肠，刺激胃肠黏膜产生不适感或呕吐。出血量大时，还易吸呛入气管及肺内，造成危险。

2. 可口服止血药，如三七粉、云南白药、维生素 K 等。

3. 左鼻孔流血，举起右手臂；右鼻孔流血，举起左手臂，数分钟后即可止血。

4. 患者左（右）鼻孔流血时，另一人用中指勾住患者的右（左）手中指根并用力弯曲，一般几十秒钟即可止血；或用布条扎住患者中指根，左（右）鼻孔流血扎右（左）

手中指，鼻血止住后，解开布条。

5. 取大蒜适量，去皮捣成蒜泥，敷在脚心上，用纱布包好，可较快止血。

6. 常流鼻血的人，可以用冷水清洗鼻腔，再用两中指在鼻侧上下按摩 20 次左右，每天 1～2 次，坚持一段时间后，效果明显。

7. 如果使用这些止血方法超过十分钟后血仍未止，则可能代表着严重的出血，需尽快送医做进一步的处理。

前期预防和后期调养

禁止食用辛燥刺激食物，以免资助火热，加重病情；要注意锻炼身体，预防感邪，天气干燥时，应饮服清凉饮料。在情志调节方面，尤忌暴怒。且要戒除挖鼻习惯，避免损伤鼻部。

咯　血

咯血，是指肺或气管中的出血，经由口腔咯出。鼻、咽喉、口腔处的出血并不属于咯血。咯血多半儿是因为所吐出的痰中带有血丝而被发现。其表现可以是痰中带血或大量咯血。因此临床上常根据病人的咯血量多少，将其分为少量咯血、中等量咯血和大咯血。通常大咯血是指 1 次咯血量超过 100 毫升，或 24 小时内咯血量超过 600 毫升以上者。导致咯血最常见的原因就是支气管炎、肺炎、肺肿瘤、肺结核等疾病。

病情速判

咯血与吐血的区别：咯血是血由肺来，经气道随咳嗽而出，血色多为鲜红，常混有泡沫痰液，咯血之前多感到喉部发痒，有咳嗽、胸闷等症状，大量咯血后，可见痰中带血数天，大便一般不呈黑色；吐血是血自胃而来，经呕吐而出，血色紫暗，常夹有食物残渣，吐血之前多有胃脘不适或胃痛、恶心等症状，吐血之后无痰中带血，但大便多呈黑色。

大量咯血时，病人冷汗淋漓、面色苍白，咯血剧烈不止者，可以危及生命。但最常见的大量咯血致死的原因，往往不是血液不能通畅地经呼吸道从口咯出，而是咯出的血又被吸至呼吸道引起窒息死亡。

多招救治

1. 保持呼吸道通畅，防止窒息，病人宜取半卧位安静休息，应尽可能减少一些不必要的搬动；指导患者轻轻咳痰、咳嗽，将血咳出。

2. 小量咯血一般无须特殊处理，只需卧床休息，酌用止血药，如云南白药、酚磺乙胺、卡巴克洛等即可。剧烈咳嗽可用效力较强的止咳药。然后请医生诊治。

3. 发现病人因为人咯血有明显胸闷、烦躁、喉部作响、呼吸浅快、大汗淋漓、一侧（或双侧）呼吸音消失，甚至神志不清等窒息的临床表现时，应迅速将病人抱起，使其头朝下，上身与床沿成 45～90 度角。助手轻托病人的头中使其向背部屈曲，以减少气道的弯曲，并拍击病人背部，尽可能倒出滞留在气道内的积血，或迅速用吸引器吸出血痰；同时将口撬开（注意义齿），清理口咽部的积血，然后用粗导管（或纤支镜）经鼻插入气管内吸出积血。

4. 尽量不要让大咯血病人看到自己的血，以防病人心中恐惧紧张；应让病人镇静，如病人精神过度紧张，可用小剂量镇静剂，对频发或剧烈咳嗽者，可给予镇咳药，如可待因等，但对年老体弱患者，不宜服用镇咳药。

前期预防和后期调养

为防止患者用力大便加重咯血，应保持大便通畅。

急性呕吐

呕吐是由于食管、胃或肠道呈逆蠕动，并伴有腹肌强力痉挛性收缩，迫使食管或胃内容物从口、鼻腔涌出。呕吐可将咽入胃内的有害物质吐出，是机体的一种防御反射，有一定的保护作用，但大多数并非由此引起，呕吐的原因很多，中枢性呕吐多系外伤、炎症、肿瘤、缺血与出血等所致，如脑外伤、脑膜炎以及与中枢神经有关的青光眼、偏头痛等疾病；消化系统疾病的呕吐多系炎症、梗阻、肿瘤等所致，见于食管、胃与十二指肠、胰腺等疾病；全身性疾病的呕吐多因内分泌、感染、高热、休克、充血性心力衰竭等所致，见于内分泌与代谢、泌尿系统、血液系统、血管系统等疾病；此外还可因中毒引发呕吐。

病情速判

1. 喷射状呕吐伴头痛、颈发硬、血压高、昏迷、偏瘫、失语，见于脑出血、脑栓塞。

2. 喷射性呕吐伴发热、头痛的可见于脑膜炎、脑炎。

3. 呕吐伴眩晕、眼震，常为内耳眩晕症、小脑疾病。

4. 呕吐伴腹泻，见于食物中毒、胃肠炎。

5. 早晨发生呕吐多见妊娠中毒、胃炎。

6. 呕吐伴腹痛，多见于腹部器官病变，但在尿毒症、糖尿病酮症酸中毒时也可出现。

7. 呕吐物成黄绿色胆汁样，多见于胆道疾病。

多招救治

1. 应尽早明确病因，对症治疗。

2. 禁食、禁饮水4～6小时，以防误入气管。呕吐停止后逐渐进食。

3. 呕吐昏迷的病人取侧卧体位，及时为其擦净口腔内呕吐物，禁止用毛巾堵住鼻、口腔。保持呼吸道的通畅，警惕呕吐物呛入气管。

4. 对于因进食不良食物导致的轻度呕吐，患者不要强行忍住呕吐，应该有意识地刺激患者喉部，促进不良食物的排出。

5. 呕吐后都要及时用清水漱口，以免胃酸对食管及口腔黏膜造成伤害。

6. 对于频繁发生的呕吐，可以给患者口服一些糖盐水，最好还应加上氯化钾。如果患者因恶心无法口服，则应去医院补液治疗。

7. 如果有类似中毒的迹象，必须对呕吐物进行化验。

8. 剧烈呕吐者尽快送医院检查处理，对于重症患者应立即送医院治疗，最好呼叫救护车，在专业急救人员的监护下送院。

呕　血

呕血是指消化道内的血液经口腔呕出，一般是由于上消化道（食管、胃、十二指肠、胃空肠吻合术后的空肠、胰腺、胆道）急性出血所致。但也可见于某些全身性疾病。在确定呕血之前，必须排出口腔、鼻、咽喉等部位的出血以及咯血。

一次性呕血量在800毫升以上或达到循环血容量的20%被称为大呕血。大呕血会出现周身无力、虚弱、坐起时头晕眼花、面色苍白、口渴、手脚冰凉、出冷汗、脉搏加快及微弱、血压下降（收缩压低于100毫米汞柱）等症状。在生活中，一般出现连续的大口呕血伴有不适症状就可以判断为大呕血。

病情速判

呕血一般先有恶心感，继之发生反射性呕吐。血大多呈酸性，色多暗红或咖啡渣样，可混有食物、胃液、易凝成块状，呕血后数天内常排黑便，病人常有胃病或肝病史。

消化性溃疡约占上消化道出血的一半儿，此类疾病在发生呕血症状前一般先有长期较规律的上腹部疼痛，还会有黑便、胃灼热、吐酸等症状。呕血量多，涌吐而出，血色鲜红，可能是因为食管静脉曲张破裂出血。

多招救治

1. 让病人卧床休息，不要乱动，并禁食和饮水。取头低脚高位，可在脚部垫枕头，与床面呈30度角，这样有利于下肢血液回流至心脏，保证大脑供血。

2. 可口服止血药，如云南白药、三七粉。若为溃疡病出血，可在病者的上腹部心窝处放冷水袋以利压迫和冷敷止血。

3. 对意识不清的患者，应采取侧卧体位，避免呕吐物阻塞气道。

4. 对休克的患者，应注意保温。对有高热患者，胸部或头部可置冰袋，有利降温止血。

5. 呕血后可用少量温水漱口，呕血停止后6～8小时方可进少量流食，如牛奶、米汤等。

6. 呕吐物或粪便要暂时保留，粗略估计其总量，并留取部分标本待就医时化验。

7. 大呕血患者应速送去医院。

前期预防和后期调养

要注意预防一些消化道疾病，对于常见的胃病、肠道溃疡等，要及早治疗，并且彻底治愈，否则就可能转为慢性疾病，导致呕血，甚至是癌症。

急性腹泻

腹泻是指肠黏膜的分泌旺盛与吸收障碍、肠蠕动过快，导致排便频率增加，粪质稀薄，含有异常成分者。急性腹泻是指起病急骤，每天排便可达10次以上的症状。患者的粪便量多而稀薄，排便时常伴腹鸣、肠绞痛或里急后重，严重者出现脱水电解质紊乱、酸碱平衡失调等情况。急性腹泻可由多种疾病引起，常见于急性肠道感染、肠道非特异性炎症、急性中毒等。

病情速判

1. 急性腹泻多表现为恶心、呕吐在先；继以腹泻，大便多呈水样，深黄色或带绿色，恶臭，可伴有腹部绞痛、发热、全身酸痛等症状，严重者可致脱水、电解质紊乱、休克等。

2. 病变在直肠或乙状结肠的患者：每次排便量少，或只排出少量气体和黏液，粪色较深，多呈黏冻状，可混有脓血，腹痛位于下右腹或左下腹，便后可稍减轻。

3. 小肠病变的患者：每次排便量较多，腹泻次数相对较少，粪便稀烂呈液状，色较淡，腹痛位于脐部，多为间歇性阵发性绞痛伴肠鸣音亢进。

4. 小肠吸收不良的患者：粪便呈油腻状，多泡沫，含食物残渣，有恶臭。

5. 大便量大于每日5升，应考虑霍乱（米汤样大便）或内分泌性肿瘤引卡塔尼亚的腹泻。

多招救治

1. 轻症患者可给予口服补液盐治疗，最好饮用淡盐水、加糖的淡盐水、果汁等。但当腹泻严重导致脱水，体重下降8%～10%时，要及时给予静脉补液治疗，以等渗液为主，如5%～10%葡萄糖盐液，并同时补充电解质，如钠、钾、钙、镁等。如为小肠病变所致腹泻可导致大量碱性物质丢失，形成代谢性酸中毒，可根据血气结果适量补充碱性药。

2. 消化不良所致的急性腹泻，可给予干酵母片、多酶片口服。

3. 大便次数增多导致肛门疼痛者，便后应该用温热的1∶5000高锰酸钾液坐浴，以改善血液循环，减轻疼痛。

前期预防和后期调养

患者应卧床休息，无论什么原因的腹泻，都会导致胃肠功能紊乱，消化能力下降，故应少量多餐，所选食物宜清淡易消化，以富含维生素、高热量、高蛋白的食物为主。如稀粥、面片、细面条、鸡蛋羹、新鲜蔬菜的嫩叶等。不要食用含有乳糖或咖啡因的食物，以免加重腹泻。

便　血

血液从肛门排出，大便带血，或全为血便，颜色呈鲜红、暗红或柏油样，均称为便血。便血一般见于下消化道出血，特别是结肠与直肠的出血，但偶尔可见上消化道出血。便血可由多种原因引发，如肠道溃疡和炎症、寄生虫感染、肿瘤、痔疮、肛裂、大便干燥擦伤、血液病、急性传染病、维生素缺乏症、中毒或药物毒性作用等。

病情速判

1. 痔疮的便血常见是鲜红的，不与粪便相混而附于粪块表面；也可表现为大便前后的滴血，严重的呈喷射状，多在大便秘结时发生。

2. 肛裂导致的便血的血量较少，多数在便纸上发现；大便时可伴有肛门剧痛，以致患者不敢大便。

3. 息肉导致的便血在大便时无不适感，粪质正常，血常附于粪块表面。

4. 大肠癌导致的便血的血色多污秽且带有腥臭味。当直肠恶变较大时，可使肠腔狭窄，大便费力，大便呈细条状，有棱角，常常表现为持续性、慢性带黏液血便，与粪便混在一起，常有便意，但有时只解出一些血或黏液而无粪便。

多招救治

1. 可根据病情适当服用云南白药、卡巴克洛等止血药以缓解出血。

2. 大便后，可通过洗澡或者坐浴把臀部处置干净。

3. 出血多时把臀部抬到比心脏高的位置，这样容易止血，即俯卧用枕头垫高腰部休息。

4. 出血止住后应尽早去医院就诊，查明病因对症治疗。

前期预防和后期调养

1. 勿蹲马桶太久。每次坐在马桶上的时间最好不要超过 5 分钟，尤其不要一边上厕所一边看书。还要忌久坐、久立、久行和劳累过度。

2. 忌用活血药。便血患者在治疗过程中应避免使用活血化瘀药，以免造成出血不止的现象。另外，一些高血压、动脉硬化、栓塞的病人常年服用活血化瘀药，如丹参片、阿司匹林及某些抗凝药等，当出现便血时应暂缓使用活血及抗凝药，否则止血效果不佳。

3. 忌食辛热、油腻、粗糙、多渣的食品。忌烟酒、刺激之物。宜食具有清肠热，滋润营养，通便止血作用的食品，如生梨汁、藕汁、荸荠汁、芦根汁、芹菜汁、胡萝卜等。

猝　死

猝死是指未能预期到的突然死亡，根据世界卫生组织规定，发病 6 小时内死亡者为猝死。猝死原因很多，有外伤性与非外伤性之分：凡因交通事故或意外暴力产生严重的颅脑、胸腹内脏急性损伤、电击伤、溺水等导致生命脏器的严重损害或大量出血致死者都属外伤性猝死；由某些疾病、过敏、中毒等原因所引起的忽然死亡为非外伤性猝死。

猝死的特点有三：死亡急骤；死亡出人意料；自然死亡或非暴力死亡。猝死如没能及时发现并及时进行心肺复苏抢救，病人可很快（4～6 分钟）进入不可逆的生物学死亡。

病情速判

主要是心搏骤停和呼吸停止。可依次出现下列症状和体征：心音消失；脉搏触不到，血压测不出；意识突然丧失，若伴抽搐，称之为阿斯综合征，发作可自限，数秒或 1～2 分钟可恢复，持续时间长可致死；呼吸断续，呈叹息样，随后停止；昏迷；瞳孔散大。判断心搏骤停最主要的特征是意识丧失和大动脉搏动消失。

多招救治

1. 当病患出现猝死情况，应当机立断、分秒必争就地进行复苏抢救。因为心跳停止超过4～6分钟常引起不可逆的脑损伤或死亡。在抢救的同时还需弄清病因，以便得到正确的治疗。心肺复苏的基本步骤是气道通畅、人工呼吸、人工循环：首先应将患者放置在硬的平板上，取仰卧位，撤出枕头及垫在头部的衣物等，救护者双手将患者头部后仰，托住下颌关节，清除口腔异物，使由鼻孔经咽喉部至气管的气道保持通畅，使猝死时松弛的舌根不至于后倾堵塞气道；随后进行人工呼吸和胸外心脏按压（具体操作方法见第一章第四、五、六节）。

2. 如果病患发生心室纤颤时，最好的方法是进行电除颤治疗（具体操作方法第一章第七节）。注意除颤电极的位置，右侧电极板放在患者右锁骨下方，左电极板放在与左乳头齐平的左胸下外侧部。

3. 一旦发生猝死，应在抢救的同时迅速与急救中心联系，呼叫救护车。

前期预防和后期调养

平日里要合理调整饮食；戒烟限酒；保持心情舒畅及情绪稳定；避免过度劳累；坚持适度体育锻炼；有病早治，积极治疗高血压、心脑血管等疾病；定期体检是非常关键的，最好每年做一次体检；保持良好的生活状态，一旦身体出现某些异常情况，要及时去医院进行相应诊治，是减少猝死事件发生的关键。

小儿哭闹时呼吸困难

呼吸困难是呼吸功能不全的一个重要症状，是患者主观上有氧气不足或呼吸费力的感觉；而客观上表现为呼吸频率、深度和节律的改变。小儿在哭闹时如果常常突然出现呼吸困难，是小儿神经官能症的一种表现，如果发作次数过多，如一日发生4～5次，每次达到2～3分钟，就会使大脑处于低氧状态，影响小儿的智力发育。

病情速判

小儿在哭闹时会突然喘不上气来，口唇青紫，面色苍白，甚至四肢抽筋，休克。

多招救治

1. 当患儿出现呼吸困难时，要安抚患儿情绪，让其放松，镇静。

2. 迅速将患儿身体平放，头部稍低，轻轻拍打患儿的背部或足心，指掐患儿的人中穴，以使其意识迅速恢复。

3. 或者用塑料袋罩住患儿的口鼻（不要密闭），让其呼出的二氧化碳部分吸回体内，以补充体内二氧化碳的不足。

4. 如果小儿在哭闹时多次出现呼吸困难的情况，要尽快带患儿去医院查明病因，对症治疗。

小儿呼吸道阻塞

一般来说，呼吸道分泌物产生后，应及时消除。正常情况下，机体的自净系统可完成上述过程。但处于疾病状态下，如鼻炎、鼻窦炎、咽喉炎、气管炎、肺炎等，由于分泌量多，性质较黏稠，机体自净系统无法将其顺利排出。呼吸道阻塞是指各种分泌物以及呕吐物等潴留在呼吸道中，形成自发性堵塞现象，再加上小儿的咽喉、气管相对狭窄，很容易引起严重的呼吸困难或窒息。

病情速判

患儿在呼吸道阻塞时会出现咳嗽无力、痰液咯不出来、憋气、呼吸困难，张口说不出话，严重时会昏迷。

多招救治

1. 让患儿低头，脸朝下，以利于分泌物从口腔、鼻腔内自动流出。同时让患儿用力咳嗽将痰液排出。此法是通过震动，使粘在气管、支气管上的分泌物脱落下来。

2. 如果用上面的方法仍不能排出，可以用纱布、手绢、毛巾等软布裹在手指上，伸进患儿的口腔或者咽喉，将分泌物轻轻抠出来，因为患儿的咽喉等部位比较狭窄脆弱，不要用力过猛造成伤害。

3. 当患儿突然被一口黏稠痰堵住喉部发生痰阻时，应立即用牙刷柄或筷子等物压住舌头，再用手帕或小毛巾包住另一手示指，伸向患儿咽部将痰掏出。

4. 如果还不能解决问题，应立即送往医院，通过机械通气，借助专业的排痰方法排出。

5. 如果呼吸停止，应立即进行人工呼吸。

孕妇阴道出血

与妊娠有关的阴道出血常见于流产。一般来说，妊娠早期阴道出血包括先兆流产、不全流产、宫外孕、葡萄胎、绒毛膜癌等。妊娠晚期阴道出血包括前置胎盘、胎盘早剥等。

病情速判

1. 子宫外孕早期，会出现月经过期等与怀孕相似的症状，包括呕吐、疲倦、乳房胀痛和下腹闷痛等，合并有阴道持续性的出血。值得注意的是，这种出血会让妇女以为是月经出血。

2. 在怀孕的头 3 个月内，时有少量出血，可能是孕妇分泌的雌激素及黄体酮不足，先兆流产。

3. 怀孕已 28 个星期以上，阴道忽然出血，有早产的可能，也可能是胎盘脱落，或者是阴道、子宫出血。

4. 阴道流出的血液中有时可发现混有透明的水泡，多数有 12 周以上的停经史，可能是葡萄胎。

5. 阴道流血不规则，常有肺脑转移，出现咳嗽、剧烈头痛等症状可能是绒毛膜癌。

多招救治

1. 少量出血，要注意孕妇的精神状况，让病人绝对卧床休息。面色苍白、出虚汗者，应把头部放低，脚抬高一些，补充一定的淡盐水，待病情稳定再去医院。

2. 孕妇切勿慌乱和紧张，根据情况做适当处理，如用冷水袋或冰袋放在下腹部，冷敷止血。恶心时，应把脸偏向一侧，防止窒息。

3. 孕妇阴道出血，无论是只出了一点点血或者是失血很多，都要立即与医生联系，送往医院诊断治疗。在没有见到医生时要尽量躺下来休息。

4. 如诊断是子宫外孕，要施手术终止怀孕。

5. 有早产迹象的孕妇要立即去看医生。少量出血可能无关紧要。如出血过多，为了母亲和胎儿的安全，必要时医生可能要采取催生措施，或用剖宫产将胎儿取出。

紧急分娩

分娩，是指自母体中作为新的个体出现；特指胎儿脱离母体作为独自存在的个体的这段时期和过程。一般来说，孕妇会根据预产期在医院待产，但有些孕妇会在医院以外的地方和时段出现紧急分娩，这时就要靠产妇和身边的人利用相关急救知识进行救助了。

病情速判

1. 初产妇到了临产前两周左右，子宫底会下降，有上腹部轻松、呼吸舒畅，胃部受压不适感觉减轻，饭量增加的感觉。

2. 分娩前子宫的收缩有规律，逐渐加强。宫缩初期大概间隔 10 分钟一次，且较轻微。宫缩强度逐渐加深，宫缩频率加快，每隔 3～5 分钟一次，每次宫缩持续时间变长，可持续 50～60 秒。大部分出现在腹部下方，但是会扩散到背部下方。宫缩会引起腹痛，腹痛一阵紧似一阵，就预示着快临产了。宫缩从不舒服的压力到绷紧、拉扯的痛。

3. 分娩前 24～48 小时，从阴道排出少量血性黏液称“见红”，或破水，即子宫内的羊膜囊破裂，羊水流出，也是临产的可靠征象。见红可能持续几天，每天有少许排出；也可能一下子突然见红。

多招救治

1. 如果在医院以外的地方紧急分娩，孕妇本人或身边人应首先拨打急救电话。产妇以及身边的人应尽量保持镇静。

2. 如果时间允许，要用肥皂和水清洗手部，有条件者带上消毒过的橡胶手套。

3. 尽量让产妇平躺在宽大、平坦、稳固的表面，例如床或者桌子或者地板上，要铺设好塑料薄膜或者报纸，然后用干净的被单或者其他的材料覆盖。

4. 把孕妇背朝地平放，膝盖弯曲，腿张开。用毛巾或折叠的衣服抬高其臀部。移去产妇的内衣裤，把衣服提高到她的腰部。

5. 安慰产妇，并且鼓励她在每次收缩时采用短而快速的呼吸。当胎儿头部生出后，告知产妇哈气（不是用力），必要时反向压迫，以免胎头生出过快，但千万不要用合拢双腿的方式来减缓分娩的速度。

6. 胎头娩出后，从脖子及下巴轻轻向上挤压，从鼻子部位轻轻向下，以挤出胎儿口腔内黏液和羊水。

7. 接着用双手托住胎头，并轻轻下压，同时要产妇用力，把婴儿肩膀娩出。然后小心把胎头抬高，再把胳膊下半部分娩出。之后，胎儿的其他部位可自然滑出。

8. 用干净的衣物把婴儿包住。

9. 不要尝试用牵拉脐带方法娩出胎盘。如果在医生到来前胎盘已经娩出，用毛巾把它包住，并放到高于婴儿位置水平。不要把脐带剪掉。

10. 通常婴儿会自己开始呼吸。如果不行，摩擦他的后背，或者用你的示指轻弹他的脚底。

11. 在医生到来前，要为产妇和婴儿保暖。

前期预防和后期调养

孕妇应加强孕期保健，从妊娠早期开始，定期做好产前检查，以便尽早发现问题，进行恰当的处理。要积极预防和治疗妊娠中毒及各种异常妊娠。注意改善生活环境，减轻劳动强度，增加休息时间。保持心境平和，消除紧张情绪，避免不良刺激。要摄取合理的充分的营养，多吃含蛋白质丰富的鱼、肉、蛋及豆类食品，多吃些新鲜蔬菜及水果。怀孕后期应多卧床休息，并采取左侧卧位，以改善子宫、胎盘的血循环，减少宫腔内向宫口的压力。妊娠期间要节制性生活，妊娠7个月后应避免性生活。发现产前出血（主要是前置胎盘和胎盘早剥）和先兆早产征象应及时请医生诊治。

新生儿窒息

新生儿窒息是指胎儿娩出后一分钟，仅有心跳而无呼吸或未建立规律呼吸的低氧状态。窒息为新生儿死亡的主要原因之一，是出生后最常见的紧急情况。新生儿窒息与胎儿在子宫内环境及分娩过程密切相关，凡影响母体和胎儿间血液循环和气体交换的原因都会造成胎儿低氧而引起窒息，如母体疾病、子宫因素、胎盘因素、脐带因素、难产等。

病情速判

胎儿娩出后面部与全身皮肤青紫色或皮肤苍白，口唇暗紫；呼吸浅表，不规律或无呼吸或仅有喘息样微弱呼吸；心跳规则，心率80～120次/分钟或心跳不规则，心率小于80次/分钟，且微弱；对外界刺激有反应，肌肉张力好或对外界刺激无反应，肌肉张力松弛；喉反射存在或消失。

多招救治

1. 首先要让婴儿保暖，婴儿娩出后即置于远红外或其他方法预热的保暖台上。用温热干毛巾揩干头部及全身，减少散热；其次摆好婴儿体位，肩部垫高，使颈部轻微伸仰。在娩出后立即吸净口、咽、鼻黏液，吸引时间不超过10秒，先吸口腔，再吸鼻腔黏液。

婴儿如果经上述处理后仍无呼吸，可采用拍打足底2次和摩擦婴儿背来促使呼吸出现。以上步骤要求在出生后20秒钟内完成。

2. 吸出婴儿呼吸道内阻塞物后用酒精棉球擦其胸部，或用针尖刺其人中穴。

3. 婴儿经触觉刺激后，如仍无自主呼吸、喘息和（或）心率小于100次，应立即用复苏器加压给氧；再无好转则行气管插管术，同时给予1：10000肾上腺素每千克体重0.1～0.3毫升，静脉或气管内注入。

4. 对婴儿做口对口人工呼吸，具体方法详见第一章“人工呼吸”一节。

前期预防和后期调养

婴儿复苏后要继续进行严密的观察监护，监护主要内容为体温、呼吸、心率、血压、尿量、肤色和窒息所导致的神经系统症状；注意酸碱失衡、电解质紊乱、大小便异常、感染和喂养等问题。

心 绞 痛

心绞痛是冠心病的一种常见类型，是指由于向心脏供血的冠状动脉变狭窄或发生痉挛，引起心肌缺血而致痛。多见于40岁以上中、老年人，男性多于女性。临床上常将心绞痛分为稳定型心绞痛和不稳定型心绞痛两种类型：稳定型心绞痛是指在一段时间内的心绞痛的发病保持相对稳定，均由劳累诱发，发作特点无明显变化，属于稳定劳累性心绞痛；不稳定性心绞痛包括外发性心绞痛、自发性心绞痛、栓塞后心绞痛、变异性心绞痛和劳力恶化性心绞痛。其主要特点是疼痛发作不稳定、持续时间长、自发性发作危险性大易演变成心肌梗死。

病情速判

1. 稳定型心绞痛。以发作性胸痛为主要临床表现，疼痛部位主要在心前区，有手掌大小范围，界限不很清楚。常放射至左肩、左臂内侧达无名指和小指，有时也可发生颈、咽或下颌部不适；胸痛常为压迫、发闷或紧缩性，也可有烧灼感，但不尖锐，不像针刺或刀扎样痛，发作时，患者往往不自觉地停止原来的活动，直至症状缓解。

2. 不稳定型心绞痛。表现为心前区痛，但是疼痛表现形式多样，发作时间一般比稳定性心绞痛长，可达到30分钟，疼痛部位和放射部位与稳定性心绞痛类似，但是也经常有发作不典型者，表现为胸闷、气短、周身乏力、恶心、呕吐等，尤其是老年女性和糖尿病患者。

多招救治

1. 发生心绞痛时，病人首先应稳定自己的情绪，不要惊慌，要就地安静休息，这样可以使心肌耗氧量降低。同时应立即将硝酸甘油药片1片含于舌下，1～2分钟内即能发挥作用，药效可持续半个小时。

2. 服药时，一般采用坐姿，最好靠在舒适的沙发或半卧在床上。站着服用容易引起直立性低血压而发生晕厥。有的老年病人坐着服药后，仍有头昏、头痛等感觉，只要平卧休息片刻或喝点儿热茶水，就可很快恢复。

3. 如果服用硝酸甘油后5分钟疼痛无缓解，可以再用0.5～1片。如5分钟后仍无效，可再重复用药。如果连用3～4次，症状仍不缓解，疼痛无减轻，则应考虑是否发生了心肌梗死或其他情况。

4. 如果现场无解救药，指掐内关穴也可起到急救作用。

5. 夜间发作的病人可在胸部放热水袋或用热水浸泡手脚，可使疼痛有一定缓解。

6. 如症状不仅没有缓解，且疼痛持续加重，应立即呼救或请就近医疗机构诊断。

前期预防和后期调养

预防心绞痛的发生，健康的生活方式和饮食习惯是十分重要的。平日的体力不要消耗过大，如旅游、爬山、快步行走、跑步、过度体育锻炼等要量力而行；切记情绪起伏过大，如生气、吵架、发脾气、突来的惊喜与悲伤，观看体育比赛时过于投入等；保证睡眠时间；慎食油腻食物；切忌暴饮暴食；不要抽烟以及过量饮用酒、茶、咖啡等。冷、炎热或气候急剧变化时会增加发病率，如秋末冬来、春尽夏临时要注意身体情况。

为了保持硝酸甘油片的疗效，应将药放在密闭、避光的有色瓶内，要防潮、防热，每次取用后把盖拧紧，并及时检查有效期，以防变质失效，一般有效的硝酸甘油片含服，会有口腔发麻的感觉。药物要随身携带，放在方便取拿的衣袋内，以备用。

硝酸甘油不可服用过量，否则会引起低血压，危害身体。

急性左心衰竭

急性左心衰竭是指由于心脏瓣膜疾病、心肌损害、心律失常、左室前后负荷过重而导致的急性心肌收缩力下降、左室舒张末期压力增高、排血量下降，从而引起以肺循环瘀血为主的缺血低氧、呼吸困难等临床综合征。急性肺水肿是最主要表现，可发生心源性休克或心搏骤停。

病情速判

1. 左心衰竭较早出现的主要症状是呼吸困难，呼吸困难最先仅发生在重体力活动时，休息时可自行缓解；阵发性呼吸困难常在夜间发作，病人突然醒来，感到严重的窒息感和恐怖感，并迅速坐起，需 30 分钟或更长时间后方能缓解。通常伴有两肺哮鸣音，称为心源性哮喘。

2. 平卧时呼吸急促，常在卧位 1～2 分钟出现，斜卧位时症状可明显缓解。严重时，患者被迫采取半坐位或坐位，故称端坐呼吸。最严重的病例，常坐在床边或靠背椅上，两腿下垂，上身向前弯曲，借以增强呼吸肌的作用。

3. 咳嗽是较早发生的症状，常发生在夜间，坐位或立位时咳嗽可减轻或停止。痰通常为浆液性，呈白色泡沫状，有时痰内带血丝，如肺毛细血管压很高，或有肺水肿时，血浆外渗进入肺泡，可有粉红色泡沫样痰。

4. 患者还会出现体力下降、乏力和虚弱，老年人可出现意识模糊、记忆力减退、焦虑、失眠、幻觉等精神症状。动脉压一般正常，但脉压减小。

多招救治

1. 发作时应立即让患者取坐位或端坐位，两腿下垂或放低，也可用止血带结扎四肢，每隔 15 分钟轮流放松一个肢体，以减少静脉回流，减轻肺水肿。

2. 吸氧及保持呼吸道通畅，立即高流量鼻导管吸氧，在吸氧的同时使用抗泡沫剂使肺泡内的泡沫消失，增加气体交换面积，一般可用 20%～30%乙醇于氧气的湿化瓶中，随氧气吸入。如患者不能耐受，可降低乙醇浓度或间断给予。

3. 立即皮下或肌内注射吗啡 5～10 毫克（直接或生理盐水稀释后缓慢静脉注射），必要时也可静注 5 毫克；或哌替啶（杜冷丁）50～100 毫克肌注。可起到让患者镇静、减慢呼吸的作用，且能扩张静脉和动脉，改善肺水肿。但高龄、哮喘、昏迷、严重肺部病变、呼吸抑制和心动过缓、房室传导阻滞者则应慎用或禁用。

4. 应立即选用快作用强利尿药，常用髓袢利尿药，如静注呋塞米（速尿）20～40 毫克或布美他尼（丁尿胺）1～2 毫克，以减少血容量和降低心脏前负荷。

5. 对于明显哮鸣音者，可用 250 毫克氨茶碱加于 5%葡萄糖液 20 毫升内缓慢静注，或 500 毫克氨茶碱加于 5%葡萄糖液 250 毫升内静滴，可减轻支气管痉挛和加强利尿作用。

6. 需要扩张的患者可先舌下含服硝酸甘油 0.5 毫克，5～10min/次，最多可用 8 次。若疗效不明显可改为静脉滴注血管扩张药，常用制剂有硝酸甘油、硝普钠、酚妥拉明等。

急性呼吸衰竭

急性呼吸衰竭是指原肺呼吸功能正常，在短时间内引起严重气体交换障碍，产生低氧或合并二氧化碳潴留。其原因可为各种肺部发展的病变、溺水、电击、创伤、药物中毒等。其病变发展迅速，机体如果不能有很好的代偿，如不及时抢救会危及患者生命。

病情速判

1. 呼吸困难。表现在频率、节律和幅度的改变，如中枢性呼吸衰竭呈潮式、间歇或抽泣样呼吸。

2. 发绀。是低氧的典型症状，可在血流量较大的口唇指甲出现发绀。

3. 精神神经症状。急性低氧可出现精神错乱、狂躁、昏迷、抽搐等症状。

4. 循环系统症状。如心动过速、周围循环衰竭、血压下降、心律失常或心脏停搏。

5. 消化和泌尿系统症状。严重呼吸衰竭对肝、肾功能都有影响，如蛋白尿、尿中出现红细胞和管型。常因胃肠道黏膜充血水肿、糜烂渗血，或应激性溃疡引起上消化道出血。

多招救治

1. 建立通畅的气道是纠正低氧和二氧化碳潴留的先决条件，方法如下：可用氯化铵、棕色合剂为痰液黏稠者止咳化痰；用鼻导管抽吸意识不清的患者的咽部和气管的痰液，必要时行气管切开术；对于昏迷和咳嗽无力的采取勤翻身拍背、体位引流等措施祛痰。

2. 在氧疗和改善通气之前，必须采取各种措施，使呼吸道保持通畅。当病患呼吸停止后，应立即清理病患口内的分泌物，在呼吸道通畅条件下，作间歇口对口的人工呼吸。但操作者应注意，先做快速深呼气至残气位，再快速吸气至肺总量，即将气吹入患者口中，这样呼出气的氧浓度较高。如有条件作带气囊导管的口腔插管，可手控简易呼吸囊进行人工通气。

3. 合理使用利尿剂。在处理呼吸衰竭时，合理应用机械通气、给氧、利尿剂和碱剂，鼻饲和静脉补充营养与电解质，特别在慢阻肺肺心病较长期很少进食、服用利尿剂的患者更要注意。

4. 经过紧急处理后要立即送病患去医院救治。

哮喘持续状态

支气管哮喘是一种过敏性气道炎症，在易感者中此种炎症可引起反复发作的喘息，气促、胸闷和（或）咳嗽等症状，多在夜间和（或）凌晨发生。

哮喘持续状态指的是常规治疗无效的严重哮喘发作，持续时间一般在12小时以上。哮喘持续状态并不是一个独立的哮喘类型，而是它的病生理改变较严重，如果对其严重性估计不足或治疗措施不适当，常有死亡的危险。

病情速判

哮喘持续状态患者的临床表现为：患者不能平卧，心情焦躁，烦躁不安，大汗淋漓，讲话不连贯，胸廓饱满，运动幅度下降，呼气深长，吸气较短，哮鸣音明显，伴有发绀，出汗，手脚寒冷，面色苍白，脉细数，神情惊慌。有时见咳嗽，痰黏稠，色白或黄，不易咯出，偶有血丝。伴发感染时热度可达39℃左右。如果支气管痉挛持续不止，或痰液阻塞细支气管而不易咳出，则由于呼吸极度困难而窒息，又可因心力衰竭或体力衰弱而死亡。病情更危重者嗜睡或意识模糊，胸腹呈矛盾运动（膈肌疲劳），哮鸣音可从明显变为消失。如在发作期间能将痰液咯出，则气急、哮鸣、发绀等症状可逐渐缓解而恢复正常。

多招救治

1. 开窗换气，保持空气清新。如果患者还在致敏的环境内，要尽量设法离开。避免室内有煤油、烟雾、油漆等刺激性气体。

2. 协助病人取坐位或半卧位休息；或让病人抱着枕头跪坐在床上，腰向前倾。此位置有利病人呼吸。注意让病人保暖，安慰病人不要慌乱，保持环境安静，鼓励病人配合治疗。

3. 迅速取出家用吸氧瓶，以每分钟 3L 的高流量氧气通过鼻导管或面罩给病人吸入。一般吸入氧浓度为 25%～40%，并应注意湿化。

4. 缓解患者的哮喘病情，用沙丁胺醇（喘乐宁）气雾吸入，按压 1～2 喷，每天不超过 6～8 喷。口服喘乐宁，每次 2～4 毫克，每日 3 次。

5. 氨茶碱静脉滴注和静脉注射：测定或估计患者血浆茶碱浓度，若患者的血浆茶碱浓度小于每升 5 毫克，则可给予适量氨茶碱（5 毫克/千克体重）用 5%葡萄糖溶液 20～40 毫升稀释后缓慢静脉注射，需 15 分钟以上注射。

6. 注意电解质平衡，如果应用沙丁胺醇，部分患者可能出现低血钾，注意适量补足。

7. 立即向急救中心呼救，或直接去医院急诊室救治。

前期预防和后期调养

哮喘发作期要给病人吃营养丰富、高维生素的流质或半流质饮食，不要勉强进食，痰多的要多饮水，少吃油腻食物，保持大便通畅；哮喘病人对温度、湿度非常敏感，应注意保持室内空气流通、新鲜；温度要维持在 18～22℃，湿度在 50%～70%最适宜，患者应尽量避免接触过敏源和不洁空气。

高血压危象

高血压危象是指发生在高血压病过程中的一种极其危急的临床现象，也可见于症状性高血压。它是在高血压的基础上，周围小动脉发生暂时性强烈收缩，血压骤然升到 26.6/16 千帕（200/120 毫米汞柱）以上，可发生在缓进型高血压病的各期（尤其是第一、二期），亦可见于急进型高血压病。

病情速判

本病的诱因主要为精神创伤、情绪变化、过度疲劳、寒冷刺激、气候变化和内分泌失调（如绝经期或经期）等。包括以下的一些情况：高血压脑病、小动脉病变、肾损害、微血管内凝血、妊娠高血压综合征。通常表现为剧烈头痛、恶心、呕吐、嗜睡、抽搐、昏迷；视物模糊、视力丧失，眼底检查可见视网膜出血、渗出，视盘水肿；胸闷、心绞痛、心悸、气急、咳嗽，甚至咯泡沫痰；尿频，尿少，血浆肌酐和尿素氮增高。

多招救治

1. 应让患者安静休息，保持镇静，取半卧位，头部抬高 30°左右，并尽量避光。

2. 患者若神志清醒，应立即服用双氢克脲噻 2 片，安定 2 片；或复方降压片 2 片。

3. 发生抽搐时，可口服安定，并且手掐合谷、人中穴。

4. 选择合适的静脉用降压药，要求起效迅速，短时间内达到最大作用；作用持续时间短，停药后作用消失较快，不良反应较小，如硝普钠、二氮嗪、利血平等；近年来应用硝酸甘油代替硝普钠取得良好效果。大剂量硝酸甘油不仅扩张静脉，也扩张小动脉，具有明显降压作用。一般剂量为硝酸甘油 25 毫克加于 5%葡萄糖液 500 毫升内静注。同时要治疗基础病，去除诱因。预防脑水肿、心力衰竭、氮质血症等并发症。

5. 应少饮水，并尽快送患者到医院救治。送患者的运输工具应尽量平稳，以免因过度颠簸而引起脑溢血。

前期预防和后期调养

高血压危象是原发性或继发性高血压在疾病发展过程中因紧张、疲劳、寒冷、突然停服降压药等原因诱发的，所以患者应接受系统降压治疗、避免过度劳累及精神刺激、重视保暖、戒烟、少酒，切不可擅自停服降压药，以免引起血压反跳。高血压病是必须终生治疗的，即使血压确实已稳定了很长一段日子，也应在医生的指导下，服用适当的维持量。

心搏骤停

心搏骤停是指患者的心脏在正常或无重大病变的情况下，受到严重打击引起的心脏有效收缩和泵血功能突然停止、循环中断，引起全身严重缺血低氧。猝死（也称为突发性心脏猝死）常发生在症状出现后几分钟内。

病情速判

患者的症状表现为急性意识丧失及喘息后呼吸停止；桡动脉、股动脉或颈动脉搏动消失；心音消失；急性苍白或发绀；出现痉挛性强直；瞳孔急性无力性散大（心脏停搏后 30 秒开始）；脑电图波低平；心电图改变。

多招救治

1. 当患者意外发生意识丧失时，首先判断患者的反应，除根据脉搏、有无循环体征、身体活动和呼吸判断外，如患者仅有临终呼吸，应判断为心脏停搏或心脏性猝死，应立即开始初级心肺复苏。

2. 先胸前叩击或胸外心脏按压，建立人工循环，因为患者心脏停搏后可有 1～2 次自发性气喘，心血管和肺内尚有氧合血液，立即心脏按压，可使心肺得到血供，有可能使心跳刚刚停止的患者恢复心跳。

3. 如果心脏停止超过 1 分钟，血液即全变成了无氧血。救护员应让患者仰卧在坚固的平面上，在患者的一侧进行心肺复苏，即开通气道、人工胸外按压和人工呼吸（具体方法详见第一章“心肺复苏”一节）。注意按压的深度，成人为 4～5 厘米，儿童为 3 厘米，婴幼儿为 2 厘米。按压频率为每分钟 80～100 次。胸外按压与人工呼吸比例，在人工呼吸时，胸外按压不应停止，按压通气比例为 30：2。

4. 及时送往医院以接受更高级的复苏方法，如电击除颤、给氧、通气和气道支持的辅助装置、循环辅助装置、药物治疗等。

前期预防和后期调养

患者的心跳恢复后的 24～48 小时内，应该进行心脏监护，随时估计病情，应保持充足的血容量，维持患者的水电解质的平衡。此外，还应该用升压药物维持血压，用强心剂维持心脏收缩力，并且预防肾衰、脑水肿等并发症。

急性心肌梗死

急性心肌梗死是指病患的冠状动脉闭塞、血流中断，使相应的心肌严重而持久地急性缺血所致的突发疾病，是冠心病的重要病理改变。

病情速判

1. 典型的急性心肌梗死。病人突然发生剧烈而持续的胸前区疼痛，疼痛的程度比以往发生心绞痛要严重得多，难以忍受，胸闷发憋，有明显的恐惧甚至死亡的感觉。血压下降，胸疼常伴有大汗淋漓、虚脱等症状，应用硝酸甘油也不能缓解。疼痛往往持续1～2 小时甚至更久。

2. 不典型的急性心肌梗死。不典型的急性心肌梗死症病人多见于老年人和糖尿病患者，症状不明显，仅有些胸闷发憋、心慌的感觉，因而很容易被忽略。严重的病人会突然发生心律失常、呼吸困难、大量出汗、衰弱、昏迷等症状。

多招救治

1. 发作时，病患应立即卧床或就地休息，解松领扣、裤带，大小便也应在床上进行，还要尽量少搬动病人。室内必须保持安静，以免刺激患者加重病情，尽快叫救护车，尽快在医务人员的监护下将患者送到有抢救条件的医院。

2. 若发现患者脉搏无力、四肢不温，应轻轻地将病人头部放低，足部抬高，以增加血流量，防止发生休克。若并发心力衰竭、憋喘、口吐大量泡沫痰以及过于肥胖的患者，头低足高位会加重胸闷，一般应取半卧位。

3. 及时让患者含服速效救心丸 10 粒，或硝酸甘油等药物，烦躁不安者可服用安定等镇静药，有条件的可给患者吸氧；不宜多喝水，应禁食。

4. 如果病人突然出现频发早跳，严重心律失常，然后迅速转入脉细弱以至摸不到脉搏，用耳朵紧贴其左胸部，也不能听到心跳，表明病人已并发心室纤维性颤动，应立即进行心肺复苏，且中途不能停顿，必须一直持续到医院抢救。

前期预防和后期调养

1. 患有心脑血管疾病的患者平日绝对不搬抬过重的物品；不要在饱餐或饥饿的情况下洗澡；洗澡时间不宜过长，冠心病程度较严重的病人洗澡时，应在他人帮助下进行；气候急剧变化、气候恶劣时，患者要注意保暖或适当加服硝酸甘油类扩冠药物进行保护。

2. 先兆症状多在发病前 1 周，少数病人甚至提前数周出现。约 40%的病人发生于梗死前 1～2 天。上述症状一旦发生，必须认真对待。病人首先严格卧床，保持安静，避免精神过度紧张；舌下含服硝酸甘油或硝酸甘油喷雾吸入。立刻与附近大医院联系，同时做好送往医院的准备。

3. 发作后无并发症的患者一般需要绝对卧床 1～2 日，第 2～3 日床上活动，1 周后可逐渐增加室内活动；低盐、低脂饮食，以少量多餐为好，严防饱餐；保持大小便通畅，常用的缓泻剂有液状石蜡、番泻叶等。

糖尿病酮症昏迷

糖尿病酮症酸中毒是糖尿病最常见的急性并发症之一，是体内胰岛素严重缺乏引起的高血糖、高血酮、酸中毒的一组临床综合征。最常发生于Ⅰ型糖尿病患者，Ⅱ型糖尿病患者在某些情况下亦可发生。临床表现以发病急、病情重、变化快为其特点。糖尿病酮症昏迷即是由糖尿病酮症酸中毒严重所致，常见诱因有外伤害的急性感染，吃含糖分、脂肪过多食物，或服用胰岛素量不足或中断、大呕吐、大泻及饥饿、心肌梗死、过度疲劳、紧张及妊娠等。

病情速判

有糖尿病史者，糖尿病症状加重，出现极度口渴、多饮、多尿、无力等糖尿病酮症酸中毒的早期现象；酮症酸中毒加重，病情恶化，表现为食欲不振，随后恶心呕吐，突发性腹痛、腹胀，呼气有烂苹果味（酮体浓度高则气味重），呼吸深而快，头痛、烦躁不安、皮肤干燥、眼球下陷、淡漠；晚期各种反射消失或减弱、昏迷，由于失水引起循环血量不足，出现脉弱、心音减弱、血压降低、四肢发冷等休克症状。

多招救治

1. 重度糖尿病酮症酸中毒出现嗜睡，甚至昏迷时，使病人取头侧位，清除口腔异物（如呕吐物等），保持呼吸道通畅，注意保温，如有低氧现象，有条件者予以吸入氧气，尽快送医院抢救。

2. 输液。用生理盐水 1000～2000 毫升静脉点滴，以补充血容量，改善血循环、肾功能和防低血糖。根据血压、心率、尿量决定给液速度。若开始输液时血糖不是严重升高或治疗后血糖下降至每升 13.9 毫摩尔后，应输入 5%葡萄糖或糖盐水，以利消除酮症。

3. 胰岛素治疗。小剂量胰岛素治疗的过程中，要严密监测血糖，尤其是合并感染或原有胰岛素抵抗的患者。

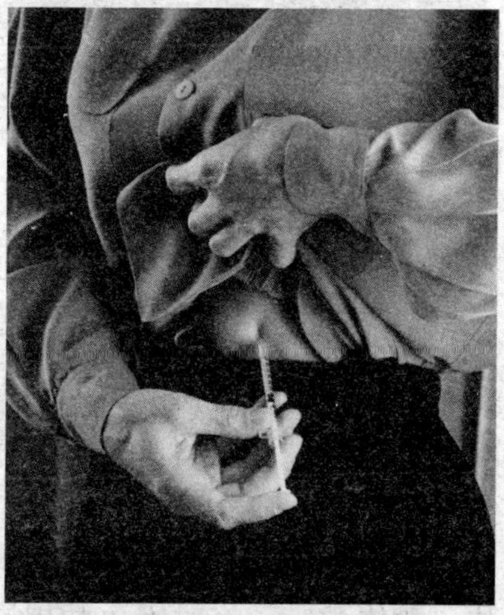

血液内无胰岛素或胰岛素不足的人必须通过注射或安装胰岛素泵来补充胰岛素

4. 补钾应根据血钾和尿量。治疗前血钾低于正常，立即开始补钾，开始 2～4 小时通过静脉输液每小时补钾每升 13～20 毫摩尔；治疗过程中定时检测血钾和尿量，调整补钾量和速度。病情恢复后仍应继续口服钾盐数天。

5. 患者昏迷期要加强临床护理，防治意外并发症的发生。根据病人全身状况与血象，适时给予抗感染治疗。

脚踝扭伤

踝关节扭伤多发生在行走、跑步、跳跃或下楼梯时。下坡时，踝跖屈位，突然向外或向内翻，外侧或内侧副韧带受到强大的张力作用，致使踝关节的稳定性失去平衡与协调，从而发生踝关节扭伤。以外踝损伤最为常见。

病情速判

常见症状为踝部明显肿胀疼痛，不能着地，伤处有明显压痛、局部皮下瘀血。如外踝韧带扭伤，则足内翻时疼痛明显；内踝韧带扭伤，则足外翻时疼痛明显；如果是韧带撕裂，则可有内、外翻畸形、血肿；如果脚扭伤后能持重站立，勉强走路，说明扭伤为轻度，可自己处置；如果脚扭伤后足踝活动时有剧痛，不能持重站立或挪步，按着疼的地方在骨头上，并逐渐肿起来，说明可能扭伤到骨头，应立即去医院诊治。

多招救治

1. 在扭伤初期，肿胀和疼痛逐渐加重，应停止活动，抬高患肢。

2. 扭伤初期，破裂的小血管在流血，此时可用冷敷，使血管收缩凝血，以减少血肿的形成；24 小时后，破裂血管流血停止，这时可用热敷，促使扭伤处周围的瘀血消散。

3. 在扭伤初期，不需内服药，不宜外敷活血的药物，以免血流更多，肿胀更大；24 小时后，内服些云南白药、跌打丸、活血止痛散，再外敷五虎丹，消肿后即不必内服和外敷药物。

4. 应正确按揉扭伤局部，在扭伤初期，以在血肿处做持续的按法为好；24 小时后做揉法，以肿处为中心，向周围各个方向擦揉。

5. 踝关节损伤较重、引起韧带较重损伤时，应该到医院就诊。这时伤者的患处要用宽胶布条固定，踝关节虚空的地方要用软布等垫好，胶布呈叠瓦状排列包扎。固定时间一般为 2～3 周。

6. 严重的踝关节扭伤引起韧带断裂或踝关节半脱位者，要用石膏固定伤足，一般固定 4—6 周，注意刚上石膏 10～20 分钟内，不能随便移动患足。因为此时石膏还未发硬，易变形；上好石膏的最初 24 小时内，应注意石膏的松紧。

前期预防和后期调养

如果伤患在夏天上石膏，足应放在凉爽处，防止足汗过多而积聚在石膏内；在冬天上石膏，要注意患肢保暖，在石膏外的足端不能冻伤；如上石膏后疼痛加剧，应及时请医生检查。

头皮血肿

头皮血肿是指头部被硬物打伤，但外伤处的表皮并无破损，只是隆起一大包的症状。头皮血肿多因钝器伤及头皮所致。一般较小的头皮血肿，无须特殊处理，经过 1～2 周多能自行吸收；较大的血肿常需穿刺抽除同时局部压迫包扎，经一次或几次治疗可愈。

病情速判

1. 皮下血肿。因皮下组织层与皮肤层和帽状腱膜层之间连接紧密，故在此层内的血肿一般体积小，有时因血肿周围组织肿胀隆起，中央反而凹陷，易误认为凹陷性颅骨骨折，需用颅骨 X 线摄片作鉴别。

2. 帽状腱膜下血肿。因帽状腱膜下层组织疏松，血液易向各方向扩展，血液可充满整个帽状腱膜下层，使头顶显著增大，其含血量可达数百毫升。

3. 骨膜下血肿。多见于钝性损伤时头颅发生明显变形之后，如新生婴儿产伤、婴幼儿乒乓球凹陷样颅骨骨折，以及成人颅骨线形骨折后。因局部骨膜剥离而出血，由于骨膜在颅缝处附着牢固，故血肿范围常不超过颅缝。在婴儿，陈旧血肿的外围和骨膜可增厚或骨化，乃至形成含有陈血的骨性囊肿。

多招救治

1. 发生头皮血肿的当时，可在局部用纱布绷带加压包扎，或用冰块、冰水、热水袋装上冷水外敷，以促使血管收缩，阻止继续出血。切忌用跌打药酒涂搽血肿局部或按揉推拿，这样会加重出血状况。

2. 在受伤后 24 小时可在患处涂跌打药酒、红花油，以及用热敷促进血肿吸收。较小的血肿几天后多能吸收而愈。

3. 大血肿不易吸收，可剃去伤患的头发，局部消毒后用注射针反复穿刺抽出积血，但禁止自行用针随便穿刺放血，应由医生进行处理。

4. 巨大血肿，用上述方法治疗无效时，应送医院手术切开止血，如血肿感染化脓，应手术切开上药治疗。

5. 发生头皮血肿，还应警惕有无颅内血肿、脑震荡或脑挫伤。要让伤者安静休息，24 小时内认真观察病情变化，如发现有越来越明显的头痛、恶心、呕吐、烦躁不安或逐渐失去意识，瞳孔不等大，耳、鼻出血等症状出现，可能会有更严重的伤情，应及时请医生或送医院进一步诊治。

头皮撕脱伤

头皮大片自帽状腱膜下撕脱称为头皮撕脱伤，多因头发被机器卷入所致，高速运转的钝物切线打击亦可造成。头皮撕脱的范围与受到牵扯的发根面积有关，严重时可达整个帽状腱膜的覆盖区，前至上眼睑和鼻根，后至发际，两侧累及耳郭甚至面颊部。此类损伤特点是失血多，易感染。治疗不及时可危及生命或致颅骨感染坏死。

病情速判

头皮自帽状腱膜下撕脱，有时整个头皮甚至额肌、颞肌、骨膜一起撕脱，颅骨外露；头出血量大，常伴有休克；头皮整层缺损，颅骨外露，日久可并发颅骨感染或坏死。

多招救治

1. 急救时用无菌敷料包扎止血，同时保留撕脱的头皮，要防止感染以备用。

2. 给伤者口服止痛片或注射止痛剂。

3. 撕脱头皮挫伤不严重者，可试行头皮血管吻合与头皮再植，或将撕脱的头皮做成中厚皮片再植。头皮小块撕脱可行头皮转移与缝合。

4. 大面积头皮缺损伴颅骨与硬脑膜缺损者，清创时需修补硬脑膜与头皮。也有用带血管蒂的大网膜覆盖创面，同时一期植皮或待肉芽生长后再植皮。

5. 全身使用有效的抗生素预防感染治疗，在没有休克的情况下，尽快将伤者送往医院进行处理。

前期预防和后期调养

头皮撕脱伤多因工厂女工的长头发被机器卷入所致，为了预防头皮撕脱伤，工厂工人避免留长发，尤其不能留辫子，上工时要将头发卷起夹好，戴帽子，头发不外露。若不小心头发被机器卷入，应立即关掉运转的机器，剪去头发，取出已撕脱的头皮，用无菌敷料包扎伤口，压迫止血，连同撕脱的头皮急送附近医院处理。

脑 震 荡

脑震荡，是因外伤后脑干网状结构出现短暂的功能障碍，使脑皮质发生抑制的一种临床综合征状群。其特点是有短时间的意识障碍，醒后有短暂的逆行遗忘，而无器质性损伤的征象。脑震荡是最轻的颅脑损伤，一般经卧床休息和对症治疗多可自愈。但在诊疗过程中，要注意是否合并较严重的脑挫裂伤和颅骨血肿等。

病情速判

1. 意识障碍。程度较轻而时间短暂，可以短至数秒钟或数分钟，但不超过半小时。

2. 遗忘。清醒后对受伤当时情况及受伤经过不能回忆，但对受伤前的事情能清楚地回忆。

3. 其他症状。常有头痛、头晕、恶心、厌食、呕吐、耳鸣、失眠、畏光、注意力不集中和反应迟钝等症状。

4. 神经系统检查无阳性体征。

多招救治

1. 患者应适当卧床休息，减少脑力和体力劳动。

2. 对患者要进行精神鼓励，消除其顾虑，进行对症支持治疗。

3. 伤后早期呕吐明显而影响进食的患者应静脉补充液体。

4. 凡有明显意识障碍伴有休克的，应立即将患者平卧、固定其头部，急送抢救。

5. 针灸对昏迷者可取人中、十宣、涌泉强刺激，间歇运针，留针 30～60 分钟。头痛剧烈者，穴取百会、合谷、印堂、足三里、三阴交，强刺激后可留针 15～30 分钟，待头痛稍减时，再次捻转刺激。

6. 患者伤后应短期留院观察 2～3 天，定时观察意识、瞳孔和生命体征的变化，以便及时发现可能并发的颅内血肿。

肩关节脱位

肩关节脱位按肱骨头的位置分为前脱位和后脱位。肩关节前脱位者很多见，常因间接暴力所致，如跌倒时上肢外展外旋，手掌或肘部着地，外力沿肱骨纵轴向上冲击，肱骨头自肩胛下肌和大圆肌之间薄弱部撕脱关节囊，向前下脱出，形成前脱位。后脱位很少见，多由于肩关节受到由前向后的暴力作用或在肩关节内收内旋位跌倒时手部着地引起。后脱位可分为肩胛骨下和肩峰下脱位，肩关节脱位如在初期治疗不当，可发生习惯性脱位。

病情速判

其临床症状表现为肩部疼痛、肿胀和功能障碍，前脱位表现为伤肢呈弹性固定于轻度外展内旋位，肘屈曲，用健侧手托住患侧前臂。外观呈“方肩”畸形，肩峰明显突出，肩峰下空虚。在腋下、喙突下或锁骨下可摸到肱骨头。伤肢轻度外展，不能贴紧胸壁，如肘部贴于胸前时，手掌不能同时接触对侧肩部。

后脱位临床症状不如前脱位明显，主要表现为喙突明显突出，肩前部塌陷扁平，在肩胛下部可以摸到突出肱骨头。上臂略呈外展及明显内旋的姿势。

多招救治

1. 足蹬法。患者仰卧，术者位于患侧，双手握住患肢腕部，足跟置于患侧腋窝，两手用稳定持续的力量牵引，牵引中足跟向外推挤肱骨头，同时旋转，内收上臂即可复位，复位时可听到响声。

2. 牵引推拿法。伤员仰卧，第一助手用布单套住胸廓向健侧牵拉，第二助手用布单通过腋下套住患肢向外上方牵拉，第三助手握住患肢手腕向下牵引并外旋内收，三方面同时徐徐持续牵引。术者用手在腋下将肱骨头向外推送还纳复位。二人也可做牵引复位。

3. 科氏法。此法在肌肉松弛下进行容易成功，切勿用力过猛，防止肱骨颈受到过大的扭转力而发生骨折。术者一手握腕部，屈肘到 90°，使肱二头肌松弛，另一手握肘部，持续牵引，轻度外展，逐渐将上臂外旋，然后内收使肘部沿胸壁近中线，再内旋上臂，此时即可复位，并可听到响声。

4. 复位后处理。肩关节前脱位复位后应将患肢保持在内收内旋位置，腋部放棉垫，再用三角巾、绷带或石膏固定于胸前，3 周后开始逐渐作肩部摆动和旋转活动，但要防止过度外展、外旋，以防再脱位。后脱位复位后则固定于相反的位置（即外展、外旋和后伸拉）。

肘关节脱位

肘关节脱位是指当跌倒时上肢外展，手掌着地，传达暴力致肘关节后的脱位。肘关节脱位多见于青壮年，占全身关节脱位之首。脱位的桡、尺骨上端可同时发生桡侧或尺侧移位，也可合并骨折或尺神经损伤。根据脱位情况不同，可分为前脱位、后脱位与侧方脱位，其中后脱位最为常见。

病情速判

脱位的患处局部肿胀、疼痛及压痛，活动受限；患者以健手托住患侧前臂，肘关节处于半伸直位，被动运动时伸不直肘部；肘后空虚感，可摸到凹陷处；肘部三点关系完全破坏，有明显畸形，肘后三点（肱骨两上髁和尺骨鹰嘴）骨性标志位置改变。

多招救治

1. 刚出现的肘关节脱位可用牵引复位法，即在麻醉下，术者一手握住伤肢前臂、旋后，使肱二肌松弛后进行牵引，助手作反牵引，先纠正侧方移位，再在继续牵引下屈曲肘关节，同时将肱骨稍向后推，复位时可感到响声，如已复位，关节活动和骨性标志即恢复正常。术者应注意复位前应检查有无尺神经损伤，复位时应先纠正侧方移位，有时要先将肘稍过伸牵引，以便使嵌在肱骨鹰嘴窝内的尺骨喙突脱出，再屈肘牵引复位。

2. 复位后，用石膏或夹板将肘固定于屈曲 90°位，3～4 周后去除固定，逐渐练习关节自动活动，要防止被动牵拉，以免引起骨化肌炎。

3. 肘关节脱位合并肱骨内上髁骨折或桡骨小头骨折，手法复位失败者，可行手术复位；成人可作桡骨小头切除。

下颌关节脱位

下颌关节脱位是指运动中由于相互碰撞、张口过大、韧带松弛致使下颌关节向前脱出，俗称“掉下巴”。分单侧脱位和全脱位。

病情速判

其症状表现为张口不能闭合，也不能张大，处于不能说话和下咽的状况，耳前关节区疼痛和压痛，口涎外溢，颈部向前突出，下颌小头位置有空凹。

多招救治

1. 复位前，术者应让患者作好思想准备，精神不宜紧张，肌肉要放松，必要时，复位前可给镇静剂。

2. 口内复位法。患者端坐位（但头部紧靠墙壁），下颌牙合面的位置应低于患者两臂下垂时肘关节水平。术者立于患者前方，两拇指以纱布伸入口内，尽可能伸后放在下颌磨牙合面上，其余手指握住下颌体部下缘。复位时拇指压下颌骨向下，力量逐渐增大，其余手指将颏部缓慢上推，当髁状突移到关节水平以下时，再轻轻向后推动，此时髁状突即可滑入关节窝而得复位。有时在滑车回关节窝时能听到清脆的弹响声。在即将复位闭颌时，术者拇指应迅速滑向颊侧口腔前庭，以避免被患者咬伤。当两侧同时复位有困难时，可先复位一侧，再复位另一侧。

3. 口外复位法。病人和术者的体位同口内法。复位时，术者两拇指放在患者两侧突出于颧弓下方的髁状突之前缘，即下关穴处，然后用力将髁状突向下方挤压。此时患者感觉下颌酸麻，术者同时用两手的示、中指托住两下颌角，以环指、小指托下颌体下缘，各指配合将下颌角部和下颌体部推向前上方，此时髁状突即可滑入关节窝而得复位。

挤压综合征

挤压综合征是指人被石块土方压埋，尤其是肌肉丰满的肢体被压 1 小时以上（如大腿）后引起身体一系列的病理改变，临床上主要表现为少尿甚至无尿，以肾功能衰竭为特点。挤压综合征多发生为于房屋倒塌、工程塌方、交通事故等意外伤害中，在强烈地震等严重自然灾害时可成批出现。此外，还偶见于昏迷与手术的患者，肢体长时间被固定体位的自压而致。

病情速判

局部主要体征是受伤肢体严重肿胀。全身表现为精神恍惚，烦躁不安，对事物反应迟钝，全身软弱，肢体麻木，腱反射减弱或消失，心跳缓慢，可出现心律不齐，甚至死亡。出现肌红蛋白尿一般于休克状态解除后即可呈现茶褐色或红棕色肌红蛋白尿。尿量明显减少，比重升高，尿呈酸性。肌红蛋白尿是区别本症与其他原因的急性肾功能衰竭的根据。

多招救治

1. 抢救人员应迅速进入现场，尽早搬除压在伤患身上的重物，并及时清除其口、鼻异物，保持呼吸道通畅以减少本病发生机会。

2. 让伤员取平卧位，对肿胀的肢体不移动、减少活动，将伤肢暴露在凉爽处或用凉水降低伤肢温度（冬季要注意防止冻伤），对伤肢不抬高、不按摩、不热敷。在骨折处作临时固定，伤肢有开放伤口和活动出血者应止血，但避免应用加压包扎和止血压带。

3. 当受伤者不能及时送入医院，而肢体受压时间又超过 45 分钟时，可给病人饮服碱性饮料。其方法是用 8 克碳酸氢钠溶于 1000～2000 毫升水中，再加适量糖及食盐即可；或用 5%碳酸氢钠溶液 150 毫升，静脉滴注，防止急性肾功能衰竭。当伤员发生休克时，用生理盐水 500 毫升静滴，根据休克程度调整输液速度。

前期预防和后期调养

1. 伤后应尽快补充乳酸林格氏液和胶体液：如胶体液可用血浆或右旋糖酐。可按每 1%受压面积输入胶体液 80～100 毫升，每受压 1 小时，每千克体重补液 3～4 毫升，加 24 小时所需量 1500 毫升计算，为伤后第一天补液量，以后根据情况调整。

2. 当患者血压稳定之后，可进行利尿，使在肾实质受损害前，有较多的碱性尿液通过肾小管，增加肌红蛋白等有害物质的排泄。可用 20%甘露醇快速静脉输入，其高渗透压作用可使肾脏血流增加，使肾小球滤过率增加，肾小管保持充盈状态，减轻肾间质水肿，防止肾小管中凝集物沉淀，从而保护肾功能。

第四章 常见病的救治

牙痛

牙痛是指牙齿因各种原因引起的疼痛而言，为口腔疾患中常见的症状之一，可见于西医学的龋齿、牙髓炎。当然还有一些疾病能引起牙痛，比如面部肿瘤、三叉神经痛等。

病情速判

1. 龋齿引起的牙痛开始一般无症状，如龋洞变大加深时，可出现进食时牙痛，吃甜食或过冷、过热的食物时疼痛加重。

2. 牙髓炎引起的牙痛多为自发性，阵发性剧痛，可有冷、热刺激痛和叩痛。

3. 牙根尖周炎引起的牙痛表现为持续性牙痛。患牙有伸长感，触、压痛明显，不能咬食物。

4. 牙外伤引起的牙痛是因为意外摔倒、碰伤或吃饭时咬到砂粒等致牙折断或牙裂开，引起牙痛。

5. 智齿冠周炎引起的牙痛多是因为口腔不卫生，导致牙周组织发炎，有肿痛。

6. 牙本质过敏的牙痛是由于外界刺激，包括温度（冷、热）、化学物质（酸、甜）以及机械作用（摩擦、咬硬物）等而产生的酸痛感。疼痛迅速、尖锐。

多招救治

1. 白云山醋氯芬酸肠溶胶囊，口服，每次 2 粒，每日 2 次，早晚各一次。用于治疗神经性牙痛。

2. 炎热清胶囊，口服，每次 3 粒，每日 3 次，儿童酌减。

3. 消炎散结片，口服，每次 5～8 片，每日 3 次。

4. 知柏地黄丸（片），口服，大蜜丸每次 1 丸，小蜜丸每次 9 克，每日 2 次；水蜜丸每次 6 克，每日 2 次；片剂每次 6 片，每日 4 次。

5. 齿宁散，外用，牙刷沾水后拌此散剂刷牙，早晚各一次，一次三分钟。

前期预防和后期调养

1. 注意口腔卫生，养成“早晚刷牙，饭后漱口”的良好习惯。

2. 发现蛀牙，及时治疗。

3. 睡前不宜吃糖、饼干等淀粉之类的食物。

4. 忌酒及热性动火食品。

5. 脾气急躁，容易动怒会诱发牙痛，故宜心胸豁达，情绪宁静。

6. 保持大便通畅，勿使粪毒上攻。

牙挫伤

牙挫伤是由外伤引起的，包括跌倒、打击、碰撞等直接或间接损伤等。牙齿不会折断或者有其他明显变化，但是会有牙齿松动等症状。

病情速判

有明显的叩痛和松动感，患者自我感觉牙齿伸长，对于咬合压力和冷热刺激敏感。可有出血和局部肿胀的表现。

多招救治

1. 轻度患者可不作特殊处理，避免咬硬物。

2. 较重患者可调磨对颌牙，使患牙脱离接触，休息1～2周，勿用患牙咬物。

3. 如患牙松动较明显，可作简单结扎固定。

前期预防和后期调养

1. 注意平时的活动，小心头部受伤。

2. 不用牙齿去咬硬物，包括咬瓶盖的习惯。

3. 定期观察半年，如牙髓失去活力，应行根管治疗。

牙脱位

牙脱位是由外伤引起的牙齿移位、扭转或者牙槽突骨折。

病情速判

1. 有牙齿的骤然外力撞伤史，牙周组织撕裂。

2. 牙松动、倾斜、伸长和疼痛，妨碍咀嚼。

3. 牙完全脱位，则牙脱离牙槽窝，或仅为软组织连接，常同时伴有牙龈撕伤和牙槽骨骨折。

多招救治

1. 部分牙脱位应在局麻下复位，再结扎固定4周。术后3、6和12个月进行复查，若发现牙髓已坏死，应及时做根管治疗。

2. 嵌入性牙脱位在复位后2周应作根管治疗术，因为这些牙通常伴有牙髓坏死，而且容易发生牙根吸收。对嵌入性脱位牙的年轻恒牙，不可强行拉出复位，以免造成更大的创伤，诱发牙根和边缘牙槽突的吸收。因此，对症处理，继续观察，任其自然萌出是最可取的处理方法，一般在半年内患牙能萌出到原来的位置。其他情况下应就医诊治。

3. 完全脱位牙在半小时内进行再植，90％患牙可避免牙根吸收。因此，牙脱位后，应立即将牙放入原位，如牙已落地污染，应就地用生理盐水或自来水冲洗，然后放入原位，如果不能即刻复位，可将患牙置于患者的舌下或口腔前庭处，也可放在盛有牛奶、生理盐水或自来水的杯子内，切忌干藏，并尽快到医院就诊。

前期预防和后期调养

1. 注意避免头部的撞伤，在剧烈的运动中注意自我保护。

2. 牙齿脱落后要保存好，立即就医。预后要注意保护牙齿，注意饮食上的刺激。

牙折断

牙折断是指牙齿出现上下两部分断裂或者裂隙的情况，多是由于外伤引起，也可能是在咀嚼食物时咬到了硬物导致的。

病情速判

患牙对冷热刺激非常敏感，包括一般的触碰和叩击。因为折断的部位不一样，所以是否暴露了牙髓也不一定，因此冷热和疼痛的敏感程度也不同。

多招救治

1. 折断导致敏感或者暴露了牙髓感觉到疼痛，要用丁香油棉球来保护患牙，去医院进行安抚和治疗，尽量保留住剩余的牙体。

2. 断裂比较深，只有小部分残留，或者是牙齿纵向裂开的，就需要拔出患牙。

前期预防和后期调养

1. 预防牙折断就必须及早着手，在换牙的这段时间就要注意牙齿的生长卫生。

2. 及早纠正牙齿的排列不齐，修复过长牙齿。

3. 拔牙后要及早镶牙，以免牙齿随之都松动，更容易出现牙齿脱落的情况。

呃　逆

呃逆即打嗝，指气从胃中上逆，喉间频频作声，声音急而短促。呃逆是一个生理上常见的现象，由横膈膜痉挛收缩引起的。当膈肌因种种原因失控地自行收缩时，人就会持续打嗝。治疗打嗝，首先要治疗引起嗝逆的原发疾病，其次才是对症治疗。

病情速判

一般说来，打嗝很普通。引起打嗝的原因有多种，包括胃、食管功能或器质性改变。也有外界物质、生化、物理刺激引起。比如进入胃内的空气过多而自口腔溢出，精神神经因素（如迷走神经兴奋、幽门痉挛）、饮食习惯不良（如进食、饮水过急）、吞咽动作过多（如口涎过多或过少时）等，而胃肠神经官能症、胃肠道慢性疾病引起胃蠕动减弱所致时，则发病率频繁且治疗时不易改善。若是有持续性地打嗝，则说明有比较严重的病因，可能是胸膜炎、心包炎、脑肿瘤、脑炎、肝癌等。

多招救治

治疗呃逆的方法非常多。

1. 采用深呼吸的方法。比如在进食时发生呃逆可以暂停进食，做几次深呼吸，往往在短时内能止住。

呃逆频繁时，可自己或请旁人用手指压迫两侧的少商穴。少商穴位于大拇指甲根部桡侧面，距指甲缘约 0.6cm，在黑白肉际交界处。压迫时要用一定的力量，使患者有明显酸痛感。患者自行压迫可两手交替进行。

2. 按摩有效治呃逆。取一根细棒，一端裹上棉花（如手边无棒，可用竹筷的细端包上棉花代替），放入患者口中，用其软端按端前软腭止中线一点，此点的位置正好在硬、软腭交界处稍后面。一般按摩一分钟就能有效地控制呃逆。

3. 喝水弯腰法。将身体弯腰至 90°时，大口喝下几口温水，因胃部离膈肌较近，可从内部温暖膈肌，在弯腰时，内脏还会对膈肌起到按摩作用，缓解膈肌痉挛，瞬间达到止嗝的目的，针对一般原因引起的打嗝具有神奇的功效。

4. 屏气法。直接屏住呼吸 30～45 秒，或取一根干净的筷子放入口中，轻轻刺激上腭后 1/3 处，打嗝症状会立即停止。因为用筷子刺激上颚会诱发咽反射，能使患者突然屏气，使气道内二氧化碳浓度增加，从而干扰打嗝的神经反射活动。但心肺功能不好的人慎用此法。

5. 惊吓法。趁患者不注意猛拍一下他的后背，也能止嗝。因为惊吓作为一种强烈的情绪刺激，可通过皮层传至皮下中枢，抑止膈肌痉挛。但对高血压、心脏病人应慎用。

6. 纸袋呼气法。用一个小塑料袋，罩住自己的口鼻，进行 3～5 次的深呼吸。用呼出的二氧化碳重复吸入，增加血液中二氧化碳的浓度，来调节、抑制打嗝。

7. 舌下放糖法。吃一匙糖，干吞（不配水），可以在数分钟后止住打嗝。糖在口腔里可改变原来的神经冲动，以阻挠横膈膜的肌肉作间歇性地收缩。

8. 伸拉舌头法。打嗝不止时，用一块干净纱布垫在舌头上，用手指捏住舌头向外伸拉。此时，会感到腹部有气体上升，打嗝自然消除。

9. 喷嚏止嗝法。打嗝时，如果想办法打个喷嚏，就可以止嗝，可以用鼻子闻一下胡椒粉即可打喷嚏。

10. 吞气法。打嗝间断时，在口里储存一股气，咽下去（像咽饭团一样），接着再咽一次（第二次比第一次更难），根据实际情况可以此类推。咽下去的气会止住打嗝。

前期预防和后期调养

1. 吃饭不要太快太干，注意喝水滋润消化道。

2. 当心持续性的呃逆，若是出现了要及时到医院彻查。

休　克

休克是各种强烈致病因素作用于机体，使循环功能急剧减退，组织器官微循环灌流严重不足，以至重要生命器官功能、代谢严重障碍的全身危重病理过程。

病情速判

无论由低血压或是由心脏泵血功能下降引起的休克症状都相似。初始症状可能有疲乏、嗜睡和意识模糊；皮肤湿冷并且常常发绀和苍白；按压皮肤，皮色恢复较正常慢得多，皮下可见青蓝色的网状条纹；脉搏细弱而快速，除非休克由心跳过缓所致；呼吸急促，但临近死亡时呼吸和脉搏都可能减慢；血压下降明显，以至用袖带血压计不能测出。最终患者死亡。

当休克是由血管的过度扩张引起时，症状可能有某些不同。例如，患者皮肤可以温暖和潮红，特别是在起病之初。

在休克的最早阶段，尤其是在败血性休克时，许多症状常不出现或不易发现，除非特别仔细地观察。血压非常低，尿流也相当缓慢，血中代谢产物蓄积。

多招救治

1. 一般处理。平卧位或采用病人与人头和躯干抬高 15°～20°，下肢抬高 20°～30°，卧位，以利呼吸和静脉回流。常用鼻导管给氧，低氧严重采用面罩给氧。及早建立静脉通路，注意保暖。

2. 补充血容量。应及早、大量、快速补液。采用晶体液，根据病情给予全血、血浆、血浆增量剂等胶体渗透压。

3. 处理原发病。这是纠正休克的先决条件。

4. 应用血管活性药物。如血容量基本补足而循环仍未好转时选用血管活性药物，如血管扩张剂，包括 α－受体阻滞剂、抗胆碱类药物；血管收缩剂，比如去甲肾上腺素、间羟胺、多巴胺、肾上腺素；强心药，如毛花苷 C、洋地黄。

5. 纠正酸中毒。碱性药物用于纠正代谢性酸中毒。

6. 使用血管活性药物。在纠正酸中毒后，如果血压不能回升或不稳定，就要使用血管收缩药物。不过血管收缩药物仅适用于温型休克，剂量要小。

7. 皮质类固酮的应用。常用于感染性休克，一般主张大剂量冲击性给药 1～2 次，防止产生副作用。

前期预防和后期调养

1. 对有可能发生休克的伤病员，应针对病因，采取相应的预防措施。活动性大出血者要确切止血；骨折部位要稳妥固定；软组织损伤应予包扎，防止污染；呼吸道梗阻者需行气管切开；需后送者，应争取发生休克前后送，并选用快速而舒适的运输工具。运输时病人头向车尾或飞机尾，防止行进中脑贫血。后送途中要持续输液，并做好急救准备。

2. 严重感染病人，采用敏感抗生素，静脉滴注，积极清除原发病灶（如引流排脓等）。对某些可能并发休克的外科疾病，抓紧术前准备，2 小时内行手术治疗，如坏死肠段切除。

3. 轻度的头昏，可搀扶着走一定时间，不适的感觉就会消失。稍重的没有走动能力的，可让患者平躺，松开衣领，头部略放低，然后抬高患者下肢作轻微的抖动，患者症状马上得到缓解。

4. 必须注意的是，不论患者休克程度轻重如何，在急救时不要给患者喝任何饮料或服药，要待其清醒后才让其喝些温开水，并特别提醒患者注意保暖和休息。

中 暑

中暑是指在高温和热辐射的长时间作用下，机体体温调节障碍，水、电解质代谢紊乱及神经系统功能损害的症状的总称。

病情速判

1. 先兆中暑症状。高温环境下，出现头痛、头晕、口渴、多汗、四肢无力发酸、注意力不集中、动作不协调等症状。体温正常或略有升高。

2. 轻度中暑症状。体温往往在38℃以上。除头晕、口渴外往往有面色潮红、大量出汗、皮肤灼热等表现，或出现四肢湿冷、面色苍白、血压下降、脉搏增快等表现。如及时处理，往往可于数小时内恢复。

3. 重度中暑症状。顾名思义，是中暑中情况最严重的一种，如不及时救治将会危及生命。这类中暑又可分为四种类型：热痉挛、热衰竭、日射病和热射病。

（1）热痉挛症状特点：多发生于大量出汗及口渴，饮水多而盐分补充不足致血中氯化钠浓度急速明显降低时。这类中暑发生时，肌肉会突然出现阵发性的痉挛和疼痛。

（2）热衰竭症状特点：这种中暑常常发生于老年人及一时未能适应高温的人。主要症状为头晕、头痛、心慌、口渴、恶心、呕吐、皮肤湿冷、血压下降、晕厥或神志模糊。此时的体温正常或稍微偏高。

（3）日射病症状特点：这类中暑的原因正像它的名字一样，是因为直接在烈日的曝晒下，强烈的日光穿透头部皮肤及颅骨引起脑细胞受损，进而造成脑组织的充血、水肿。由于受到伤害的主要是头部，所以，最开始出现的不适就是剧烈头痛、恶心呕吐、烦躁不安，继而可出现昏迷及抽搐。

（4）热射病症状特点：还有一部分人在高温环境中从事体力劳动的时间较长，身体产热过多，而散热不足，导致体温急剧升高。发病早期有大量冷汗，继而无汗、呼吸浅快、脉搏细数、躁动不安、神志模糊、血压下降，逐渐向昏迷伴四肢抽搐发展；严重者可产生脑水肿、肺水肿、心力衰竭等现象。

多招救治

1. 立即将患者移动到阴凉通风的地方，给患者降温。可以用冷水或者冰块和酒精擦拭四肢。

2. 降低室内的温度，可以使用电扇或者空调，也可以在室内放置冰块等。

3. 给患者补充丢失的水分和盐，可以喝淡盐水或者茶水。

4. 给患者服用一些祛暑的药物，比如十滴水、藿香正气水等。

5. 如果以上的方法都不能使患者减轻症状或者清醒，要立即送往医院抢救。

前期预防和后期调养

1. 夏日出门记得要备好防晒用具，最好不要在10点至16点时在烈日下行走，因为这个时间段的阳光最强烈，发生中暑的可能性是平时的10倍！如果此时必须外出，一定要做好防护工作，如打遮阳伞、戴遮阳帽、戴太阳镜。有条件的最好涂抹防晒霜，准备充足的水和饮料。此外，在炎热的夏季，防暑降温药品，如十滴水、龙虎人丹、风油精等一定要备在身边，以防应急之用。外出时的衣服尽量选用棉、麻、丝类的织物，应少穿化纤品类服装，以免大量出汗时不能及时散热，引起中暑。老年人、孕妇、有慢性疾病的人，特别是有心血管疾病的人，在高温季节要尽可能地减少外出活动。还要随时补充水分，不要等到口渴了才喝水。饮食方面注意清淡，多喝茶水。

2. 中暑后忌大量饮水。中暑的人应该采取少量、多次饮水的方法，每次以不超过300毫升为宜。切忌狂饮不止。因为，大量饮水不但会冲淡胃液，进而影响消化功能，还会引起反射排汗亢进。结果会造成体内的水分和盐分大量流失，严重者可以促使热痉挛的发生。

3. 忌大量食用生冷瓜果。中暑的人大多属于脾胃虚弱，如果大量吃进生冷瓜果、寒性食物，会损伤脾胃阳气，使脾胃运动无力，寒湿内滞，严重者则会出现腹泻、腹痛等症状。

4. 忌吃大量油腻食物。中暑后应该少吃油腻食物，以适应夏季胃肠的消化功能。如果吃了大量的油腻食物会加重胃肠的负担，使大量血液滞留于胃肠道，输送到大脑的血液相对减少，人体就会感到疲惫加重，更容易引起消化不良。

手指出血

手指出血是因为某些手部外伤导致的出血，比如挤压、划破、撕裂和动物咬伤等。手指出血的表现因为外伤的不同而不同。

病情速判

1. 手指划伤有明显的刀口，动脉破裂出血颜色鲜红，速度较快。而经脉出血，颜色暗红，血液从伤口涌出，速度较慢。

2. 手指擦伤，出血则是从伤口上慢慢渗出。速度很慢，也容易压迫止血。

3. 手指压伤或砸伤会有强烈的头痛和跳痛，皮下会有深色的瘀血。

多招救治

1. 普通的手指出血都比较简单，可以用简单的压迫止血法捏住手指，待止血后用创可贴包裹。

2. 多个手指出血时，一般需要有人帮忙捏住出血的手掌和手背，或者是捏住尺、桡动脉。

3. 若是皮下有瘀血，可以在伤后用冷敷的方法消肿，减轻出血和疼痛感。3日之后，再换用热敷，促进瘀血的吸收。当然，可以到医院里进行放血。

前期预防和后期调养

1. 注意自我保护，尤其是在用手劳动的时候，不要一心二用。比如在干活、切菜时，要注意使用的工具和菜刀的伤害。

2. 手指出血不要轻易使用止血带，防止出现组织坏死。

骑跨伤

骑跨伤就是人因为骑跨的时候发生的意外而导致的会阴部损伤。

病情速判

疼痛是最明显的表现，而且在排尿时非常明显。疼痛会牵连到阴部、阴茎甚至是下腹部。尿道出血，还可能出现尿潴留和尿外渗。另外出现尿血，当尿血以后，尿道里出来一些血液以后，就不能正常地排尿了，膀胱是膨隆的，里面有尿排不出来。尿道有了损伤，这时候导尿也导不出来了。

多招救治

1. 轻度的骑跨伤还可以自行排尿，所以病人只需卧床休息，多饮水，就可以冲洗尿道。

2. 比较严重的骑跨伤会有尿道球断裂出现排尿困难的情况，这时候可以用导尿管导尿。而且需要定期做尿道扩张。如果是尿道完全破裂，导尿管不能插入，就必须要送到医院救治。

前期预防和后期调养

1. 注意自我防护。在从事某些运动或劳动时，要注意保护自己。骑马或者在工地上干活的时候，应该事先做好保护工作。不可以在劳作的时候粗心大意。

2. 预后可以适当运动，帮助恢复。饮食可以倾向于清淡利尿。

急性胃扩张

急性胃扩张是指短期内由于大量气体和液体积聚，胃和十二指肠上段的高度扩张而致的一种综合征。本病的发病严重，死亡率高。

病情速判

1. 起病较慢，大都是在暴饮暴食 2 小时后，出现上腹部持续性胀痛或隐痛，并不断加剧。

2. 呕吐物为混浊的棕绿色或咖啡色液体，呕吐后症状并不减轻。

3. 随着病情的加重，全身情况进行性恶化，严重者可出现脱水、碱中毒，并表现为烦躁不安、呼吸急促、手足抽搐、血压下降和休克。

多招救治

1. 立即禁食，停止过度的刺激。

2. 刺激咽部促使呕吐，无力呕吐者下粗胃管抽取胃内液体和气体。

3. 以侧卧位或俯卧位为宜，以利于呕吐并防止呕吐时的误吸，防止窒息发生。

4. 注意补充水分，以纠正脱水及维持电解质平衡。

5. 如果胃内大量积滞物不能吐出或抽吸出来，或已发生胃壁坏死、穿孔时应考虑手术治疗或胃造瘘引流。

前期预防和后期调养

1. 不要暴饮暴食。这是引起急性胃扩张的直接原因。因为不停地饮食会导致胃壁肌肉受到过度牵引而出现反射性麻痹，食物能不断积聚，而胃不停扩大。

2. 预后饮食要注意平衡，要酸碱适度。

胆 绞 痛

胆绞痛是由于胆囊或胆管内结石移动，造成胆囊管或胆总管的暂时性梗阻而引起的绞痛。表现为上腹持续性痛，阵发性加重，放射到肩背或胸部，伴恶心呕吐，如果同时并发胆道感染，可随之发生寒战、发热、黄疸。

病情速判

通常，胆绞痛患者突然发病，出现右上腹部痛或上腹疼痛。轻重不一，重者疼痛难忍，痛得打滚，呻吟不止，面色苍白伴大汗，多为间歇性绞痛，也可为持续性痛，疼痛可向右肩或左上背部放射，常伴恶心和呕吐。

多招救治

1. 感觉到疼痛后，可以卧床休息，停止进食。等到病情好转，症状减轻了，可以适当进食流质食物，但不能吃油腻食物。

2. 本病一般都发生于有胆囊炎或者是胆石症患者。可以口含硝酸甘油 0.5～1 毫克止痛。

3. 若是症状无法缓解，甚至出现了发热的表现，要及时送到医院。

前期预防和后期调养

1. 及早治疗胆道疾病，对于胆囊炎或胆结石，必须要尽早清除，不能让疾病一直伴随。

2. 平时吃饭后有上腹部饱胀、隐隐作痛的感觉，要提高警惕。

3. 饮食要清淡，而且不能吃很多。

胆道蛔虫症

胆道蛔虫症是肠道蛔虫病中最严重的一种并发症。多见于 6～8 岁学龄儿童、农民和晚期孕妇。它是由各种原因引起的肠道蛔虫运动活跃，并钻入胆道而出现的急性上腹痛或胆道感染。发作时病人疼痛难以忍受，大哭大叫，十分痛苦。若治疗措施跟不上，晚期病人可出现不同程度的脱水和酸中毒，甚至危及生命。

病情速判

1. 腹痛常为突然发作的剑突下钻顶样剧烈绞痛，病人面色苍白、坐卧不宁、大汗淋漓、弯腰捧腹、哭喊不止、十分痛苦，腹部绞痛时可向右肩背部放散，但也可突然缓解。腹痛多为阵发性、间歇性发作，持续时间长短不一。疼痛过后，可如常人安静或戏耍，或精神萎靡。出现胆道感染时，则腹痛持续。当合并肝脓肿时，可有肝区、腰背部胀痛。合并急性胰腺炎时，腹痛可扩展到上腹中部、左上腹及腰背部。若蛔虫致胆道穿孔，可出现全腹部持续剧烈腹痛及腹膜刺激征。当蛔虫引起胆道出血时，可有上腹爆炸性疼痛、轻度黄疸和上消化道大出血三联征。胆道感染严重时，可出现败血症等。

2. 恶心呕吐常有发生，多在绞痛时相伴发生，吐出物中可含胆汁或黄染蛔虫。有的为“干呕”，病人不能正常进食。

3. 早期无明显发冷发热，当并发急性化脓性胆管炎、胆囊炎时可有发冷、发热和黄疸。如并发肝脓肿、膈下感染、败血症等，则出现寒战高热，甚至中毒性休克等。

多招救治

1. 乌梅丸（汤）和胆道驱蛔汤加减等作驱虫治疗有较好效果。主药乌梅的作用是使胆汁偏酸、增加胆汁分泌量、对虫体有麻痹和抑制作用。也有用食醋100～150毫升，加温水服，等等。均可制蛔。排虫可用胆道排虫汤，效果较好。此外，还可用33%～50%硫酸镁10毫升，每日3次。症状消退后，仍须坚持利胆排虫1～2周，同时用甲苯达唑200毫克顿服，或哌嗪驱净肠道蛔虫，直至粪便虫卵转阴。

2. 病初可暂不用抗生素，如并发胆道感染则使用抗生素。胆道排虫汤也可抗炎，感染重时可加用清热解毒药。同时给予去氢胆酸、胆酸钠、消炎利胆片等。

3. 经纤维十二指肠镜，置于圈套器将蛔虫体套住后取出，对嵌顿在十二指肠乳头或钻入胆总管内的蛔虫均可取出。

前期预防和后期调养

1. 养成良好的卫生习惯，饭前便后洗手。胆道蛔虫症来源于肠道有蛔虫的病人，而肠蛔虫病是一种传染病，传染源是蛔虫病人或带虫者，感染性虫卵通过口腔吞入肠道而成为带虫者。所以只有把好传染源，切断传播途径才能彻底根除肠道蛔虫的发生。

2. 肠道有蛔虫的病人，在进行驱虫治疗时，用药剂量要足，以彻底杀死，否则因蛔虫轻度中毒而运动活跃，到处乱窜，极有可能钻入胆道而发生胆道蛔虫症。

急性肾盂肾炎

急性肾盂肾炎是指肾盂黏膜及肾实质的急性感染性疾病，主要由大肠杆菌引起。常见临床表现包括发热、寒战、腰痛、肾区叩痛、尿频、尿急、尿痛等膀胱刺激症状。

病情速判

1. 尿路刺激症状。肾盂肾炎多由上行感染所致，故多伴有膀胱炎，病人出现尿频、尿急、尿痛等尿路刺激症状。尿液混浊，偶有血尿。

2. 全身症状。包括寒战、发热，体温可达38℃以上，疲乏无力、食欲减退，可有恶心、呕吐，或有腹痛。

3. 局部体征。一侧或两侧肾区疼痛，脊肋区有叩击痛及压痛。

原有糖尿病、镇痛剂肾病或尿路梗阻者并发急性肾盂肾炎，可发生急性肾乳头坏死，病人除有败血症样严重全身症状及血尿、脓尿之外，有时由于坏死乳头脱落引起输尿管绞痛，部分病人还出现少尿或尿闭及急性肾功能衰竭。

多招救治

1. 急性期有高热者应卧床休息，鼓励多饮水、勤排尿，促使细菌及炎性渗出物迅速排出。

2. 常选用抗革兰氏阴性杆菌药物，如复方新诺明2片，每日2次，口服；呋喃咀啶0.1克，每日3次，口服；磺胺甲唑1.0克，每日2次，口服。绿脓杆菌及变形杆菌感染者可用羧苄或磺苄西林。疗程为2周，疗程结束后每周复查尿常规及细菌培养，共2～3次，6周后再复查一次，均为阴性者方可认为治愈。

前期预防和后期调养

1. 鼓励病人多喝水，增加排尿量。
2. 定期作小便化验和培养，掌握病情。
3. 妇女要注意性生活、月经期、妊娠期卫生。
4. 女婴时期即应注意尿布的清洁无菌。
5. 如患者经治疗发热仍不退或反而升高者，有进或伴有剧烈腰痛的需送医院治疗。

过敏性紫癜

过敏性紫癜是一种较常见的微血管变态反应性出血性疾病。病因有感染、食物过敏、药物过敏、花粉、昆虫咬伤等所致的过敏等，但过敏原因往往难以确定。儿童及青少年较多见，男性较女性多见，起病前1～3周往往有上呼吸道感染史。

病情速判

1. 多数患者于发病前1～2周有上呼吸道感染史及症状。
2. 典型皮疹为棕红色斑丘疹，突出于皮表，压之不褪色，单独或互相融合，对称性分布，以四肢伸侧及臀部多见，很少侵犯躯干，可伴有痒感或疼痛，成批出现、消退后可遗有色素沉着。
3. 关节可有轻微疼痛到明显的红、肿、痛及活动障碍。病变常累及大关节，以膝、踝、肘、腕等关节多见，可呈游走性，常易误诊为“风湿病”。主要是关节周围病变，可反复发作，不遗留关节畸形。
4. 腹痛常见，多呈绞痛，是由血液外渗入肠壁所致。以脐及右下腹痛明显，亦可遍及全腹，但一般无腹肌紧张，压痛较轻，可伴有恶心、呕吐、腹泻与黑便。因肠道不规则蠕动，可导致肠套叠，可扪及包块，多见于儿童。偶可发生肠穿孔。如不伴有皮肤紫癜，常易误诊为“急腹症”。
5. 肾炎是本病最常见的并发症，发生率在12%～65%。一般于紫癜出现后1～8周内发生，轻重不一，有的仅为短暂血尿，有的很快进展为肾功能衰竭，但少见。主要表现为血尿、蛋白尿、管型尿、水肿及高血压等急性肾小球肾炎表现，以上四型（皮肤、关节、腹部、肾脏）可单独存在，两种以上合并存在时称为混合型。
6. 少数病人出现紫癜后，病变累及脑膜血管，表现为头痛、呕吐、谵妄、抽搐、瘫痪和昏迷等。少数可累及呼吸系统，表现为咯血、哮喘、胸膜炎、肺炎等。

多招救治

1. 抗变态反应药物。氯苯那敏4毫克，每日3次，口服；苯海拉明或异丙嗪25毫克，每日3次，口服；阿司咪唑10毫克，每日1次，口服。
2. 止血药。卡巴克洛10毫克，每日2～3次，肌肉注射，或用40～60毫克，加入葡萄糖液中静脉滴注。酚磺乙胺，0.25～0.5克，每日2～3次，肌肉注射，或静脉滴注。有肾脏病变者应慎用抗纤溶药。
3. 可抑制抗原一抗体反应，改善毛细血管通透性。对皮肤型及肾型疗效不佳，也不能预防肾炎的发生。对关节型及腹型有效，可减轻肠道水肿，防止肠套叠。泼尼松30～40毫克，每日一次，口服，严重者可用氢化可的松100～200毫克或氟米松10～20毫克，每日静脉滴注，连续3～5天，病情转后改口服。病情控制后宜用小维持量，一般需3～4个月。
4. 病情严重的要到医院就诊。

前期预防和后期调养

1. 注意休息，避免劳累，避免情绪波动及精神刺激。防止昆虫叮咬，去除可能的变应原。

2. 注意保暖，防止感冒。控制和预防感染，在有明确的感染或感染灶时选用敏感的抗生素，但应避免盲目地预防性使用抗生素。

3. 注意饮食，因过敏性紫癜多为变应原引起，应禁食生葱、生蒜、辣椒、酒类等刺激性食品和肉类、海鲜；应避免与花粉等变应原相接触。

4. 为防止复发，患者治愈后应坚持巩固治疗一疗程。

5. 在发病期间最好卧床，因为活动会加剧出血。

三叉神经痛

三叉神经痛有时也被称为脸痛，是在一种在面部三叉神经分布区内反复发作的阵发性剧烈神经痛，三叉神经痛是神经外科常见病之一，也是国际公认的疑难杂症之一。多数三叉神经痛于40岁起病，多发生于中老年人，女性尤多，其发病右侧多于左侧。

病情速判

1. 发病年龄多在40岁以上，以中、老年人为多。女性多于男性，约为3：2。

2. 疼痛右侧多于左侧，疼痛由面部、口腔或下颌的某一点开始扩散到三叉神经某一支或多支，以第二支、第三支发病最为常见，第一支者少见。其疼痛范围绝对不超越面部中线，亦不超过三叉神经分布区域。偶尔有双侧三叉神经痛者，占3%。

3. 疼痛如刀割、针刺、撕裂、烧灼或电击样剧烈难忍的疼痛，甚至痛不欲生。

4. 发作常无预兆，而疼痛发作一般有规律。每次疼痛发作时间仅持续数秒到1～2分钟骤然停止。初期起病时发作次数较少，间歇期亦长，数分钟、数小时不等。随病情发展，发作逐渐频繁，间歇期逐渐缩短，疼痛亦逐渐加重而剧烈。夜晚疼痛发作减少，间歇期无任何不适。

5. 说话、吃饭、洗脸、剃须、刷牙以及风吹等均可诱发疼痛发作，以致病人精神萎靡不振，行动谨小慎微，甚至不敢洗脸、刷牙、进食，说话也小心，唯恐引起发作。

多招救治

1. 卡马西平开始每日2次，以后可每日3次，每日0.2～0.6克，分2～3次服用，每日极量1.2克。服药24～48小时后即有镇痛效果。

2. 苯妥英钠，口服，每次0.1克，每日3次。

3. 针灸风池、翳风、下关、手三里、合谷几个穴位。

4. 利用蜜蜂针刺疗法。蜜蜂蜇针中含有的蜂针液，对神经系统有明显作用。结合针灸原理取穴治疗，往往收到良好效果。

5. 吃药或者针灸都无效，要去医院手术。

前期预防和后期调养

1. 饮食要有规律。宜选择质软、易嚼食物。因咀嚼诱发疼痛的患者，则要进食流食，切不可吃油炸物，不宜食用刺激性、过酸过甜食物以及寒性食物等；饮食要营养丰富，平时应多吃些含维生素丰富及有清火解毒作用的食品；多食新鲜水果、蔬菜及豆制类，少食肥肉、多食瘦肉，食品以清淡为宜。

2. 吃饭、漱口、说话、刷牙、洗脸动作宜轻柔。以免诱发触发点而引起三叉神经痛。

3. 注意头、面部保暖，避免局部受冻、受潮，不用太冷、太热的水洗面；平时应保持情绪稳定，不宜激动，不宜疲劳熬夜。常听柔和音乐，心情平和，保持充足睡眠。

4. 保持精神愉快，避免精神刺激，尽量避免触及“触发点”。起居规律，室内环境应安静、整洁、空气新鲜。同时卧室不受风寒侵袭。适当参加体育运动，锻炼身体，增强体质。

坐骨神经痛

坐骨神经痛是指坐骨神经病变，沿坐骨神经通路，即腰、臀部、大腿后、小腿后外侧和足外侧发生的疼痛症状群。坐骨神经是支配下肢的主要神经干。坐骨神经痛又属于腰腿痛的范畴，有部分是由腰椎突出压迫坐骨神经所致。

病情速判

1. 起病很急，都是突然感觉到背部或者腰部酸痛、僵硬。然后病情会逐渐加重。

2. 疼痛会逐渐扩散，先从腰部或者臀部的一侧开始，沿着大腿后面、小腿外侧向脚背扩散，疼痛像火烧或者刀割一样，持续时间长。

3. 在咳嗽、打喷嚏、排便不畅或者腿部活动后，疼痛会加剧，导致走路不稳或者无法行走。

多招救治

1. 立即卧床休息，一般都可以缓解病情。

2. 疼痛可用外用药或者服用对乙酰氨基酚加可待因 30 毫克，每天 3～4 次，以及其他非甾体类镇痛药，如异丁苯乙酸、萘普生等。肌肉痉挛可用安定 5～10 毫克口服，每天 3 次；或环苯扎林 10 毫克口服，每天 3 次，可能有效。

3. 严重病例可用地塞米松每天 10～15 毫克，静脉滴注，7～10 天；一般可口服泼尼松 10 毫克，每日 3～4 次，10～14 次为一疗程。也可用 1%～2%普鲁卡因或加泼尼松龙各 1 毫升椎旁封闭。

4. 还可以借助推拿、针灸等方法来治疗。实在无效就需要手术。

前期预防和后期调养

1. 注意平时的姿势。包括站姿、坐姿和卧姿在内，都是需要注意的部分。

2. 防止风寒湿邪侵袭。风寒湿邪能够使气血受阻，经络不通。既是引起坐骨神经痛的重要因素，又是导致坐骨神经痛病情加重的主要原因。

3. 防止细菌及病毒感染。原发性坐骨神经痛也就是坐骨神经炎，是神经间质的炎症，多因牙齿、鼻旁窦、扁桃体等感染后，病原体（细菌或病毒）产生的毒素经血液侵袭坐骨神经而引起。细菌或病毒感染既能致发本病，又能加重本病。

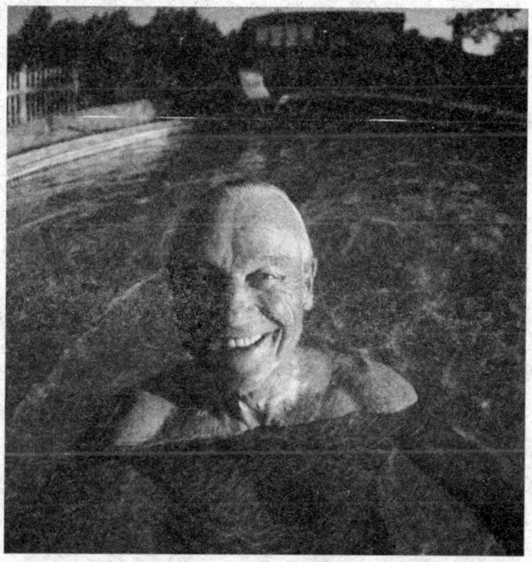

尽管坐骨神经痛限制了体育活动，但低强度的体育锻炼，比如游泳，一般不会加重症状

4. 注意饮食起居调养。注意锻炼身体，运动后要注意保护腰部和患肢，内衣汗湿后要及时换洗，防止潮湿的衣服在身上被焐干，出汗后也不宜立即洗澡，待落汗后再洗，以防受凉、受风。饮食有节，起居有常，戒烟限酒，增强体质，避免或减少感染发病机会。

中　风

中风也称为脑卒中，是由向大脑输送血液的血管疾病引起的一种急性疾病。脑卒中或脑血管意外会对大脑组织造成突发性损坏，通常发生在向大脑输送氧气和其他营养物的血管爆裂之时，或发生在血管被血凝块或其他颗粒物质阻塞之时。如果神经细胞缺乏足够的氧气供给，几分钟内就会死亡。接着，受这些神经细胞控制的身体功能也会随之失去作用。由于死亡的大脑细胞无法替换，因此脑卒中造成的后果通常是永久的。

病情速判

中风一般都有前兆的表现，包括头晕、肢体麻木、双眼发黑、无故摔倒、咬字不清、哈欠不断等。这个时候就要引起重视，警惕中风的可能。若是出现了嘴歪眼斜、流口水、抽搐、大小便失禁等表现，就需要按照中风的情况来紧急救治。

多招救治

中风之后，重在抢救。不管是何种中风，都要注意以下几点：

1. 保持安静，嘈杂混乱的环境易使患者感到大祸临头，加重血压、心率及呼吸等生命指征恶化。

2. 头部略抬高约30°，可避免加重出血，还可防止脑水肿，防止痰液、异物等堵塞气道引起的窒息。

3. 应尽量减少震动。无论在搬运过程还是翻身拍背均应保持头部相对稳定以免加重中风。

4. 人在应激状态时血糖明显高于正常，无论中风是否由糖尿病引起，均不应给病人服糖水及甜食，昏迷病人应禁食，以防窒息。

5. 头部放置冰块可减少脑细胞的耗氧，以保护脑细胞功能，为医生进一步抢救赢得时间。

6. 研究表明，脑中风最佳的抢救时间为6小时内，因此，“时间就是脑细胞”。在这段时间内，一定要把病人送到医院里救治。

前期预防和后期调养

1. 及时治疗可能引起中风的疾病，如动脉硬化、糖尿病、冠心病、高脂血病、高黏滞血症、肥胖病、颈椎病等。高血压是发生中风最危险的因素，也是预防中风的一个中心环节，应有效地控制血压，坚持长期服药，并长期观察血压变化情况，以便及时处理。

2. 重视中风的先兆征象，如头晕、头痛、肢体麻木、昏沉嗜睡、性格反常。一旦小中风发作，应及时到医院诊治。

3. 消除中风的诱发因素，如情绪波动、过度疲劳、用力过猛等。要注意心理预防，保持精神愉快、情绪稳定。提倡健康生活方式，规律生活作息，保持大便通畅，避免因用力排便而使血压急剧升高，引发脑血管疾病。

4. 饮食要有合理结构，以低盐、低脂肪、低胆固醇为宜，适当多食豆制品、蔬菜和水果，戒除吸烟、酗酒等不良习惯。

5. 户外活动（特别是老年人）应注意保暖。应在室内逐步适应环境温度，调节室内空调温度，不宜过高，避免从较高温度的环境突然转移到温度较低的室外。

6. 中风预后要注意康复训练，包括语言训练和肢体锻炼。这样可以减轻卒中后遗症。

急性颅内压增高

急性颅内压增高，简称颅内高压，是多种疾病引起脑实质及其液体量增加所致的一种较为常见的综合征。重者可迅速发展成脑疝而危及生命。

病情速判

1. 头痛。早起时重。当咳嗽、大便用力或改变头位时可使头痛加重。婴幼儿表现烦躁不安、尖叫或拍打头部，新生儿表现为睁眼不睡和尖叫。

2. 呕吐。多不伴恶心，常为喷射性呕吐。

3. 意识障碍。表情淡漠、嗜睡或躁动，进一步发生惊厥和昏迷。

4. 头部体征。婴儿可见前囟紧张隆起，失去正常波动，前囟迟闭，可有颅骨骨缝裂开。

5. 眼部特征。可复视、落日眼、视觉模糊、甚至失明等。眼底多有双侧视盘水肿，但婴儿前囟未闭者不一定发生。

6. 生命体征改变。收缩压最先升高继而脉率减少，呼吸节律慢而不规则。生命体征改变乃因脑干受压所致，若不能及时治疗，颅内压将继续上升发生脑疝。

7. 脑疝。出现瞳孔大小不等，对光反射消失，昏迷加重，呼吸节律不整甚至骤停。

多招救治

1. 急诊处理。意识障碍严重，疑有脑疝危险时需做气管插管保持气道通畅。快速静脉注入20%甘露醇，每次每千克体重1克剂量，有脑疝表现时可2小时给药一次。有脑干受压体征和症状者，应行颅骨钻孔减压术。也可作脑室内或脑膜下穿刺以降低和监测颅内压。

2. 降低颅内压。使用高渗脱水剂，首选20%甘露醇，每次每千克体重0.5～1克，6～8小时重复一次。为避免大剂量甘露醇引起脱水或静脉压下降，可同时使用血蛋白、血浆等保持胶体渗透压。

3. 病因治疗。去除病因，防止病变发展，如抗感染、纠正休克与低氧、改善通气、消除颅内占位性病变等。

4. 对症治疗。如抗惊厥，控制体温；保持水、电解质酸碱平衡等。

5. 及时就医是最好的做法。

前期预防和后期调养

1. 预防脑部肿瘤等相关疾病，这是预防本病的前提。

2. 预后要注意观察病情，防止疾病反复。

3. 当心皮肤感染。

病毒性脑炎

病毒性脑炎是儿科临床比较常见的由各种病毒引起的中枢神经系统感染性疾病，病情轻重不等，轻者可自行缓解，危重者呈急进性过程，可导致死亡及后遗症。病毒性脑炎则多由肠道病毒、虫媒病毒、常见传染病病毒以及单纯疱疹病毒所致。不同病毒导致的脑膜炎有不同的发病季节、地理、接触动物史等特点。

病情速判

发病开始症状较轻，随后迅速进展而陷入昏迷，可突然死亡，病处即高热、频繁惊厥发作，出现异常动作或幻觉，其间可有短暂清醒期，多数患儿病初表现为一般畸形全身感染症候，可有发热、头痛、轻度鼻咽炎、腹痛、恶心、呕吐等，婴儿可有发作性尖声咀嚼，当体温逐渐上升后，患儿精神萎靡，反应迟钝，逐渐出现惊厥发作、颈强直、木僵状态及异常动作，由于主要受累脑区的不同，可出现不同的局限性神经系统体征。全部临床表现在起病3天至1周内出现，可持续存在1周至数月不等。

多招救治

1. 积极控制惊厥。有惊厥发作时要及时止惊，可选地西泮，每次每千克体重0.3～0.5毫克，稀释后缓慢静脉推注或灌肠；也可选氯硝西泮，每次每千克体重0.02～0.06毫克，稀释后缓慢静脉推注；还可选苯巴比妥等止惊。对于急性期频繁发作的患者，应给予口服抗癫痫药物治疗。

2. 降低颅高压。可选20%的甘露醇，每次每千克体重0.5～1克，6～8小时1次，恢复期可逐渐延长间隔；有脑疝征兆者20%的甘露醇应加大剂量为每次每千克体重2克；或20%的甘露醇与50%的葡萄糖每次每千克体重0.5～1克交替使用。根据颅内压增高的程度选择药物及调整用药间隔。急性期要注意适当限制液体入量，每日1000～1200毫升。

3. 阿昔洛韦可用于治疗疱疹病毒脑炎，每次每千克体重10毫克，每8小时一次，疗程1～2周。利巴韦林可用于治疗麻疹病毒脑炎，更昔洛韦对巨细胞病毒脑炎有效。

前期预防和后期调养

1. 预防要积极注射疫苗，对于防止本病的发作有很好的效果。

2. 要预防各种传染病，包括感冒、腹泻、百日咳等疾病。

低血糖

低血糖是指血糖水平低过每升4.0毫摩尔的现象。此现象只能发生在服用某种药丸或注射胰岛素期间。还有一类是先天性高胰岛素性低血糖，引起这个病的原因是氨基酸代谢的一个关键酶——谷氨酸脱氢酶发生了基因突变。

病情速判

低血糖的主要表现有心慌、手抖、饥饿、头晕。这一症状可被一些治疗高血压、心脏病的药物所掩盖。以胰岛素磺脲类降糖药治疗的患者，服用这些药物时应慎重。还可能有胡言乱语、昏迷。有的还抽搐，多发于老年患者或严重的低血糖。

多招救治

1. 绝对卧床休息，立即补充葡萄糖是决定预后的关键。及时补糖将使症状完全缓解；而延误治疗则出现不可逆的脑损害。因此，应强调在低血糖发作的当时，立即给予任何含糖较高的物质，如饼干、果汁等。重症者应注意勿使食物吸入肺中呛入气管引起吸入性肺炎或肺不张。

2. 能自己进食的低血糖患者，饮食应低糖、高蛋白、高脂肪、少食多餐，必要时午夜加饮糖料一次。

3. 静脉推注50%葡萄糖40～60毫升是低血糖抢救最常用和有效的方法。若病情不严重，尚未造成严重脑功能损害，则症状可迅速缓解，神志可立即清醒。

4. 低血糖反复发作，平时应到医院查清原因并进行治疗。

前期预防和后期调养

1. 按时进食，生活规律。保证一日三餐的摄入量，不要经常不吃饭。

2. 不可随便增加药量，对糖尿病患者来说，每次用胰岛素均应仔细核对剂量。

3. 运动量恒定，过度的运动会导致血糖偏低。

4. 常测血糖，预防本病。

5. 随身带糖果以备用，一旦出现头晕、饥饿等感觉，要立即吃一些缓解。

癫痫发作

癫痫俗称“羊痫疯”“羊角风”，是大脑神经元突发性异常放电，导致短暂的大脑功能障碍的一种慢性疾病。而癫痫发作是指脑神经元异常和过度超同步化放电所造成的临床现象。其特征是发病突然和一过性症状，由于异常放电的神经元在大脑中的部位不同，而有多种多样的表现。

病情速判

根据发作情况主要可分为大发作、小发作、精神运动性发作和局限性发作。

1. 大发作，又称全身性发作，半数有先兆，如头昏、精神错乱、上腹部不适、视听和嗅觉障碍。发作时（痉挛发作期），有些病人先发出尖锐叫声，后即有意识丧失而跌倒，有全身肌肉强直、呼吸停顿，头眼可偏向一侧，数秒钟后有阵挛性抽搐，抽搐逐渐加重，历时数十秒钟，阵挛期呼吸恢复，口吐白沫（如舌被咬破出现血沫）。部分病人有大小便失禁，抽搐后全身松弛或进入昏睡（昏睡期），此后意识逐渐恢复。

2. 小发作，可短暂（2～15秒）意识障碍或丧失，而无全身痉挛现象。每日可有多次发作，有时可有节律性眨眼、低头、两眼直视、上肢抽动。

3. 精神运动性发作，可表现为发作突然、意识模糊，有不规则及不协调动作（如吮吸、咀嚼、寻找、叫喊、奔跑、挣扎等）。病人的举动无动机、无目标、盲目而有冲动性，发作持续数小时，有时长达数天。病人对发作经过毫无记忆。

4. 局限性发作，一般见于大脑皮层有器质性损害的病人表现为一侧口角、手指或足趾的发作性抽动或感觉异常，可扩散至身体一侧。当发作累及身体两侧，则可表现为大发作。

多招救治

1. 移开患着身旁的硬物，协助患者侧卧，以利于口涎的流出，保持呼吸道通畅是关键。并迅速将毛巾、衣服、手帕等柔软的东西垫到患者的头下。

2. 要保护好舌头，抢在发作之前，将缠有纱布的压板放在病人上、下磨牙之间，以免咬伤舌头。若发作之前未能放入，待病人强直期张口时再放入，阵挛期不要强行放入，以免伤害病人。

3. 发作期使病人平卧，松开衣领，头转向一侧，以利于呼吸道分泌物及呕吐物排出，防止流入气管引起呛咳窒息。大发作时呼吸道分泌物较多，易造成呼吸道阻塞或吸入性肺炎，抽搐时口中不要塞任何东西，不要灌药，防止窒息。

4. 一旦发现病人出现癫痫持续状态，应立即送往医院，送医院后要向医生详细报告发病过程，给药时间及剂量，以利于医生掌握病情，合理救治。

前期预防和后期调养

1. 不能骤减或停服药物，以免引起癫痫持续发作。

2. 加强体质锻炼，起居有规律，忌烟、酒、茶、咖啡等刺激性食物。

3. 克服自卑感及恐惧心理，避免疲劳、紧张等诸因素刺激。

4. 不要开车、游泳、夜间独自外出等，如有发作预兆，应立即卧倒，避免跌伤。

5. 癫痫患者切忌过饥或过饱，勿暴饮暴食。

6. 应避免劳累，保证充足的睡眠，成人至少保证每天睡眠 7～9 小时，儿童至少 8～16 小时。

癔症发作

癔症也称为歇斯底里症，是一种较常见的精神病。目前认为癔症患者多具有易受暗示性，喜夸张，感情用事和高度自我中心等性格特点，常由于精神因素或不良暗示引起发病。可呈现各种不同的临床症状，如感觉和运动功能有障碍、内脏器官和自主神经功能失调以及精神异常。这类症状无器质性损害，它可因暗示而产生，也可因暗示而改变或消失。

病情速判

1. 精神症状。情感暴发，在精神因素作用下急性发病，表现为哭、笑、打滚、喊叫等。情绪转变迅速，常伴有戏剧样表情动作。意识范围缩小，朦胧状态，精神活动局限于引起发病的不愉快体验上，感知迟钝，定向不完整，持续时间短，事后大多不能回忆。患者终日闭目卧床不动，呼之不醒，双眼紧闭，检查时可见眼球回避，瞳孔不缩小。

2. 躯体的功能障碍。常见表现有痉挛发作、肢体震颤、瘫痪、起立不能和步行不能、不言症和失音症、感觉过敏、感觉减弱或消失，癔症球及特殊感官障碍，如癔症性耳聋、失明和癔症性呕吐、呃逆、过度换气等自主神经功能障碍。

多招救治

1. 保持镇静，将病人置于安静的房间内使之与喧闹声隔离。

2. 可采用暗示治疗，或针刺人中、合谷、足三里及涌泉等主穴，配以曲池、三阴交、少间等配穴治疗。

3. 心理治疗时，协助病人寻找发病原因和影响疾病恢复的因素。

4. 对病情严重者，可送医院进一步诊治。

前期预防和后期调养

1. 保证规律生活。平时注意合理安排生活，保证充足的睡眠，对于提高大脑皮质的工作能力，防止发作也有一定意义。

2. 做好心理调节。当发现自己的心理状态处于亚健康水平的时候，明显感到情感强烈而不稳定，易感情用事、情感幼稚、急躁及任性等的人格特点的危害，然后有意识地改变自己。

3. 及时转移注意力。防止发作的措施因人而异，如有的癔症病人在发作前常有某些症状，此时，可使其有意识地转移自己的注意力，做一些其他事，或暂时离开当时的环境，以改变心境，这样常能防止发作。

4. 避免不良暗示。做好患者周围人如同学、亲属等人的工作，应向他们介绍本病的特点，解除对儿童癔症的顾虑，改变不正确的态度，尤其在癔症患儿发病时，要避免周围人造成的过分紧张及过分关心的不良的影响。

5. 减少负性刺激。常见的负性刺激很多，诸如亲人死亡或其他不幸意外遭遇、自尊心受到挫折，人格遭受侮辱，家庭不和，父母冲突，父母对孩子态度生硬，同学之间的纠纷等所引起的气愤、委屈、恐惧或其他种种内心痛苦，均可导致本病发生。

晕动病

晕动病是晕车、晕船、晕机等的总称。它是指乘坐交通工具时，人体内耳前庭平衡感受器受到过度运动刺激，前庭器官产生过量生物电，影响神经中枢而出现的出冷汗、恶心、呕吐、头晕等症状群。

病情速判

本病常在乘车、航海、飞行和其他运动数分钟至数小时后发生，先感上腹不适，继有恶心、面色苍白，出冷汗，后有眩晕，精神抑郁，唾液分泌增多，呕吐。可有血压下降，呼吸深而慢，眼球震颤、严重的呕吐引起脱水和电解质紊乱，症状一般在停止运行或减速后数十分钟和几小时内消失或减轻，亦有持续数天后才逐渐恢复，并伴有精神萎靡，四肢无力，重复运行或加速运动后，症状又可出现，经多次发病后，症状反可减轻或不发生。

多招救治

1. 患者应闭目仰卧，坐位时头部支靠在固定靠背或物体上，环境要安静和通风良好。

2. 主要用抗组胺和颠茄类药物，可单独或联合应用。亦可加用其他药物，呕吐可用甲氧氯普胺（胃复安）10～20 毫克，每日 3 次，镇静用地西泮、苯巴比妥等。

前期预防和后期调养

1. 不要太紧张，保持精神放松，不要总想着会头晕。最好找个人跟你聊天，分散注意力。

2. 出行前保证有充足的睡眠，防止疲劳，在车、船、飞机上不要看书。

3. 乘坐交通工具不宜吃得太饱，不要吃油腻食物，提早吃一些易消化的食物。

4. 尽量坐比较平稳且与行驶方向一致的座位，并且保持空气流通。

5. 头部适当固定，避免过度摆动。

6. 乘坐交通工具前半小时，口服晕车药。

7. 尽量不要看窗外快速移动的景物，最好闭目养神。

破伤风

破伤风系由破伤风杆菌的感染所致。破伤风杆菌属革兰阳性产芽孢性厌氧菌，广泛地散布于泥土中，粪便中亦含有该菌。单纯破伤风杆菌芽孢侵入伤口并不足以引起本病，必须要有其他细菌，或有异物如木头、玻璃等的碎片同时存在。

病情速判

该病潜伏期长短不定，通常为 7～8 天。在接受过抗毒素预防性接种的病人，可能延长至数周。个别的可短至 1～2 天。

患者常有坐立不安与烦躁易怒的前驱期。首发运动性症状常为牙关紧闭，颈部肌肉强直可能在其后或其前发生。数小时内，痉挛扩散至其他肌肉。面肌痉挛可引起口唇缩拢或口角内缩呈痉挛性“苦笑”。检查时可发现四肢与躯干肌肉的强直，可能有轻度的角弓反张，腹壁肌肉强直，下肢常较上肢受损严重，多固定于伸直位。当疾病继续进展时，全身持续性强直状态呈现发作性加重，伴有剧烈的痉挛样疼痛。发作时常出现角弓反张性痉挛，喉肌与呼吸肌的痉挛导致呼吸困难与大量出汗。这种惊厥性发作可由外界刺激诱发，例如在企图给病人喂食时。在发作间歇期，全身肌肉强直状态仍持续存在，腱反射亢进，神志自始至终清醒。

多招救治

1. 注意隔离。破伤风是具有传染性的，所以破伤风患者需要隔离。有外伤的人千万不要触碰患者使用的物品。

2. 多休息。患者应该在安静的房间里休息，避免强光和噪声的刺激，还要保持空气流通。

3. 使用破伤风抗毒素治疗，对肌肉痉挛的患者，还需要肌肉注射氯丙嗪解除痉挛。

4. 保持呼吸道通畅。呼吸道分泌物多且排出困难者、痉挛时间长或已发生窒息者应及早行气管切开，注意吸痰。

前期预防和后期调养

出现外伤后，不要简单包扎。尤其是被钉子、金属刺入后，要去医院进行处理，注射破伤风抗毒素。

急性尿潴留

急性尿潴留是由于某些泌尿疾病而引起的尿液无法排出。这些疾病包括前列腺肥大、膀胱结石、尿道结石、糖尿病等。

病情速判

本病的主要表现就是无法排尿，虽然尿意很急，但是小腹憋胀、痛苦异常，以至于会呻吟、嚎叫。本病需要及时处理，否则会危及生命。

多招救治

1. 诱发排尿。尿潴留跟精神是有一定的关系，可能是精神紧张导致的。所以用暗示的方法来导尿有一定的作用。可以打开水龙头，或者是用水杯慢慢倒水的方法给患者听到水声，诱发排尿。

2. 自己按摩小腹，或者是用热毛巾外敷。也可以温水坐浴，放松神经排尿。

3. 若是上述的方法都无法排尿，就需要送到医院里抢救。

前期预防和后期调养

预防各种泌尿系统疾病是预防本病的基础，这就要求患者注意平时的饮食和排尿，注意防治糖尿病、前列腺肥大、尿道结石等。有了尿意之后千万不要憋尿，要及时排出来。

急性睾丸扭转

睾丸通过被称为睾丸系膜的组织与阴囊相连，由睾丸系膜将睾丸固定于阴囊。有的胎儿在发育时就会产生一侧或两侧睾丸系膜过长，出生后，睾丸与精索的活动度就很大，万一遇到突然用力或猛烈震荡等情况，睾丸与精索就会发生 360°以上的扭转，也叫精索扭转。

病情速判

睾丸扭转发病急骤，来势凶猛，患病一侧睾丸和阴囊会剧烈疼痛。扭转初起时疼痛还局限在阴囊部位，以后会向下腹和会阴部发展，同时还会伴有呕吐、恶心或发热，阴部出现红肿、压痛。由于精索也随之扭转，精索内的血管被阻断，睾丸缺乏血液供应，如不及时治疗，睾丸会发生缺血性坏死，颜色发黑，逐渐萎缩以致功能丧失。

多招救治

本病发病急，需要立即送往医院进行手术。解除精索扭转，恢复睾丸的血液供应。

前期预防和后期调养

1. 在日常的生活中，感觉到睾丸突然疼痛后不要粗心大意。要立即检查，最好能到医院诊断。

2. 手术之后，1 个月内要避免骑跨运动。

睾丸损伤

阴囊软组织松弛，睾丸活动度较大，但阴囊内容物组织脆嫩，抗损伤能力较差。因此，阴囊及其内容物的损伤临床上并不少见。一般多发生于青壮年。往往同时出现睾丸、鞘膜、精索及阴囊壁的损伤，常见的致伤原因多为直接暴力。

病情速判

1. 有阴囊部外伤史。

2. 局部剧痛，痛感可放射至下腹部、腰部或上腹部，甚至可发生痛性休克。疼痛时还可伴有恶心、呕吐症状。

3. 检查可见阴囊肿胀、皮肤青紫瘀血，患侧睾丸肿大质硬，有明显触痛。常伴有阴囊血肿、鞘膜积液或鞘膜积血等。后期睾丸缺血萎缩时，睾丸小而软。

4. 睾丸破裂时，睾丸界限触不清；睾丸脱位时，阴囊空虚，常在下腹部、会阴部扪及睾丸状肿物；睾丸扭转时，睾丸升高呈横位或附睾位于睾丸前方。

多招救治

1. 立即冷敷镇痛，防止休克和感染。

2. 送到医院进行手术抢救，尽量保留睾丸。

前期预防和后期调养

预防的做法就是注意保护自己，小心暴力击打。在体育活动中，要注意护住自己的下身。遭到攻击之后，要蜷缩双腿，保护睾丸。

急性附睾炎

急性附睾炎是泌尿外科急症之一，也是前列腺手术后及经尿道操作尤其是长期留置导尿后常见的并发症。引起附睾非特异性感染的致病菌以大肠杆菌、葡萄球菌、链球菌为多见。近年来，性传播疾病增多，性传播的急性附睾炎相应增多。急性附睾炎处理不及时会导致脓肿形成、睾丸梗死及不育。

病情速判

急性附睾炎往往于频繁的性生活后发病。起病突然，双侧阴囊坠胀不适，局部疼痛甚重，影响行动。疼痛可向同侧精索、腹股沟及下腹部放射。伴有周身不适及高热。可以有尿路刺激症状。附睾肿胀在短期内可达正常的二倍。

多招救治

1. 卧床休息，应用阴囊托可减轻症状，自制较大的带棉花垫的阴囊托使用起来会更舒适。疼痛重者可用止痛药，局部热疗可缓解症状，并可促进炎症消退。但过早使用热疗可加重疼痛并有促进感染扩散的危险，所以早期宜用冰袋局部冷敷。

2. 性生活和体力劳动可加重感染，故应避免。

前期预防和后期调养

1. 注意生活规律化，劳逸结合，忌烟酒及辛辣刺激。

2. 保持大便通畅。

3. 避免长时间久坐。

4. 性生活不宜过频。

5. 温水坐浴，每日 2 次，水温控制在 42～50℃，每次 20～30 分钟。

包皮嵌顿

包茎或包皮外口狭小的包皮过长者，如将包皮强行上翻而又不及时复位时，狭小的包皮口可勒紧在阴茎冠状沟上，阻碍包皮远端和阴茎头的血液回流，致使这些部位发生肿胀，这种情况称为包皮嵌顿。

病情速判

包皮嵌顿多因性交或手淫引起。包皮嵌顿后局部有剧烈疼痛，阴茎头部红肿，包皮出现水肿。嵌顿时间愈长，肿胀愈严重，如不及时处理，包皮和阴茎头就会发生缺血、坏死。

多招救治

包皮嵌顿后要及时将其复位，一般先采用手法复位。这种复位方法可自我进行，用两手示指和中指握住包皮，两大拇指放在阴茎头部并轻轻用力将其推向包皮内，即可使嵌顿的包皮复位。如包皮嵌顿时间较长，手法复位不能恢复者，应尽快到医院就诊，进行手术复位。

前期预防和后期调养

预防包皮嵌顿的最好方法就是做环包皮切除手术，将过长的包皮切除，就不会出现了。

脱肛嵌顿

脱肛嵌顿又叫作直肠脱垂，是直肠、肛管脱出于肛门而出现的一种疾病。脱肛之后，不能还原的就是脱肛嵌顿。一般多发于小儿和老年人。

病情速判

本病的发病比较缓慢，早期表现是排便时肠道脱出，但便后可以自行缩回。因此，在排便时会有下坠和排不尽的感觉。随着病情的发展，到后来咳嗽、打喷嚏、排尿时，都可能引起腹压升高导致脱肛。最后嵌顿发生，病人会感觉到疼痛，无法用手复位。脱出的肠管会出现肿胀、充血。

多招救治

1. 出现嵌顿后，要卧床休息。用润滑油和手指将脱出的肠道逐渐推入肛门复位。然后用胶布或纱布包扎，休息两周。

2. 如果仍旧不能复位，或者是出现了严重的水肿不能消除，要到医院救治。

前期预防和后期调养

1. 饮食上要注意多喝水，吃富含纤维素的食物，防止大便出现干燥和结节。

2. 定时排便，出现大便困难不要用力排便。便后最好能坐浴一会儿。

3. 坚持体育锻炼，尤其是腹部和肛门的锻炼。

急性荨麻疹

急性荨麻疹是一种常见病，多是由于过敏引起的皮肤变态反应。最为常见的过敏源就有食物、药物、花粉、细菌、寒冷等。

病情速判

急性荨麻疹，常是急性发作，全身有瘙痒，抓之有大小不一的风团发生。风团可相

荨麻疹是皮肤上出现的具有瘙痒的红色、白色或者肉色的卵圆形条痕，它的发生是由于皮肤内的免疫细胞即肥大细胞释放组胺引起的，组胺是一种能引起炎症的化学物质。荨麻疹通常在数小时内或数日内自动消失

互融合成大片皮损，或成地图样损害。急性病人往往呈红色水肿片块，有的急性皮损上可有水疱、大疱，称大疱性荨麻疹。有的中央可有紫斑发生，称紫斑性荨麻疹。黏膜也可受累，口唇肿胀，或咽喉部肿胀而造成喉头水肿，致使呼吸困难，甚至窒息。皮损往往在数小时内消退，但此起彼伏，不断发生新的损害，严重的大片出血性皮损也可在数天内消退。

多招救治

1. 使用抗组胺药物，可控制大多数患者的病情。不过此类药物具有副作用，所以从事危险性工作的人，比如高空作业和司机，都要慎用。

2. 类固醇激素应用于严重的急性荨麻疹及血清性荨麻疹，对压力性荨麻疹及补体激活的荨麻疹可用少剂量。荨麻疹并发过敏性休克更须应用。

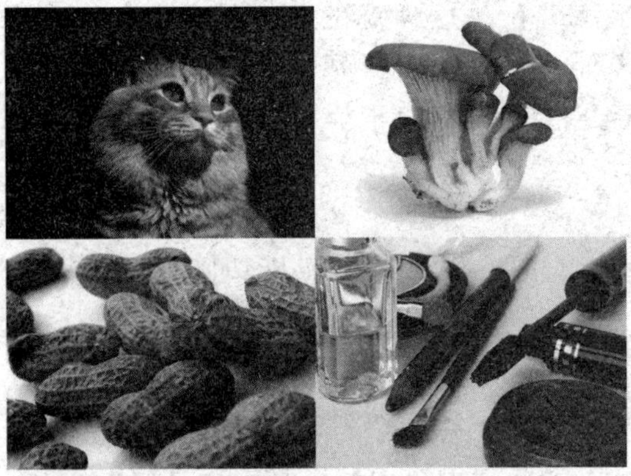

荨麻疹可由许多变应原触发，如花粉、动物毛发、霉菌、化妆品、昆虫叮咬和某些特定食物。控制由过敏反应引起的荨麻疹的最容易的方法就是确认并消除这些变应原

3. 上述药物都无法遏制病情，应尽快送往医院。如果在转送途中出现窒息，要人工呼吸抢救。

前期预防和后期调养

1. 患者平时要注意观察变应原，如发现自己对某种食物或药物过敏时，应立即停用。对可疑致敏原应尽量避免接触。

2. 剪短指甲，勿用力搔抓，否则可引起皮损显著增多，瘙痒剧烈。

3. 保持大便通畅，便秘者可服果导片2片，每日2～3次，或番泻叶适量开水冲饮。

4. 室内应保持清洁、干燥，禁放花卉，也不应该喷洒来苏、敌敌畏等化学物品，以免致敏。

化妆品皮炎

化妆品皮炎是一种很常见的过敏形式，是指人们在日常生活中使用化妆品引起的皮肤及其附属器的病变，是一组有不同临床表现、不同诊断和处理原则的临床症候群。皮炎过敏症状：发病前有明确的化妆品接触史，并且皮肤损害的原发部位是使用该化妆品的部位，同时还必须排除非化妆品因素引起的相似皮肤病。当脸发痒红肿、干燥等是脸部过敏这些症状时，就是化妆品皮炎。

病情速判

1. 使用化妆品后，可以感觉到皮肤疼痛发热，有异物感或者是瘙痒和烧灼感。比较严重的会出现头晕和呕吐。

2. 在一些化妆品涂抹的部位，会有各种皮肤的变态反应，包括各种的瘙痒和红肿、溃破、干裂等。还会出现某些色素沉着，形成红斑。总之，皮肤的变态表现很多。

多招救治

1. 发现皮肤不良反应后，要立即停止使用，并且用水或者其他的无刺激性液体清洗掉。

2. 内治以止痒、脱敏为主。可内服抗过敏药物，如氯苯那敏 4 毫克，每日 3 次，或服克闪存敏嗪 25 毫克，每日 3 次。

3. 出现红斑、水肿、水疱时，先用 3% 硼酸液做冷湿敷，然后外涂炉甘石洗剂或氧化锌油；仅有轻度的灼痛、刺痒，外涂硅霜即可；慢性皮炎除用硅霜、维生素 B_6 霜外，可配合氧化锌软膏和黑豆馏油软膏；痤疮型皮炎，外涂复方硫黄洗剂，或 5%～10% 过氧化苯甲酰霜剂，或 0.05% 维 A 酸软膏，每日外搽 2～3 次。

4. 处理无效，要到医院的皮肤科就诊。

前期预防和后期调养

1. 忌搔抓。搔抓可使皮肤不断遭受机械性刺激而变厚，甚至引起感染。搔抓还起强化作用，病人愈搔愈痒，愈痒愈抓，形成恶性循环，病程因而延长。

2. 忌热水烫洗。皮炎、湿疹在急性期，由于皮内毛细血管扩张，会有不同程度的皮肤红肿、丘疹、水疱。用热水烫洗或浸泡，红肿加重，渗透液增多，加重病情。因此，皮炎、湿疹病人宜用温水淋浴，切忌在热水内浸泡和用力搓擦。

3. 忌肥皂洗。特别是碱性大的肥皂，对皮肤是一种化学性刺激，可使皮炎、湿疹加重。若需用肥皂去污时，最好选择刺激性小的硼酸皂。

4. 忌刺激性食物。辣椒、酒、浓茶、咖啡等刺激食物可使瘙痒加重，容易使湿疹加重或复发，都应禁忌。

腰 痛

腰痛一般是由于腰部的扭伤导致的，主要原因是活动的姿势不正确，用力过度而导致的腰部组织受伤。当然，一些肾脏疾病也可能导致腰部疼痛。

病情速判

1. 腰痛发病快，疼痛剧烈。

2. 疼痛会向臀部、大腿和小腿放射。

3. 疼痛导致患者的活动受限，不能像平常一样运动。有可能在咳嗽、打喷嚏时疼痛加剧。

多招救治

1. 出现疼痛后要立即停止运动，卧床休息。

2. 可以使用一些止痛药，比如布洛芬、三七伤药片、云南白药等。

3. 找到导致腰痛的原因，对症治疗。

4. 无法止痛，要到医院里就诊。

前期预防和后期调养

1. 保持正确姿势。无论做什么都不能违背生理功能。久坐的人坐时要使背部紧靠椅背，以使腰部肌肉得到放松和休息，时而向后伸腰也是预防腰疼的好方法。

2. 学会放松，减少紧张。紧张可使血液中激素增多促使腰间盘肿大而导致腰疼，所以合理安排工作和休息、保持愉快心境对防止腰疼有很大帮助。

3. 改进饮食生活、避免肥胖。若体型已发胖，则要实行科学减肥。因为肥胖会给脊椎带来过大的负荷，同时由于腹肌松弛而不能起到对脊椎的支撑作用，会迫使脊椎发生变形。

落 枕

落枕又叫失枕，是一种常见病，好发于青壮年，以冬春季多见。落枕的常见发病经过是入睡前并无任何症状，晨起后却感到项背部明显酸痛、颈部活动受限。

病情速判

落枕的临床表现为晨起突感颈后部、上背部疼痛不适，以一侧为多，或有两侧俱痛者，或一侧重，一侧轻。多数患者可回想到昨夜睡眠位置欠佳，检查时颈部肌肉有触痛。由于疼痛使颈项活动欠利，不能自由旋转，严重者俯仰也有困难，甚至头部强直于异常位置，使头偏向病侧。

多招救治

1. 按摩。立落枕者身后，用一指轻按颈部，找出最痛点，然后用一拇指从该侧颈上方开始，直到肩背部为止，依次按摩，对最痛点用力按摩，直至感明显酸胀即表示力量已够，如此反复按摩 2～3 遍，再以空心拳轻叩按摩过的部位，重复 2～3 遍。重复上述按摩与轻叩，可迅速使痉挛的颈肌松弛而止痛。

2. 热敷。采用热水袋、电热手炉、热毛巾及红外线灯泡照射均可起到止痛作用。必须注意防止烫伤。

3. 选用正红花油、甘村山风湿油、云香精等，痛处擦揉，每天 2～3 次，有一定效果。

4. 伤湿止痛膏、麝香止痛膏外贴颈部痛处，每天更换一次，止痛效果较理想，但病人自感贴膏后颈部活动受到一定限制，孕妇忌用。

5. 耳针。耳针埋穴于颈、枕区，以示指尖按压上述耳穴 5～10 分钟，或以示指端按摩上述耳穴。

6. 针刺。不能前后俯仰者，取大抒、京骨穴、昆仑穴；不能左右回顾者，取肩外俞、后溪、风池穴。一般可取悬钟穴，位于足外洞上三寸，针 4～5 分，灸 3～7 壮，亦可按摩此穴，每次 15 分钟。

7. 口服索米痛片 1 片，有临时止痛之效。

前期预防和后期调养

1. 加强颈部保暖。落枕一般多发于冬天，就是因为天冷后保暖不到位，导致人不由自主地缩着脖子，而且，夜晚冷气侵袭，也会导致肌肉受凉，时间久了就出现落枕。

2. 日常的工作和学习要注意姿势，降低肌肉的疲劳，减少肌肉损伤。在忙碌一段时间后，要注意休息。可以自我按摩，或者是做一下肩颈运动。

跟腱断裂

跟腱断裂，顾名思义，是跟腱组织的断裂。临床上常见的跟腱自发性断裂一般发生在单侧肢体。这种断裂可以在跟腱—跟骨连接部，也可以在跟腱—肌腹连接处或是跟腱组织本身。70%以上的自发性断裂在运动时发生，患者多在进行羽毛球、篮球、足球、网球等球类运动或跑步等田径运动。

病情速判

1. 跟腱断裂后，患者马上无法行动，失去行走和其他的跑跳能力。
2. 一般都是发生在进行某些激烈的跑跳活动时，原因是患者的准备活动不充分。

多招救治

1. 患者需要立即俯卧，保持脚面与地面平行，不能弯曲。
2. 用纸板或者木板固定好脚部，范围从脚趾到大腿。
3. 立即送往医院进行抢救手术。

前期预防和后期调养

1. 体育运动之前，要充分活动，让跟腱有充足的准备。
2. 原有跟腱伤史的，必须要等待充分恢复之后才可以重新运动，防止旧病复发。

痛　经

痛经，或称为经期疼痛，是妇科病人最常见的症状之一。许多妇女在经期有轻度不适，不过痛经是指经期的疼痛影响了正常的活动，并且需要药物治疗。周期性的经期疼痛是常见的，并且发生于大多数月经周期。痛经常为绞痛并伴有下背部痛、恶心、呕吐、头痛或腹泻。

病情速判

痛经大多开始于月经来潮或在阴道出血前数小时，周期性发生下腹部胀痛、冷痛、灼痛、刺痛、隐痛、坠痛、绞痛、痉挛性疼痛、撕裂性疼痛，疼痛延至骶腰背部，甚至涉及大腿及足部，可能超过2小时。疼痛部位多在下腹部，重者可放射至腰骶部或股内前侧。约有50%以上病人伴有全身症状，乳房胀痛、肛门坠胀、胸闷烦躁、悲伤易怒、心惊失眠、头痛头晕、恶心呕吐、胃痛腹泻、倦怠乏力、面色苍白、四肢冰凉、冷汗淋漓、虚脱昏厥等症状。在剧烈腹痛发作后，转为中等度阵发性疼痛，持续12～24小时。经血外流畅通后逐渐消失，亦偶有需卧床2～3天者。

多招救治

1. 足部含有一些与骨盆气路相通的指压点。在脚踝两边凹陷处，用拇指与其他指尖从跟腱向上到小腿肌进行轻轻揉捏，每次指压数分钟。

2. 酸奶或牛奶中含有大量钙，具有平稳神经，促进体内电离子平衡的作用，女性在生理期的时候，子宫肌肉处于过度收缩，会引发疼痛。因此多喝酸奶或者是牛奶，可有效减轻月经经期疼痛。

3. 按摩脊中、悬枢、命门、夹脊、脾俞、胃俞、三焦俞、肾俞、志室。

前期预防和后期调养

1. 平时可调养体质，吃一些中药。

2. 月经之前要放松身心，避免精神紧张。

3. 经期饮食要温热，忌食生冷和酸辣等刺激性食物。

4. 避免体力活动和劳动，注意休息。

宫外孕

宫外孕又叫作异位妊娠，指的是在子宫以外的孕卵子生长发育。正常的妊娠应该是在子宫内部。宫外孕是妇科中常见的急腹症。

病情速判

1. 停经。除输卵管间质部妊娠停经时间较长外，多有6～8周停经。有20%～30%患者无明显停经史，或月经仅过期两三日。

2. 腹痛。这是输卵管妊娠患者就诊的主要原因。输卵管妊娠流产或破裂前，表现为一侧下腹部隐痛或酸胀感。当发生流产或破裂时，患者突感一侧下腹部撕裂样疼痛，常伴有恶心、呕吐，若血液积聚在子宫直肠陷凹，肛门有坠胀感。内出血增多，血液由盆腔流至全腹，形成全腹痛，刺激膈肌可引起肩胛放射性疼痛。

3. 阴道出血。胚胎死亡后，常有不规则阴道出血，色黯红量少，一般不超过月经量。少数患者阴道流血量较多，类似月经，阴道流血可伴有蜕膜碎片排出。

4. 晕厥与休克。由于腹腔急性内出血及剧烈腹痛，轻者出现晕厥，严重者出现失血性休克。出血量越多越快，症状出现也越迅速越严重，但与阴道流血量不成正比。

多招救治

1. 出现症状后要立即送往医院救治。

2. 患者要平卧，减少搬动和避免活动。若是有休克的表现，说明是内出血。要及时输血，做手术。

前期预防和后期调养

1. 预防各种妇科疾病。包括慢性附件炎在内的妇科病会导致输卵管变细、变长，从而引起本病。

2. 做过输卵管结扎手术后，要做妇科检查。尤其是出现了停经的表现，更需要警惕。

第五章 常见损伤的救治

肋骨骨折

肋骨在人体内左右相对，各有十二条，后端皆与胸椎相连，上五条前端与胸骨相连；中五条前端融合成一条而连于胸骨；下二条前端游离，合而构成胸廓。肋骨是用来保护肺、心脏、肝脏等器官的骨骼，是整个胸腔的构架。肋骨骨折在胸部伤中占 61%～90%，多由胸部受了外力重击或跌落时胸部直接着地所导致。骨折通常多发生在第 4～7 根肋骨，可出现单根或多根肋骨骨折。

症状特征

1. 局部疼痛是肋骨骨折最明显的症状，且随咳嗽、深呼吸或身体转动等运动而加重，有时伤病患者可同时自己听到或感觉到肋骨骨折处有“咯噔咯噔”的骨摩擦感。

2. 局部可有瘀血斑，有明显的触痛，两手前后挤压胸部时，骨折处有剧痛，患者面色苍白、脉动快且微弱、血压下降。严重者可能出现呼吸困难。

3. 伤势严重的连枷胸患者会出现“反常呼吸运动”，即吸气时胸腔负压增加，软化部分胸壁向内凹陷；呼气时胸腔压力增高，损伤的胸壁浮动凸出，这与其他胸壁的运动相反。

多招救治

1. 让患者处于半卧位或坐位，身体向伤侧倾斜，将伤侧的前臂放置于胸前。在伤侧胸部和前臂之间垫上布垫，用三角巾或绷带将伤侧前臂悬挂固定，以减少肋骨骨折后的活动，避免因此造成更多损伤。

2. 可服用镇静和镇痛药物以止痛。

3. 单纯性肋骨骨折首先需要固定、止痛和预防肺部感染。可选用 5～7 厘米宽的胶布数条，在患者呼气状态下自后而前、自下而上作叠瓦式粘贴胸壁，相互重叠 2～3 厘米，两端需超过前后正中线 3 厘米，范围包括骨折肋骨上、下各一根肋骨。胶布固定时间 2～3 周。症状不重时，也可用大号膏药如狗皮膏贴于患处，同样具有止痛、固定的作用。

4. 对于双侧肋骨骨折或开放性肋骨骨折等伤势较重的情况，应保持呼吸道通畅和充分供氧、纠正呼吸与循环功能紊乱和防治休克，并进行必要的局部包扎紧急处理将患者送医院抢救。对于伤情较重的连枷胸患者，当胸壁软化范围小或位于背部时，可用厚纱布或棉垫进行局部夹垫加压包扎并用胶布固定，然后紧急送往医院抢救。

前期预防与后期调养

1. 肋骨骨折后忌多吃肉骨头、过多食用白糖、偏食、食用不易消化的食物，这些食物均会对骨折患处的愈合产生阻碍作用。

2. 平时多吃富含蔬菜、蛋白质和维生素的食物，可防止骨质疏松的发生和发展；骨折早期饮食宜清淡，以利于祛瘀消肿；后期可适当偏味重，选择合适的饮食调补肝肾，有利于骨折的愈合和功能的恢复。

断　　肢

肢体或指、趾因各种外伤因素造成其完全或不完全脱离人体，称为断肢（指、趾）。如果断肢保存得当、运送及时，常能使再植成功率提高。而再植成功的关键就在于止血、包扎、保藏断肢及迅速运送等四方面。

症状特征

根据断肢损伤的性质，主要可分为切割性、辗压性和撕裂性三大类。切割性断肢是由锐利的刀具切割断的，其断面较整齐；辗压性断肢是由冲床冲压或火车等撕压断的，损伤部位的组织损伤较广泛而严重；撕裂性断肢是被滚动的轮带或离心机等将肢体撕断。断肢（指、趾）伤，肢体断离后，症状明显，容易诊断。

多招救治

1. 急救时需将病人和断离的肢体尽快地、安全地送到医院。断肢的近侧端可用无菌或清洁的敷料压迫包扎，以防大出血，最好不要用止血带。对于不能控制大出血而必须应用止血带者，则每小时应放松1次，放松时应用手指压住近侧的动脉主干，以减少出血。

2. 对于不完全性断肢，在运送前应用夹板固定伤肢，以免在转运时引起再度损伤。断离下来的肢体其断面用消毒敷料覆盖包扎，以减少感染。

3. 在病人发生严重休克时，应首先及时处理休克，以防止转运途中出现生命危险。

4. 除非断肢污染严重，一般无须冲洗，用无菌或清洁敷料包扎好。可用干燥冷藏的方法保存起来，即先放入塑料袋中或外裹保温物品再放在加盖的容器内，外围以冰块（若一时无冰则可用冰棒代替）冷藏。

预防与注意事项

1. 切勿试图自行接驳断肢，例如用胶布把断肢接上原位。这样不但使伤者痛楚，而且损坏肌肉组织，使日后的再植手术更困难。

2. 现场急救时若断肢仍在机器中，切勿强行将肢体拉出或将机器倒转，以免增加损伤；正确方法是应立即停止机器转动，设法打开机器取出断肢。

3. 创面若有大血管出血需要用止血带，而且要标明止血时间。

4. 保存时不让断肢与冰块直接接触，以防冻伤；也不要用任何液体浸泡断肢。

脚底利物扎伤

用来走路的脚被地面上的铁钉、碎玻璃或尖锐的木屑等利物扎伤的情况很常见。脚底被利器刺伤后，由于这种伤口小而深，如果处理不当，不仅容易引起深部组织感染。而且还容易引起破伤风，威胁生命。

症状特征

脚底扎伤一般会感到刺痛、不能行走、出血，特点是伤口小，但伤口往往很深，容易残留异物，诱发深层感染，还有可能造成肌腱损伤。

多招救治

1. 用流动的清水清洗伤口；用燃烧的酒精灯对针尖与镊子进行消毒后，若能够看到利物凸出在外，则可以用消毒镊子小心取出；若玻璃片刺入的程度比较深，则可先用针尖稍微拨开皮肤，再用镊子取出碎片。

2. 把利物从皮肤内取出后，应从两侧挤压伤口，让伤口出血，这便于污染物排出；然后用干净的水（冷开水或生理盐水）冲洗，拭干后涂上碘酒，再用消毒纱布覆盖伤口，并用绷带包扎。

3. 如果刺伤物留在伤口内，拔不出来，或断在伤口内，应停止走动，以手指固定住伤口，尽快抬送到医院手术给予拔除。

4. 脚底被扎伤后要到医院请医生彻底消毒或清创，如果伤口过深，还应肌肉注射破伤风抗毒素以预防破伤风。

预防与注意事项

一旦细小的利物，如碎玻璃屑等嵌进皮肤里时，不要用手指甲硬抠，这样容易引起伤口发炎并且还能使玻璃屑等越抠越深，加深伤口。

猫狗咬伤

现代家庭中养猫狗作为宠物的情况非常普遍，而被猫狗咬伤的概率也大大增加。猫狗的牙齿上有各种细菌和病毒生存，狗咬伤的伤口深而且形状复杂，尤其是被疯狗咬伤是很危险的，容易染上狂犬病，或发生破伤风而死亡。

症状特征

普通狗咬伤伤口多不规则、深浅不一、流血、局部肿胀、疼痛。而疯狗咬伤，发病潜伏期为 10 天至 1 年以上（长者 10 年），会有头痛、疲惫、眩晕、咽痛、失眠、恶心、呕吐、食欲不振、发热等症状。甚至恐惧不安、怕声、怕光、怕风，喉部紧缩感，伤口疼痛、麻木、蚁走感。病到中期，病者极度恐怖、抽搐、呼吸困难、排尿困难、多汗、流涎，幻听、幻视，极度口渴又恐水而不敢饮。晚期，病者逐渐安静，四肢瘫痪，血压下降，瞳孔散大，终因呼吸、循环衰竭而死亡，病死率达 100%。

如果不小心被猫咬伤后，伤口局部会出现红肿、疼痛，严重的可引起淋巴管炎、淋巴结炎或蜂窝组织炎，如猫染有狂犬病，也会产生如被疯狗咬伤的症状。

多招救治

1. 被病狗或病猫咬伤后，应立即冲洗伤口，而且伤口必须掰开冲洗。可用干净的刷子，可以是牙刷或纱布，和浓肥皂水反复刷洗伤口，尤其是伤口深部，冲洗的时候尽可能把伤口扩大，并用力挤压周围软组织，设法把沾污在伤口上面的狗或猫的唾液和伤口上的血液冲洗干净。刷洗时间至少要持续 30 分钟，这样才能防止感染。

2. 冲洗后，再用 70% 的酒精或 50～70 度的白酒涂擦伤口数次，在无麻醉条件下，涂擦时疼痛较明显，伤员应有心理准备。涂擦完毕后，伤口不需缝合，也不必包扎，覆盖上消毒或干净纱布，用胶布固定，尽快去医院诊治。

3. 被咬后，伤处只要不是流血太多，就不要急着止血，因为流出的血液可将伤口残留的疯狗唾液冲走，可起到一定的消毒作用。对于流血不多的伤口，要从近心端向伤口处挤压出血，以利排毒；若伤口出血过多，应设法立即上止血带，然后再送医院急救。

4. 处理后立即到防疫站注射破伤风抗毒素，并注射或口服抗生素预防感染，还可在伤口周围肌肉注射抗狂犬病免疫血清，以增加预防效果。

预防与注意事项

1. 必须就地、立即、彻底冲洗伤口，这是决定抢救成败的关键。

2. 若周围一时无水源，可先用人尿代替清水冲洗。然后再设法找水。

3. 切忌缝合伤口。

4. 在狂犬病流行区，猫咬伤的处理应参照狗咬伤处理，以预防狂犬病。对于其他部位被狗抓伤、舔吮以及唾液污染的新旧伤口，均应按咬伤同等处理。

5. 经常接触可疑病犬、病猫者和实验人员，应进行预防接种，分别于第 1、7、21 日各肌肉注射 2 毫升狂犬疫苗，以后每隔 1～3 年再加强免疫 1 次。

蜂类蜇伤

蜂的种类很多，有蜜蜂、黄蜂、大黄蜂、土蜂等，蜂的腹部后端有毒腺与螯相连，蜇人时会将毒液注入人体内。蜂毒的主要成分有蚁酸、神经毒素和组织胺等，会引起溶血、出血、过敏反应。在各种蜂中，以土蜂和大黄蜂毒性最大，而蜜蜂螫人后还会把尾刺留在人体内。被蜂蜇伤有时会导致严重的后果。

症状特征

被蜂蜇后轻者伤处见中心有瘀点的红斑、丘疹或风疹块，伤口有灼热感，形成水疱；重者伤处一片潮红、肿胀、水疱形成，局部剧痛或瘙痒，有发热、头痛、恶心呕吐、烦躁不安、痉挛、昏迷；有特异体质者对蜂毒过敏，可迅速发生颜面、眼睑肿胀，荨麻疹，喉头水肿，腹痛腹泻，呼吸困难，血压下降，神志不清等过敏性休克现象，终因呼吸、循环衰竭而亡。

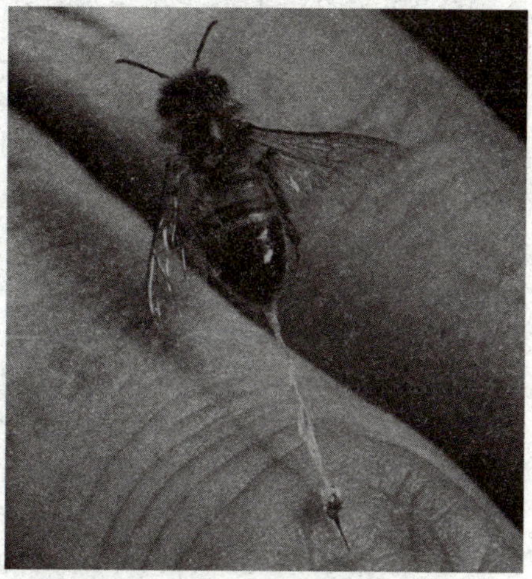

毒液来自于诸如蜜蜂这样的有刺昆虫，会导致有疼痛的免疫反应，但通常没有危险

多招救治

1. 为了防止休克，应让病人卧倒，脚抬高，以增加血流到心脏和大脑；如果病人呼吸困难，让他保持坐姿。

2. 仔细检查伤口，若尾刺尚在伤口内，可见皮肤上有一小黑点。用消毒的镊子、针将叮在肉内的断刺剔出，然后用力掐住被蜇伤的部分，用嘴反复吸吮，以吸出毒素。

3. 蜂的毒液是酸性的，所以将毒刺拔出后要用肥皂水或3%氨水等弱碱性溶液清洗并外敷。如果没有碱性液，则用干净的清水冲洗伤口，以去除疼痛并延缓毒液的吸收。

4. 若被马蜂蜇伤，可用马齿苋菜嚼碎后涂在患处；若被黄蜂蜇伤，因其毒液呈碱性，可用食醋、人乳、碘酒、酒精等涂擦患部。

5. 伤口肿胀较重者，可用冷毛巾湿敷伤口。

6. 可将南通蛇药用温水溶后涂伤口周围，或用青苔、七叶一枝花、半边莲、蒲公英、紫花地丁、野菊花、桑叶等植物捣烂外敷，还可用大蒜或生姜捣烂取汁，涂敷患处。

7. 为防过敏，可给患者口服抗组织胺类药物，例如氯苯那敏、苯海拉明等内服，有助于消除水肿、痒痛等轻度过敏反应。亦可用金银花50克、生甘草10克，绿豆适量煎汤饮用，具有加速毒素排泄和解毒作用。

预防与注意事项

1. 不要挤压伤口，以免毒液扩散。

2. 不要用红药水、碘酒之类药物涂擦患部，这样只会加重患部的肿胀。

3. 出现严重过敏反应时，不要给病人食物和饮料，等待医疗救治。

毒蛇咬伤

毒蛇，如金环蛇、眼镜蛇、圆斑蝰五步蛇、银环蛇、竹叶青、海蛇等，其毒液一般储藏在毒牙中，当毒液进入人体血管之后，毒液会通过血液循环流遍全身，从而使局部乃至全身分别引起不同的中毒症状，若不及时处理甚至可能会丧命。

症状特征

可以通过被咬处的齿痕鉴别有毒蛇和无毒蛇。毒蛇有毒腺和毒牙，上颚有两颗前牙比其他牙齿粗而长，咬后留下两排牙痕，顶端有两个特别粗而深的牙痕，如果被咬处仅见到较细或成排的齿痕，则说明是被无毒蛇所咬。

其他中毒后症状有伤口局部出现麻木、知觉丧失，或仅有轻微痒感、嗜睡、恶心、呕吐及乏力发绀等神经反应；局部迅速肿胀、伤口剧痛、流血不止，伤口周围的皮肤常伴有水泡或血泡，皮下瘀斑，严重时全身广泛性出血、恶心、呕吐及腹泻，关节疼痛及高热等血液反应；还可兼有神经毒及血液毒的症状。从局部伤口看类似血液毒致伤，如局部红肿、瘀斑、血泡、组织坏死及淋巴结炎等；从全身来看，又类似神经毒致伤。

多招救治

1. 受伤后患者要保持镇静，尽量坐下不动，若走动，要缓慢，不能奔跑，并使咬伤处低于心脏水平，以减少毒素的吸收，送往医疗站。

2. 立即用布条类、手巾或绷带等物，在伤肢近侧5～10cm处或在伤指（趾）根部予以绑扎，在送医院途中应每隔20分钟松绑一次，每次1～2分钟，以防止肢体瘀血及组织坏死。待伤口得到彻底清创处理和服用蛇药片3～4小时后，才能解除绑带。

3. 有条件时，在绑扎的同时用冰块敷于伤肢，也可将伤肢或伤指浸入4～7℃的冷水中，3～4小时后再改用冰袋冷敷，持续24～36小时，可减慢蛇毒的吸收，但局部降温的同时要注意全身的保暖。

4. 用嘴将存留在伤口局部的蛇毒吸吮出来，每吸一次后要用清水漱口，注意吸吮者口腔黏膜及唇部应无溃破之处。也可用吸乳器械拔火罐等方法吸出。

5. 伤口较深并有污染者，应彻底清创。消毒后应以牙痕为中心，做“十”字扩张切口，如有毒牙遗留应取出，并用手由近心端向伤口附近反复挤压，以排出毒血。同时以1：5000高锰酸钾溶液及双氧水反复冲洗，使蛇毒在伤口被破坏，以减少播散，减轻中毒。被带有血液毒素的毒蛇咬伤后，若伤口流血不止，且全身有出血现象者，则不应扩创。

6. 根据不同的蛇种给予不同的抗蛇毒血清，尽早应用足量抗蛇毒血清，降低蛇毒的吸收。

7. 经扩创处理后，如果患部肿胀明显，可于手指蹊间（八邪穴）或足趾蹼间（八风穴）皮肤常规消毒后用三棱针或粗针头与皮肤平行刺入1厘米后迅速拨出，再由近心端向远心端挤压以排出毒液。

8. 在野外被毒蛇咬伤后，可立即用火柴头5～7个，放在伤口中点燃，烧灼1～2次，以破坏蛇毒。

预防与注意事项

1. 被毒蛇咬伤后，不要惊慌失措，胡乱奔跑走动，这样会促使毒液快速向全身扩散。

2. 被毒蛇咬伤后，如口渴应喝一些温开水，绝对不能喝酒。因为酒可以使血液循环加快，造成毒液扩散。

蚂蟥叮咬

蚂蟥，又称水蛭，生活在水中，多生长在稻田、池塘、沟渠、湖沼等处。蚂蟥致伤是以吸盘吸附在皮肤上，并逐渐深入皮内。蚂蟥咽部分泌的液体中含有一种抗凝血物质——水蛭素，可造成被咬部位出血不止，并容易继发病菌感染，引起疾病。

症状特征

被咬部位疼痛、微痒、流血不止、溃疡等，吸附部位呈丘疹样改变。如果因饮用生水致使水蛭寄生于声门下或鼻腔内，可以感到咽喉部虫爬样异物，伴有阵发性咳嗽和声嘶，鼻腔隐隐出血、发痒。因游泳致使蚂蟥寄生在尿道中，可以引起尿血、尿痛、尿闭等症状。

多招救治

1. 当蚂蟥叮咬皮肤时，可以在蚂蟥叮咬部位的上方轻轻拍打，使蚂蟥松开吸盘而掉落；也可用盐、醋、辣椒水、肥皂、乙醇、碘酊等涂在蚂蟥头部，或者用烟头、火柴烧烤其背部，使其自行脱落；不可强硬拔出，以免造成吸盘断留在体内。

2. 寄生于鼻腔内的蚂蟥，可用饱和盐水、蜂蜜滴鼻，使之脱落，也可用1%丁卡因喷鼻腔，将其麻醉后用钳夹出；不脱落，可取一盆清水，伤员屏气，将鼻孔浸入水中，不断搅动盆中之水，蚂蟥可被诱出。

3. 如蚂蟥寄生于喉部，可用喉镜取出。

4. 如蚂蟥寄生于尿道内，可滴注生理盐水或蜂蜜等，常可迫使其自行爬出。

5. 若蚂蟥侵入肛门、阴道、尿道等处，要仔细检查蚂蟥附着的部位，然后向虫体上滴食醋、蜂蜜、麻醉剂（如1%的丁卡因、2%的利多卡因）。待虫体回缩后，再用镊子取出。

6. 蚂蟥脱落后若伤口流血不止，可以用碘酊、乙醇消毒皮肤，然后用止血药棉或棉球压迫伤口止血；也可在棉球上滴几滴2%麻黄素或1∶1000肾上腺素，用其压迫伤口。必要时可使用止血药如云南白药等促进血液凝固。如果伤口没出血，可用力将伤口内的污血挤出，用小苏打水或清水冲洗干净，再涂以碘酊或酒精等进行消毒。

7. 必要时肌肉注射破伤风抗毒素。

预防与注意事项

1. 切勿硬性将蚂蟥拔掉，因为越拉蚂蟥的吸盘吸得越紧，一旦蚂蟥被拉断，其吸盘就会留在伤口内，容易引起感染和溃烂。

2. 在热带丛林中行军、值勤、作业时，应穿高帮鞋，扎紧袖口和裤口，避免腿部皮肤接触水面，在腿部涂上肥皂水或防蚊油，有防止蚂蟥咬伤的作用。

3. 野外取水要消毒，不喝有寄生蚂蟥的水。细小的幼蚂蟥不易被发现，喝进后会在呼吸道、食管、尿道等处寄生。

蜈蚣咬伤

蜈蚣体扁长，长6～7厘米，躯干有21节，两侧有很多足，对称分布，两前足各具有一对附肢，这是一对毒肢，亦称毒爪，爪末端呈钩状，中央为管状与体内毒腺相通，当毒爪刺入皮肤时即放出毒汁，引起皮肤损伤和全身中毒症状。

症状特征

蜈蚣咬伤中毒的潜伏期为0.5～4小时，被小蜈蚣咬伤，仅在局部发生红肿、疼痛，皮肤上出现两个瘀点。若被大蜈蚣咬伤，患处会剧痛、红肿、瘙痒；全身发热、头晕、头痛、恶心、呕吐、平衡障碍、呼吸加快、呼吸麻痹、出汗、痉挛、谵语、全身麻木，甚至昏迷，偶有过敏性休克。

多招救治

1. 发现咬伤后立即用肥皂水冲洗患处，尽量吸出毒汁，局部涂搽5%～10%稀氨溶液或5%～10%碳酸氢钠溶液。也可用碱粉或酒精调成稀糊状外涂，以中和蜈蚣释放出的酸性毒汁，可达到止痛及减轻中毒症状。

2. 当红肿显著、疼痛剧烈时，可在出血点或被咬的近心端皮下注射1%盐酸依米丁（吐根碱）水溶液3毫升，能迅速止痛，或注射0.5%～1%普鲁卡因或2%利多卡因，不仅可止痛，并能防止毒液扩散。

3. 选用中草药如鲜马齿苋或鱼腥草、蒲公英、鲜桑叶捣烂敷于患处，亦可用鲜毛猫草折断取汁涂于患处，也有人用鲜的椿树嫩叶捣烂加鸡蛋调匀涂于患处，或用蛇药捣烂，用水调成糨糊状，敷在伤处。

4. 有过敏症状者，可服用苯海拉明、氯苯那敏等抗过敏药物；出现严重中毒症状时要及时送医院抢救。

预防与注意事项

1. 不要用手抓挠被叮咬处，以免造成感染。

2. 伤口不宜用湿敷，否则易出现水疱、糜烂或组织坏死。

海蜇蜇伤

海蜇是生活在海中的一种腔肠软体动物，体形半球状，上面呈伞状、白色，借以伸缩运动，称为海蜇皮；下部是口腕部，垂挂着许多须状物，称作腕或触手。下方口腕处有许多棒状和丝状触须，上有密集刺丝囊，能分泌毒液。其作用是在触及活物时，可释放毒液麻痹。人类如果被海蜇蜇伤可危及生命，若抢救不及时，患者可在短时间内死亡。

症状特征

被蜇后数分钟出现触电样刺痛感，数小时后伤区逐渐出现触电样刺痛感，逐渐出现线状排列的有红斑的血疹，痒而灼痛，敏感性强的患者局部可出现红斑水肿、风团、水泡、瘀斑，甚至表皮坏死；全身表现可有烦躁不安、发冷、腹痛、腹泻、精神不振及胸闷气短；重者多咳喘发作，吐白色或粉红色泡沫痰，并伴有脉数无力、皮肤青紫及血压下降等过敏性休克征象。

多招救治

1. 局部涂碱性溶液或1%氨水并冷敷患处，也可用1%碳酸氢钠液、明矾水冷敷。

2. 口服抗过敏药物，如异丙嗪每次25毫克，或氯苯那敏每次4毫克，或苯海拉明每次25毫克。

3. 静脉点滴1%葡萄糖酸钙液10毫升，或地塞米松5～10毫克。

4. 患者血压下降时，肌肉注射肾上腺素0.5～1毫升。

5. 患者呼吸困难时，取半坐卧，清理口鼻内异物，吸氧。

毒蜘蛛咬伤

毒蜘蛛种类繁多，以穴居狼蛛（俗称黑寡妇蜘蛛）毒性最强。毒蜘蛛的毒液含有蛛毒溶血素和类似神经毒的毒蛋白，对运动神经有麻痹作用。其螯肢（上腭）刺破人的皮肤后，毒液可经螯肢侵入人体而引起中毒。

症状特征

被蜘蛛咬伤后出现局部疼痛、红肿，严重时伤口区苍白，周围发红，起皮疹，可有坏死。全身表现有头痛、头晕、恶心、呕吐、腹痛、流涎、全身无力、足跟麻木、刺痛感，可有畏寒、发热、大汗、流泪、瞳孔缩小、视物模糊、血压升高及全身肌肉痉挛等。严重者出现休克、呼吸困难、溶血、急性肾功能衰竭、中毒性脑病、脑水肿及弥漫性血管内凝血等。

多招救治

1. 立即在咬伤部位近心端扎止血带、绳子、手帕、裤带等亦可。每15～20分钟放松约1分钟，止血带结扎总时间不得超过2小时。

2. 尽快在咬伤的局部消毒后作十字形切口，用注射器等装置负压抽吸毒液，用苯酸烧灼或涂2%碘酊后，可放松止血带；现场处理后立即送医院治疗。

3. 取大号缝衣针、三棱针等，在用火烧或用酒精、白酒消毒后，再用酒精消毒被咬伤处皮肤，然后，针刺被蜇伤处周围皮肤，并边刺边用力向外挤出毒汁，或用拔火罐或吸奶器将毒汁吸出。

4. 伤口周围可用南通蛇药涂敷；或将生姜捣烂取汁，加清油调和，搽患处；或将鲜桃叶捣烂取汁，敷患处；或取鲜羊奶适量，加热煮沸，尽量饮用，可起解毒、利尿、消肿等作用。

5. 情况严重者应立即送往医院救治。

强酸类损伤

常见的强酸有硫酸、盐酸、王水、碳酸，因其浓度、溶液量以及皮肤接触面积不同，而造成轻重不同的烧伤。对皮肤、黏膜的刺激和腐蚀作用极强，经口服、皮肤接触或由呼吸道吸入其蒸汽均可中毒。

症状特征

1. 吞食后症状。口腔、咽部、食管及胃肠等处黏膜发生水疱、溃烂和灼痛，并有恶心、呕吐、腹痛、便秘或腹泻等。呕吐物有酸味，含有血液和黏膜碎片。严重者可发生休克及胃穿孔。

2. 吸入后症状。主要表现为呼吸道刺激症状，如呛咳、胸闷、呼吸困难、青紫、咳出血性泡沫痰，同时有血压下降，体温升高，甚至发生喉痉挛、窒息死亡。

3. 皮肤烧伤后症状。接触则有局部灼伤、疼痛、红肿、坏死和溃疡等，大面积接触可有全身症状。

多招救治

1. 对皮肤烧伤者，应立即用大量清水冲洗，再用2%～5%碳酸氢钠中和，再用消毒水冲洗。冲洗后用干净的纱布或毛巾覆盖，送往医院。

2. 若被强酸灼伤眼睛，要先用大量流动的水冲洗患者眼睛，特别要注意眼角部位一定要冲洗彻底，可用可的松眼液和抗生素眼液交替点眼。

3. 对口服者，应立即选服2.5%氧化镁溶液或镁乳（75%氢氧化镁混悬液）、石灰水的上清液（含0.17%氢氧化钙）、极稀的肥皂水、氢氧化铝凝胶、生蛋清、牛奶等以保护消化道黏膜。

4. 应用抗生素预防创面感染。静脉输液并加1/6毫摩尔的乳酸钠等溶液以纠正脱水、酸中毒。因草酸中毒发生手足搐搦症时，静脉缓注10%葡萄糖酸钙；因硝酸等中毒发生高铁血红蛋白血症时，应用适量亚甲蓝。

5. 对吸入者，应立即到空气流通处，用2%～5%碳酸氢钠溶液雾化吸入。

6. 剧烈疼痛者，应给予止痛剂，如布桂嗪、哌嗜啶、吗啡等，防止疼痛性休克。患者如有呼吸困难，循环衰竭，应注射强心剂、呼吸兴奋剂、吸氧或做其他对症处理。

7. 较重的烧伤均应送医院治疗。

8. 并发感染时可选用抗生素。

预防与注意事项

对口服者治疗，一般禁忌催吐和洗胃，忌用碳酸氢钠及碳酸钠，以免加重食管和胃壁的损伤，引起胃穿孔。

强碱类损伤

常见的强碱有氢氧化钠（苛性钠）、石灰等，强碱类损伤多因强碱直接溅洒于皮肤、黏膜、眼所致的刺激与强腐蚀、灼伤，或误服所致。强碱对人体的皮肤组织的损害力比强酸更重，因为强碱可渗透深入组织，使组织蛋白发生溶解，形成坏死性、深而不易愈合的溃疡。

症状特征

1. 误服后症状。口腔、咽部、食管及胃烧灼痛、腹部绞痛、流涎；呕吐带血的胃内容物，呈强碱性；排出血性黏液粪便。口、咽处可见糜烂创面，先为白色，后变为红色或棕色。其他可有肝、肾等内脏器官的损害，偶致急性肾功能衰竭。

2. 吸入后症状。剧烈咳嗽、呼吸困难、喉头水肿、肺水肿，甚至窒息。

3. 皮肤灼伤后症状。局部红肿、水泡、糜烂、溃疡等。

多招救治

1. 对口服者立即内服弱酸溶液如食用醋，1%～3%醋酸，1%稀盐酸、橘汁或柠檬汁等。注意若是苏打或者小苏打中毒时用清水稀释，忌用酸类，以免因产气过多而促发穿孔；继之服用生鸡蛋清加水、牛奶、植物油，以保护消化道黏膜。适当输液，纠正脱水、碱中毒及休克等。

2. 对强碱溅入眼者，先以清水或生理盐水冲洗30分钟以上，再用2%～3%硼酸溶液冲洗，然后滴入0.5%地卡因卡痛，再滴维生素C眼液或请眼科处理。

3. 对生石灰烧伤者，应先用手绢、毛巾揩净皮肤上的生石灰颗粒，再用大量清水冲洗。切忌先用水洗，因为生石灰遇水会发生化学反应，产生大量热量灼伤皮肤。

4. 对皮肤灼伤者，可用清水冲洗，对轻度、重度灼伤，冲洗后用2%醋酸湿敷。

5. 剧烈疼痛可用吗啡或哌嗜啶止痛。

皮肤烫伤

烫伤是指因身体接触高温物体而引起组织的损伤。烫伤是日常生活中经常发生的事情，例如热水瓶的突然爆裂或被打翻，孩子在厨房里玩耍导致沸水烫伤，炒菜时炒锅内的热油迸溅等。

症状特征

根据烫伤表现可分为三度：

一度烫伤：只损伤皮肤表层，局部轻度红肿、无水泡、疼痛明显。

二度烫伤：真皮损伤，局部红肿疼痛，有大小不等的水泡。

三度烫伤：皮下，脂肪、肌肉、骨骼都有损伤，并呈灰或红褐色。

多招救治

1. 迅速避开热源。如果烫伤处皮肤未破，先应立即将被烫部位浸入冷水中或用冷水及冰水冲洗，以减少热力继续留在皮肤上起作用，其目的是止痛、减少渗出和肿胀，以避免或减少水泡形成。冲洗时间应在半小时以上，以停止冲洗时不感到疼痛为准。注意冲洗结束后，为防止感染应避免再次接触冷水。另外可在冲洗的冷水中放少许盐，有止痛消肿作用。但如果烫伤处的皮肤已破，则禁止用冷水冲洗，以防感染。

2. 在冲洗冷却患处后，才可脱掉衣物，若患者的衣服和患处有粘连时，应该用剪刀小心地将患处周围的衣服剪开，切勿强行脱下患者衣服，以免撕破表皮和烫伤后形成的水泡。尽可能让伤处暴露出来，然后用清洁的纱布轻轻覆盖。

3. 将烫伤处的皮肤拭干，并在创面涂些蓝油烃、绿药膏等油膏类药物，再适当包扎1～2天。要注意的是，面部不要包扎，烫伤处皮肤应保持清洁和干燥。如有小水泡形成，注意不要弄破，应让其自行吸收；如果水泡较大，须到医院让医生处理。

4. 严重烫伤时，创面不要涂药，用消毒敷料或干净被单等简单包扎，防止进一步损伤和污染。在寒冷季节要注意身体的保暖，如果已发生表皮脱落，最好覆盖一层氯霉素纱布，然后再到医院进行处理。

预防与注意事项

1. 如果被烧伤的地方已经起了水泡，要保护局部并降温。用干净的水冲洗患处时，注意不要刺破或擦破水泡以防止感染。也不要在伤处涂抹色拉油、酱油、牙膏等物品。这些日用品并无任何治疗烧烫伤的作用，还会造成感染并增加医生治疗的困难。

2. 创面不要用红药水、紫药水等有色药液，以免影响医生对烫伤深度的判断。

鱼刺卡喉咙

鱼肉鲜美但多刺，食用时如果不小心，很容易将鱼刺卡在喉中，容易刺激和划伤黏膜，甚至有些大而坚硬的鱼刺有可能刺破食管，造成严重的后果。

症状特征

喉咙处有刺痛感，患者吞咽时有痛苦表情，不能顺畅进食。

多招救治

1. 发现喉中卡有鱼刺，立即停止进食，可用力作“哈、哈”的哈气动作，利用气管里冲出的空气压力，吐出一些刺得表浅的异物。

2. 请身边人用勺子柄将舌根压下，暴露咽部，然后打开手电筒仔细查找有无鱼刺存留，必要时用镊子将异物取出，注意动作要轻快，不要伤及周围组织。

3. 如果通过观察找不到鱼刺，而患者仍有鱼刺卡喉的感觉，也可用以下小方法将鱼刺软化：将橙皮切小块，口含慢慢咽下，或用维生素C片2片，含化徐徐咽下。用橄榄核适量，捣碎研成细末，用温开水冲服，每次5～10克，1～2次即可使鱼刺软化。

4. 如果鱼刺刺入较深，上述方法皆未能见效，或是未能发现明显异物，则需及时到当地正规医院的五官科就诊，在医生的指导下通过内窥镜将其取出，切不可大口吞服食团或是服用食醋等。

预防与注意事项

吃鱼时要细嚼慢咽，在食用多刺鱼类时尤应注意；当鱼刺卡在嗓子里时，切勿让患者囫囵吞咽大块馒头、烙饼等食物。这样不恰当的处理，不仅不能把鱼刺除掉，反而使其刺得更深，更不宜取出，严重时可导致感染发炎。

眼内异物

入眼的常见异物包括沙粒、金属、化妆品、昆虫、灰尘等。这些异物可暂时存留于眼睑、内面或眼球表面。多数异物对眼睛并无大碍，但化学类异物很容易刺激眼球，甚至导致失明。

症状特征

异物入眼后，患者常常会有眼睑发炎、受感染的眼球发红、灼伤感、疼痛、流泪、难以睁开眼睛等症状表现。

多招救治

1. 当灰沙、昆虫、铁屑等进入眼内时，应轻轻将上眼皮向前拉起，使眼皮和眼球之间有一空隙，让泪水向下冲刷，有时几秒钟即可将异物排出，以上步骤可重复直到异物排出。

2. 如泪水冲不出异物，可翻开上眼皮及下眼皮，再睁开眼检查巩膜、角膜和内外眼角，最后检查上眼皮，如已发现异物，可用湿的棉签或干净的手帕把它轻轻拭掉。当灰沙或铁屑附在眼皮的内面，就要把眼皮翻开把它擦去。如嵌在角膜上的异物，切勿用尖硬物进行随意挑拔，免致角膜穿透；这时可用干净的针筒吸取硼酸水，在异物旁边轻轻冲洗，注意不能冲在异物上。如果异物仍不能出来，应速送医院治疗。

3. 如果异物嵌进眼球，应该用灭菌纱布盖好眼睛，用绷带缠绕，并立即去医院处理。不要试图取出异物，也不要用任何眼药水。

4. 若是酸碱腐蚀性物质入眼，应立即就近寻找清水冲洗眼睛，越快越好。可将上眼皮尽量拉开，用水壶等倾注水流，使水柱直接流过眼球表面，一定要冲洗到眼球、眼皮内侧，决不可闭眼冲洗；或用脸盆盛满水，将面部直接浸入水中，连续做睁眼闭眼动作，或用力睁大眼睛，头部在水中左右轻轻摆动。冲洗完后，立即去医院急诊。

预防与注意事项

1. 异物嵌入组织取出困难时，不要勉强反复沾拭和来回擦拭，这样会损伤眼组织，尤其是嵌在黑眼珠（角膜）上的异物绝不能盲目自行剔除，应立即去医院接受眼科医生的治疗。

2. 若是生石灰溅入眼睛内，用棉签或干净的手绢一角将生石灰粉拨出，然后再用清水反复冲洗伤眼，至少 15 分钟，切忌用手揉和直接用水冲洗。

耳内异物

耳内异物就是耳朵眼里进了东西，一般来说，耳内异物可分为三类，即蚊、飞蛾、蚂蚁、水蛭等动物类异物；谷类、豆类、小果核等植物类异物；小石块、沙粒、铁屑、木屑、小玻璃球、断棉签、树枝、火柴棒、纸团等非生物类异物。

症状特征

根据异物的种类、形态、大小和所在部位，而有不同的症状。动物类异物使患者躁扰不安、痛痒，或刺激鼓膜产生擂鼓样耳鸣及眩晕，甚至导致鼓膜穿孔、出血；异物较大或植物性异物遇水膨胀阻塞耳道，可致耳鸣、听力下降、眩晕、耳痛、反射性咳嗽等，压迫较甚者可致外耳道肌肤红肿、糜烂、疼痛。若异物嵌顿外耳道峡部，则疼痛较剧。

多招救治

1. 让患者的头偏向患侧，使异物因重力而自然滑落。不要摇晃或打击患者的头部。

2. 动物类异物入耳者，可用灯光或手电筒光或擦几根火柴等照有虫子的耳道，虫见光会飞出来；还可用植物油、酒、姜汁、丁卡因等滴入外耳道内，过 2～3 分钟，把头歪向患侧，小虫会随油淌出，或用镊子取出。

3. 豆类入耳者，可选一根细竹管，其直径与耳孔一样大小（如毛笔竹套），轻轻地插入耳道，然后嘴对着竹管外口，用力吸气，吸出豆类。

4. 质轻而细小异物入耳者，可用凡士林或胶黏物质涂于棉签头上，将异物粘出，或用带负压的吸管将其吸出。

预防与注意事项

不宜用尖锐的物质挖掏耳内异物，以免造成耳内黏膜和鼓膜的损伤。豆、玉米、米、麦粒等干燥物入耳，不宜用水或油滴耳，否则会使异物膨胀更难取出。异物进入耳道多天，或疼痛较重时，不宜延误，立即赴医院治疗。

冻伤

冻伤就是到了冬天因为寒冷而导致的身体伤害，当然也可能是因为从事某些低温环境下的工作时发生意外而导致的。慢性疾病、营养不良、饥饿、疲劳、年老、神志不清、痴呆、醉酒、休克和创伤等是冻伤的易患因素。

症状特征

低温强度和作用时间、空气湿度和风速与冻伤的轻重程度密切相关。可分为四级：

一级冻伤：初起受凉部位皮肤苍白，继而发紫，形成红斑。局部出现发热、红肿等症状，又痒又痛。

二级冻伤：以明显的充血、水肿和水泡为特点，泡液清亮。此时皮肤对冷、热、针刺等反应迟钝。

三级冻伤：全层皮肤坏死，呈黑色或紫褐色，伴有血泡形成或蜡状、干燥、木乃伊样皮肤。感觉丧失。

四级冻伤：感觉完全丧失。包括皮肤、肌肉、肌腱和骨骼的破坏，可导致截肢。

多招救治

1. 首先迅速使病人脱离低温环境和冰冻物体。衣服、鞋袜等连同肢体冻结者，不可勉强卸脱，应用温水（40℃左右）使冰冻融化后脱下或剪开。

2. 应快速复温，将受冻部位浸泡在38～42℃水中直至组织红润柔软为止，常需30～60分钟。当皮肤颜色和感觉恢复后，应立即擦干并换上温暖衣物。

3. 保持创面的干燥。受伤肢体应抬高，制动，从而有利于血液循环和免于加重组织损伤。

一、二级冻伤应局部涂擦有充血作用的软膏。用消毒敷料包扎和保温。大水泡可用消毒针刺破水泡，放出里面的水液，然后涂上冻伤药膏等。小水泡可不作处理，有破溃的可用金霉素或红霉素软膏外涂。

三、四级冻伤应待坏死组织分界清楚后再行外科切除术，必要时应作植皮手术加速创口愈合。对冻伤后遗症可采用针灸、各种物理疗法或交感神经封闭疗法等。同时对三、四级冻伤，应加强全身支持疗法，可适当使用改善血液流变学的药物，如低分子右旋糖酐、双嘧达莫（潘生丁）、肝素、双香豆素等，血管活性药物如盐酸、氨茶碱等，保护血管内膜药物如维生素E等及减少血管通透性药物如维生素C、钙剂等。

预防与注意事项

不要把患部直接火烤，或者开始就用较热的水浸泡，也不要采用民间的方法用雪擦或冷水浸泡，以免加重冻伤，引起并发症。

勒缢

勒缢，可分自缢（上吊）、绞颈与掐颈等。自缢是自杀行为，绞颈是因领带或电线等被机械缠绞而勒住受害者颈部的意外事故，掐颈是常用的杀人行为，上述情况的发生，都会突然阻断受害者呼吸气道与颅内供血，使之呼吸停止，大脑缺血或低氧，如不立即解除伤害和急救，可立即导致死亡。

症状特征

受到勒缢者往往颈部有索痕或伴有软组织瘀血或擦伤。若面色青紫是颈静脉受阻，发现和急救时预后较好；若面色苍白则是颈动脉与颈静脉血流同时被阻断，预后差；脸部、颈部血管怒张与水肿；一般眼与口均闭合，神志不清或昏迷；呼吸停止后，心脏常继续跳动数分钟；紧缩物解除后，仍见口角流涎，鼻孔流出黏性液，眼睛红肿征候明显。

多招救治

1. 立即解除颈部勒索物。抢救者应先将自缢者抱住，迅速割断吊绳，避免绳断时坠地摔伤；如自缢者站立吊颈，应先扶住其身体后再剪断绳索，否则会因其站立的身体突然倒下而摔伤；解脱后将其身体平放，以便实行抢救。

2. 若勒缢者虽有呼吸、心跳，但神志不清或昏迷时，应迅速解开其衣扣、腰带，打开门窗，并使之饮用温浓茶或咖啡，还可针刺或指掐其人中穴位。

3. 若勒缢者躁动不安或哭叫不停，应让其口服十滴水 2～4 毫升或口服安定 5 毫克（2 片），或针刺其百会、合谷、涌泉、内关、十宣等穴位，使其安静休息，并注意保暖。

4. 如见呼吸已停止，立即施行人工呼吸。颈部软组织出血或喉头有骨折发生影响人工呼吸效果时，可迅速行气管切开术。

5. 如见心跳已停止，则立即行胸外心脏按压，胸外心脏按压和人工呼吸应同时进行，越早越好，并持续 2～3 小时，不可轻易放弃。

6. 对于心跳尚存而呼吸微弱者，可静脉或肌内注射尼可刹米 0.5～1 毫升，以兴奋呼吸中枢，必要时还可加大剂量或重复作用。

7. 若抢救成功，勒缢者呼吸、心跳、意识均已恢复，应给予安慰并劝其去医院继续检查治疗。对自缢者，应防止再次自杀。

割　腕

割腕是指用利器割手腕，大多数属于患者自主割伤腕部的自残行为。伤口过深可伤及动脉和静脉，伤势严重会因失血过多而死亡。

症状特征

1. 动脉性出血。血液从体表伤口流出时呈鲜红色，且以连续柱状喷出，危险性最大。

2. 静脉性出血。血液从体表伤口流出时呈暗红色，缓慢或断续流出或渗出。

3. 毛细血管出血。血液缓缓渗出，危险性较小。

多招救治

1. 马上用干净的纱布覆盖住伤口（切勿用带棉或带有绒毛的布块直接压在伤口上）。用手指用力按住被割腕的一只手臂上方，压迫止血，并用绷带包扎伤口。

2. 动脉出血仅靠压迫包扎通常是不够的，常需要上端处减压止血，用手指在颈侧锁骨窝找到锁骨下动脉，将其压迫于第一肋骨；（用手指）在上臂中部肱二头肌内侧沟间找到（搏动的）肱动脉，将其压迫于肱骨；抬高伤肢。

3. 若家中备有止血带，对于大量出血的患者则应以止血带止血，要先将受伤肢体抬高。绑止血带的位置是：由伤口向心脏大约 3cm 处，宽度约为 5cm，绑上止血带后需要每隔 15～20 分钟放松 15 秒，以免手脚部位的肌肉坏死。

4. 对伤处进行包扎止血后，需要抬高出血的部位，使止血达到最佳效果。进行必要的处理后要立刻将患者送往医院救治。

预防与注意事项

止血以及止血带使用注意事项详见第一章“止血的方法”一节。

第六章

出行意外的救治

骑自行车翻倒

现在的交通越来越差，经常会有意外发生。骑自行车出门都不那么安全，有可能就磕磕碰碰。当然，年轻人可能反应快，遇到的危险也小点儿。但是人老了，就不会那么轻松了。尤其是出现了刹车失灵、车链掉落等，或者因为避让行人或车辆失去平衡造成翻倒时，需要掌握保护自己尽量减少身体受伤的方法。

应对方法

1. 骑车者要在发生意外的瞬间保持头脑清晰、冷静，才能及时合理地作好应急措施。

2. 失去平衡时要迅速弃车，不要落到翻滚的车上。迅速向两侧扔出车体，一定要用双手单独发力向左或右扔车，不能用脚。如果腿部也参与动作反而会带来负面影响，造成自己身体的空间姿态发生改变，身体歪斜着落地。即使腿部要做动作，那也是仅仅收腿越过车体，不让车绊到自己。另外切记扔车一定要向两侧，而不是前后。

3. 弃车后落地前身体一定要放松，使肌肉和关节不紧张、灵活性高，缓冲性好。肢体关节（肘关节、膝关节、手腕、脚踝）适当弯曲，有一定的角度，同时要靠近身体来弯曲，这样才能有效缓冲地面的撞击力。躯干落地时要避免身体正面着地。在落地前，通过转体让肩关节的侧后方靠近背部的位置着地，然后再加上顺势翻滚动作，这才是有效的落地缓冲动作。背部着地的同时要注意颈部向前弯曲，保护头部后方。要领是着地时心里想着眼睛看着自己的肚皮，这样才不会让后脑部碰撞地面。

4. 落地后就势翻滚，可以合理地消除身体着地后向前的惯性冲力，身体放松、手臂交叉放在胸前保护胸部、腿部并拢自然弯曲。头部还是要保持向前的弯曲，避免翻滚过程中的再伤害。翻滚方向也最好为侧向。翻滚结束后尽快起身逃离现场，避免后面跟进的车辆撞到你。

预防措施

1. 遵守交通法规，不要骑快车、追车、超车等；12 岁以下儿童不能骑车。

2. 经常性检查车辆各部位的使用情况，按时保养，以免自行车出现质量问题，埋下安全隐患。

刹 车 失 灵

现在我们的汽车越来越多了，随之而来的就是汽车的问题也多了。说得更明白点儿，就是车祸一类的事故就多了起来，开车的人也不免让别人为他操心。在这些车祸里，汽车的制动失灵是许多车祸事故发生原因。无论制动失灵在什么情况下发生，对行驶中的驾驶员和其他人来说都是有很大危险的，应该学会采取一些措施来减少事故的发生。

应对方法

1. 司机应保持冷静，不要慌张，才能安全地控制车辆。

2. 司机应集中注意力在车辆前面路况上，注意前方的车辆、行人以及障碍物。排查制动失灵的状况，看是否有异物卡在制动踏板的下面，如果是这样，用脚将异物踢开，绝对不要弯腰去用手操作。

3. 警告其他车辆的驾驶员以及行人。把双闪警示灯打开，并用喇叭提醒周围的车辆以及行人意识到危险回避。

4. 来回踩踏制动踏板，这可以帮助恢复制动系统中的压力，这有可能使你的制动系统恢复正常。

5. 挂低挡，拉手刹。根据路况和车速控制好方向，脱开高速挡，同时迅速轰一脚空油，将高速挡换入低速挡。这样，发动机会有很大的牵引阻力使车速迅速降低。另外，在换低速挡的同时，应结合使用手刹，但要注意手刹不能拉紧不放，也不能拉得太慢。

6. 如果上坡时出现刹车失灵，应适时减入中低挡，保持足够的动力驶上坡顶停车。如需半坡停车，应保持前进低挡位，拉紧手制动，随车人员及时用石块、垫木等物卡住车轮。如有后滑现象，车尾应朝向山坡或安全一面，并打开大灯和紧急信号灯，引起前后车辆的注意。

7. 如果以上方法都不奏效，驾驶员应果断地利用车的保险杠、车厢等钢性部位与路边的天然障碍物（岩石、大树或土坡）摩擦、碰撞，达到强行停车脱险的目的。如果一时找不到合适的地形、物体可以利用，紧急情况下可将车身的一侧向山边靠拢，以摩擦来增加阻力，逐渐地降低车速。

8. 最后，当车速减下来时，应选择一个安全的地带停车。如果不能完全将车辆停住，尽量靠边缓行，避免撞倒其他车辆和行人。在强行减速的过程中，车辆都会产生很大的颠簸，方向盘也会抖动得很厉害，所以要牢牢握住方向盘。

预防措施

注意对刹车系统的定时保养；遵守交通法规，正确驾驶车辆；切勿超载，超载会导致车辆在重力加速度的作用下，加大运动惯性，直接导致刹车失灵；车辆在下长坡、陡坡时不管有无情况都应该踩一下刹车。既可以检验刹车性能，也可以在发现刹车失灵时赢得控制车速的时间，也称为预见性刹车。

汽车爆胎

汽车爆胎是指在行驶过程中轮胎的突然爆裂或漏气。车辆在缺气（轮胎胎压低于标准胎压）行驶时，随着胎压的下降，轮胎与地面的摩擦成倍增加，胎温急剧升高，轮胎变软，强度急剧下降。这种情况下，如果车辆高速行驶，就可能导致爆胎。如果车辆在低速行驶，也会伤胎，而且潜伏期长，隐蔽性大，更有危害性，为以后高速行车时埋下爆胎隐患。据统计，高速公路上三分之一的交通事故都是因为轮胎故障导致的。

应对方法

1. 在行驶途中如果轮胎突然爆裂或漏气，司机首先不能惊慌，要保持镇定冷静。绝对不能不能急踩、猛踩刹车，而是应该双手紧握方向盘，保持车辆的直线行驶，轻点儿刹车，让车辆减速。尽快判断是哪一个轮胎爆裂或漏气，采取相应的紧急措施。

2. 当前轮胎爆裂或漏气时，汽车会猛然偏向轮胎爆裂的一方。在这种情况下，司机应尽量轻踩制动踏板，而不是猛刹车，应该让汽车慢慢停下来，以免车头部分承受过大的压力。此外还要缓缓转动方向盘，以纠正汽车偏左或偏右，保持直驶。同时，双手要紧握方向盘，如果汽车大幅度地偏左或偏右，也可以立即矫正。尽量保持直驶的方向。

3. 当后轮爆胎或漏气时，车尾会出现左右摇摆、颠簸不已的现象。在这种情况下，司机应双手紧握方向盘，轻轻刹车，不要太急或过度用力，尽量保持汽车朝正确方向行驶。此外，还要力度适中地反复踩制动踏板让汽车的重心前移，使完好的前轮胎受力，以减轻爆裂的后轮胎的负荷。值得注意的一点是：严禁换挡。

4. 当汽车在高速公路上发生爆胎时，司机应尽量将汽车驶进中央分隔带或紧急停车道再换轮胎。同时，需要在车后放置警示牌，打危险报警闪光灯（双闪），以发出警示信号。

预防措施

1. 司机应经常检查汽车轮胎的使用磨损情况，如果发现轮胎壁有裂纹或鼓起等异常现象，必须马上更换轮胎以确保安全行驶。在行驶过程中，司机也应该随时关注轮胎情况，如果行驶路况复杂，要注意轮胎上的花纹中间是否可能嵌进石子、铁钉或其他尖锐物品，这些杂物都有可能刺破轮胎，必须及时清除。

2. 在夏季要特别关注轮胎使用状况，注意轮胎的日常保养。因为夏季高温会加速橡胶老化、轮胎磨损，还会造成胎压异常，埋下轮胎爆裂的潜在危险。

3. 轮胎充气压力要严格按照制造商的指标要求，保持轮胎标准气压。当司机发现由于气压过高造成轮胎过热时，绝对不允许采用放气、向轮胎上浇冷水的方法来降低温度，这样做会加快轮胎的老化速度。遇到这种情况只能停车自然冷却降温、降压。当胎压过低时，驾驶员要及时充气，并检查轮胎是否有慢撒气现象，以便更换气密性好的轮胎。

4. 遵守交通法规，严禁超载和超速行驶。尽量避免在路面塌陷路段和路面损毁严重的坑洼路段行驶。

车轮打滑

车轮打滑是轮胎减少了对路面的附着力，行车偏离了行驶方向而造成打滑。当驾驶员刹车过猛、加速过急、打方向盘过快、在雨雪后湿滑路面行驶、路面有油污、薄冰、湿泥等情况均可导致车轮打滑。

一般情况下，车轮打滑有三种情况：后轮打滑，车尾会滑向一侧，车身猛力旋转横摆路中，甚至原地掉头；四轮打滑，驾驶者会感觉到车辆向前猛冲速度比平时要快，刹车过程中四个轮子锁死不能转动；前轮打滑，方向盘无法转动，车辆朝前方直冲或左右边冲，直至碰撞障碍物方可停车。

应对方法

1. 后轮打滑。在驶入弯路时速度太高，在平滑、粗糙不一或高路拱的道路上行驶或刹车过猛时常会发生。放开油门或制动的踏板，也不要踩离合器踏板，把方向盘朝车尾滑行的方向转动，比如车尾滑向右，就转向右。但转动过度，汽车则会朝反方向打滑。切记千万不可猛力刹车，否则就会锁死四轮，发生四轮打滑。

2. 四轮打滑。在猛然刹车时常会发生。此时脚要马上离开油门踏板，不缓不急地放松制动踏板，不要踩离合器踏板。双手紧握方向盘，让车辆慢慢行驶直至打滑现象消失为止。

3. 前轮打滑。在拐弯时加速太猛时常发生。应对方法视后轮或前轮驱动而定。如果是后轮驱动汽车，放开油门踏板，也不要踩制动器或离合器踏板，转动方向盘把前轮回正，前轮与车身方向相同，但不要转动过度，以免后轮打滑；前轮附着力恢复后，轻轻踩下油门，转回正确方向行驶。如果是前轮驱动汽车，应缓缓放松油门踏板，但不要放开，保持汽车继续行驶，如果骤然减速，可能引致后轮也打滑；不要踩下离合器或制动器，也不要转正方向盘。继续缓缓转动方向盘，转入意欲行驶的方向，但不要转得太急或过度。汽车行驶方向校正后，回正方向盘，然后缓缓加速。

挡风玻璃破碎

车辆在高速行驶时，前面车辆的后轮甩起来的石子，可能把尾随车辆的挡风玻璃击破，这会造成驾驶员的视线模糊不清。如果驾驶员不能正确应对这种紧急情况，很容易发生交通事故。

应对方法

1. 行车中挡风玻璃被击碎时，必须降低车速，并尽快行驶离车道，同时保持镇定，不要突然转动方向盘，或过分用车制动。此时驾驶员要及时根据挡风玻璃破裂的交通情况，用适当的力踩下制动踏板，尽快把车驶至路旁。

2. 大多数挡风玻璃用强化玻璃作材料，遭猛烈撞击，只会出现累累裂纹，不会掉下来，无数小颗粒仍连成一块，但不透明，妨碍视线。应该通过还没有完全破损的那一小片玻璃盯住路面并赶快减速。可以前倾一些以便看得清楚一点，尽快找一个安全的地方停车。

3. 不要一边开车，一边用拳头打出洞来，否则会严重割伤手部，飞起来的玻璃可能溅到脸上和眼睛里。

4. 把车停至路旁后，要将破碎的挡风玻璃完全敲下来，有胶贴带的话，沿镶玻璃的橡胶凹槽贴上一圈封住，或把整圈橡胶槽扯下，以防驾车时碎片掉出打在脸上。

5. 还要用碎布或卫生纸堵住仪表板顶上的防雾器槽口，在引擎罩上面铺以报纸或布块，以防碎玻璃进入。如怀疑有碎玻璃掉进防雾器槽口，暂时不可使用防雾器，须先作清理。卸下连接喉管，用真空吸尘机吸出碎片。

6. 如果车上的急救盒里装有备用的挡风玻璃，应该按照车辆使用手册上的说明装上去。若要在无挡风玻璃的情况下继续行驶，则要把碎裂的挡风玻璃敲下来并把所有车窗关紧之后才可开车，但不要加快车速，否则车内气压太高，可能把后窗玻璃压得飞脱出来。

7. 用报纸包好碎玻璃，不要将破碎的玻璃渣子扔到路面上，这样可能会使其他车辆爆胎。

预防措施

1. 新铺路面常有碎石散布，行车时要减低速度，跟前车的距离比平常远些。

2. 可安装层压安全玻璃。这种玻璃通常有颜色，不管受到多大猛烈撞击，都不会破碎，只会出现裂纹或掉些碎片。

车陷坑沟中

因为路况崎岖不平、车辆的性能或者驾驶员经验不足，有时候会把车开入深深浅浅的泥坑水沟中，这时需要一定经验才能将陷入坑里和沟中的车开出来或拖上来。

应对方法

1. 当车轮陷入沟中时。如果车轮陷入沟中，在前后桥没有触及路面的情况下，最好的解决方法是求助于其他汽车，把车拖出来。如果找不到可以求助的车辆，只能自救，可分为两种情况来处理：

（1）如果车轮陷入浅沟，则将浅坑铲出斜面，保留坚实的土质或铺垫沙土石子，用低速挡将车平缓驶出。如果路面地基疏松难以承重时，应将汽车负载重物卸下或用人力协助推动，脱离坑凹后另行装载。

（2）如果车轮陷入深沟，又不便铲挖时，应用千斤顶支起车体，在坑内铺垫干燥沙子石子等物，再落下车轮，以便顺利开出。如果车桥触及地面，车轮悬空时，应先把车轮下铺垫平实后，铲挖车桥下面的泥土，使车轮着地，以保证有良好的附着力，即可驶出。

2. 当车轮陷入泥坑中时。如果深陷泥坑，应该将油门缓缓踩下，一旦汽车能前行或后退，则保持油门踏板位置不变，可先试着用低速挡脱困。如果是手动变速汽车，应该使用二档；如果是自动变速汽车，应该把变速杆置于二档的位置，暂时地解除自动变速器的自动变速功能，以低速开出泥泞路段。

如果车轮陷入泥坑后汽车无法前后移动，应下车仔细观察陷车状态，采取相应的应急措施。如果车身没有擦地，一般情况下，通过自救，可以将车驶出泥坑。如果手边有工具的话，可以将车轮前后的泥土铲去，将泥坑修成缓斜坡状。如果坑里有水，应设法将水除去。这样，汽车就容易开出。如果手边没有工具，试着往泥坑里填石块、砖头、树枝等，可以增加车轮与地面的附着力，使汽车开出泥坑。

对前置后驱的汽车，可以尽量使汽车重心后移，增大后轮与地面的附着力，将汽车开出泥坑。可将所有随车物品尽量摆在后备厢的后部，其他乘车人也可坐在后备厢上。根据情况还可以给后轮放气，增大驱动轮的附着力。

车陷雪地

当大雪纷飞或雪后驾车出行时，如果驾驶经验不足，很容易将车陷入结实的雪地或冰面上，这时要学会正确的方法将车开到正道上。

应对方法

1. 如果车轮陷在结实的雪地或冰面上，应先把车轮回正，使胎面更能抓牢地面，然后找些东西垫在轮胎下以加强附着力，如垫子、碎石、树枝等。接着用三挡起步，以减少施于车轮的扭力，轻轻踏下油门，能缓缓开动车子即可，必要时稍微踩下离合器踏板，让引擎以较高速旋转。同时可请同行的人帮忙推车，注意要站在车侧推，以防汽车向后溜滑撞到人，另外不要走近正在驱动的车轮，否则车轮转动时会把雪块、污物等溅到身上。这样就可以慢慢驶到较坚实的平路上。注意：千万不要猛踏油门，因为车轮打空转只会压实雪层，更难有附着力，同时这样还会使地上的雪塞进胎面花纹内，更减低轮胎的附着力。

2. 如果车轮陷入雪堆中，应先挂一挡，轻轻踏下油门，让车向前开少许，必要时稍微踩下离合器踏板，以免引擎熄火；如果车子无法再向前开，迅速换入倒挡，缓慢倒退少许；这样反复前后开动，直至压出车辙，然后驶离积雪堆。如此这个方法不能奏效，则要先清扫四个车轮前面的雪，然后再采用上述办法。

驾车翻倒

车辆由于发生撞击、爆胎、侧滑等各种不测因素，可导致正在行驶中的汽车翻倒，司机和乘客此时要采取正确的方法才能减少身体伤害。

应对方法

1. 当司机感到车辆不可避免地要倾翻时，应立即熄火，双脚尽量用力往前蹬直（千万别踩在油门、刹上），让身体往后紧贴座椅。双臂伸直，双手紧紧抓住方向盘的3点钟和9点钟位置（即最左和最右），头部和颈部往后紧贴座椅上的头枕。保持全身肌肉紧张。在接下来的翻滚中，尽量保持这个姿势，最能保护身体。

2. 如果开的是一辆普通小轿车，车很可能在空中转了一两圈之后，还是四轮着地。一旦车翻滚回轮子着地的状态，司机应保持冷静，立刻控制方向盘，以避免车撞到树上或者掉进沟里。如果车辆侧翻在路沟、山崖边上的时，应判断车辆是否还会继续往下翻滚。在不能判明的情况下，应维持车内秩序，让靠近悬崖外侧的人先下，从外到里依次离开。否则，车辆产生重心偏离，会造成继续往下翻滚。

3. 如果车辆向深沟翻滚，所有人员应迅速趴到座椅上，抓住车内的固定物，使身体夹在座椅中，稳住身体，避免身体在车内滚动而受伤。

4. 当车辆停止翻滚，应稳住自己的身体，快速解开安全带，尽快离开车子。先看看车门是否能够打开，如果不能，就把玻璃摇下来，从车窗里爬出。如果车窗也打不开，要用工具把车玻璃敲开。离开车子后尽快奔跑，直到安全地带，以防燃料泄漏造成爆炸。

5. 尽快打电话报警，若有伤员也应呼叫急救车。

6. 翻车时，不可顺着翻车的方向跳出车外，防止跳车时被车体挤压，而应向车辆翻转的相反方向跳跃。

7. 若在车中感到将被抛出车外时，应在被抛出车外的瞬间，猛蹬双腿，增加向外抛出的力量，以增大离开危险区的距离；落地时，应双手抱头顺势向惯性的方向滚动或跑开一段距离，避免遭受二次损伤。

预防措施

开车时要遵守交通法规，全神贯注，清晰判断路况；要系好安全带；保持正确的驾姿，让背臀紧贴座椅，做到身体与座椅无缝隙。

车遇大雾

大雾天气行车时能见度低，视线不清，驾驶员容易产生错觉；同时由于路面湿滑，车辆制动性能变差，容易发生侧滑或造成车辆倾翻，因此雾天行车需要掌握一些驾驶技巧。

应对方法

1. 正确用灯。一定要使用防雾灯，要遵守灯光使用规定：打开前后防雾灯、尾灯、示宽灯和近光灯，利用灯光来提高能见度，看清前方车辆及行人与路况。需要注意的是，雾天行车不要使用远光灯，这是由于远光光轴偏上，射出的光线会被雾气反射，在车前形成白茫茫一片，开车的人反而不能看清路况。

2. 勤按喇叭，以警告行人和其他车辆。当听到其他车的喇叭声时，应当立刻鸣笛回应，提示自己的行车位置。两车交会时应按喇叭提醒对面车辆注意，同时关闭防雾灯，以免给对方造成炫目感。如果对方车速较快，应主动减速让行。

3. 宁走中间，不沿路边。在大雾中，可以尽量利用有限的视距，盯住路中的分道线行驶，但一定注意不要压线行驶，否则会车将很危险。同时千万不要沿着路边行驶。

4. 及时除雾，切忌边走边擦。由于驾驶室内外温差较大，挡风玻璃内侧面常常会蒙上一层薄薄的雾，此时可使用空调的除雾挡快速除雾或将车窗打开一条缝。

5. 适时靠边停车。如果雾太大，可以将车靠边停放，同时打开近光灯和双跳灯。停车后，从右侧下车，离公路尽量远一些，千万不要坐在车里，以免被过路车撞到。等雾散去或者视线稍好再上路。

6. 切忌急刹车。在雾中行车时，一般不要猛踩或者快松油门，更不能紧急制动和急打方向盘。如果认为确需降低车速时，先缓缓放松油门，然后连续几次轻踩刹车，达到控制车速的目的，防止追尾事故的发生。

7. 保持车距。在雾中行车应该尽量低速行驶，尤其是要与前车保持足够的安全车距，不要跟得太紧。要尽量靠路中间行驶，不要沿着路边行驶，以防与路边临时停车等待雾散的人相撞。

8. 切忌盲目超车。如果发现前方车辆停靠在右边，不可盲目绕行，要考虑到此车是否在等让对面来车。超越路边停放的车辆时，要在确认其没有起步的意图而对面又无来车后，适时鸣喇叭，从左侧低速绕过。另外，也请注意小心盯住路中的分道线，不能轧线行驶，否则会有与对向的车相撞的危险。在弯道和坡路行驶时，应提前减速，要避免中途变速、停车或熄火。

预防措施

1. 出门前，应当将挡风玻璃、车头灯和尾灯擦拭干净，检查车辆灯光、制动等安全设施是否齐全有效。另外，在车内一定要携带三角警示牌或其他警示标志，遇到突发故障停车检修时，要在车前后50米处摆放警示牌，提醒其他车辆注意。

2. 雾中行车，一定要严格遵守交通规则限速行驶，千万不可开快车。雾越大，可视距离越短，车速就必须越低。

车坠水中

当行进的汽车因为自身安全问题、驾驶员操作问题或者与其他车辆发生事故而坠入河水、湖中等，被水淹没时，要学会正确的逃生方法才能从车内脱出，不至于溺亡。

应对方法

1. 汽车落水后，不会瞬间沉到水底，车门最容易打开。应解开安全带，从侧门逃生。

2. 如果水已经漫过了车窗，应保持冷静，马上报警。在手机尚有信号的时候报警，清楚地告诉对方自己的位置和车内人数、受伤情况。同时要观察地形，如果汽车仍然在河水中移动，切不要轻举妄动，尽量维持身体的平衡，应取下身边的易碎、尖锐物品，如钥匙等，不要让自己在车内受伤。如果已经骨折或卡住，尽量不要移动受伤部位。

3. 如果车门已经无法打开，应在车内寻找工具，尽快砸窗自救。应该注意的是，无论是高跟鞋、手表还是皮带扣都无法击碎侧窗玻璃。

4. 如果备有救生锤，应敲打侧窗玻璃的边缘和四角，敲击时采取垂直敲击，玻璃最易砸碎。

5. 如没有救生锤，可拔出座椅头枕，砸窗时手持一根钢棍，用另一根钢棍用力击打玻璃四角，或将钢棍尖端插到玻璃和窗框的缝隙中，用力撬也可导致玻璃变形而碎裂。还可以使用安全带的搭扣，将金属搭扣尖端插入玻璃和窗框的缝隙中，拉出安全带用力一拉，玻璃就会因为变形而碎裂。

6. 破窗过程中会有大量的玻璃飞溅，注意防护遮挡脸部和手部，避免造成身体伤害；破窗瞬间会有大量水从车窗涌进车身，易造成身体翻滚远离逃生出口，注意控制身体位置。

7. 车内人员先做好憋气准备。车窗砸开后，河水会迅速涌入车内，可从车窗直接逃出，如果不能则扶住车门把，待水流稳定，车门水压基本平衡后，立即开门逃脱。如果不会游泳，则在车内寻找有浮力的物体，如充气枕头、气垫等，抱住上浮到水面上。

车辆着火

当车辆发生交通事故、在高温天气自燃、车辆部件出现问题时都有可能引起车辆起火，此时要结合具体情境，采取针对性方法及时扑救，才能控制火情，尽量减少损失和伤害。

应对方法

1. 当汽车发动机起火时，驾驶员应迅速停车，让乘车人员打开车门自己下车，然后切断电源，取下随车灭火器，对准着火部位的火焰正面猛喷，扑灭火焰。

2. 当汽车被撞后起火时，如果车门没有损坏，应打开车门让乘车人员逃出，同时驾驶员可利用扩张器、切割器、千斤顶、消防斧等工具配合消防队员救人灭火。

3. 当车厢内的货物失火时，驾驶员应将汽车驶离人员集中场所，并报火警。同时驾驶员应及时取下随车灭火器扑救，如果火势过大无法扑灭，注意劝阻围观群众远离现场，防止发生爆炸事故造成人员伤亡。

4. 当汽车在加油过程中起火时，要立即停止加油，迅速将车开出加油站，用随车灭火器或加油站的灭火器以及衣服等将油箱上的火焰扑灭，如果地面有流散的燃料在燃烧，应用库区灭火器或沙土将地面的火焰扑灭。

5. 当汽车在修理中起火时，修理人员应迅速上车或钻出地沟，迅速切断电源，用灭火器或其他灭火器材扑灭火焰。

6. 当驾驶员和乘客衣服着火，如时间允许，可以迅速脱下衣服，用脚将衣服的火踩灭；如果来不及，乘客之间可以用衣物拍打或用衣物覆盖火势以窒息灭火，或就地打滚滚灭衣服上的火焰。

7. 当公共汽车发生火灾时，由于车上乘客较多，司机要特别冷静果断，首先应救人和报警，视着火的具体部位而确定逃生和扑救方法。如着火的部位在公共汽车的发动机，驾驶员应开启所有车门，令乘客从车门下车，再组织扑救火灾；如果着火部位在汽车中间，驾驶员应开启车门让乘客从前后车门下车，驾驶员和乘车人员再扑救火灾、控制火势；如果车上线路被烧坏，车门开启不了，乘客可从就近的窗户下车；如果火焰封住了车门，车窗因人多不易下去，可用衣物蒙住头从车门处冲出去。

预防措施

驾驶员要遵守交通法规，安全驾驶车辆；定期检查车辆的电路是否存在短路、漏电、松动或脱落等情况。检查油路是否有漏油、化油器是否回火，如有问题要及时处理。车上不要携带易燃、易爆物品。

火车遇险

火车发生撞击、脱轨等事故时，车厢内的乘客常常会受到很严重的身体伤害，如因为自身碰撞或惯性作用导致头颈部、胸腹部和四肢损伤；内脏相互碰撞挤压后的损伤；钝器或锐器刺伤；下坠后，如遇河流，可能导致淹溺等。如果乘客能学习一些关于火车事故的逃生知识，就能在事故发生时把伤害降到最低。

应对方法

1. 火车失事前通常没有什么迹象，但是乘客会感觉到紧急的刹车，剧烈的晃动，而且车厢向一边倾倒。所以乘客应有效利用这短短的几秒钟改变成比较安全的姿势，固定住身体。

2. 如果是脸朝行车方向坐着，乘客要马上抱头屈肘伏到前面的座垫上，护住脸部，或者马上抱住头部朝侧面躺下。

3. 如果是背朝行车方向坐着，乘客应该马上用双手护住后脑部，同时屈身抬膝护住胸、腹部。

4. 如果是在通道上坐着或站着，乘客应该面朝着行车方向，两手护住后脑部，屈身蹲下，以防冲撞和落物击伤头。

5. 如果是在上铺坐着或躺着，乘客应该迅速抓住固定物体以稳住身体，低下头，下巴紧贴胸前，以防颈部受伤。

6. 如果车内不拥挤，乘客应该双脚朝着行车方向，两手护住后脑部，屈身躺在地板上，用膝盖护住腹部，用脚蹬住椅子或车壁。

7. 如果正在厕所里，乘客应背靠行车方向的车壁，坐到地板上，双手抱头，屈肘抬膝护住腹部。

8. 如果座位不靠近门窗，乘客应留在原位，抓住牢固的物体或者靠坐在座椅上，同时低下头，下巴紧贴胸前，以防头部受伤；如果座位接近门窗，就应尽快离开，迅速抓住车内的牢固物体，还要注意不要让行李架上的硬物砸伤身体。

9. 火车经过剧烈颠簸、碰撞，停止不动后，这时应迅速活动自己的肢体，如有受伤先进行自救。要保持冷静，切勿慌张，保持清醒的头脑和求生的欲望。

10. 事故发生后，如果车厢看起来也不会再倾斜或者翻滚，最安全的方法是待在车厢里等待救援。但如果车厢有起火迹象，就不要贸然在原地停留观察，应该立即离开车厢，如果无法打开车门，那就把窗户推上去或砸碎窗户的玻璃，然后脚朝外爬出来。或者可以在寻找车体是否有断裂处，确定断裂处稳定的情况下从断裂处逃生。在出车体的时候应该注意下面的高度，如果过高一定不要急于逃命跳车，可用随身携带的衣服等带状物滑下车体。注意：铁轨可能会有电，必须在乘务人员宣布已经切断电源后方可撤离。

11. 如果被困车内无法脱身，立即用电话报警，请求救援；如果没有电话，可通过敲击、拍打、用手电筒等照明发光以及大声呼救等方式引起救援人员的注意。

列车起火

当列车发生脱轨、追尾、相撞等事故后，对乘客所造成的伤害都是巨大的，事故发生后乘客如果幸运逃生，也不应该放松警惕，因为车厢很容易起火，乘客应利用自己学到的知识，尽快脱离车厢。

应对方法

1. 当所乘坐的火车发生火灾事故时，司乘人员和乘客要沉着、冷静、准确判断，切忌慌乱，立即采取有效措施逃生。

2. 起火时发现者应迅速通知列车员停车灭火避难，或迅速冲到车厢两头的连接处，找到链式制动手柄，按顺时针方向用力旋转，使列车尽快停下来。或者是迅速冲到车厢两头的车门后侧，用力向下扳动紧急制动阀手柄，也可以使列车尽快停下来。车组人员也可通过无线联络，摇动红旗车灯，通知前方列车司机停车。千万不能盲目跳车，那无疑等于自杀。

3. 当起火车厢内的火势不大，尤其是列车尚在高速行驶中时，不要开启车厢门窗，因为列车在运行中风量相当大，会加速火势的扩大蔓延；当车厢内浓烟弥漫时，要采取低姿行走的方式逃离。

4. 乘客可以利用车厢前后门逃生。旅客列车每节车厢内都有一条长约 20 米、宽约 80 厘米的人行通道，当某一节车厢内发生火灾时，这些通道是被困人员可以利用的主要逃生通道。火灾发生时，被困人员应尽快利用车厢两头的通道，有秩序地逃离火灾现场。

5. 乘客可以利用车厢的窗户逃生。一般车厢前后都设有逃生窗，采用特殊玻璃材质，在遇到重击时会即刻龟裂。遇到突发状况，可以拿边上的应急锤敲击带红色圆点的逃生窗户。用锤尖敲击车窗 4 个角的任意 1 角近窗框位置，不要砸窗户的中间部分。敲击的方法是，以 90°方向锤敲玻璃，一旦出现裂缝，多敲几下即可。如果是带胶层的玻璃，一般情况下不会一次性砸破，在砸碎第一层玻璃后，再向下拉一下，将夹胶膜拉破才行。注意要把力量集中在一点上，出现碎痕后可用脚踹开，玻璃就会散落。

6. 人员疏散时，应利用随身携带的手帕、餐巾纸等用品堵住口鼻、遮住裸露皮肤，有水或饮料请将手帕、餐巾纸、衣物等用品浸湿使用。若起火，必须顺列车运行方向撤离，因为通常列车在运行中，火是向后部车厢蔓延的，火势越大蔓延越快。由于车门是向内开的，所以撤离时要沉着镇定，千万不要猛抢猛挤人为堵死车门。离开火车后要密切关注铁道情况，切忌在铁道上停留。

7. 当确认起火车厢的旅客撤离完毕时，如果有时间，应迅速关闭该车厢两头车门，这样可以有效控制火势蔓延。

预防措施

定期检查火车上的各种电气线路，及时更换故障线路；乘客禁止在车厢内吸烟和使用明火，禁止乱扔烟头；加强进站前对易爆、易燃危险品的检查，车上负责安全的人员也应注意乘客的行李，一旦发现易燃、易爆危险品，应及时进行处理。

飞机遇险

飞机相较于其他交通工具更加安全，但由于飞机是在空中高速飞行，一旦飞机由于机械原因、天气原因、操纵原因以及其他原因发生事故，不能像其他交通工具那样随时可以停下来修理，因而势必要在飞行中采取紧急安全措施。作为乘客，在飞机遇险时应学会和掌握自救的技能，以此确保自身的生命安全。

当在空中出现紧急状况时，一般机长和乘务长会简明地向乘客宣布紧急迫降的决定，并指导乘客应采取应急处理。但升降时飞机失事常十分突然，来不及向旅客发出警告，乘客应懂得一些预兆：机身颠簸、飞机急剧下降、舱内出现烟雾、舱外出现黑烟、发动机关闭、一直伴随着的飞机轰鸣声消失。在高空飞行时一声巨响，舱内尘土飞扬，这是机身破裂舱内突然减压。

应对方法

1. 在飞机上一旦遇到紧急情况，要保持镇静，不要惊慌失措，要信任机上工作人员，服从命令听指挥，并积极配合其进行自救。

2. 当出现飞机迫降的可能时，应立即取下身上的锐利物品，如手机、钢笔、项链、戒指、假牙等，穿上所有的衣服，戴上手套和帽子，脱下高跟鞋，将杂物放入座椅后面的口袋里，系好安全带，用毛毯、枕头垫好腹部，以防冲击时受到身上锐利物品的伤害。

3. 应提前竖直椅背，收回小桌板，以保证自己这一排逃生通道畅通。还可打开遮阳板。这样可以保持良好的视线，以确保乘客可以在紧急状况发生时望到机外的情形，以决定向哪一个方向逃生。

4. 舱内出现烟雾时，一定要使头部处于可能的最低位置，准备一块毛巾或布，浸湿后掩住口、鼻才可呼吸，弯腰或爬行至出口。

5. 若飞机在海洋上空失事，要立即换上救生衣。

6. 飞机迫降时，一般采用前倾后屈的姿势，弯腰，双手握住膝盖下，把头放在膝盖上，两脚前伸紧贴地板。身长、肥胖者、孕妇或老人，可以挺直上身，两手用力抓住座椅扶手，或用两手夹住头部。飞机未触地前，不必过分紧张，以免耗费体力。

7. 当听到机长发出最后指示时，旅客应按上述动作，做好冲撞的准备。在飞机触地前一瞬间，应全身紧迫用力，憋住气，使全身肌肉处于紧张对抗外力的状态，以防猛烈的冲击。

8. 当飞机坠地时，要飞速解开安全带系扣，猛然冲向机舱尾部朝着外界光亮的裂口，在油箱爆炸之前逃出飞机残骸。因为飞机坠地通常是机头朝下，油箱爆炸在十几秒钟后发出，大火蔓延也需几十秒钟之后，而且总是由机头向机尾蔓延。

9. 从遇险飞机脱出时，应根据机长指示和周围情况选定紧急出口。陆地迫降，一般在风上侧；水上迫降，一般在风下侧。待飞机停稳，即解除安全带，然后在机务人员指挥下，依次从紧急出口处脱出。如果在水面上脱出，应将救生衣先充一半儿气，待急救船与机体连接好后再下，防止掉入水中。

10. 从飞机撤离时如果使用应急滑梯，正确姿势为：上体保持垂直，微向前倾；双腿伸直，足尖翘起；下滑不畅时，借助双手略使些力；滑到地面时，脚一蹬地便站起闪开。女乘客最好把尼龙丝袜脱掉，否则下滑时，尼龙袜可能会与滑梯摩擦生热，造成腿部灼伤。

预防措施

1. 乘客上飞机之后，应该花几分钟仔细听清楚空服人员介绍的安全指示，如果碰到紧急情况，才不会手足无措。

2. 随时系紧安全带。在飞机翻覆或遭遇乱流时，系紧安全带能为乘客提供更多一层的保护，不至于在机舱内四处碰撞。

3. 各种不同机型的逃生门位置都不同，乘客上了飞机之后，要留意与自己座位最近的一个紧急出口。要学会紧急出口的开启方法，一般机门上会有说明。

4. 若头顶部有重而硬的行李，必须挪至脚旁。

5. 登机后应认准自己的座位与最近的应急出口的距离和路线。乘客应该数一数自己的座位与出口之间隔着几排。这样，如果发生事故机舱内充满了烟雾，乘客仍然可以摸着椅背找到出口。

船体下沉

如果船舶在海上突然发生严重海难事故，尽管全力抢救但仍无法使船免于沉没或毁灭，那么在这种情况下只能弃船。弃船命令由船长发布，船员及旅客应服从指挥，保持镇静、清醒，坚定获救信心。

应对方法

1. 在撤离舱室前，不论什么季节，乘客都应尽可能地多穿衣服，能穿不透水的衣服则更好，戴上手套、围巾，穿好鞋袜。穿戴妥当之后再穿救生衣。如果时间允许，离开舱室前还应带些淡水、食物，带一件大衣或一条毛毯。

2. 以上工作就绪后，应迅速到指定的救生艇甲板集合，此时必须绝对服从指挥，发扬互爱的精神，有秩序地登艇，避免争先恐后而发生混乱和意外的事故。

3. 如果没能登上救生艇，只能跳船逃生。跳船前尽量选择较低的位置，如船头或船尾；要走到正在沉没的船逆风的一边，避开螺旋桨；查看水面，要选一处干净的水域。要避开水面上的漂浮物；不可直接跳入艇内或筏的入口处，以免身体受伤或损坏艇、筏。

4. 正确的跳船姿势是左手紧握右侧救生衣，夹紧并往下拉，右手五指并拢捂住口鼻，双脚并拢伸展，身体保持垂直，头朝上，脚向下起跳。注意：在水中的位置要离沉船远一些，以避免船下沉时卷起的漩涡把你吸进去。

5. 入水后，如果船舶四周海面上漂浮着燃烧着的油水，要向上风方向潜游，如需露出水面换气时，应先将手伸出拨动水面，以拨开火焰，头露出水面后立即转向下风，做一深呼吸再下潜，向上风方向游去。如此反复，直至游出着火海面。

6. 如果穿救生衣或持有救生圈在水中，那么应采取团身屈腿的姿势以减少体热散失。除非离岸较近，或是为了靠近船舶及其他落水者，以及躲避漂浮物、旋涡，一般不要无目的地游动，以保存体力。

7. 要设法发出声响（例如吹救生衣上配备的哨笛）和显示视觉信号（例如摇动色彩鲜艳的衣物），以便岸上或其他船只发现。

船上失火

当航行在海上的客船发生火灾时，盲目地跟着已失去控制的人乱跑乱撞是错误的，一味等待他人救援也会贻误逃生时间，积极的办法是赶快自救或互救逃生。

应对方法

1. 如果在航行时客船的机舱着火，机舱人员可利用尾舱通向上甲板的出入孔逃生。船上工作人员应引导船上乘客向客船的前部、尾部和露天板疏散，必要时可利用救生绳、救生梯向水中或来救援的船只上逃生，也可穿上救生衣跳进水中逃生。如果火势蔓延，封住走道时，来不及逃生者可关闭房门，不让烟气、火焰侵入。情况紧急时，也可跳入水中。

2. 如果是客船上某一客舱着火，舱内人员在逃出后应随手将舱门关上，以防火势蔓延，并提醒相邻客舱内的旅客赶快疏散。若火势已窜出封住内走道时，相邻房间的旅客应关闭靠内走廊房门，从通向左右船舷的舱门逃生。

3. 如果是客船前部某一楼层着火，还未蔓延到机舱时，应采取紧急靠岸或自行搁浅措施，让船体处于相对稳定状态。被火围困人员应迅速往主甲板、露天甲板疏散，然后，借助救生器材向水中和来救援的船只上逃生。

4. 如果船上大火已经将直通露天的梯道封锁，致使着火层以上楼层的人员无法向下疏散，被困人员可以疏散到顶层，然后向下施放绳缆，沿绳缆向下逃生。

地铁起火

地铁运营线不仅疏散不方便，而且是人员密集场所，一旦发生火灾，无论是在站台、站厅还是车厢里，乘客都不要惊慌失措，要注意听取地铁人工广播，听从工作人员的统一指挥和引导，沿着规定的方向疏散，才能保证安全。

应对方法

1. 如果起火部位在车厢中，乘客应按动地铁车厢的紧急报警装置及时报告。在两节车厢连接处，均贴有红底黄字的“报警开关”标志，箭头指向位置即是紧急报警按钮所在位置，将紧急报警按钮向上扳动即可通知地铁列车司机，以便司机及时采取相关措施进行处理。还可以利用自己的手机拨打 119。

2. 可利用车厢内的干粉灭火器进行扑火自救。干粉灭火器位于每节车厢两个内侧车门的中间座位之下，上面贴有红色“灭火器”标志。乘客旋转拉手 90°，开门取出灭火器。使用灭火器，先要拉出保险销，然后瞄准火源，最后将灭火器手柄压下，尽量将火扑灭在萌芽状态。

3. 如果火势蔓延，扩张趋势明显，乘客无法扑灭，应进行有序安全逃生。乘客应确定自己所处的位置、距起火点的距离及火势大小，朝与起火车厢相反的方向疏散。

4. 如果火势增大，产生大量的烟雾、毒气，从车顶部位向下压下来，乘客应用湿衣或毛巾捂住口鼻，防止烟雾进入呼吸道，贴近地面逃离，迅速疏散到安全地区。当视线不清时，可用手摸着墙壁徐徐撤离。注意：勿做深呼吸，不要匍匐前进，以免贻误生机。

5. 列车行驶至车站时，要听从车站工作人员统一指挥，沿着正确逃生方向进行疏散。如果火灾引起停电，使用打火机、手机、手电筒等一切可以利用的发光体，寻找疏散标志，按照应急灯的指示标志进行有序逃生。

6. 遇火灾疏散时不可乘坐车站的电梯或扶梯；切勿擅自跳下轨道，以防触电；穿高跟鞋的乘客需脱鞋以免扭伤。要在指定线路上行走，不可走到其他线路上或隧道内；沿站台末端梯级进入站台。

7. 乘客不要因为顾及贵重物品，而浪费宝贵的逃生时间；要镇定，受到火势威胁时，千万不要盲目地相互拥挤、乱冲乱撞。要听从工作人员指挥或广播指引，要注意朝明亮处、迎着新鲜空气跑；身上着火时，可就地打滚或用厚重的衣物压灭火苗。

8. 保持冷静，不能慌张，以免发生混乱，造成乘客间相互拥挤、踩踏，造成伤亡事故。

跌下地铁站台

现在我们上下班时都会乘坐地铁，但是地铁里一直是人山人海的，也不免会出现意外。尤其是当我们不慎掉进了站台下面，就非常危险了。因为这时会面临触电和车撞的双重威胁，所以必须采取正确自救方法才可保自身安全。

应对方法

1. 一旦跌入地铁轨道，要保持镇定，首先注意脚下以免触电，不要往站台上攀爬。因为地铁提供动力的接触轨道携带高压电，平行地安装在和两条铁轨旁边或者站台侧面(大部分靠近站台一侧)，一般上面覆盖木板，但稍不留心也会触电。在地铁发生意外坠落的人中，因往站台上攀爬或者采取其他自救动作时碰到接触轨而触电身亡的事故屡见不鲜。

2. 被困者以及站台上其他乘客应立即大声呼救并向工作人员示意，工作人员将采取措施停止向接触轨提供电力并及时救助。

3. 如果乘客坠落后看到有列车驶来，最有效的方法是立即紧贴里侧墙壁（因为带电的接触轨通常在靠近站台的一侧)，注意使身体尽量紧贴墙壁以免列车刮到身体或衣物。在列车停车后，由地铁工作人员进行救助。

4. 看到列车已经驶来，切不可就地趴在两条铁轨之间的凹槽里，因为地铁列车和道床之间没有足够的空间使人容身。

预防措施

1. 在乘车时，尤其是在高峰期和节假日乘车，乘客一定要站在黄色安全线以内，发生人群拥堵时发生坠落或者被人挤下站台等意外。

2. 如果是物品掉到站台下，不要跳下站台捡拾，应由工作人员用专用的绝缘钩子捡拾。

第七章

野外遇险的救治

野外迷路

随着自助行的普及，现在独自或结伴出游的“驴友”越来越多，但在旅游乐趣增加的同时，风险也随之增加。野外迷路即是其中一种。当在陌生的野外，尤其是人迹鲜至的野外游玩探险时，很可能会迷路，如果找不到出路很容易被困甚至发生意外，如被野兽袭击、冻伤、摔伤、食物短缺等。所以学会一些在野外辨别方向的方法技巧在迷路时是可以助人脱离险境的。

应对方法

1. 迷路之后不要惊慌，要保持冷静，仔细观察周围环境，尽量返回原路，找到自己之前走过的大树、水流、洞穴、山峰、岔路口等参照物，尝试是否能够原路返回。

2. 如果有 GPS（卫星定位系统）或野外的地图，可先从 GPS 或野外的地图上寻找自己的位置，定位随着 GPS 的指引或地图上的标注慢慢地寻找正确的路。

3. 用地理环境辨别方向。树木生长规律通常枝叶茂盛一面是南方，稀疏的一面是北方；大岩石、土堆、大树南面草木茂密，北面则易生青苔；树木的年轮纹路疏的一面朝南方，纹路密的一面朝北方；积雪融化的地方定是朝南方的。

4. 用指南针辨别方向。指南针的指针指向“北”或“N”，这个方向是磁北方向，与真北方向有一个偏差角度，应计算出磁偏角的数差，以取得准确的方向。

5. 用手表辨别方向。手表是指针手表，时间必须是 24 小时制。把当时的实际时间换算成 24 小时制的然后折半，将折半后的时数对向太阳，12 所指的方向就是北方。如：下午 2 点即为 2＋12＝14/2 就是 7 点钟，用 7 点钟对向太阳 12 所指的是北方。

6. 用星星辨别方向。在北半球，北极星所在的方向就是正北方向。或者在晴朗的夜空找长勺状的北斗七星，从勺边的两颗星的延长线方向看去，约间隔其 5 倍处，有一颗较亮的星星就是北极星，即正北方。

7. 用太阳辨别方向。在晴朗的白天，可用一根直竿，垂直插在地上，在太阳的照射下形成一个阴影。把一块石子放在影子的顶点处，约 15 分钟后，直杆影子的顶点移动到另一处时，再放一块石子，然后将两个石子连成一条直线，向太阳的一面是南方，相反的方向是北方，直竿越高、越细、越垂直于地面，影子移动的距离越长，测出的方向就越准。

8. 如果天色过晚，无从辨别出路，应及时打电话求救，并找个安全的地方露宿，注意避开蚊虫和野兽，如果有条件可以在周围升火，以取暖驱虫兽。

高原反应

西藏等高海拔地区成为越来越多的人旅游的目的地，而随着交通的便捷、青藏铁路的开通，越来越多的人可以轻松抵达高海拔地区，也有越来越多的人容易出现高原反应。

高原反应是指未经适应的人迅速进入3000米以上氧气稀薄的高原地区，因为低氧引发的一系列的高原不适应症。

高原病包括急性高原反应、高原脑水肿、高原肺水肿等。短时间进入高原均可产生头痛、头晕、心悸、耳鸣、全身乏力、行走困难、难以入睡等反应，重者表现为食欲不振、恶心、呕吐、心慌、气短、胸闷、意识恍惚、面色及口唇发紫或面部水肿等症状。

应对方法

1. 普通高原反应者

（1）保持良好的心态，消除恐惧心理，避免精神过度紧张，让机体充分休息。

（2）初入高原，要减少体力活动来保护心脏，登高需缓慢进行，在登山活动中一般在一天内上升不宜超过1000米。

（3）在进入高原前两天开始至进入高原后三天内，预防性地口服一些药物可减轻高原反应症状：如乙酰唑胺有利尿作用、红景天抗疲劳水肿、布洛芬能减轻高海拔造成的头疼，适量镇静剂、多种维生素及氨茶碱等都可减轻症状。

（4）饮食要合理，宜多吃高糖、优质蛋白食物，有利于克服低氧的不良作用；多补充水分，禁烟，不饮或少饮酒，以减轻对氧的消耗。

2. 高原肺水肿者

（1）高原肺水肿是常见的重性高原病，诱因常是寒冷、劳累、抵抗力下降造成呼吸道感染。症状为头疼、胸闷、咳嗽、呼吸困难、不能平卧，重者咯粉红色泡沫样痰，抢救者将耳朵贴近患者胸壁可听到肺部水泡样呼吸声。

（2）患者应绝对半卧位休息，两腿下垂，注意保暖，严禁大量饮水。

（3）立即充分吸氧，最好是含有50%～70%酒精的氧气，流量为每分钟6～8升。

（4）立刻口服呋塞米（速尿），每日40毫克，注意开始用量不要过大，根据情况可加至80毫克，每日2次。

（5）可用抗生素加地塞米松4毫克（仅口服一次）防治上呼吸道感染。

（6）烦躁不安时，可用少量镇静剂。

（7）硝苯地平减少肺水肿。

（8）一旦呼吸、心搏骤停时，立即进行心肺复苏。

（9）患者病情稳定后，迅速转移至海拔较低处。

3. 高原脑水肿者

（1）高原脑水肿是一种重性高原病，发病急，常在夜间发病；发病率低，但死亡率高。其症状为剧烈头疼、呕吐甚至喷射性呕吐等。判断方法是让病人半卧位，嘱其按指令用手指指自己的鼻、耳朵、眼睛等，看其动作能否准确。一旦不能，说明可能发生了脑水肿。

（2）要迅速、连续给患者含5%二氧化碳的氧气直至清醒，清醒后仍间断给氧。

（3）有条件的应用高渗葡萄糖、甘露醇、肾上腺皮质激素、细胞色素C等治疗以减轻症状。可酌情使用中枢神经兴奋剂如盐酸山梗菜碱（洛贝林）、尼可刹米（可拉明）等。

（4）注意水、盐和电解质平衡以及必要的抗感染措施。

（5）病情稳定后，立即将患者护送下山直至医院急救。

预防措施

1. 避免受凉。进入高原前应严格体检，严重贫血，高血压，明显心、肝、肺、肾等疾病者，不宜进入高原。肥胖者由于耗氧量较高，出现高原病的机会一般大于较瘦者。

2. 在高原地区应尽量避免感冒。高原气候寒冷，日夜温差大，机体受凉后易患呼吸道感染，并易诱发急性高原病。因此，要加强保暖预防。进入高原后，减少洗澡次数或不洗。发现感冒初起症状，立即服用抗感冒药。若两天以后再服抗感冒药，一般已无效。

身陷沼泽或流沙

不论是在高原、平原、盆地、沙漠，都会有危险的沼泽和流沙地。人一旦不小心陷入其中，如果应对方法不当，胡乱挣扎，极有可能越陷越深，甚至被淹没，有性命之忧。

应对方法

1. 行走过程当中一但发觉双脚下陷，应该把身体后倾，轻轻跌躺在地面上。跌下时尽量张开双臂以分散体重，这样可使身体浮于表面。

2. 行走中发觉地面下陷时，马上把手杖横到流沙上。坐下，后仰，躺到手杖上。一两分钟后，流沙趋于平静。这时你就不会再往下陷。

3. 把手杖挪到臀部下面，让它与你的脊椎成直角。从流沙里往外拔脚时，手杖可以防止你的臀部下陷。切记要慢慢拔，先拔出一条腿，再拔另外一条。

4. 如果发现陷入一个流沙坑，首先切勿惊慌，因为在流沙中比在水中更容易漂浮起来。大多数溺毙于流沙中的人，通常都是由于惊慌胡乱挣扎而被吞没的。

5. 如有同伴没有陷入，被困者应躺着不动，等同伴抛一条绳子或伸一根棒子过来，拖拉被困者脱险。

6. 如果独自一人，身旁有树根、草丛，可尽量抓住以借力，从而移动身体。

7. 要抛弃身上额外的重物，扔掉沉重的背包；但别扔掉轻便的背包或斗篷，它们可增加浮力。

8. 让自己尽量放松，缓慢移动身体，将自己置于沙面之上，以加大接触面积，减少压强，再背朝下躺平，这样你将会上浮到一个安全的位置。接着，轻轻地抖动自己的手，将其中一只手拉出沼泽，把拉出来的手放在沙面上，继续拉另一只手。手拉出后，再抖动自己的脚，使脚周围的流沙疏松，将脚拉出来。此过程要耐心谨慎。之后用仰泳的姿势离开沼泽，直至硬地。

9. 移动身体时必须缓慢谨慎。每做一个动作，都应让泥或沙有时间流到四肢底下。急速移动只会使泥或沙之间产生空隙，把身体吸进深处。感到疲倦时可伸开四肢，躺着不动。这个姿势会保持身体不沉下去。

预防措施

1. 沼泽或荒野中有一些潮湿松软的泥潭，多为寸草不生的黑色平地，或者是像地毯一样的水苔藓满布泥沼地面的泥炭藓沼泽，遇到时均要绕行。

2. 在人迹罕至的沙滩或陌生的沙地上行走时，应该带一根手杖或棍棒探路，或者，也可以投石问路，扔一些石头在将要前行的地上，一探虚实。

3. 如要走过满布泥淖的地方，应沿着有树木生长的高地走，或踩在石南草丛上，因为树木和石南都长在硬地上。或大力跺脚，假如地面颤动，很可能是泥潭，应绕道而行。

沙漠脱水

沙漠是地面完全被沙所覆盖、植物非常稀少、雨水稀少、高温、光照极强、空气干燥的荒芜地区。在炎热的沙漠中，人很容易因为出汗过多、摄入水量不足造成脱水，而脱水是在沙漠中对人最大的威胁。沙漠中干热的风使人体的水分蒸发加快，因而可使脱水加重；精神受到刺激或焦虑不安也会使人在脱水中很快死亡。

应对方法

1. 尽量让衣服包裹全身。在沙漠里不应穿短袖衬衣和短裤，衣服的颜色最好为白或浅色，白衣服可以反射50%太阳辐射。穿着长衣长裤、戴着帽子，既可隔断外界的热空气，也可防止热辐射。头部切忌暴晒，除了戴帽子外，可在帽子下面放一块头巾，或临时制作一块头巾，从颈背垂下来，头巾必须完全遮盖颈背和头部。

2. 尽量寻找阴凉处。在阳光下则出汗量大，失水就多。所以被困者尽量停在自然阴影处。如岩石的突出部，干河岸的遮阴处。如能找到岩洞遮阴更为理想，因为洞穴中的气温比沙漠低许多，湿度也大。如果是飞机迫降或汽车抛锚被困沙漠，千万不要撇下飞机或汽车徒步离开，应躲在飞机机翼下或汽车底下。此法一方面可遮阴，另一方面飞机、汽车目标大，易于空中救援飞机发现。如果是徒步沙漠遇险，无法避开太阳照射，那么休息时尽量采用坐姿减少受太阳照射的面积，坐姿比卧姿每小时可节约汗液150克。

3. 减少体力活动。频繁活动时代谢增加，出汗增多，加重脱水危险。因此行走应选择在清晨或傍晚，中午则在阴凉处休息。

4. 节约用水。一旦遇险被困沙漠，不要惊慌，要合理分配所带水量。在遇险第一天不要不敢喝水，因为此时精神压力较大、体力消耗最多，往往会加速脱水。之后最好在清晨或黄昏时才喝水，在最热时应尽量少喝些，在炎热时喝水可能导致身体大量排汗和盐分流失。并且尽量加长每两次喝水的时间间隔、尽量减少每次喝水量，以减少尿液的排放量。饮水时可先含在口内一段时间，然后再咽干，这样可以湿润干燥的口腔黏膜，缓和口渴的感觉。

5. 主动找水。地面比较潮湿，长有芨芨草、白刺、三角叶杨等植物的四周，一般可以找到水源。在这些植物下挖掘可见到水；四面高、中间低的掌心地，或三面高、中间或一面低呈簸箕形的地区，以及群山间的低洼地，很可能找到水源；许多植物含有大量水分，如仙人掌等；还可以自制露水收集器，挖一个浅坑，铺上一块塑料布或其他不吸水的料子，其上堆放一些清洁的光滑石头。石头上的凝露会滴在塑料布上。到次日清晨移出石头，收集塑料布上的露水，即可饮用。

突患雪盲

雪盲症是一种由于眼睛视网膜受到强光刺激引起暂时性失明的一种症状。雪盲极易发生在登高山、雪地和极地探险者身上，因为雪地对日光的反射率极高，直视雪地正如同直视阳光，若是艳阳天在雪地中活动，在数小时之内即可造成严重的雪盲。雪盲的主要表现为眼睛干涩、怕光、流泪、沙砾异物感、剧痛、眼睑痉挛、皮肤发红、结膜充血水肿、瞳孔痉挛性收缩、角膜浅层点状着色。眼睛可非常疼痛。症状一般持续6～8小时，多在24～48小时内自行消退。多次重复照射，可引起慢性睑缘炎和结膜炎，甚至角膜变性，影响视力。

应对方法

1. 发生雪盲后切忌用手揉眼睛，应该拉起上眼睑，检查是否有异物进入眼睛，确认有没有眼球割伤。在没有割伤的情况下，用纯净水或者眼药水清洗眼球，为了避免眼皮的动作干扰眼睛，用柔软的医用棉纱覆盖眼睛，每隔半天就检查一次眼睛对光的敏感度。等到眼睛不再极度畏光时，便可以将敷布除去，不过保护用的太阳眼镜还是应该一直戴着。

2. 为防止眼睛持续或再度损伤，发病后必须即刻戴上护目镜。

3. 立即止痛，局部可用麻醉剂，涂眼药膏。还可针刺四白、合谷、内关穴位。以缓和症状。

4. 如果患者戴了隐形眼镜，应立刻摘除隐形眼镜，减少角膜刺激和感染的机会。

5. 可用鲜牛奶滴眼，每次5～6滴，每隔3～5分钟滴一次。使用的牛奶要煮沸冷透了才可用。

6. 减少用眼，尽量休息。不要热敷，高温会加剧疼痛。

7. 上述治疗措施必须持续24～48小时，直至眼部刺激症状完全消失。及时防治，一般不留眼部后遗症。恢复后视力也不受影响。

预防措施

1. 在观赏雪景或在雪地里行走时，最好戴上黑色的太阳镜或防护眼镜，尤以戴遮阳板的偏光护目镜或含有金属氧化物如铁、镉、钴、铈等的矿化物玻璃雪镜效果为佳。高海拔环境下适用的护目镜必须能滤过90%以上的紫外线。应急情况下可以采用纸板或木片制作简易狭缝护目镜。这样就可避免雪地反射的紫外线伤害眼睛。

2. 提前补充维生素 A、B 族维生素、维生素 C 和维生素 E 等。

野外寻水

生命离不开水，在野外，挨饿的人可以活一周或更多，但如果没有水可饮，三天都有可能坚持不了。所以说，在缺少露天水源的野外困境中，是否能够即时找到水决定是否能够生存下去。学会野外寻找水源收集水源的方法，在野外遇险被困时就拥有了生存的机会。

应对方法

1. 通过听觉寻水。多注意山脚、山涧、断崖、盆地、谷底等是否有山溪或瀑布的流水声，有无蛙声和水鸟的叫声等。如果能听到这些声音，说明已经离有水源的地方不远，并可证明这里的水源是流动的活水，可以直接饮用。但要特别注意的是，不要把风吹树叶的“哗哗”声当作流水的声音。

2. 通过嗅觉寻水。仔细嗅周围是否有潮湿气味，或因刮风带过来的泥土腥味及水草的味道。然后沿气味的方向寻找水源。

3. 通过天气变化寻水。天空出现彩虹的地方，肯定有雨水；在乌黑、带有雷电的积雨云下面，定有雨水或冰雹。

4. 通过地形寻水。山脚下往往会有地下水；在总有浓雾的山谷里定有水源；春季解冻早的地方和冬季封冻晚的地方以及降雪后融化快的地方地下水位均高；在干河床的下面、河道的转弯处外侧的最低处，往下挖掘几米左右就能有水。但泥浆较多，需净化处理后，方可饮用。

5. 通过动物踪迹寻水。如有蚊虫聚集，且飞成圆柱形状的地方一定有水；有青蛙、大蚂蚁、蜗牛居住的地方有水；燕子飞过的路线和衔泥筑巢的地方，都是有水源和地下水位较高的地方；鹌鹑傍晚时向水飞，清晨时背水飞。

6. 通过植物情况寻水。生长着香蒲、沙柳、马莲、木芥的地方，水位比较高，水质也好；生长着灰菜、蓬蒿、沙里旺的地方，也有地下水，但水质不好，有苦味或涩味，或带铁锈；三角叶杨、梧桐、柳树、盐香柏等植物只长在有水的地方，在它们下面定能挖出地下水。

7. 直接从植物中取水。如南方丛林中的野芭蕉，只要用刀将其从底部迅速砍断，就会有干净的液体从茎中滴出；在春天树木要发芽之时，还可从山榆树等乔木的树干及枝条中获取饮用水。另外，还可以从芦荟、仙人掌、野甘蔗及其果实中获取饮水。注意：千万不要饮用那些带有乳浊液的藤或灌、乔木的汁液，有毒。

遇兽袭击

在野外，一旦遭遇兽类，应迅速强迫自己冷静下来，保持警惕。不要转身逃跑，也不要主动发动攻击，这样会暴露自己。不要背对对方，在自然界中这样做等于表明自己是被猎者。面对对方，慢慢向后退，后退时一定要以匀速慢慢地走，即使对方没有跟进也不要快跑。不要激怒野兽，才有可能取得逃生的机会。

应对方法

1. 与野兽保持距离。如果身边有小孩儿的话要马上抱起来。

2. 不要慌，要注意野兽的位置。但是不要与其有眼神的接触，因为野兽可能认为这是人要攻击的标志。

3. 如果可以的话就慢慢地后退，但是千万不要装死，切勿把背对着野兽，或者逃跑，这样可能会引起野兽本性的追逐。

4. 野兽如果继续跟着你的话就尝试把背包什么的放在路中间来转移它的注意。

5. 如果野兽表现出攻击的质态（大声叫，咬牙等）要尝试了解原因。有时候可能是因为野兽认为人侵入了它的领地或者要保护附近的幼兽，可用低沉的声音与其讲话，可以挥动树枝或者枴杖使自己显得高大，并且试试慢慢地后退，有胡椒喷剂的要准备好。

6. 可以点燃明火，野兽大部分怕火，不敢靠近。找棍子或大石等工具防身，慢慢后退撤离。

7. 不要惹怒野兽，身边有肉食等食品，使劲儿抛向它身边，绝对不要打中它。

8. 根据野兽品种应对。遭遇野猪，不能蹲下，这对它意味着进攻信号，不要刺激它，面向野猪慢慢倒退，直到退出它的视野之外；狼怕响器，可以敲打随身携带的金属物品，也可以通过大吼吓退狼；面对黑熊的袭击，要跳来跳去，挥动双手，让自己显得越大越好，集中攻击熊的头部和眼睛；如果是灰熊就尽快找一棵 4 米以上的树爬上去，如果没有树的话就要趴地，把肚子靠着地，然后用手挡住头和颈部。灰熊可能会尝试翻你，每当你的肚子朝天，就再翻一圈把肚子和脸部靠在地面。

掉入冰窟

冬季在野外，有人在徒步或探险时遇到结冰的江河湖泊，为了抄近路喜欢直接从冰面穿行，但是如果冰没有坚固地冻结，不能承受冰面上的人的重量，很容易碎裂。人一旦掉入冰窟中，常在几分钟内遇溺，导致呼吸困难、体温下降、四肢麻木。因此，落入冰窟切不可惊慌，必须尽快自救和救人。

应对方法

1. 落入冰窟时如果没有他人在周围，不要惊慌，要保持镇定，并大声呼救引起旁人注意，争取尽快得到救助。

2. 不要等人来援救，要尽力爬上冰面，否则很快会冻得浑身无力；不要乱扑乱打，这样会使冰面破裂加大。

3. 身体要尽快活动，如双脚像踩脚踏车那样踩水助浮，双手伸到冰面上，双臂向前伸张，增加全身接触冰面的面积，向上引领身体。此时，身体应尽可能成俯卧状态，尝试爬上冰面。如果冰面破裂，身体保持水平位置，继续往前推进，直到找到冰面较厚、裂纹小的地点脱险。

4. 到达足以承受体重的冰面时，趴在冰上，离开冰窟口，千万不要立即站立，要卧在冰面上，用滚动或爬行的方式到达岸边上岸，以防冰面再次破裂。

5. 如果短期内不能上岸，应减少包括游泳在内的一切运动，以免运动会消耗更多热量，缩短在水中的生存时间。如果有依附物，尽量借助依附物，避免身体下沉，并将双腿挤在一起以保留身体热量。

6. 安全上岸后，应尽快取暖。不断活动，以保持温暖。如有干衣服，马上穿上，不然就继续穿着湿衣服，找到暖和的地方再脱下来。

7. 如果救助落入冰窟者上岸，救援者最好与冰窟保持一定的距离，因为冰窟边缘多薄弱，承受力差，易于塌陷，并在自己脚下垫放衣物，减少打滑。如果有木棍和绳索等，可投掷给落水者，没有的话可尝试用腰带、衣裤做成简易绳作为拉拽工具。救援者趴在冰面上进行营救，要防止在营救他人时冰面破裂致使自己也落水。如果还有同伴，最好让其和救援者之间保留一段距离，将绳子或简易绳系在救援者腰间，在稍远地方帮助其拉拽。

预防措施

1. 绝对不要为抄近路穿越无人看管的冰面。

2. 如果冰面渗水，踩上去有声音时应立即趴下，匍匐或滚动回岸边。

野外取火

人类离不开火，尤其是在野外遇险时，火可以用来取暖、烘干衣服、煮水消毒、做饭、净化脏水、发求救信号和防止猛兽伤害等。因此，学会一些野外取火的方法是非常重要的。

应对方法

1. 若有火柴、打火机等点火工具，要把火堆设在沙洲、平岩石或其他安全的地方，清理周围的地面，移开易燃的东西。如果必须设在湿地、泥地、沼泽、雪地或冰上，要用片石、青圆木建一平台，把火堆设在上面，要用远离河岸的岩石或石块。为保证防风和最好的取暖效果，可利用天然的沟坎，或先用圆木垒成墙，这样可将火堆上的热反射到隐蔽所内。

2. 如果要保持火堆彻夜不灭，可用泥土或石块堵住四周，以减少空气流动，只要在火堆里放几根耐烧硬木，就会使火燃到木堆中间。码好火堆后，用灰和土轻轻压一下，这样火就能闷燃到第二天早晨。

3. 若无火柴、打火机，仍然有很多办法取火，需要先准备引火物品。如森林中的杂草、落叶、鸟巢、鼠窝、针叶松的干果、松树的树脂、羽毛、干了的动物粪便和苔藓，以及布头、棉花等都可以。

4. 用放大镜透过阳光聚焦照射易燃的引火物取火，此外，放大镜透过阳光聚焦照射，还可将受潮或被水浸湿后晒干的火柴点燃。如果没有现成的放大镜，可从望远镜或瞄准镜、照相面上取下一块凸透镜来代替。

5. 击石取火，可以找一块坚硬的石头作为“火石”，用小刀的背或小片钢铁向下敲击“火石”，使火花落到引火物上。当引火物开始冒烟时，缓缓地吹或扇，使其燃起明火。

6. 在平坦的木板上摩擦玻璃片，也能生热发火。待剧烈摩擦时，将引火物吹燃。

7. 可用两块软质的木头或竹片用力相互摩擦取火，下面垫以棕榈树皮或椰子叶底部的干燥物作引火物。

野外生水消毒

在野外，当人在极度疲惫干渴之际，找到了水源，切勿立即狂饮，因为野外水源的水质并不纯净，常带有细菌、污物、有毒矿物质等。除泉水和井水（地下深井水）可直接饮用外，其他水源都该进行必要的净化和消毒处理，以避免因饮水中毒或染上疾病，造成体能的急剧下降，从而在很短的时间内耗尽体力，丧失行动的能力，甚至危及生命。

应对方法

1. 当水源里有飘浮的异物或水质混浊不清时，可以在离水源 3～5 米之处向下挖一个 50～80 厘米深，直径约 1 米的坑，让水从砂、石、土的缝隙中自然渗出，然后，轻轻地将已渗出的水取出，放入盒或壶等存水容器中。操作中要注意不要搅起坑底的泥沙，以保持水的清洁干净。

2. 可将净水药片放入水容器中，搅拌摇晃，静置几分钟，即可饮用，可灌入壶中存储备用。一般情况下，一片净水药片可对 1 升的水进行消毒。

3. 如无净水药片，可用医用碘酒或漂白剂代替净水药片对水进行消毒。在已净化过的水中，每一升水滴入 3～4 滴碘酒或漂白剂，如果水质混浊则加倍。搅拌摇晃后，静置的时间也应长一些，20～30 分钟后，即可饮用或备用。

4. 食醋或白醋也可以对水进行消毒。在净化过的水中倒入一些醋汁，搅匀后，静置 30 分钟后便可饮用。

5. 在海拔 3000 米以下且有火种的情况下，将水煮沸 5 分钟，也可消毒。

6. 如果水中有重金属盐或有毒矿物质，应用浓茶与水同煮，最后出现的沉淀物不要喝。

第八章

自然灾害发生时的急救

森林大火

森林大火就是发生在树木茂密的大森林中的火灾，因为树木很多，所以火势很大，经常能烧毁很大范围内的植物。而且，这种火灾不容易控制，经常能造成很大的损失。森林火灾是一种突发性强、破坏性大、处置救助较为困难的自然灾害。

爆发先兆

森里火灾的发生取决于森林可燃物、火源和氧气（助燃物），细小的干枯杂草和枯枝落叶等是最易燃烧的危险引火物，干燥和死的可燃物较潮湿或活的可燃物易燃，含大量树脂的针叶树和樟树、桉树等阔叶树较一般阔叶树易燃。此外还与天气（如高温、连续干旱、雷击、大风等）有密切关系；人为原因也是一个常见因素。

一般来说，森林火灾多发生在降水少的干旱年；凡一年内干季和湿季分明的地区，森林火灾往往发生在干季，中国南方森林火灾多发生在冬、春季，北方多发生在春、秋季；一天内，太阳辐射热的强度不一，中午气温高，相对湿度小、风大，发生森林火灾的次数多。森林火火和地形因子也有关系，如阳坡日照强、林地温度高、林内可燃物易干燥、陡坡雨水易流失、土壤水分少，都易发生火灾。

急救措施

1. 在森林中遭遇火灾时，应当使用沾湿的毛巾遮住口鼻，附近有水的话最好把身上的衣服浸湿，然后要判明火势大小、火苗延烧的方向，应当逆风逃生，切不可顺风逃生。如在较开阔的平坦地，可以以河流、小溪、道路为依托迅速逃生。溪流的石滩是天然的防火处，在空阔的空地或是在软沙地挖洞，都是躲避森林大火时可以选择的地方。不要靠近干燥的草或枯死的植物等易燃物。

2. 当烟尘袭来时，用湿毛巾或衣服捂住口鼻迅速躲避。躲避不及时，应就近选择植被少的地方卧倒，脚朝火冲来的方向，扒开浮土直至露出湿土，把脸放进小坑里面，用衣服包住头，双手放在身体正面，紧贴湿土呼吸。切记不可选择低洼地或坑、洞，因为低洼地和坑、洞容易沉积烟尘。

3. 当山火往高处窜，人被火包围在山腰时，要快速向山下跑，对火进行突围。切记不要往山上跑，因为山火向上窜的速度要比人跑得快。如果距上坡火的距离较远，山坡又很长，可以点火自救。待点燃山火向上烧出一块空地后，方可进入已烧过的区域，并随火向上运动。

4. 一旦大火扑来的时候，如果处在下风向，要果断地迎风对火突破包围圈。切忌顺风撤离。如果时间允许可以主动点火烧掉周围的可燃物，当烧出一片空地后，迅速进入空地卧倒避烟。

5. 顺利地脱离火灾现场之后，还要注意在灾害现场附近休息的时候要防止蚊虫或者蛇、野兽、毒蜂的侵袭。

前期预防

1. 禁止在森林中抽烟、点火做饭、烧纸、取暖、燃烧干草，燃放爆竹礼花等。

2. 发现森林火灾，应立即向当地村组、机关、企事业单位呼救或向当地政府、森林防火指挥部报告，在有关部门的统一组织和指挥下参加扑救，严禁单独行动。

3. 在森林中遭遇火灾一定要密切关注风向的变化，大火的蔓延方向将决定着被困者的逃生方向是否正确。一般情况下，现场刮起 5 级以上的大风，火灾就会失控。如果突然感觉到无风的时候更不能麻痹大意，这时往往意味着风向将会发生变化或者逆转。

地　震

地震是大地的一种灾害。比较科学的解释就是，地震是地壳快速释放能量过程中造成震动，期间会产生地震波的一种自然现象。全球每年发生地震约五百五十万次。因为我们都住在大地表面的房屋里，工作和生活都在地面上，所以，地震能导致房屋倒塌、矿井掩埋、大坝决堤等灾害，造成很大的损失。地震常常造成严重人员伤亡，能引起火灾、水灾、有毒气体泄漏、细菌及放射性物质扩散，还可能造成海啸、滑坡、崩塌、地裂缝等次生灾害，给人类的生产生活造成极大危害。

爆发先兆

1. 地震前，牛、马、驴、猪、羊等牲畜惊慌不安、不进厩、不进食、乱闹乱叫、挣断缰绳逃跑、蹬地、刨地；狗、猫不停地叫、哭泣、嗅、扒地、咬人、乱跑乱闹、叼着幼崽搬家，警犬不听指令；鸭、鹅白天不下水、晚上不进架、不吃食；鼠白天成群出洞，不怕人；冬眠的蛇出洞在雪地里冻僵、冻死；鱼成群漂浮、狂游、跳出水面，缸养的鱼乱跳，头尾碰出血，跳出缸外，有的呈昏迷状态，鱼肚朝天，甚至死亡。

2. 地下水位升降及变色、变味、翻花、冒泡及温泉水温的突然变化等。

3. “地声”现象。不少大地震震前数小时至数分钟，少数在震前几天，会产生地声从地下传出。一般来说，如果声音越大，声调越沉闷，那么地震也越大；反之，地震就较小。

4. “地光”现象。每逢大地震发生之前，人们常常会看到条带状、片状、球状、柱状、闪光状和弥漫状等形状，蓝、红、白、黄、橙、绿等颜色的地光。

急救措施

1. 在家中时，切断电源及火源以防止火灾发生。如果正在做饭，要立即关闭火源。以软垫或枕头保护头部，选择厨房、卫生间等开间小的空间，或寻找坚固的庇护所，如坚固的桌下、墙角、坚固家具旁、支撑良好的门框下等地方避震。远离窗户、玻璃、吊灯、巨大家具等危险物，并就地寻求避难点。

2. 在平房时，时间允许应迅速头顶保护物向室外跑到空旷处；在楼房时，应暂避到洗手间等跨度小的空间、承重墙根、墙角等易形成三角空间处，不要使用电梯，以免受困；更不能跳楼，造成不必要的身体伤害。

3. 在学校、商店、影剧院等公共场所时，应迅速在课桌、椅子或坚固物下躲避，选择好躲避处后应蹲下或坐下，脸朝下，额头枕在两臂上；或抓住桌腿等身边牢固的物体，以免震时摔倒或因身体失控移位而受伤；保护头颈部，低头，用手护住头部或后颈；保护眼睛，低头、闭眼，以防异物伤害；保护口、鼻，有可能时，可用湿毛巾捂住口、鼻，以防灰土、毒气。待地震过后有序撤离，切勿乱跑。

4. 在街上时，应抱头迅速跑到空旷地蹲下，避开高楼、广告招牌、电线杆、立交桥，远离高压线。

5. 在郊外时，尽量避开山脚、陡崖，防止滚石、滑坡、山崩等。

6. 在驾车时，应迅速避开立交桥、陡崖、电线杆等，应缓慢减速，不要急踩刹车，选择空旷处停车。

7. 被坍塌的建筑物掩埋时，尽量保持冷静，设法自救：尽量用湿毛巾、衣物或其他布料捂住口、鼻，防止灰尘呛闷发生窒息；尽量活动手脚，清除脸上的灰土和压在身上的物件；如果找不到脱离险境的通道，尽量保存体力，不要盲目大声呼救。当听到附近有人活动时，用石块敲击能发出声响的物体，如墙壁、铁管等，向外发出呼救信号，不要哭喊、急躁和盲目行动，这样会大量消耗精力和体力，尽可能控制自己的情绪或闭目休息。如果被埋在废墟下的时间比较长，救援人员未到，或者没有听到呼救信号，就要想办法维持自己的生命，尽量寻找食品和饮用水，必要时自己的尿液也可解渴。

8. 在救助地震受伤者时，秉持先救易，后救难；先救近，后救远的救助原则。先将被埋压人员的头部，从废墟中暴露出来，清除口鼻内的尘土，以保证其呼吸畅通，如有窒息，立即进行人工呼吸。对于伤害严重，不能自行离开埋压处的人员，应该设法小心地清除其身上和周围的埋压物，再将被埋压人员抬出废墟，切忌强拉硬拖；对饥渴、受伤、窒息较严重，埋压时间又较长的人员，被救出后要用深色布料蒙上眼睛，避免强光刺激，对伤者，根据受伤轻重，采取包扎或送医疗点抢救治疗。

前期预防

1. 学习地震知识，随时关注地震先兆，掌握科学的自防自救方法；随身常备地震急救包，在关键时刻可以救命；清楚身边的紧急通道，确定疏散路线和避震地点，要做到畅通无阻。

2. 地震后，往往还有多次余震发生，处境可能继续恶化，已经脱险的人员，震后不要急于回屋，以防余震。

3. 地震后应做好防疫工作，特别注意肠道类传染病，虫媒类传染病（由蚊子、虱子、跳蚤等传播的疾病），注意饮水和饮食的卫生。用净水片或漂白粉消毒生活饮用水；不吃受潮霉变或腐败变质的食品，不喝生水，饭前便后洗手，不吃死亡的禽畜，不用脏水冲洗蔬菜水果。要及时消除生活垃圾，做好生活环境的消毒，处理好排泄物、垃圾。

雷　　击

在夏天雷雨天气，因为闪电强烈，就可能会出现雷击。尤其是许多高楼和旷野里的大树，很容易被雷击中。因此，在高楼上都要安装避雷针。当然，我们人也可能被雷击中，所以就需要学会自救。人作为导电体，若被雷电直接击中头部，并且通过躯体传到地面，可以使心脏和神经麻痹，心脏可能停止跳动，或者发生室颤在几分钟内死亡。在雷电多发的夏季，人们对防雷电应该高度重视，掌握一些救急救命的方法。

爆发先兆

如果在雷电交加时，头、颈、手处有蚂蚁爬走感，或头发竖起，或身上有轻微的刺痛感，甚至听到轻微的爆裂声，这就是雷电快要击中人体的征兆。

急救措施

1. 当在户外看见闪电几秒钟内就听见雷声时，或当感到自身有被雷击的征兆时，应立即蹲下来，身体倾向前，把手放在膝盖上，胸口紧贴膝盖，尽量低下头，因为头部较之身体其他部位最易遭到雷击。把自己曲成一个球状，并拿去身上佩戴的金属制品，如发夹、耳坠、金属纽扣、项链等；千万不要平躺在地上。

2. 被雷电击伤后如衣服等着火，应该马上躺下，就地打滚，或爬在有水的洼地、水池中，使火焰不致烧伤面部，以防呼吸道烧伤窒息死亡。伤者切记不要惊慌奔跑，这会使火越烧越大。

3. 一旦有人遭到雷击侵袭，对于轻伤者，应立即转移到附近避雨避雷处休息；对于重伤者，要立即就地进行抢救，如果伤者虽失去意识，但仍有呼吸和心跳，应让伤者平卧，安静休息后，再送医院治疗。如果伤者已停止呼吸或心脏跳动，应查看伤者身体是否出现紫蓝色斑块，如果没有，说明处于“假死”状态，要不断地做人工呼吸和心肺复苏术，直至呼吸、心跳恢复正常或医生赶到现场为止。

前期预防

1. 在室外时

（1）在雷雨天气中，不宜在旷野中打伞，或高举羽毛球拍、高尔夫球棍、锄头等；不宜进行户外球类运动，雷暴天气进行高尔夫球、足球等运动是非常危险的；不宜在水面和水边停留；不宜在河边洗衣服、钓鱼、游泳、玩耍。

（2）雷雨天气时在山顶或在空旷地带不要打手机。

（3）在雷雨天气中，不宜快速开摩托、快骑自行车和在雨中狂奔，因为身体的跨步越大，电压就越大，也越容易伤人。

（4）雷雨天气时不要停留在高楼平台上，在户外空旷处不宜进入孤立的棚屋、岗亭等。

（5）不宜在大树下躲避雷雨，如万不得已，则须与树干保持 3 米距离，下蹲并双腿靠拢。

（6）如果在户外看到高压线遭雷击断裂，此时应提高警惕，因为高压线断点附近存在跨步电压，身处附近的人此时千万不要跑动，而应双脚并拢，跳离现场。

（7）如果在户外遭遇雷雨，来不及离开高大物体时，应马上找些干燥的绝缘物放在地上，并将双脚合拢坐在上面，切勿将脚放在绝缘物以外的地面上，因为水能导电。

2. 在室内时

（1）雷雨天气，在室内一定要关好门窗，防止球形雷飘进室内。

（2）尽量远离金属门窗、金属幕墙，不要站在阳台上或在阳台的铁丝上晾、收衣物。

（3）不要触摸室内与外界有联系的任何金属管线，包括水管、暖气管、煤气管等。因为雷电流极有可能沿电源线和信号线进入室内，所以在室内最好不要使用任何家用电器，包括电视机、计算机、有线电话等，最好拔掉所有的电源插头。

（4）在雷雨天气不要使用电热水器和太阳能热水器洗澡。因为感应雷电流会通过洗澡的这些管道、水流进入人体造成雷电伤害。

雪　崩

雪崩是指在积雪的山坡上，当积雪内部的内聚力抗拒不了它所受到的重力拉引时，便向下滑动，引起大量雪体崩塌。一般来说，覆雪如果稍微有外力作用，就会失去平衡，造成雪块滑动，进而引起更多的覆雪运动，使大量的积雪瞬间倾盆而下。积雪崩塌时速度可以达每秒 20～30 米，随着雪体的不断下降，速度也会突飞猛涨，一般 12 级的风速度为每秒 20 米，而雪崩将达到每秒 97 米，速度可谓极大。雪崩具有突然性、运动速度快、破坏力大等特点。它能摧毁大片森林、掩埋房舍、交通线路、通信设施和车辆，甚至能堵截河流，发生临时性的涨水。同时，它还能引起山体滑坡、山崩和泥石流等可怕的自然现象，严重危害附近居民和登山者、滑雪者的人身安全。因此，雪崩被人们列为积雪山区的一种严重自然灾害。

雪崩的形成区大多在高山上部积雪多而厚的部位。比如高高的雪檐、坡度为 20～60°的雪坡、悬冰川的下端等地貌部位，都是雪崩的形成区。雪崩的通过区紧接在形成区的下面，常是一条从上而下直直的 U 形沟槽，由于经常有雪崩通过，尽管被白雪覆盖，槽内仍非常平滑，基本上没有大的起伏或障碍物，长可达几百米，宽 20～30 米或稍大一些，但不会太宽，否则滑下的冰雪就不会很集中，形成不了大的雪崩。

爆发先兆

1. 雪崩经常发生在大雪覆盖的外凸斜坡，这里雪块承受的压力较大，易于滑坡；顶端有光滑陡峭巨大岩石的斜坡很容易发生雪崩，降雪、脱落的岩石或垂冰都能引发雪崩；背风面岩石上或者陡峭山谷顶部的雪容易滑坡，它们也很不稳固；还有深雪填充的沟壑。

2. 大多数的雪崩都发生在冬天或者春天降雪非常大的时候。尤其是暴风雪爆发前后。这时大部分的雪非常松软，粘合力比较小，一旦一小块被破坏了，剩下的部分就会像一盘散沙或是多米诺骨牌一样，产生连锁反应而飞速下滑。春季的时候由于解冻期长，气温升高使积雪表面融化，雪水就会一滴滴地渗透到雪层深处，让原本结实的雪变得松散起来，大大降低积雪之间的内聚力和抗断强度，使雪层之间很容易产生滑动。

3. 注意雪崩的先兆，例如冰雪破裂声或低沉的轰鸣声，雪球下滚或仰望山上见有云状的灰白尘埃。雪崩经过的道路，可依据峭壁、比较光滑的地带或极少有树的山坡的断层等地形特征辨认出来。

急救措施

1. 脚下一旦发生雪崩，要立即向立坡两侧和地势较高的山坡猛冲以逃离崩塌的雪流；或抓住树木、岩石，或用冰镐扎入深雪层固定身体，尽量要使自己和伙伴不被冲走；绝对不能向山下跑。

2. 一旦卷入雪流，口要紧闭，屏住呼吸，以免冰雪涌入咽喉和肺而引发窒息。同时头朝山顶，四肢用力划动，力求能处在雪流表面；如果被雪埋住，一定要奋力破雪而出。因为雪崩停止数分钟后，碎雪就会凝成硬块，到那时手脚活动更困难，逃生难度更大。但是如果雪堆很大，一时无法破雪而出，就双手抱头，尽量创造最大的呼吸空间，依据流出的口水判断上下方，然后奋力向上挖雪自救。

3. 如果被冲下山坡，一定要设法爬到冰雪表面，同时以仰泳或狗爬式泳姿逆流而上，逃向雪流边缘。逆流而上时，要用双手挡住石头和冰块，并一定要设法爬上雪堆表面。

4. 如果始终无法逃出雪堆被雪掩埋，就要冷静镇定，节省力气，当听到有人来时大声呼叫，寻求救援。在等待救援时要为自己创造足够的呼吸空间，覆盖住口、鼻部分以避免把雪吞下。先平躺，用爬行姿势在雪崩面的底部活动，抛弃身上所有笨重物件，如背包、滑雪板、滑雪杖等。带着这些物件，救援时活动起来会显得更加困难。休息时尽可能在身边造一个大的洞穴。在雪凝固前，试着到达表面。

前期预防

1. 降雪、吹雪、大雾、刮暖风时或其后两天均是雪崩危险期，此时最好不要进山穿越雪崩区，如必须穿越雪崩区，应在上午10时以后再穿越。因为，此时太阳已照射雪山一段时间了，若有雪崩发生的话也多在此时以前，这样也可以减少危险。因此，如果需要在雪后出行，最好在正午阳光最强烈，雪融化速度最快的时候，不要到刚刚有阳光照射的斜坡或背阴的地方去，或者去已经在日光下照射了很长时间的地方。

2. 登山穿越时要选择潜在危险较小的路线，北向山坡的雪易在冬季滑塌，向南山坡的雪易在春暖的时候滑塌；有露出地面的岩石和树木的斜坡比光秃秃的斜坡更加安全，林木茂密、表面凸凹不平的斜坡可能是最安全的。

3. 行人车辆不要进入雪崩高危区作业，行走在山脊上比山谷里安全；必须通过危险区的车队应保持100～200米的距离，设立监视哨，不要在夜间行车。通过雪崩危险区的行人应组成小组或小队，带有安全救护装备，设立监视哨，每人带上长30～40米的红、蓝丝绳——也就是便于寻人的雪崩绳，保持一定距离。在越过雪崩沟槽时，应一个一个地过去；后一个人必须踩着前面一个人的脚印走。

4. 在通过雪地时要仔细选择最佳路线，行进时要随时用拐杖或者冰镐挖掘，查看雪层是否结实。可投掷石块，制造噪声，看看是否会激发雪团滑落，在此之前，需要确保自己处于安全地点。

海　啸

海啸是由水下地震、火山爆发或水下塌陷和滑坡等大地活动造成的一种具有强大破坏力的海浪。海啸在海滨区域的表现形式是海水陡涨，并迅速向海岸推进，吞没城镇村庄，然后海水又迅速退去，有时反复多次，给沿岸造成毁灭性的破坏，对人类生命和财产造成严重威胁。

爆发先兆

1. 在离海岸不远的浅海区，海面突然变成白色，其前方出现一道长长的明亮的水墙。

2. 海水突然出现暴涨和暴退现象。海水退、涨的时间与平常的退潮、涨潮时间不一致，而且比平常退潮、涨潮的速度快得多，退、涨的幅度大。

3. 大批鱼虾等海生物在浅滩出现，比平时多出好几倍。

4. 大批海鸟惊恐万分地飞走。

5. 海面上冒出很多气泡，发出滋滋的声响并突然开始快速倒退。

6. 突然从海上传来异常的巨大响声，在夜间尤为令人警觉。

急救措施

1. 如果你看到或听到了海啸预警信号，无论是在家、学校还是在海滩周边玩耍，均应立刻采取行动，千万不要等待当地应急服务机构的预警。

2. 不要去任何靠近海滩的地方或者进入任何靠近海滩的建筑里。即使你看到的是非常小的海啸，也要立刻离开。

3. 要尽可能跑向内陆或者更高的地方，离海岸线越远越好。如果时间有限或已身处险境，选择高大、坚固的建筑物并尽可能往高处爬，最好能够爬到屋顶；海边钢筋加固的高层大楼如酒店，是从海啸中逃生的一个安全场所；不要选择低矮的房子或者建筑材料对海啸没有抵抗力的建筑物。

4. 如果被卷进水中，抓住一些漂浮物，如救生圈、门板、树干、钓鱼设备等，或寻找粗壮、高大的树并尽可能往高处爬。会游泳者可以采取仰泳的姿势，不要挣扎或者游泳，应该漂浮，不要喝海水，以保存体力，等待救援。

5. 如果海啸预警时正在船上，一定不要将船只开回港湾，要尽量将船只开到开阔的海面上。如果没有时间开出海港，所有人都要撤离停泊在海港里的船只。

6. 海水温度比较低，长时间泡在里面，身体热量散失非常严重。溺水者被救上岸以后，应该尽快使他的体温恢复正常，可以用棉被、大衣等物将其包裹，有条件的可以将溺水者放在温水里。不要局部加温或者按摩，不要给落水者酒喝，可以适当喝一些糖水。

前期预防

居住在具有海啸风险的区域的人应做好日常防御准备，所在的学校或公司要有相关的海啸应急疏散计划，逃生路线尽量多样化，以防灾害阻断逃生路线的可能；准备一个急救包，里面要包括食物、水、急救药箱这些必备品，放在明显的、所有人都知道且发生紧急情况时可以随手拿起的地方；定期进行海啸撤离演练。通过实战练习，熟练掌握海啸发生时的逃生方法；牢记预警信号，通过宣传册或者逃生课程熟知应急服务机构的各种预警信号与系统。

洪　水

洪水通常是指由暴雨、急骤融冰化雪、风暴潮等自然因素引起的江河湖海水量迅速增加或水位迅猛上涨的水流现象；洪灾是指一个流域内因集中大暴雨或长时间降雨，汇入河道的径流量超过其泄洪能力而漫溢两岸或造成堤坝决口导致泛滥的灾害。

爆发先兆

强台风到来，往往携风带雨；强台风引发海啸，使沿岸地区海平面上升，以致水淹陆地；上游连续强降水，导致下游的雨量和本地区降水不成比例；本地连续降雨，多日不停；初春融雪及融冰期，容易发生突发性水灾。

急救措施

1. 洪水到来时，来不及转移的人员，要就近迅速向山坡、高地、楼房、避洪台等地转移，或者立即爬上屋顶、楼房高层、大树、高墙等高且不易被冲垮的地方暂避。注意不可攀爬带电的电线杆、铁塔，也不要爬到泥坯房的屋顶。

2. 山洪暴发时，不要沿着洪道流向的方向跑，而要转向两侧快速躲避。

3. 如洪水继续上涨，暂避的地方已难自保，则要充分利用准备好的救生器材逃生，或者迅速找一些门板、桌椅、木床、足球、篮球、排球、大块的泡沫塑料等能漂浮的材料扎成筏逃生。注意千万不要游泳逃生。

4. 发现高压线铁塔倾斜或者电线断头下垂时，一定要迅速远避、防止触电。

5. 被洪水围困，有通信条件的，可利用通信工具报告自己的方位和险情，积极寻求救援；无通信条件的，要想办法向外界发出紧急求助信号，可制造烟火或来回挥动颜色鲜艳的衣物或集体同声呼救，不断向外界发出紧急求助信号。

6. 万一掉进水里，要屏气并捏住鼻子，避免呛水，试试能否站起来；如水太深，站不起来，又不能迅速游到岸上，就踩水助游。抓住身边漂浮的任何物体；如会游泳，就游向最近而且容易登陆的岸边。如不会游泳，千万不要慌乱，可按以下两种办法行动：一是面朝上，头向后仰，双脚交替向下踩水，手掌拍击水面，让嘴露出水面，呼出气后立刻使劲儿吸气；二是迅速观察四周是否有露出水面的固定物体，并向其靠拢。

7. 对于因呛水或泥石流、房屋倒塌等导致的受伤人员，应立即清除其口、鼻、咽喉内的泥土及痰、血等，排出体内污水。对昏迷伤员，应将其平卧，头后仰，将舌头牵出，尽量保持呼吸道畅通，如有外伤应采取止血、包扎、固定等方法处理，然后转送医院急救。

8. 洪水过后，要做好各项卫生防疫工作，预防疫病的流行。

前期预防

易受洪水侵害地区的居民，日常应注意多学习一些防灾、减灾知识，养成汛期时关注天气预报的科学生活习惯，做到随时掌握天气变化，做好家庭防护准备，确保安全；密切注意汛期的洪水情报，服从防汛指挥部门的统一安排，及时避难；地处洼地的居民要准备沙袋、挡水板等物品，或砌好防水门槛，设置挡水土坝，以防止洪水进屋；家中常备足够的食物、饮用水、药品以及如手电筒、口哨、船只、木阀、救生衣等可以安全逃生的物品，并在汛期到来前检查是否可以随时使用。

滑　坡

滑坡是指斜坡上的土体或者岩体，受河流冲刷、地下水活动、地震及人工切坡等因素影响，在重力作用下，沿着一定的软弱面或者软弱带，整体地或者分散地顺坡向下滑动的自然现象。滑坡常常给工农业生产以及人民生命财产造成巨大损失，如摧毁农田、房舍、伤害人畜、砸埋房屋，伤亡人畜等。

爆发先兆

1. 在滑坡前缘坡脚处，有堵塞多年的泉水复活，或者以前没有泉水的地方出现泉水、井水突然干枯、井水水位突变等异常现象，树木突然枯萎或歪斜。

2. 发生大滑动之前，会有岩石裂开或被挤压的声音，周围的动物会有异常反应，如惊恐不宁、不入睡，老鼠乱窜不进洞等。

3. 滑坡前缘坡脚处，土壤出现向上隆起的现象。

4. 山体顶端部位突然出现一条或多条裂缝。

5. 滑坡后缘的裂缝迅速扩大，并会从中冒出热气或冷气。

6. 山下房屋前后地上可见一条裂缝，裂缝下方山体明显下沉。

7. 滑坡体四周岩体或土体出现小型坍塌和松弛现象。

急救措施

1. 滑坡发生时，应向滑坡方向的两侧逃离，不能朝着滑坡方向跑。避灾场地应选择在易滑坡两侧边界外围。遇到山体崩滑时要朝垂直于滚石前进的方向跑。在确保安全的情况下，离原居住处越近越好，交通、水、电越方便越好。切忌不要在逃离时朝着滑坡方向跑。更不要不知所措，随滑坡滚动。

2. 千万不要将避灾场地选择在滑坡的上坡或下坡；也不要未经全面考察，从一个危险区跑到另一个危险区，注意路上随时可能出现的各种危险，如掉落的石头、树枝等，不要被砸伤。

3. 遇到山体崩滑，当你无法继续逃离时，应迅速抱住身边的树木等固定物体，或躲避在结实的遮蔽物下。

4. 应注意保护好头部，可利用身边的衣物裹住头部，以防窒息。

5. 驾车时，如果刚刚发生滑坡，要尽量绕行。查看清楚前方道路是否存有塌方、沟壑等，以免发生危险。

6. 滑坡停止后，不应立刻回家检查情况。因为滑坡会连续发生，贸然回家，从而遭到第二次滑坡的侵害。只有当滑坡已经过去，并且自家的房屋远离滑坡，确认完好安全后，方可进入。

7. 公路的陡坡应削坡，以防公路沿线崩塌滑坡。

8. 滑坡后救助被掩埋人员时，应从滑坡体的侧面进行挖掘，切忌从滑坡下缘挖掘，以免加快滑坡。要坚持先救人，后救物的原则。

9. 被埋人员被救出以后，使其头部先露出，保证呼吸畅通；出来之后，先要将伤员迅速地搬到附近较安全又通风的地方，再将伤员领口解开，腰带放松，脱掉鞋子。口腔里若有尘土、血块、痰液、假牙等，应完全吸出或取出。然后立即做人工呼吸，进行正规心肺复苏；伤口止血且使用止血带，切忌对压伤进行热敷或按摩。

前期预防

1. 尽量避免在地震后前往滑坡多发地区；野外露宿时应避开沟壑和陡峭的悬崖，以防止滑坡现象发生。

2. 当处于非滑坡区，而发现可疑的滑坡活动时，应立即报告邻近的村、乡、县等有关政府或单位。

泥石流

泥石流是山区特有的一种不良地质现象，它是由暴雨或上游冰雪消融形成的携带有大量泥土和石块的间歇性洪流。它具有突然发生、来势凶猛、历时短暂、破坏力强的特点。它可以沿途冲毁道路桥梁，淹没房屋农田，阻塞河道，在顷刻间造成巨大灾害。泥石流的流域可划分为形成区、流通区和排泄区。发生泥石流常常会冲毁公路铁路等交通设施甚至村镇等，危害人类生命，应该要注意躲避。

爆发先兆

1. 泥石流经常发生在峡谷地区和地震火山多发区，在暴雨期具有群发性，山区连续强降水，导致山体松动。暴雨会使土壤松软，当土壤饱和度达到临界点时，就会产生泥石流。

2. 连续性强降水期间，如果附近再发生轻微的地震，极有可能引发泥石流。

3. 泥石流发生前，河水有轰鸣声，出现主河流水位上涨及正常流水突然中断等现象。

急救措施

1. 沿山谷徒步行走时，一旦遭遇大雨，发现山谷有异常的声音或听到警报时，要立即向坚固的高地或泥石流的旁侧山坡跑去，不要在谷地停留。

2. 发生泥石流时，一定要设法从房屋里跑出来，到开阔地带，尽可能防止被埋压。

3. 发现泥石流后，要马上与泥石流成垂直方向一边的山坡上面爬，爬得越高越好，跑得越快越好，来不及奔跑时要就地抱住河岸上的树木；绝对不能向泥石流的流动方向走。

4. 要选择平整的高地作为营地，尽可能避开有滚石和大量堆积物的山坡下面，不要在山谷和河沟底部扎营。

5. 被困住时，若食物已短缺，应一边寻找山果等充饥，一边等待救援；发现水源被污染，应立刻停止使用被污染的水，以免发生中毒现象，可收集雨水饮用。

前期预防

如遇暴雨、地震等灾害天气，不要在山谷、山下或沿山行走。暴雨过后山谷中若出现雷鸣般的声响，预示有泥石流发生。这时要尽快向两侧山坡上转移。在穿越沟谷时，应先观察，确定安全后方可穿越；去野外劳作前要了解、掌握当地的气象趋势及灾害预报；一定不要刚下过大雨便到野外活动；千万不要在山谷和河沟底部露宿，可露宿在平整的高地；露宿时避开有滚石和大量堆积物的山坡下面。

沙 尘 暴

沙尘暴是沙暴和尘暴的总称，是指强风把地面上大量的沙尘卷入空中，使空气特别混浊，水平能见度低于 1 千米的天气现象，它是干旱地区特有的一种灾害性天气。强的沙尘暴的风力可达 12 级以上，沙尘暴产生的强风能摧毁建筑物、树木等，造成人员伤亡，引发各种交通事故等。我国的沙尘暴多见于北方，尤其是北京、河北、山西等地。

爆发先兆

沙尘暴的前兆主要有：地面裸露出干燥疏松的沙尘和粉尘；出现足够强劲持久的大风；出现持续降温现象。

急救措施

1. 在室内应及时关闭门窗，必要时可用胶条对门窗进行密封。室内应使用加湿器、洒水或用湿墩布拖地等方法清理灰尘，保持空气湿度适宜。

2. 沙尘暴即将或已经发生时，居民应尽量减少外出，未成年人不宜外出，如果因特殊情况需要外出的，应由成年人陪同。

3. 若需要外出，居民应携带好口罩或纱巾等防尘用品，近视患者不宜佩戴隐形眼镜，以免引起眼部炎症，以避免风沙对呼吸道和眼睛造成损伤。

4. 发生沙尘暴时，不宜在室外进行体育运动和休闲活动，应立即停止一切露天集体活动，并将人员疏散到安全的地方躲避。

5. 沙尘天气发生时，行人骑车要谨慎，应减速慢行。若能见度差，视线不好，应靠路边推行。行人过马路要注意安全，不要贸然横穿马路。

6. 发生沙尘暴时，行人特别是小孩儿要远离水渠、水沟、水库等，避免落水发生溺水事故。

7. 沙尘暴如果伴有大风，行人要远离高层建筑、工地、广告牌、老树、枯树等，以免被高空坠落物砸伤；也不要将机动车辆停靠在高楼、大树下方，以免玻璃、树枝等坠落物损坏车辆，或防止车辆被倒伏的大树砸坏。

8. 在公路上驾驶机动车遭遇沙尘暴，应低速慢行。能见度太差时，要及时开启大灯、雾灯。必要时驶入紧急停车带或在安全的地方停靠，乘客要视情况选择安全的地方躲避。

9. 轻型机动车在公路上高速行驶中可能会被大风掀翻，所以要在轻型车上放一些重物，但必须固定，或者慢速行驶。

10. 对沙尘暴可能诱发的疾病、流行病、传染病，要做好防御准备和治疗工作。

台 风

台风是热带气旋的一种。到了夏天，在我国的南方就会有台风天气。出现台风后，一般都会有强烈的降雨和大风，所以会产生很大的灾害。

爆发先兆

1. 高云出现。台风最外缘是卷云，呈白色羽毛状或马尾状。当此种云在某方向出现，并渐渐增厚而成为较密的卷层云，此时该方向即可能有台风正渐渐接近。

2. 雷雨停止。夏季，山地及盆地区域每日下午常有雷雨发生，如雷雨突然停止，即表示可能有台风接近中。

3. 海、陆风不明显。平时日间风自海上吹向陆地，夜间自陆地吹向海上，称为海风与陆风，但在台风将来临前数日，此现象便不明显。

4. 长浪。近海处，因夏季风力温和，海浪亦较平稳，但远处有台风时，波浪将趋汹涌，渐次传至台湾沿海，而有长浪现象。

5. 海鸣。台风渐接近，长浪亦渐大渐高且撞击海岸山崖发出吼声，东部沿岸亦常可闻，之后约 3 小时后台风就会来临。

6. 骤雨忽停忽落。当高云出现后，云层渐密渐低，常有骤雨忽落忽停，这也是台风接近的预兆。

7. 特殊晚霞。台风来袭前 1、2 日，当日落时，常在西方地平线下发出数条放射状红蓝相间的美丽光芒，发射至天顶再收敛于东方与太阳对称之处，此种现象称为反暮光。

8. 气压降低。根据以上述现象，如果再发现气压逐渐降低，显示将进入台风边缘。

急救措施

1. 台风来袭时，如果正在外面行走，要穿上轻便防水的鞋，把衣服扣好或用带子扎紧，以减少受风面积。千万别在临时建筑物、广告牌、大树等附近避风雨。在建筑物密集的街道行走时，要注意落下物或飞来物。

2. 如果正在驾车行驶，则应立即将车开到地下停车场或隐蔽处。车辆停在空旷的地方，不要停在广告牌、临时建筑、枯树等下面。

3. 如果正在帐篷里，则应立即收起帐篷，到坚固结实的房屋中避风。

4. 如果在水中游泳，则应立即上岸避风避雨。

5. 如果正在室内，则应小心关好窗户，在窗玻璃上用胶布贴成“米”字图形，以防窗玻璃破碎。

6. 强台风过后不久，一定要在房子里或原先的藏身处待着不动。因为台风的“风眼”在上空掠过后，地面会风平浪静一段时间。通常，这种平静持续不到 1 个小时，风就会从相反的方向再度横扫过来，如果你是在户外躲避，那么此时就要转移到原来避风地的对侧。

7. 若感觉胸闷、头晕（台风伴随着暴雨、潮气，气压低），对于高血压、冠心病患者可以适当用些药物，尽量不要激动，出现不适时适当服些降压药。冠心病患者也可服些预防性药物，如丹参滴丸等。

8. 船只在海上遇到台风时，不要惊慌，应迅速驶出台风的危险半圆区。危险半圆是指在台风移动路径方向的台风右半部。

前期预防

台风来临前，船舶应听从指挥，立即到避风场所避风。加固港口设施，防止船舶走锚、搁浅和碰撞；应检查房屋是否牢固安全，若是危旧房屋马上离开避险；绑牢有可能被风吹落的物体，如花盆、护栏、遮雨棚、晒衣杆、室外天线等；准备适量的水及食物、蔬菜等，确保冰箱中的食物新鲜；准备好蜡烛、手电筒等，以备停电时使用；检查煤气及电路，留心火源。

第九章

突然事件时的急救

高楼着火

现在我们很多人都是住在楼房里的，还有不少人住在小高层。虽说楼房很不错，但是一旦失火，问题绝对是很严重的。毕竟，高层建筑因为楼道狭窄，楼层过高，非常不容易逃生，救援也相对困难，还易发生人员踩踏事故。因此，当高楼失火时，应迅速分析判断火势趋向和灾情发展的可能，抓住有利时机，掌握一定的逃生技能，选择合理的逃生路线和方法，争分夺秒地逃离火灾现场是非常必要的。

应对措施

1. 当房间内发生火灾时，切忌惊慌，可以用灭火器或者消防栓第一时间扑灭，此时还应呼喊周围的人出来参与灭火和报警，如果火势无法控制，应该立即自己疏散，并且走时要把房门关上，防止烟气进入过道。

2. 当起火点在其他房间或者楼层，开门前应该用手触摸一下门的把手，如果门锁的温度已经很高，或者烟雾从门缝中往里钻，则说明外面的火已经很大，千万不要贸然地打开房门，如果门锁温度正常，或者门缝没有烟雾钻进来，说明火离自己还有一段距离，这时候可以打开一道门缝，观察一下外面的情况。开门时应该用一只脚抵住门的下框，防止外面的热浪将门冲开，使火势蔓延。在确信大火并没有对自己构成威胁的情况下，这时候尽快地逃离火场。

3. 当离开房间发现起火部位就在本楼层时，应尽快就近跑向已知的紧急疏散出口，遇有防火门应该及时关上，如果楼道被烟气封锁或者包围的时候应该尽量降低身体尤其是头部的高度，用湿毛巾或者衣物堵住口鼻。

4. 如果着火点位于自己所处位置的上层，此时应向楼下逃去，直至到达安全地点；如果着火点位于自己所处位置的下层，且火和烟雾已封锁向下逃生的通道，应尽快往楼上逃生，楼顶平台是一个比较安全的场所；如楼顶有水箱，可用水浇湿自己的衣服，以抵御火焰的高温熏烤。

5. 在穿过火焰区浓烟区时，先用水将衣服浇湿、用湿毯子裹住全身或用湿衣服包住头部等裸露部位。以最低姿势或匍匐姿势快速前进，并用湿毛巾捂住口鼻。万一衣服着火，可就地打滚压灭火苗，不宜带火奔跑，以免加快空气的相对流动。

6. 通过楼梯、安全通道逃生。一般楼梯都有应急指示灯作标志，可以循着指示灯逃生。对于专门设有避难层的高层建筑，如果无法逃离大楼，可以暂时待在避难层等待援助。

7. 当大火和浓烟切断所有安全通道时，最好退到相对较安全的卫生间内作短暂避难。被困者进入卫生间后应将门窗关紧，缝隙堵严，拧开所有的水龙头放水。特别是浴缸中应不断放水，始终保持较高的水位，一方面便于取水泼浇门窗降温，另一方面火势发展到卫生间时，人还可以躺在浴缸中暂时躲避一下。

8. 被困时，要向外发出呼救的信号，除打电话报警外，还可以抛一些沙发垫、枕头这些软的物体，夜间则可用打开手电、应急照明灯等方式发出求救信号，帮助营救人员找到确切目标。

注意事项

1. 如果入住高层宾馆，首先要浏览一下住宿指南，看懂安全通道示意图（即贴在房间门上的逃生路线图），熟悉一下环境，搞清楚疏散通道、楼梯、安全出口与你所住房间的位置，查看一下报警器、救生器材等放置的部位等。

2. 切勿在浓烟弥漫中到处乱窜，不顾一切只身硬闯火海。

3. 逃生时切勿乘坐普通电梯。因为发生火灾后，都会断电而造成电梯“卡壳”，此外，电梯口直通大楼各层，火场上烟气涌入电梯井极易形成“烟囱效应”，人在电梯里随时会被浓烟毒气熏呛而窒息。

4. 切记千万不可钻到床底下、桌子底下、衣橱内、阁楼等狭窄的角落躲避火焰或烟雾。因为这些都是火灾现场中最危险的地方，而且又不易被消防人员发觉，难以获得及时的营救。

5. 在得不到及时救援，又身居楼层较高的情况下切不可盲目跳楼，可用房间内的床单、被里、窗帘等织物撕成能负重的布条连成绳索，系在窗户或阳台的构件上向楼下滑去，也可利用门窗、阳台、落水管等逃生自救。

6. 开窗跳楼是一种很被动的做法，除非已经身处绝境，别无他法了。跳的时候也要先用手拉住窗台底部，身体下垂，自然落下，这样做离地面高度可以减少，而且常常是双脚着地，会更加安全。

瓦斯爆炸

瓦斯，也就是沼气，是一种无色、无臭、无味、易燃、易爆的气体。我们经常能在电影中看到瓦斯爆炸的情景，也就是出现在矿难里。实际生活中，很多矿难也确实有瓦斯的原因。如果空气中瓦斯的浓度在5.5%～16%时，有明火的情况下就能发生爆炸。瓦斯爆炸会产生高温、高压、冲击波，并放出有毒气体，破坏巷道和器材设施并造成人员伤亡。

应对措施

1. 井下发生瓦斯爆炸事故时，一般都会有强大的爆炸声和连续的空气震动，产生很强的高温气浪，并产生大量的有害气体。此时，井下人员一定要沉着冷静，不要乱跑乱喊，积极采取自救逃生措施。

2. 迅速背向空气震动的地方，脸向下卧倒，头要尽量低些，用湿毛巾捂住口鼻，用衣服等物盖住身体，使肉体的外露部分尽量减少。在爆炸的一瞬间，要尽量屏住呼吸，防止吸入大量的高温有害气体。距离爆炸中心较近的作业人员，在采取上述自救措施后，迅速撤离现场，防止二次爆炸的发生。

3. 辨清方向，沿避灾路线尽快进入新鲜风流离开灾区。撤离过程中，最好由有经验的老职工带领同行。假如巷道破坏严重，又不知道撤退路线是否安全，就要设法找到避难硐室，或自己构造临时硐室，或到安全的地方去暂时躲避，用材料或衣服堵塞住有毒空气的入口，耐心地等待救援。躲避的地方要选择顶板坚固、没有有害气体，有水或离水近的地方，并且要时时注意附近情况变化，发现有危险时，就要转换地方。

4. 避灾时，每个人都要自觉遵守纪律，听从指挥，主动照顾受伤的人员，并严格控制矿灯的使用。要时时敲打铁道或铁管，发出呼救信号，并派有经验的职工出去侦察。经过探险确认安全后，组织大家逐步向井口退出，并在沿途做上信号标记，以便救护人员跟踪寻找。

5. 瓦斯爆炸后，应立即切断通往事故地点的一切电源，马上恢复通风，设法扑灭各种明火和残留火，以防再次引起爆炸。

6. 组织抢救时，参加抢救人员不能从风井入井，以免被有害气体伤害。

注意事项

预防瓦斯爆炸事故的关键是要加强井下通风，采用各种通风措施，保证井下瓦斯不超过规定含量，严格检查制度，低瓦斯井下每班至少检查2次，高瓦斯矿井中每班至少检查3次，发现有害气体超过规定，应及时采取封闭等必要措施。每个矿工应注意，在下井时，严禁携带烟蒂和点火物品，不要使用电炉和灯泡取暖。

井下透水

井下透水是指在地下矿藏开采过程中，凿穿隔壁，与大的水源，如地下河、水库、用水填充的旧矿等连通，形成矿灾事故。

井下透水常有一些征兆，如煤层发潮发暗，如果挖去一层仍是这样，说明附近有积水；巷道壁或顶扳“挂汗”，这是积水通过岩石微小裂隙时，凝聚于岩（煤）壁表面；煤层变凉，并且手放的时间越长，感到越凉；工作面顶板淋水加大，或出现压力水头；工作面温度降低。工作面可见到淡淡的雾气，使人感到阴凉；煤岩层裂缝中有水挤出，发出“嘶嘶”的响声，有时还可听到像低沉的雷声或开锅水声；工作面有害气体增加；煤壁或巷道壁“挂红”，如老空水，一般积存时间较长，水量补给少，通常称为“死水”，所以酸度大，水内含有含铁的氧化物或硫化矿物。这是接近老空积水的征兆。

应对措施

1. 井下突然出现透水事故时，井下工作人员应绝对听从班组长的统一指挥，按预先安排好的退却路线进行撤退，不要惊慌失措、各奔东西。万一迷失方向，必须朝有风流通过的上山巷道方向撤退。

2. 如透水事故发生并有瓦斯喷出可能时，探水人员带防护器具，或者在工作地点加强通风，保持空气的新鲜和畅通。不可把通风机关闭。

3. 被水隔绝在掌子面或上山巷道的作业人员应清醒沉着，不要慌乱，尽量避免体力消耗。全体井下人员还应做长期坚持的准备，所带干粮集中统一分配，不要无谓地浪费掉；关闭作业人员的矿灯，只留一盏灯供照明使用。

4. 井下被困人员应做到情绪稳定，坚定信心，同时要注意保存自己的体力，要想尽一切办法与外界取得联系，如用石块或其他工具有规律地敲击巷道、煤岩壁等，给抢救人员寻找自己创造条件。

注意事项

1. 在井下发现被困人员时，禁止用头灯光束直接照射被困人员的眼睛，以避免在强光刺射下瞳孔急剧收缩，造成失明。可用红布、纸张、衣服等罩住头灯，使光线减弱，也可以用布把被困人员眼睛蒙住，使瞳孔逐渐收缩，待恢复正常后才能见强光。

2. 发现被困人员时，不可立即抬运出井，应注意保持体温，抬到安全地点并在救护队的保护下，派医生对被困人员的身体进行检查，并给予必要的治疗（如包扎、输液、注射等）。

3. 在被困人员长期未进食的情况下，不能吃硬食物和过量饮食，以免发生意外，造成不良后果。

4. 救护队到达被困人员躲避地点时，在检查后确认躲避处无火源和其他危害时，可打开氧气瓶并放氧，使空气中氧含量增加。对于无氧气呼吸器的人员，禁止到躲避地点去。

井下冒顶

井下冒顶是指在地下矿井采掘时，通风道坍塌或上部矿岩层自然塌落的现象。是由于开采后，原先平衡的矿山压力遭到破坏而造成的。

大冒顶的征兆如下：顶板连续发生断裂声响，有如闷雷声；冒顶前压力的增大，煤壁受压后煤质变软、片帮增多，电钻打眼和采煤机割煤时均能感觉到省力；使用木支架时，支架大量折断；使用金属支柱时，快速下沉，连续发生咯咯的声响，支柱发颤，把耳朵贴在柱体上，可微微听到支柱受压的响声，容易出现“飞楔”现象，即顶梁柱被弹出或挤压；含有沼气的煤层，工作面沼气含量增大；有淋水的顶板，淋水增加。

应对措施

1. 对局部小冒顶出现后，应先检查冒顶地点附近顶板支架情况，处理好折伤、歪扭、变形的柱子；沿煤的顶板掏梁窝，将探板伸入梁窝，另一头立上柱子。

2. 发生局部范围较大的冒顶时，如伪顶冒落，且冒落已停止，可采用从冒顶两端向中间进行探板处理。如直接顶沿煤帮冒落，而且矸石继续下流，块度较小，采用探板处理有困难时，可采取打撞楔的办法处理。如上述两方法不能制止冒顶，就要另开切眼躲过冒顶区。

3. 发现采掘工作面有冒顶的预兆，自己又无法逃脱现场时，应立刻把身体靠向硬帮或有强硬支柱的地方。

4. 冒顶事故发生后，伤员要尽一切努力争取自行脱离事故现场。无法逃脱时，要尽可能把身体藏在支柱牢固或块岩石架起的空隙中，防止再受到伤害。

5. 当大面积冒顶堵塞巷道，即矿工们所说的“关门”时，作业人员堵塞在工作面，这时应沉着冷静，由班组长统一指挥，只留一盏灯供照明使用，并用铁锹、铁棒、石块等不停地敲打通风、排水的管道，向外报警，使救援人员能及时发现目标，准确迅速地展开抢救。

在撤离险区后，可能的情况下，迅速向井下及井上有关部门报告。

高空坠落

高空坠落伤是指人们日常工作或生活中，从高处坠落，受到高速的冲击力，使人体组织和器官遭到一定程度破坏而引起的损伤。多见于建筑施工和电梯安装等高空作业，也见于普通人，特别是儿童不慎从位于高层的家中阳台或窗户坠落，高空坠落常常会造成坠落者多个系统或多个器官的损伤，严重者可当场死亡。

应对措施

1. 如果不慎从高空坠下，在下坠过程中应尽可能地抓住任何能抓到的东西，如阳台的栏杆、雨棚的支架等以阻止下坠，要护好颈椎和头部，以减少伤害。

2. 一旦发现有人有坠楼危险，应尽快报警，并尽快组织人力在可能坠落的地方放置垫子，或拉起床单等，缓冲高空坠落的冲击力，减少坠落后发生严重摔伤的概率。

3. 发现有人坠落后，应立即检查伤情，拨打急救电话寻求救助，并去除伤员身上的用具和口袋中的硬物，以免在移动过程中挤压伤者。

4. 判断伤情，对症救治。一般来说，高空坠落时，足或臀部先着地，外力沿脊柱传导到颅脑而致伤；由高处仰面跌下时，背或腰部受冲击，可引起腰椎前纵韧带撕裂，椎体裂开或椎弓根骨折，易引起脊髓损伤。脑干损伤时常有较重的意识障碍、光反射消失等症状，也可有严重并发症的出现。

5. 妥善包扎伤员的创伤局部，但对疑颅底骨折和脑脊液漏患者切忌作填塞，以免导致颅内感染。

6. 颌面部伤员首先应保持呼吸道畅通，撤除假牙，清除移位的组织碎片、血凝块、口腔分泌物等，同时松解伤员的颈、胸部纽扣。

7. 对有周围血管伤，压迫伤部以上动脉干至骨骼的伤员，直接在伤口上放置厚敷料，绷带加压包扎以不出血和不影响肢体血循环为宜。当上述方法无效时可慎用止血带，原则上尽量缩短使用时间，一般以不超过1小时为宜，做好标记，注明上止血带时间。

8. 有条件时迅速给予静脉补液，补充血容量。

9. 在对伤员的搬运和转送过程中，注意伤员的颈部和躯干不能前屈或扭转，而应使脊柱伸直，绝对禁止一个抬肩一个抬腿的搬法，以免发生或加重截瘫，应快速平稳地将伤员送医院救治。

注意事项

从事高空作业的人员应配备必要的救生设施，以免发生意外；住在高层的住户应及时检修窗框，尽量让孩子远离阳台或窗口。

电梯事故

电梯是现代高层建筑的必备交通工具，无论是家庭出入或是公司上下班，电梯都被生活工作在高楼中的人们频繁地接触使用。可是近年来，电梯事故频发，被困电梯和电梯突然坠落等突发情况常使乘电梯的人惊慌不已，措手不及，因为没有抓住逃生时机，未能采取有效的应对措施和自救方法导致伤亡，这是非常遗憾的事情。所以说，掌握正确的电梯自救方法十分有必要。

应对措施

1. 如果被困在电梯内，被困者首先要保持冷静，不要采取过激的行为，如乱蹦乱跳等，应调整呼吸，尽量平稳、缓慢地吸气与呼气。因为在电梯的有限空间里，氧气的量也是有限的，人体在平静时耗氧量少，所以尽量保持镇静，可以使被困者在短时间内不会因低氧而窒息。

2. 用电梯内的电话或对讲机与外界联系，还可按下标盘上的警铃报警。如果手机有信号，被困者可拨打119，向消防员求助。除此之外，也可拍门叫喊，或脱下鞋子用力拍门，以便及时传递求救信号。

3. 被困者要合理控制情绪，科学分配体力，耐心等待救援，才是成功脱困的最好途径；在专业人员前来进行救援时，一定要听从救援人员的指挥，配合救援行动，以保证安全。

4. 如果电梯突然开始下坠，被困者应迅速按下每一层按键，如果有应急电源，可立即按下，在应急电源启动后，电梯可马上停止下落。如果应急按钮不能阻止电梯坠落，被困者应一只手紧攥电梯内的扶手，防止因重心不稳而摔伤。

5. 当电梯急剧下降时，被困者处于失重状态落地后容易引起身体损伤，甚至出现全身多处骨折。所以被困者应将整个背部和头部紧贴梯箱内壁，利用箱壁来保护脊椎，用手抱颈，避免脖子受伤。脖子比较脆弱，用手固定颈部可以减少颈椎骨折。同时使下肢呈弯曲状，脚尖点地、脚跟提起以减缓冲力。由于韧带富有弹性，下肢弯曲可减少电梯从高处坠地时对人体造成的伤害。

注意事项

1. 电梯突然停运时，不要强行扒开电梯门爬出，以免电梯突然开动造成危险。电梯天花板若有紧急出口，也不要爬出去。如果出口板意外关上，电梯就可能突然开动令人失去平衡，被困者因为不了解电梯停运时身处的楼层位置，在漆黑的电梯槽里，可能被电梯的缆索绊倒或因踩到油垢而滑倒，从电梯顶上掉下去。

2. 为了预防电梯事故的发生，乘客在乘坐电梯时，如发现电梯运转异常或电梯内有焦煳味，应停用并及时告诉维保人员，并在电梯口摆放警示标志；不乘坐太破旧和不符合使用标准的电梯；不要在电梯内乱蹦乱跳，上下电梯时不要相互推挤。

毒气泄漏

毒气是对有害的气体的统称，天然毒气有一氧化碳、一氧化氮、硫化氢、二氧化硫、氯气等，化学毒气有光气、双光气、氰化氢、芥子气等。毒气泄漏的特点是发生突然，扩散迅速，持续时间长，涉及面广。一旦出现毒气泄漏事故，往往引起人们的恐慌，处理不当则会产生严重的后果。因此，发生毒气泄漏事故后，如果现场人员无法控制泄漏，则应迅速报警并选择安全方法逃生。

应对措施

1. 在确认发生毒气泄漏后，应马上用手帕、餐巾纸、衣物等随手可及的物品捂住口鼻。手头如有水或饮料，最好把手帕、衣物等浸湿；尽可能戴上各种防毒眼镜、防护镜或游泳用的护目镜等；尽可能戴上手套，穿上雨衣、雨鞋等，或用床单、衣物遮住裸露的皮肤。如已备的防护服等防护装备，要及时穿戴。

2. 当毒气泄露量很大，而又无法采取措施防止泄露时，特别是在通风条件差、较封闭的场所，在场人员应判断毒源与风向，沿上风或侧上风路线，朝着远离毒源的方向迅速撤离现场。不要在低洼处滞留。

3. 到达安全地点后，要及时脱去被污染的衣服，用流动的水冲洗身体，特别是曾经裸露在毒气中的部分。如果毒物污染了眼部、皮肤，应立即用水冲洗；对于口服毒物的中毒者，应设法催吐，简单有效的办法是用手指刺激舌根；对腐蚀性毒物可口服牛奶、蛋清、植物油等进行保护。

4. 迅速拨打“120”，及早送医院救治。中毒人员在等待救援时应保持平静，避免剧烈运动，以免加重心肺负担致使病情恶化。

5. 中毒者移出毒区后，应放在空气新鲜、温度适宜的地方，立即解开妨碍呼吸和血液流通的衣物。如衣服被毒物污染须立即脱去，气温较低时要注意给中毒者保暖。

6. 如中毒者自己停止呼吸或呼吸极微弱时，应立即实行强制呼吸。一氧化碳、氮气、二氧化碳等气体造成呼吸窒息和触电的患者，可使用苏生器或徒手人工呼吸进行急救。

7. 对氨气、硫化氢、氯气、氧化氮等有刺激性介质的中毒者，只有在电击式的停止呼吸时才允许使用苏生器和徒手人工呼吸。对于继发性的呼吸障碍，严禁使用苏生器强制苏生和挤压式人工呼吸法，只能给予自然输氧并尽快将其送往医院抢救。

8. 对呼吸微弱或面色铁青的低氧患者，应迅速给予自然输氧。一氧化碳中毒者要给其输入纯净的氧气。其他毒物中毒者要给其输入80％的氧气。对呼吸微弱者在有条件的情况下，可对其输入含5％～7％二氧化碳的氧气，并给予较长时间的自然输氧。

身陷废墟

因为地震、房屋质量问题不合格等原因会导致房屋倒塌，如果人被压埋在废墟当中，时间越长生存希望越小，因此，学会埋压在废墟里的自救方法很有必要。

应对措施

1. 如果被埋压在废墟下，周围一片漆黑，只有极小的空间，首先要镇静，应尽量改善自己所处的生存环境。应设法避开身体上方不结实的倒塌物、悬挂物或其他危险物；搬开身边可搬动的碎砖瓦等杂物，扩大活动空间。但搬不动时不要勉强，防止周围杂物进一步倒塌；设法用砖石、木棍等支撑残垣断壁，以防余震时再被埋压。

2. 设法将双手从压塌物中抽出来，清除头部、胸前的杂物和口鼻附近的灰土，以免被倒塌建筑物的灰尘窒息；闻到煤气、毒气时，应尽量用湿衣服等物捂住口、鼻。

3. 若环境和体力许可，应想办法逃离险境，如发觉受埋周围有较大空间通道，可以试着从下面爬过去或者仰面蹭过去。必须记住，要把容易被勾住的物品解下来，如皮带等，以免中途被阻碍物挂住，并朝着有光线和空气的地方移动。

4. 如果找不到脱离险境的通道，尽量保存体力，用石块敲击能发出声响的物体，向外发出呼救信号，不要哭喊、急躁和盲目行动，这样会大量消耗精力和体力，尽可能控制自己的情绪或闭目休息，要坚定生存的信心，等待救援人员到来。

5. 如果被埋在废墟下的时间比较长，救援人员未到，就要想办法维持自己的生命，尽量寻找食品和饮用水，必要时自己的尿液也能起到解渴作用。

6. 当几个人被压在一起，而周围又易再次倒塌，应由一人先出来，先脱险的人把一头打了结的绳索或者表面粗糙容易抓住的皮带丢给待脱险者，等脱险者把它系在身上后，拉他迅速脱险。

灾后疫病扩散

我们都知道，大灾之后必有大疫。这是因为在洪水、泥石流、海啸、地震等自然灾害发生后，灾区的环境、基础卫生设施遭到严重破坏，粪便、垃圾、畜圈以及人畜尸体随着气温的升高而很快腐烂等都可能造成环境和水源污染，电力的破坏导致食物保存的难度增加，有可能导致食源性疾病或者食物中毒的发生。另外，蚊子、苍蝇和老鼠的密度也可能会在短时间内增加，自然疫源也随之扩散。而幸存者短时间内失去衣、食、住等起码的物质生活条件，人口密集，卫生条件极差，灾区居民精神上受到打击，正常生活规律被打乱，机体抵抗力下降，极容易感染疫病。

应对措施

1. 预防胃肠道传染病。保护水源，特别是生活饮用水，免受污染；用漂白粉或漂白粉精片（净水片）消毒生活饮用水，不喝生水。注意饮食卫生。饭前便后洗手，不吃腐败变质或受潮霉变的食品，不吃死亡的禽畜，不用脏水漱口或洗瓜果蔬菜，碗筷应煮沸或用消毒剂消毒，刀、砧板、抹布也应严格消毒，生熟食品应该分开存放，水产品和海鲜食物要煮熟煮透再吃。

2. 预防人畜共患病和自然疫源性疾病，如鼠疫、流行性出血热、炭疽等疾病：大力开展防鼠、灭鼠和杀虫、灭蚊为主的环境整治活动，降低蚊、虫、鼠等传播媒介的密度；要管好家禽家畜，猪、狗、鸡应圈养，不让其粪便污染环境及水源，猪、鸡粪发酵后再施用，死禽死畜要消毒后深埋；管好粪便厕所，禁止随地大小便，病人的粪尿要经石灰或漂白粉消毒后集中处理；临时居所和救灾帐篷要搭建在地势较高、干燥向阳的地带，在周围挖防鼠沟，要保持一定的坡度，以利于排水和保持地面干燥。床铺应距离地面2尺以上，不要睡地铺，减少人与鼠、蚊等媒介的接触机会；要做好鼠疫疫苗、出血热疫苗和有关药物的储备，以便应急使用。

3. 预防虫媒传染病。家畜家禽圈棚要经常洒灭蚊药，病人要隔离。清扫卫生死角，疏通下水道，喷洒消毒杀虫药水，消除蚊虫滋生地，降低蚊虫密度，切断传播途径。做好个人防护，避免被蚊虫叮咬，夜间睡觉挂蚊帐，露宿或夜间野外劳动时，暴露的皮肤应涂抹防蚊油，或者使用驱蚊药。根据疫情监测动态，及时给易感人群接种乙脑疫苗，同时做好葡萄糖酸锑钠、喷他脒、乙胺嘧啶、伯氨喹等紧缺药物的储备，一旦发生黑热病和疟疾方可有效治疗。

4. 预防经接触和土壤传播的疾病。如因地震房屋倒塌，地面裂缝，山体坍塌，江河污染等原因，造成人员外伤，易引起破伤风、钩端螺旋体病和经土壤传播的疾病，对各种原因引起皮肤破损的人员，必须及时注射破伤风抗毒素，对伤口进行清创缝合，给予有效的抗炎对症治疗，严重的送医院救治，教育广大群众破损的伤口不要与土壤直接接触。

5. 预防食源性疾病。勿食被水浸泡的食品，除了密封完好的罐头类食品外都不能食用；已死亡的畜禽、水产品；压在地下已腐烂的蔬菜、水果；来源不明的、无明确食品标志的食品；严重发霉（发霉率在30%以上）的大米、小麦、玉米、花生等；不能辨认的蘑菇及其他霉变食品。

6. 注意防寒保暖，正常饮食，避免因免疫力下降而发生感冒、流感，如有条件可预先服用连花清瘟胶囊（颗粒）等防治药物。

踩踏自救

在人多拥挤的地方发生踩踏事故的原因有多种，一般来讲，当在人流密集而空间狭窄处，人群因恐慌、愤怒、兴奋而情绪激动失去理智时，往往容易发生事故。在公共场所，如球场、商场、狭窄的街道、室内通道或楼梯、影院、酒吧、夜总会、火灾现场、庙会、活动举办场所、航行中的轮船等发生人群拥挤踩踏事件是非常危险的，当身处这样的环境中时，一定要提高安全防范意识。

应对措施

1. 在拥挤的人群中，要时刻保持警惕，当有人情绪不对、人群开始骚动时，就要做好准备保护自己和他人。此时脚下要敏感些，千万不能被绊倒，避免自己成为拥挤踩踏事件的诱发因素。

2. 当发现前面有人突然摔倒，要马上停下脚步，同时大声呼救，告知后面的人不要向前靠近。

3. 发觉拥挤的人群向着自己行走的方向拥来时，应该马上避到一旁，但是不要奔跑，以免摔倒。切记不要逆着人流前进，那样非常容易被推倒在地。每平方米 4 人是安全比例，如果超过这一比例最好走开，特别是当人群行进的时候。

4. 如果被卷入人流中，最好能选择在靠墙的两边行走，因为踩踏事件都是发生在人员最挤的中间部分，或者尽量抓住一样坚固牢靠的东西，如路灯柱、电线杆之类，待人群过去后，迅速而镇静地离开现场。

5. 如果在人流中被推倒，第一时间要用双手交叉放在颈部、后脑部，双臂夹在头部两侧；要想办法将双膝尽量前屈，护住胸腔和腹腔的重要脏器。此外，应顺势侧躺在地，这样还能形成一定空间保证呼吸。侧躺在地上可避免脊椎、脑部受到踩踏，即便腿部、身体侧面被踩成骨折，也不至于立即致命。

6. 拥挤踩踏事故发生后，一方面赶快报警，等待救援，另一方面，在医务人员到达现场前，要抓紧时间用科学的方法开展自救和互救。在救治中，要遵循先救重伤者、老人、儿童及妇女的原则。判断伤势的依据有：神志不清、呼之不应者伤势较重；脉搏急促而乏力者伤势较重；血压下降、瞳孔放大者伤势较重；有明显外伤、血流不止者伤势较重。当发现伤者呼吸、心跳停止时，要赶快进行心肺复苏。

注意事项

1. 拥挤时，一定不要采用体位前倾或者低重心的姿势，即便鞋子被踩掉，也不要贸然弯腰提鞋或系鞋带。

2. 如果路边有商店、咖啡馆等地方，可以进去暂避。切记不要逆着人流前进，那样非常容易被推倒在地。但切记远离店铺的玻璃窗，以防因玻璃破碎而被扎伤。

3. 当带着孩子遭遇拥挤的人群时，最好把孩子抱起来，避免其在混乱中被踩伤。

4. 如果在拥挤的人群中行走时，不论是掉钱还是掉手机，都不要去捡，否则极易被挤倒，发生危险。

5. 开车时遇到拥挤人群，切忌驾车穿越人群，倘若正与人群同一方向前进，不要停车观看，应马上转入小路、倒车或掉头，迅速驶离现场。倘若根本无法冲出重围，应将车停好，锁好车门，然后离开，躲入小巷、商店或民居。如果来不及找停车处，也要立刻停车，锁好车门，静静地留在车内，直至人群拥过。

第十章

中毒后的急救

白果中毒

白果就是银杏，外形如杏核大小，颜色偏白，味道香甜，可以煮或炒食，可入药，有祛痰、止咳、润肺、定喘等功效。但是，大量进食后可引起中毒，因为白果内含有氢氰酸毒素，毒性很强，遇热后毒性减小，所以说生食更易中毒。一般来讲，中毒多发生于儿童，年龄越小越易中毒。食用白果后经1～12小时的潜伏期而发病。此外，白果的外种皮有毒，能刺激皮肤引起接触性皮炎、发疱。有人接触还会出现过敏性皮炎。

中毒症状

1. 消化系统表现为恶心、呕吐、食欲不振、腹痛等症状。

2. 神经系统表现为头痛、烦躁不安、反应迟钝、惊厥、肢体强直、昏迷、瞳孔散大等症状。

3. 中毒严重者除上述症状外，还会出现瞳孔散大、呼吸困难、指甲青紫、呼吸衰竭、肺水肿、心力衰竭。少数患者会出现末梢神经功能障碍、感觉迟钝、肢体呈弛缓性瘫痪、膝反射减弱，甚至在中毒几日内因为呼吸衰竭而死亡。

救治措施

1. 将患者放置在安静避光处，以避免患者受到各种刺激而病情发作。

2. 应立即催吐，可用筷子、羽毛、手指等刺激咽喉引起呕吐，从而将毒物吐出。

3. 可服鸡蛋清或活性炭，以减轻毒素的继续吸收。

4. 中毒严重者应立即送往医院进行洗胃、导泻。若有条件可先用1：2000高锰酸钾液洗胃，再用50%硫酸镁40～80毫升进行导泻。还可用5%葡萄糖生理盐水2000毫升静脉滴注后，再肌内注射40毫升呋塞米，以加速毒素的排泄。

5. 中毒后呼吸困难及发绀者，给氧，并予呼吸兴奋剂；惊厥抽搐者，给予安定、苯巴比妥等镇静抗惊厥药。

预防措施

1. 切忌大量生食或食未经熟透的白果，婴儿勿食，有实邪者忌服。白果的有毒成分易溶于水，加热后毒性减轻，所以食用前可用清水浸泡1小时以上，再加热煮熟，食用时要除去肉中绿色的胚，均可大大提高食用白果的安全。

2. 采集时应避免白果与皮肤直接接触。

安眠药中毒

常用安眠药有苯巴比妥（鲁米那）、司可巴比妥（速可眠）、氯氮、氯丙嗪（冬眠灵）、甲喹酮（安眠酮）、安定等。安眠药一般是白色或类白色结晶性粉末，无臭，味微苦，几乎不溶于水，可溶于盐酸。遇酸或碱及受热易水解。安眠药可对中枢神经系统产生广泛抑制作用，用小剂量可镇静，中等量可催眠，大剂量可抗惊厥。如超过常用量的5～6倍量即可中毒，但大剂量服用则有麻醉作用，超过15倍量时患者往往因呼吸抑制或休克而死亡。安眠药中毒多见于误服或自杀者。

中毒症状

1. 安眠药中毒的一般症状为头晕、记忆力消失、嗜睡、共济失调、知觉消失、腱反射消失，严重者昏迷、抽搐、瞳孔扩大、对光反应消失。初期呼吸速率减慢且规则，以后则呼吸减慢而不规则。严重时呼吸困难，发绀、脉搏加速、血压下降、尿少、循环衰竭。

2. 轻度中毒。嗜睡，出现判断力和定向力障碍、步态不稳、言语不清、眼球震颤。各种反射存在，体温、脉搏、呼吸、血压正常。

3. 中度中毒。浅昏迷，用强刺激可唤醒，不能回答提问，很快又进入昏迷。腱反射消失、呼吸浅而慢，血压仍正常，角膜反射、咽反射存在。

4. 重度中毒。深昏迷，早期四肢肌张力增强，腱反射亢进，后期全身肌肉弛缓，各种反射消失。瞳孔对光反应存在，瞳孔时而散大，时而缩小。呼吸浅而慢，不规则或呈潮式呼吸。脉搏细速，血压下降。

救治措施

1. 如病人清醒在中毒6小时以内时，可用手指、筷子刺激患者咽喉催吐，用水或1∶2000～1∶5000高锰酸钾溶液洗胃。如超过6小时，药被吸收，洗胃作用不大，可用硫酸钠20克导泻，但忌用硫酸镁导泻。

2. 昏迷者可手导引或针刺人中、合谷、百会等穴。

3. 及时清除中毒者口、鼻内的分泌物，保持呼吸通畅。呼吸困难立即吸氧。

4. 有条件时可选用中枢兴奋药可刹米、山梗菜碱、戊四氮等。还可用5%～10%葡萄糖液加速尿40毫克进行静脉滴注，可促药物排出。

5. 对血压下降者用去甲肾上腺素或间羟胺静脉滴注，有惊厥者可用异戊巴比妥，昏迷时给予盐酸哌甲酯（利他林）、印防己毒素等兴奋剂。

6. 经简单急救处理后立即送往医院。

预防措施

1. 安眠药要妥善保存，放在儿童不易发现或够不到的地方，以免儿童误服。

2. 家中若有情绪低落或精神病患者，应该留心看护，以防其服药自杀。

酒精中毒

有些人嗜酒如命，一天不喝酒便像丢了魂似的。但是，过量饮酒容易造成酒精中毒。高剂量地摄入酒精造成血液里乙醇含量增加，血氧含量降低，导致低氧；或者高浓度的乙醇摄入导致了呼吸中枢和控制心跳的神经中枢的暂时性麻醉，导致了因为无法摄入氧气，或者养料不能送达全身，从而导致死亡。

中毒症状

中毒表现与饮酒量以及个体耐受性有关，临床将其分为三期：

（1）兴奋期。血乙醇浓度大于每升500毫克，有欣快感、结膜充血、轻微眩晕、兴奋多语，情绪不稳、喜怒无常，有攻击行为，也可沉默、孤僻。

（2）共济失调期。血乙醇浓度大于每升1500毫克，表现为肌肉运动不协调，如行动笨拙，步态不稳，言语含糊不清，眼球震颤、视物模糊，恶心、呕吐，思睡等。

（3）昏迷期。血乙醇浓度大于每升2500毫克，患者进入昏迷状态，脸色苍白，皮肤湿冷，口唇微紫，心跳加快，瞳孔散大，血压下降，呼吸减慢有鼾声，严重者可发生抽搐、呼吸、循环衰竭而危及生命。

救治措施

1. 对轻度醉酒者，应制止其再继续饮酒，给其服食一些解酒食物或饮品，如西瓜、果汁、绿豆汤、白开水等，不宜用浓茶和咖啡解酒。如无特别，一觉醒来即可自行康复；兴奋躁动的醉酒者必要时加以约束，避免活动以免发生外伤。注意保暖并维持正常体温。

2. 酒精中毒较重近于昏迷，且时间小于1小时者，应立即催吐（禁用阿扑吗啡，以免加重乙醇的抑制作用），用0.5%的活性炭或1%的碳酸氢钠洗胃；如时间超过1小时，则乙醇大多已被吸收入血，洗胃无大作用，应及时送医院处置。

3. 对昏迷、呼吸抑制者，可使用中枢兴奋剂。用纳洛酮0.4～0.8毫克肌注或静滴，有改善呼吸、促进病人清醒的作用，必要时可隔2～3小时重复使用一次。

4. 有脑水肿者，应予脱水降颅压治疗，可用20%甘露醇、果糖甘油等。

5. 对严重中毒者，为加速体内乙醇的清除，应尽快送往医院进行血液透析治疗。

预防措施

饮酒应量力而行，尽量以低度酒代替高度酒；对于酒精过敏者和婴幼儿应禁止饮用或食用含酒精的饮品和食物；嗜酒成瘾者应主动戒酒，积极进行治疗及康复治疗。

假酒中毒

假酒是指用高浓度甲醇，即工业用酒精制成的假冒白酒。以前我国就出现过假酒中毒的案例，所以我们喝酒时要提高警惕。

中毒症状

甲醇在进入人体经6～24小时的潜伏期后，急性中毒症状才会出现。急性甲醇中毒的早期症状与乙醇中毒时类似，包括心跳加速、腹痛、呕吐、腹泻、食欲不振、头痛、晕眩、全身虚弱、步态不稳、深肌腱反射增强等；较晚期会出现昏迷、抽搐、心搏变慢、左心衰竭、休克、白细胞升高、血尿、呼吸衰竭等。甲醇对眼睛伤害尤为明显，表现为缩小、视盘充血、视网膜水肿及失明。

救治措施

1. 立即把患者移开现场，脱去受到污染的衣物。

2. 用1%的碳酸氢钠洗胃，也就是小苏打水。

3. 已经吸收入血的患者，应以清除或解毒。初步地处理之后，必须要立即送往医院进行血液透析。

预防措施

在买酒和饮酒时要提高警觉心，不要购买通过非正规渠道出售的酒；不要随便饮用来源不明的酒；饮酒不要过量，喝酒前先闻及小口品尝味道，有任何异味则不要喝、喝酒后有任何与以前不同的感觉及异状，应立即就医，可将甲醇的伤害减到最低。

河豚中毒

河豚肉味道鲜美，但其皮肤、内脏及血液等含有的河豚毒素稳定而剧烈，日晒、盐腌和一般炒菜均不能破坏。因此，食入处理不当的河豚，毒素被吸收即可引起中毒。河豚毒素可使神经末端和神经中枢麻痹，人食用未去毒的河豚肉极有可能会死于呼吸中枢和血管神经中枢的麻痹。

中毒症状

其潜伏期很短，短至10～30分钟，长至3～6小时发病。发病急，来势凶猛。中毒者初期面部潮红，头痛，剧烈恶心、呕吐，腹痛、腹泻，继而感觉神经麻痹，如嘴唇、舌体、手指麻木、刺痛，然后出现运动神经症状，如手、臂、腿等处肌肉无力，运动艰难，身体摇摆，舌头麻木，语言不清，甚至因全身麻木而瘫痪。严重者可发绀、瞳孔先缩小后散大或两侧不对称、血压下降、心动过缓、呼吸困难，以至因呼吸衰竭而死亡。

救治措施

1. 中毒者应立即刺激咽部使之呕吐或口服1%硫酸铜溶液50～100毫升，必要时可用阿扑吗啡5毫克皮下注射。

2. 用1∶5000高锰酸钾溶液或0.5%药用炭悬液洗胃，高位清洁灌肠及口服硫酸钠导泻。

3. 静脉滴注10%葡萄糖液500～1000毫升，并加维生素C、葡萄糖醛酸等，亦可用呋塞米（速尿）或甘露醇等利尿剂加速毒物排泄。

4. 抗胆碱药物有一定对抗毒素作用，可选用阿托品2毫克或东莨菪碱0.5毫克或654－220毫克肌注或稀释后静注，每15～30分钟1次。

5. 呼吸浅表时可用尼可刹米0.375克及山梗菜碱3毫克交替肌注及吸氧。呼吸停止时应即施行气管插管及加压呼吸。必要时作气管切开。

6. 尽早应用大剂量肾上腺皮质激素。

预防措施

预防河豚中毒，首先要认识到河豚有毒，并能识别其形状，以防误食中毒。当然为了预防意外发生，人们还是不要为了贪一时的口味享受而去吃河豚，如果烹调，一定要经专业指导，要用浓度为2%的碳酸钠溶液浸泡24小时后洗净，经长时间的蒸煮才能食用。

煤气中毒

煤气中毒即一氧化碳中毒，一氧化碳是一种无色无味的气体，不易察觉。人一旦吸入一氧化碳，氧气便失去了与血红蛋白结合的机会，使组织细胞无法从血液中获得足够的氧气，致使呼吸困难。家庭中煤气中毒主要指一氧化碳中毒、液化石油气、管道煤气、天然气中毒，多发生于冬天用煤炉取暖，门窗紧闭，排烟不良时或液化灶具漏泄或煤气管道漏泄等。

中毒症状

根据中毒者吸入空气中所含一氧化碳的浓度、中毒时间的长短，可分为三型：

1. 轻型。中毒时间短，血液中碳氧血红蛋白为10%～20%。表现为中毒的早期症状，头痛眩晕、心悸、恶心、呕吐、四肢无力，甚至出现短暂的昏厥，一般神志尚清醒，吸入新鲜空气，脱离中毒环境后，症状迅速消失，一般不留后遗症。

2. 中型。中毒时间稍长，血液中碳氧血红蛋白占30%～40%，在轻型症状的基础上，可出现虚脱或昏迷。皮肤和黏膜呈现煤气中毒特有的樱桃红色。如抢救及时，可迅速清醒，数天内完全恢复，一般无后遗症状。

3. 重型。发现时间过晚，吸入煤气过多，或在短时间内吸入高浓度的一氧化碳，血液碳氧血红蛋白浓度常在50%以上，病人呈现深度昏迷，各种反射消失，大小便失禁，四肢厥冷，血压下降，呼吸急促，会很快死亡。一般昏迷时间越长，预后越严重，常留有痴呆、记忆力和理解力减退、肢体瘫痪等后遗症。

救治措施

1. 应尽快让病人离开中毒环境，移病人于通风良好、空气新鲜的地方，注意保暖，并立即打开门窗，流通空气。

2. 注意在保证中毒环境空气流通前，禁止使用易产生明火、电火花的设备，如电灯、电话、手机、电视、燃气灶、手电筒、蜡烛等，防止一氧化碳浓度过高遇明火发生爆炸。

3. 松解中毒者的衣扣，保持呼吸道通畅，清除口鼻分泌物，让其安静休息。

4. 在最短的时间内，检查病人呼吸、脉搏、血压情况，如果呼吸心跳停止，立即进行人工呼吸和心脏按压。

5. 立即进行针刺治疗，取穴为太阳、列缺、人中、少商、十宣、合谷、涌泉、足三里等。轻、中度中毒者，针刺后可以逐渐苏醒。

6. 为了预防或减轻脑水肿症状，应及时应用脱水剂如甘露醇与高渗葡萄糖等交替静脉滴注，同时并用利尿剂及地塞米松。

7. 尽快将中毒者送往医院，有条件应立即转医院高压氧舱室作高压氧治疗，尤适用于中、重型煤气中毒患者，不仅可使病者苏醒，还可使后遗症减少。

预防措施

1. 大多数平房住户还使用煤炉取暖做饭，如发现煤炉有破损、锈蚀、漏气等问题，要及时更换并修补；要检查烟道是否畅通，有无堵塞物；烟囱的出风口要安装弯头，出口不能朝北，以防因大风造成煤气倒灌；烟囱接口处要顺茬儿接牢（粗口朝下、细口朝上），严防漏气；屋内必须安装风斗，要经常检查风斗、烟道是否堵塞，做到及时清理；每天晚上睡觉前要检查炉火是否封好、炉盖是否盖严、风门是否打开。

2. 使用天然气、管道煤气的家庭要经常擦拭灶具，保证灶具不致造成人体污染，在使用煤气开关后，应用肥皂洗手，并用流水冲净。在厨房内安装排气扇或排油烟机；随时注意煤气阀门是否关紧；一定要使用煤气专用橡胶软管，不能用尼龙、乙烯管或破旧管子，每半年检查一次管道通路。

豆浆中毒

豆浆含有丰富的植物蛋白和磷脂等其他营养物质，是一种健康饮品，但是生豆浆中含有一种有毒的胰蛋白酶抑制物，可抑制体内蛋白酶的正常活性，并对胃肠有刺激作用。

中毒症状

豆浆中毒的潜伏期很短，一般为 30 分钟至 1 小时。主要症状表现为恶心、呕吐、腹胀、腹泻、食管和胃有烧灼感；可伴有腹痛、头晕、乏力等症；一般不发热。

救治措施

因为饮用生豆浆而中毒本身并无太大的危险，一般来说，轻者在几个小时后可自行缓解，恢复正常；较重者由于呕吐症状，一般可以自行吐出胃内毒物，不必给予催吐；呕吐和腹泻较为剧烈者容易出现脱水，应进行输液治疗，一般来说，中毒者输 5% 的葡萄糖盐水、氯化钾、维生素 C、维生素 B_6 等即可。

预防措施

预防豆浆中毒的根本方法就是把豆浆彻底煮开后再饮用。需要提醒的是，当把豆浆加热到一定温度时，豆浆开始出现泡沫，此时豆浆还未煮开。应适当减小火力继续加热至泡沫消失、豆浆沸腾。然后再持续加热 5～10 分钟。这时豆浆才彻底煮熟，饮用才不会发生中毒。若豆浆量较大或较稠，加热时一定要不断地搅拌，使其受热均匀，防止烧煳锅底。另外，市场上销售的豆粉，出厂前已经过高温加热处理，饮用豆粉冲的豆浆不会中毒。

苦杏仁中毒

苦杏仁是食品，也是一味中药，但过量服用的苦杏仁会在酶的作用下，通过水及胃酸即慢慢分解放出氢氰酸而致使人呼吸麻痹中毒。一般来说，小儿误食苦杏仁 10～20 粒，成人 20～60 粒（相当于 6～18 克）即可引起中毒。如成人服 50～120 粒即可导致死亡。需要注意的是，桃仁、樱桃仁、杨梅仁、李子仁、苹果仁、亚麻仁也含有和苦杏仁相同的酶，不能食用过量。

中毒症状

大剂量的苦杏仁内服后在 30 分钟至 5 小时发病，首先有黏膜刺激甚至腐蚀症状，目中苦涩、咽喉疾痒、有烧灼感、流涎、恶心呕吐、腹泻，常为水样便，头痛眩晕、乏力、心跳加快，血压升高。继而出现不同程度的呼吸困难、胸闷，严重者可意识不清、呼吸急促、四肢冰冷、昏迷，常发出尖叫。继而意识丧失，瞳孔散大、对光反射消失，牙关紧闭，最后呼吸变浅极不规则，呈潮式呼吸，四肢厥冷，深度昏迷，休克，死于呼吸麻痹和细胞窒息，呼吸常先于心跳停止，中毒病人血呈鲜红色，不凝固。

救治措施

1. 发现中毒后应立即设法催吐，可用筷子、勺子或手指刺激咽后壁，促使病人吐出毒物，有条件者可用 1∶1000 的高锰酸钾水，让病人喝下去再吐出，以洗出胃内残留的毒物。

2. 用甘草、黑大枣各 120 克煎服，或新鲜萝卜 1500～2000 克洗净，捣烂取汁内服，也可用绿豆煎汤或用绿豆粉冲服。经上述处理后，症状不见减轻，应尽快送往医院抢救。

3. 氰化物解毒治疗。吸入亚硝酸异戊酯 0.2 毫升，每隔 1～2 分钟一次，每次 15～30 秒。数次后，改为静脉注射亚硝酸钠溶液，成人用 3%溶液（以每千克体重 6～12 毫克计）；小儿用 1%溶液，以每分钟 2～3 毫升静脉注射。亦可用依地酸二钴，剂量为每千克体重 5～15 毫克，溶于 50%葡萄糖溶液 40～60 毫升中缓慢静脉注射，其后可静脉注射 50%硫代硫酸钠溶液 25～50 毫升；小儿用 20%硫代硫酸钠，按每次每千克体重 0.25～0.5 克，如症状仍未改善者，则 1 小时后，重复静注硫代硫酸钠，剂量减半或用全量，直到病情好转为止。

预防措施

预防苦杏仁中毒，最重要的就是不生吃苦杏仁，也不要服用苦杏仁汤。在杏熟季节里，如煮熟或炒熟食用，也当控制用量，否则也可能发生中毒；苦、甜杏仁应当鉴别，苦杏仁味苦涩，呈扁心脏形，顶端尖，基部钝圆而厚，左右略不对称；甜杏仁味淡甘，大而扁，基部略对称。不能将苦杏仁误作甜杏仁而生食。

荔枝中毒

荔枝味甘酸，性温，是我国南方的一种鲜美多汁的水果，有生津益血、健脾止泻等作用。但如果连续食用大量荔枝，尤其是在空腹情况下，会导致人体内的储糖量减少而引发低血糖，这称为荔枝急性中毒。

中毒症状

患者可轻度发热，偶有高热，发作时有头昏、出汗、面色苍白、乏力、心慌气短、腹泻、腹痛、口渴、饥饿等症状；重者可突然昏迷，神经系统症状显著，大多有阵发性抽搐或某生理反射迟钝或消失，瞳孔缩小或散大，或面肌、四肢瘫痪，大多在 1～2 日内消失，在循环系统方面，可有四肢厥冷、脉搏细数、发绀、血压低症状。

救治措施

1. 神志清醒者应立即口服浓糖水，或口服糖块以补充血糖。

2. 昏迷者应立即静脉注射 50%葡萄糖溶液 40～60 毫升。

3. 有高热可用冰袋等物理降温或用退热药，抽搐者可选安定、苯巴比妥类。

4. 轻者在补充血糖后会很快恢复，出现中毒症状明显者要及时到医院救治。

预防措施

每日进食荔枝一般不要超过 300 克，而且不要空腹进食，对荔枝过敏的人、糖尿病患者及阴虚火旺者要禁食或慎食。在食用后，可适当服用五花茶、绿豆汤，亦可选取生地，配以适量蜜枣煲水当茶以减少上火症状。

夹竹桃中毒

夹竹桃的主要毒性成分为多种强心苷。夹竹桃全株有大毒，含有多种强心毒苷，干燥的夹竹桃 3 克就能使人死亡。夹竹桃生物碱直接刺激延髓呕吐中枢，对胃肠道有强烈的刺激作用。夹竹桃毒素可直接刺激心脏，使心肌收缩力增强，心肌的应激功能增加，对房室传导有直接抑制作用。

中毒症状

夹竹桃中毒与洋地黄类药物中毒的临床症状相似，表现为恶心、呕吐、食欲不振、腹痛、腹泻、便血、头昏、头痛、四肢麻木、烦躁、神志不清、抽搐、暂时性痴呆、紫斑；可出现心律失常，如前期收缩、传导阻滞、房室分离、心房颤动等，严重者可出现完全性房室传导阻滞等，同时还可发生房室传导阻滞、发作性心动过速及窦性心动过缓等。轻症中毒者可在1～2周内自然恢复，重症者会因循环衰竭而死亡。

救治措施

1. 中毒后立即用0.5%药用炭混悬液，或用1：5000的高锰酸钾液，或浓茶水，或0.5%鞣酸溶液洗胃，同时服用硫酸钠或硫酸镁导泻。

2. 静脉输入5%糖盐水或10%葡萄糖注射液，补液量在2000～3000毫升，促进毒素排出。

3. 对出现呼吸困难者，可应用呼吸兴奋剂，如山梗菜碱、尼可刹米、二甲弗林等。

4. 对有心律失常或心动过速者，给予氯化钾1.5～3克溶于10%葡萄糖液内，在心电监护下静滴1～2小时，心律转为正常后停止滴钾，也可用静脉注射普鲁卡因胺或苯妥英钠，控制心律失常。对心动过缓者，可给予阿托品或654—2。

5. 另外可用甘草15克，绿豆30克，浓煎加糖，分2次服。

苍耳子中毒

苍耳子为菊科植物苍耳干燥、成熟带总苞的果实，有散风除湿，通窍止痛的功效，为临床常用药。全株有毒，以果实最毒，鲜叶比干叶毒，嫩叶比老叶毒。其主要成分苍耳苷、生物碱和鼠李糖等可损害心、肺、肝、肾脏等器官，甚至致人死亡。

中毒症状

中毒的潜伏期因食入物不同而异，一般为2～3天，快者4小时即可发作，直接吃生苍耳子者食后4～8小时发病，食苍耳子饼者10～24小时发病，食幼苗者1～5天发作。其症状为头晕、头痛、乏力、食欲减退、口干、恶心、呕吐、腹痛腹泻、颜面潮红、结膜充血、荨麻疹等。此时如即时停服苍耳子，有时可不经治疗，数日后能自行恢复健康。较重时，可见精神萎靡，烦躁不安或嗜睡，肝区痛、肝大、黄疸、发热、高血压，鼻、胃肠道等广泛出血。尿常规改变或少尿，眼睑水肿。严重者发生中毒性肝病，出现腹水，有的中毒者迅速发生惊厥进入昏迷。

救治措施

1. 早期宜用催吐法，吐后即用牛奶或豆浆500毫升温服。若服大量超过4小时者，应及早用1%～2%食盐水作高位灌肠；并应暂停饮食数小时至一天。

2. 静脉滴注5%葡萄糖生理盐水，并大量饮糖水。可用甘草30克、绿豆120克，煎汤内服或板蓝根120克，水煎分2次早晚服。如有心力衰竭、肺水肿及尿闭者应限制输液量。

3. 可注射维生素K预防出血，必要时考虑输血浆，有出血倾向者，可服中药双花、生地、丹皮、甘草、白茅根、小蓟等清热解毒，凉血止血。

4. 有肝脏损害者，可服枸橼酸胆碱、维生素B_1、维生素B_{12}，或肌肉注射甲硫氨基酸等保肝药物，并给低脂饮食，在治疗期间暂禁脂肪类食物。

预防措施

苍耳子的幼苗形似黄豆芽，要学会分辨，不要误食；禁止随意生食嫩叶或果实；服用含苍耳子的药物应严格掌握剂量，按医嘱服用。

万年青中毒

万年青有强心利尿作用，但是也有毒性。万年青含有万年青苷A、万年青苷B、万年青苷C、万年青苷D，过量服用会中毒，对心肌有直接抑制作用；其中毒剂量因产地和患者个体差异不同而不同，有用 4 克即发生中毒致死，亦有用 60 克治疗心律失常而未见毒副作用者。

中毒症状

一般在服用后在 1～2 小时出现恶心、呕吐、头痛、眩晕、眼花、视物模糊、流涎、食欲不振、腹痛、腹泻、胸闷、心前区压迫感、四肢麻木、肢端厥冷、皮肤苍白、心跳缓慢、血压下降等症状；严重者有烦躁不安、昏迷、瞳孔散大、四肢抽搐、心律失常、室性期前收缩、传导阻滞、房性或室性心动过速、窦性心动过速或过缓、甚至引起阵发性心房颤动及心房扑动，或严重传导阻滞而死亡。

救治措施

1. 轻度中毒应立即停药；反应大者应立即催吐，用浓茶或 1∶5000 高锰酸钾溶液洗胃，硫酸镁导泻，内服通用解毒剂或鞣酸蛋白。

2. 如有重度房室传导阻滞、窦性心动过缓、窦房结阻滞、窦性停搏，可用阿托品静滴或皮下注射。

3. 如出现心律失常时，可用苯妥英钠静注，待转为窦性心律后，改用口服维持。

4. 出现室上性心动过速，可用维拉帕米（异搏定），口服即可，对于房室传导阻滞及心源性休克的病人禁用。

5. 补充钾盐，一般每天口服 3～6 克，重者予以 1.5～2.0 克氯化钾加入 5%葡萄糖液 500 毫升中在 2 小时内作静脉滴完，可纠正心脏异位节律。

马钱子中毒

马钱子是马钱科植物马钱或云南马钱的干燥成熟种子，含有士的宁等，对脊髓神经有高度兴奋作用，具有通络止痛，散结消肿的功效，多用于治疗脊柱关节病；但也对大脑皮质及延脑有抑制作用，容易引起中毒。

中毒症状

1. 轻度中毒。头痛、头晕，舌麻，口唇发紧，全身肌肉轻度抽搐，精神神经轻度失常（好奇、醉酒感、恐惧）。

2. 中度中毒，严重时可见全身肌肉强直性痉挛，角弓反张，牙关紧闭，苦笑状，双目凝视，渐至发绀，瞳孔散大，脉搏加快。此外，尚有非典型性临床表现，如耳鸣、耳聋、双侧面神经麻痹等。

3. 严重中毒，可致心搏骤停而死亡。

救治措施

1. 让中毒者静卧暗室，避免各种音光刺激。

2. 对轻度中毒者，可用香油约 50 毫升加白砂糖适量，混匀灌服；或肉桂 6～9 克，水煎服；或黄芩 60 克，水煎服。

3. 对较严重者，可插入胃管，先灌入解毒剂（半杯水中加鞣酸 1 克或 1 杯水中加碘酊或复方碘溶液 1～2 毫升），使士的宁沉淀成不溶性物质，再以 1∶5000 高锰酸钾溶液洗胃，最后胃内留置药用炭 30 克悬液。

4. 对痉挛不能控制者，可用 10%水合氯醛 10～15 毫升保留灌肠或用安定。亦可用乙醚或氯仿吸入麻醉，直至抽搐停止或安静入睡，但用量不宜过大，以防影响呼吸及血压。

5. 禁用酸性饮料、内服酸性药物、阿片类药物。

预防措施

严格控制剂量，初次服用剂量不宜过大，服用马钱子制剂时，1 次服用士的宁含量应控制在 6 毫克左右；马钱子内服必须经过炮制，炮制时无论砂烫或油炸均须掌握好火候，炸烫过度则药效降低，过嫩则毒性较大，服后易中毒。

棉籽中毒

棉籽含棉子色素腺体，以棉籽酚类色素为主，可引起神经、血液、肝、肾等脏器组织细胞的损害，还影响性腺和生殖细胞。误服棉籽、棉籽饼，大量或长期食用未加精制的棉籽油（内含棉酚高于国家标准多倍）均可致棉酚中毒，患者多见于产棉区。

中毒症状

大量食用则发病快、症状重。一般在进食后 2～4 天发病，短者仅数小时。轻度急性中毒症状有恶心、呕吐、胃部烧灼感、腹胀、便秘等症状。病情加重，有精神萎靡、烦躁不安、流涎；严重中毒出现嗜睡、昏迷、抽搐，同时可出现心动过缓、血压降低、心力衰竭、肺水肿和肝、肾功能衰竭。若在夏季大量进食本品，可出现高热、口唇及肢体麻木、皮肤红而无汗，伴烧灼、针刺或瘙痒感。

救治措施

食入时间不久者当给予催吐及洗胃并服泻剂，食入时间超过半日者应给予高位洗肠，静脉输液，纠正脱水及电解质紊乱，病人易有低钾血症，应及时补钾，开始静脉滴注5～10 天，以后口服维持量 10～30 天，对复发病例，需用维持量更久。在补钾过程中，应以心电图及血钾测定值做参考。可试用二巯基丙磺酸钠 5％溶液治疗，每千克体重 0.1 毫升，皮下或肌肉注射，每日 1 次，3 天为一个疗程，间隔 3～7 天再进行第 2 个疗程。

预防措施

预防中毒主要在于宣传棉籽有毒，不能食；加工处理棉籽，必须先加热、加碱、太阳曝晒及发酵处理。

亚硝酸盐中毒

亚硝酸盐为白色至淡黄色粉末或颗粒状，味微咸，易溶于水，外观及滋味都与食盐相似。亚硝酸盐能使血液中正常携氧的低铁血红蛋白氧化成高铁血红蛋白，因而失去携氧能力而引起组织低氧，食入 0.2～0.5 克的亚硝酸盐即可引起中毒甚至死亡。

中毒原因一般是食用硝酸盐或亚硝酸盐含量较高的腌制肉制品、泡菜及变质的蔬菜而引起中毒，或者误将工业用亚硝酸钠作为食盐食用而引起。

中毒症状

其潜伏期 1～3 小时，长者可达 20 小时。发病急，中毒表现为口唇、舌尖、指尖青紫等低氧症状；重者有头痛、头晕、乏力、胸闷、气短、心悸、恶心、呕吐、腹痛、腹泻、腹胀等；中毒严重中毒者可昏迷、抽搐、呼吸肌麻痹等，如抢救不及时，可在 2 小时内死亡。

救治措施

1. 立即将中毒者安置在空气新鲜、通风良好的环境中休息；注意保暖，令其大量饮水，轻者可自行恢复；重者应给予催吐、洗胃以及导泻。

2. 亚甲蓝（美蓝）是亚硝酸盐中毒的特效解毒剂，能还原高铁血红蛋白，恢复正常输氧功能。用量以每千克体重 1～2 毫克计算。同时加入 5％～10％葡萄糖中静推，可提高血液渗透压，能增加解毒功能并有短暂利尿作用。

3. 如果中毒者面色发青，口唇发绀，静脉血呈蓝紫色，应立即给予吸氧。

4. 病情平稳后，给予能量合剂、维生素 C 等支持疗法。

预防措施

不要买假盐；禁食变质、腐烂的蔬菜，煮熟的菜不可存放过久，一次不要过多吃叶菜；腌菜一般应超过 20 天才能食用；不用苦井水、蒸锅水煮饭。

毒蘑菇中毒

毒蘑菇是毒蕈的俗称。毒蕈是指食后可引起中毒的蕈类。目前，在我国已鉴定的蕈类中，可食用蕈近300种；有毒蕈类100多种，其中含有剧毒可致死的近10种。毒蕈的有毒成分十分复杂，一种毒蕈可以含有几种毒素，而一种毒素又可以存在于多种毒蕈中，由于某些毒蕈的外观与无毒蕈相似，常因误食而引起中毒。

中毒症状

毒蘑菇所含毒素为蕈毒素。因其含有毒成分不同，中毒后的症状在临床上可分为五种类型：

1. 胃肠型。潜伏期为30分钟至6小时，有恶心、剧烈呕吐、腹泻等症状。

2. 神经精神型。潜伏期为10分钟至2小时，除胃肠炎症状外，尚有流涎、流泪，严重者可出现幻觉、精神错乱等。

3. 溶血型。潜伏期为6至12小时，可出现急性贫血、黄疸、肝脾肿大、血红蛋白尿。

4. 脏器损害型。潜伏期为10至24小时，临床上分潜伏期、胃肠期、假愈期、内脏损害期和恢复期，应特别注意假愈期，因为此时病人无任何症状，但毒素正向肝肾内脏侵犯，病情恶化较快，可导致死亡。

5. 光过敏性皮炎型。潜伏期约24小时，与光接触部位皮肤肿胀，指尖剧痛、指甲根部出血，嘴唇肿胀外翻。

救治措施

1. 让中毒者立即大量饮用温开水、稀盐水或绿豆汤，然后把手指伸进咽部催吐，以减少毒素的吸收；对已发生昏迷的患者不要强行向其口内灌水，防止窒息；应为患者加盖毛毯保温。

2. 为防止反复呕吐发生的脱水，最好让中毒者饮用加入少量食盐和食用糖的“糖盐水”，以补充体液的流失，防止休克发生。

3. 对症给药。阿托品适用于含毒蕈碱的毒蕈中毒，凡出现流涎、恶心、腹泻、多汗、瞳孔缩小、心动过缓等均应及早应用；巯基络合剂适用于白毒伞、毒伞、竭鳞小伞等肝损害型毒蕈中毒。

4. 当出现急性中毒性肝病、中毒性心肌病、急性溶血性贫血时应及早应用肾上腺皮质激素。出血严重时应予以输血。

预防措施

该病主要因误食毒蕈引起，因此预防本病的关键是切勿随意采食蕈类。绝对不要采食顶上有凸起的疙瘩肉瘤，柄上有环状物（脚苞），根上有环状托，有苦、辣、酸、麻及其他恶味，色彩鲜艳，采后易变色，浆汁多并浑浊像牛奶等形态的蘑菇，它们极有可能含有毒性。

发芽马铃薯中毒

马铃薯俗称土豆或洋山芋，属茄科，含龙葵素，是一种有毒成分。马铃薯正常情况下含龙葵素较少，在贮藏过程中逐渐增加，但马铃薯发芽后，其幼芽和芽眼部分的龙葵素含量激增，人食入后可引起中毒。龙葵素对胃肠道黏膜有较强的刺激作用，对呼吸中枢有麻痹作用，并能引起脑水肿、充血。此外，龙葵素对红细胞有溶血作用。

中毒症状

急性发芽马铃薯中毒一般在食后数十分钟至数小时发病。先有咽喉及口内刺痒或灼热感。继有恶心、剧烈呕吐、上腹部灼烧感或疼痛、腹泻等症状。轻者1～2天自愈；重者因剧烈呕吐而有失水及电解质紊乱，血压下降等症状；严重中毒患者有昏迷及抽搐，最后因心脏衰竭、呼吸中枢麻痹而导致死亡。

救治措施

1. 中毒较轻者，可多饮糖茶水、淡盐水、绿豆汤等解毒。

2. 中毒重者，应立即用手指、筷子等刺激其舌根部催吐，然后用浓茶水（或 1∶5000 高锰酸钾溶液）300～500 毫升洗胃，反复多次，尽量将胃内尚未被吸收的毒素排出。洗胃后再口服硫酸镁 20～25 克（溶于半杯或 1 杯水中）导泻。

3. 适当饮用食醋。龙葵素是一种弱碱性生物碱，遇醋酸可分解成糖根和糖类。

4. 呼吸困难时积极给氧和应用适量呼吸兴奋剂。呼吸中枢麻痹用人工呼吸机。

5. 中毒重者，昏迷时可用针刺其人中、涌泉穴急救；呼吸、衰竭时，应行人工呼吸。同时应立即送附近医院救治。

预防措施

土豆应贮存在低温、通风、无直射阳光的地方，凡发芽的马铃薯，特别是皮变紫绿色，芽、眼、皮里有腐烂处时，应一律丢弃勿食。

鱼胆中毒

我们吃鱼的时候，都会在鱼肚子里发现一块很黑的东西，这就是鱼胆。通常说来，鱼胆都是要完全清除的，因为鱼胆有毒。鱼胆中含胆汁毒素，能损害人体肝、肾，使其变性坏死。可损伤脑细胞和心肌，造成神经系统和心血管系统的病变。引起中毒的鱼种有白鲫鱼、草鱼、鲩鱼、鲤鱼、青鱼、鲳鱼、包头鱼等。

中毒症状

其潜伏期一般为 2～6 小时，最短半小时，最长约 14 小时。发作时多数患者有恶心、呕吐、上腹部疼痛、腹泻、稀水便或糊状大便；肝脏肿大、有触痛，并有黄疸、肝功能异常、严重者有腹水，甚至发生昏迷等；全身水肿，少尿，血压升高，严重者可发生尿闭、肾脏损害表现常发生在食用本品 3 天以后；严重者可发生急性溶血、便血以及皮肤出血点。多数患者尚有血红蛋白尿。

救治措施

1. 对中毒者应立即进行催吐或洗胃。可用 1%硫酸铜 50～100 毫升口服催吐，0.5%～1%高锰酸钾或活性炭悬液反复洗胃，洗毕用 50%硫酸镁 50 毫升导泻。

2. 重症患者可静滴氢化可的松 100～300 毫克或地塞米松 5～10 毫克。

3. 病人卧床安静休息，专人看护，多饮水，低蛋白、低盐饮食。

4. 口服或静脉注射葡萄糖葡醛内酯及大量维生素 C 等保肝药物及时护肝。

5. 应积极进行对症治疗：如给腹痛者用颠茄类药物、惊厥抽搐者酌情应用镇静剂、因患者频繁的吐泻可能会出现体内失水，有输液条件时可给予静脉补液，无输液条件也可给口服淡糖水、金银花水、生甘草水、生姜水等。

6. 重者需速送医院抢救，防治急性肾功能衰竭早期透析治疗。

沥青中毒

沥青中含有吖啶、酚类、苯、吡啶、蒽类、萘等物质，这些物质极易挥发，经过一定的时间，在一定的温度下就会自然地、逐渐地从沥青中挥发出来，凝留在沥青表面上或混在空气中。如果包装不良或防护不周，就会使人中毒。

中毒症状

一般接触沥青粉尘或烟雾后，特别是在日光照射下，经 4～5 小时，面部、颈部及四肢暴露部位即可发生大片红斑，同时伴有刺痒的痛感，重者局部有水肿、起水泡及渗液。全身反应有头痛、头晕、恶心、呕吐、腹痛、腹泻、胸闷、心悸、呼吸急促等，严重者可出现黄疸、血尿，甚至虚脱、昏迷。此外，沥青粉尘或蒸发物可堵塞皮肤毛囊孔，使皮肤干燥、粗糙、增厚或产生赘生物。眼睛可发生结膜炎，两眼红肿、怕光、流泪，有眼内异物感或干燥感）呼吸道可发生鼻炎、喉炎及支气管炎，表现为鼻痒、流涕、咳嗽，咳痰等。

救治措施

1. 立即使中毒者脱离沥青，在阴凉处休息，避免再次受阳光照射。

2. 若皮肤被沥青烫伤或残留沥青，可用2%小苏打水清洗，然后再根据皮肤损害情况，给予湿敷或涂擦比较缓和的保护性膏剂。皮肤红肿、红斑者、可用含有氧化锌（或滑石粉）、淀粉、甘油及水各等量的膏剂，或用花生油调滑石粉及碳酸镁（各占20%）外搽；皮肤糜烂、渗液，可用10%甘草、黄柏溶液湿敷。

3. 若沥青溅入眼内，应立即用生理盐水或2%小苏打水液进行冲洗，戴有色眼镜进行保护。可试用人乳或牛乳滴眼。

4. 中毒症状严重者，若有条件，可静脉滴注葡萄糖溶液及维生素乙并口服巴比妥类镇静药物，同时尽快送往医院救治。

预防措施

预防应控制沥青加热温度，减少挥发；沥青铺路作业应在夜间进行；装卸、搬运应防止粉末散漏，车间和仓库应加强通风；从事装卸、搬运、操作的工人应穿防护服，使用防护眼镜、口罩和帆布手套。

蜂蜜中毒

经常吃蜂蜜，对老年人养生很好。因为蜂蜜能缓解便秘，从而解除很多痛苦。但是蜂蜜吃得多了，也可能会中毒。蜂蜜中毒是指人服食了蜜蜂采集的有毒植物的花粉酿成蜂蜜所致。有毒植物多含有生物碱，用有毒蜜源酿成的蜂蜜，一般色泽较深，或呈棕色糖浆状，有苦味或涩味。人们食用这种有毒的蜂蜜后即可发生中毒。

中毒症状

有毒蜂蜜中毒的症状随蜜源植物的毒性和摄入量的多少而异。潜伏期最短的30分钟左右，最长5天以上，一般1～3天。中毒早期有而恶心、呕吐、腹泻等消化系统症状，伴有低热、乏力、头晕、四肢麻木等。轻症中毒者仅有口干、口苦、唇舌发麻、食欲减退等；中毒较重者除有腹泻、血便外，还可出现肝脏损害症状，但无黄疸。有的还有肾功能损害表现，如尿频、少尿、血尿、蛋白尿等。严重者出现寒战、高热、尿闭、休克、昏迷，甚至可因循环中枢和呼吸中枢麻痹而死亡。

救治措施

中毒者应立即催吐，催吐方法可采用以下多种：用手指轻触喉咙，可以引起呕吐；饮用温盐水（15克食盐中加入240毫或冷开水）或淡肥皂水；以硫酸铜0.5～1克加温水1杯，或硫酸锌1～2克加水1杯，慢慢饮下，若15～30分钟不发生呕吐，可再服1次；口服吐根糖浆10～15毫升。如不呕吐，15分钟后可再服1次；阿扑吗啡5毫克，皮下注射。呕吐以后，再给病人喝牛奶、生鸡蛋、浓茶或在温开水里加入一些面粉搅匀。一次吐不完时，可进行第2次催吐。如果患者催吐困难，或不适于催吐者可进行洗胃，有时催吐后怀疑胃内尚有残渣时也可以进行洗胃和导泻。一般中毒后4～6小时内洗胃最佳，能使停留在肠腔内的毒物尽快排出。导泻常用的泻剂有硫酸镁、硫酸钠等。中毒严重者应尽快送往院抢救。

动物甲状腺中毒

动物甲状腺中毒是因吃了动物未摘除甲状腺的血脖肉、喉气管，或混有甲状腺的修割碎肉，或误将制药用的甲状腺当肉吃而引起的，毒性物质是甲状腺素。由于甲状腺激素的性能比较稳定，一般的烧煮烹调不能将它破坏。

中毒症状

潜伏期短者1小时，长者100小时，或更长达200小时，一般多在食后12～36小时发病。症状表现为头晕、头痛、四肢酸痛、手胀麻、胸闷、气短、心悸、脉快、口干、烦躁、恶心、呕吐、腹痛、腹泻，个别人可便秘，重症者有失眠，眼及手震颤、局部或全身脱皮、脱发起疹起泡等，女性可出现月经不调或闭经，有的病人还可出现过度兴奋、躁动、哭笑无常等精神症状。

救治措施

1. 若不慎误食，应立即送往医院，进行催吐，用1∶5000的高锰酸钾液洗胃以及用20克硫酸镁导泻、吸氧等处理；重者还得血液透析、血浆置换。

2. 静脉输液以促进毒物的排泄，并要维持水电解质的平衡。卧床休息，供给高蛋白、高糖饮食及维生素B_1等。恢复后不宜过早活动。

3. 抗甲状腺药物要口服甲硫氧嘧啶0.1～0.2克，每日2至3次，或者服用甲巯咪唑5～10毫克，每日3次。

预防措施

提高识别甲状腺体的能力，尤其在购买个体出售的畜肉时不要误买或误食带有甲状腺体的喉管，即气管上方、分左右两侧成对腺体。

地窖内中毒

地窖是北方地区用于储存过冬蔬菜、瓜果的常用场所。由于地窖加盖密封后空气不流通，加上蔬菜、瓜果需要吸氧和排出二氧化碳，使得地窖内氧的含量较低、二氧化碳含量大增。如果所贮蔬菜、瓜果腐烂变质，则不仅产生大量二氧化碳，同时还可产生很毒的硫化氢气体。如果不先换气，人就进入地窖，就会发生低氧与中毒现象，导致昏迷、死亡。

中毒症状

入窖初期，自感头昏眼花、胸闷气短、呼吸困难、心跳加快、四肢无力。随低氧加重，意识逐渐模糊，全身皮肤黏膜明显青紫，血压下降，瞳孔逐渐散大，病人陷入昏迷。

救治措施

1. 发生乏氧或窒息性气体中毒，要立即打开窖口、井口，强行向内送风。最简单的办法是：将一把半张开的伞把上系了绳的伞投入窖内，一上一下不停地提放，使伞一张一合，以促使窖内空气对流。或是用带叶子的树枝，张开的衣服、被单，帽子等来回摆动，促使窖内进入新鲜空气。也可将电风扇、鼓风机等放入窖内吹风，使窖内空气流通。救援人员不可盲目下窖（井）救人，要戴防毒面具或氧气袋。

2. 抢救者的腰（腋）应系上绳索，绳索的另一端由窖外的人掌握。窖内外要经常喊话联系，一旦抢救者有呼吸困难或晕厥不适，窖外者应立即将其拉出窖外。

3. 人员救出后，将其置于空气流通处。要松解衣带，取出口、鼻中异物，立即送医院抢救。

4. 对呼吸已经停止者，要立即为其做人工呼吸、心脏按压，有条件应让患者吸氧。

5. 发现坠窖（井）掉洞情况，自己若无力安全救助，要报警请求救援。

预防措施

进入地窖或深井时，应用点燃的蜡烛或油灯，垂吊至窖（井）深处，若点燃的蜡烛或油灯熄灭，表明地窖、深井低氧，存在乏晕或窒息性气体中毒的可能，须进行通风后方可入内。

若身处窖（井）中出现头晕头疼、心慌气短、恶心呕吐等症状，应迅速离开。

高锰酸钾中毒

高锰酸钾，又叫过锰酸钾、灰锰氧、锰强灰，是消毒与洗胃的最常用药之一。它是一种紫色结晶，无臭、易氧化。如果超过其规定量外用消毒会烧伤创口与黏膜；如内用洗胃超过其定量（规定量为1：2000～5000浓度），会引起胃黏膜溃疡、糜烂。如果误服其高浓度溶液或粉剂3～10克，可中毒致死。

中毒症状

其症状表现为吞服高锰酸钾后立即出现恶心、呕吐、上腹部疼痛等，口内有金属气味；因药物浓度不同，其腐蚀性也有轻有重。轻者，在患者的唇、口腔、舌、牙龈、咽喉部的黏膜出现水肿；严重者可出现咽喉、食管、胃出血、胃穿孔，还会因声带水肿、呼吸道堵塞而窒息，甚至很快死亡。同时药物被人体吸收后，还可引起肾损害而出现少尿、尿闭、肾功能衰竭；呕吐物吸入气管后，又可引起肺腐蚀、肺水肿、肺炎等严重情况。

救治措施

1. 立即用大量温开水或用2.5%木炭悬液反复洗胃与催吐，直至流出的液体变清，颜色正常为止。因胃黏膜皱襞内嵌入高锰酸钾的细小结晶，洗胃时要使患者更换不同体位，直到把残留结晶洗净为止。

2. 洗胃后可将10～20片（每片100毫克）维生素C捣碎，溶入100毫升水中让中毒者灌或饮服，可防止高锰酸钾氧化组织细胞，同时可饮用鸡蛋清、牛奶、藕粉、米粥、面汤等保护胃黏膜的食物。

3. 采用硫酸镁25克温水溶后饮服，以导泻排毒。如无硫酸镁，可用番泻叶果导煎服下泻。

4. 为防止呕吐物被吸入气管，除应使中毒者采用侧卧位外，还应反复清除其呕吐物、分泌物，保持其口、鼻腔畅通，以防窒息与并发肺炎。

5. 可针刺中毒者人中、百会、十宣、内关与涌泉等穴位予以救治。

6. 应对症处理。如血压下降、休克时，给予升压药；呼吸与循环衰竭时，给予呼吸、心脏兴奋药；窒息或呼吸停止时，立即行人工呼吸。

有机磷农药中毒

有机磷农药是目前应用最广泛的杀虫剂，大多数属于高毒性及中等毒性。常见的有机磷农药包括对硫磷、甲拌磷、内吸磷、敌敌畏、乐果、美曲膦酯等。

有机磷农药中毒是因为抑制了胆碱酯酶的活性，使有胆碱能受体的器官功能发生障碍。其中毒的途径可通过皮肤进入人体、在喷洒过程的气雾可由呼吸道吸入、误服由消化道吸收。

中毒症状

其潜伏期也因中毒途径不同而有所差异：经口服者5～20分钟；经呼吸道者，潜伏期约30分钟；经皮肤吸收者潜伏期最长2～6小时。其症状表现为恶心、呕吐、腹痛腹泻、多汗、流涎、视力模糊、瞳孔缩小、呼吸困难、眼睑、颜面、舌肌等，逐渐发展肌肉跳动，牙关紧闭，颈项强直，全身抽搐。严重者出现脑水肿，或因呼吸衰竭而死亡。

救治措施

1. 迅速将患者脱离中毒现场，立即脱去被污染的衣服、鞋帽等，用大量生理盐水或清水或肥皂水（美曲膦酯中毒者禁用）清洗被污染的头发、皮肤、手、脚等处。

2. 吸入中毒者应移空气清洁的环境，必要时吸氧，有窒息者应行气管插管和机械通气。

3. 口服中毒者要及时洗胃，可用2%～4%碳酸氢钠溶液洗胃，也可用生理盐水或清水洗胃。由于有机磷农药中毒时可延长胃排空时间，故洗胃时间不受限制，应反复、多次、彻底地清洗，直至洗出液无味为止。洗胃结束前由胃管内灌入硫酸镁导泻，忌用油类泻药。

4. 如无洗胃设备，病人又处于清醒状态时可用一般温水让中毒患者进行大量饮服。轻轻刺激咽喉致使呕吐，如此反复多次进行，直至呕吐出的水达到要求为止。

5. 对呼吸心搏骤停者应立即清理呼吸道、人工呼吸或气管插管、机械通气、有效的心脏按压，使心、肺和脑尽快复苏，每次每千克体重可用阿托品 0.1 毫克，5～10 分钟重复，直至复苏为止。

6. 对于中毒严重者要分秒必争，送往附近医院进行急救。

预防措施

在确定有机磷农药中毒时，除有明确有机磷农药接触史，典型症状外，从病人衣物、呕吐物中可闻到一种特殊大蒜样臭味，可帮助诊断。对于严重中毒病人，往往病情反复出现，因此当病人神志清醒，一切症状好转后，仍应专人守护，定时测生命体征，注意瞳孔的变化，密切注视病情变化 3～5 天，一旦症状复发，应及时处理。

有机氯农药中毒

有机氯农药是一种杀虫广谱、毒性较低、残效期长的化学杀虫剂，可分为两大类：一类是氯苯类，包括六六六、滴滴涕等，这类农药现在很少用或禁用；另一类是氯化脂环类，包括狄氏剂、毒杀芬、氯丹七氯等。有机氯农药对人体的毒性，主要表现在侵犯神经和实质性器官。中毒原因一般为误服或污染了内衣和皮肤而中毒、故意口服以求自杀。

中毒症状

1. 轻度中毒。精神不振、头晕、头痛、眼红充血、流泪怕光、咳嗽、咽痛、乏力等。

2. 中度中毒。剧烈呕吐、出汗、腹痛、四肢酸痛、流涎、视力模糊、肌肉震颤、发绀、抽搐、心悸、昏睡、心动过速等。

3. 重度中毒。高热、多汗、肌肉收缩、呈癫痫样发作，昏迷，甚至呼吸衰竭或心室纤颤而致命，亦可引起肝、肾损害。

救治措施

1. 吸入中毒或经皮肤中毒者，应立即脱离现场，脱去污染衣服、鞋帽，先用清水冲洗；再用小苏打或碱性肥皂水冲洗，眼结膜可用 2%碳酸氢钠溶液冲洗。注意患者应避免强光刺激。

2. 误服中毒者应立即进行催吐、洗胃，用手指或筷子刺激咽喉壁，诱导催吐，用 2%碳酸氢钠溶液洗胃，洗毕灌入硫酸镁导泻，以将胃内有毒物质吐出，这样可以加速体内的毒物排出，减少人体对毒素的吸收，减轻症状，控制病情。但切记不能用油类泻药，因为油剂能促使身体对有机氯的接收，加重中毒。

3. 呼吸困难者应立即吸氧；呼吸衰竭者注射呼吸兴奋剂，必要时机械通气。忌用肾上腺素，以免诱发室颤。

4. 重度中毒者若出现呼吸、心跳停止者，应立即进行胸外心脏按压术和人工呼吸，并急送医院抢救。

预防措施

加强农药的管理，建立规章制度，宣传农药的知识，要有专人保管，家中存放应妥善安置，教育家人尤其是儿童勿乱动；禁用农药的包装袋放置粮食或衣物；禁止用剧毒类农药灭虱、蚊、苍蝇，禁止向人体或衣物上喷洒。使用农药人员应穿长筒靴、长袖衣、戴帽子和口罩，用毕换去衣服，彻底清洗皮肤；哺乳期妇女最好不接触农药；禁食被农药毒死的牲畜及家禽。

磷化锌中毒

磷化锌是常见的灭鼠药和熏蒸杀虫剂，纯品是暗灰色带光泽的结晶，常同食物配制成毒饵使用。误食灭鼠毒饵或被磷化锌沾污的食物后对胃肠有刺激腐蚀作用。其对人致死量为每千克体重40毫克左右。口服后在胃酸作用下分解产生磷化氢和氯化锌。磷化氢抑制细胞色素氧化酶，使神经细胞内呼吸功能障碍。氯化锌对胃黏膜的强烈刺激与腐蚀作用导致胃出血、溃疡。磷化锌吸入后会对心血管、内分泌、肝和肾功能产生严重损害，发生多脏器功能衰竭。

中毒症状

中毒可分为吸入和口服两种，口服中毒者会发生口腔、咽喉疼痛、糜烂、上腹灼痛、肝区痛、呕吐大蒜样味、呕血症状；吸入中毒者会发生头晕、心慌、惊厥甚至昏迷症状。轻者胸闷、咳嗽、鼻咽发干、呕吐、腹痛；重者惊厥、抽搐、肌肉抽动、口腔黏膜糜烂、呕吐物有大蒜味；严重者会出现肺水肿、脑水肿、心律失常、昏迷、休克。

救治措施

1. 皮肤接触中毒的患者应更换衣服，要用大量的肥皂水和清水冲洗皮肤和眼睛；吸入中毒的患者应立即转移置于空气新鲜处；口服中毒的患者应立即催吐、洗胃、导泻。

2. 催吐。用0.5%～1%硫酸铜溶液，首次口服10毫升，每次间隔5～10分钟，连服数次，至呕吐为止，总量不超过100毫升，也不能采用刺激咽部催吐。

3. 洗胃。用0.2%硫酸铜溶液洗胃，使磷变成不溶性的黑色磷化铜；或0.05%硫酸铜溶液洗胃，使磷氧化成磷酸酐而失去毒性，反复洗至无磷臭味、清水样液为止。

4. 导泻。洗胃毕后立即导泻，用硫酸钠20～30克口服导泻。禁用硫酸镁、蓖麻油及其他油类导泻。

5. 对症治疗。静脉补液促进排泄，并可酌情应用10%葡萄糖酸钙10～20毫升，适量镇静催眠药，呼吸困难者，给予吸氧及氨茶碱静注；发生肺水肿，应用肾上腺皮质激素和利尿剂，有脑水肿者，给予脱水剂，及时防治肝、肾损害。

预防措施

禁食含油食物，以及牛奶、蛋清、脂肪类食物，以避免加速磷的吸收。

毒鼠强中毒

毒鼠强是一种剧毒的急性中枢神经兴奋性禁用杀鼠剂，本品为白色轻质粉末，无味，食后可经消化道或消化道黏膜迅速吸收后导致严重阵挛性惊厥和脑干刺激的癫痫大发作。对人致死量为一次口服5～12毫克（每千克体重0.1～0.2毫克），由于其剧烈的毒性和稳定性，易造成二次中毒，且无解毒药，对人的生命造成很大的威胁。

中毒症状

轻度中毒表现头痛、头晕、乏力、恶心、呕吐、口唇麻木、酒醉感；重度中毒表现突然晕倒，癫痫样大发作，发作时全身抽搐、口吐白沫、全身发绀，小便失禁、意识丧失。中毒者可因剧烈的强直性惊厥导致呼吸衰竭而死。脑电图显示不同程度异常，病情好转后可恢复正常。

救治措施

1. 应及时予以彻底洗胃，催吐、导泻。若中毒者处于深昏迷状，应将其置于平卧位，头偏向一侧，先抽出白色混浊胃内容物50毫升，遵医嘱用12000毫升清水洗胃，还可在胃管内加入50～100克活性炭以吸附毒物，至洗出液清澈无味为止。

2. 保持呼吸道通畅。当中毒者出现抽搐，口吐白沫时易造成窒息，需要尽快吸痰，在吸痰时做到轻、稳、快，同时注意观察记录分泌物量、性状。

3. 改善低氧状态。患者呼吸急促，面色青紫，口唇及指端重度发绀，且一直强直抽搐，为预防脑水肿和减轻脑部低氧状态遵嘱给予吸氧，同时静脉快速滴注20%甘露醇250毫升，在30分钟内滴完。

4. 中毒者抽搐时，要对患者加以护档，以防跌伤。同时还要注意不要碰伤，但不可强按病人肢体，那样容易造成患者的肌肉撕裂、骨折或关节脱位。背部应垫上衣物，避免背部擦伤和椎骨骨折，为防止咬伤舌头，用纱布缠压舌板塞入病人上、下齿之间，但要注意不要造成舌后坠，以免影响呼吸。

汽油中毒

汽油为麻醉性毒物，主要作用于中枢神经系统，引起神经功能紊乱，低浓度引起人体条件反射的改变，高浓度可致人体呼吸中枢的麻痹。此外，汽油在体内对脂肪代谢有特殊作用，可引起神经细胞内类脂质平衡失调。汽油中毒多因误服液态汽油或吸入蒸气形态的汽油引起。

中毒症状

1. 其临床表现为头晕、头痛、心悸、四肢无力、恶心、呕吐、视物模糊、酩酊感、易激动、步态不稳、短暂意识缺失等和上呼吸道刺激症状。

2. 急性经口中毒可出现口腔、咽及胸骨后烧灼感，及恶心、呕吐、腹痛以及肝、肾损害等。液态汽油直接吸入呼吸道，可引起支气管炎、肺水肿。

3. 慢性中毒主要表现为神经衰弱综合征、自主神经功能紊乱以及肢端麻木、感觉减退、跟腱反射减弱或消失等，严重者肢体远端肌肉可萎缩。皮肤接触可发生急性皮炎，出现红斑、水疱及瘙痒。

4. 而重度中毒者在吸入高浓度汽油蒸气后，表现为中毒性脑病，少数可产生脑水肿，出现颈项强直、面色潮红、脉搏波动和呼吸浅快；吸入极高浓度汽油后可引起突然意识丧失，反射性呼吸停止而死亡。部分患者可出现中毒性精神病症状，如惊恐不安、欣快感、幻觉、哭笑无常等。

救治措施

1. 急性吸入中毒者应立即移至新鲜空气处，用肥皂及清水清洗皮肤、头发等。解开对患者有束缚作用的衣物，注意保暖，并采取对症治疗。

2. 眼睛受污染的中毒者可用2%碳酸氢钠溶液冲洗，硼酸眼药水滴眼。

3. 对于口服中毒者，若食入少量，不需催吐和洗胃。误服大量时，应洗胃。先注入液体石蜡或橄榄油使毒物溶解，然后将油抽出，再用温水洗净，直至无味为止。如无上述油类，亦可用微温开水或植物油（如花生油等）洗胃，继用活性炭悬液灌入，吸附剩余毒物。

4. 洗胃后再由胃管注入50%硫酸钠或硫酸镁适量导泻。口服牛奶、蛋清保护胃黏膜。洗胃时应避免吸入，导致肺炎。

5. 发生晕厥时应尽快注射安钠咖。呼吸困难者应吸氧，必要时做人工呼吸。

6. 低氧者吸氧，必要时加压吸氧。

7. 血压下降应给升压药，忌用肾上腺素。应用抗生素预防和治疗肺炎。其他为积极进行一般对症治疗。

预防措施

1. 国家规定汽油蒸气的最高容许浓度为每立方米350毫克，所以生产、储存、使用场所的空间汽油浓度均应在此卫生标准以下，以确保安全生产；特别要注意防止汽油泼洒、渗漏，注意工作场所的通风。

2. 涉及汽油工作的人员在工作中必须严格遵守有关操作规程；接触汽油操作应穿工作服，戴防护手套，下班时要用肥皂、清水洗净手、脸，有条件最好洗澡。不要接触汽油后就立即吃食物、抽烟。

樟脑丸中毒

樟脑丸主要是由萘构成的，樟脑丸中毒也可称为萘中毒。萘为白色鳞片状结晶，具有特殊的煤焦油样气味，难溶于水，属低毒类。萘主要由呼吸道和消化道进入人体，在体内的代谢产物萘醇和萘醌可引起血管内溶血；较大量摄入，可致溶血性贫血，血红蛋白尿、肾功能损害视神经炎和白内障。

中毒症状

1. 吸入性中毒的症状表现为眼和呼吸道黏膜刺激症状、头痛、乏力、恶心、呕吐、腰痛、尿频、出现血尿、蛋白尿等；重症患者有黄疸、血红蛋白尿和肝脏损害表现，甚至有抽搐和昏迷等。

2. 口服性中毒的症状表现为恶心、呕吐、腹痛、腹泻、肝大、寒战、发热、腰痛、酱油色尿、溶血性贫血和黄疸；重症有急性肾功能衰竭、肝坏死。

救治措施

立即催吐，然后选用温开水、0.5％药用炭悬液、2％碳酸氢钠溶液或者 1：2000 高锰酸钾液洗胃，洗胃后用硫酸镁导泻，并饮浓米汤、蛋清水以保护胃黏膜。但 3 小时内不要口服牛奶和含脂肪高的食物。

对症治疗，如多饮水、补液、输血，以保护肝、肾功能，必要时输新鲜血液，供氧。

如果出现血红蛋白尿，可以口服碳酸氢钠以使尿液碱化，从而促进血红蛋白的溶解，以便从肾脏中排出。

重症患者可给予糖皮质激素。

预防措施

人们习惯用樟脑丸放在衣柜里以防止虫蛀。但最好不要直接穿上放置过樟脑丸的衣服后，因为樟脑丸中的萘酚可以通过皮肤进入血液。尤其是新生儿不可以穿和樟脑丸接触的衣服，以免接触新生儿后导致新生儿溶血。成人的衣服放置了樟脑丸后，拿出来穿之前也要晒一阵子，待萘酚的气味消失后再穿。

解热镇痛剂中毒

解热镇痛剂是属于水杨酸类药物，是临床上常用的解热、止痛剂，如阿司匹林、复方阿司匹林、水杨酸钠、水杨酸甲脂、对乙酰氨基酚、保太松等。然而滥用或加大剂量应用，可产生显著的副作用和不良反应，中毒后中枢神经系统先兴奋，然后逐渐转入抑制状态，同时，对呼吸、循环、消化系统及神经系统、内分泌和代谢均有影响。对老年人的影响尤为大。

中毒症状

解热镇痛药物中毒后，轻者有恶心、呕吐、视力下降、腹灼痛、耳鸣、头晕、多汗、面红、听觉障碍以及极度口渴、皮肤苍白等症状，严重者可有精神错乱、幻觉、震颤等症状，有时还会有高热、皮疹、黄疸、出血及呼吸困难或呼吸深快、休克等危重症状，同时，还可发生水、电解质紊乱、代谢性酸中毒和呼吸性碱中毒、急性肺水肿及肾功能损害等。

救治措施

1. 立即停止服用解热镇痛类药物，让患者大量饮水以纠正脱水。有高热的患者，应用冰袋或冷毛巾冷敷，用物理降温的办法控制体温，但不要用酒精擦浴。

2. 对昏迷、休克患者应让其平卧，头稍低，清除口腔异物，保持呼吸道的通畅。有条件的还应给予氧气吸入，并注意保暖。精神过度兴奋或抽搐者可给服安定。

3. 口服中毒者，立即用清水或 2％碳酸氢钠溶液洗胃，然后予以硫酸钠导泻。可口服或静脉注射给予碳酸氢钠，以加速药物从尿中排出。

4. 有呼吸暂停的中毒者应立即进行人工呼吸。

预防措施

1. 平时应注意小剂量应用，有不良反应后立即停用此药。

2. 原因不明的发热或疼痛不宜使用，要遵医嘱。解热镇痛药适用于头痛、神经痛、发热引起的肌肉痛、风湿性关节炎引起的关节痛等。它对外伤引起的疼痛及胃痛、肚子痛基本没有止痛作用。

3. 胃肠、肝、肾功能不良的患者及孕妇慎用。一些解热止痛药特别是针对感冒的药均有服后嗜睡感，所以，驾驶员服药后最好不开车。

4. 阿司匹林及其制剂可诱发变态反应，出现荨麻疹和哮喘，有哮喘病史者应禁用。

5. 经过紧急处理后尽快将中毒者送往医院救治。

氨茶碱中毒

氨茶碱是一种常用的支气管扩张剂，适用于支气管哮喘、喘息型支气管炎、阻塞性肺气肿等缓解喘息症状，也可用于心力衰竭的哮喘。由于氨茶碱的有效治疗剂量与中毒量非常接近，所以药量过大、用药间隔时间过短、静脉注射较大剂量或速度过快、少数由于对本药的敏感性过高等因素都可导致氨茶碱中毒。

中毒症状

1. 其早期表现为恶心、上腹灼痛、呕吐、烦躁不安，并有无意识动作、口渴、脱水及低热；后期可出现呕血、谵妄、痉挛、昏迷、高热和虚脱，亦有表现为癫痫样大发作。可因延髓抑制而死亡。

2. 氨茶碱的过敏反应多表现为皮肤湿疹，荨麻疹或伴气喘，也有多形红斑样药疹。高度过敏者，常在推注过程中突发躁动不安、意识丧失、口唇发绀，继而呼吸心跳停止。

救治措施

1. 口服中毒的患者在 4～6 小时内，如未出现呕吐或只有轻微呕吐，则立即催吐；并用 1∶5000 高锰酸钾溶液或微温水洗胃，并注入硫酸镁导泻；已服药 6 小时以上者，应洗肠并服用泻药以促进毒物排出。注意由肛门给药者也要洗肠，以阻止肠道内残留药物继续吸收。

2. 氨茶碱有明显的利尿作用，可在短期内引起脱水，因此尽早补液有保护肝脏、稀释毒物、利尿以及减轻脑水肿等作用；对有面色或口唇发青等低氧征象的患者，给氧治疗甚为重要。

3. 如患者有烦躁或惊厥的症状，可给予患者安定、水合氯醛或短效的巴比妥类药物等。

4. 出现中枢神经抑制时，可用山梗菜碱、尼可刹米等药物。

5. 经过紧急处理后尽快将中毒者送往医院救治。

预防措施

造成氨茶碱毒副反应的原因与个体用药差异大有关。氨茶碱清除速度，女性慢于男性，老年人慢于青壮年人。有下列情况的患者应慎用此类药物：酒精中毒、心律失常、严重心脏病、充血性心力衰竭、肺源性心脏病、肝脏疾患、高血压、甲状腺功能亢进、严重低氧血症、急性心肌损害、活动性消化道溃疡或有溃疡病史、肾脏疾患。

洋地黄类药物中毒

洋地黄类药物有多种，主要包括洋地黄、地高辛、毛花苷 C 等，具有增强心脏收缩力，提高心肌兴奋性的作用，是目前治疗心力衰竭最常用的强心药物，同时也可用于治疗某些快速心律失常，如心房颤动、心房扑动以及室上性心动过速等，在临床中应用最为广泛。但是洋地黄类药物的共同特点是有效治疗量、中毒量和致死量三者相当接近，用药不当和误服极易导致中毒。

中毒症状

其中毒症状表现为恶心、厌食、呕吐、腹痛、腹泻、少尿、头痛、头昏、失眠、定向力障碍，精神错乱，癫痫样抽风发作、昏迷以及视觉改变，如视力模糊、视物均为黄色或绿色等；各种类型的心率失常并存或先后出现，如心动过速或过缓、期前收缩、二联率、心室颤动、各级房室传导阻滞，严重者可导致死亡。

救治措施

1. 发现患者有洋地黄中毒的表现后，应立即停药观察。

2. 口服中毒若在数小时内发现，可实施催吐、洗胃、导泻及口服活性炭吸附毒物等排毒措施。

3. 若出现快速型心律失常如阵发性房性、交界性或室性心动过速时，有效的治疗措施是应用氯化钾，轻者口服10%氯化钾，每天每千克体重1～2毫升；重者需静脉滴注10%氯化钾，每天每千克体重1.5毫升。但若孩子同时患有肾功能不全，高血钾及合并房室传导阻滞时则忌用钾盐。

4. 若病人情况严重，出现致命的室性纤颤时，应立即给予心肺复苏或电除颤处理。

5. 对严重或顽固性中毒者可行血液透析将毒物排出。

预防措施

在使用该类药物前应详细了解患者在最近2～3周内应用洋地黄的情况，并做心电图加以对照。如需要用药而以往用药情况不明者应从小剂量开始，并密切观察用药后反应。对患有心肌炎、心肌缺血、低氧等对洋地黄类药物耐受性差的患者，用量应适当减小，一般按常规用量的2/3给药，且洋地黄化时间不宜过快，病情允许时可直接用维持量。

维生素A中毒

维生素A中毒是指摄入维生素A过量破坏细胞溶酶体膜、释出各种水解酶，导致全身广泛的病变。其原因一般是患者有大量服用维生素A史，或食入大量动物肝脏史。

据研究，服用维生素A，如婴幼儿一次剂量超过30万国际单位以及成人一次剂量超过30万国际单位时，会引起急性中毒。每天服用5万～10万国际单位，连续服用6个月左右，即可发生慢性中毒。

中毒症状

1. 急性中毒多在食用后3～6小时内发病，症状表现为恶心、呕吐、昏睡、食欲缺乏、口渴、腹痛、腹泻，肝脏肿大并有压痛、结膜充血、球结膜下出血、鳞屑状至大片状脱皮前囟膨隆、复视和颅神经瘫痪等颅内压增高等。

2. 慢性中毒症状有烦躁、食欲不振、低热、精神差、瘙痒、体重不增，口角皲裂，长骨疼痛、肝脾肿大，手足掌脱屑、瘙痒、脱屑，头发汗多，干脆易脱落，唇皲裂、肢痛，软组织肿胀，两侧颚部明显突出、颅骨软化和颅内压增高表现。

救治措施

1. 中毒者应立即停用维生素A及含有维生素A的食物，自觉症状常在1～2周内迅速消失，对误服大剂量者须及时催吐、洗胃和导泻。

2. 进行对症支持治疗，包括静滴10%葡萄糖液或葡萄糖盐水；应用维生素B、维生素C；降低颅内压；使用镇静止痛剂；抗过敏治疗等。

3. 烦躁不安者可给予5～10毫克的安定肌注；有出血者可用维生素K。

预防措施

1. 维生素A必须用大剂量时，应严格限制用药时间。

2. 维生素A中毒症一旦确诊，应立即停服，但血内维生素A可于数月内维持较高水平。头颅X线征象可在6周至2个月内恢复正常，但长骨X线征象恢复较慢，常需半年左右，故应在数月内不再服维生素A，以免症状复发。

维生素C中毒

维生素C是维持人体代谢所必需的物质，对防治多种疾病有很重要的临床价值，但是大剂量服用可引起多种疾病，严重者可致溶血，甚至致命。如大剂量长期服用而突然停药，可能出现坏血病症状。生长期儿童服用大剂量维生素 C，可使儿童日后易患骨病，因大剂量维生素 C 会损害成骨细胞的形成过程。

中毒症状

过量服用导致的中毒症状表现为头昏、恶心、腹泻、皮疹、胃酸增多、胃液反流，有时尚可见泌尿系结石、尿内草酸盐与尿酸盐排出增多、深静脉血栓形成、血管内溶血或凝血等，有时可导致白细胞吞噬能力降低；孕妇服用大剂量时，可能产生婴儿坏血病。

救治措施

1. 对维生素 C 中毒者应积极进行对症支持治疗。

2. 对血压降低者，应给予去氧肾上腺素或间羟胺 10 毫克肌内注射。

3. 对呼吸急促、口唇发绀者应给予吸氧，注意保持患者呼吸道的通畅；同时给予 10％葡萄糖 500 毫升静脉滴注。

4. 对心搏骤停者应立即给予心前区叩击、心外按摩等综合急救措施。

维生素 D 中毒

维生素 D 中毒主要由于在防治佝偻病时错误诊断和过量使用维生素 D 制剂，如鱼肝油、维生素 D_2（骨化醇）、维生素 D_2（胆钙化醇或胆维丁）和维丁胶性钙等。维生素 D 中毒剂量的个体差异大，一般小儿每日服用 500～1250 微克，连续数周或数月即可发生中毒。敏感小儿每日服用 100 微克，连续 1～3 个月即可中毒。

中毒症状

1. 早期症状为食欲减退，甚至厌食、恶心、倦怠、烦躁不安、低热、呕吐、顽固性便秘、体重下降。

2. 重症可出现惊厥、血压升高、心律不齐、烦渴、尿频、夜尿，甚至脱水、酸中毒；精神抑郁，肌张力低下，运动失调；头痛，血压可升高或下降，心脏可闻及收缩期杂音，心电图 ST 段可升高，可有轻度贫血；尿中出现蛋白质、红细胞、管型等改变，继而发生慢性肾衰竭。孕早期维生素 D 中毒可致胎儿畸形。

救治措施

1. 过量中毒者应即应停服维生素 D，如血钙过高应限制钙的摄入，包括减少富含钙的食物摄入，应采取催吐、洗胃、导泻的方法促使其排出，或者口服氢氧化铝或依地酸二钠减少肠钙的吸收，使钙从肠道排出，口服泼尼松抑制肠内钙结合蛋白的生成而降低肠钙的吸收；亦可试用降钙素，注意保持水、电解质的平衡。

2. 肾上腺皮质激素可抑制肠道对钙的吸收，且与维生素 D 有拮抗作用。每日口服泼尼松每千克体重 1～2 毫克，1～2 周后血钙即降至正常，一般连服 2～3 周停用，血钙不再上升。

3. 控制感染，纠正脱水、酸中毒。

预防措施

1. 严格掌握维生素 D 预防或治疗用量，预防量每日口服不超过 10 微克，要按医嘱用药。

2. 必须进行大剂量维生素 D 突击治疗时，最好不超过 0.5 微克，而且口服安全，非必要时不用肌注。

第十一章

药物过敏的救治

链霉素过敏

链霉素是一种氨基葡萄糖型抗生素，能有效地抵抗许多细菌，主要用于治疗结核病、鼠疫、百日咳、细菌性痢疾、泌尿道感染和主要由革兰氏阴性细菌引起的其他传染病。

过敏症状

其过敏症状表现为肌内注射处可有疼痛及肿胀，口周围麻木、头晕等，较重者可伴有额面、头皮和四肢麻木，经过数小时后即可自动消失，有时亦可持续更长时间；还有斑丘疹、荨麻疹、红斑、麻疹样皮疹、猩红热样皮疹、天疱疮样皮疹、湿疹样皮疹、紫癜及血管神经性水肿等皮肤表现；严重者可发生呕吐、大汗、血压下降、发绀、过敏性休克，严重过敏者反应还可并发急性溶血性贫血、血红蛋白尿、休克、急性肾功能衰竭等。

救治措施

1. 对于过敏者应立即给予10%的葡萄糖酸钙20毫升静脉注射。

2. 对肌肉瘫痪无力、呼吸困难症状者给予新斯的明1毫克皮下注射或0.25毫克静脉注射，必要时可以重复。

3. 对呼吸急促、口唇发绀者应给予吸氧，注意保持患者呼吸道的通畅。

4. 注意在抢救过程中，禁止使用中枢神经抑制剂，如氯丙嗪、巴比妥类药物等。

预防措施

1. 药物使用应遵医嘱，下列情况患者不宜用此药：失水、第8对脑神经损害，因该品可导致前庭神经和听神经损害、重症肌无力或帕金森病、肾功能损害等。

2. 疗程中应注意定期进行下列检查：尿常规和肾功能测定和听力检查或听电图（尤其高频听力）测定；有条件时应监测血药浓度，并据此调整剂量，尤其对新生儿、年老和肾功能减退患者。

青霉素过敏

青霉素是应用广泛的抗菌药物，在临床上，青霉素对于治疗肺炎、扁桃体炎、中耳炎、蜂窝组织炎、细菌性心内膜炎、骨髓炎、流行性脑膜炎、肺炎球菌脑膜炎、梅毒、回归热、淋病、炭疽、破伤风等疾病都有较好的疗效。其过敏原因不在于剂量大小，而是由变态反应引起。

过敏症状

轻者多以皮肤瘙痒、荨麻疹等皮肤症状为主；严重过敏者往往出现在作皮试或注射10几分钟内即可出现如下症状：胸闷气憋、心悸、浑身哆嗦以至抽搐、头晕、头痛、呼吸困难、发绀、面色苍白、手脚发凉、血压急骤下降、脉搏快而弱，甚至休克。如抢救不及时，常会因呼吸循环衰竭而死亡。

救治措施

1. 对于一般的过敏反应，如荨麻疹等，可使用脱敏药物，如苯海拉明，每次口服 25 毫克，一日 3 次，或应用氯苯那敏，每次口服 4 毫克，一日 3 次。

2. 对出现严重过敏反应的病人，应立即停药，就地抢救，使病人平卧，注意保暖，并皮下或静脉注射 0.1% 肾上腺素 0.5～1 毫克。

3. 采用针灸疗法，针刺人中、内关等穴位。

4. 有条件者，应作静脉输液，输入 5% 葡萄糖或葡萄生理盐水，液体中可加氢化可的松 100～200 毫克，

5. 对血压急剧下降者，输液中加入升压药物如间羟胺或去甲肾上腺素。

6. 纠正低氧改善呼吸给予氧气吸入，当呼吸受抑制时，应立即进行口对口呼吸，并肌肉注射尼可刹米或洛贝林等呼吸兴奋剂。

预防措施

预防过敏，主要是用药前，必须了解病人既往有无青霉素过敏史，如有，则决不能使用，如无过敏史，则此次注射应按照规定剂量作皮肤试验，20 分钟后，如局部出现红肿并有伪足，肿块直径大于 1 厘米时为阳性反应，即不应注射。如阴性，则可予注射；当注射完毕后，病人不应立即离开，观察 10 几分钟无反应后再走。连续用后停药，当再需注射时，如中断已达 5 天应重新做皮试。

庆大霉素过敏

庆大霉素广泛应用于敏感菌引起的系统感染或局部感染，如败血症、呼吸道感染、泌尿道感染、胆道感染、肠道感染、烧伤感染等，但大剂量长期使用也会对患者有不良影响。庆大霉素最佳安全的有效杀菌浓度为每毫升血清含量 4～8 毫克，如果大于 10 毫克即可发生中毒。

过敏症状

庆大霉素过敏反应的发生往往十分迅速，90% 以上病人是在用药后 10 分钟内发生，个别人未注射完即出现严重休克。其症状表现可能表现为头昏、眩晕、耳鸣、腿部抽搐、皮疹、发热和全身痉挛、血尿、排尿次数显著减少或食欲减退、极度口渴、步履不稳等。

救治措施

1. 轻者停药后中毒症状可以逐渐消失；严重过敏者应立即静滴 10% 的葡萄糖或者生理盐水 500～1000 毫升，以促进排泄。

2. 对耳鸣、耳聋的患者可给予 10 毫克的维生素 B_6，每日口服 3 次；或者给予 100 微克的维生素 B_{12} 微注。

预防措施

1. 在医生的指导下使用庆大霉素；有药物过敏史者慎用，对链霉素过敏者禁用，老年人和儿童（尤其是婴儿）不用或慎用。

2. 庆大霉素不宜与其他药物尤其是解热镇痛药混合肌注，更切忌静脉推注给药。

3. 用药后密切观察，在医院注射或静脉滴注庆大霉素后，患者不要急于离开，应过一段时间再离开治疗室。

第十二章

治安不良时的急救

独行被尾随

尾随就是被跟踪，一些漂亮的女士可能有这种经历。自己一个人在外面行走，有个人总是跟在后面，一直甩不掉，对方也不跟上来。虽然不知道对方的想法，但是心里很害怕。这种情况尤其是在夜晚，一个人独行在偏僻路段的时候更可能出现。所以，应提高警惕，利用有效措施摆脱用心不良的尾随者。

应对方法

1. 当你发现身后有人行动可疑，但还无法确定是否在跟踪你时，可以这样判断：当你转身注意尾随者时，尾随者会不自然地回避你；当你继续前进时，尾随者跟着前进；你走过马路那边，尾随者跟着过；你再走回马路这边，尾随者仍然跟着。基本可以确定已经被尾随。注意：动作要尽量自然，不要引起尾随者的警觉。

2. 当在街上行走时被尾随，要尽量找出可能的“安全避难所”，如警察局、公寓大楼、医院、银行、酒店或商场等。当感受到直接威胁时，应赶紧向有行人、有人群的地方跑。如果是在夜晚被尾随，应快速向灯光较亮、行人集中的地方行走；或找最近的居民家向主人求援，并打电话与家人朋友联系。情况紧急要立刻拨打 110 报警。

3. 如果还不能摆脱尾随者的跟踪，如果交通便捷，可频繁换乘公交车、地铁、出租车等甩掉尾随者。

4. 应避免停下来与对方正面冲突，但在发觉有人尾随的时候，就要提前找出身上可以作为反击武器的物品，如口气清新剂、雨伞、钥匙、笔尖等尖锐、有刺激性的东西，并且保持警惕，把武器握在手里以备不测。

5. 当发生肢体接触时，可利用携带的物品反击。如用雨伞猛刺对方的要害部位；用梳子带齿的一边在对方的鼻子底下横切；把指甲刀、发夹、安全别针或圆珠笔捏在手心里，每件东西的尖端都要从指缝间露出来，用来攻击；将粉底盒中的粉或者发胶水喷到对方的眼睛里；硬币夹在手指间，握紧拳头；用手抓紧背包的皮带，随时准备抡起一击。

6. 如果尾随者要对你进行牵制或人身伤害，要立即大声呼喊，引来附近的人。如果被尾随者从后面抱住，被其用胳膊扼住了喉咙或者用手指在后面掐住颈部，可以用脚跟狠劲儿踩其脚背，并且抓住尾随者的任何一根手指，猛地向后掰，然后将其手从头侧甩开。

预防措施

1. 应尽量避免夜间出门活动，要尽早回家，可随身带上一两件护身物品，如哨子、小型的警报器或喷雾器等。

2. 尽量不要为了抄近路而穿过自己不熟悉或人迹稀少的地区，独走偏僻之地时一定要注意避开接近的可疑人员。

3. 如果可能的话，在深夜回家时尽量通知家人，让家人来接你。

被人下迷药

在很多的电影中，都会有地下暗战双方相互下迷药的情景。生活中，在一些酒吧、夜总会等场所，也会有类似的情况。不法分子常通过下迷药的恶劣手段使受害对象意识不清，失去抵抗能力，从而对受害对象进行抢劫、绑架、性侵犯等，对受害对象造成经济损失和身体伤害。因此，应该提高警惕，不能给不法分子可乘之机；学会自救，防患于未然。

不法分子对受害者下迷药的常用招数一般有这样几种：

1. 直接下药，趁人不备将迷药下入饮料或是食物。

2. 将迷药掺在香烟里，此类招数更多针对男士。

3. 发传单，借着发传单之际，将传单递到目标对象手上，使其中招。

4. 试香水，假装推销香水，却在香水中混入迷药。此类招数常见于地摊，对象大多数是年轻女孩子。

5. 拍肩，此类招数危险系数非常高，很难防备。不法分子会抓好时机，从身后或是侧面，拍打受害对象的肩膀或是其他部位，就算受害者中招，旁人也许还以为其遇到了熟人。

6. 喷雾，此类招数经常与“拍肩”搭配使用。不法分子趁受害对象不备，突然以拍肩或是其他的动作引起其注意，在对方没反应过来的一刹那对受害对象喷射迷药。

应对方法

1. 在陌生场所，绝对不要接受人家请你、拿给你或帮你开的饮料，如果是别人帮你拿饮料，也该看着饮料杯打开，倒入杯中，并且亲自递到你手中。

2. 如果发现自己已经服用了含有迷药的食物或者饮料，应争取时间，趁清醒时尽快喝水催吐，因为迷药药片的药效会在15～30分钟内完全发挥作用，如果这一类药物被搀在酒精里，发作更快；如果已经头晕无力，就不要再催吐，那样容易窒息，应该尽量向近处或是可靠的人求助。

3. 如果觉得头脑不清或身体不对劲儿，应立刻打电话给朋友或者家人，告知身处的地点、情况等，甚至做一些动作引起他人的注意，千万不要待在原地。当无处可去时，医院是理想的休息场所，还可以在那里得到必要的医疗检查。

4. 要保持冷静，一旦受到侵犯，一定要保留好证据，尽快报警。此外，尽快将清醒后还记得的事情写下来（回忆醒来之前发生过的事或许很困难、很痛苦或很模糊，但随时间推移记忆会越来越模糊，可能几小时后就完全不记得发生什么事）这样有助于将不法分子绳之以法。

预防措施

1. 不要随便接受任何人，包括不知底细的所谓“朋友”递给你的饮料、食物、香烟、传单等物品。

2. 尽量不要和陌生人说话，有陌生人主动凑近和你搭话应立即避开，保持一定距离；如果感觉异常应马上屏住呼吸，逃离现场。

3. 去应征工作，到陌生的场合或不熟的人家做客，不要喝别人倒好的饮料。要喝，也喝还没开封、自己亲手打开的饮料。不要因为不好意思而放松警惕落入陷阱。

拦路抢劫

现在的拦路抢劫现象已经比较少见了，但是在一些偏远的地方，还会遇到这种情况。当独自一人遭遇不法分子拦路抢劫时，不要鲁莽，不要为了钱财激怒劫匪，使自身受到伤害甚至危及性命。而是要保持冷静的头脑，灵活应变，最大可能地减少损失和劫匪对自身的伤害。

应对方法

1. 遭遇拦路抢劫时，如果在人流密集的繁华地段，应大声呼救，震慑劫匪；如果是在偏僻的地段或者深夜无人时，要保持冷静，不要和劫匪搏斗，保护自身的安全是第一位的，其次才是尽可能减少损失。

2. 应不露声色地迅速捕捉抢劫者的各种特征，或可提供的线索。如他们的身高、体型、肤色、相貌、口音、衣着、随身携带的物品等，如有可能，最好留下一点儿抢劫者的实物罪证，哪怕是口袋里抢出来的一张小纸片，也很可能有利于案件侦破。

3. 当抢劫者力量与你相当或不及你时，可猛力用手脚反击，制服对方。需要强调的是，反击一定要经过对对方实力的冷静判断，切莫莽撞行事。

4. 如果抢劫者看起来十分慌乱、害怕、发抖等，可表现得耐心、亲切，对其晓以利害，感召对方放弃抢劫；或义正词严地怒目斥责对方，使其自我崩溃，自动放弃违法行为。

5. 如果抢劫者索要钱包或贵重物品，如首饰、手机等，应把物品用力向远处抛去，当歹徒忙于抢、捡钱物时，快速向相反方向逃脱。

6. 买东西、打电话时要注意身边是否有可疑的陌生人，特别是骑摩托车和自行车的人。一旦发现有骑摩托车的可疑人尾随，可迅速站到大树、汽车等障碍物后面，或就近避入临街商店内。

7. 在街上如果遇到飞车抢劫财物，首要确保人身安全。冷静观察，尽量记住抢夺、抢劫者的发型、体型、身高、肤色、脸形、口音及其他特征；还要记住作案使用车辆的颜色、大小、型号、车牌号码。第一时间拨打“110”报警，报警时要说明抢夺、抢劫者的人数、逃跑方向、体貌特征及被抢物品等情况。

预防措施

1. 单独外出最好不要随身携带大量现金及贵重物品，不使贵重物品外露，不要在人多的地方或过马路时打手机，手机也不要挂在胸前，提防陌生男子抢夺。

2. 夜间外出尽量不要带包，东西比较多就拎个塑料袋或纸袋子。如果必须要带一些贵重物品，如笔记本电脑，应尽量乘坐正规出租车去往目的地。

3. 预防飞车抢劫。如果两名男子同乘一辆摩托车，注意观察和躲闪，在行走时将挎包放在靠便道内侧的肩上，特别注意项链、手包、挎包等物，不要成为行窃目标。

4. 骑自行车和摩托车的人在停车时一定要将车锁好，提包、皮包应随身携带，而不能将其放在车筐内或夹在车架上。此外，骑自行车时在行进中也不能将提包或皮包放在车上，预防不法分子用绳子、铁丝插入车轮，等你转过头去查看时把物品抢走。

5. 恋爱者深更半夜不要在偏僻的地段谈情说爱。

6. 单身女性每天如果要经过偏僻路段，最好有人护送。

7. 去银行等金融机构存、取大额款项时，一定要有人护送，以防被抢。

入室抢劫

劫匪常常通过假装电工、物业人员、推销员、快递员等方式欺骗住户打开房门强行入室，或尾随至门口挟持住户入室抢劫。由于室内是一个相对封闭的环境，面对持枪或者持刀的凶恶劫匪，居民处于孤立无援的状况，遇劫的居民很难指望外援，在这种情况下，如果被害人应付不当，就可能使歹徒得逞，甚至导致恶性事件发生；相反，如果居民镇定自若，与歹徒巧妙周旋，则有可能自救。

应对方法

1. 当你回到家，发现窗户被打开，或者大门被破坏，千万不要单独或者在没有准备的情况下进入室内。因为歹徒极有可能就在屋内。如果孤身入室，会很危险。应该学会冷静地观察，如果门锁未遭破坏，应迅速将门反锁，然后迅速报警。如果门锁已遭破坏，且歹徒已经察觉，你应立即跑到人多的安全地带，大声呼救，引来邻居或保安，力争将其抓获。

2. 尽可能避免冲突，因为金钱不值得用生命去换。但是如果你确认你或者你的家人的生命有危险，就需要进行反抗。

3. 如果在开门时被劫匪控制，最好的办法是抢先站在门口或让他出去，或将其锁在屋内然后呼救。若无法出去时，就要与之较量。如果斗得过对方，要拿出力气对付暴行，并大声呼救以求援助。如果歹徒很凶残或者你根本不是他的对手，一定要有勇有谋，可以假装屈服或制造假象，想办法逃脱；也可以迅速躲进另一间房，锁好门，并通过窗户向外呼救。

4. 当歹徒持枪械向你行凶时，一定要头脑冷静，不可慌乱，或利用地形地物同其周旋，或就近顺手取用家中器械，击落、抢夺其枪械，或击中其身体要害，使其丧失行凶能力。在与持枪械歹徒搏斗时，要尽量缚其双手，切不可搂腰抱腿。

5. 如果不幸被劫匪捆绑，一定要把肌肉绷紧，这样比较容易把绳结打开，减少身体损伤，如果被劫匪用刀划伤，无法逃脱，可屏住呼吸装死，也许可以侥幸逃过更大的伤害。

6. 要善于观察歹徒的行为举止，如遇蒙面歹徒，要记下歹徒的身高、衣着、口音、举止等特征，为公安人员提供破案线索；但不能被劫匪察觉，以免其起了杀心。

7. 如果进入室内后发现房内凌乱不堪时，不要到处翻看钱物，会破坏现场，给警方侦破工作带来难度。应该小心地退出去，保持现场原状，而后报警，再详细、客观地向他们提供有关情况。

预防措施

1. 在未封闭小区应提高防范意识，进入楼门及上楼回到自家的房门前，先环顾一下周围，注意是否有陌生人尾随；当你在上下楼之间、楼梯口或院子门口遇到生人时，要留心，发现生人要警惕，特别是进家门，勿与陌生人同进楼，要保持警惕，防止对方突然袭击。

2. 一旦遇到陌生人敲门请查明对方身份，再决定是否让其进屋。有未成年孩子或老人在家时，应锁好房门，不要接待陌生人。

3. 对老人和小孩儿来讲，在不能确保自己的呼叫能够得到邻里的协助时，切忌盲目呼叫，以免遇害。

4. 邻里之间要相互照应，当发现陌生人在住地周围逗留、徘徊时应引起注意。必要时对其进行监视、盘查或报警求助。

5. 若要长期外出，应暂停送报纸、信件、饮用水等服务。请邻居代收信件、清理插在门缝上的各类广告、传单，使房子看似有人居住。

6. 外出时，勿将钥匙、名片、信件等物品一起放在皮包里，以免皮包被盗后，小偷会按照名片、信件上的地址上门盗窃。

7. 对不明底细的人不能随便往家里带。自己的住处、具体工作单位、电话号码等不要随便告诉陌生人。

被绑架

绑架行为往往是在被害人意想不到的情况下突然发生的。受害人不要惊慌，一般来说，绑匪绑架都有一定的目的，如为敲诈钱财、报仇等，因此往往暂时不会杀害人质，人质要有效利用这段时间，加强自为保护，争取营救时间以及逃生机会。

应对方法

1. 当绑匪意图挟持你时，如果周围环境偏僻无人，不要盲目地呼救、挣扎、与其搏斗，鲁莽行动可能会受到伤害。如果发现附近有人来往，也可大声呼救，但应注意，当绑匪也表现情绪激动时，不要激化矛盾。

2. 被绑架后，应尽量保持情绪稳定，冷静思考对策，观察周围环境，看是否有逃脱的可能。要抓住求救的机会，如果附近人多，可大声呼救。如果经过繁华地区，要想办法引起行人的注意，如哭闹、坐在地上不走等。一旦有围观群众，应马上向大家讲明自己的情况。但要记住，所采取的行动一定要突然、果断。

3. 遭遇绑架要沉着冷静。如果歹徒要捆绑你，一定要把肌肉绷紧，这样比较容易把结打开。嘴上的胶带可以用舌头舔，唾液可使胶带渐失功效，或以嘴摩擦坚硬物件。挣脱后根据情况决定是否呼救。

4. 一旦遇到绑架或劫持，如敌方人数多、力量大，周围又没有可以呼救的对象，一定要保持冷静，先装作非常害怕的样子，顺从绑匪的要求，让绑匪感觉你比较胆小，便于控制，从而放松警惕性。切忌硬拼硬打、拼命挣扎。如果绑匪是身边亲戚、熟人，要装作不认识，防止绑匪杀人灭口。

5. 设法通过对话弄清对方的真实意图是什么，最好能博取绑匪的同情。

6. 如果被绑匪蒙眼，可以通过耳听、时间测算，分析出离被绑架点的距离、途中经过的地点。

7. 被关押后，要趁绑匪不注意时主动向外界求救，并抓紧寻找报警途径。可用眼神、手势、私人物品等方式发出求救信号，如扔纸条、敲击暖气管、在钱币上写下求救信息扔到街上等，引起别人的注意。

8. 被关押后，要细心观察关押处所及周围的情况，即使无法观察也不要气馁，要坚定求生的信念和做好出逃的准备。等待救援的过程中，要尽量保存体力，强迫自己多进食、饮水，以保证身体有足够的反应能力。

9. 当绑匪要你给家里写信或打电话时，应尽可能设法暗示或透露自己所处的地点和行踪。打电话时尽量拖延通话的时间，将信息巧妙透露给亲人，也便于公安机关确定通话地点，及时解救。

10. 在警匪对峙时，如果被绑匪持刀控制，一定要有意识地低头、偏头，把绑匪的人部暴露出来，便于警察狙击。

预防措施

1. 不要对陌生人露富；如果家里确实富有，最好减少单独出行的机会，更不要随意透露自己或家人的生活、工作、出行计划。

2. 如果一人出行，一定要选择安全的时间和出入的场所，切记不要搭乘陌生人的车辆。

3. 平时要注意交友和人际关系的处理，特别是不要轻易相信不知底细的刚认识的人，更不要轻易赴约。

4. 在通信工具上设置紧急呼救号码和自动报警语音，与家人定制突发事件沟通密语或隐语，以备意外情况下使用。

遇到性骚扰

性骚扰是一种不受欢迎的性注意力或带有性意识的接触，受害者绝大多数为女性。性骚扰的方式主要为口头上以下流语言挑逗异性，向其讲述个人的性经历、黄色笑话或色情内容等；行为上故意触摸、碰撞、亲吻异性脸部、乳房、腿部、臀部、阴部等性敏感部位等；此外在工作场所周围布置淫秽图片、广告等，使对方感到难堪等也属于性骚扰的范畴。

应对方法

1. 一旦遭遇性骚扰，受害者应从一开始便要表明拒绝态度，必须慎重地表明你的立场及可以接受的界线。隐瞒或不示意会让对方以为你是默许接受的，不要抱着轻视或置之不理的态度。

2. 若有陌生的男性搭讪，不要理睬，及时避开，换个位置，可以的话立刻抽身离开；对有性骚扰企图的人，首先要用眼神表达你的不满；若对方并无收敛，可直截用言语提出警告，把你的拒绝态度表示得明确而坚定，告诉对方，你对他的言行感到非常厌烦；若他一意孤行可报警，请警察协助。

3. 若收到故意发送黄色文字、黄色图像或黄色笑话等，要保留这些骚扰短信、电子邮件、淫秽书刊，以作证据。

4. 若接到骚扰电话，最好不要用激烈的言辞反唇相讥，因为这可能会引起对方的兴奋；若对方是个经常骚扰的陌生人，只要他打进电话，应该马上挂断电话，或者告诉他这部电话装有追踪器或录音设备。

5. 若在交通工具内，如上下班高峰期的公交车、地铁上，遭遇性骚扰者的故意抚摸或擦撞，应大声斥责，狠打其手，另外如果穿了高跟鞋，可以毫不客气地使劲儿踩他的脚。也可以告知同行的伙伴，引起公众的注意，使侵犯者知难而退。

6. 如果因为工作关系、师生关系、亲戚朋友关系等，确有必要继续来往的，应主动回避，尽量疏远他，如果骚扰者行为不加收敛，应该明确地表明厌恶态度，并提出警告。也应该在公开场合，尽量增加交往的透明度和公开性，不要有单独在一起的机会。如果受到骚扰者威胁，应该向工会、公司相关部门、家长或学校寻求帮助，或者向公安部门、司法部门报案，未成年人可以申请法律援助，并可由父母和律师代理出庭。

预防措施

1. 应自尊自爱，消除贪图小便宜的心理。对上级领导、同事，均应保持适度的距离和交往频度，树立自己良好的形象，特别不要轻易接受陌生异性的邀请和馈赠，应警惕与个人工作业绩不相符的奖赏和晋级，要依靠工作能力而不是性魅力来获得提升机会。

2. 在日常生活中，避免穿坦胸露背或超短裙之类的服饰去人群拥挤或僻静的地方；不要搭陌生男人的车辆，不要到公园的树丛、假山等僻静处复习功课和玩耍。

强奸自卫

一般来说，强奸的受害者均为女性。如果遭遇强奸，会对受害女性造成难以估计的不良影响。受害者不仅身体上受伤，还有被传染性病、怀孕的可能性，此外，还对女性造成严重的心理创伤，以及可能要承受的社会压力。所以，女性应该学习一些防身自卫术，那样，当受到侵犯时，能以最有效的反击逃脱不法分子的控制。

应对方法

1. 在遭遇危机的时刻，首先不要慌乱，更不要胆怯。要沉着冷静，能智取歹徒是上上策，如大声喊叫，以引人注意，如喊“失火了”较能引起别人的注意。有机会的时候一定要勇敢的反抗。若身上带有口哨、电击棒或喷雾剂，则可以立刻吹响口哨或使用电击棒、喷雾剂来对付歹徒。

2. 当被歹徒压在身下时。如果歹徒分跨于仰卧者身体站立，而俯身抓、掐、压制仰卧者，仰卧者可抬腿蹬击其裆部，要领是要抬起腰、臀，用出将身体送出去的力量猛蹬；如对方手肘抬起，露出腋下，可用掌夹、勾手等猛击其腋窝；直接戳击对方眼睛和戳击对方咽喉，有意想不到的效果，因为这时距离很近；如果手臂未被压住，对方的手臂又未形成阻隔（多在抱胸腰时），可用肘尖横击其太阳穴。被歹徒按压时，如手未被按压，可张开手掌，以掌根猛击歹徒鼻梁。轻者鼻血长流，重则可致昏厥。

3. 当被歹徒强行亲吻时。可抓住机会咬掉其鼻尖或舌尖。但要注意的是，被咬伤后的歹徒可能更丧心病狂。因此要在狠咬之后，趁其负痛一时失智的机会，连续进攻，再对其要害部位实施攻击，如以头骨撞其鼻梁，抬头要猛。

4. 当被歹徒正面抱住时。如果被歹徒正面抱腰，但手臂未同时被控，此时是以肘部攻击对方太阳穴的最好时机。一旦歹徒双手抱住你的腰，他的头部就全部暴露而失去防护了。这时，你可以佯装拒绝他的亲吻等，使上身后仰，创造攻击距离，接着猛然收腹、旋身、挥臂，以肘部猛击其太阳穴，最好连续攻击，一气呵成。或攻击其眼睛，折其手指，戳喉等方法。

5. 当被歹徒从背后抱住时。抬手以反手横肘向后猛击对方太阳穴，当然别忘了蹬腿，身体旋转发力，力达肘尖；反方向折其拇指或小指；如果连手臂后腰都被抱住。被抱者可伸手抓、握、提对方的睾丸。

6. 当被歹徒抓扯头发时。当女子被人从正前方抓住头发往前拖扯之时，切勿与抓扯者的抓扯力相抗，以免头皮受伤。如果歹徒抓住头发前后推拉，在他推时，应顺其力后仰或后退，以免受伤；在他拉时，则借其力冲过去提膝攻击。如果被歹徒揪住头发拖着往前走，这时女子是在歹徒的背侧位置，头已过其肘前，身在其肩后。这时，应以手掌自歹徒后裆猛地插入，使用掏裆法，握紧其睾丸后提。一手掏裆时，另一手抓抱其腰胯配合发力。

7. 被歹徒从后面勒住颈部时。第一要诀是缩紧下颌以防被勒住，然后扳开对方的小指，使其关节疼痛。使其握力减弱，一个指头被扳开，其他手指扳开就更加容易。再抓住他的手腕，以肩为支点向下拉，倘若抓住歹徒的手腕横向舞动，歹徒就会倒地。

8. 设法伤害歹徒的眼睛。在被歹徒按压时，因为距离极近，歹徒又不防范，使用单指叉眼，双指叉眼的技法则是非常有效的。用大拇指勾托住歹徒下巴，以示指、中指尖压插进对手眼球上部，掏断其双目。事实上，只要能叉中歹徒眼睛，并不拘泥于用单指还是双指，用五指亦可，用双手双指亦可。前提是要视使用的快捷程度和当时两手的力度及准确性而定。

9. 如果不幸被歹徒强奸了，要注意保留证据，如内裤、床单等，暂时不要洗澡，尽快去往医院进行身体检查，治疗外伤，看有无感染性病的危险；此外，应通知家人，尽快报警。接受心理治疗。

预防措施

1. 女性独自一人在家时，不要让推销员、修理工之类的陌生男人或不太熟悉的男人进门；以最安全的途径出入，避免夜归及走僻静道路、场地。

2. 夜晚一定要避免单独与陌生男子同乘一部电梯，可以让陌生人先乘，自己在电梯大堂等候。如果陌生人是后进入电梯的，可以用手机与家人联系，并大声告知到电梯门口来接，以警告对方，还可以站到电梯的控制键旁，对方一有举动就按响警铃，或把所有楼层的按钮都按一遍，这样每到一层电梯停一次，获救机会就大大增加。

遭遇劫车

一般来说，劫匪的劫持对象以单人驾驶，特别是独自开车的女性的轿车为多。独自开车的车主应该在上车、行车以及停车时提高警惕，随时观察路况，不给劫匪可乘之机。

应对方法

1. 在路口慢速行驶、遇红灯停车或者路边临时停车时，要注意观察周围有无可疑人员接近车辆；如遇陌生人敲击车窗搭讪，不要轻易摇下窗户回应，即便摇下车窗缝询问即可，以防被犯罪分子伸手强开门锁。

2. 停车时，应注意附近有无可疑人员，确定安全后再下车，即使短时间离开车子，也不要把钥匙留在锁孔上。路面上有停车的地方尽量选择路面停车，路面没有地方停车，可选择管理良好、有照明设备的地下停车场停车。在地下停车场停车，应尽量停在停车场保安看得到的地方。

3. 上车前，要注意观察四周有无可疑的人，在确认安全的情况下再上车。若有可疑情况，可假装找不到车子，快速向保安走去，千万不要往自己的车边走。

4. 上车后，要第一时间锁上车门，在车辆未启动前不要打开车窗玻璃。

5. 如果劫匪已经挟持你上了车，首先要冷静镇定，千万不要乱了阵脚，如果行驶到有交警的路口，可采用闯红灯、开启双闪或大灯、禁左路口左拐等方法引起交警注意，寻求救助。

6. 如果劫匪让车主把车开到偏僻地方以便下手。车主可先按歹徒的要求将车驶离停车场，然后在行驶途中等待时机，寻找目标撞上去，但撞击力度不要过大，一般选择店铺、边上的车辆等，以引起其他车辆上的司机或行人注意，此时便可乘机脱险。

预防措施

1. 独自开车应尽量避免走偏僻路段和夜间出行，因为不法之徒大多选择在夜间和人流稀少的地方下手。

2. 车主随身携带的贵重物品应尽量放在隐蔽处，不要把手提包、现金放在副驾驶室座位等显眼的地方。

3. 购物后，不要回到车里不上车锁，坐在里算账，记事等，以防劫匪跳进副驾驶的位子或者后座，应上车以后就锁上车门马上离开。

4. 上车前应观察你的车子周围、副驾驶座以及后座有无异常，防止劫匪藏在车中。

5. 小心停在你的车两边的车辆。如果车被夹在中间，有男性一人坐在靠你车的这一面，不要开锁上车。

遭遇枪击

在日常生活中，遭遇枪击的可能性似乎相当小，但如果不幸被卷入枪战，或受到枪击威胁，一旦被击中是非常致命的，因此人们应该掌握相关知识，在危险来临时可以有效救命。

应对方法

1. 当发现自己有被枪击中的危险时，要迅速寻找掩蔽物躲藏。掩蔽物最好处于自己与恐怖分子之间；最好选择密度质地不易被穿透的掩蔽物，如墙体、立柱、大树干，汽车前部发动机及轮胎等；但木门、玻璃门、垃圾桶、灌木丛、花篮、柜台、场馆内坐椅、汽车门和尾部等不能够挡住子弹，虽不能作为掩蔽体，但能够提供隐蔽作用，使恐怖分子在第一时间不能够发现你，为下一步逃生提供了时间；而且掩蔽物必须能够挡住自己，并且易于隐藏身体，不要选择不规则物体如假山、观赏石等躲避，因为掩蔽其后容易被跳弹伤及。

2. 在公交车上遇到枪击时，应迅速低头隐蔽于前排坐椅后或蹲下、趴下，不要站立；及时拨打110报警，说明在几路车、哪一站、受到哪个方向的枪击，来自车外还是来自车内、是否有人受伤等情况；在情况不明时，不要下车；确定枪击方向后，下车沿着枪击相反方向，利用车体做掩护快速撤离。

3. 在地铁上遇到枪击时，应尽可能背靠车体，快速蹲下或者趴下，不要随意站起走动；通过每节车厢紧急报警按钮进行报警；判明情况后，快速撤离到较为安全的车厢内；等车到站后，迅速下车撤离，注意在车门和出站口避免拥挤，听从站台工作人员指挥，按顺序撤出；如果车辆中途停在隧道内，不要急于破窗跳车。

4. 在大型商场遇到枪击时，应快速降低身体姿势，利用柜台和衣架躲避，迅速向紧急出口撤离；来不及撤离可就近趴下，等待救援。

5. 在宾馆、饭店或娱乐场所遇到枪击时，应快速趴下或蹲下，隐蔽于桌子、沙发、吧台、立柱等下面或后面；在室内听到外面枪击声时，不要出来观看，及时躲避在沙发或床侧面。不要躲避在门后或衣橱内。

6. 到达安全区后，应及时检查是否受伤，发现受伤，要积极实施自救互救；事后应积极向警方提供现场信息，协助警方调查。

预防措施

不要去容易发生冲突、治安不良的地域和场所，如夜店、酒吧等。如果要到危险地域，应穿着防弹衣以防万一。

炸弹袭击

在人员密集场所安放定时炸弹是恐怖分子最常用的犯罪伎俩，是一种典型的低风险高杀伤力的袭击方式。注意观察并远离遗留有这种炸弹的地方是这种情况下生存的关键。

炸弹常被安放的地点有以下几种：标志性建筑物或其他附近的建筑物内外；重大活动场合，如大型运动会、检阅、演出、朝拜、展览等场所；人口相对聚集的场所，如体育场馆、影剧院、宾馆、运动员村、商场、超市、车站、机场、码头、学校等；行李、包裹、食品、手提包及各种日用品之中；宾馆、饭店、洗浴中心、歌舞厅及其易于隐蔽且闲杂人员容易进出的地点；各种交通工具上；易于接近且能够实现其爆炸目的的地点。

应对方法

1. 学会辨别恐怖分子。恐怖分子常常过于主动“混进”人群，并反复在同一块区域进进出出；主动避开警察的视线；经常把衣服向下拉，并且十分小心地照看随身物品；着装、携带物品与其身份明显不符，或与季节不协调者；反复在警戒区附近出现；避开视线交流与视频监控。

2. 学会辨别可疑爆炸物。无一遗漏地看、识别、判断可疑物品或可疑部位有无暗藏的爆炸装置；在寂静的环境中用耳倾听是否有异常声响；仔细嗅有无异味，如黑火药含有硫黄，会放出臭鸡蛋味；自制硝铵炸药的硝酸铵会分解出明显的氨水味等。

3. 一旦发现可疑爆炸物，不要触动，因为恐怖分子很有可能在爆炸装置上安装了防动引爆装置，应与之保持安全距离；及时报警并且迅速撤离。疏散时，要有序撤离，不要互相拥挤，以免发生踩踏造成伤亡；安全后要协助警方的调查。目击者应尽量识别可疑物发现的时间、大小、位置、外观，有无人动过等情况，如有可能，用手中的照相机进行照相或录像，为警方提供有价值的线索。

4. 如果发生爆炸，应迅速趴下，保护好头部。在确保第二次爆炸短时间内不会发生后，选择离你最近的安全出口逃生，要随时观察身边的建筑物是否会发生坍塌，避开柱子、玻璃与墙壁，伏低身子缓慢前进。逃生过程中要时刻观察周围环境。如果你受了伤，那也别慌，别大喊大叫，保护好伤口，静待救援。

预防措施

1. 平日应将公共场所的应急逃生通道及报警装置熟稔于心，处在陌生的环境时，如入住酒店、商场购物、进入娱乐场所时，务必留心疏散通道、灭火设施和紧急出口及楼梯方位等，以便关键时候能尽快逃离现场。

2. 一旦发生事故，不要因为顾及贵重物品浪费宝贵的逃生时间；撤离时，应保持镇静，善选通道，不要使用电梯；不要逆着人流前进，以避免被推倒在地；应紧抓固物，溜边前行。拥挤时，如有可能，要抓住牢靠的东西如楼梯，暂时躲避，待人群过去后迅速离开现场。

下篇

一木养病

第一章 传染病

流行性感冒

普通感冒主要由鼻病毒和副流感病毒引起，通常又叫作“伤风”。早期症状有咽部干痒伴有灼热感、打喷嚏、鼻塞、流涕、咽喉疼痛、发热、头痛和颈项及全身不适等。一般来说如果没有并发症，经过5～7天可以自动痊愈。流感发病者症状比普通感冒者重，常有发热、头痛、咽痛、全身疼痛、乏力等症状。因为流感的影响更大，所以需要着重预防。

精神抗病

一般来说，感冒不过是日常生活中的小病症，大都可以自动痊愈。患了感冒之后，保持乐观的心态很有必要。虽然小病缠身让人烦恼，但是从另外一个方面来说，说明身体是非常正常的。而且，乐观的情绪有助于患者正确地看待感冒，积极地应对感冒带来的烦恼，从而快速地痊愈。感冒的过程中，可以有意地调节情绪。比如多找朋友和家人沟通，去参加一些集体活动，看书、写字、听音乐等。把情绪调节得足够欢快，才会更快地恢复过来。

起居防病

想要预防感冒，就应该从生活的细节上着手：

1. 注意保护鼻腔。出入公共场所时，要保持呼吸道的清洁。对此，可以滴一些麻油在鼻孔中，回家后用纸捻探触鼻腔，打几个喷嚏。

2. 身上带几颗咸干果，如盐渍橄榄、咸话梅等。在外活动随时含一颗在口中，嘴里常有一丝丝咸味润在喉咙，可以阻挡病毒、细菌“过关”。回家之后，再用盐水漱口，喝几杯热茶，就能保证口腔里的卫生。

3. 保持经常洗手的习惯。感冒是一种多途径的传染病，除了空气之外，肢体尤其是手接触是感冒传染的重要途径。为了杜绝这种可能，一定要随时洗手，回家后用肥皂洗手，切断互相传染的途径。而且在洗手前不要用手摸鼻子和眼睛，最好使用一次性洁面纸代替手帕。

饮食宜忌

感冒发热时，新陈代谢加快，营养物质消耗较大，体力随之下降。因此饮食宜营养丰富，又必须要方便消化和吸收。可以选用流质和半流质食物，如牛奶、豆浆、蛋羹、菜汤、米粥、烂面片等。为了便于消化，要少吃多餐，每日5～6次，每餐不要太饱。感冒也会引发食欲减退，恶心，不必勉强进食，以免引起呕吐。有鼻和咽喉部的急性炎症者，应避免进食有刺激性的食物，如辛、辣、酸、苦等，这些食物可引起咳嗽或咳嗽不止。有流涕、鼻塞、咳嗽等症状，要避免吃动物性高蛋白食物，如鱼、虾、蟹、禽蛋等，以免过敏加重病情。

锻炼防病

1. 参加户外活动。众所周知，运动可以增强体质，提高身体的适应能力，包括耐寒能力。所以建议身体弱的人要多运动，常运动。至于是参与什么运动，可以根据自身的爱好决定。每天活动的时间保证 1 小时左右就可以。冬天的户外活动，需要注意防风保暖。

2. 锻炼冷水浴防感冒。冷水浴又叫作“血管体操”，专门用来锻炼血管的伸缩能力，由此就可以锻炼人体的耐寒能力。首先，冷水锻炼对神经系统和心血管系统有良好的作用。当全身皮肤接触冷水时，在神经系统的支配下，皮肤血管急骤收缩，血管口径变细，大量血液被注入内脏和深层组织，此时内脏血管扩张。待温度恢复，皮肤血管又会扩张，大量血液又从内脏流向体表。在一次冷水浴锻炼过程中，全身血管都将参加收缩、舒张运动。经常进行冷水浴，身体适应寒冷刺激的能力提高了，就可以防治多种病症。不过初学冷水浴，还是要注意以下几点饭后 2 小时以内不能进行冷水浴，因为这个时候食物在胃肠里停留，需要血液的供应以消化。这个时候进行冷水浴，很容易影响到消化；还有，学习冷水浴要从四肢开始，水温也要适度。随着学习的进行，再逐渐扩展到全身，甚至进行冬泳。

按摩养病

每天醒来或出门前，用手指揉按鼻翼两侧（迎香穴）1～3 分钟；或用两示指擦揉鼻梁两侧至发热，然后掐按鼻唇沟处（人中穴）几十下。这么做可以促进鼻腔血液循环和黏液分泌，增强抗病能力。

一手自然弯曲，紧贴在头后部，以枕外粗隆（后脑勺中间最高的地方）和下方的风池穴为重点，来回用力摩擦。两手交替，点、按、揉、搓，以有酸、胀、麻、重感为度。可以激发身体正气，增强免疫力。

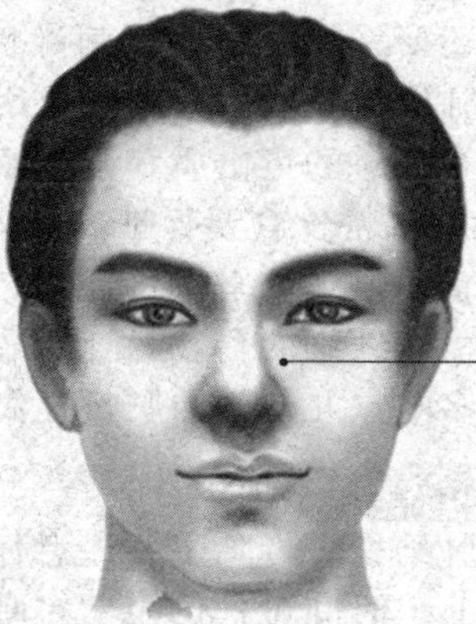

迎香穴

食药治病

1. 感冒通片。感冒通片具有一定抗病毒和退热作用，主要用于治疗感冒引起的头痛，咽喉痛、发热，并减轻由于感冒引起的上呼吸道变态反应。成人每次服 2 片，日服 3 次。

感冒清热冲剂。每次服 1～2 包，每天 2 次。适用于各型感冒或流感初期。

2. 风油精。将风油精滴在拇指上，头痛时揉按涂擦太阳、风池穴及颈部两侧，对于治疗感冒引起的头疼有明显效果；鼻塞时揉按双侧鼻翼旁的迎香穴。可反复使用。

3. 速效伤风胶囊。成人每次 1～2 粒，每天 3 次；或康泰克感冒缓释胶囊，成人每次 1 粒，每天 1 次。发热头痛，复方阿司匹林，成人每日 1 片，每天 3 次。咳嗽，口服复方甘草片 1～2 片，每天 3 次。

4. 桃仁 10 克，杏仁 10 克，栀子仁 10 克，酸枣仁 10 克。上药共研为细粉，用陈茶叶水调成糊状，冷敷于大椎，风池穴上。用于感冒发热者。勿涂于眼内。

5. 阿尼利定。将阿尼利定注射液 1 支装入眼药瓶内，于小儿发热时滴入鼻腔 1～2 滴，揉捏鼻翼 1～3 分钟，有迅速退烧效果。可重复使用。1 岁以下幼儿慎用。

肺 结 核

肺结核是由结核分枝杆菌引发的肺部感染性疾病，是严重威胁人类健康的疾病。结核分枝杆菌的传染源主要是排菌的肺结核患者，通过呼吸道传播。健康人感染结核菌并不一定发病，只有在机体免疫力下降时才发病。我国是结核病的高发国家。

精神抗病

得了肺结核之后，很容易就产生悲观和孤独的情绪，因此茶饭不思、昼夜难安，甚至觉得自己的病有可能治不好。这样一来，自己放弃了希望，再好的治疗也不会起作用。

其实，这就是精神上的抵抗力消失了，导致整个身体的抗病能力下降。研究发现，当人处于极度的悲观之中，神经系统会降低对体内各功能的调节，使身体出现抵抗力下降的情况。这种情况若是一直持续下去，会直接影响恢复的情况。所以，保持一种良好乐观的心态，可以更快更好地治疗疾病。

起居防病

肺结核的传播主要是结核病人的细菌，所以控制结核病人和传播途径就是关键。

1. 隔离肺结核病人。肺结核是通过呼吸道传播的，所以一旦得了本病，就应该立即隔离起来。打喷嚏或者是咳嗽的肺结核病人，会把飞沫喷出 1 米远的距离。飞沫会在空气中飘动很长时间，所以若是到了公共场所，会造成很大的传染。

2. 不要到公共场所逗留。在许多人流很大，甚至是拥挤的场所，比如车站、码头、电影院等地方，人比较多，所以空气中的结核杆菌也多，所以应该少在这些地方停留。

3. 杀灭病菌。在公共场所久留后，或者是无意中接触了肺结核患者，可以通过消毒来杀灭结核杆菌。常见的消毒方法是在阳光下暴晒衣物、用沸水给餐具杀毒。

饮食宜忌

1. 肺结核患者的饮食宜清补，可多吃些绿色蔬菜等含铁的食物，不宜食用过多的脂肪，还要忌烟酒和辛辣刺激性食物。对于没有患病的人来说，平时应该小心营养不良。因为肺结核发病的一个重要因素就是营养不良，也是治疗的一个大障碍。平时要保证饮食里有足够的蛋白质和维生素，尤其是抵抗力弱的儿童和老人。

2. 日常饮食要保证高热量和高蛋白，补偿长期患病导致的能量消耗。牛奶是患者的首先食物，应该坚持每天吃。其他的如糖类也要供应充足。此外，还要常吃富含维生素、无机盐和纤维的食物，比如新鲜蔬菜、水果、粗粮、鱼虾等。假如患者有咯血的症状，也要多吃点儿动物内脏，提高造血的能力。

锻炼防病

肺结核患者除了要注意休息之外，应该每天早晨坚持到一些绿化环境好的地方散步一会儿，时间可长可短。多呼吸新鲜空气，晒晒太阳，但不能从事较强的体力和脑力活动。等到病情好转一些后，要逐渐增加活动量，比如打太极拳、散步等。

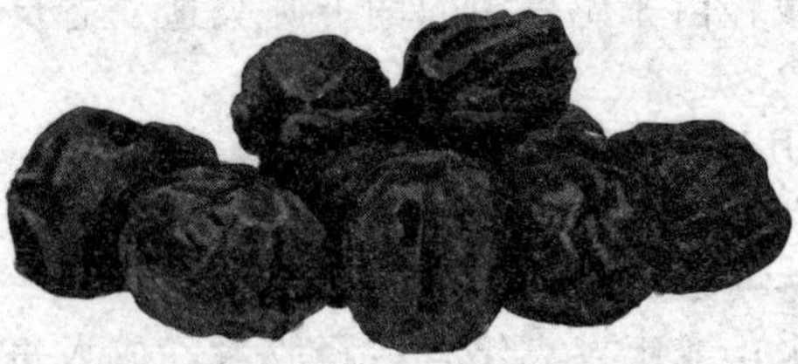

红枣

食药治病

1. 预防肺结核可以口服异烟肼，每日 1 次，每次 0.3 克，服药 6～10 个月。

2. 大蒜有很好的杀菌作用，常吃生大蒜可以杀灭结核杆菌。

3. 常吃苡仁、红枣等食物，因为可以补脾养肺，所以时间久了能有收益。

4. 百合糯米粥。用百合 60 克，糯米 150 克，加水煮烂后，用红糖调味，每天早晨吃。

5. 卡介苗治病。可以用皮内注射 0.1 毫升，这仅限于结核菌素实验阴性者；也可以用口服方法，限于出生后 2 周以内的婴儿。在出生后第 2、4、6 或第 3、5、7 天各口服一次，每次 1 毫升，以牛奶或人奶冲淡，哺乳前半小时服下；还可以用皮肤划痕的方法渗入。

麻　疹

麻疹是由麻疹病毒引起的最常见和最具有传染性的急性呼吸道传染病之一，在人口密集而未普种疫苗的地区易发生流行，2～3 年发生一次大流行。临床上以发热、上呼吸道炎症、眼结膜炎等，以皮肤出现红色斑丘疹和颊黏膜上有麻疹黏膜斑及疹退后遗留色素沉着伴糠麸样脱屑为特征。我国自 1965 年，开始接种麻疹减毒活疫苗后已控制了大流行。麻疹一次患病，可以终身免疫。

起居防病

1. 管理传染源。对病人应严密隔离，对接触者隔离检疫 3 周；流行期间，托儿所、幼儿园等儿童机构应暂停接送和接收易感儿。

2. 切断传播途径。病室注意通风换气，充分利用日光或紫外线照射；医护人员离开病室后应洗手更换外衣或在空气流通处停留 20 分钟，然后方可接触易感者。

3. 注意防寒保暖。麻疹好发于冬春季节，所以必须要做好防寒保暖工作。可能有些人就误以为保暖不能开窗通风，在屋子里生火。但这是不可取的，因为室内温度过高，人就会出汗，而出汗多了更容易着凉，身体也就会出疹子。所以防寒保暖主要是不能受寒，避免冷风直吹。冬季洗澡或换衣服要防止受寒，洗手、洗脸都要用温水。

4. 注意休息。因为麻疹会消耗很大的体力，患儿体力下降后，抵抗力也会跟着下降很多，容易因此再患上一些其他疾病。所以卧床休息很重要，这能帮助恢复抵抗力。一般说来，都是在发病开始就休息，直到体温正常、咳嗽明显好转时结束。卧床期间，家长要经常给孩子翻身，还要记得时常把孩子抱起来，免得患上坠积性肺炎。

饮食宜忌

麻疹是全身性的疾病，很多患者都会有呼吸道黏膜、胃肠道黏膜出疹子，导致食欲不佳、大便增多，甚至是腹泻。这些时候，身体若是没有进食足够，就会没有力气来抵抗疾病。因此，就必须要加强饮食的意识。一般说来，患了麻疹的孩子饮食要注意清淡、易于消化。根据食欲的不同，以少量多餐为宜，不能进食荤腥油腻、辛辣上火的食物。还要以流质食物为宜，所以应该多吃豆浆、蛋汤、米汤、粥、面汤等，补充身体的消耗、保护津液。出了疹子之后，体温一般会恢复正常，胃口转好，也要多吃一些容易消化、富有营养的食物，比如牛奶、瘦肉、面条、猪肝汤等，还可以吃一些新鲜水果和蔬菜，以增强抵抗力。

食药治病

1. 前驱期及出疹期高热时，不宜采用冷敷或较强烈的退热剂，以防疹子出不顺。对伴有烦躁不安的患儿或为预防高热惊烦时可适当使用镇静剂如苯巴比妥（每次每千克体重 1～3 毫克）、异丙嗪（每次每千克体重 0.5～1 毫克）、水合氯醛（每次每千克体重 30～50 毫克）。对过高热患儿，为减少高热对机体的不良影响，可酌情给予小量退热剂，使体温降至 38～38.5℃，切忌大量发汗与急速降温。

2. 对前驱期或出疹期疹出不透者，可服用五粒回春丹透疹散、银翘散或鲜芫荽煎剂、芦根汤等协助透疹。

3. 患儿体力消耗大，但食欲差、纳食少，故应注意补充大量水分及多种维生素（B_1、B_2、C、A 及 D)，饮食宜清淡易消化。一次吃不多，则可少量多餐，勤喂水。

4. 咳嗽重者可服棕色合剂、止咳糖浆等。痰黏或声嘶者应给雾化吸入，每日 4～6 次。

5. 肠道症状重者，应加用胃蛋白酶合剂，每次 1 毫升，每日 2～3 次或胰酶片，0.1～0.3 克，每日 2～3 次，以助消化。每日腹泻超过 5 次者，可予小量收敛剂。

6. 护理上要注意保持室内温暖、湿润、空气清新，光线不宜过强。定时通风换气时，应将患者安置在避开风口处。要注意眼、鼻、口的卫生，眼鼻分泌物多，勿使堆积，要用温水或 3％硼酸水勤洗，保持鼻腔通畅。遇有结膜炎，可点用 0.25％氯霉素眼液。每次喂饭、药和水果后，要喂温白开水少许，并定时 1 日数次以生理盐水或 3％碳酸氢钠溶液清洗口腔，预防口腔炎症、溃疡的发生。

7. 没有合并细菌感染时，无须常规应用抗生素。

水　痘

水痘是由水痘带状疱疹病毒感染引起的急性传染病。传染率很高。多发于婴幼儿，以发热及成批出现周身性红色斑丘疹、疱疹、痂疹为特征。冬春两季多发，其传染力强，出疹前 1～2 天至出疹后一周都有传染性。儿童与带状疱疹患者接触亦可发生水痘，因二者病因同一。传播途径主要是呼吸道飞沫或直接接触传染。也可接触污染的用物间接传染。本病以冬春季发病为主，主要为 2～10 岁的儿童发病。人群普遍易感，但一次发病可终身免疫。

起居防病

水痘也是传染性很强的疾病，所以需要像对待其他传染病一样隔离。具体的做法如下：

1. 住房隔离。患者必须要独居一室，不能外出，防止扩散。家庭成员应该避免频繁出入，护理的家人也需要是患过水痘、有免疫力的人。

2. 要经常开窗通风，保持空气流通。因为病毒在人体外的生存能力较差，所以一般说来，通风良好、光照充足、空气干燥的环境下，可以不用室内消毒。

3. 患儿的衣服、被褥等都要放在阳光下暴晒，用过的餐具、玩具也要用水煮沸消毒。

4. 疾病流行期间，要避免到公共场所活动，尤其不能带着家里的儿童。不能让孩子跟患病的儿童接触，更不能借玩具。外出时要戴上口罩，尽量避免一些集会和娱乐活动。

5. 要防止患儿把水痘抓破，引起化脓感染。因为水痘会有瘙痒，患儿会不由自主地抓。所以对于患上水痘的儿童，要给他们戴上手套或者用纱布把手包起来，把指甲都剪短、修平。清洁皮肤后，在长水痘的局部使用炉甘石洗剂涂抹。

6. 注意病情变化，如发现出疹后持续高热不退、咳喘，或呕吐、头痛、烦躁不安或嗜睡、惊厥时应及时送到医院。如有发热情形，最好是以冰枕、毛巾、多喝水等物理退热法。应避免使用阿司匹林类的药物来退热，以免发生可怕的并发症。

饮食宜忌

宜给予易消化及营养丰富的流质及半流质饮食。宜饮绿豆汤、银花露、小麦汤、粥、面片、龙须鸡蛋面等，多饮开水及饮料。忌油腻、姜、辣椒等刺激性食物及发物。猪肉、羊肉、鸡肉都不宜吃，还应当忌吃生姜、大葱、大蒜、洋葱、韭菜、辣椒、胡椒、芥菜、芫荽、香菇、南瓜、香椿头、鹅、带鱼、黄瓜、荔枝、桂圆肉、梅子、杏子、大枣、柿子、石榴、樱桃、栗子，以及炒花生、炒蚕豆、炒瓜子、糍粑、年糕、肥肉、猪油、茴香、咖喱、芥末等。

食药治病

1. 疏风清热食疗法

（1）胡萝卜芫荽羹。胡萝卜、芫荽各 60 克，洗净切碎，加水煮烂，加冰糖服，每日 1 剂，分 3 次服完。连服一星期，婴儿只服汤汁。

（2）金银花甘蔗茶。金银花 10 克，甘蔗汁 100 毫升。金银花水煎至 100 毫升，兑入甘蔗汁代茶饮。可频频服之。每日 1 剂，7～10 天为 1 疗程。

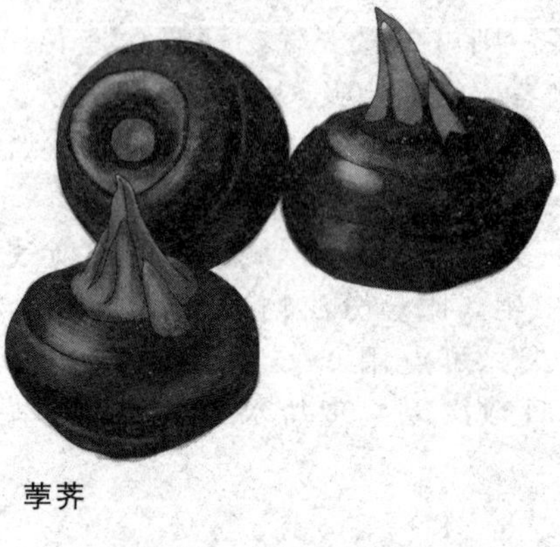
荸荠

2. 解毒祛湿食疗法

（1）薏苡仁红豆粥。薏苡仁 20 克，红豆、土茯苓各 30 克，粳米 100 克，洗净共煮，粥熟豆烂拌冰糖。每日 1 剂，分 3 次服完。适于水痘已出、发热、尿赤、疲惫、食欲不振者。

（2）马齿苋荸荠糊。鲜马齿苋、荸荠粉各 30 克，冰糖 15 克，鲜马齿苋洗净捣汁，取汁调荸荠粉，加冰糖，用滚开的水冲熟至糊状。每日 1 剂。适于水痘已出或将出、发热、烦躁、大便稀溏者。

流行性腮腺炎

流行性腮腺炎，俗称“流腮”，是儿童和青少年中常见的呼吸道传染病，多见于 4～15 岁的儿童和青少年，亦可见于成人。好发于冬春季，在一些儿童集中的场所会爆发流行，比如学校、托儿所、幼儿园等。本病由腮腺炎病毒所引起，该病毒主要侵犯腮腺，也可侵犯各种腺组织、神经系统及肝、肾、心脏、关节等几乎所有的器官。

精神抗病

因为流行性腮腺炎多发于青少年，会对他们的外貌产生影响。而这个时候正是青少年开始注意自己的外貌和他人言语的时期，所以难免会对他们的心理产生影响。对此，应该多鼓励他们对疾病有正确的认识，使他们积极配合治疗，正确对待疾病的影响。这样才能尽快治愈。

起居防病

1. 注意隔离。本病在腮腺肿大前6天和肿大后9天内都有传染性，为了防止传染给他人，应该在这段时间内隔离。

2. 得病之后，要在家里安心休养，不能到处串门，更不能到公共场所去。一来防止传染，二来也不会受到别人的歧视。要是一定得出门，最好要戴口罩。这不光对于防病好，也有助于阻止传播。

3. 患者要注意口腔卫生，经常用温盐水或复方硼砂液漱口，以清除口腔内的食物残渣，防止出现继发性细菌感染。外出之后回来，要洗手洗脸，最好用肥皂洗手。因为腮腺炎病毒会通过接触传播，而且会沾染在门把手、电话机等上面。这个时期内也不要挖鼻孔，因为挖鼻子会导致鼻腔干燥，使鼻子的过滤和防御技能降低，损伤鼻黏膜，导致染病。

4. 患者如果发热超过39℃，可采用头部冷敷、温水擦浴等方法，或在医生的指导下服用退热止痛药，如阿司匹林、对乙酰氨基酚等以缓解患者的症状。

5. 居住环境要保持通风和阳光充足，因为在空气中，腮腺炎病毒会被阳光杀死。隔离的房间要每天用醋熏蒸一次，也就是在房间里置炉火，上面放一个铁盆，加醋一包直到挥发完毕。

6. 患者的衣服要在阳光下暴晒，餐具要用消毒水消毒，或者是用水煮沸。一般都是煮沸5分钟以上。

饮食宜忌

由于腮腺肿大可引起进食困难，因此要吃一些富有营养、易于消化的半流质食物或软食，如稀饭、面片汤、鸡蛋羹等。不要吃酸辣、甜味及干硬的食物，以免刺激唾液腺分泌，使腮腺的肿痛加重。症状明显好转后可以吃一些促进唾液分泌的食物，以促进腮腺功能的恢复。

在疾病流行期间，可以每天用盐水漱口。因为盐有明显的抑菌作用，所以每天早晨、晚上和外出回来，用淡盐水漱口几分钟都能够清洁口腔、抑制细菌的滋生。还可以每天吃上几瓣生大蒜。因为大蒜有抗菌、杀菌的作用，但是容易受热被破坏，所以要生吃。

锻炼防病

平时要加强体育锻炼，这对于预防传染病有很好的作用，包括流行性腮腺炎。还要注意营养摄入，改变挑食、偏食的习惯，多吃水果和蔬菜。锻炼可以选择到一些空气环境好的绿化地带，尤其是树林里，不光能锻炼身体，更能通过代谢交换获得抵抗力。

食药治病

防病药方：

1. 贯众10克，板蓝根15克，干草5克，大青叶10克，银花10克，用水煎服。每日一剂，分成2次，连服3～5天．

2. 银花15克，连翘10克，夏枯草15克，大青叶10克，干草5克，用水煎服。每日一剂。分成2次，连服3～5天。

3. 夏枯草15克，板蓝根15克。每日一剂，水煎分2次口服，连服3～5天。

4. 板蓝根30克，银花15克，贯众15克。每日一剂，水煎分2次口服，连服3～5天。

治病药方：

1. 对腮腺肿大、疼痛较明显、全身症状（如高热）明显者，建议通过静脉给予抗病毒药物，抗生素和维生素C，连续3～5天，症状明显好转后改为口服抗病毒药物3～5天。通过10天左右系统治疗，绝大多数患儿都可痊愈，不会留下后遗症。对于腮腺肿大非常严重的，另外可考虑用一些中药外敷，以促进消肿，但要注意皮肤保护，避免皮肤损伤。需要提醒的是，仅仅通过外敷是不可能彻底治愈流腮，甚至会留下并发症，如复发性腮腺炎等。对那些症状较轻的，可以通过口服抗病毒药物、抗生素和维生素C，7～10天，基本可治愈。

2. 中医治疗散风解表、清热解毒。用板蓝根60～90克加水煎服或银翅散加大青叶15克水煎服；局部可用紫金锭或青黛散用醋调外涂，一日数次；或用蒲公英、鸭拓草、水仙花根，马齿苋等捣烂外敷，可减轻局部胀痛。必要时内服索米痛片、阿司匹林等解热镇痛药。

病毒性肝炎

病毒性肝炎是由几种不同肝炎病毒引起的，以肝脏炎症和坏死病变为主的一组感染性疾病。具有传染性较强、传播途径复杂、流行面广泛、发病率高等特点。部分乙型、丙型和丁型肝炎患者可演变成慢性，并可发展为肝硬化和原发性肝细胞癌，对人健康危害甚大。目前已确定的有甲型、乙型、丙型、丁型及戊型病毒性肝炎五种类型，其中甲型和戊型病毒性肝炎主要表现为急性肝炎，乙型、丙型、丁型病毒性肝炎可以呈急性肝炎或慢性肝炎的表现，并有发展为肝硬化和肝细胞癌的可能。

精神抗病

中医上就说“暴怒伤肝”，怒火能在肝上反应。对于已经患有病毒性肝炎的人来说，就更应该注意调节情绪，不能因为生气而导致自身病情加重。肝炎患者在情绪波动厉害时，都会有肝区疼痛、食欲减退的表现。当然，完全避免负面情绪是不太可能的，所以肝炎患者能做的就是尽量给自己创造一个缓冲的时间。在遇到生气的事情，应该转移自身的注意力，想想一些好的事情，或者是把事情往大处想。平时也要加强个人修养，多读书，培养一些个人的情趣和爱好。借助这些做法开拓自己的见解和心胸，这样一来不光能有助于病情，还会给自己培养出一个很好的心态。

起居防病

病毒性肝炎的传染性很强，所以需要采取综合的预防措施。

1. 家中有了肝炎患者，应该注意从生活上进行隔离。吃穿住用都要和健康人分开，病人单独住一间房，单独吃饭。最好也不要给别人传递入口的食物，包括香烟。病人的个人物品也不要借用，也要防止家中的孩子乱摸乱拿。在隔离期间，病人不要到处走动，也不要到外面用餐。

2. 提倡用流水洗手，注意个人卫生，病人用过的餐具要经过沸水杀毒。

3. 病人的家里应该及时做好彻底消毒，餐具、洗漱用具、毛巾都要煮沸30分钟，家具、地面和各种用具都要用漂白粉液擦拭。病人的粪便要用生石灰搅拌后2小时再倒掉。饭前和便后都要用消毒水洗手。

4. 病人独处的房间要保证空气新鲜、光线充足。男性病人要注意控制情欲，杜绝房事，保护体力，以尽快恢复健康。育龄女性更不能在此期间怀孕，否则会因为妊娠而增加身体负担，让病情恶化，甚至影响胎儿发育。

饮食宜忌

病毒性肝炎的不同时期，饮食上也有许多的不同。

1. 急性期。患者消化功能常常不佳，胃容量小、恶心，甚至呕吐，因此应以流质或半流质饮食为上。饮食原则为少渣、易消化、每次少量、一日多餐。

2. 慢性期。以半流质（如稀饭，面食）或软饭等易消化食物为主，可适当吃些水果。进食量应循序渐进、逐步增加，每餐以八分饱为度。量过多，特别是那些不易消化的食物摄入过多，会增加胃肠道及肝脏的负担，不利于肝功能的进一步恢复。

3. 肝硬化腹水期。除了进食易消化、少渣、无刺激性食物外，还要低盐饮食。若是低蛋白血症，可适以提高血浆的白蛋白成分。用和尿剂后若血钾偏低，可吃些鲜蘑菇汤、番茄汤或其他新鲜水果汁。

4. 恢复期。由稀饭之类的半流质食物逐步过渡到软食直至普通饮食，但仍不能吃得过饱。肝功能化验指标虽已恢复正常，但肝内的微细结构仍需较长时间才能完全恢复。若过饱特别是荤食过多，会增加肝脏负担，其中间代谢产物对肝脏也有损害。该期可适当吃些水果以及有鳞的淡水鱼之类的食物，以利于肝脏内微细结构的进一步彻底恢复。此外，进食一些猪瘦肉、鸭肉、蛋、豆制品等可以补充体内蛋白质，以促进肝细胞的修复与再生。水果以香蕉、西瓜、橘子、苹果、葡萄及草莓等为好，以补充机体代谢消耗，提供一定的维生素及热量来源。

食药治病

药物治病集中于预防环节，因为发现了病毒性肝炎后，就不是这么简单能治疗的，需要到医院根据病情来系统治疗。下面就介绍一些防病的方法：

1. 对于甲型肝炎，可以给儿童注射人体免疫球蛋白来预防。
2. 乙肝疫苗和乙肝免疫球蛋白可以用来阻断母婴传播。
3. 茵陈蒿 30 克，生甘草 10 克，加水煎服，连服 7～10 天。
4. 决明子 15 克，贯众 15 克，生甘草 10 克，加水煎服，连服 7～10 天。
5. 茵陈蒿 30 克，凤尾草 30 克，加水煎服，连服 7～10 天。
6. 茵陈蒿 30 克，大枣 10 颗，加水煎服，连服 7～10 天。

流行性出血热

流行性出血热又称为肾综合征出血热，是由汉坦病毒引起的急性、地方性、自然疫源性传染病，病情危急、并发症多、病死率高。其主要病理变化是全身广泛性的小血管和毛细血管的损害。临床上以发热、出血、肾脏损害为三大主症，典型病例表现为五期经过，即发热期、低血压休克期、少尿期、多尿期和恢复期。

精神抗病

因为本病病情凶险，致死率高，缺乏一种能令人满意的治疗方法，所以病人往往在得知病情后，出现情绪低落、灰心丧气的表现。而这样的情绪又会影响到身体的免疫功能，使个人的抵抗力下降，对病情非常不利。对此，患者的家人都要注意自己的语言和态度，要多安慰病人，让他们感受到亲情的温暖，燃起战斗到底的勇气。还要帮助他们消除顾虑，避免紧张和烦躁、忧郁，保持乐观的心境，以加快康复进程。

起居防病

1. 灭鼠防鼠。灭鼠是防止本病流行的关键，常采用机械法和毒饵法等，灭鼠时机应选择在本病流行高峰期（5～6 月和 10～12 月）前进行。在灭鼠为主的前提下，同时作好防鼠工作，床铺不靠墙、睡高铺，屋外安装防鼠设施，防止鼠类进入屋内。

2. 灭螨防螨。要保持屋内清洁、通风、干燥，用湿式清扫，必要时予过氧乙酸或福尔马林等消毒灭螨。

3. 注意食品卫生。做好食具消毒、食物保藏等工作，要防止鼠类排泄物污染食品和食具。剩饭菜必须加热并煮透后方可食用。

4. 做好个人防护。不直接用手接触鼠类及其排泄物等；流行季节避免坐卧草地，不在草地上晒衣服；劳动时防止皮肤破损，破损后应及时消毒包扎伤口；在野外工作时，要穿袜子，扎紧裤腿、袖口，以防螨类叮咬。

5. 严格消毒隔离。对鼠类动物的尸体及其排泄物应严格消毒处理，防止污染环境；病人及早接受隔离治疗，对其流出的血、分泌物、排泄物等做好消毒处理。

6. 患者要养成良好的卫生习惯，养成勤洗浴、勤更衣、勤晒被褥及饭前便后洗手的习惯。

7. 做到不饮生水、养成食用熟食的习惯。在疾病的全过程中注意饮食要规律，细嚼慢咽，不宜过饱。

8. 因为同样是传染病，所以也要注意隔离病人。在治疗期间，病人的一切生活都要和健康人分开，病人穿过的衣物、用过的餐具等都不能随便洗涤，必须要经过杀毒才能排放。病人的房间也注意保证温度，不能过冷过热，也需要空气流通、保证卫生。

饮食宜忌

1. 因为病情需要消耗很大的体力，所以饮食上需要侧重于高热量、高维生素、高水分、易吸收的流质或者半流质食物和饮料。比如藕粉、绿豆汤、果汁等。要鼓励病人多喝水，假如肾功能还好，每天的饮水量应该在1000毫升以上。出血倾向明显的话，可以服用鲜藕汁、大枣汤、猪肉汤等。

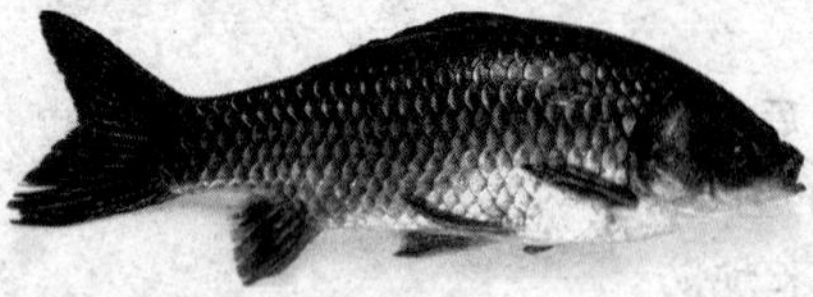

鲫鱼

2. 患者通常还有肾功能不全的症状，所以饮食要注意高糖、低蛋白、低钾。要限制液体的消耗，所以不能吃咸菜、咸蛋、苏打发酵类食物，还不能吃刺激性的食物，比如海鲜、羊肉、狗肉、猪头肉等。可以吃一些利尿的食物，比如西瓜、冬瓜、金针菇、鲫鱼、红枣、薏仁等。

3. 还要注意多吃蔬菜和水果，补充身体的电解质流失。但是应该注意油腻食物，如肥肉、黄油等，还有油炸食品也不要吃。当身体器官逐渐恢复后，可以吃一些补肾的食物，比如糯米、栗子、柿饼、莲子、泥鳅、牛肉、鸡肉等。

食药治病

对于流行性出血热，简单的药物治疗和预防都是不可能的。因为本身这个疾病就很复杂，发病分为几个阶段，各阶段的表现和危急情况都不同，所以治疗也是要从发病开始，伴随到病情好转和痊愈。而且很多时候，对本病的治疗是从抢救开始的。关于抢救，可以参考上一篇的内容。所以，想要用一些药物方法来说明治疗都是不准确的。最好的做法是听从医生的建议和指导，根据病情的发展来对症下药。这里不再罗列一些药方，因为怕读者看后更加糊涂，甚至因此延误了救治或者是用错了药。

百　日　咳

百日咳是由百日咳杆菌引起的急性呼吸道传染病。其临床特征为阵发性痉挛性咳嗽伴有深长的“鸡鸣”样吸气性吼声，如未得到及时有效的治疗，病程可迁延数个月左右，故称“百日咳”。本病传染性很强，常引起流行。患儿的年龄越小，病情越重，可因并发肺炎、脑病而死亡，近三十年来，由于菌苗的广泛接种，我国百日咳的流行已大大减少，发病率、病死率亦明显降低。

起居防病

1. 百日咳的传染性很强，在冬春流行季节要加强预防。小儿会漱口的，可以用盐水漱口。因为盐有抑菌作用，每天早晨和饭后用淡盐水漱口，都可以防止多用呼吸道传染病的入侵。不会漱口的小孩儿，可以通过多喂水的办法清洁口腔。

2. 在流行的季节，也不要到公共场所里去，更不要带着小孩儿四处乱走。

3. 对于家中已经有小孩儿患病的，要注意隔离开来。假如家里有两个孩子都染病了，也要分开，不能让两个孩子住一起。隔离的房间，要保证每天能通风换气3～4次，室内温度保持在16～20℃。还要经常在地上洒水，以保证湿度。

4. 房间里消毒也是必要的工作。有条件的家庭可以用紫外线灯消毒，没条件的可以用食醋熏蒸的方法消毒。每天熏蒸1～2次，连续几天。百日咳杆菌在人体外的生存能力很低，所以消毒都比较有效。

饮食宜忌

饮食应清淡、易消化，应以牛奶、米粥、汤面、菜泥等流质、半流质饮食为主。应多吃新鲜蔬菜、水果，如菠菜、萝卜、丝瓜、冬瓜、鲜藕及橘、梨、枇杷等。适当佐以清肺润肠之品，保持大便通畅，如香蕉等。此外，家长还可以给孩子吃一些对本病有疗效的食品，如豆腐、大蒜、猪胆、牛胆、鸡苦胆、猪小肠、核桃仁、麻雀肉、罗汉果、栗子、刀豆等。如咳后伴有呕吐，应注意补充营养，可采取少量多餐的方法，可吐后再食。不能吃辛辣、肥厚、油腻的食物，以免助热生痰。不要吃过咸、过甜及燥热之食物。酸性食物也应尽量少吃或不吃。因为儿童可能不喜欢吃大蒜，所以不能强迫孩子吃。

按摩养病

刮痧治疗百日咳：

1. 在背部风门、身柱、肺俞均匀涂抹红花油，用水牛角刮痧板反复进行刮拭，风门和肺俞用平刮法，身柱用角刮法，以局部出现红紫为度。

2. 用拇指揉法点揉上肢部尺泽、合谷，以局部酸胀为度。

3. 放痧法。手部少商，严格消毒后用小号三棱针进行点刺放血。

食药治病

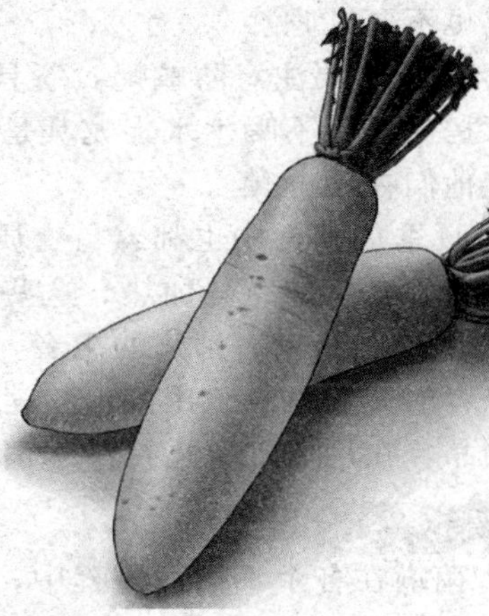

萝卜

1. 萝卜蜂蜜饮。白萝卜1个（捣烂绞汁）取汁25毫升，蜂蜜12毫升调匀，1次服完，每日1～2次。

2. 鱼腥草苏叶绿豆粥。鱼腥草（鲜品）50克，苏叶15克，绿豆60克，粳米60克，冰糖30克。将鱼腥草、苏叶水煎20分钟取汁，再煎30分钟共取浓汁300毫升，加适量清水和绿豆、粳米煮粥，熟时加冰糖溶化调匀服食，每日1～2次。

3. 芹菜饮。芹菜（连根叶）1把，洗净捣汁30毫升，加食盐少许，隔水蒸热，早晚各服1次。连服3日。

4. 冰糖蒸鸡胆。冰糖20克，鸡苦胆1个。将鸡苦胆和冰糖同蒸熟，分2次服，每日1料。

下面是饮食调养方，因体质不同效果各异，所以仅供参考。

1. 百部，每次3克，每日3次，水煎服。现代研究证明，百部根主要含百部碱，该碱能降低呼吸中枢兴奋性，抑制咳嗽反射，故有镇咳作用。体外试验表明百部煎剂及酒浸液对百日咳杆菌等多种致病菌有抑制作用。

2. 大蒜，2～3头切片与白糖120克同煎，3岁以上1天服完，2岁以下2天服完。

3. 何首乌，6～12克，甘草1.5～3克，水煎服。

4. 马鞭草，每日15～30克，水煎服。

5. 胆汁，其有效成分为胆酸钠，可抑制百日咳杆菌，可降低或消除中枢兴奋性，缓解支气管平滑肌痉挛，缓解痉咳。常用猪、牛、羊、鸡胆汁干粉，每次服0.3～0.5克，每日2次；鸡胆每岁半个，最多3个，每日1～2次服。鸡、猪胆汁制成的百咳灵片，1岁每次服1片，10岁以上每次服10～15片，每日3次。

6. 鹭鸶丸，每日2次，每次1丸。

7. 百日咳糖浆（百部、白及、麻黄、甘草、芦根组成），每日2次，1～3岁儿童每次10毫升，3～6岁儿童每次15毫升，16岁以上20毫升。

8. 鲜芦根、茅根各30克，冬瓜仁15克，水煎服，每日1剂。

9. 冰硼散。1～3岁，每次服1/4瓶，每日2次（每瓶0.3125克）。

细菌性痢疾

细菌性痢疾是由痢疾杆菌引起的肠道传染病，好发于夏秋季。临床主要表现为发热、腹痛、腹泻、里急后重和黏液脓血便，严重者可发生感染性休克和中毒性脑病。本病急性期一般数日即愈，少数病人病情迁延不愈，发展成为慢性菌痢，可以反复发作。

精神抗病

中医认为，痢疾的发生与脾胃有很大的相关。而情绪的变化，会对脾胃有很大影响。

怒伤肝，所以发怒会引起泄泻。在患有痢疾之后，假如再发怒，就会导致肝气犯脾胃，运化失常，使得便血加重。对于慢性痢疾的患者来说，因为是慢性疾病，就更急不得了。这时候更应该调养精神，保持心情舒畅，避免因为恼怒抑郁而使得气血不畅。所以说，精神上的调养对于菌痢的康复，可以起到事半功倍的效果。

起居防病

1. 因为菌痢导致了腹泻，会消耗身体很大一部分能量，所以患者经常会感觉疲乏无力、没有精神。这时候，病人就需要多卧床休息，保证能节省体力，恢复身体。等到症状好转之后，再适度地活动身体，但是也需要避免劳累。

2. 想要预防菌痢，也需要注意个人卫生和饮食卫生。尤其是夏天的时候，各种果瓜都上市了，很多人都会多吃一些。这个时候若是不注意卫生，很可能就因此而得病。所以在每次吃瓜果之前，应该用少量的高锰酸钾消毒，再用冷水冲干净。此外，那些冷饮和冰糕也不要乱吃。

3. 生活中要注意防蚊蝇，餐具也必须要消毒处理。饭前便后洗手，最好用肥皂或洗手液揉搓一遍。不喝生水，尤其是那些看似干净的自来水。纠正儿童吃手指的习惯，尽量不让他们在地上爬。

4. 夏季很多食物也都容易变质，所以少吃变质食物、凉拌食物和冷饮。剩饭剩菜要放进冰箱，吃之前充分加热。这些都是预防菌痢的常用做法。

5. 对于已经患有菌痢的患者，要注意和他们的用餐分开，包括吃饭、餐具和个人物品。患者的粪便也应该用漂白粉消毒后再倒掉，或者是用生石灰搅拌。患者的餐具和毛巾等物品，在用后都要进行沸水消毒。

饮食宜忌

1. 菌痢在各个不同的病程中，饮食需注意的方面也各不相同。在急性发病期，饮食应以流质食物为主。一般要 2～3 小时吃一次，以容易吸收的食物为主，比如米粥、藕粉、面汤等。但是不能吃比较难消化的食物，如牛奶、鸡蛋等。若是条件较好，可以吃酸奶。因为酸奶营养丰富，又能抑制细菌的生长。此外，还要多补充饮水，也需要在饮水中加一些盐。因为腹泻会消耗大量的水分和电解质。当然果汁也可以。

2. 痢疾好转后，饮食可以转为半流质食物，比如稀饭、面条等。因为这时候大便的次数较少，体力消耗得也少了。不过此时的饮食还是不能吃那些难消化吸收的牛奶、鸡蛋。其他的蛋糕、饼干也可以适当吃一些。

3. 到了痢疾恢复期，腹泻的症状已经差不多消失，大便的次数和形态也都接近正常了。这时候的饮食可以少量加点儿油，也可以吃蛋羹、馒头、米饭等。但是还不能吃那些有刺激性的食物，比如生冷、辛辣的。此时也可以吃苹果，但是其他水果就除外。要避免因为水果导致胃肠不适而引起病情反复。

食药治病

1. 茶水。在菌痢流行期间喝茶水，尤其是绿茶对于预防菌痢有很好效果。

2. 大蒜。大蒜具有杀菌和抑菌作用，对于很多胃肠道和口腔病菌都能抑制或杀灭，所以能帮助预防菌痢。不过因为加热后大蒜的杀菌作用就降低了，所以吃生大蒜效果比较好。

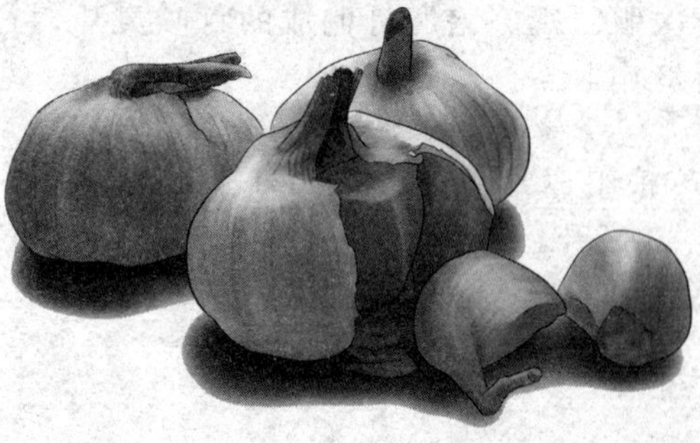

大蒜

3. 马齿苋 120 克，加水煎服，每日 2 次，连服 7 天。

4. 山楂片炒焦，加水煎浓，再加红糖饮用，每日 3 次。

5. 取田螺挑出螺肉，晒干，炒焦，水煎。日服 3 次，每次 15 克。清热解毒，用治菌痢。

6. 鲜葡萄 250 克，红糖适量。将葡萄洗净，绞取汁，放入红糖调匀。顿服，数次即愈。消炎止痢、治赤痢疾。

7. 红糖 60 克，红枣 5 枚。煎汤服。治痢疾有神效。

第二章 内科病

支气管哮喘

支气管哮喘是一种常见的、由过敏引起的发作性的呼吸道疾病。过敏的原因很多，包括花粉、动物皮毛、尘埃、鱼虾等。发作时的主要症状是呼吸困难、哮鸣、多痰等。大多在气候骤然变化或者阴冷天气发作。

精神抗病

临床研究证明，因为精神因素而诱发的哮喘占30%～70%，所以调节精神预防哮喘就非常重要。那些诱发哮喘的紧张情绪包括烦躁不安、忧虑、委屈和气愤。虽然精神因素不是导致哮喘的根本原因，但却是重要的诱发因素。很多患者都是在原本有过敏的基础上，由于一些精神因素而产生了哮喘。所以，对于哮喘病人来说，做到心胸坦荡、怡然自得就非常有必要。而想要有这样的乐观情绪，就离不开平时的修养。

起居防病

因为支气管哮喘是由于一些诱发因素导致的，所以在生活中就需要避开这些因素。不同的哮喘者对于不同的因素过敏，而这些因素也都很细小，比如花粉、动物皮毛、灰尘、食物等，所以就应该做到自己留心。等找到了这些变应原，就比较容易避开了。当然，一开始肯定比较难，这时候可以通过各种措施来实现隔离。比如保持居住的环境清洁、室内通风、清除屋子角落里的灰尘，扫地之前先洒水，经常晒衣服、被褥、枕头等。这些方法都可以帮助易哮喘者避开变应原，久而久之就找到了真正的过敏因素。

除此之外，生活上也可以通过间接的锻炼方法来增强抵抗力。经常唱歌的人，因为肺活量都比较大，控制能力强，很少有得哮喘病。所以，多练习唱歌的技巧，学会用腹部深呼吸对于预防哮喘有额外的效果。

闲来无事的时候，也可以做做呼吸操。方法是：平卧或者站立，两手在上腹部，做腹部深呼吸。吸气时腹部隆起，呼气时腹部下陷，呼气的时间尽量延长，吸气用鼻子，呼气用嘴。两手可以在呼气时按压腹部，帮助排出肺中的气体。每次20～30分钟，每天1次。

饮食宜忌

哮喘病发作时，精力和体力都有很大的消耗，所以需要补充营养丰富、易于消化的食物。在平常的膳食中，应该多摄入富含蛋白质的食物，比如瘦肉、牛奶、鸡蛋和豆制品。因为维生素C可以帮助提高对传染病和其他病菌的抵抗力，所以要多吃富含维生素C的食物，比如橘子、西红柿、白菜、山楂等。维生素A因为具有保护呼吸道黏膜的作用，所以经常有哮喘病威胁的老年人要多补充一些，多吃胡萝卜、油菜、动物肝脏都可以帮助摄入维生素A。当然，其他那些健脾补肾、止咳化痰的食物，如百合、大枣、莲子、蜂蜜、梨等也要适当吃一些。当然还必须要注意避免吃那些能诱发哮喘的食物，最常见的就是鱼虾类的水产和牛奶。此外，其他的那些过辣、咸、酸的食物也会诱发哮喘，所以应该注意少吃或不吃。

咖啡对于扩大支气管通道，减少或防止支气管哮喘都有很好的效果。所以，喜欢喝咖啡的患者，可以适当多喝一些。不过要注意别在晚上喝咖啡，以免夜深睡不着更容易因为起夜着凉而导致哮喘。

锻炼防病

哮喘本身是与呼吸道的抗病能力密不可分的，而身体的抵抗力是决定抗病能力的基础。多参加体育锻炼，自然能提高抵抗力。对于青少年来说，平时注意身体锻炼，更是预防哮喘的关键。可以从一些方面着手，比如早晨起来跑步或者做一些相关的活动，锻炼心肺的适应能力和呼吸深度。加强耐寒锻炼，提高对哮喘的免疫力。这方面可以用冷水洗脸和冷水澡的方法来做，但是要注意个人的身体素质。不能过度疲劳和透支体力。总之，锻炼身体的适应能力和耐寒能力，对预防哮喘有重要作用。

老年人预防哮喘可以学习跑步。因为跑步是一项全身的运动，对于锻炼心肺能力有着明显的效果。而且，跑步不光能防治呼吸道疾病，对于全身都是有好处的。比如减肥、降血脂、健美、愉悦精神都有着非常明显的作用，经常跑步还能抗癌。当然，初学跑步还是有讲究的。老年人在跑步前一定要进行体检，看自己是否适合跑步。而且，联系跑步最好不要去马路边，防止出现交通事故。开始跑步之前，最好先快走一会儿。其他的，比如跑步需要循序渐进、持之以恒就不用多说了。最好是有几个人一起练习，这样不光能互相鼓励，还可以有个照应。

食药治病

1. 豆腐500克，麦芽糖100克，生萝卜汁1杯，混合煮开，为1日量，分早晚2次。此食疗方对肺热型的哮喘病十分有效。

2. 杏仁5克，麻黄6克，豆腐100克，混合加水煮1小时，去渣，吃豆腐喝汤。每天或隔天1服。此食疗方对哮喘病人也很有效。

3. 鲜嫩丝瓜5个切碎，水煎去渣后给予口服；或用丝瓜藤汁，每次口服30毫升，1日服3次，方法为取丝瓜藤离地面3～4尺处剪断，断端插入瓶中，鲜汁滴入瓶内，一天可收集汁液500毫升。

慢性支气管炎

慢性支气管炎是由于感染或非感染因素引起气管、支气管黏膜及其周围组织的慢性非特异性炎症。其病理特点是支气管腺体增生、黏液分泌增多。临床出现有连续两年以上，每持续三个月以上的咳嗽、咳痰或气喘等症状。早期症状轻微，多在冬季发作，春暖后缓解；晚期炎症加重，症状长年存在，不分季节。疾病进展又可并发阻塞性肺气肿、肺源性心脏病，严重影响劳动和健康。

起居防病

慢性支气管炎由很多诱发因素导致，包括吸烟、气温变化、大气污染和过敏因素等。所以要从生活上避开这些因素。

1. 戒烟。慢性支气管炎患者不但要首先戒烟，而且还要避免被动吸烟，因为烟中的化学物质如焦油、尼古丁、氰氢酸等，可作用于自主神经，引起支气管的痉挛，从而增加呼吸道阻力；另外，吸烟还可损伤支气管黏膜上皮细胞及其纤毛，使支气管黏膜分泌物增多，降低肺的净化功能，易引起病原菌在肺及支气管内的繁殖，导致慢性支气管炎的发生。

2. 注意保暖。在气候变冷的季节，患者要注意保暖、避免受凉，因为寒冷一方面可降低支气管的防御功能，另一方面可反射地引起支气管平滑肌收缩，黏膜血液循环障碍和分泌物排出受阻，可发生继发性感染。

3. 预防感冒。注意个人保护，预防感冒发生，有条件者可做耐寒锻炼以预防感冒。

4. 做好环境保护。避免烟雾、粉尘和刺激性气体对呼吸道的影响，以免诱发慢性支气管炎。

5. 保持住所的清洁。长期在脏乱差的地方生活，想要避开那些诱因都困难。所以，保持自己的住所清洁卫生就绝对有必要。平时要打扫干净，还必须能开窗通风，保持空气流通。光线能直射下来，这样能保证空气清洁。打扫卫生前可以先洒水，防止灰尘扬起。

饮食宜忌

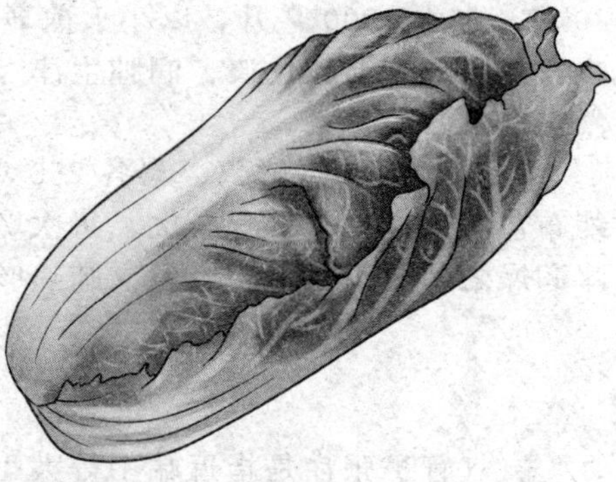
白菜

1. 饮食宜清淡。也就是说要多吃蔬菜，尤其是新鲜蔬菜。因为蔬菜不仅容易消化，还含有大量的维生素、无机盐、纤维素等，能够清火化痰、润肺通便。特别是许多我们常吃的菜，如大白菜、油菜、菠菜、萝卜、西红柿等，要多吃一些。还要多喝水，因为想要润肺，是离不开水的。慢性支气管炎会导致咳嗽，消耗掉很多能量，所以需要补充高蛋白的食物。肉类和鱼类含有丰富的蛋白质，所以应该吃一些，但不能多吃。因为鱼和肉能生痰上火。应该以补充高质量的蛋白质为主，比如瘦肉、蛋类、豆类。

2. 不吃刺激性的食物。前面已经说到了，很多因素可以诱发支气管炎，包括食物。像辣椒、大蒜、胡椒、葱姜、韭菜都会刺激呼吸道，加重病情。另外，饮食上不能追求过重的味道，过甜、过咸、过冷、过热也都不好。当然，更不可以饮酒。

3. 多吃有疗效的食物。中医认为，慢性支气管炎与肺、脾、肾都有密切的关系，常吃一些润肺健脾补肾的食物，对于治疗本病有一定的疗效。像梨、橘子、莲子、百合、大枣、蜂蜜、动物肺都是此类食物。

锻炼防病

因为本病与寒冷和个人体质有密切关系，所以体育锻炼和耐寒锻炼就很有必要了。体育锻炼就是要锻炼心肺功能，增加呼吸能力和肺活量。这些运动包括最为常见的跑步、做操、登山、打太极拳等。不过因为锻炼都是循序渐进的，所以不能太激进。尤其是老年人，患了木病会有呼吸困难，而做运动本就很吃力，运动过量了会有危险。因此，对老人来说，运动要适时、适度。锻炼需要以自我感觉好，精神焕发为宜。

还要推荐游泳这项运动。因为游泳可以帮助扩充肺活量，改善呼吸的效率。游泳可以从夏季开始，一直坚持下去，直到冬天转为冬泳。冬泳不光能起到游泳的作用，还可以帮助锻炼耐寒能力，预防感冒。

食药治病

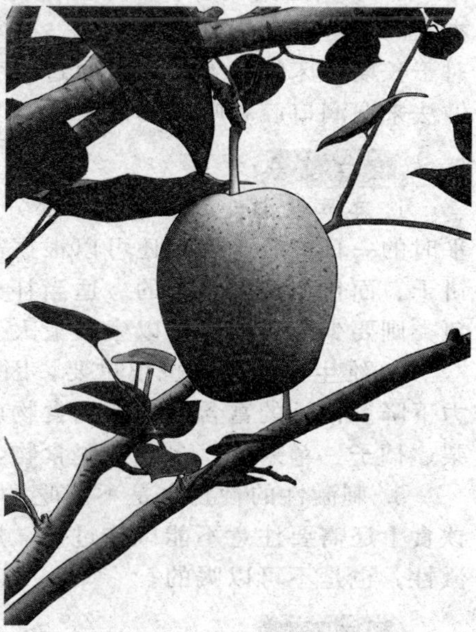
梨

1. 萝卜蜂蜜汁。蜂蜜适量，白皮大萝卜 1 个。将萝卜洗净掏空中心，放入蜂蜜，置大碗内，加水蒸煮。每日服 2 次。有润肺、化痰、止咳的功效。

2. 肉炒大蒜。猪瘦肉 100 克，大蒜头 10 头。将猪瘦肉、大蒜均切成薄片，按常法炒熟后加调料即成。每日 1～2 次。有止咳祛痰、杀菌解毒的功效。

3. 杏仁粥。杏仁 15 克，白米 50 克。将杏仁去皮、尖，水研滤汁，同白米煮粥食用。供早、晚餐服用，温热食。有止咳定喘的作用，适用于急性支气管炎。

4. 何氏消喘方。五味子、川贝母、接骨草、旋覆花、海蛤壳、前胡。置于砂锅内，加水 2000～3000 毫升，浸泡 5 分钟后直接煎煮，先以大火煎至水沸，再小火煎药半小时即可。每日 3 次。有平喘化痰、养阴清肺、理气解郁的功效。

5. 蜜梨汁。取大梨1个（或小梨2个），蜂蜜30克。将梨洗净切薄片，放入锅内加水2～3杯，加入蜂蜜，以小火煮沸后5分钟，梨熟即可。分2次喝汤吃梨。有润肺凉心、清燥祛火、止咳化痰之功。适用于久咳不止的老慢支病人。

6. 白萝卜生姜汤。取白萝卜120克（洗净切片），鲜生姜（洗净切片）60克，白糖20克。加水1200毫升，以小火煎萝卜、生姜15分钟后，倒出煎液加入白糖，分2次早晚饭前服。有温肺化痰、润肺生津、解表止咳之功。适用于肺寒咳嗽、多痰、虚弱的老慢支病人。

7. 鲜藕梨汁。鲜藕、梨各250克。将藕洗净去节，梨洗净去核，分别捣烂，用干净纱布包实挤汁，每日喝3次，每次7～10毫升。有清热止咳、凉血散瘀、止咳化痰、生津润燥之功效。适用于老慢支肺热咳嗽的病人。

支气管扩张症

支气管扩张症是指近端中等大小支气管由于管壁的肌肉和弹性成分的破坏，导致其管腔形成异常的、不可逆性扩张、变形。本病多数为获得性，多见于儿童和青年。大多继发于急、慢性呼吸道感染和支气管阻塞后，患者多有童年麻疹、百日咳或支气管肺炎等病史。临床表现主要为慢性咳嗽、咳大量脓痰和反复咯血。

精神抗病

因为本病也是一种慢性疾病，治疗需要很长时间。所以不少患者要么习惯了咳痰咯血，要么就没有了对抗疾病的信心。而失去了治病的信心后，抵抗力就直线下降了。所以，保持心情的畅快就非常必要。要树立战胜疾病的信念，从生活的每一个细节来配合治疗，寻找尽快治愈的方法。也只有这样，才可能有事半功倍的效果。

起居防病

1. 同样是呼吸道疾病，所以对于环境的要求也是一样。患者的住所必须要保持清洁通风，有阳光直射，这样才能维持空气的干净卫生。当然，通风的房间也需要避免气流直吹。因为支气管扩张也与寒冷有密切关系。到了冬天，假如通风后有冷气进入，更容易导致病情恶化。所以，最好用间接通风的方法。屋子里打扫卫生的时候，也要先洒水。这样可以防止扬起灰尘，引起咳嗽。

2. 经常吸烟的人，也大都有咳嗽、哮喘的症状。而吸烟与支气管扩张的发作、复发、加重都有密切的关系，所以吸烟的患者必须要戒烟。

3. 咳痰是支气管扩张的重要表现，而痰液在呼吸道滞留，很可能诱发感染。因此，本病的患者需要格外注意排痰。一般说来，排痰可以用常用的拍背部方法，震动肺叶。对于长期卧床的病人，可以通过改变体位，借用重力的方法排痰。还可以用吸入蒸汽的做法来湿润口腔和咽喉的做法。

饮食宜忌

1. 本病会消耗人体很大一部分能量，所以补充能量和蛋白质就是饮食的重点。除了平时的一日三餐之外，还可以根据需要适当加餐。在正常的饭后，吃一些小的点心，如饼干、面包、蛋糕之类的。适当补充一些高蛋白的食物，如瘦肉、蛋类和豆类。肥肉和鱼类则要少吃，因为可以生痰上火。

2. 维生素的摄入也很重要，因为疾病的消耗会导致病人维生素缺乏，继而引起抵抗力下降。常见的富含维生素的食物就是蔬菜和水果，比如大白菜、油菜、萝卜、西红柿、梨、橘子、苹果等。多吃这些食物，还可以清热祛痰。

3. 刺激性的食物也是不能吃的，像那些常见的辣椒、胡椒、大蒜、葱姜、韭菜等。饮食上还需要注意不能口味过重，所以不能过甜、过咸、过热、过冷。当然酒因为有刺激性，也是不可以喝的。

锻炼防病

作为呼吸道疾病，支气管扩张所要求的体育锻炼和上面一样，也是心肺能力锻炼和耐寒能力锻炼。心肺能力锻炼就是要扩大肺活量和提高呼吸效率，常见的锻炼方法包括跑步、登山、游泳、骑车等。患者可以根据个人的爱好，选一些适合自己活动规律的某个方法来坚持运动。当然，还是要注意不能运动过量。否则锻炼不成，反而导致疾病加重。

在平时遇到天朗气清的日子，患者还可以到户外走走，去一些树木茂密、草地成片的地方去看看。一来养心，二来能呼吸一些新鲜空气。这样的做法可以帮助恢复心情和病情。关于游泳对心肺功能的好处，在上面已经有详细的介绍了，这里就不多赘述。总之它是对于呼吸道疾病有很大的帮助，所以有条件的患者可以慢慢学习。

针灸治病

1. 体针治疗。选孔最、膈俞、肺俞、三阴交为主穴。若痰湿盛者配膻中、丰隆；阴盛火旺配太溪、劳宫；肝火犯肺配太冲、阳陵泉；肺肾气虚配脾俞、足三里。每日针1次，平补平泻，可留针10～20分钟。

2. 穴位敷贴。以肉桂3克、硫黄18克、冰片9克、大蒜头1个，共捣泥取上药适量，敷于双侧涌泉穴。

3. 穴位注射。选双侧孔最穴，用装5号针头的注射器抽取鱼腥草注射液2～4毫升快速垂直刺入穴位约0.5厘米，然后缓慢向深部刺入约1厘米，抽无回血，将药液深深注入。咯血期间一日三次，每次每穴注入鱼腥草注射液2毫升，3天为一疗程。咯血止后改为一天一次，剂量同上，双侧穴位注射或隔日交替注射巩固治疗2～3天。

食药治病

1. 炙麻黄6克，杏仁10克，生石膏30克（先下），生甘草6克，桑折皮10克，地骨皮10克，黄芩10克，鱼腥草30克，丹皮10克，生山栀10克，仙鹤草15克，小蓟10克，白茅根30克，大贝母10克，三七粉3克。研成粉末，加水冲服。有清热化痰、泻火止血的功效。

2. 太子参15克，沙参15克，百合30克，玉竹15克，杏仁10克，百部10克，旱莲草10克，侧柏10克，桑白皮10克，地骨皮10克，知母10克，川贝粉6克。研成粉末，加水冲服。有益气养阴、润肺止咳的功效。

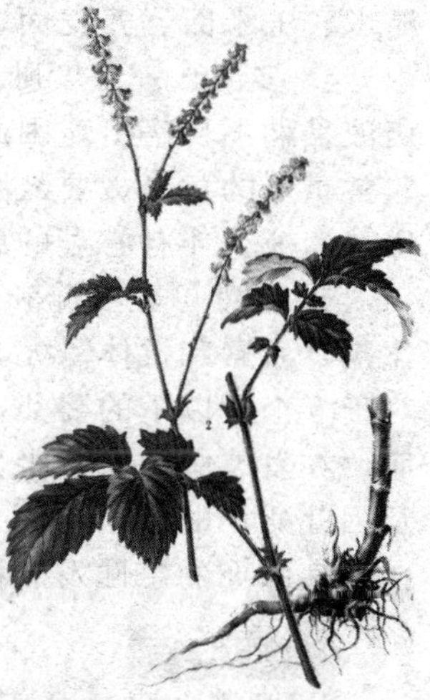
仙鹤草

肺　　炎

肺炎是指终末气道、肺泡和肺间质的炎症。其症状为发热、呼吸急促、持久干咳，可能有单边胸痛、深呼吸和咳嗽时胸痛，有小量痰或大量痰，可能含有血丝。不同年龄段的表现也不同，幼儿患上肺炎，症状常不明显，可能有轻微咳嗽或完全没有咳嗽。应注意及时治疗。

起居防病

因为肺炎对病人的影响不同，小儿和老人的应对也不一样，所以就有区别了。

1. 小儿患肺炎后，要多翻身拍背，帮助呼吸道分泌物排出。宝宝咳嗽多时，睡觉时会很难受，爸爸妈妈记得多给宝宝翻身拍背，帮助宝宝把呼吸道的分泌物排出。若是鼻塞，可使用细棉棒、吸鼻器。宝宝鼻塞、鼻堵时可用沾有温水的棉棒湿润鼻痂，一点儿一点儿地将鼻痂取出，爸爸妈妈注意千万不可以用力过猛。选择细小的棉棒，它比传统的棉棒更好用。吸鼻器在这时也能派上用场。还要自备温湿度计，保持空气流通，每天开窗2～3次。自备一个温湿度计，大超市里就有卖的。保持室内的空气流通，每天开窗2～3次，控制室内的温湿度，温度在18～22℃，湿度在60%左右。如果宝宝有发热的情况，冷毛巾敷额头可以给宝宝降热，去热贴也可以选用。另外，用30%～50%的酒精擦身也可以帮助宝宝物理降温。

2. 对于老人来说，平时就需要自己照顾自己。注意室内的通风换气，还需要兼顾防寒保暖。至于其他的那些做法，在前面讲述其他的呼吸道疾病中都详细介绍了，可以直接参考。

饮食宜忌

1. 忌辛辣油腻食物。肺炎属急性热病，消耗人体正气，影响脏腑功能，易于导致消化功能降低，食物应以高营养、清淡、易消化为宜，不要吃大鱼、大肉、过于油腻之品，以免中焦受遏、运化不利，营养反而不足。油腻之品大多性属温热，可以生内热、湿滞为痰，不利于肺气的早日康复。

辛辣食品性质温热，易化热伤津，而肺炎又属热病，两热相加，犹如负薪救火，使病情加重。所以，肺炎患者在膳食中不应加入辣椒、胡椒、芥末、川椒等调味品。

酒也属辛热之品，可刺激咽喉及气管，引起局部充血水肿，肺炎患者应禁用。

2. 水果要适量也要选择品种。肺炎患者适量地多饮水和进食水果对疾病的康复是有利的。多数水果对本病有益，但不宜吃甘温的水果，如桃、杏、李子、橘子等，以免助热生痰。即使是一些寒性水果，也非多多益善。如果过量地吃一些寒凉性质的水果，可损伤到脾胃的阳气，有碍运化功能，不利于疾病的康复。

3. 少量多餐。进食含优质蛋白、高热量、高维生素的饮食。例如蛋类、动物肝脏、糙米、玉米面、荞麦面、水果和蔬菜等，可多给予木耳、紫菜、海带、蘑菇等。

4. 多饮水。重度肺纤维化患者因张口呼吸，出汗多、饮食少，常使患者失水，并使痰液黏稠不易咯出，因此及时补充水分，增加液体摄进量，对于纠正或防止失水，具有非常重要的意义。要鼓励患者多饮水。如患者不能饮食时，可用静脉补液，这样有利于稀释痰液。伴有心衰的患者饮水要适量。

5. 注意母乳喂养和补锌。母乳中含有婴儿赖以生存并成长所需的营养成分，如抗氧化剂、激素和抗体，尤为重要的是，它可以让婴儿的免疫系统正常发挥作用。数据显示，对于6个月以下的婴儿，非母乳喂养宝宝死于肺炎的概率是全母乳喂养宝宝的5倍。然而，在发展中国家，半岁以内婴儿的全母乳喂养普及率不足1/3。缺锌儿童患上肺炎以及因此死亡的风险更高。适当补锌不仅可以减少儿童肺炎的发病率，而且有研究表明，在重症肺炎的急性发病期，补锌还能缩短病程，降低治疗失败率。

食药治病

1. 麻黄3克，杏仁9克，甘草6克，生石膏12克，银花6克，连翘9克，桔梗6克，芥穗12克，鲜芦根30克，加水煎服。

用于治疗肺炎咳嗽，痰盛、发热、气喘鼻煽、无汗、舌苔薄白、脉浮数的症状。有清热解毒、辛凉透表的功效。

2. 生石膏45克，瓜蒌30克，大黄5克，杏仁10克，知母15克，苍术10克，赤芍15克，柴胡10克，前胡10克，芦根30克，加水煎服。

用于治疗肺炎恶寒发热、咳嗽胸痛、无汗、恶心呕吐、腹痛便结、舌红苔黄腻、脉滑数等症状。有宣肺通腑、清泻热结的功效。

以下是小儿肺炎的居家药方：

1. 生姜5克，白米适量，煮粥食用。

用于治疗风寒闭肺型肺炎喘嗽。

2. 生姜5克，连须葱白2根、糯米适量。将生姜捣烂，连须葱白切碎，与糯米一起煮粥，熟时加入米醋，趁热服之。

用于治疗风寒闭肺型肺炎喘嗽。症见发热无汗、呛咳气急、不渴、痰白而稀、舌苔薄白或白腻、舌质不红、指纹青，多在风关、脉象沉紧。

3. 吊扬尘60克，葱白7根，姜7片，甜酒曲2粒。将上药研捣和匀，加热酒调敷胸部膻中、鸠尾穴处。

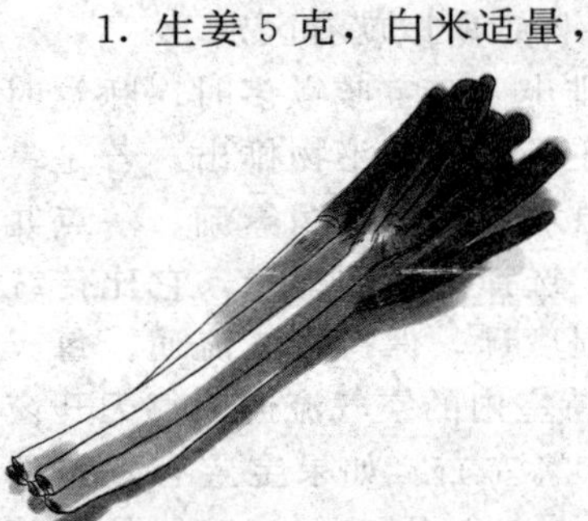

葱

用于治疗小儿肺炎高热喘促。

4. 葱白6克、艾叶6克，放在一起捣烂敷脐。

用于小儿肺炎发热。退热作用较好。

肺 气 肿

肺气肿是指终末细支气管远端（呼吸细支气管、肺泡管、肺泡囊和肺泡）的气道弹性减退、过度膨胀、充气和肺容积增大或同时伴有气道壁破坏的病理状态。按其发病原因，肺气肿可分为如下几种类型：老年性肺气肿、代偿性肺气肿、间质性肺气肿、灶性肺气肿、旁间隔性肺气肿、阻塞性肺气肿。

起居防病

生活上注意起居对预防肺气肿有很重要的作用。居住的房间应该是温暖向阳，不能过冷，也不能过热。房间里也需要通风换气，但是需要避免空气对流，以防感冒。肺气肿作为又一种呼吸道疾病，和感冒之间也是有很大的联系，所以需要预防感冒等呼吸道疾病。还有房间里也需要保证一定的湿度，毕竟过于干燥也会诱发咳嗽等。所以到了冬天，应该在屋子里洒一些水，或者买个加湿器在房间里。

饮食宜忌

1. 供给充足的蛋白质和铁。饮食中应多吃瘦肉、动物肝脏、豆腐、豆浆等。这些食品不仅富含优质蛋白质和铁元素，而且又无增痰上火之弊，对增强病人体质、提高抗病力、促进损伤组织的修复有好处。

2. 多吃含有维生素A、维生素C及钙质的食物。含维生素A的食物，如猪肝、蛋黄、鱼肝油、胡萝卜、南瓜、杏等，有润肺、保护气管之功效；含维生素C的食物有抗炎、抗癌、防感冒的功能，如大枣、柚、番茄、青椒等；含钙食物能增强气管抗过敏能力，如猪骨、青菜、豆腐、芝麻酱等。需注意的是，奶制品可使痰液变稠，不易排出，从而加重感染，所以要限制牛奶及其制品的摄入。

3. 增加液体摄入量。大量饮水，有利于痰液稀释，保持气管通畅。每天饮水量至少2000毫升，包括食物中的水分。

4. 经常吃食用菌类能调节免疫功能。如香菇、蘑菇含香菇多糖，可以增强人体抵抗力，减少支气管哮喘的发作。

5. 忌食刺激性食物。辣椒、葱、蒜、酒等辛辣刺激性食物，可刺激气管黏膜，会加重咳嗽、气喘、心悸等症状，诱发哮喘，故当忌食。

6. 忌食海腥油腻之品。非清蒸做法做出的鱼，由于用油量过大，容易引起上火。此外，有过敏体质的人以及血尿酸高的人（如痛风病人）也应少吃油量大的黄鱼、带鱼、虾、蟹以及肥肉等，以免助火生痰。

7. 避免食用产气食物。如红薯、韭菜等，因其对肺气宣降不利，应多食用碱性食物。

8. 禁止吸烟。因抽烟为支气管炎发生发展的祸根之一，对哮喘性支气管炎极为不利，应绝对禁止。

锻炼防病

面对同样是呼吸道疾病的肺气肿，锻炼也不外乎是耐寒和呼吸道锻炼。关于耐寒锻炼，除了能坚持游泳，直到冬泳外，对平常人来说，还可以用冷水洗漱的方法来进行。这种做法应该从夏天就开始，一直坚持用冷水洗脸、洗脚，到了秋冬季节就用冷水擦拭身体。当然也需要注意不能着凉。

跑步当然还是扩展肺活量的最好方式。对于老年人，可以坚持慢跑。虽然这不能带来肺部功能的多大提升，但是至少可以保证呼吸的深度，也不会一患病就喘不上气。当然，要是不愿意跑步，闲下来也可以做做呼吸操。也就是用腹部做深呼吸，增加腹部的扩张能力。这个在之前有相关的介绍，所以就不多说了。

食药治病

1. 橘红 10 克，米粉 500 克，白糖 200 克。橘红研细末，与白糖和匀为馅；米粉以少许水湿润，放蒸锅屉布上蒸熟；冷后压实，切为夹心方块米糕，不拘时酌量食用。

用于胸满闷窒，甚则胸盈仰息，咳嗽痰黏腻色白、咯吐不利，兼有呕恶、纳呆、口黏不渴、苔白厚腻、脉滑的症状。有燥湿化痰、理气健脾的功效，适用于痰浊阻肺所致的肺气肿。

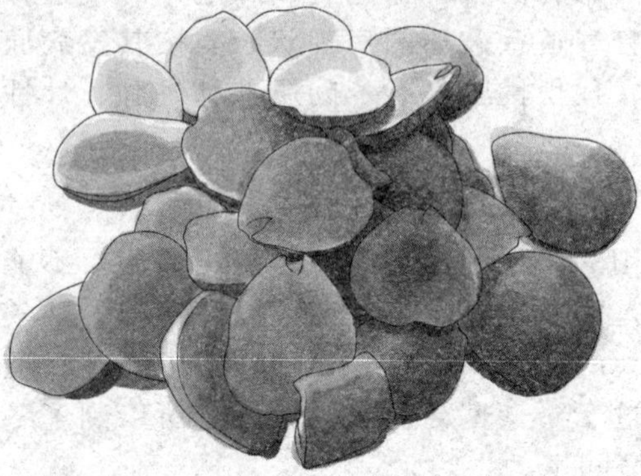

杏仁

2. 生石膏 30 克，杏仁泥 10 克，冬瓜仁 20 克，鲜竹叶 10 克，竹沥 20～30 克。将生石膏、杏仁泥、冬瓜仁、鲜竹叶（洗净）共入砂锅煎汁，去渣，再分数次调入竹沥水，每日分 2 次饮用。

用于胸部胀痛，痰黏稠色黄或夹血色，胸中烦热、身热有汗、渴喜冷饮、面红咽干、尿赤、苔黄或腻、脉滑数的症状。有宣泄肺热、化痰降逆的功效，适于痰热结肺所致的肺气肿。

3. 黄芪 30 克，白术 20 克，茯苓 30 克，乳鸽 1 只。将乳鸽（未换毛的幼鸽）浸入水中淹死，去毛和内脏，放入炖盅内，加适量水，再入黄芪、白术、茯苓（洗净），置于蒸锅内，隔水炖熟，加少许食盐，味精。在正餐时食用，每天一次。

用于喘促、气短不足以息、语气乏力、苔白滑或腻、脉细软。有益肺止喘的功效，适用于肺虚所致肺气肿。

高 血 压

高血压是指在静息状态下动脉收缩压和舒张压增高。高血压是一种以动脉压升高为特征，可伴有心脏、血管、脑和肾脏等器官功能性或器质性改变的全身性疾病，它有原发性高血压和继发性高血压之分。高血压发病的原因很多，可分为遗传和环境两个方面。高血压的危害不在于高血压本身，而是高血压会引起许多的心脑血管疾病，包括中风、冠心病和高血压危象等。这些都是致死率非常高的疾病，所以必须要足够重视。

精神抗病

情绪对血压的影响是非常直观的，在我们身边也都有这样的例子。对我们健康人来说，遇到生气或者紧张的时候，也会感觉到心跳加快、脸上发热或变红。这时候的血压就已经升高了。而高血压病人本身就血压高，遇到了刺激就会高出更多。不少老人一旦受到刺激，就会有血压直线升高，引发中风的情况。所以，控制自己的情绪对于防止高血压带来全身危害有重要的作用。想要控制自己的情绪，可以从很多方面着手：培养一些个人的情趣爱好，多读书，经常外出走走等都是可以采用的做法。但总归是有一条，就是凡事看得开一点儿，想得少一点儿。等到心境明朗了，也就不会有太大的波动。

起居防病

生活上预防高血压，可以从几个方面来着手：

1. 坚持轻柔运动。剧烈的运动会使血压急剧升高，这已经是常识了。所以，高血压患者一定不可以进行某些剧烈的身体活动，而是要坚持轻柔的运动方式。比如慢跑、散步等。对于老年高血压患者来说，打太极拳是比较好的运动方式。太极拳本身就讲究动静结合、刚柔相济，是古人参悟生命的一种修养方式。经常打太极拳，可以陶冶性情，修身养性。从医学的角度来说，太极拳还能调节内分泌系统，影响到全身的代谢活动，延缓衰老。

2. 控制饮食。很多肥胖症的患者都是有高血压的，虽然现在还不能证明是肥胖导致的高血压。为了避免高血压，就应该控制饮食，避免肥胖。高血压患者因为不能通过身体活动来减肥，所以饮食控制就非常有必要了。日常的饮食要注意少吃，也要注意不能吃那些高热量、高脂肪含量的食物，蔬菜水果要在饮食中占据较大的比例。饭后也必须要多走动帮助消化。

3. 生活要规律。有规律的生活，就不会让身体一直处于紧张的状态，也方便调节情绪。因为身体一旦适应了一天到晚的变化，就会做出自动的调节。这样身体的运行也就更高效、更有规律。当然，这对于每个人来说都有不同，各人可以根据自身的习惯来。不过还是要建议每天保证睡眠和运动的时间。

饮食宜忌

1. 改变饮食习惯。应在医生的指导下对自己的饮食进行分析，改变不良的饮食习惯，限制某些食物，这样才能符合营养要求，提高生活质量。

2. 控制热量供应。合适的热量应该根据病情决定，一般以维持理想体重为标准。由于这类患者往往有脂质代谢紊乱，所以减少脂肪摄入不但有助于控制热量，而且还能改善代谢紊乱。当然，还要杜绝烟酒。

3. 低盐，高维生素饮食。高血压肾病患者应控制食盐的摄入，避免盐腌食品，加了防腐剂的食品也应少吃。摄入充足的维生素尤其是B族维生素，对调节体内代谢有益，必要时可服用维生素补充剂。

4. 适量饮茶。茶多酚对人体脂肪代谢有着重要作用。可清热解毒、消炎杀菌、软化血管。

5. 蛋白质是人体必需的营养素，但如果蛋白质摄入过高，就会增加肾脏负担，加重肾脏损害；如果摄入不足，就会影响人体的营养供给。现代药理表明，冬虫夏草具有改善老年人及体质虚弱人群的作用，可以恢复患者的活力和精力；科学地食用虫草可以提升对工作、环境等压力的耐受能力。

食药治病

1. 藏林茶。用藏林茶4克，开水沏，代茶饮。高血压病或兼高脂血症、冠心病者均可常服。肝火上炎型、阴虚阳亢型高血压病亦可配用，对高血压有特效。

2. 菊槐绿茶饮。菊花、槐花各3～6克，绿茶3克，开水沏，代茶饮。有降血压的作用。

3. 雪羹汤。荸荠、海蜇头各100～200克，煮汤，每日分2～3次服。适用于高血压病而兼见痰浊表现者，临床以眩晕、头痛、胸脘满闷或有呕恶痰涎、舌苔白腻、脉弦滑为特征。

4. 双耳汤。银耳、黑木耳各9～12克，以温水浸泡，洗净后，放入碗中，加适量水和冰糖，置锅中蒸1小时后取出，吃银耳、黑木耳，饮汤。每日1～2次。适用于高血压病，动脉硬化或兼有眼底出血者，以肝肾阴虚型尤为适宜。

5. 菊花山楂粥。干菊花（去蒂）、山楂片各9～12克，研为粉末。以粳米45～60克，冰糖少许，加水500毫升，煮至米开而汤未稠时，调入菊花、山楂末，然后改小火煎煮片刻，粥稠火停，盖紧焖5分钟，待稍温服食，每日1～2次。高血压病或合并高脂血症、冠心病患者均可服用，冬季停服。

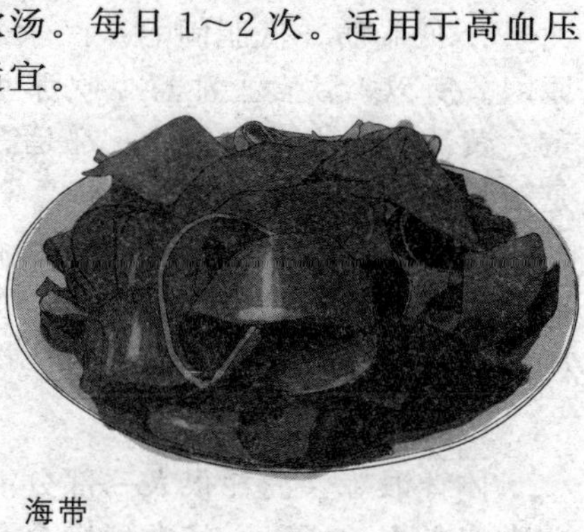
海带

6. 海带绿豆汤。绿豆90克，海带45克，加水及冰糖适量，煮开后改小火，待绿豆、海带煮烂，食用。常服有预防高血压病，高脂血症之功效。

冠 心 病

冠心病是冠状动脉粥样硬化性心脏病的简称。指由于脂质代谢不正常，血液中的脂质沉着在原本光滑的动脉内膜上，在动脉内膜一些类似粥样的脂类物质堆积而成白色斑块，称为动脉粥样硬化病变。这些斑块渐渐增多造成动脉腔狭窄，使血流受阻，导致心脏缺血，产生心绞痛。可分为无症状型冠心病、心绞痛型冠心病、心肌梗死型冠心病、缺血性心肌病型冠心病、猝死型冠心病物种临床类型。本病多发生在40岁以后，男性多于女性，脑力劳动者较多。

精神抗病

和其他的心脑血管病一样，冠心病患者也需要精神调养。中医上就讲，心脏主怒，情绪的变化会直接作用于心脏。对冠心病患者来说，想要及早地康复，或者是避免病情加重甚至危及生命，保持心情的乐观和平静就非常重要。生活中，遇到任何事都不能过喜过悲。那些因为情绪而导致猝死的例子在抢救中非常普遍。

起居防病

保证有节奏和规律的生活，对预防冠心病有重要作用。

1. 保证睡眠。科学上讲，每天的睡眠时间不低于8小时。对本病的患者来说，可以在8小时的基础上，加1小时的午休时间。当然，不能在饭后立即休息，而是要2个小时以后进行。睡眠的姿势不能压迫心脏，所以可以采取右边侧卧的方式。

2. 保证体力。尽量不要熬夜，工作的时候要注意休息，看电视时间也不要太长。

3. 注意排便。便秘在人群中也非常多，对冠心病患者来说，遇到便秘不可用力排便，因为憋气会导致冠心病突发。

4. 注意防寒。天气变冷时，尤其是冷暖不定时，要注意防寒。外出要注意多穿点儿衣服，避免冷风直吹。

5. 节制房事。在行房的过程中，人体都会有心跳加速的情况。对冠心病患者来说，行房前假如有心慌、心疼的感觉，一定要及时停下来。假如是房事后出现这些感觉，就必须禁欲几个月，慢慢调养。

饮食宜忌

1. 戒烟戒酒。烟酒对心脑和血管的刺激已经是公认的了，戒烟戒酒是必须要遵循的饮食原则。

2. 进餐少量多次。吃得多，那么身体的负担就重，对心脏的要求也高。因为胃肠的消化需要血液的运输，而血液流通就需要心脏加大马力。冠心病患者的心脏本身承受能力就差，吃得多了自然就容易刺激。因此，应该少吃，更不能暴饮暴食。饮食以细软、易消化为原则，不吃难消化的油炸类食物。

3. 低脂肪、低胆固醇。医学研究表明，胆固醇是形成动脉硬化，导致冠心病的直接原因。所以，饮食上注意少吃那些高脂肪和高胆固醇的食物。比如动物内脏、鱿鱼、蛋黄、黄油、虾米、鳗鱼等，都是需要当心的食物。平时的饮食应该以高蛋白为主，尤其是植物蛋白，比如豆类。

4. 饮食要清淡。重口味的饮食包括过甜和过咸都会对血管不好。过咸的食物会引起血管水分潴留，导致血压升高。而过甜的食物，又会在冠心病的基础上，导致肥胖和糖尿病。还有那些会导致胀气的食物，比如葱蒜、生黄瓜和生萝卜，最好也不要吃。

锻炼防病

体育锻炼会消耗很大一部分能量，这对于那些高热量、高脂肪饮食的人来说，确实非常有必要。所以，经常锻炼会预防冠心病。但是对于已经患病的人来说，参加一些适当的体育运动也是必需的。因为越是不运动，那么身上的脂肪就堆积得越多，心脏的负担也就越重。对冠心病患者来说，参加一些适当的舒缓运动最好，散步、打拳、做体操都可以采用。

食药治病

1. 山楂。有降低血压的作用。每日9～15克煎服或泡水饮用。适用于高血压病或兼患高脂血症、冠心病者。

2. 菊花。有降压明目作用。每日服用6～12克，可长期代茶饮用。适用于肝火上炎或阴虚阳亢型高血压病。

3. 芹菜。本品所含芹菜素有降压作用。鲜芹菜250克，切细绞汁，每日分2次服；或以鲜芹菜30～60克煎汤服（不宜久煎）。适用于肝火上炎或阴虚阳亢型高血压病。

4. 洋葱。有防治高血压的作用。可捣汁饮用或炒菜食用。

5. 大蒜。所含大蒜苷能降低血压。可生食、煨食、煮粥、煎汤或捣泥丸服。

6. 胡萝卜。可生食，或煮食、煎汤、绞汁服。

7. 荠菜。宜鲜品绞汁或煎汤服，亦可炒食。适用于肝火上炎型高血压病。常用量为每次30～60克。

8. 昆布。所含海带氨酸有降压作用。一般每日服15～60克。可煮食或煎汤服。

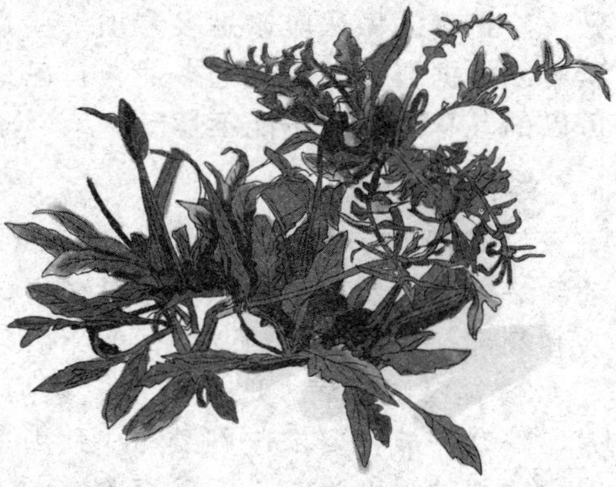

荠菜

9. 草菇。宜鲜品煮食或炒食。常用量为每次30～60克。

慢性胃炎

慢性胃炎是由各种不同病因所引起的慢性胃黏膜炎症，在人群中是常见病。一般说来，可发生于任何年龄，男性稍微多于女性。不过都是随着年龄的增长呈现出高发状态。经过治疗后，慢性胃炎一般都可以痊愈。少数人没有及时治疗或坚持治疗的，可能演变为萎缩性胃炎，甚至是发展成胃癌。

精神抗病

胃是否健康与精神因素有很大关系。过度的精神刺激，如长期紧张、恐惧、悲伤、忧郁等都会引起大脑皮质的功能失调，促进迷走神经功能紊乱，导致胃壁血管痉挛性收缩，进而诱发胃炎、胃溃疡。因此，平时要保持精神愉快，性格开朗，锻炼出坚强的意志，并善于从困境中解脱自己。

饮食宜忌

1. 饮食有规律。很多人在饮食上不能控制自己，遇到好吃的就猛吃一顿，不合口味的就饿一顿，这样就易造成胃的蠕动功能紊乱，进而使胃壁内的神经功能亢进，促进胃液的分泌，久而久之就会出现胃炎或胃溃疡。因此，饮食应该定时定量，千万不要暴饮暴食。本身患胃病的人应尽量做到定时进餐，每日可定时进食5～6次，进食量少，能减轻胃的负担，避免胃部过度扩张；进餐次数多，可使胃中经常存有少量食物，以中和胃内过多的胃酸。病情严重的人最好食用营养丰富，又易于消化的松软食品。

2. 注意饮食卫生。吃饭时 定要细嚼慢咽，使食物在口腔内得到充分的咀嚼，并与唾液混合，这样可以减轻胃的负担，使食物更易于消化。此外，应尽量少吃刺激性食品，更不能饮酒和吸烟。烟酒对胃的危害很大。烟草中的尼古丁对胃的刺激作用，会使胃容物排出延迟，进而引起胃酸分泌增加，造成胃炎、胃溃疡的病情加重。饮酒，特别是空腹饮酒对胃病患者的损害就更大，因为酒中乙醇对胃黏膜有非常大的刺激作用，胃受到刺激后会出现较强的收缩、扩张等运动，这极容易造成胃出血或胃溃疡部位的穿孔，以致出现生命危险。

3. 戒烟戒酒。烟草中的有害成分能促使胃酸分泌增加，对胃黏膜产生有害的刺激作用，过量吸烟会引起胆汁反流。过量饮酒或长期饮用烈性酒能使胃黏膜充血、水肿，甚至糜烂，慢性胃炎发生率明显增高，所以应戒烟忌酒。

4. 不吃刺激性食物。过酸、过辣等刺激性食物及生冷不易消化的食物应尽量避免，饮食时要细嚼慢咽，使食物充分与唾液混合，有利于消化和减少胃部的刺激。饮食宜按时定量、营养丰富，吃富含维生素A、维生素B、维生素C多的食物。忌喝浓茶、浓咖啡等有刺激性的饮料。

锻炼防病

饭后走一走，现在已经成为常识了。但很多人也都仅限于这个常识，不会有其他的做法。正确的做法应该是多参加一些运动，提高自己的抵抗力。不同的年龄、不同的体质可以根据自己的情况选择适合自己的运动方式，或快或慢，或急或缓，或多或少都是可以的。总之就是不能不运动。

按摩养病

1. 摩额法。病人取仰卧位。家属用两手拇指掌面置于额正中，自内向外反复轻快摩动约2分钟。然后两手掌根相对合力，分别置于眉梢与外眼角之间向后一寸凹陷处太阳穴和额部，反复按摩约2分钟。

2. 提拿法。病人取仰卧位。家属两手拇指和其余四指置于病人腹下，对应钳形用力，一拿一放，要求连贯柔和、劲力适度，一般以拿提时病人感觉酸胀、微痛，放松后感觉舒服的强度为宜，反复提拿5～7次。

3. 按穴法。病人取仰卧位。家属用拇指或中指掌面用力，紧贴皮肤，按压中脘、气海、天枢穴以及足三里穴。每天按压约半分钟，要逐渐用力，以病人略感酸胀、沉麻为宜。

4. 捏脊法。病人取俯卧位，裸露脊背、放松肌肉。其家属两手自然屈曲成虚拳状，拇指伸张在拳眼上，示指和中指横抵在病人尾骨上，双手交替沿督脉循行线向病人颈部方向推进，随推随捏，推至第7颈椎为止，如此反复3遍。在推捏中，每推捏三下就向后上方提一下，若听到“得啦”的清脆响声，证明提捏得法。

食药治病

1. 白术猪肚粥。白术30克，猪肚1只，粳米60克，生姜少许。将猪肚洗净切成小片，同白术、生姜加水1000毫升，煎煮取汁约600毫升，再加粳米同煮成粥，早晚2次分服。

用于慢性浅表性胃炎之脾胃虚弱的食欲不振。脘腹作胀，大便滞下等症。

2. 豆蔻馒头。白豆蔻15克，面粉1000克，酵母50克。将白豆蔻研为细末，待面粉发酵后，一起加入制成馒头。

用于脾胃气滞的脘腹胀痛、食欲不振或胃脘冷痛、恶心呕吐等。

3. 曲末粥。神曲10～15克，粳米30～60克。先将神曲捣碎，加水2000毫升取汁，煎至1000毫升取汁，再加入粳米煮成稀粥，分早晚2次温服。

用于脾胃虚弱、食欲不振、食积难消、嗳腐吞酸、脘闷腹胀等症。

失　眠

失眠是指无法入睡或无法保持睡眠状态，导致睡眠不足，又称入睡和维持睡眠障碍，祖国医学又称其为“不寐”“不得眠”“不得卧”“目不瞑”，是以经常不能获得正常睡眠为特征的一种病症，为各种原因引起入睡困难、睡眠深度或频度过短（浅睡性失眠）、早醒及睡眠时间不足或质量差等。通常我们都认为每天睡眠时间8小时是科学的，但实际上却是，个体对睡眠的需求不同，差异也就产生了。只要能在睡眠后感觉到精神充足，就不需要追求8小时的正常睡眠。

精神抗病

我们通常说的失眠，从很大程度上来讲，都是有着深层的心理因素的。除去那些因为疾病、生理原因的患者，失眠都是可以从精神上进行预防的。很多失眠的出现是因为患者近来遭遇了挫折，或者是有心理障碍，又或者是睡前活动过于剧烈。这个时候，就需要去试着平复情绪，做一些睡前的准备活动，给自己的心理一个暗示。等过了一段时间，平静了下来，应该就可以入睡了。

对于那些还是无法入睡的患者，就要考虑看心理医生。只有把心理的压抑、苦闷情绪都释放出来，才可能从根本上解决失眠的问题。否则，一味地吃安眠药，只会让失眠越来越严重，产生依赖。

起居防病

造成失眠的原因非常多，所以个人起居上也有许多的小细节要注意：

1. 卧室的环境要好。这个包括很多方面，比如声音大小、颜色、光线、温度和床铺的舒适度。正常情况下，卧室的隔音效果必须要好，能够创造出一个安静的场所来睡眠。室内的颜色也要以暗色调为主，当然也可以是暖色调，配合着光线，必须能创造一个温馨的环境。室内的温度要保持在16～17℃，因为这个温度最适合睡眠。而假如温度超过25℃，就很容易让人中途醒来。还有，卧室里也不要随便摆放花草，尤其是那种有香味的花草，会对睡眠造成很大的障碍。

2. 睡前要做好准备。就是要注意睡前别从事一些有精神刺激的活动，比如看书、看电影、交谈等。也许有的人会说，这些活动他们也做，但是没有失眠的情况。其实这就是看实际的影响，假如睡前聊得非常兴奋，那么肯定会影响大脑的状态。对于不少失眠的人来说，肯定有这样的经历。所以，为了防止失眠，睡前不要做太多活动。

3. 睡前泡脚。脚上有丰富的神经和血管，睡前泡脚可以使血管扩张，加速血液循环，放松肌肉，消除全身的疲劳。当然，泡脚的水温要在45～50℃之间。泡脚时还可以按摩一下。

4. 晚上精神好，无法入睡，很大程度上可以说是体力过剩导致的。所以白天可以做一些适当的运动，消耗掉一定的能量。

饮食宜忌

1. 多吃含铜、含铁的食物。医学研究发现，当人体摄入的铁和铜含量不足，就会影响睡眠。所以，补充血液中的铁和铜含量对预防睡眠有特殊效果。富含铜的食物主要有动物肝脏、豌豆、牡蛎等。含铁丰富的食物有肉类、鱼类、蔬菜等。

2. 不吃安眠药。安眠药虽然能帮助改善睡眠，但是长时间服用，会导致身体形成依赖，甚至上瘾。还有，安眠药会损害肝脏，造成深度的失眠。

3. 睡前吃点儿小食品。小米粥是很好的选择，因为小米含有色氨酸，有催眠的作用。面包也可以有这种效果，因为面包里的氨基酸在被消化后有镇静安神的作用。

4. 不喝浓茶、咖啡，不饮酒。

锻炼防病

从某种意义上来说，失眠就是缺乏运动的表现。试想一下，假如一整天都窝在家里，什么都不做，那么势必会保留很多精力，到了晚上也就睡不着。因此，锻炼可以是非常好的预防失眠的方法。对于年轻有精力和体力的患者来说，就可以在白天外出做一些比较剧烈的运动，比如跑步、打球、游泳等。对于老年人来说，运动就可以相对更平缓一些。早晚外出慢跑一下，散散步就是不错的选择。这里推荐老人多到一些空气好、日光好、绿化好的地方去走一走。这不光是想借用散步来愉悦精神，更是想要借用日光、空气来安抚心情。经常晒太阳、呼吸足够的新鲜空气，可以把我们从原来的单调、枯燥和苦闷的生活中暂时解脱出来。在大自然的怀抱中，忘掉那些不愉快的经历，回忆一些很美好的场景。这样，对于治疗失眠有非常好的效果。

按摩养病

对一般失眠者，可先用热水泡脚20分钟，水最好泡在足踝关节以上。泡完脚后进行足部反射区按摩，首先将足底搓热，再搓足背及足部内外侧，然后重点按压肾、心、肝、失眠点、大脑、垂体、三叉神经、甲状旁腺、性腺，每个反射区按压5～8秒。

对重度失眠者，除上面介绍的方法外，还可加用酸枣仁20克，远志20克，合欢皮

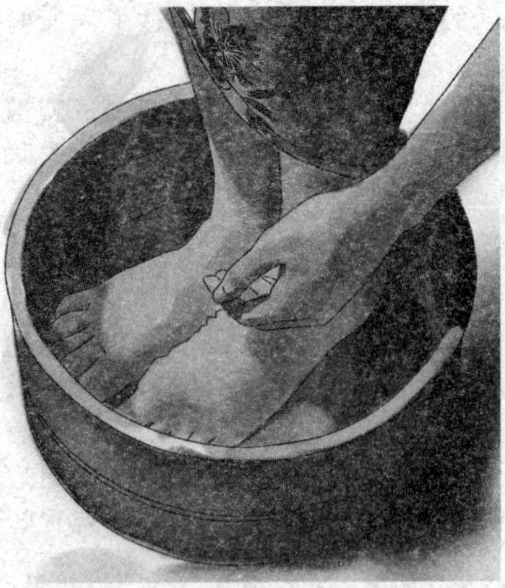

泡脚

10克，朱砂5克煎水，在晚上睡前泡脚20分钟，睡眠会有很好的改善。

食药治病

1. 酸枣仁粥。酸枣仁末15克，粳米100克。先以粳米煮粥，快要熟了的时候，下酸枣仁末再煮。空腹食用。

有宁心安神的功效。适用于心悸、失眠、多梦、心烦。

2. 秫米粥。秫米30克，半夏10克。先煎半夏去渣，入米煮做粥。空腹食用。

有和胃安眠的功效。适用于食滞不化、胃中不适而引起失眠者。

3. 远志莲粉粥。远志30克，莲子15克，粳米50克。先将远志泡去心皮与莲子均研为粉，再煮粳米粥，候熟入远志和莲子粉，再煮沸。随意食用。

有补中、益心志、聪耳明目功效。适用于健忘、怔忡、失眠等症。

4. 小米粥。小米50克，鸡蛋1个。先以小米煮粥，取汁，再打入鸡蛋，稍煮。临睡前以热水泡脚，并饮此粥，然后入睡。

有养心安神功效。用于心血不足、烦躁失眠。

便　秘

便秘，从现代医学角度来看，它不是一种具体的疾病，而是多种疾病的一个症状。便秘在程度上有轻有重，在时间上可以是暂时的，也可以是长久的。由于引起便秘的原因很多，也很复杂，因此，一旦发生便秘，尤其是比较严重的，持续时间较长的便秘，这样的患者应及时到医院检查，查找引起便秘的原因，以免延误原发病的诊治。而且，这么做还能及时、正确、有效地解决便秘的痛苦，患者自己切勿滥用泻药。

精神抗病

我们大多数人对于便秘的认识不够，以为就是很常见的小毛病。其实，便秘只是一种表现，而导致便秘的病因却隐藏了起来。对此，就应该有足够的重视。另外，便秘也与患者本身的精神状态是有关联的。当受到了强烈的刺激，或者是长期的高压、忧虑会使得精神被迫集中于一点，而忽视了排便的感觉，形成便秘。所以，预防便秘就是要保持情绪的稳定，经常排遣压力，参加一些娱乐活动。这样既能放松自己，又可以通利气血，恢复胃肠功能正常。

起居防病

1. 合理安排生活。保证自己的生活张弛有度，有适当的压力，但不至于被压力给累坏。生活要有规律，不会出现暴饮暴食，也不会有想排便而必须要强忍的情况。这些对于预防便秘都有实在的效果。

2. 养成良好的排便习惯。小便不能忍，大便更不可忍。每天定时排便，对于自己的身体都有好处。还有，排便的场所和姿势也力求方便，不要影响到原有的习惯。

3. 饭后走一走。吃过饭后，多走走路、揉揉肚子可以帮助消化。不光可以防止消化不良，也能帮助预防便秘。

饮食宜忌

1. 饮食要多样化。蔬菜中都含有足够的纤维素，这可以帮助肠道蠕动，防止便秘。常见的富含纤维素的蔬菜有大白菜、黄瓜、芹菜、萝卜、韭菜等。粗粮消化后留下的残渣多，可以吸收过多的水分，增加肠道容量。所以就可以帮助排便。而过于精细的食物就却没有上述的效果，所以饮食必须要多样，不可以追求食不厌精。

2. 多喝水。便秘的原因就是大便干结，导致排便困难。而喝水太少，就会导致大便干涩。这在所有人来说，都是有体会的。日常生活中，每个人每天应该补充 2000～3000 毫升的水。尤其是那些有剧烈运动或者是体力消耗严重的人，更应该多喝水。只有这样，胃肠道被充分润滑，消化系统有足够的水分支撑，才能帮助排便。

3. 多吃通便食物。本身有了便秘的情况，可以有意识地选择一些爱吃的通便食物，每天都补充一些，比如香蕉、蜂蜜、芝麻、花生等。这些食物不仅可以润肠，其分解的油脂也有助于肠道蠕动。还有，那些能在分解后产生气体的食物也可以吃一些，比如红薯、土豆、洋葱、萝卜等。这些食物在肠道内产生了气体，可以帮助肠道蠕动。

锻炼防病

很多便秘的患者，都是有一天到晚坐着不动的习惯，可能是工作需要，也可能是个人习惯。但不管怎么说，缺少运动都是事实。因为缺少运动，所以身体的代谢就变慢，胃肠道的蠕动也就慢了，导致排便就随之变难。反之，经常运动会使得身体的各个功能都得到锻炼，增强了食欲，也提高了粪便的形成速度。这就是为什么那些运动员和体力劳动者很少便秘，而上班族和一些退休的老人会便秘的原因。如此说来，运动对于便秘的治疗作用不言而喻。

按摩养病

1. 摩腹。仰卧于床上，用右手或双手叠加按于腹部，按顺时针做环形而有节律的抚摸，力量适度、动作流畅，3～5 分钟。

2. 按揉天枢穴。仰卧于床上，用中指指腹放在同侧的天枢穴上，中指适当用力，顺时针按揉 1 分钟。

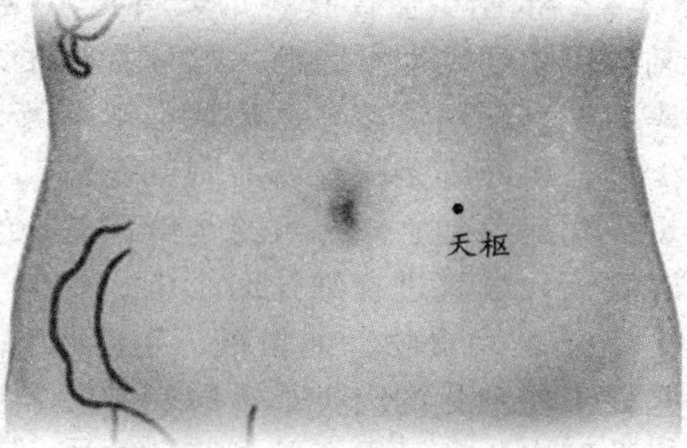

天枢穴

3. 掌揉中脘穴。仰卧于床上，左手的掌心紧贴于中脘穴上，将右手掌心重叠在左手背上，适当用力揉按 1 分钟。

4. 推肋部。仰卧于床上，两手掌放在体侧，然后用掌根从上向下推两侧肋部，反复做 1 分钟。

5. 按揉关元穴。仰卧于床上，用一手中指指腹放在关元穴上，适当用力按揉 1 分钟。

食药治病

1. 蜜胡桃。蜂蜜 100 克，胡桃（核桃）肉 100 克，香油 250 克。将香油放锅内烧至七成热，分次放入胡桃肉炸至黄酥，捞出滤干油后捣成细末，加入蜂蜜搅成糊状，放干净容器内保存。每日 1～2 次，分 5～10 日服完。可治疗老年型便秘。

2. 白萝卜汁。新鲜萝卜 100 克，用凉开水洗净，切碎捣烂，置消毒纱布取汁，加少量蜂蜜调味，空腹服，每天一次。

3. 土豆汁。土豆和黑芝麻各适量。先将适量土豆洗净，捣烂搅取汁（量在 1/3～1/2 杯，150 克以上）；再取黑芝麻数勺，用土豆汁冲服。每天早晨服半杯。有增强大肠蠕动的作用，主治大便秘结。

4. 黄豆皮。将黄豆碾碎，取皮 120 克，洗净，水煎，每日 1 次，分 3～4 次服。治疗习惯性便秘。

腹　泻

腹泻是大肠疾病最常见的症状。正常成年人每天排便 1 次，成形，色呈褐黄色，外附少量黏液。也有些正常人每日排成形便 2～3 次，只要无脓血，仍属正常生理范围。但是腹泻就是一天排便 5～6 次甚至更多。腹泻主要分为急性腹泻和慢性腹泻，急性腹泻病发时期为 1～2 个星期，而慢性腹泻则在 2 个月以上，多是由于肛肠疾病所致。

精神抗病

吃饭本来是件开心事，但假如吃饭时情绪激动，就可能影响到消化功能。所以饭后若是出现了拉肚子的情况，也就不奇怪。因此，保持心情的平静对于预防拉肚子也有作用。

起居防病

1. 注意个人卫生。在饭前便后都要洗手，尤其在痢疾发病的季节，要注意用肥皂或洗手液洗手。到外面吃饭，要用消毒筷子。厨房里切菜的砧板和菜刀要生熟分开，防止交叉污染。剩菜剩饭要经过充分加热才能吃，餐具也需要经过沸水消毒。

2. 注意防寒保暖。在秋冬季节和夏季，因为温差变化大，所以需要注意不能着凉。因为着凉后除了会有感冒，还会导致拉肚子。

饮食宜忌

1. 高蛋白、高热能。慢性腹泻病程长，常反复发作，影响食物消化吸收，并造成体内贮存的热能消耗。为改善营养状况，应给予高蛋白高热能饮食，并用逐渐加量的方法，如增加过快，营养素不能完全吸收，反而可能加重胃肠道负担。

2. 低脂少渣饮食。每天脂肪 40 克左右，摄入过多不易消化，还会加重胃肠道负担，刺激胃肠蠕动加重腹泻。故植物油也应限制，并注意烹调方法，以蒸、煮、汆、烩、烧等为主，禁用油煎炸、爆炒、滑溜等。可用食物有瘦肉、鸡、虾、鱼、豆制品等。注意少渣、粗纤维多的食物能刺激肠蠕动，使腹泻加重，当腹泻次数多时最好暂时不吃或尽量少吃蔬菜和水果，可给予鲜果汁、番茄汁以补充维生素；少渣饮食可减少肠蠕动，减轻腹泻，故宜进食细挂面、粥、烂饭等。

3. 禁忌食物。如粗粮、生冷瓜果、冷拌菜等，含粗纤维多的韭菜、芹菜、榨菜等；坚硬不易消化的肉类如火腿、香肠、腌肉等；刺激性食物如辣椒、烈酒、芥末、辣椒粉，以及肥肉、油酥点心等高脂肪食物。

4. 不吃生冷和难消化食物。很多凉拌菜、油炸食品等，都是不好消化的。还有那些刺激性的食物，如辣椒、大蒜，也会刺激胃肠黏膜，导致拉肚子。夏天的时候，瓜果很多，冷饮也多。这个时候就容易因为贪吃而拉肚子。所以在吃瓜果之前注意清洗干净，少吃或不吃冷硬食物就可以预防腹泻。

5. 常喝茶。茶水中含有的茶碱和维生素，能够帮助止泻。而且，茶水本来就可以补充因为拉肚子而流失的水分，所以喝茶很有好处。

食药治病

1. 乌梅粥。乌梅 15～20 克，粳米 100 克，冰糖适量。先净乌梅入锅，加水适量，煎煮至汁浓时，去渣取汁，加入淘净的粳米煮粥，至米烂熟时，加入冰糖稍煮即可。每日 2 次，趁热服食。可作早晚餐服食。有泻肝补脾、涩肠止泻的功效。

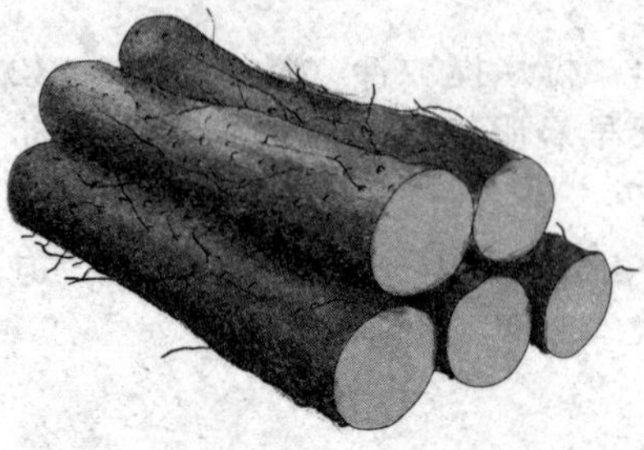
山药

2. 安腹止泻汤。藿香、马齿苋、苏叶、苍术等药材，水煎服即可。准备砂锅一个，并洗刷干净；将药材饮片置于砂锅内，并加水 1200～1500 毫升，浸泡 10 分钟后，直接进行煎煮；煎煮时掌握好火候，大火煮开后转为小火（即小火），煎约 30 分钟即可；将煎好的药汁平均分为三碗，早、中、晚各服用一碗。有健胃、补脾、温肾，全面恢复脾、胃、肾之功效。

3. 荔核大米粥。干荔核 15 枚，山药 15 克，莲子肉 15 克，粳米 50 克。先煎前三味，去渣取汁，后下米煮成粥。可作早晚餐服食。有补肾健脾、温阳散寒止痛的功效。

4. 三色奶。韭菜 250 克，生姜 25 克，牛奶 250 克。将韭菜、生姜切碎，捣烂，绞汁，放锅内兑入牛奶煮沸。每日 1 剂，趁热 1 次服完。有抑肝、扶脾、止泻的功效。

肥 胖 症

单纯性肥胖是各种肥胖最常见的一种，占肥胖人群的95%左右，简而言之就是非疾病引起的肥胖。这类病人全身脂肪分布比较均匀，没有内分泌紊乱现象，也无代谢障碍性疾病，其家族往往有肥胖病史。单纯性肥胖又分为体质性肥胖和过食性肥胖两种。体质性肥胖是指由于本身的体质原因，导致脂肪合成超过分解而累积形成的肥胖。过食性肥胖就是最常见的，由于饮食过量而导致的肥胖。不管何种原因，肥胖都会导致一系列的问题。

精神抗病

肥胖在如今不光是个身体问题，更是个容貌问题。肥胖的人在生活中，经常会受到他人更多的讥笑和讽刺，所以肥胖者有心理抑郁、敏感等情绪也就很常见了。所以，精神上的调节非常重要。对肥胖者自己来说，要学会用一种宽容的心态面对生活，真正明白“心宽体胖”这个词的意思。当然，因为肥胖带来的还有更多的身体问题，所以更要注意减肥。因为减肥是一件长期而艰巨的任务，所以在这个过程中一定要学会自我激励。千万不可以放弃，更不能因为减肥的痛苦和别人的嘲笑而自暴自弃，陷入那种越来越胖的恶性循环。

饮食宜忌

对肥胖者来说，想要减肥，控制饮食是非常重要的一环。

1. 少吃晚餐。晚餐少吃对于我们来说已经是常识了，但是对于肥胖者来说，却可能是无法控制的。因为晚餐之后不久要睡觉，活动量的减少会让消化后的脂肪都堆积在皮肤下面，天长日久就会发胖。若是要减肥，控制晚餐的摄入量就是非常必要的。肥胖者应该尽量少吃晚餐，进食以水果和蔬菜为主。

2. 注意饮食热量。高热量的食物进入了人体，若是没有一定的运动来消耗，就可能转变为脂肪堆积起来。因此，就应该少吃高热量的食物，尤其是那些含油脂丰富的动物油、花生、蛋糕等。应该以高纤维素的食物为主，因为纤维素进入到肠胃，可以吸水膨胀，产生 种饱腹感，这就不会吃太多。而且，纤维素可以阻止其他食物中碳水化合物的吸收，所以进入身体的热量也就少了。常见的高纤维素食物就包括各种水果和蔬菜，还有麦麸、豌豆、燕麦等。

3. 多吃减肥食物。有一些食物，可以消耗一定的人体热量，减少脂肪堆积。这些食物就有减肥的效果，常见的有胡萝卜、芹菜、大豆、西红柿、橘子、草莓、菠萝、韭菜、黄瓜、冬瓜、竹笋、大蒜等。

4. 吃醋减肥。醋里含有醋酸，可以帮助脂肪转变为体能，促进新陈代谢，有减肥的作用。另外，还要少吃煎炸类食物。

锻炼防病

体育锻炼对于减肥和保持身材有重要的作用。

1. 饭后要适当活动。很多肥胖者都是饭后不运动，吃完了往沙发上一倒，天长日久便胖了起来。适度的饭后运动，可以消耗一部分的饮食能量、提高血液循环、帮助消化，对于保持身材有很好的效果。

2. 饭后走一走。人在运动时，血液中的乳酸会增加，而乳酸绝大部分来源于脂肪的消耗。饭后步行，就可以帮助消耗脂肪。所以一直有“饭后百步走，活到九十九”的说法。

3. 保证一定的运动。除了要在饭后运动外，其他的一些时间段内运动也是最为有效的减肥方法。之所以在青年人群中，肥胖比较少，也就是因为青年人的运动较多，消耗的能量大。如今的减肥，科学一点儿，也都是运动加节食。剧烈或者大量的运动后，再辅以低热量的饮食，都能收到很好的效果。所以，注意平时的运动量，每天留出一些时间来运动就非常有效。个人可以根据不同的爱好，选择不同的运动方式和时间。

食药治病

1. 鲤鱼汤。用荜茇5克，鲜鲤鱼100克，川椒15克，生姜、香菜、料酒、葱、味精、醋各适量为原料。将鲤鱼去鳞，剖腹去内脏洗净，切成小块；姜、葱洗净，拍破待用。把荜茇、鲤鱼、葱、姜放入锅内，加水适量，置大火上烧开，移小火上炖熬约40分钟。加入香菜、料酒、味精、醋即成。可单独食用，也可佐餐，吃鱼喝汤。能利水消肿而减肥。

2. 薏仁粥。用薏仁30克，白糖适量做原料。将薏仁洗净，置于砂锅内，加水适量，再将砂锅置大火上烧沸，后用小火煨熬。待薏仁熟烂后加入白糖即成，随意饮食。能健脾除湿、减肥消肿。

3. 冬瓜粥。用新鲜连皮冬瓜80～100克（或冬瓜仁，干的10～15克，新鲜的30克），粳米100克为原料。将冬瓜用刀刮后洗净，切成小块，再同粳米一起置于砂锅内，一并煮成粥即可（粥内不要放盐）。或先用冬瓜仁煎水去渣，再将粳米放入煮粥，每天早晚两次时，常食有效。能利尿消肿、减肥降脂。

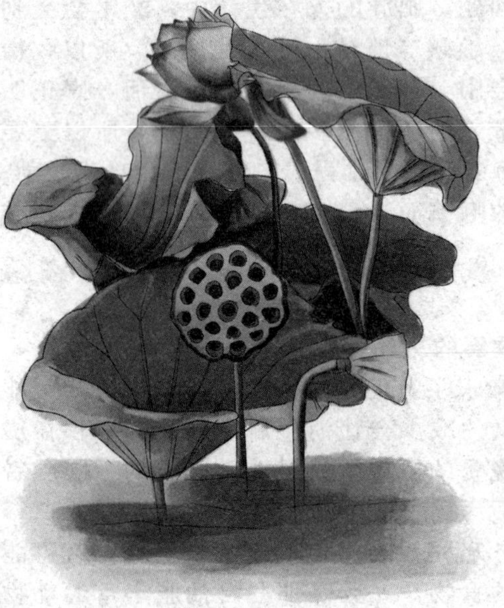

荷

4. 红焖萝卜海带。用海带、萝卜适量，丁香、大茴香、桂皮、花椒、核桃仁、素油、酱油各适量为原料。将海带用水浸泡1天1夜（中间换2次水），然后洗净切成丝，萝卜亦切成粗丝。将素油烧熟，加海带丝炒几下，放入丁香、大茴香、桂皮、花椒、核桃仁、酱油及清水烧开，改中大火烧至海带将烂，再放入萝卜丝焖熟即可食用。能利水消气，减肥。

5. 荷叶粥。用鲜荷叶1张，约200克，粳米100克，白糖适量为原料。将米洗净，加水煮粥。临熟时将鲜荷叶洗净覆盖粥上，焖约15分钟，揭去荷叶，粥成淡绿色，再煮沸片刻即可。服时酌加白糖，随时可服。能清暑、生津、止渴，降脂减肥。

低　血　压

低血压指由于血压降低引起的一系列症状，如头晕和晕厥等。低血压可以分为急性低血压和慢性低血压。无论是由于生理或病理原因造成血压收缩压低于正常值，那就会形成低血压。平时我们讨论的低血压大多为慢性低血压。慢性低血压据统计发病率为4%左右，老年人群中可高达10%。低血压的危害还包括因此引发的心血管病，所以不可不重视。

起居防病

很多低血压的症状引发都是和生活起居习惯密不可分的，比如头晕、呼吸困难、视力下降等。因此，预防低血压的危害也要从起居上着手。在平时，体位性低血压病人要注意活动的时间不能太长，也不能一直站立太久。刚上完厕所想要起身时，应该缓慢进行，不能太猛。躺下休息也不能太急，而是要给自己几分钟的缓冲时间。早晨起床要慢慢来，坐在床上穿好了衣服，再放下双脚，穿好鞋子缓缓站立。诸如这一类的细节，都是要从生活上留心。总之就是不能太急，一切起居行动都要放慢。

对于低血压患者来说，可以用经常洗热水澡的方式减轻痛苦。热水可以加速血液循环，帮助恢复身体的适应能力。水温最好以43～45℃为宜。

饮食宜忌

强调饮食对低血压病是非常重要的。因为很多患者都是由营养不良导致了身体虚弱。

1. 加强营养摄入。因为营养不足，所以身体虚弱，血压也就低了下来。加强营养补充，血压可以恢复或者接近正常水平，那些头晕乏力、呼吸困难的症状也就可以消失。

而加强营养就是要注意蛋白质和能量的摄入，比如多吃一些肉类、蛋类、豆类等。还有那些糖类也要补充，平时就可以在身上装几块糖，随时在嘴里放一颗。

2. 很多原发性疾病因为对身体造成了损害，也会导致低血压。这些疾病包括风湿性心脏病、慢性肾上腺皮质功能减退等。所以治疗这些病根，就可以消除低血压的症状。

3. 少吃降压食物。这些也就是高血压患者要多吃的食物，包括芹菜、赤豆、山楂、苦瓜、萝卜、绿豆、海带、大蒜、洋葱等。

4. 适当多吃盐。多吃盐的做法就是高血压患者必须戒绝的，因为盐会提高血压，收缩血管。不过多吃盐也须适度，吃得过多会引起身体排汗多等不适。

锻炼防病

低血压也就是血管的供血能力不足，所以加强体育锻炼，扩大供血能力和调节功能对于减轻症状有很好的作用。当然，因为低血压患者本身的调节能力差，所以在运动时也需要更多地注意自身反应，由慢到快、循序渐进。个人要根据自己的爱好，选择那些能锻炼心肺功能的运动项目，比如慢跑、游泳、球类等。相信经过长时间的锻炼，可以部分改善低血压。

还要介绍一种冷热交替的洗浴方法。因为冷热交替进行，能帮助刺激血液的调节功能，对于低血压有很好的保健作用。有条件的人，可以经常去一些较大的澡堂里，在冷热两个水池间来回泡澡。没有条件的话，可以在家里置两个大桶，分别装好40℃和20℃的水，交替进行。重复几次后，用毛巾擦干。

食药治病

1. 参桂炖猪心。猪心1个，洗净，切为数片，置砂锅内，加水适量，加入党参，黄芪各15克，肉桂、桂枝各6克，当归12克，橘皮，甘草各9克，葱、姜、食盐适量，小火炖烂熟，去药。食猪心，饮汤。适用于慢性低血压症属气阳虚者。

2. 加味生脉粥。人参6克（或党参21克），麦冬、黄精各15克，橘皮12克，炙甘草9克，五味子6克，水煎，滤汁去渣，加粳米100克及适量水，共煮成粥。1日内分2次服食。适用于慢性低血压症属气阴虚者。

3. 低血压蛋糕。将黄芪、沙参、白术、玉竹、熟地、党参、泽泻、茯苓、太子参各9克，当归、橘皮、谷芽、川芎、甘草、炒白芍各6克，桂枝3克，去净杂质，使之洁净，烘干，加工成细末。将鸡蛋1000克打入缸内，加白糖900克，顺着一个方向不停地搅约半小时，待出现乳白色时筛入面粉700克和中药末，搅匀。将蒸箱架放入蒸笼内，箱内垫细草纸一层，倾入调好的蛋浆料，抹平，用旺火沸水蒸熟，撒上熟芝麻30克，切块即成。低血压患者可酌量服用。

消化性溃疡

消化性溃疡包括胃溃疡和十二指肠的慢性溃疡。原本消化食物的胃酸和胃蛋白酶却消化了自身的胃壁和十二指肠壁，从而损伤黏膜组织，这是引发消化性溃疡的主要原因。消化性溃疡的形成和胃酸、幽门螺杆菌的感染以及神经系统和内分泌紊乱等有密切关系。通常说来，这是慢性疾病，可以长达十几年甚至几十年。可发生于任何年龄，但是在青壮年中多见，而且男性要高于女性。

精神抗病

因为情绪的极度变化，会影响到大脑皮质，导致肠胃的功能紊乱。这也就是为什么人在情绪低落的时候，会出现茶饭不思的感觉。当然，这只是情绪对肠胃影响的一方面。从更大的方面来说，情绪低落时，胃和十二指肠的黏膜抵抗力就下降，会影响胃酸的分泌，导致溃疡的加速形成。所以，保持愉悦的情绪，对于预防和治疗消化性溃疡有很重要的作用。

另外，因为消化性溃疡也是一种慢性疾病，治疗起来也非常麻烦，病情经常会出现反复，所以就需要信心，做好长期应对的准备。

起居防病

1. 注意生活规律。消化性溃疡从很大程度上来说，都是因为生活不规律而导致的。很多人因为工作压力、人际交往等因素，会有顾不上吃饭，或者是暴饮暴食等情况。还有的会是饭后不能休息，要一直忙碌的情况。这些都会导致消化道的问题，久而久之就出现了溃疡。规律的生活应该是，注意劳逸结合，有张有弛。工作忙碌要注意休息，保证充足的睡眠。饭后要留出消化的时间，防止出现消化不良。

2. 注意防寒保暖。胃部受凉之后，消化性溃疡就会加重。所以，注意防寒保暖对于促进康复有着重要的作用。在春秋季节，尤其是气温反复的时候，必须要注意随时加衣服，防止风邪入侵。有需要的时候，还应该用一些暖水袋之类的工具，来为自己增加一层保护。

饮食宜忌

1. 饮食要规律。因为饮食引起的问题，当然要回到饮食本身。平常那些不好的饮食习惯，必须要改正。最重要的一点，就是要规律饮食。一日三餐，必须要准时。因为三餐的时间，是对应着人体的消化过程。到了吃饭的时间，胃液就自然分泌，身体也就有了需要。这个时候不吃饭，就会伤害身体。当然，吃饭更不能有太多的油腻，否则容易不消化，增加胃部负担。也不能吃得过多，毕竟本身胃的能力有限，吃多了就会加重负担。

2. 吃饭少量多次。本身已经患病了，胃的消化能力有限，就不可以像正常情况那样饮食。正确的做法是，少吃多餐。可以在正餐时少吃一些，另外的时间吃点儿东西。当然，这些食物也需要易于消化，没有刺激性。否则，吃了还会加重病情。

3. 不吃刺激性食物。消化性溃疡患者一定不能吃油腻、煎炸和其他损伤胃黏膜的食物。这些食物包括肥肉、油条、肉汤、酒类、咖啡、辣椒、胡椒、芥末、咸鱼、咸肉、凉菜、甜点、糖果等。当然，那些质地过于坚硬的食物也不能吃，否则会划伤溃疡面。

4. 食物要富有营养、易于消化。这一点是非常重要的。消化能力的降低，就更需要侧重食物的营养成分和消化程度。每天饮食中必须要有足够的蛋白质、糖类和易消化的脂肪。因此，牛奶、蛋类、鸡肉、鱼虾等都可以考虑，当然可以做得更精细。其他的诸如维生素和纤维素也要补充，所以蔬菜和水果也要有，可以做成果汁或菜汤。还应该注意不能吃那些难消化的食物，像粗粮、韭菜、萝卜和土豆等。

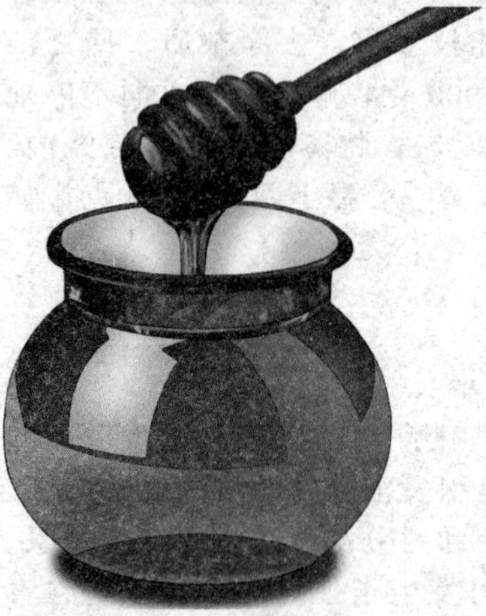
蜂蜜

食药治病

1. 白鲜皮根适量。洗净，抽去硬芯，阴干后压成细粉备用。成人每日服 2 次，每次 5 克，空腹白开水送服。若用鸡蛋一个加食用油煎服，效果更好。

2. 白屈菜 200 克，益母草 400 克，万年蒿 600 克，蜂蜜 1000 克。三药加水浸泡 2 小时，煎煮 1 小时，过滤，再将残渣加水煎煮 1 小时，过滤。两次药液合并，浓缩成 4000 毫升，蜂蜜炼好后，与药液混合，加热调匀即成。每次口服 150 毫升，每日 3 次，10 天服完 1 剂，此为一疗程。

3. 九里香叶 2 份，两面针 2 份，海螵蛸 5 份，干姜 1 份，甘草 1 份。共研成细末，每次 3 克，开水送服，每日 3 次。此方用于胃溃疡。

4. 山鸡椒根 9 克，南五味子根 9 克，乌药 4.5 克。研末，分 2 次开水送服。

5. 鲜马兰 30 克，石菖蒲 6 克，野鸦椿 15 克。加水煎服。

胃 下 垂

胃下垂是指站立时，胃的下缘达盆腔、胃小弯弧线最低点降至髂嵴连线以下，称为胃下垂。轻度胃下垂多无症状，中度以上者常出现胃肠动力差、消化不良的症状。该病是由于膈肌悬吊力不足、肝胃、膈胃韧带功能减退而松弛、腹内压下降及腹肌松弛等因素，加上体形或体质等因素，使胃呈极底低张的鱼钩状。

饮食宜忌

1. 少食多餐。由于胃下垂患者消化功能减弱，过多的食物入胃，必然会滞留于胃面引起消化不良。所以，饮食调理的第一要求便是每次用餐量宜少，但次数可以增加，每日 4～6 餐为合适。进餐的类别中主餐宜少，蔬菜宜多，经济条件较好者可每日喝一杯牛奶，蒸一碗蛋花，吃几块饼干作为正餐的补充。

2. 细嚼慢咽。胃下垂患者的胃壁张力减低、蠕动缓慢，如果狼吞虎咽，那么吃下去的食物就会填在胃中。另外，口腔对食物的咀嚼过程还会反射性刺激胃的蠕动，增强胃壁张力。所以，用餐速度要相对缓慢些，细嚼慢咽以利于消化吸收及增强胃蠕动和促进排空速度，缓解腹胀不适。

3. 食物细软。若食物干硬或质地偏硬，如牛排、炸丸子、花生、蚕豆等，进入胃内不易消化，还可能损伤胃黏膜而促进胃炎发生率增高。因此，平时所吃的食物应细软、清淡、易消化。主食应以软饭为佳，如面条要煮透煮软，少吃又厚又硬的夹生面条；副食要剁碎炒熟，少吃生冷蔬菜。但应注意的是，鱼肉不可过熟，因为鱼肉在半生不熟时最嫩和易消化，对胃的负担最小。

4. 营养均衡。胃下垂患者大多体力和肌力都很弱，加之消化吸收不好，容易产生机体营养失衡，故较正常人更易感到疲劳和精神不振。因此，患者要注意在少量多餐的基础上力求使膳食营养均衡，糖、脂肪、蛋白质三大营养物质比例适宜。其中脂肪比例偏低些。因为脂肪特别是动物脂肪在胃内排空最慢，若食脂过多，就会使得本已排空不畅的胃承受压力增加，加重食物潴留，故而要适当限制。而蛋白质食物应略有增加，如鸡肉、鱼肉、瘦猪肉、半熟鸡蛋、牛奶、豆腐、豆奶等，将其做得细软些并不会影响消化吸收。通过增加蛋白质摄入，可增加体力和肌力，缓解易疲劳等症状，也可改善胃壁平滑肌的力量，促进胃壁张力提高、蠕动增强。

5. 减少刺激。刺激性强的食物如辣椒、姜、过量酒精、咖啡、可乐及浓茶等，可使胃下垂患者的反酸、胃灼热症状加重，影响病情改善，故而这些食物应尽量少吃少喝，有所限制。少量饮些果酒和淡茶是有益的，有利于减缓胃下垂的发生与发展。

6. 动静相宜。胃下垂患者积极参加体育锻炼有助于防止胃下垂继续发展，还可因体力和肌力增强而增强胃张力、胃蠕动，改善症状。但要注意的是餐后不宜立即运动，应保证餐后有 30～60 分钟的休息，因为餐后即运动会因食物的重力关系而使胃下垂程度加重。餐前散步餐后卧是治疗胃下垂最好的方式。

锻炼防病

治疗胃下垂，重要的是自我保养。加强锻炼、增强体质，这是根治本病的关键。适当参加体育活动，既可锻炼腹肌、增强体质，又能使胃肠道分泌和蠕动增强、促进食欲、改善消化及吸收过程。运动项目及锻炼次数和时间应根据自己的身体状况量力而行，饭前散步，或早晨跑步、练单杠、仰卧起坐等，以不感到紧张和过分疲劳为宜。每次锻炼后感到精神振奋、食欲增加、睡眠香甜，说明运动量是适当的，否则，说明运动量过大，必须及时调整。

食药治病

1. 黄芪猪肚汤。猪肚 1 只，黄芪 200 克，陈皮 30 克。将猪肚去脂膜，洗净，黄芪、陈皮用纱布包好放入猪肚中，麻线扎紧，加水小火炖至猪肚熟，再加适量调味品，趁热食肚饮汤，分 4 次 2 天食完。5 只猪肚为一疗程。

黄芪为补气要药，李时珍称其为“补药之长”，尤其善于益气升阳，治疗各种脏器下垂；陈皮理气健脾，和中消滞；《随息居饮食谱》说猪肚能“补胃，益气”。猪肚黄芪汤可补中气、健脾胃、行气滞、止疼痛，对于中气不足，脾胃虚弱之胃下垂，颇有效验。

2. 莲子山药粥。猪肚 1 只，莲子、山药各 50 克，糯米 100 克。将猪肚去除脂膜，洗净切碎，莲子、山药捣碎，和糯米同放锅内，加水小火煮粥，空腹食用，隔日 1 剂。10 天为一疗程。

猪肚"为补脾胃之要品"，山药、莲子、糯米补中益气而养胃阴。脾胃得补，则中气健旺，下垂的脏器即可回复。

脂 肪 肝

脂肪肝，是指由于各种原因引起的肝细胞内脂肪堆积过多的病变。脂肪性肝病正严重威胁国人的健康，成为仅次于病毒性肝炎的第二大肝病，已被公认为隐蔽性肝硬化的常见原因。脂肪肝是一种常见的临床现象，而非一种独立的疾病。其临床表现轻者无症状，重者病情凶猛。一般而言，脂肪肝属可逆性疾病，早期诊断并及时治疗常可恢复正常。

精神抗病

中医认为，肝为刚脏，性喜舒畅，不宜抑郁恼怒。这就是为什么我们说人生气叫作肝火旺的原因。正因为如此，应对脂肪肝要注意从情绪上调节。在生活中，要尽量避开生气的刺激。当然，因为很多事情是躲不开的，所以重点就在于要加强个人的修养，做个平和处世的人。对于生活中的一点儿小摩擦、小矛盾，要能一笑了之。闲暇时间，可以学一些书法、绘画等艺术，增加个人的内涵。等到知道得多了，也就看得开了。不会因为一些小的麻烦，无知的行为而感到烦躁。总而言之，想要从脂肪肝这种肝脏疾病中恢复，就要有一个豁达的态度。

饮食宜忌

1. 控制热量和脂肪摄入。脂肪肝就是肝脏里的脂肪太多了，而这就与平日里的饮食中含有过的热量和脂肪相关。因此，必须要注意少吃那些含有高热量、高脂肪含量和碳水化合物的食物。高热量食物就是糖分含量高的食物，包括平时见到的巧克力、奶油蛋糕、糖果等。高脂肪含量的食物就是指动物油脂，包括那些煎炸的食物。因此，吃饭应该少用油或者不用油，更不要吃煎炸食物。鸡蛋黄因为含有很高的胆固醇，所以也不能多吃。

2. 多吃高蛋白食物和维生素。高蛋白饮食可以帮助脂肪肝转变，也就相当于药物的作用。蛋白质有保护肝细胞的作用，能帮助增强身体抵抗力，促进肝细胞的恢复和再生。因此，脂肪肝应该以高蛋白食物为主，多吃豆类制品，但是豆油不要吃。另外瘦肉和鱼虾这些也可以选用。牛奶因为含有高蛋白，但是想吃的话，应该注意脱脂。

维生素对于肝脏的代谢非常重要。所以脂肪肝患者也往往缺乏维生素。所以补充维生素就非常必要，平时多吃水果和蔬菜都是很好的补充。

3. 多吃补肝食物。甲硫氨基酸丰富的食物，如小米、莜麦面、芝麻、油菜、菠菜、菜花、甜菜头、海米、干贝、淡菜等食品可促进体内磷脂合成，协助肝细胞内脂肪的转变。

4. 戒酒。酒精本身就会损害肝功能，在脂肪肝的基础上饮酒，会加重病情。所以，有常年饮酒的患者，必须要戒酒。

锻炼防病

脂肪肝所反应的问题，不是简单的身材走样，而是说明身体内部也已经肥胖。这时候就需要减肥了。坚持运动，帮助消耗脂肪，对于治疗脂肪肝有很重要的作用。可能一开始运动一下就感觉心慌气喘，不过慢慢增加运动量就可以收到效果。至于做何种运动，就要根据自己的喜好了。运动的时间可以选在饭后 2 小时，尤其是晚饭之后。这段时间减肥很有效果。

当然，具体到每一个人，情况就不能完全相同了。患者的年龄、性别、身体状况都有差别，疾病也有程度的深浅，在制定运动计划时也要因人而异，不可以千篇一律的都是多运动，少吃饭。举个例子来说，有的患者可能腿脚不便，那么让他去做什么慢跑、深蹲之类的运动就非常不合适。另外，不同的运动所消耗的体力也不相同，并不是出汗、发热就会有好的效果。所以在这方面，应该多咨询一些专业的意见。

食药治病

1. 何首乌粥。取何首乌 20 克，粳米 50 克，大枣 2 枚。将何首乌洗净晒干，打碎备用，再将粳米，红枣加清水 600 毫升，放入锅内煮成稀粥，兑入何首乌末搅匀，小火煮数沸，早晨空腹温热服食。

2. 赤小豆鲤鱼汤。取赤小豆 150 克，鲤鱼 1 条（约 500 克），玫瑰花 6 克。将鲤鱼活杀去肠杂，与余两味加水适量，共煮至烂熟。去花调味，分 2～3 次服食。

3. 菠菜蛋汤。取菠菜 200 克，鸡蛋 2 只。将菠菜洗净，入锅内煸炒，加水适量，煮沸后，打入鸡蛋，加盐、味精调味，佐餐。

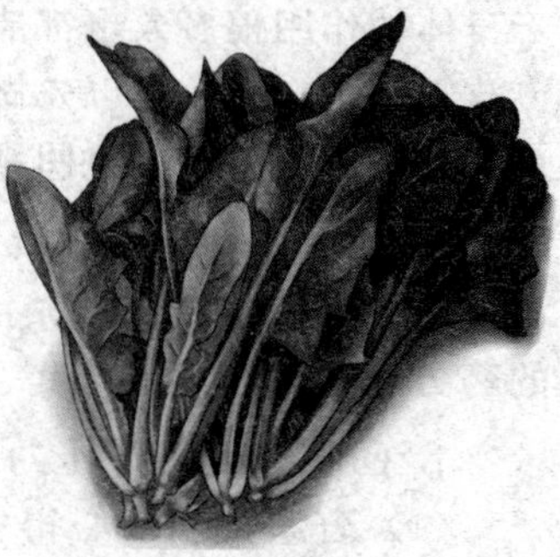

菠菜

肝硬化

肝硬化是临床常见的慢性进行性肝病，由一种或多种病因长期或反复作用形成的弥漫性肝损害。在我国大多数为肝炎后肝硬化，少部分为酒精性肝硬化和血吸虫性肝硬化。病理组织学上有广泛的肝细胞坏死、残存肝细胞结节性再生、结缔组织增生与纤维隔形成，导致肝小叶结构破坏和假小叶形成，肝脏逐渐变形、变硬而发展为肝硬化。肝硬化起病缓慢，可潜伏多年，但是短期内大片坏死，就会发展为肝硬化。

精神抗病

都知道怒伤肝，所以控制自己的情绪，就是对抗肝硬化的第一步。有些患者在查出肝硬化后，情绪上的波动和低落很可能给肝脏带来更大的损伤。而要做到制怒，就应该放宽心胸，把那些小的生活矛盾都看得更淡一些。这些做法，在之前也已经都讲述过了，所以就不再赘述。反过来，假如想要治疗肝硬化，也应该抱着积极的心态，要相信自己一定可以恢复。许多临床治疗已经证明，通过积极的治疗，肝硬化患者可以恢复到一定的水平。而反过来，假如自己都放弃了希望，因为得知患了肝硬化而自暴自弃，甚至是惆怅绝望，那么不光会引来肝区疼痛，更会导致病情恶化。

饮食宜忌

1. 限制脂肪。肝硬化患者的饮食原则就是限制脂肪，但要配合高热量、高蛋白和高维生素的摄入。因为这样才能帮助肝组织再生。高热量的饮食就是要有充足的糖类，这是能量的补充。高蛋白质的食物就是指平常所见的蛋白、瘦肉、鱼虾。高纤维素的食物就是水果和蔬菜。不过蔬菜的热量太低，会影响到其他食物的摄入，所以可少吃。

2. 限制食盐。肝硬化会有腹水出现，这个时候必须要饮食清淡。

3. 绝对戒酒。肝硬化患者必须绝对禁酒。因肝脏几乎是酒精代谢、分解的唯一场所。大量研究表明，酒精对肝脏有直接的损伤作用，患者切不可掉以轻心。有人认为少量饮酒或偶尔饮酒并无大碍，其实不然。任何含有酒精的溶液，即使含量再小，进入机体后都需要肝脏的分解。在其分解过程中，使肝中央区的肝细胞因低氧而坏死和纤维化。同时，实验表明，酒精能抑制细胞所合成的糖蛋白和白蛋白的分泌排出，在肝细胞严重受损，肝脏本身也已出现纤维硬化时，再饮酒加重肝脏负担，岂不是对肝脏“落井下石”。总之，肝硬化患者饮酒，百弊而无一利，须绝对禁止。

锻炼防病

肝硬化患者也可以通过参加适当的体育活动来增加气血流通，调整肝脏的功能，加快消化。对于那些病情较轻、年龄尚小、体质尚好的患者，可以做一些户外运动。对于那些体质下降，病情严重的患者来说，运动就要做到适量。对于那些老年患者来说，运动也就限于户外散步。总之，锻炼时也必须要注意到，控制好运动量和运动时间，切忌因为劳累而引起疾病复发。

对于普通的患者来说，可以在闲暇的时间，在医生的允许下，练习一下慢跑。跑步对于身体的作用很多人也都清楚，所以也就不多说了。经验表明，慢跑是对抗早期肝硬化的方法。跑步之前，可以先做一点儿准备活动，然后再慢慢加快。当然，最简单的是从散步开始，慢跑一会儿，再回到散步的状态。运动的强度不要过大，要能自己感觉到不气喘。

食药治病

治疗肝硬化是很复杂的，因为肝硬化分为几个阶段。下面就介绍一些治疗相关症状的药方，供读者朋友参考。

1. 口服降低门脉压力的药物

（1）普萘洛尔（心得安），国内常用量每次10～20毫克，每日3次；或每次40毫克，每日2次。应从小量开始，递增给药。

（2）硝酸酯类，如异山梨酯（消心痛），每次5～10毫克，每日2～3次，极量每次20毫克。

（3）钙通道阻滞剂，如硝苯地平（心痛定），每次10～20毫克，每日3次，急症给药可舌下含服。

2. 脾功能亢进的治疗

可服用升白细胞和血小板的药物，如利血生20毫克，每日3次。鲨肝醇50毫克，每日3次。氨肽素1克，每日3次。必要时可行脾切除术或脾动脉栓塞术治疗。

3. 利尿剂治疗

如双氢克尿噻，每次25～100毫克，隔日或每周1～2次服用。氨苯蝶啶，每日量50～100毫克，饭后服用。主要使用螺内酯和呋塞米。使用螺内酯和呋塞米的比例为100∶40毫克。开始用螺内酯100毫克每日，呋塞米40毫克每日。如利尿效果不明显，可逐渐加量。利尿治疗以每天减轻体重不超过0.5千克为宜，以免诱发肝性脑病、肝肾综合征。腹水渐消退者，可将利尿剂逐渐减量。

高脂血症

高脂血症也就是高血脂症，指的是血液中的脂质浓度超过正常标准。血脂的主要成分就是胆固醇、三酰甘油、磷脂和游离脂肪酸。血脂高就是这些脂类浓度超标，并由此引起一些其他的心血管病。

精神抗病

因为血脂高，所以会引起动脉硬化和高血压。而这些疾病，都是和个人的情绪又很大关联的。精神紧张会引起短暂的高血压，进而出现动脉硬化。因为高脂血症从开始到表现出症状要经过一个缓慢的过程，所以对诸如动脉硬化和冠心病的影响都要经过一个过程。所以，只要能避免情绪的极度变化，保持乐观愉悦的情绪，坚定治愈的信心，就可以及早康复。

饮食宜忌

1. 保持每日食物的多样性。应该增加而不是减少每日食物种类。各种食物所含的营养成分不完全相同，除母乳外，任何一种天然食物都不能提供人体所需的全部营养素。每日人体需要的营养素超过40种，靠一种或简单的几种食物根本不能满足脂肪肝患者的营养需要。因此按照合理比例，广泛摄入各类食物，包括谷类、动物性食品、蔬菜和水果、豆类制品、奶类制品和油脂，以达到平衡膳食，满足人体的各种营养需要。

2. 谷类是每日饮食的基础。随着生活水平的提高，我国很多大城市已经出现动物性食物的消费量超过谷类消费量的倾向，对脂肪肝及其他一些慢性病的预防极为不利。因此，要大力提倡发扬以“谷类为主”的中国膳食的良好传统，避免“肉类为主”西方膳食的弊端。而在谷类食物中，应提倡选用部分粗杂粮。

3. 适量进食动物性食物。动物性食物是优质蛋白质、脂溶性维生素和矿物质的良好来源。合理适量进食动物性食品，不仅不会导致脂肪肝及其他慢性疾病的发生或加重，相反，由于动物性蛋白质的氨基酸模式更适合人体需要，其赖氨酸含量较高，有利于补充谷类蛋白质中赖氨酸的不足。同时，鱼类（特别是海产鱼）所含的不饱和脂肪酸较多，在预防慢性疾病方面有独到的作用。

4. 每日进食适量豆类及其制品。大豆卵磷脂有促进肝中脂肪代谢，防止脂肪肝形成的作用。它所含有的植物固醇不被人体吸收，且能够抑制动物胆固醇的吸收。大豆异黄酮还具有一定的抗氧化作用，这对于脂肪肝患者来说都是必需的。但由于氨基酸不能在体内贮存，过多摄入豆类制品并无实际益处。每日进食 100 克左右的豆类制品是适宜的。

5. 多吃蔬菜和水果。蔬菜和水果含有丰富的维生素、矿物质、膳食纤维和天然抗氧化物。建议在食物多样的原则指导下，多选用红、黄、深绿的蔬菜和水果，因为它们是胡萝卜素、维生素 B_2、维生素 C 等的重要来源。应注意的是，水果一般作为加餐食用，也就是在两次正餐中间（如上午 10 点或下午 3 点），不提倡在餐前或餐后立即吃水果，以避免一次性摄入过多的碳水化合物而使胰腺负担过重。

6. 减少糖类和甜食。过多的糖类可转变为脂肪，导致肥胖，促使肝内脂肪肝的形成。碳水化合物应主要有谷粮供应，不用精制糖类、蜂蜜、果汁、果酱、蜜饯等甜食和甜点心。

7. 每日补充膳食纤维。饮食应粗细搭配，保证有足够的膳食纤维。增加维生素、矿物质的供给可补充肝病时的缺乏，又有利于代谢废物的排出，对调节血脂、血糖水平也有良好的作用。每日应在膳食中添加燕麦片、荞麦等粗粮，以及海带、魔芋和新鲜蔬菜等富含膳食纤维的食物。

锻炼防病

运动减肥这个知识用于高脂血症也是对的。依靠单纯的运动和锻炼，可以让高出来的血脂含量降到正常范围。所以，那些单纯的高脂血症患者应该去参加适当的运动。在所有的运动中，跑步是最能消耗体力的。当然，也可以选择游泳。经常跑步的人，血液中的脂肪浓度比普通人要低一半儿。而且，运动不光能降低血脂，还会帮助身体恢复很多其他的功能。若是遇到了不能运动的，可以参加一些其他的娱乐活动。

按摩养病

以头面部、上肢、腰背部、下肢为主，分别取坐位、俯卧、平卧等姿势，采用滚、按、揉、推、拿、拨、叩等手法，以患者自觉明显酸胀感为度，每次推拿 20～30 分钟，20 次为一疗程。

食药治病

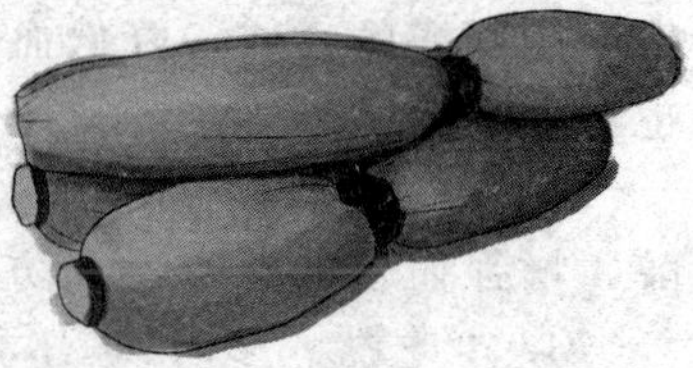

藕

1. 冬青子 1500 克，蜂蜜适量。将冬青子加水煎熬 2 次，每次 1 小时，去渣，合并两次药液浓缩成膏状，烤干碾碎，加入适量蜂蜜混匀，贮瓶备用。同时，每日服用量相当于生药冬青子 50 克，分 3 次空腹服，1 个月为 1 疗程。主治高脂血症。

2. 大藕 4 节，绿豆 200 克，胡萝卜 125 克。将绿豆洗净水泡半日，滤干，胡萝卜洗净，切碎捣泥，二物加适量白糖调匀待用。将藕洗净，在靠近藕节的一端用刀切下，切下的部分留好。将调匀的绿豆萝卜泥塞入藕洞内，塞满塞实为止。再将切下的部分盖好，用竹签或线绳插牢或绑好，上锅水蒸熟，可当点心吃。经常食用可降低血脂、软化血管。主治高脂血症。

3. 茵陈 20 克，生山楂 15 克，生麦芽 15 克。将上药放入砂锅内加水适量，煎煮 20 分钟，过滤留汁，再煎 20 分钟，去渣取汁，将两煎药汁混匀，每日 2 次，每次 100 毫升，可连服半月。可清肝利胆、清热化湿、醒脾消脂。主治高血脂早期患者。

脑 卒 中

脑卒中也就是中风，是由向大脑输送血液的血管疾病引起的一种急性疾病。脑卒中或脑血管意外会对大脑组织造成突发性损坏，通常发生在向大脑输送氧气和其他营养物的血管爆裂之时，或发生在血管被血凝块或其他颗粒物质阻塞之时。如果神经细胞缺乏足够的氧气供给，几分钟内就会死亡。接着，受这些神经细胞控制的身体功能也会随之失去作用。由于死亡的大脑细胞无法替换，因此脑卒中造成的后果通常是永久的。

精神抗病

作为一种猝死率很高的脑血管疾病，脑卒中所要求的是心态上的平稳。我们经常会见到，有的老年人在听到了一些不幸的消息后，立即有头晕、摔倒的表现，然后就住进了医院。这很大一部分就是脑卒中的突然发作，而引起发作的就是情绪上的急剧变化。面对这种要求，患者一方面要看淡周围的一切，处于一种平淡的生活状态；另一方面就要加强个人的修养，找到自己心灵的归属。如此一来，才会做到恬淡自如，也能够最大可能地预防本病突发。

起居防病

1. 起居宜缓。在日常生活中，任何动作都不能过急，更不能过猛。比如，早上起床就要慢慢来，先坐起来，穿好了衣服，再放下脚，穿好了鞋子，慢慢起身；蹲着上厕所后，不能立即起来，而是要适应一下，缓缓起身。生活中不能猛然转头、转身，大便也不可过于用力。

2. 注意防寒。因为气温的变化，会导致头部血管收缩，所以中风也就多发了。所以，到了冬天就要注意防寒保暖，出门之前务必要围个严实。

3. 警惕中风的先兆。这些先兆包括头痛、嗜睡、说话困难、视力下降、手指抖动等，具体的可以参看前面的章节。出现了那些先兆，就必须要提高警惕，尽早去做诊断和预防。

饮食宜忌

1. 饮食要清淡。应限制动物脂肪，如猪油、牛油、奶油等，以及含胆固醇较高的食物，如蛋黄、鱼子、动物内脏、肥肉等。因为这些食物中所含饱和脂肪酸可使血中胆固醇浓度明显升高，促进动脉硬化。可采用植物油，如豆油、茶油、芝麻油、花生油等，因其中所含不饱和脂肪可促进胆固醇排泄及转化为胆汁酸，从而达到降低血中胆固醇含量，推迟和减轻动脉硬化目的。

2. 补充蛋白质。常吃些蛋清、瘦肉、鱼类和各种豆类及豆制品，以供给身体所需要的氨基酸。一般每日饮牛奶及酸牛奶各一杯，因牛奶中含有牛奶因子和乳清酸，能抑制体内胆固醇的合成，降低血脂及胆固醇的含量。饮牛奶时可将奶皮去掉。豆类含豆固醇，也有促进胆固醇排出的作用。

3. 要多吃新鲜蔬菜和水果。因其中含维生素 C 和钾、镁等。维生素 C 可降低胆固醇，增强血管的致密性，防止出血，钾、镁对血管有保护作用。

4. 少吃盐、多补碘。每日食盐在 6 克以下为宜，因食盐中含有大量钠离子，人体摄入钠离子过多，可增加血容量和心脏负担，并能增加血液黏稠度，从而使血压升高，对中风患者不利。可多吃含碘丰富的食物，如海带、紫菜、虾米等，碘可减少胆固醇在动脉壁沉积，防止动脉硬化的发生。

5. 忌用兴奋神经系统的食物。如酒、浓茶、咖啡及刺激性强的调味品。此外，少喝鸡汤、肉汤，对保护心脑血管系统及神经系统有益，且需忌暴食。

6. 少吃甜品。甜品也就是糖类很多的食物，对于老年人来说，很容易就堆积在身上，成为脂肪。这对于恢复身体器官的能力有阻碍，而且还会影响到消化系统。因此，甜品要少吃或不吃。

锻炼防病

因为患者多为老年人，所以锻炼的程度就要轻柔，而且必须要详细到步骤。不过这些具体的做法可以完全不同，就是要注意适度，不能过度。患者可以适当地练习一下健身走。

食药治病

1. 生柿子榨成汁，用牛奶或米粥调好，喝半杯。也可以用柿饼一个煮烂吃掉，每日

2次。

2. 鲜艾叶50克，挤出汁。加入10毫升橘子汁和10毫升苹果汁一起搅拌均匀后饮用，每日1次。

3. 鱼腥草晒干后放入水中煮沸，当成茶水喝。

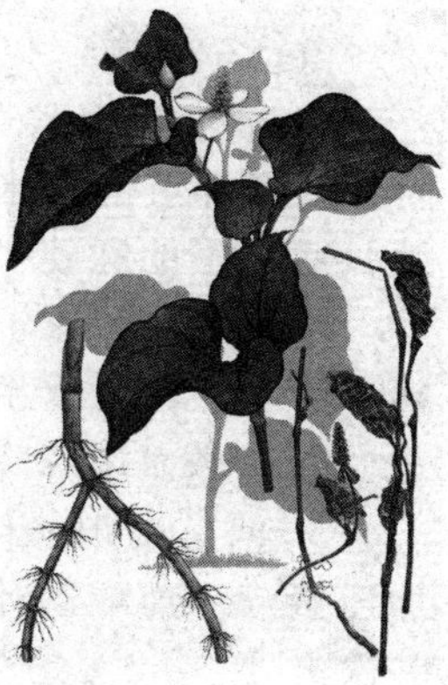

鱼腥草

动脉粥样硬化

动脉粥样硬化是一组动脉硬化的血管病中常见的最重要的一种，其特点是受累动脉病变从内膜开始。一般先有脂质和复合糖类积聚、出血及血栓形成、纤维组织增生及钙质沉着，并有动脉中层的逐渐蜕变和钙化，病变常累及弹性及大中等肌性动脉，一旦发展到足以阻塞动脉腔，则该动脉所供应的组织或器官将缺血或坏死。由于在动脉内膜积聚的脂质外观呈黄色粥样，因此称为动脉粥样硬化。

精神抗病

精神紧张会导致血管调节功能障碍，引起动脉硬化。另外，精神刺激还会导致人体的内分泌产生变化，可能引起血脂升高。所以，保持心情的平和是非常重要的。关于这一点，那就是要注意个人的修养了。至于想要通过何种方式修养身心，就是个人的爱好了。另外还有一点，就是凡事看开一些。不要为平时的那些小事而伤脑筋，也不要因为自己有动脉硬化的病而苦恼。

饮食宜忌

1. 限制食物性胆固醇的摄入。降低低密度脂蛋白胆固醇和总胆固醇，是防治动脉粥样硬化的关键。虽然体内的胆固醇不全来自食物，但是限制胆固醇的摄入是降低高胆固醇血症所必需的。食物中含胆固醇丰富的是鸡蛋黄、蟹黄和各种动物内脏，这些食物应尽量少吃。如一个蛋黄就含胆固醇200～300毫克，这就是每天胆固醇摄入的最高量。

2. 限制脂肪的摄入。食用的脂肪包括动物脂肪和植物脂肪，前者主要含饱和脂肪酸，摄入过多可升高胆固醇，应该严格限制，使其不超过每天总热量的7%。后者虽然是不饱和脂肪酸，但因其提供较高的热量，也应该适当限制，以每天不超过20～25克为宜。全部脂肪热量不超过摄入总热量的30%。提倡科学的烹调方法，菜肴以蒸、煮和凉拌为主，炒菜少放油，尽量不煎、炸食品，少吃人造奶油食物。

3. 限制总热量的摄入。除了限制脂肪外，提供热量的碳水化合物也应适当限制，也就是每天的主食要有所控制，做到每餐食无求饱，而且要多吃富含膳食纤维和维生素且热量较低的粗粮如全麦面粉等，杂粮如豆类、杂面等和新鲜绿叶蔬菜。若血脂异常合并或继发于糖尿病者，其主食控制就更为重要。

4. 戒烟限酒。吸烟能抑制脂蛋白脂酶（人体内一种参与脂蛋白代谢的重要的酶）的活性，使三酰甘油升高，高密度脂蛋白胆固醇下降，还能破坏内皮细胞的功能，引起动脉痉挛等。所以对于血脂异常和动脉粥样硬化的患者危害很大，因此必须戒烟。而适量饮酒，尤其是葡萄酒，对于防治动脉粥样硬化可能有益，以每天不超过100克葡萄酒为宜。

5. 常吃红辣椒、牛奶和鱼。尤其是高胆固醇者宜常吃红辣椒、牛奶和鱼。科学家们发现，红辣椒中含有一种番椒素的物质，它能有效地降低人体内胆固醇。牛奶中含有一种乳清酸物质，能抑制肝脏合成胆固醇，降低血液中胆固醇含量，而且牛奶营养丰富。鱼肉内含有鱼肝油，具有降低胆固醇的作用。

锻炼防病

关于锻炼，动脉硬化的患者应该适当进行，不能因为锻炼而引起不适。老年患者可做一些轻柔的运动，比如太极拳、保健操等，避免剧烈的运动。冬天因为气温很低，有晨练习惯的老人要等到出太阳之后，气温回升了才能出门锻炼。否则，因为寒冷而导致了血管收缩，血压升高发生了意外就得不偿失了。

食药治病

1. 玉米粉粥。玉米粉、粳米各50克，先将玉米粉加适量清水调匀，待米粥将煮成时加入调和好的玉米粉同煮至稠即可。每日服用1～2次。具有益肺宁心、调中开胃等功效。适用于动脉硬化、高脂血症、冠心病及心肌梗死等心血管病患者。

2. 大蒜粥。紫皮大蒜30～50克，米100克，将大蒜用水沸煮1分钟后捞出，再取粳米放入煮蒜的水中煮成米粥，然后再将蒜放入同煮一会儿。每日服用1～2次。具有软化血管、降血压、降血脂等功效。

3. 何首乌粥。何首乌30～50克，粳米50克，大枣5枚，先将何首乌放入砂锅内，加适量清水煎取浓汁，去渣后与粳米、大枣同煮成粥即可，也可加少许冰糖调味。每日一次。

4. 甜浆粥。新鲜豆浆500克，粳米50克。将米淘洗干净后与豆浆一起煮成粥，加冰糖适量调味。每日1～2次。甜浆粥具有健脾补虚作用，适用于年老体弱、营养不良者。对动脉硬化、高血压、冠心病等均有较好的防治作用。

肺源性心脏病

肺源性心脏病主要是由于支气管——肺组织或肺动脉血管病变所致肺动脉高压引起的心脏病。根据起病缓急和病程长短，可分为急性和慢性两类。临床上以后者多见。

起居防病

1. 保证居室清洁。本病是由于呼吸道疾病而引起的心脏病，所以应该注意自己的居所清洁，不能让呼吸道受刺激。每天起床后，要能够及时通风换气。屋子里保持干净，要坚持打扫卫生，消除灰尘。还可以用食醋熏蒸房间，杀菌消毒。

2. 预防感冒。类似感冒的呼吸道疾病可以诱发本病的急性发作，所以必须要着力预防。而预防呼吸道疾病的方法，就是注意防寒保暖。天气冷热反复的季节，一定不能着凉。而天气转暖之后，就要做耐寒训练。

3. 及时清除积痰。本病会出现咳嗽和气喘等症状，而导致这些症状的就是因为痰液的累积压迫了呼吸道。所以，及时排出痰液，可以很好地防止病情发作。清除痰液的方法很多，病人早起可以喝几口热水，或者是吸一些蒸汽，润滑嗓子。比较严重的，可以买个吸痰器来帮忙。病人的家属也可以帮助轻拍后背排痰。

4. 要力戒吸烟饮酒。烟和酒对身体的刺激就不用说了，有这些嗜好的患者，不管怎么样，也必须戒烟戒酒。这一点不容商量。

饮食宜忌

1. 肺心病为慢性消耗性病症，病程较长，且易反复发作，病发时患者体内蛋白质及热量消耗很大，使患者体质逐渐降低。故应给予患者高蛋白、高纤维素、高热量而又容易消化的食物，同时应适当多进食补肺脾肾的食物，如杏仁、核桃仁、莲子、豆浆、茯苓、薏米等。

2. 肺心病患者咳痰清稀时，应多吃些温性食物，如骨头汤、猪肺汤、排骨汤、瘦肉、鸡汤、肝汤、蛋羹、豆制品等；久患肺气肿者，宜选用滋阴生津的食物，如梨、山楂、话梅、杏子、杏仁、苹果、鳖、老鸭等。

3. 体重正常的病人应给予平衡的饮食，以增强呼吸道的抵抗力；体重低于正常值者，应给予高热能高蛋白饮食，以利于受损伤的支气管组织修复。

4. 适量限制奶类，因奶制品易使痰液变稠，使感染加重。

5. 维生素A和维生素C亦可增强机体免疫力，促进支气管黏膜的修复，应注意补充。

6. 增加液体摄入量，大量饮水，有助于痰液稀释，保持气管通畅。

7. 忌食刺激性食物，如过冷、过热及其他刺激性食物，以免刺激气管黏膜，引起咳嗽。

锻炼防病

本病因为是呼吸道不能受到刺激，所以千万不能从事那些剧烈活动或者重体力劳动。不过，平时做一些轻松的体育运动是绝对有必要的，比如健身操、太极拳、散步、呼吸操等。患者活动的时候，假如感觉到呼吸不畅、气喘心慌就应该马上停止。因为活动本身对疾病有好处，所以需要一直坚持下去。

食药治病

1. 经霜白萝卜适量，水煎代茶饮。萝卜有下气、止咳化痰的作用，适用于肺心病痰多者。

2. 生姜汁适量，南杏仁 15 克，核桃肉 30 克，捣烂加蜜糖适量，炖服。具有温中化痰、补肾纳气作用。肺肾气虚者适宜用本方。

3. 黑芝麻 15 克，生姜 15 克，瓜蒌 12 克。水煎服，日服 1 剂。具有润肺清肺，温中化痰的作用。适用于老年慢性肺心病人常食。

4. 炒白芥子 6 克，炒萝卜子 9 克，橘皮 6 克，甘草 6 克。水煎服。适用于肺心病急性发作时服用。

5. 紫菜 15 克，牡蛎 50 克，远志 15 克。水煎服。本方有祛痰、清热、安神之功。适用于夜间咳嗽重的病人。

急性肾小球肾炎

急性肾小球肾炎常简称急性肾炎。广义上系指一组病因及发病机理不一，但临床上表现为急性起病，以血尿、蛋白尿、水肿、高血压和肾小球滤过率下降为特点的肾小球疾病，故也常称为急性肾炎综合征。临床上绝大多数属急性链球菌感染后肾小球肾炎。本症是小儿时期最常见的一种肾脏病。年龄以 3～8 岁多见，2 岁以下罕见。男女比例约为 2：1。

起居防病

本病要求患者必须要少运动，所以应该采取静养的方法。对那些年轻的患者来说，最重要的一点是节制房事。因为性生活对体内的能量消耗很大，会导致身体透支。而且，性交的过程中，血液和神经都会高度集中，患者本身的肾脏就不好，很容易导致肾脏痉挛。而这些情况，会进一步地加重病情。所以，禁止房事对本病的康复非常重要。只有在彻底地治愈后，才可以重新行房。

饮食宜忌

1. 限制水量。急性肾炎有尿少、眼睑水肿、全身水肿及高血压，这是水代谢紊乱的表现，故限制液体量的摄入对消除水肿，减轻心脏压力是有重要意义的，液体量应视水肿程度和排尿量而定，急性期一般以 500 毫升为限，以后视尿量而增加水量。

2. 限制食盐。水肿和血容量与盐关系极大，每 1 克盐可消耗 110 毫升左右的水，肾炎如食入过量食盐，使排尿功能受损，常会使水肿加重、血容量增大，造成心力衰竭，故必须限制食盐及给予低盐饮食。

3. 限制含嘌呤高的食物。为了减轻肾脏负担，应限制刺激肾脏细胞的食物，如菠菜、芹菜、小萝卜、豆类及其制品等。

4. 忌用强烈调味品。强烈的调味品对肾脏有刺激作用，这类调味品有胡椒、芥末、咖喱、辣椒等。味精也应少用，如多用味精会引起口渴而欲饮水。

5. 忌含氮浸出物。肾炎病人由于肾脏功能不好，对氮质排泄不能及时完成，氮质作为机体代谢废物之一，在肾功能减弱的情况下，应减少氮浸出物的摄入，这类物质就是人们常认为补品的鸡汤、鱼汤、肉汤、鸭汤等。当然，还有许多海鲜类食物，比如带鱼、橡皮鱼、牡蛎等，也不宜吃。

6. 限制蛋白质。蛋白质摄入量应视肾功能情况而定，若病人出现少尿水肿、高血压和氮质潴留时，每日蛋白质量减至每日 20～40 克（相当内生性代谢氮），以减轻肾脏的负担，避免非蛋白氮在体内积存。但这种低蛋白的饮食不能长期食用，最多只能用7～10天，因长期应用营养价值低的饮食不仅对大脑皮质的兴奋及抑制过程不利，而且还会影响内分泌的代谢及机体内固有蛋白质的消耗。若血中尿素正常，肌酐清除率接近正常，蛋白质供应量每日应达每千克体重1克。急性肾炎应限制蛋白质的摄入，以免蛋白质在体内的代谢产物，如尿素、尿酸、肌酐排泄困难，蓄积中毒。豆腐属高蛋白食品，故不应多食。当然，还有鸡蛋、牛奶、鱼类这些高蛋白食物，也不能多吃。

锻炼防病

本病需要静养，尤其是在发作的开始，必须要卧床休息，禁止活动和劳动。因为活动量的增加会使血液循环加快、排尿增多、肾小球的负担增大。在发病之后，水肿消退了，血压恢复正常后，就可以进行一些适当的活动。当然还是要求必须要柔缓，可以散步、打太极拳等。运动也需要适可而止，不能感觉到疲劳。

食药治病

1. 冬瓜赤小豆粥。冬瓜450克，赤小豆30克，加水适量，加糖少许，喝粥吃瓜。适用于急性肾炎患者水肿期及水肿消退后。

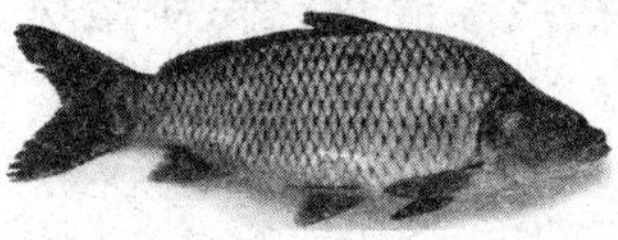
鲤鱼

2. 鲤鱼赤小豆汤。鲤鱼1条（约100克），赤小豆50克。先将赤小豆加水适量煮至熟透，然后将鲤鱼放入，再煮一会儿，喝汤吃肉。适用于急性肾炎尿少，水肿患者。

3. 荔枝草汁。荔枝草50克，加水500毫升，将荔枝草洗净切碎后加水煎汁，每日3次，服时加白蜜10毫升。适用于急性肾炎有热象者。

4. 鲜白茅根饮。鲜白茅根50克，玉米须50克。将白茅根、玉米须洗净后用水煎汁，或单味白茅根60克煎水。代茶饮，每日3次～5次，适用于急性肾炎颜面水肿、恶寒发热、小便不利者。

5. 蛙蝼葫芦散。青蛙（干品）2只，蝼蛄7个，陈葫芦15克，微炒，研成细末或作丸剂，以温酒送服，每次服6克，日服3次。适用于急性肾炎患者服食。

6. 鲜荠菜汤。鲜荠菜200～240克洗净，加水3大碗，煎至1碗水时加鸡蛋1个（去壳打匀），煮熟加盐少许，饮汤吃菜和蛋，每日1～2次。治急性肾炎水肿血尿。

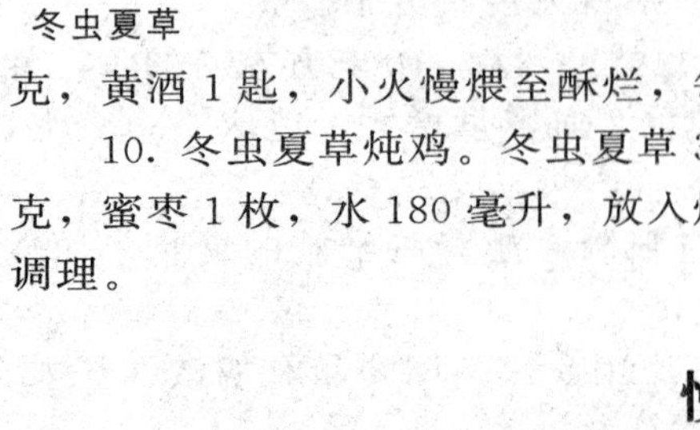
冬虫夏草

7. 金银花15～30克，菊花15～30克，绿茶少许，代茶饮。适用于急性肾炎风热犯肺、咽喉肿痛者。

8. 猪肾汤。猪肾1个，剖开去筋膜，洗净后与党参15克，黄芪20克，芡实20克共同煮汤。适用于急性肾炎水肿、高血压等症已消退，但尚残留蛋白尿者。

9. 乌鱼汤。乌鱼1条（约500克），赤小豆60克，黄酒1匙，小火慢煨至酥烂，每日食2次。适用于急性肾炎水肿消退后的调理。

10. 冬虫夏草炖鸡。冬虫夏草3～5克或山药3～5片，枸杞子12克，鸡肉75～100克，蜜枣1枚，水180毫升，放入炖熟，少许油盐调味。适用于急性肾炎水肿消退后的调理。

慢性肾小球肾炎

本病简称慢性肾炎，是一种链球菌感染的变态反应性疾病。慢性肾炎发病少数为急性肾炎迁延不愈所致，绝大多数起病即为慢性。有些慢性肾炎患者过去有急性肾炎史，不过肾炎症状已消失多年，就误认为已经痊愈，其实其患肾炎后肾脏受到损伤一直在继续缓慢进行，经若干年后，肾病受损伤程度越来越重，肾功能逐步下降，肾炎的症状又复出现，从而成为慢性肾小球肾炎。多数人的肾脏炎症从开始即为隐匿性，病人无明显急性肾小球肾炎的表现，但炎症呈缓慢发展，经若干年后变成慢性肾小球肾炎。

精神抗病

容易受到肾炎病危害的人，应警惕肾炎发生，但也不能悲观，而需要消除对疾病的恐怖心理，从父母亲的病情发展中吸取教训，积极预防。除平时应加强体育锻炼外，肾阴不足者可常服六味地黄丸，卫气不足者可常服玉屏风散，以补肾培元、固护卫表，防止外邪袭击诱发肾炎病。

起居防病

1. 养成良好的生活习惯，对身体健康非常重要。因为生活不规律、睡眠不充足、暴饮暴食、酒色过度、劳逸无度，均可降低人体对外邪的抵抗力，增加患病的机会。所以，在日常生活中，应劳逸结合，定时作息，维持人体阴阳平衡，使气血调畅。

2. 本病的发生常与上呼吸道感染等有关，常以外受风寒、风热、风湿、湿热、热毒之邪为始因。所以，要预防肾炎的发病，就应注意天气寒暖的变化，避免阴雨天外出，汗出当风。不要涉水冒雨、穿潮湿衣服，时刻警惕外邪的侵袭。

3. 预防急性肾炎。有一部分慢性肾炎是由急性肾炎病变迁延不愈而转过来的。所以就需要预防急性肾炎的发生。也就是要注意个人卫生，经常洗澡换衣服。注意个人安全，不要一直从事危险的活动，伤害了皮肤。

4. 同样，若是患上本病，必须要节制房事。理由和介绍急性肾炎中一样。

饮食宜忌

1. 控制饮水。因为肾炎不论是慢性还是急性，都有水肿的表现。所以控制每天的饮水量就非常重要。当然，这不是单纯的喝水量，还包括饭菜中的水分。一般说来，每天的饮水要在1000毫升以下，应该是感觉到口渴了才喝水。还有喝水要以橘子水、柠檬水和菜汤等碱性饮料为好。

2. 控制盐的摄入量。盐有吸水的作用，会导致水肿。所以一定要少吃盐，甚至是不吃。对慢性肾炎患者来说，应该是每天的食盐量不超过3克。当然，因为酱油中也有盐，所以也必须要杜绝。除了盐以外，那些碱面、发酵粉、松花蛋、香蕉、菠菜等含钠较多的食物，也最好不吃。等到病情恢复后，再少量进盐。

3. 多吃利尿食物。常见的利尿食物有鲤鱼、冬瓜、西瓜、绿豆、赤豆、玉米、葫芦、茄子等。多吃这些食物，可以消水肿，还能补充营养。

4. 适当补充蛋白质。因为本病可能会引起蛋白尿，所以需要增加每天的蛋白质摄入量。正常说来，应该是每千克体重2克的蛋白质，但假如没有蛋白尿的情况，则可以适当少吃一些。降低到每千克体重1克。这些都是相对于肾功能未损害的情况，若是遇到血液中非蛋白氮的含量增高，就要减少蛋白质摄入量。

锻炼防病

预防慢性肾炎的最主要措施，是加强身体锻炼，增强机体抗病的能力。锻炼身体的方式有多种，散步、长跑、跳舞、登山、划船、武术、气功、太极拳等，皆有助于增强体质，提高机体抵抗力，并可防止感染病毒细菌后免疫反应性损害的发生。但肾病患者慎为之。

食药治病

1. 鲤鱼汤。鲜鲤鱼1条，重0.5千克左右，去肠杂，加生姜15克，葱15～30克，米醋30毫升，共炖，不放盐，喝汤吃鱼，适用于慢性肾炎水肿不消者。

2. 荠菜粥。荠菜60克，洗净切碎，与粳米同煮成粥，每日1次。有清热止血功用，适用于慢性肾炎尿血者。

3. 菊楂决明茶。菊花30克，生山楂、草决明（打碎）各10克，同煎，去渣调入冰糖，代茶饮，有降压降脂、减少尿蛋白的功用。

4. 绿豆附子汤。绿豆、制附子各30克，水煎煮熟后吃豆，次日仍可再加绿豆30克煮熟食豆，第3天则换用制附子与绿豆同煮如前辈。忌食生冷盐酒60日，适用于慢性肾炎水肿偏于阳虚者。

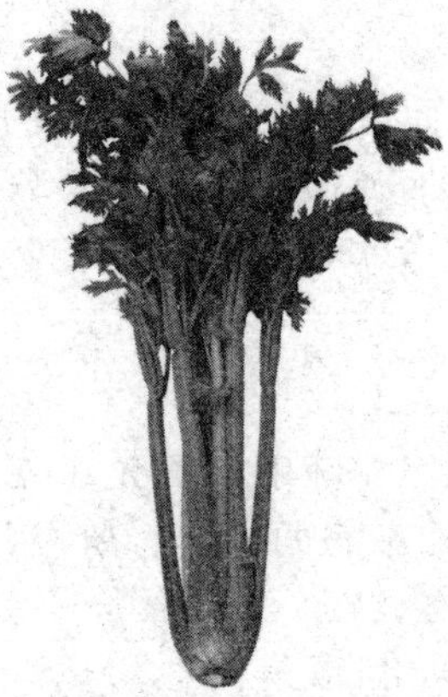
芹菜

5. 山药粥。取生山药 30 克，粳米适量，加水煮熟成粥，放入白糖适量服之。具有健脾补肾之功。适用于慢性肾炎水肿不退而蛋白尿持续不消者。

6. 鲜芹菜汁。每服 1 小杯，每日 3 次，具有平肝、利尿、镇静的作用，用于慢性肾炎肝阳上亢者。

7. 虫草炖老鸭。老鸭 1 只，去毛和内脏，虫草 15 克，加水适量，炖烂，喝汤吃肉，有提高血浆蛋白、利尿消肿作用。

慢性肾功能不全

慢性肾功能不全是指各种原因造成的慢性进行性肾实质损害，致使肾脏明显萎缩，不能维持其基本功能，临床出现以代谢产物潴留，水、电解质、酸碱平衡失调，全身各系统受累为主要表现的临床综合征。发展到后期也就是尿毒症。

精神抗病

中医上说，恐伤肾。意思就是各种精神上的刺激，尤其是恐惧会导致肾气受伤，肾病加重。这也就是为什么人在恐惧时，都会有肾上腺素分泌增多的原因。所以，保证心情舒畅和缓就非常重要。因此，在日常的生活中就要注意生活的节奏，不能有什么过度的行为。不要刻意去追求刺激，包括看恐怖电影和娱乐。也要注意把事情都看淡一些，不能什么事情都看得那么重。这样才能防止情绪上受到过度的刺激。

起居防病

想要预防本病，从科学的角度来说，就应该注意那些相关的症状。肾功能不全的早期，患者都会有一些信号出现，比如困倦、乏力、面色发黄、胃口不佳等。只是因为这些症状都很轻微，而且又容易与其他疾病相混淆，所以就会被忽视了。不过，结合一下自身的其他疾病，比如有肾炎等泌尿疾病，就应该想到可能是本病。

饮食宜忌

1. 要有合理的蛋白质摄入量。人体内的代谢产物主要来源于饮食中的蛋白质成分，因此，为了减轻残存的肾的工作负担，蛋白质摄入量必须和肾脏的排泄能力相适应。比如，当血肌酐为 170～440 微摩尔每升时，蛋白质以每天每千克体重 0.6 克为宜。有大量蛋白尿者，每丢失 1 克尿蛋白，可额外补充 1.5 克蛋白质。当血肌酐超过 440 微摩尔每升时，蛋白质的摄入量应进一步减少，以每天总量不超过 30 克为好。但是，必须强调的是，如果一味追求限制蛋白质摄入，将会导致病人出现营养不良、体质下降，所以效果并不好。

2. 为了使摄入的蛋白质获得最大利用，不让其转化为能量消耗掉，在采取低蛋白质饮食的同时，还必须补充能量。每日每千克体重至少 140 千焦的热量，主要由糖供给，可吃水果、蔗糖制品、巧克力、果酱、蜂蜜等。

3. 值得注意的是，有一些食物虽符合前面的条件，如蛋黄、肉松、动物内脏、乳制品、骨髓等，但由于它们的含磷量较高而不宜食用，因为磷的潴留可促使肾脏的功能进一步恶化。为减少食物中的含磷量，食用鱼、肉、土豆等，都应先水煮弃汤后再进一步烹调。

4. 食盐量应视病情而定，如有高血压、水肿者，宜用低盐饮食，每日 2 克。

5. 经过肾脏排泄的药物也有可能损伤肾脏，如庆大霉素、磺胺类抗生素、青霉素、吲哚美辛（消炎痛）、对乙酰氨基酚（扑热息痛），以及激素、造影剂等。

食药治病

1. 西瓜汁。成熟西瓜，绞汁，再加适量白糖。任意饮食。可以清热解毒、生津利尿，对尿毒症病人有效，对各型水肿也有治疗作用。

2. 绿豆汤。绿豆衣或绿豆 60 克，白糖适量。将绿豆衣或绿豆煎汤，酌加适量白糖。

隔日1次，代茶饮。清热解毒。

3. 琼花虾仁汤。燕皮100克，猪肉200克，虾仁200克，鸡蛋2只，青菜250克，红萝卜片少许，上汤1碗，豆粉、猪油、味精各适量。

将虾仁、猪肉剁碎，加入1只鸡蛋，下少许葱、盐、味精、生粉拌匀，将鸡蛋打散放在豆腐中，加味精、盐、生粉拌匀，倒入菜盘中，上面放红萝卜、青菜叶，隔水蒸熟。用锅煮1大碗水，加味精、盐，水沸，倒入燕皮馄饨，再煮沸10分钟，再倒入菜盘中和各物即成。

此汤有补肾壮阳，补充蛋白质之功。适用于慢性肾功能衰竭多尿期。

4. 玉米西瓜香蕉汤。玉米须60克，西瓜皮200克（干品50克），香蕉3条，冰糖适量。

将玉米须、西瓜皮洗净，西瓜皮切块，香蕉剥去皮。将用料全部放入砂煲内，加净水4碗，用小火煲至1碗，冰糖调味，分两次服用。

此汤有滋阴祛湿、利尿消肿之功。适用于慢性肾功能衰竭的肝肾阴虚夹湿，症见肝肾阴虚外，尚有尿频尿痛、尿流不畅、舌苔根部黄腻等。

糖 尿 病

糖尿病是由遗传因素、免疫功能紊乱、微生物感染及其毒素、自由基毒素、精神因素等等各种致病因子作用于机体导致胰岛功能减退、胰岛素抵抗等而引发的糖、蛋白质、脂肪、水和电解质等一系列代谢紊乱综合征，临床上以高血糖为主要特点，典型病例可出现多尿、多饮、多食、消瘦等表现，即“三多一少”症状，糖尿病一旦控制不好会引发并发症，导致肾、眼、足等部位的衰竭病变，且无法治愈。

精神抗病

糖尿病本身与情绪有很密切的关系。过于忧虑、恐惧、紧张，都可能导致糖尿病复发，所以保持情绪的稳定、精神愉快，对于稳定病情，甚至是治疗都有很好的辅助作用。否则，因为情绪的急剧变化，会使肾上腺素的分泌增多，导致血糖升高。那么，如何才能保持情绪的稳定呢。说得直白一点儿，就是要看得更淡。不要一直为自己的病哭闹忧愁，相信总会好起来的，乐观对待每一天的到来，这就是对自己最好的帮助。

起居防病

1. 注意发病信号。在发病之前，糖尿病会表现出很多的症状。比如面色发红、排尿不畅、视力下降等，这些在前面的章节中都有介绍，所以就不列举了。关注这些信号，再结合自己的身体状况，就可以做到防患于未然。

2. 节制房事。性生活会加重病情，导致性功能的进一步退化，所以必须要节制。

3. 用温水洗澡。温水可以改善内脏的功能，调节胰岛素的分泌，降低血糖。一般说来，水温要以39～40℃为宜，过低或过高都不行。至于洗澡多久，要因个人情况决定。

饮食宜忌

1. 菜肴少油少盐。糖尿病人应选少油少盐的清淡食品，菜肴烹调多用蒸、煮、凉拌、涮、炖、卤等方式。烹调宜用植物油，尽量减少赴宴的次数。在赴宴时也要尽量按照平时在家吃饭时的量和食物间的搭配来选择饭菜。

2. 少吃高脂肪、高热量食物。“多吃肉，少吃饭”并不科学，有人认为肉是蛋白质，饭才是糖，因此，多吃肉不会引起血糖升高。其实不然，肉到体内也能转变成糖和提供脂肪。糖尿病患者每日胆固醇摄入量应小于200毫克，要限制动物性脂肪及含饱和脂肪酸高的脂肪摄入，少吃油煎、炸的食物及猪、鸡、鸭的腰花、肝、肾等动物内脏类食物。

3. 进餐定时定量。注意进食规律，一日至少进食三餐，而且要定时、定量，两餐之间要间隔4～5小时。注射胰岛素的病人或易出现低血糖的病人还应在三次正餐之间加餐2～3次，可从三次正餐中拿出一部分食品留做加餐用，这是防止低血糖行之有效的措施。

4. 无糖糕点也要控制。虽然无糖糕点不含蔗糖，但糕点是淀粉做的，同样会产生热量，故不能随便多吃。

5. 多食用粗粮。在控制总热量的前提下，碳水化合物应占总热量的55%～60%。在日常饮食中，糖尿病患者宜多选用复合碳水化合物和粗粮，尤其是富含高纤维的蔬菜、豆类、全谷物等。对于糖尿病患者来说，单糖类的摄入要严格限制，如蔗糖、麦芽糖、葡萄糖等以及含这些糖类较多的食品。为了改善口味，糖尿病病人宜选用不产生热量的甜味剂，如木糖醇。

6. 清淡饮食。烹饪方式最好是清炖、水煮、凉拌等，不可太咸，食盐摄入量6克以下为宜。忌辛辣，戒烟限酒。

锻炼防病

1. 糖尿病患者的运动，要注重采取低冲击力的有氧运动。其中最简单也最适合中老年患者的运动项目就是散步。以一位60千克体重的人来说，散步1小时便可以消耗掉热量800千焦。散步时，还可搭配其他类型运动，以增添情趣和效果。除散步之外，还可以利用许多机会开展运动。例如下楼时尽量步行，少乘电梯；外出时不妨提前一两站下车步行；看电视时，也可一面看一面甩手，既享乐又可健身。其他较适合的温和运动还有太极拳、柔软体操、气功等。

2. 糖尿病患者应避免在太热和太冷的天气运动，要养成每天睡前及运动后检查双脚的习惯，看看足下有无受伤、破皮或长水泡。外出运动应携带识别卡，当糖尿病患者出现增殖性视网膜病变、肾病变、神经病变、缺血性心脏病、严重高血压时，更应避免慢跑、球类、跳跃、有氧舞蹈等高冲击力的剧烈运动，以免病情恶化。

3. 糖尿病患者运动前，必须要有充分准备，随身携带饮料、食品，以备不时之需；运动时要注意低血糖的防范及足部的保护。为了避免低血糖，糖尿病患者尽量不要在空腹或餐前运动，一般在餐后1～2小时运动较佳；使用胰岛素治疗者，宜避免在胰岛素作用巅峰时段运动；运动前后及运动期间不要喝酒，否则有可能导致低血糖；一旦运动期间出现低血糖现象，就应立即停止运动，以补充糖分或食物。

此外，糖尿病患者在运动时切勿单独运动，最好结伴一起运动，以便应付可能发生的低血糖等紧急情况。

食药治病

1. 口蘑冬瓜。冬瓜100克，口蘑20克，葱、姜末、食盐、味精适量，烹调油5克。将冬瓜去皮，切成3厘米见方的片，口蘑以顶刀切片。锅内放油加热，放葱、姜炝锅，放少许清汤，食盐烧开，放入冬瓜，口蘑旺火炒熟，放味精，出锅即可。

冬瓜是天然利尿消肿剂，对糖尿病人有良好的消肿作用。

2. 生菜包松仁鱼米。生菜150克，玉米25克，松子仁10克，色拉油5克，青鱼150克，豆瓣酱5克，盐等调味品适量。青鱼改刀成粒状，上浆。起油锅，煸炒松仁、玉米，加入鱼粒，翻炒，加盐和味精后起锅。生菜洗净，吃时用整个生菜叶包炒熟的松仁鱼米及豆瓣酱即可。

生菜富含维生素，松仁含不饱和脂肪酸及维生素E，鱼米含优质蛋白。

3. 生山药知母汁。生山药粉30克，花粉15克，知母15克，生鸡内金粉10克，五味子10克，葛粉10克。将知母、五味子加水500毫升，煎汁300毫升，去渣，再将山药粉、葛粉、天花粉、内金粉冷水调糊，趁药液沸滚时倒入搅拌为羹。

用于尿频、下肢水肿，可清热降火等。

4. 雪菜豆腐。豆腐100克，雪菜20克，烹调油5克，食盐、味精适量，葱、姜末少许。

将豆腐切成2厘米见方的块，用开水烫3分钟，捞出备用。将雪菜切成碎丁。锅放油加热，放葱、姜炝锅，放入雪菜，煸炒；再放豆腐、盐、少量清汤，旺火收汁，放味精，出锅即可。

雪菜具有利尿止泻、祛风散血、消肿止痛的作用，豆腐能够生津润燥、清热解毒。

坐骨神经痛

坐骨神经痛是指坐骨神经病变，沿坐骨神经通路即腰、臀部、大腿后、小腿后外侧和足外侧发生的疼痛症状群。坐骨神经是支配下肢的主要神经干。坐骨神经痛又属于腰腿痛的范畴，有部分是由腰椎突出压迫坐骨神经所致。坐骨神经痛患者首先要注意改变生活方式，平时应多做康复锻炼；生活中尽可能避免穿带跟的鞋，重心的稍许前移都会使疼痛症状加重，有条件的可选择负跟鞋；日常生活中应卧硬板床，取平卧位，保持脊柱的稳定，减少椎间盘承受的压力。

起居防病

1. 防止风寒湿邪侵袭。风寒湿邪能够使气血受阻，经络不通。既是引起坐骨神经痛的重要因素，又是导致坐骨神经痛病情加重的主要原因。

2. 防止细菌及病毒感染。原发性坐骨神经病也就是坐骨神经炎，是神经间质的炎症，多因牙齿、鼻旁窦、扁桃体等感染后，病原体（细菌或病毒）产生的毒素经血液侵袭坐骨神经而引起。细菌或病毒感染既能致发本病，又能加重本病。

3. 注意饮食起居调养。注意锻炼身体，运动后要注意保护腰部和患肢，内衣汗湿后要及时换洗，不要让潮湿的衣服在身上被焐干，出汗后也不宜立即洗澡，待落汗后再洗，以防受凉、受风。饮食有节，起居有常，戒烟限酒，增强体质，避免或减少感染发病机会。睡觉选用硬板床，对于脊柱的恢复有很好辅助作用。

4. 患者不要穿任何带跟的鞋，高跟鞋有害是常识，而中跟鞋和坡跟鞋的作用也一样，都是让重心前移，容易导致脊柱弯曲加大，与高跟鞋相比只是程度的问题，而且医学研究早就指出，中跟鞋有益健康是不正确的。这个不利因素很容易被忽视，对于椎间盘突出患者是雪上加霜，需要康复锻炼的患者更要注意。

饮食宜忌

本病的饮食调养需要以清淡为主，且易于消化，不能吃油腻或者是生冷。可以多吃一些高蛋白和高纤维素含量的食物，比如瘦肉、鸡蛋、鱼、水果和蔬菜。当然，其他那些有滋补作用的食品，可以根据个人情况选用。

锻炼防病

坐骨神经痛多发于单侧，夜间加重，咳嗽、大便时加重。坐骨神经痛分为原发性和继发性两种。原发性的主要是由于坐骨神经炎症病变引起；继发性的则多由腰椎间盘突出症，腰椎增生、腰和臀部的软组织损伤以及盆腔、椎管内病变引起。患者除避免着凉外，适当加强腰腿部功能锻炼，会获得良好效果。

1. 左右摆腿。站立位，双手扶墙，轮流向左右方向摆腿，摆动时足部不触地面。

2. 交替直腿上抬运动。仰卧位，轮流将左、右腿伸直后抬起，经常锻炼可逐渐提高抬举角度。

3. 踏自行车运动。仰卧位，两下肢像骑车般轮番踩踏，踩踏幅度可逐渐增加。

4. 正坐举腿。坐位，两腿紧靠或夹上一本厚书，直膝，脚跟着地，手握凳边，抬腿过脐，随即放下。开始时患腿未必抬得很高，坚持锻炼后患腿的抬高程度会逐渐增加。

5. 平坐推腿。坐位，足跟着地，足尖跷起，两手平放大腿上，随即向前弯腰，两手同时推向足部。初练时两手很难推到足部，坚持一段时间会收到良好的效果。

6. 蹲跳。双手扶凳，左腿屈膝下蹲，右腿尽量向右侧伸直，如此左右交替进行。

7. 游泳。因为人在水里体重减轻，身体对于各个关节的负荷较少，并且全身肌肉、骨骼、筋络等都得到良好的拉伸，从而促进全身血液循环，是一种积极有效的治疗法。尤其对于肥胖引起的坐骨神经痛更是有通过减肥达到减痛的作用。

8. 瑜伽。瑜伽运动来自于印度一个古老的哲学体系，就如中国的武术来自于道教体系。瑜伽派生出来的锻炼方法很多，对于有病群体，不可以随便使用瑜伽锻炼，要有针对性地锻炼，可以咨询高级瑜伽教练，也可以到市场上去购买些针对脊背的瑜伽锻炼法。

记住，不合适的锻炼方法只会起到相反作用！

食药治病

1. 川乌粥。姜汁15滴，粳米50克，川乌10克，蜂蜜30克。将川乌与蜂蜜放入砂罐中，加冷水足量。用大火煮沸。然后小火煎煮2小时，然后取出200毫升，作为备用。然后将粳米煮粥，待粥将熟时，加入药汁、姜汁，再煮1～2沸即可。

分成多次，不可一次服用，1～2天1剂。

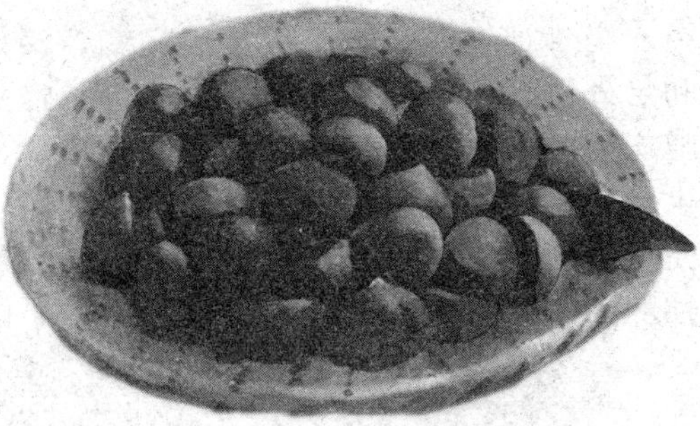

板栗

2. 栗子粥。猪腰1对，栗子15枚，粳米30克。将栗子炒香然后去壳，与粳米加入适量的水同煮沸。或者是将栗子晒干，磨成粉，然后放入栗子粉30克，粳米20克，猪肾1对，同煮即可。

每次一小碗，一日一次。

神经衰弱

神经衰弱属于心理疾病的一种，是一类精神容易兴奋和脑力容易疲乏，常有情绪烦恼和心理生理症状的神经症性障碍。神经衰弱是由于大脑神经活动长期处于紧张状态，导致大脑兴奋与抑制功能失调而产生的一组以精神易兴奋、脑情绪不稳定等症状为特点的神经功能性障碍。

精神抗病

既然本病是属于一种心理疾病，那么就要注意心理调节。正所谓“心病还须心药医”，就是这个意思。神经衰弱从很大程度上都是因为精神上的压力和思想上的苦闷导致的，而调节精神就是要解除思想压力、减轻负担。当然，如何做到这一点就各有各的方法了。可以找一些朋友聊天，也可以出去玩一玩，放松一下。还可以去看看心理医生，把自己的苦闷都说出来。总之，办法很多。关键就在于患者本身有没有意识到这一点。倘若明白了自身的处境，那么寻求帮助也就好办了。但假如执迷不悟，固执地认为自己没问题，就很难有突破。因此，最重要的还是得帮助患者明白自身的处境。

另外，从根本上培养乐观的心态最重要。毕竟，面对同一个问题，不同的人看到的是不同的，所侧重的点也会截然不同。性格比较内向的人，更容易看到比较消极、深层和痛苦的一面，而这就是问题的根本。因此，培养开朗的性格，就要帮助他们看到更积极的一面，或者说是比较快乐的一面。少想一些，甚至不去想，都对自己的情绪有很大的帮助。

起居防病

把自己的生活规律化，通过调节生物钟的方法来调节大脑的神经敏感部位，对于治疗本病也有一定的效果。平时要合理安排自己的学习和工作，甚至是人际交往，保证充足的睡眠时间、科学的休息、活跃的人际交往，对于自己的身心都有好处。当然，这里面的内容非常多，包括日常的饮食、时间安排等。每个人要根据自己的情况来决定。若是发觉某一种生活节奏非常不舒服，就应该及时改变。千万不能强迫自己去适应，因为很可能适得其反。

饮食宜忌

饮食上要注意能够补脑安神、健脾益肾，还要注意营养。像平时常见的瘦肉、蛋类、鱼虾和豆制品，以及富含维生素的水果和蔬菜都是需要补充的。尤其是那些富含矿物质和各种不饱和脂肪酸的坚果类食物，比如核桃、葵花子、杏仁等，都具有很好的补脑作用，所以有条件的可以多吃一些。牛奶因为有安神的效果，所以本病患者可以在睡前喝一些。小米含有丰富的色氨酸，对于调节大脑皮质有很好的作用，所以也可以多吃些。

总之，营养一定要跟上，同时还要注意补脑安神。

锻炼防病

从另一个角度来看，神经衰弱可以说是身体过于敏感而导致的。每天的精神都放在了大脑上，那么用在运动上的就少了。而且反过来，运动后人体一般都需要休息，这个时候也就没那些精力去想那么多复杂的问题，也就不会有神经衰弱的情况了。在这些运动中，最好的方法就是跑步，或者说是慢跑。轻松的慢跑，不光能调节身体的各系统，帮助放松大脑，还可以用路上的美丽风景来舒缓身心，忘却烦恼。所以，坚持每天跑几千米，在一些空气清新，环境优美的地方锻炼，对于治疗神经衰弱有明显效果。

食药治病

1. 桂圆红枣粥。桂圆 15 克，红枣 5～10 枚和粳米 100 克煮粥。有养心、安神、健脾、补血之功效。适用于心血不足，有心悸失眠、健忘乏力和自汗盗汗的患者。

2. 海参粥。海参适量，粳米或糯米 100 克。先将海参浸透，洗干净，切片煮烂后，同米煮成稀粥。有补肾益精养血之功。适用于精血亏损、体质虚弱、肾虚尿频的患者。

3. 柏子仁粥。柏子仁 10～15 克，蜂蜜适量和粳米 50～100 克煮成稀粥。有润肠通便、养心安神之功。适用于心悸失眠、健忘和慢性便秘的人。此外，单味枣仁（捣碎先煮）、莲子等均可与粳米同煮成粥，有同样疗效。

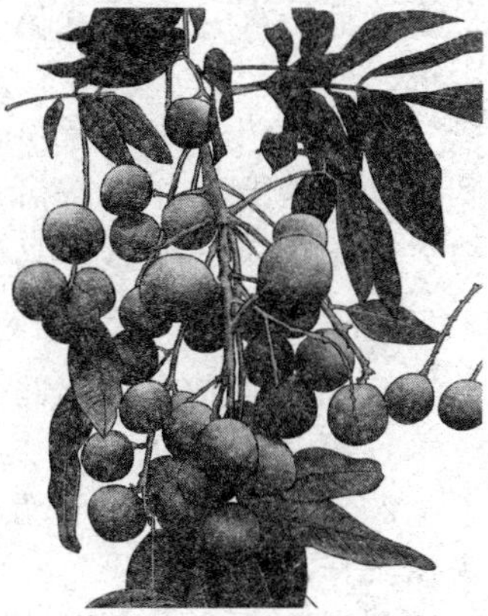
桂圆

4. 枸杞粥。枸杞 60 克，大米 120 克。将枸杞洗净，择去杂质备用。将大米淘洗干净，下锅煮至半熟，倒入枸杞一同煮熟即可。其特点是红白相映、稠糯微甜。有补肾明目聪耳之功，对头昏眼花耳鸣有效。

5. 小麦粥。由小麦、大枣、粳米组成，是一剂治疗心气不足所致失眠、心悸、精神恍惚的良方，具有安心神、补脾胃之功。小麦粥的煮制方法是：取小麦 100 克，洗净，放入适量水中，煮沸 20～30 分钟后将小麦捞出，加入淘净粳米 100 克，去核大枣 6 枚，煮熟后食用。每日 1～2 次。连服 5～6 天。若于本粥中加入炒枣仁 10 克，则安神效果更佳。

偏头痛

偏头痛是反复发作的一种搏动性头痛，是很常见的头痛类型。发作前常有闪光、视物模糊、肢体麻木等先兆，同时可伴有神经、精神功能障碍。它是一种可逐步恶化的疾病，发病频率通常越来越高。偏头痛数分钟至 1 小时出现一侧头部一跳一跳的疼痛，并逐渐加剧，直到出现恶心、呕吐后，感觉才会有所好转。在安静、黑暗环境内或睡眠后头痛缓解。偏头痛多见于青春期前后的女性，历时多年。

精神抗病

偏头痛有很大一部分是由于精神压力导致的，所以调节精神、放松身心对于预防和缓解本病都有很重要的作用。对于如今的很多人来说，生活的压力、办公室的气氛、人与人之间的交往，都可能给自己造成很大的精神压力，而自己又不得不承受。时间长了，头痛自然也就有了。所以，有的人也就习惯了头痛，却不知道该调解一下。实际上，调解的方法很多，在生活中的很多细节上都能做到。比如，抽一点儿闲暇时间出来，到办公室外面看看风景，听听音乐；到了周末，不要一直待在家里，出去找几个朋友放松一次；甚至可以自己跑去唱歌，大声宣泄出来。这些都是自我调节的方法，用来缓解压力非常有效。总之，要注意调节精神，正面对待。

起居防病

造成偏头痛的因素非常多，所以生活起居的方方面面都要注意。

1. 注意生活规律。因为忙碌而导致的偏头痛，就需要用回归正常节奏的方法来解除。规律化的生活不能随便打破，否则会导致一连串的后果。平时的那种劳逸结合的生活，应该一直坚持下来。就算不得不破坏，也需要在忙碌的时候找时间休息。否则，偏头痛便会如影随形地纠缠。

2. 小心使用香水。许多气味都会刺激大脑，导致偏头痛。当然，这不仅包括香水，还有各种洗涤用品、空气清新剂和油漆等。因此，要注意工作和生活场所的通风。

3. 小心避孕药。有些女性首次服用避孕药后，便开始偏头痛发作。一些专家研究认为，患偏头痛的女性服用避孕药，甚至会增加中风的风险。

4. 注意生活环境。某些强光、噪声也会影响到人的身体反应，出现偏头痛的表现。对于这些情况，应该要从一开始就要避免。房子的隔音效果要好，出门要记得备一副太阳镜。

5. 听音乐放松。音乐对于舒缓身心，放松节奏的作用已经是常识了。所以，当感觉到头痛隐隐要发作，或者是忙碌了一整天后，就可以听一听音乐，转移自己的注意力，给大脑一个缓冲或者休息的时间。

饮食宜忌

有些食物是会引起偏头痛的，所以饮食就要注意甄别。

1. 含高酪胺的食物，如咖啡、巧克力、奶制品。

2. 动物脂肪，其诱发偏头痛占全部食物因素的49.8%，严格控制此类食物可防止偏头痛发作。

3. 酒精饮料，特别是红色葡萄酒、白酒、柠檬汁、柑橘、冰激凌等。

4. 牛肉、香肠、肉类腌制品、酱油等。

5. 含有阿斯巴甜添加剂的食物，如酸奶、可乐、冷饮等甜食工业饮料、食品。

6. 少吃盐。盐多了会造成肾脏和肾上腺的内分泌紊乱，导致血压增大，引起偏头痛。每天的食盐摄入量要在3克以下。但是从大范围来看，我们的饮食习惯远远高出这个要求。

锻炼防病

锻炼对于放松身心的作用就不再强调了，这里就说一下肩颈部的运动。专家发现，颈部和肩部肌肉的某些部位承受压力时，会加剧偏头痛，甚至令从未有过偏头疼的人患上慢性偏头痛。所以对于上班族来说，如果你需要长时间使用计算机，则要注意屏幕和座椅高度及坐姿，且每工作50分钟，最好休息10分钟，并常常活动颈肩部。

食药治病

1. 姜糖水。取姜3片，红糖15克，加水煮沸，趁热服。每日3次，每服500毫升。适用于外感风寒而致的头痛患者。

2. 桂圆红枣汤。取桂圆肉10枚，红枣7枚，煎汤。每日睡前服用。用治头痛、贫血。

3. 丝瓜根煮鸭蛋。将鲜丝瓜根150克洗净，与鸭蛋2枚水煎服。用于治头痛、偏头痛。

4. 白菜根汤。取干白菜根50克，小葱3根，切碎后加水，旺火烧沸后改小火煎煮约20分钟即成。每日2次，温服，每次400毫升。适用于风寒头痛患者。

5. 葱白桂皮粥。取连须葱白10根，洗净切细，加入粳米50克煮成薄粥，粥中再放入桂皮9克，煮20分钟即可。每日2次温服。适用于头痛、恶风、骨关节酸痛者。

精神分裂

精神分裂是一种常见的精神疾病，病因复杂，尚未完全阐明。多起病于青壮年，表现为感知、思维、情感、意志行为等多方面障碍，精神活动与周围环境和内心体验不协调，脱离现实。一般无意识障碍和明显的智能障碍，可有注意、工作记忆、抽象思维和信息整合等方面认知功能损害。病程多迁延、反复发作，部分患者发生精神活动衰退和不同程度社会功能缺损。

精神抗病

本病作为一种精神疾病，想要完全治愈，还是要从精神上着手。而且，本病的出现，正是由于很多心理问题的累积导致的。所以，想要治疗，就应该找到心理问题的所在。从临床的角度来看，造成精神分裂的原因有方方面面，包括家庭矛盾、经济低下、社交障碍等。下面就具体来说明该怎么面对。

1. 正确面对现实。每个人都会有欲望，而当欲望得不到满足，就会产生各种幻想、苦恼、忧虑、哀愁等情绪，这是非常正常的。但是，一味地自我欺骗，自我麻醉总是不能解决问题，还会导致精神上的病变。这就要求个人正确看待心理上产生的落差，并且真正行动起来。去追求自己想要的，而不是一直幻想或者失望。当然，在追求的过程中，不能不顾现实的各种制约，不能去做那些违背法理、道德、伦理的事情。

2. 转变失意心态。失望是一定会存在的，因为本身生活就不可能都遂心意。当我们不可能完全得到自己想要的，便会有失望的情绪产生。通常说来，这种情绪会让我们不喜欢，不高兴，积累多了就会有更加负面的情绪出现。表现出来就可能是钻牛角尖、撞死胡同。可是这仍旧是不通的，因此精神分裂就会出现了。正确的做法应该是转变心态，要看到事情更美好的一面。一时的不满足虽然难过，但它却说明了问题的所在。这就是指明了前进的方向。也应该看到来日方长，总有时间会帮自己做到。只有多了这一分见识，才能有笑对生活的勇气。

起居防病

1. 要开拓人际交往，加强交流。精神分裂的患者都会有一种孤独感，并且倾向于自我孤立。对别人都非常冷淡，并且刻意疏远。而这就陷入了一种恶性循环，会导致患者的病情更加严重。所以，应该帮助患者来增加人际交流，多和朋友来往。

2. 注意居住环境。各种嘈杂、喧闹的环境对于调养身心是极为不利的，容易导致情绪的极端化和病情加重。所以，居住的环境应该尽量安静，避开闹市、商业区等。家庭成员也不要刺激患者，不能打闹喧哗。

3. 关怀患者。这是对于患者的家人来说的，因为生活在一起，所以有很多事情都是要互相体谅和关怀。但是精神分裂的患者，对于很多事情都是有自己的特别看法，而过于计较都会导致他们想得更多。因此，家庭成员要注意多包容他们，从生活上关心他们。让他们感觉到家庭的温暖，这样对调养病情也很有效。

饮食宜忌

饮食调养对于精神分裂有很好的效果，患者在生活上都会表现出食欲缺乏，不能自理的情况。这时候就应该帮助患者管理自己的饮食，丰富他们的营养。饮食不能有太多的刺激性，应该以易于消化为主，不能有什么带刺的食物。还要注意多吃那些含有维生素 B_{12} 的食物。因为这是红细胞的原料，能够促进合成蛋白质和核酸。身体缺乏维生素 B_{12} 就会出现营养不良、贫血和抵抗力下降的情况。而很多自杀的患者都被检查出缺乏维生素 B_{12}，但是注射了之后精神状况就好很多。富含维生素 B_{12} 的食物就有动物肝脏、海鲜和肉类。

锻炼防病

体育锻炼对于精神调养的效果非常明显。经常参加体育活动可以放松身心、调节负面情绪、释放压力。所以，精神分裂的患者要多外出活动，不能一直待在家里。最好可以有家人陪伴，出去多走走、看看。到一些风景好的地方玩一玩，这样不光能放松情绪，还可以借着大自然的美丽景色调养疾病。

食药治病

1. 紫河车 1 个，洗净后煮汤服用。适用于久病体虚、神志恍惚者。

2. 猪肚 1 个，洗净，腔内放入金戒指 1 枚，用线缝好，加水适量，煮沸出汤，重新加水炖烂，取出戒指，喝汤吃肚，分次服食。适用于躁狂不安、恼怒多言者。

3. 黑木耳 30 克，用水浸泡发开，加豆腐 300 克，核桃 7 个（去皮），用水炖熟，连汤服食。适用于形瘦面红、五心烦热、大便干结者。

4. 石菖蒲 10 克，猪心 1 个，切开洗净，加水适量，放炖盅内隔水炖熟，加精盐调味，饮汤食猪心。适用于情感淡漠、目瞪如愚、傻笑自语者。

老年性痴呆

老年痴呆症是发生在老年期及老年前期的一种原发性退行性脑病，指的是一种持续性高级神经功能活动障碍，即在没有意识障碍的状态下，记忆、思维、分析判断、视空间辨认、情绪等方面的障碍。发病集中在 60 岁以上的老人中，女性比男性多。

精神抗病

人们常说，"笑一笑，十年少"，这说明精神之调养重在调节七情之气，注意保持乐观情绪，应节思虑、去忧愁、防惊恐，要宁静无惧、恬淡虚无、与世不争、知足常乐、清心寡欲。做到外不受物欲的诱惑，内不存情感的激扰。这样才能气血调和，健康不衰。注意维持人际关系，避免长期陷入忧郁的情绪及患上忧郁症，避免精神刺激，以防止大脑组织功能的损害。另外，家庭和睦可以保持心情愉快，能增强抗病能力。

由于精神因素与老年性痴呆关系密切，所以，做好老年痴呆患者的心理护理尤为重要。要注意尊重病人，对老年痴呆病人发生的一些精神症状和性格变化，如猜疑、自私、幻觉、妄想，家人应理解是由疾病所致。要理解、宽容，给予爱心，用诚恳的态度对待病人，耐心听取病人的诉说，对于病人的唠叨不要横加阻挡或指责。尽量满足其合理要求，有些不能满足的应耐心解说，切忌使用伤害感情或损害病人自尊心的语言和行为，使之受到心理伤害，产生低落情绪，甚至发生攻击性行为。更不能因为病人固执、摔打东西而对其进行人格侮辱，或采用关、锁的方法来处理。

鼓励病人，增强其战胜疾病的信心，有针对性地掌握病人的心理状态，然后有计划，有目的地与病人个别交谈，解决其思想上的问题。注意掌握一定的谈话技巧，使其消除不必要的思想顾虑，以促进疾病的稳定与缓解。病情观察与特别护理。

起居防病

1. 注意用脑。长时间的用脑过度，会导致大脑的代谢产物堆积，各种营养供应不足，影响大脑的功能。所以，用脑需要适度，应该注意休息。在遇到一些困难的问题后，要善于自我调节用脑。保证足够的休息时间，才是真正的科学用脑，才能防止老年性痴呆。

2. 生活规律。养成一定的生活习惯，身体就会产生一种适应性。这对于自己随时调节有很好的效果。不要轻易打破这种规律，否则会有各种不适应的感觉。

3. 注意外伤。有一些疾病会对大脑产生危害，比如脑炎、脑膜炎、脑中风等。所以，预防老年性痴呆还必须要注意其他的脑部疾病。另外，许多麻醉品也会影响大脑，因此必须要注意使用。

饮食宜忌

老年性痴呆的饮食总结起来就是要讲究"三定、三高、三低、两戒、一减"。"三定"，即是定时、定质、定量，吃饭的规律不要打破；"三高"就是高蛋白、高不饱和脂肪酸和高维生素。也就是要注意补充足够的营养，并且保持均衡；"三低"就是低盐、低热量和低脂肪。这三点对于老年人预防许多心脑血管病有很重要的作用，所以也就能在一定程度上防治老年性痴呆。"两戒"就是戒烟、戒酒。烟酒对于神经系统的损害都是非常大的，可以导致记忆力减退和智力下降；"一减"即是减少铝的摄入量。研究发现，老年性痴呆的神经细胞中含有的铝比正常人多 4 倍，可以说是铝导致了本病的发生。生活中就需要严格控制铝的摄入量。日常所使用的餐具，不要采用铝制品。饮食中，不要经常去吃油条，因为油条中也是加了明矾的。另外，也不要喝用明矾净化的水。

锻炼防病

许多人都知道，运动可降低中风概率。事实上，运动还可促进神经生长素的产生，预防大脑退化。实践证明，适当的体育锻炼有益于健康，如坚持散步、打太极拳、做保健操或练气功等，有利于大脑抑制功能的解除，提高中枢神经系统的活动水平。但要循序渐进，量力而行，持之以恒，方可达到理想效果。除整体性全身活动外，尽量多活动手指。

勤于动脑，以延缓大脑老化。有研究显示，常用脑、常做有趣的事，可保持头脑灵敏，锻炼脑细胞反应敏捷度，整日无所事事的人患痴呆症的比例高。老年人应保持活力，多用脑，如多看书、学习新事物，培养多种业余爱好，可活跃脑细胞，防止大脑老化。广泛接触各方面人群，对维护脑力有益。和朋友谈天、打麻将、下棋等，都可激荡脑力，刺激神经细胞活力。

食药治病

老年性痴呆的治疗非常复杂，而且需要长期的坚持。以下介绍一些补脑的食谱，供读者朋友参考预防。

1. 核桃粥。核桃 30 克，粳米 200 克，大枣 10 枚。将上 3 味洗净，放入锅内，小火熬成粥，每日服 2 次。

2. 黑芝麻粥。黑芝麻 30 克，粳米 100 克。将二者洗净，放入锅内，小火熬成粥。服时可加蜂蜜 1 匙搅匀。每日早、晚服食。

3. 枸杞粥。枸杞 20 克，小米 100 克，猪瘦肉末 30 克，洗净后放锅内共熬粥。服时加少许精盐调味。可经常食。

4. 牛骨髓粥。牛骨髓 15 克，黑芝麻 15 克，糯米 100 克。将芝麻、糯米洗净后，同牛骨髓一起煮粥。食用时可加少量白糖调味，每日服 2 次。

癫 痫

癫痫俗称“羊痫疯”“羊角风”，是大脑神经元突发性异常放电，导致短暂的大脑功能障碍的一种慢性疾病。而癫痫发作是指脑神经元异常和过度超同步化放电所造成的临床现象。其特征是突然和一过性症状，由于异常放电的神经元在大脑中的部位不同而有多种多样的表现。

精神抗病

调养精神对于防治本病有很重要的作用，情绪的急剧变化，对于大脑皮质的影响很明显，会诱发癫痫。保持情绪的稳定、心情舒畅、减少精神刺激，就是生活中应该做到的。对患者来说，凡事看开一点儿，少想一点儿就很有帮助。为了自己的身体好，感觉受到了误解或者委屈也不要愤愤不平。

起居防病

1. 生活有规律。生活对于情绪的影响很大，只有规律地生活，身体适应了熟悉的节奏，就可以最大程度做到心情舒畅，也就不会诱发癫痫。具体说来，就是要按时休息，劳逸结合，不能轻易打破原有的节奏。在疾病发作的期间，更要注意休息，不能因为身体的不适产生负面情绪。

2. 注意生活卫生。个人的居住条件对本病也有影响。试想一下，假如自己的房间非常凌乱，那么看起来就不会有好心情。所以，对于癫痫患者来说，应该要收拾好自己的房间。屋内的光线要柔和，不能有强光，更不能晃眼。整个环境要清净，不要有太吵闹的声音打扰。也不要随便看一些有刺激性的电影，这样会冲击情绪，诱发疾病。

饮食宜忌

1. 合理饮食。其实不管是对于健康人来说，还是本病的患者，饮食合理都是应该强调的。日常的饮食要注意富有营养，偏重那些易于消化的食物，比如蛋类、瘦肉、豆制品等。当然，新鲜的水果和蔬菜是需要，因为有助于脑功能的恢复。那些高热量、高脂肪含量的食物就要少吃了，比如肥肉、糕点，尤其是鹅肉。刺激性的食物也不能多吃，辣椒、葱、姜、蒜都是此类。最重要的是不能暴饮暴食，饮食要规律。

2. 少盐多酸。身体摄入盐过多，会诱发癫痫。而酸性食物能够抑制癫痫的发作。所以，平常的饮食就要注意少盐多酸，猪肉、鸡蛋、鱼虾、核桃、花生都是此类。而咸鱼、咸肉、咸菜就尽量不要吃。还有，喝水太多也不好，所以那些菜汤、饮料、果汁、西瓜等水量丰富的水果，也要少吃。

3. 戒烟戒酒。烟酒会刺激大脑，诱发癫痫。本病的患者应该禁止烟酒，以前就有烟瘾和酒瘾的患者就必须要戒掉。另外，其他的茶、咖啡等食物，也要少吃。

4. 注意补锰。癫痫的发作与血液中的锰元素含量有密切关系。所以，补锰也非常必要。常见的食物有黄豆、小麦等。

锻炼防病

加强身体锻炼，帮助恢复脑功能，强化精神控制，对于预防癫痫发作有一定效果。患者应根据自己的喜好来参加锻炼。不过需要注意的是，锻炼要适量，不能过度劳累诱发本病。

食药治病

1. 天麻陈皮粥。天麻、陈皮各10克，大米100克，白糖适量。天麻（切片），陈皮与米同煮粥，熟后加入白糖调匀，分2次，1日服完。

2. 明矾橄榄。明矾1.5克，橄榄12个。将橄榄洗净，用刀片将橄榄划割数条纵纹，然后将明矾末掺入纹内，待明矾浸入橄榄后，每小时食1～2个，细嚼，吞汁吐渣。

3. 竹沥粥。淡竹沥30克，地龙2克，大米100克。干地龙焙干研细末，大米煮粥。粥熟后调入竹沥、地龙末，分1～2次食完。

以上三种药方，主治风痰壅盛型癫痫。患者发作前常感眩晕、头痛、胸闷、乏力、多痰涎等。发作时突然昏倒，神志不清，抽搐、口吐痰涎白沫，或吼鸣失叫，或仅见短暂昏迷，或精神恍惚而无抽搐，舌稍红，苔白腻或黄腻。

4. 人参橘皮汤。生晒参，橘皮各10克，白糖适量。人参、橘皮先煎，去渣取汁，加入白糖，代茶饮。

5. 枸杞炖羊脑。枸杞30克，羊脑1副，油盐适量，枸杞、羊脑放炖盅内，加水适量，隔火炖，油盐调味。

6. 淮山枸杞煲猪瘦肉。淮山30克，枸杞15克，猪瘦肉100克，同放煲内，加清水适量，煲熟后加油、盐调味，分次取食。

适用于气血不足型，患者反复发作，迁延日久，脾肾受伤、气血不足、神疲乏力、健忘失眠、纳呆食少、腰膝酸软、面色苍白、舌淡、苔白。

癔　症

癔症也称为歇斯底里症，是一种较常见的精神病。目前认为癔症患者多具有易受暗示性、喜夸张、感情用事和高度自我中心等性格特点，常由于精神因素或不良暗示引起发病。可呈现各种不同的临床症状，如感觉和运动功能有障碍，内脏器官和自主神经功能失调以及精神异常。

精神抗病

1. 做好心理调节。癔症的发生与一个人的心理素质和人格特点有关，那么就要在生活与工作中有意识地调整自己的心理状态，防患于未然。当发现自己的心理状态处于亚健康水平的时候，明显感到情感强烈而不稳定、易感情用事、情感幼稚、急躁及任性等的人格特点的危害，然后有意识地改变自己，如提高自身修养，加强科学文化知识的学习，调整情绪，增强独立辨别事物的能力等。这些措施在一定意义上可有效防止癔症的发生。

2. 正确认识疾病。医生应帮助患者正确认识疾病，使他们了解本病是由于高级神经活动失调所致的发作性症状，是暂时性的脑功能障碍，并非器质性病变，是完全能够治愈的，而不会留下任何残疾。还要使他们了解癔症发作与本人情感体验有关，使之认识到某些性格特征与发病之间的关系，从而使他们减轻心理压力，树立战胜疾病的信心。

3. 及时转移注意力。防止发作的措施因人而异，如有的癔症病人在发作前常有某些先兆，此时，可使其有意识地转移自己的注意力，做一些其他事，或暂时离开当时的环境，以改变心境，这样常能防止发作。

4. 避免不良暗示。做好患者周围人如同学、亲属等人的工作，应向他们介绍本病的特点，解除对儿童癔症的顾虑，改变不正确的态度，尤其在癔症患儿发病时，要避免周围人造成的过分紧张及过分关心的不良影响。

5. 减少负性刺激。癔症的发作往往与负性刺激关系密切，癔症患者尤其是儿童病人往往都是在负性刺激作用下发病的。常见的负性刺激很多，诸如亲人死亡或其他不幸意外遭遇、自尊心受到挫折、人格遭受侮辱、家庭不和、父母冲突、父母对孩子态度生硬，同学之间的纠纷等所引起的气愤、委屈、恐惧或其他种种内心痛苦，均可导致本病发生。某些躯体疾病，疲劳，健康状况不良等原因也容易促发本病。

起居防病

日常起居就是要注意安全，不要去做一些危险的活动。患者可以出去活动，但是一定要有家人或护理人员跟随，防止发病时没人照看。住所要注意清洁卫生，远离喧闹，以免刺激了病人。还要注意对病人多加照顾，关怀他们，不去刺激他们。

饮食宜忌

饮食调养对于治疗本病很重要。不少患者会身体虚弱或者贫血，那么就应该加强营养，多吃那些富含蛋白质的食物。当然，蔬菜和水果也一定要补充，可以帮助其恢复脑功能。其他能安神补脑、健脾养心的食物应刻意补充一些，比如大枣、小麦、小米、莲子、百合、桂圆等。

除了这些，注意饮食规律，不要暴饮暴食。因为不光是本病患者，健康人也同样需要注意。癔症患者还要注意盐和糖的摄入，做到饮食清淡。当然，还必须戒烟戒酒，免得自己刺激自己。

食药治病

1. 小麦红枣桂圆粥。把小麦淘净，加热水浸发，倒入锅里，煮熟，取汁水，加入糯米，去核的红枣和切碎的桂圆肉，用旺火烧沸，用小火煮成粥，加白糖。每天早、晚分食。可以清热除烦、利尿止渴，对癔症、失眠症疗效显著。

2. 代赭石党参汤。代赭石（先煎）40克，党参、生地黄各15克，旋覆花（包）、远志、柏子仁、延胡索、炙甘草各10克，酸枣仁20克，大枣30克，生姜3片。小麦100克，糯米100克，红枣10枚，桂圆肉20克，白糖适量。水煎，分早、中、晚口服，每天1剂，5剂为1疗程。

3. 甘百栀地汤。炙甘草9克，浮小麦30克，大枣7枚，炙百合12克，生地黄15克，首乌藤18克，鸡子黄2个（分冲），栀子6克，淡豆豉12克，莲子芯3克，郁金12克，菖蒲9克，水煎服。本方治疗癔症性下肢瘫痪，不应见瘫治瘫，而应以治癔症为主。故应清心解郁，滋涵肝肾。方用栀子、莲子芯清心肝之火；甘草、麦冬、大枣、百合、地黄滋肝肾之阴液，配合妥切，疗效甚佳。

癌　症

癌症是一大类恶性肿瘤的统称。癌细胞的特点是无限制、无止境地增生，使患者体内的营养物质被大量消耗；癌细胞释放出多种毒素，使人体产生一系列症状；癌细胞还可转移到全身各处生长繁殖，导致人体消瘦、无力、贫血、食欲不振、发热以及严重的脏器功能受损等。最后，患者会因为器官衰竭而死亡。所以，癌症是非常可怕的疾病。

精神抗病

研究发现，癌症与精神损伤和疲惫都有一定的关系。所以，调节情绪对于抗癌有着意想不到的效果。对于患者来说，很多人都会有那种得了癌症就意味着死亡的感觉。但这却是必须要消除的认识。人在情绪低落，放弃希望的时候，身体内的免疫细胞活力会下降，无力抵抗癌细胞的入侵。甚至有可能因为本身的放弃而导致整个免疫系统的崩溃。而反过来，那些开朗乐观，积极求生，没有顾虑的患者，有相当一部分会出现奇迹。即使没有出现奇迹，存活的时间也更长。因此，每个癌症患者都一定要树立积极的态度，有强烈的求生欲望，调动身体的每一个细胞来对抗癌细胞的入侵。

起居防病

引起癌症的因素非常多，所以日常起居也有很多的地方可以预防。

1. 不接触或少接触大烟囱里冒出的黑烟，被它污染的空气里含有少量的致癌物质。

2. 不能用洗衣粉擦洗餐具、茶具或洗食物。

3. 不要用有毒的塑料制品（聚氯乙烯）包装食物。

4. 不要过度晒太阳。阳光中的紫外线可导致皮肤癌，并可能降低人体的免疫力。

5. 不论是否装有空调设备，封闭式环境的空气污染相当严重。通风的房子则对人体健康有益。没有装空调的房间，也必须每天开窗1～2小时。

6. 装潢中不要用放射性的岩石和矿砂作为建筑材料，不用含有苯、四氯化碳、甲醛、二氯甲烷等致癌物质的建筑材料。在空气流通的情况下进行室内装修。装修完后，要把室内的油漆味、胶水味、新家具的气味经开窗排放出去，待通风30天左右后才能安全住人。医学机构调查表明，现代家装污染是导致癌症高发的主要原因之一。

7. 炒菜或油炸食品时，因油锅太热产生许多油烟对人体有害，所以炒菜油温不能太高，不能让油锅冒油烟，尽量少用煎、炒、油炸、熏烤的烹调方法，提倡多用蒸、煮、凉拌、水氽、汤菜等烹调方法。

8. 在厂矿、车间等工作的人员下班后，首先应洗手或洗澡，不要把工作服带回家中。

9. 添新衣也应注意是否有甲醛之类的污染物。购买织物服装后，先用清水洗涤后再穿最好。

10. 勿憋尿。研究发现，膀胱癌的发生与一个人的饮水、排尿习惯有关。据资料表明，每日排尿5次的人比排尿6次以上者容易患膀胱癌，这主要是因为饮水少。长时间憋尿，易使尿液浓缩，尿在膀胱内滞留的时间较长，尿中化学物质刺激黏膜上皮细胞，从而导致癌症的发生。多饮水、勤排尿可起到“冲洗”膀胱，排除有害化学物质的作用。

饮食宜忌

1. 改变不良的饮食习惯。很多食物都是有致癌作用的，比如那些生酸菜、腌菜、熏烤食物、油炸食品、高脂肪食物等。这些食物都是不能吃的。还有的地方，人的饮食习惯会容易致癌，比如吃过咸、过甜、滚烫的食物。

2. 喝绿茶或咖啡。绿茶有助于防癌早已获得证实。因为绿茶含有儿茶素及维生素A、C等抗氧化剂，因此有防癌功效，这些防癌成分在绿茶中含量最多，其次是乌龙茶，红茶最少。

3. 多吃新鲜蔬果。特别强调新鲜的蔬菜水果。世界癌症基金会建议尽量从饮食中摄取营养。目前已证实足量的蔬果纤维，可预防大肠直肠癌，并减少乳癌、食管癌等数种癌症的发生率。蔬果的纤维素能减少肠内致癌因子，改变肠中菌种生态，避免癌细胞形成。当然，一定要注意农药残留，所以必须清洗干净。

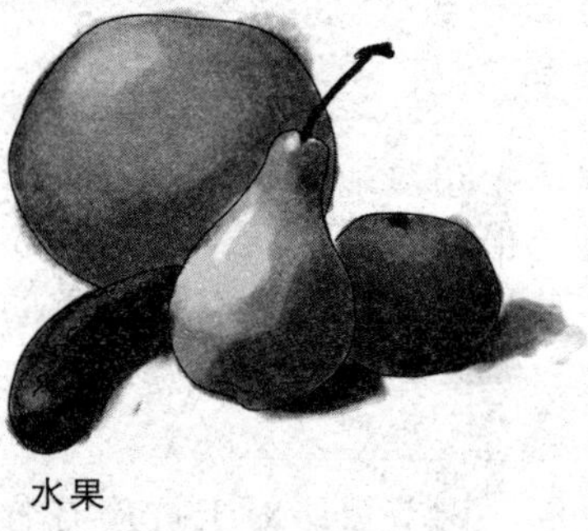
水果

4. 多吃鸡、鱼，少量吃猪、牛、羊肉。牛排、红烧蹄膀、涮羊肉等虽然很美味，但请尽量少吃些。研究已发现，比起不吃或很少吃红肉的人，大量摄取猪、牛、羊等红肉的人罹患大肠癌风险增加30%。最好每周红肉总摄取量不超过500千克。也应戒除烟熏食物，因为烤焦的食物很容易引发癌症。

5. 戒烟，戒酒。抽烟者请立刻戒烟，不抽烟的人要避免二手烟。抽烟是引起肺癌的主要危险因子之一，并与食管癌、胃癌、大肠直肠癌、肝癌、子宫颈癌与乳癌相关。远离吸烟人群，防治二手烟。食物要以清淡为主，不要吃辛辣刺激的食物。

锻炼防病

体育运动对于防治癌症是有效果的。通过锻炼增强了体质，就能增强抗病能力。而且，运动后，身体各器官之间的功能就得到了恢复，从一定程度上来说可以降低癌变的可能性。对于大多数人来说，应该坚持每天锻炼半小时。当然，最好可以流汗。这样不光能调节身体，还能起到其他的保健作用。

食药治病

1. 煮草菇猴头。鲜草菇 60 克，鲜猴头菇 60 克，切片；将食油煎热，加盐少许，放入二者，炒后加水煮熟食。本方主要用于消化道肿瘤。

2. 猴头白花蛇舌草汤。猴头菇 60 克，白花蛇舌草 60 克，藤梨根 60 克，加水煎汤服。用于胃癌、食管癌、贲门癌和肝癌等症。

3. 薏苡仁菱角半枝莲汤。薏苡仁 30 克，菱角 30 克，半枝莲 30 克，加水煎汤，1 日分 2 次服，长期服用。可用于胃癌、宫颈癌等。

4. 苡仁粥。生苡仁 20 克，糯米或粳米 30 克，白糖半匙。将苡仁和米一起倒入小钢精锅内，加冷水约 1000 毫升，中火煮约半小时。每日 1 次，作早餐或点心吃。常食此粥对于预防胃溃疡癌变甚为理想；对于已发肠胃癌，经手术切除者，食之也能减少复发的机会。

5. 箬竹叶茶。干箬竹叶 15 克，开水冲泡大半杯，加盖，五分钟后可饮。箬竹叶含有多糖体物质，因此有广泛的防癌解毒作用。

6. 紫草绿豆汤。紫草 15 克，绿豆 30 克，白糖 1 匙。先煎紫草，用紫草头汁煎绿豆，小火烧开后约 3 分钟，至绿豆尚未开花时离火，滤出汤液，留下绿豆，并略留余汁。再将紫草二汁倒入绿豆锅内，将绿豆烧烂，若水不足可再加水。剩汁约 500 毫升时离火。

7. 乌龟解郁汤。乌龟 1 只，柴胡 9 克，桃仁 9 克，白术 15 克，白花蛇舌草 30 克，将乌龟洗净，其他药物煎汤去渣，入乌龟炖熟后，吃龟喝汤。2～3 天 1 剂，常服。本方可用为鼻咽癌的辅助食疗方。

甲状腺功能亢进

甲状腺功能亢进简称为甲亢，是指由于甲状腺本身或甲状腺以外的多种原因引起的甲状腺激素增多，进入循环血中，作用于全身的组织和器官，造成机体的神经、循环、消化等各系统的兴奋性增高和代谢亢进为主要表现的疾病的总称。在人群中，女性多发于男性，尤其在中青年女性中常见。

精神抗病

注意精神调养对于治疗甲亢至关重要。因为甲亢会导致病人精神过敏、感情脆弱，很容易受到刺激，产生恐惧和激动的情绪，加重病情。对此，就要求患者必须要注意调养。患者的家人应该从生活上体贴、关心、照顾病人，避免出现言语、动作和表情上的刺激。还要帮助患者树立乐观的精神，提高自制力，加强身心修养。这样，才能尽快地恢复。

起居防病

甲亢患者的日常生活，要注意多休息，保持平和的心态。所以居住的环境就有一定的要求。房间应该是环境优雅、清新，能舒缓压力；有一定的光照，还能通风换气，保持室内的空气清洁；房间里的色彩也不能过于强烈，那样会刺激情绪；还要有一定的隔音效果，这样能避开外面的噪声。当然，也要经常打扫卫生，保证房间是干净整洁的。总之，要让人觉得足够舒服。这样对于养病是非常好的。

饮食宜忌

1. 饮食要“三高”。甲亢患者的身体代谢能力很强，会消耗很多的能量和热量。所以，饮食就必须要有高热量、高蛋白、高糖类。糖类不光包括我们所认为的糖，还包括脂肪。糖和脂肪是能量的直接来源，所以需要补充。另外，因为甲状腺素的作用，身体的蛋白质被加速分解，所以肌肉组织消耗严重。这样就要求补充更多的蛋白质，维持体重。至于常见的高蛋白食物，就是瘦肉、鸡蛋、牛奶和豆类。除了这“三高”之外，身体还需要补充维生素和钾等微量元素，因为身体排汗和排尿的增多，这些元素会流失很多。常见的能补充维生素和微量元素的食物就是蔬菜和水果。

2. 多吃一些抗病食物。有一些食物，具有抑制甲状腺分泌的作用。比如花生、茄子、白芥子等。另外那些含碘多的食物不能多吃，比如海带、海藻、昆布等。虽然这些食物可以使甲亢病情好转，但是会导致身体出现“逸脱”现象，最终使得症状加重。

3. 不吃刺激性食物。茶、咖啡、酒都是不可以吃的，还有葱、姜、蒜等。

按摩养病

甲亢患者的身体代谢快，所以出汗和排尿就非常多，这就需要经常洗澡。还可以用水浴的方法来帮助治疗本病。水浴就是用水沐浴，不同的是，水浴的水温，成分都不同于平常的水。有兴趣的患者可以咨询一下医生，回到家自己实验。因为水浴能放松精神，还可以促进循环、调节身体功能，所以对于治疗甲亢有很好的辅助作用。

食药治病

1. 糖醋海蜇皮。海蜇皮 50 克，糖、盐和米醋适量。将海蜇皮浸泡，切碎，洗净，加入糖、盐和米醋拌匀。凉拌食用，每日 1 次，连服数日。

2. 五味红糖煎。竹茹 15 克，桔梗 9 克，龙骨、牡蛎各 30 克，淡菜 15 克，猪瘦肉 200 克。将药物洗净，连同猪瘦肉一起放入煲内煲汤，等药味全出，再煲上 30 分钟即可。喝汤食肉，每日 1 剂，连服数日。

3. 芋头荸荠海蜇丸。芋头粉 500 克，荸荠 500 克，陈海蚕 500 克。将海蚕与荸荠浓煎取汁，然后与芋头粉拌匀，制成绿豆大的丸子。每次服用 15 克，每日 2 次，用温开水送服。

4. 海藻酒。海藻 500 克，白酒 2000 毫升。将海藻入绢袋盛之，浸入酒中，春夏 2 天，秋冬 3 天即可。每服 1 小盅，每日 3 次。酒饮完后，可再浸 2000 毫升白酒，最后还可将其渣曝晒为末服用。

5. 川贝海带粥。海带、丹参各 15 克，薏苡仁 30 克，冬瓜 60 克，红糖适量。将川贝、丹参先煎汤后去渣，然后加入海带、薏苡仁和冬瓜等共同煮粥。每日晨起空腹温服，连服 15～20 天，用于颈部肿大、恶心、大便溏泄等症。

缺铁性贫血

缺铁性贫血就是最为常见的贫血，在年轻女性和儿童中发病率很高。缺铁性贫血是体内铁的储存不能满足正常红细胞生成的需要而发生的贫血。是由于铁摄入量不足、吸收量减少、需要量增加、铁利用障碍或丢失过多所至。形态学表现为小细胞低色素性贫血。缺铁性贫血不是一种疾病，而是疾病的症状，症状与贫血程度和起病的缓急相关。

起居防病

缺铁性贫血虽然不至于有什么严重伤害，但是会导致头晕、乏力、面色苍白等症状，而这就有很大的危险。所以，日常生活中要记得注意安全。做不到的事情不要强求自己，否则可能会一下子晕厥，出现严重的受伤。

饮食宜忌

1. 多吃含铁食物。既然是缺铁性贫血，那么补充含铁丰富的食物就是必要的。常见的含铁多的食物有动物肝脏、心、瘦肉、鱼虾、黄豆、黑豆、芹菜、油菜、李子、葡萄干、红枣、紫菜、木耳、香菇等。多吃这些食物，对于预防本病有很好效果。

2. 多吃含维生素 C 的食物。维生素 C 可以促进食物中铁的吸收，常见富含维生素 C 的食物有空心菜、花菜、雪菜、山楂、动物肝脏、菠萝、荔枝、橘子、萝卜等。

3. 经常吃醋。醋里含有醋酸，可以促进胃肠道的消化和吸收，所以能帮助身体对铁的吸收。另外，水果因为含有果酸，也有类似的作用。

4. 吃血补血。这个常识我们都知道，那就是可以通过吃动物血的方法来补血。猪血中含有容易吸收的血红素铁，而且蛋白质含量远超猪肉和鸡蛋，所以吃猪血是防治缺铁性贫血的良方。而吃猪血后，大便会发黑。这也是正常现象。

5. 不喝浓茶。茶水中含有鞣酸，会和铁结合产生沉淀，导致铁元素不溶于血液，很难吸收。所以，饭后喝茶，尤其是浓茶的习惯，必须要戒掉。

6. 用铁锅炒菜。铁锅中的铁是容易被吸收的无机铁，而用铁锅做饭可以让食物中的含铁量成倍增加。所以，用铁锅炒菜是预防缺铁性贫血的好方法。

锻炼防病

体育锻炼对于防治本病是很好的做法。经常不运动的人，其消化能力和身体状况都会下降，从而导致食欲下降就不可避免了。还有，缺乏运动的人情绪很难调节，可能经常处于一种低落的状态。长此以往，会导致病情加重。参加锻炼的方法很多，可以集中找一个时间来做自己喜欢的运动，也可以每天都运动一会儿。贫血的患者运动量不宜大，应该做一些比较柔和的运动，比如慢跑、健身操等。随着身体能力的恢复，可以在原来的基础上加大运动量。这样长期坚持下去，贫血的状况会得到很大的改善。

食药治病

1. 猪血菠菜汤。新鲜菠菜500克，猪血250克，盐、味精适量。菠菜洗净，用开水烫一下，切段。猪血洗净，切小块先放入锅铁锅内加水煮开，然后加入菠菜一起煮汤，熟后根据个人口味调味。每日或隔日一次，连服2～3次。

2. 阿胶红枣木耳粥。阿胶15克，红枣10枚，黑木耳10克，糯米100克。将阿胶捣碎备用。黑木耳温水泡发，洗净。大枣去核。将黑木耳，大枣与糯米煮粥将熟时，加入阿胶，搅化即可。每日早、晚餐温热服食。

黑木耳益气补血，每100克黑木耳里含铁98毫克，是各种食物中含铁量最高的。阿胶能促进骨髓造血功能，明显提高红细胞和血红蛋白含量；红枣养血补气。此粥益气补血，适用于血虚头晕及缺铁性贫血等症。

3. 芹菜炒猪肝。猪肝200克，芹菜300克，酱油25克，糖、盐适量。将猪肝去筋膜，洗净切成薄片，加适量盐搅匀，待用。芹菜洗净，切段。将油锅烧至六成油温，投入猪肝，待变色后，倒入漏勺沥油。锅中留油少许，投入芹菜旺火煸炒，待熟前加入酱油、白糖、精盐，再倒入猪肝，翻炒几下，立即出锅。

白血病

白血病是一类造血干细胞异常的克隆性恶性疾病。其克隆中的白血病细胞失去进一步分化成熟的能力而停滞在细胞发育的不同阶段。在骨髓和其他造血组织中白血病细胞大量增生积聚并浸润其他器官和组织，同时使正常造血受抑制，临床表现为贫血、出血、感染及各器官浸润症状。

精神抗病

对抗白血病，精神调养是一大关键。情绪的高低对于白血病的发展有深刻的影响，最明显的就是当病人知道自己得了白血病后，会普遍出现悲观绝望的情绪。而这时，身体的整个免疫力就会下降，使得病情恶化更严重。所以，为了延长自己的生命，更为了能够战胜疾病，对所有的患者来说，都需要振奋精神，强化信心，与病魔抗争到底。患者的家人也要多鼓励、帮助病人发挥个人的能动性和求生欲望。

起居防病

白血病患者的免疫力受到了破坏，所以生活的每一个细节都要注意。

1. 对抗发热。绝大部分患者都会有发热的表现，这时候就要对体温进行全程监测。一般是每隔4个小时测一次体温。假如有高热的情况，可以用冰袋冷敷的方法帮助降温。到了退热时，及时补充足够的水分，最好是饮用糖水。还可以吃一些含糖丰富的水果。

2. 对付出血。因为凝血功能下降，所以白血病患者出血多、止血难。对于不同部位的出血，要不同对待。鼻子出血可以冷敷，或者是请医生止血；口腔出血要清洁口腔；女性患者阴道出血要经常更换卫生巾，注意自身清洁。对于血尿和黑便要格外注意，发现后立即就医诊断。

3. 应对感染。白血病患者出现感染非常普遍，所以自己不要随便剪指甲、挖耳朵、剔牙缝等。要勤换衣、多洗漱，注意防止细菌滋生。

饮食宜忌

1. 高蛋白。白血病是血细胞发生了病理改变所致，这类病人机体内蛋白质的消耗量远远大于正常人，只有补充量多质优的蛋白质，才能维持各组织器官的功能。蛋白质另一功能是构成抗体，具有保护机体免受细菌和病毒的侵害，提高机体抵抗力的作用。所以，白血病患者应摄入高蛋白饮食，特别是多选用一些质量好、消化与吸收率高的植物性蛋白和豆类蛋白质，如豆腐、豆腐脑、豆腐干、腐竹、豆浆等，以补充身体对蛋白质的需要。

人体蛋白质有调节人体酸碱平衡的作用，若人体的蛋白质缺乏，就会使人体体液酸碱失衡，使人体的弱碱性环境变为酸性，导致人体各种内源性疾病的产生，包括癌症的发生。

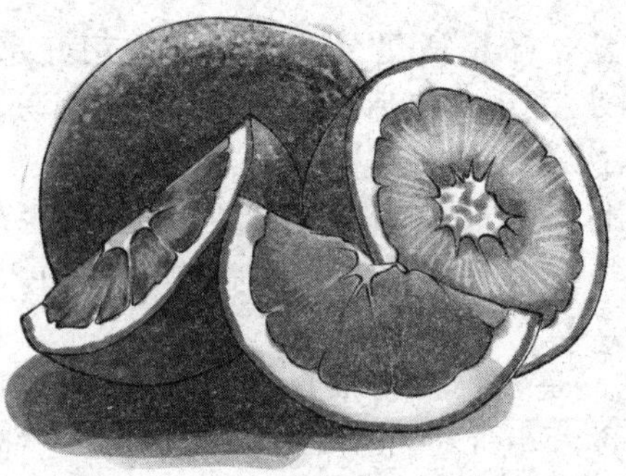
柑橘

2. 多进食含维生素丰富的食物。临床资料证明，恶性肿瘤患者中有70%～90%的人体内有不同程度的维生素缺乏。国外医学研究证明多吃富含维生素C的蔬菜与水果，能阻止癌细胞生成扩散。摄入大量维生素C，还能增强机体的局部基质抵抗力和全身免疫功能，从而达到控制和治疗癌症的目的。含维生素C丰富的食物有油菜、雪菜、西红柿、小白菜、韭菜、荠菜、山楂、柑橘、鲜枣、猕猴桃、沙棘及柠檬等。

维生素A可刺激机体免疫系统，调动机体抗癌的积极性，抵抗致病物侵入机体。含维生素A丰富的食物有胡萝卜、南瓜、苜蓿、柿子椒以及菠菜等。

维生素可分为水溶性和脂溶性的，水溶性的维生素有C族和B族维生素，脂溶性维生素有维生素A、维生素D、维生素E、维生素K。水溶性的维生素人体容易吸收也容易从体液里流失，若不及时补充会造成维生素缺乏症；脂溶性的维生素，容易储存在脂肪组织和肝脏，从胆汁缓慢排出体外，所以过量会导致中毒。人体维生素要合理搭配补充，不能多也不能少，适量补充。维生素的缺乏也会使酸性的形成，人体要从植物中去补充所需维生素。

3. 多摄入含铁质丰富的食物。白血病的主要表现之一是贫血，所以在药物治疗的同时，鼓励病人经常食用一些富含铁的食物，如豌豆、黑豆、绿色蔬菜、大枣、红糖、黑木耳、芝麻酱、蛋黄等。

4. 少食多餐，容易消化。白血病患者，尤其在治疗过程中，消化系统往往会出现诸多反应如恶心、呕吐、腹胀、腹泻等症状，此时可采取少食多餐的进食方法，或在三餐之外，增加一些体积小、热量高、营养丰富的食品，如糕点、巧克力、面包、猕猴桃、鲜蔬汁等。对于消化系统的不良反应，病人要多摄入碱性食物，以减轻消化道的不适。

5. 根据病情对症调理饮食。病人如有食纳不佳，消化不良时，可供给半流质或软饭，如米粥、蒸蛋羹、酸奶、豆腐脑、小笼包等，同时可佐以山楂、萝卜等消导性食物。

总之，白血病患者由于机体代谢亢进、免疫力低下，需给以高热量、高蛋白，富含维生素、矿物质而易消化的饮食，以补充体内热量及各种营养物质的消耗。尤其是在进行化疗期间，患者常有食欲不振、腹胀、腹泻、恶心、呕吐等消化道反应，应注意菜肴的色、香、味、形，以引起患者的食欲。白血病的病人在治疗期间出现的一系列不良反应都是因为体液偏酸造成的，对消化系统、免疫系统都造成了破坏。所以，应改善体液的酸化，以恢复消化系统和免疫系统的功能。

食药治病

1. 大蒜烧茄子。大蒜25克，茄子500克，食盐2克，白糖5克，酱油10克，味精1克，生姜5克，葱白10克，干淀粉10克，菜油50克，清汤200克。茄子撕去蒂、把，洗净，切成两半，在每半的表面上划成约1厘米宽的十字花刀，然后切成约4厘米长，2厘米宽的长方块（深切不断为度）。每瓣蒜切成两半，将盛菜油的锅烧热，炼至油泡散尽，冒青烟时离火。待油稍降温后，把茄子逐个放入锅内翻炒，下入姜末、酱油、盐、蒜及清汤，烧沸后，用小火焖10分钟，翻匀，撒入葱花，用白糖与淀粉加水调成的芡汁勾芡，调入味精。

本方清血热，行气滞，利水湿，解邪毒。适用于紫斑、白血病等治疗。

2. 蟾蜍煮鸡蛋。蟾蜍（活）一只，鸡蛋一枚。蟾蜍洗净，去内脏，腹内放入鸡蛋1个，缝合，煮30～40分钟。每日取蛋食之，7日为一疗程，观察症状和血象，如无不良反应，可再服。

本方解毒抗癌、扶正祛邪，用于治疗急性白血病。

白细胞减少症

白细胞减少症就是血液中的白细胞低于正常值而出现的一系列疾病表现。包括头晕、四肢酸软、食欲减退、低热、胃寒等。导致本病的原因很多，包括先天和后天两种。经常接触危险物品和有家族病史的人，都可能有本病。

起居防病

本病的患者可以从事一些正常工作或者是轻体力的工作。不过都需要注意休息，不能劳累。不能从事那些危险的工作，比如高空和水下作业的工作。要避开那些长期接触化学危险品的工作，当然还包括物理射线。还应该注意天气的变化，及时防寒保暖。

平常的生活中，要注意卫生。饭后要漱口、刷牙，或者用消毒水清洁口腔，防止感染。经常清洁自己的会阴、肛门，保持干燥。打针一定要事先消毒，防止病菌感染。

饮食宜忌

本病患者要增加营养摄入，补充高蛋白食物，多吃鸡、鱼、肉、蛋。还要补充维生素和无机盐，所以新鲜的水果和蔬菜就很有必要了。像白菜、西红柿、菠菜、油菜、萝卜等，都是很好的选择。需要说明的是，在补充蛋白质时要注意是否出现腹泻和大便增多的情况，因为这可能是身体的排斥。这时就要停止补充那种蛋白质，换吃其他的食物。

锻炼防病

适当的体育锻炼对于本病患者提高自身的免疫力还是有效果的，但是都不宜劳累。患者可以借助散步、慢跑、打太极拳、玩羽毛球等运动来锻炼身体。为了预防出现某些意外，患者可以住院，借助医生的指导来从事一些轻体力运动。

食药治病

1. 当归羊肉汤。当归20克，羊肉500克。将羊肉用沸水洗去膻味，切条；将当归洗净。同入砂锅，放适量水及生姜调味煮沸，除去汤面上的泡沫，用小火炖1小时，待羊肉熟后，便可食用。本方有补血暖脏的功效。

2. 香菇牛肉粥。水发后的香菇60克，牛肉30克，粳米50克。将水发香菇去梗洗净，挤干切丝；牛肉洗净切丝；粳米淘洗干净。将香菇、牛肉、粳米共同放入锅内，加水适量，用小火熬至肉烂粥熟。加调料再煮3分钟即可。每日1剂，早晚空腹分食，连食半个月；亦可隔日1剂，1个月为1疗程。

本方益气养血，用于贫血及白细胞减少等症状。火热生疮者不宜食用。

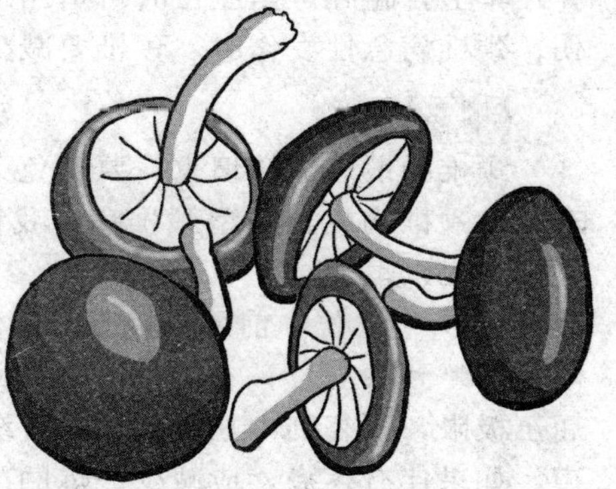

香菇

第三章

外科病

落　　枕

落枕或称“失枕”，是一种常见病，好发于青壮年，以冬春季多见。落枕的常见发病经过是入睡前并无任何症状，晨起后却感到项背部明显酸痛、颈部活动受限。这说明病起于睡眠之后，与睡枕及睡眠姿势有密切关系。

起居防病

1. 用枕适当。人生的三分之一是在床上度过的，枕头的高低软硬对颈椎有直接影响，最佳的枕头应该是能支撑颈椎的生理曲线，并保持颈椎的平直。枕头要有弹性，枕芯以热压缩海绵枕芯为宜。喜欢仰卧的，枕头的高度为 8 厘米左右；喜欢侧卧的，高度为 10 厘米左右。仰卧位时，枕头的下缘最好垫在肩胛骨的上缘，不能使颈部脱空。其实，枕头的真正名字应该叫“枕颈”。枕头不合适，常造成落枕，反复落枕往往是颈椎病的先兆，要及时诊治；另外要注意的是枕席，枕席以草编为佳，竹席一则太凉，二则太硬，最好不用。

2. 颈部保暖。颈部受寒冷刺激会使肌肉血管痉挛，加重颈部板滞疼痛。在秋冬季节，最好穿高领衣服；天气稍热，夜间睡眠时应注意防止颈肩部受凉；炎热季节，空调温度不能太低。

3. 姿势正确。颈椎病的主要诱因是工作学习的姿势不正确，良好的姿势能减少劳累、避免损伤。低头时间过长，使肌肉疲劳，颈椎间盘出现老化，并出现慢性劳损，会继发一系列症状。最佳的伏案工作姿势是颈部保持正直，微微地前倾，不要扭转，倾斜；工作时间超过 1 小时，应该休息几分钟，做些颈部运动或按摩；不宜头靠在床头或沙发扶手上看书、看电视。

4. 避免损伤。颈部的损伤也会诱发本病，除了注意姿势以外，乘坐快速的交通工具，遇到急刹车，头部向前冲去，会发生“挥鞭样”损伤。因此，要注意保护自己，不要在车上打瞌睡，坐座位时可适当地扭转身体，侧面向前；体育比赛时更要避免颈椎损伤；颈椎病急性发作时，颈椎要减少活动，尤其要避免快速地转头，必要时用颈托保护。

锻炼防病

颈椎的锻炼应该慎重，要避免无目的的快速旋转或摇摆，尤其是颈椎病急性期，椎动脉型颈椎病或脊髓型颈椎病。我们推荐的方法简单易行，但要达到防病治病的目的，必须持之以恒。

1. 头中立位，前屈至极限，回复到中立位；后伸至极限，回复到中立位；左旋至极限，回复到中立位；右旋至极限，回复到中立位；左侧屈至极限，回复到中立位；右侧屈至极限，回复到中立位。动作宜缓慢，稍稍用力。锻炼时，有的病人颈部可感觉到响声，如果伴有疼痛，应减少锻炼的次数或停止锻炼；如果没有疼痛，则可以继续锻炼。

2. 头中立位，双手十指交叉抱在颈后，头做缓慢的前屈和后伸运动，与此同时，双手用力对抗头的运动，以锻炼颈椎后侧的肌肉力量。

按摩养病

下面介绍两种按摩方法，供读者自己实验参考。

1. 立落枕者身后，用一指轻按颈部，找出最痛点，然后用一拇指从该侧颈上方开始，直到肩背部为止，依次按摩，对最痛点用力按摩，直至感明显酸胀即表示力量已够，如此反复按摩2～3遍，再以空心拳轻叩按摩过的部位，重复2～3遍。重复上述按摩与轻叩，可迅速使痉挛的颈肌松弛而止痛。

2. 病人端坐于方凳上，施术者站于其后或一侧。用拇指自上而下在颈部做推法数次，以理顺筋肉。用拇指揉按颈部的压痛点数次，以消散筋结。一手按住痛点，另一手扶于头顶部，做颈部的屈伸，旋转活动法。其活动范围可逐渐加大，以改善颈部的活动功能。取穴：风池、颈中、肩井、肩外俞、绝骨、落枕穴。做颈部的侧扳法和旋转扳动法，以矫正颈部软组织及小关节的位置。具体操作如下：

（1）颈部侧扳法。病人端坐于方凳上，施术者站于其旁（以向左侧扳法为例）。施术者右手虎口张开卡在颈部的左侧，左手扳于头部右侧，向左用力，嘱病人充分放松，两手成相反方向。当侧屈至最大角度时，稍用力扳动，可发出“咔嗒”响声。然后用同法施于对侧。

（2）颈部旋转扳动法。病人端坐于方凳上，施术者站于其后。施术者一手扶于头枕部，另一手扶于下颌部，稍加活动后嘱病人充分放松，当旋转至最大角度时，两手成相反方向扭转，并可发出“咔嗒”响声。然后用同法施于对侧。在使用颈部扳动法时，应注意角度和力量，切勿猛力扳扭。

痔

痔是指直肠末端黏膜下和肛管及肛缘皮下的静脉丛瘀血曲张，扩大形成柔软的血管瘤样病变。根据痔的部位而分为外痔、内痔、混合痔等。发作时有便血、疼痛、脱肛和坠胀等。痔疮多发于青壮年，在外面的就是外痔，肛门里面的就是内痔，内外痔同时存在，就是混合痔。痔疮在人群中非常普遍，有“十人九痔”的说法。

起居防病

1. 预防便秘。正常人每日大便1次，大便时间有早、中、晚饭后的不同习惯。正常排出的大便是成形软便，不干不稀，排便时不感到排便困难，便后有轻松舒适的感觉，这表明胃肠功能良好。如果大便秘结坚硬，不仅排便困难，而且由于粪便堆积肠腔、肛门直肠血管内压力增高、血液回流障碍而使痔静脉丛曲张形成痔疮。

2. 养成定时排便的习惯。健康人直肠内通常没有粪便，随晨起起床引起的直立反射，早餐引起的胃、结肠反射，结肠可产生强烈的“集团蠕动”，将粪便推入直肠，直肠内粪便蓄积到一定量，便产生便意。所以最好能养成每天早晨定时排便的习惯，这对于预防痔疮的发生，有着极重要的作用。晨起喝1杯凉开水也能刺激胃肠运动，预防便秘。另外，晨起参加多种体育活动，如跑步、做操、打太极拳等都可以预防便秘。当有便意时不要忍着不去大便，因为久忍大便可以引起习惯性便秘。排便时蹲厕时间过长，或看报纸，或过分用力，这些都是不良的排便习惯，应予纠正。

3. 保持肛门周围清洁。肛门、直肠、乙状结肠是贮存和排泄粪便的地方，粪便中含有许多细菌，肛门周围很容易受到这些细菌的污染，诱发肛门周围汗腺、皮脂腺感染，而生疮疖、脓肿。女性阴道与肛门相邻，阴道分泌物较多，可刺激肛门皮肤，诱发痔疮。因此，应经常保持肛门周围的清洁，每日温水熏洗、勤换内裤，可起到预防痔疮的作用。

4. 尽可能一次排大便。有的患者因手术后肛门疼痛而惧怕排便，或因肛门疼痛大便未排空即结束排便，从而导致大便在直肠内停留时间过长，水分被吸收过多，粪质变干而难以排出。

5. 便后要有坐浴的习惯。坐浴是清洁肛门，促进创面愈合和消炎的简便有效的方法。每次便后都必须坐浴，坐浴时先用热气熏，待水温适中时，再将肛门会阴部放入盆内洗涤坐浴，每次 20 分钟左右。

饮食宜忌

不喝酒，不吃辛辣刺激的食物，如榨菜、辣椒、辣酱、生姜、大葱、蒜头、茴香等。多吃些蔬菜水果，如菠菜、芹菜、茭白、西瓜、梨、香蕉、苹果等。这样一方面可保持排便通畅，另一方面又可减轻痔疮的瘀血扩张。痔疮术后病人宜吃得清淡些，少吃油腻过重或熏煎食品，饮食最好定时定量，饭吃八分饱，不能暴饮暴食、饥饱不匀，以防胃肠道功能紊乱。

锻炼防病

经常参加多种体育活动如广播体操、太极拳、气功、踢毽子等，能够增强机体的抗病能力，减少疾病发生的可能，对于痔疮也有一定的预防作用。这是因为体育锻炼有益于血液循环，可以调和人体气血，促进胃肠蠕动，改善盆腔充血，防止大便秘结，预防痔疮。另一方面可以用自我锻炼的方法改善肛门局部血液循环。下面介绍一些预防痔疮的锻炼方法。

1. 提肛运动。全身放松，将臀部及大腿用力夹紧，配合吸气，舌舔上腭，同时肛门向上提收，像忍大便的样子，提肛后稍闭一下气不呼，然后配合呼气，全身放松。每日早晚两次，每次做十几下。

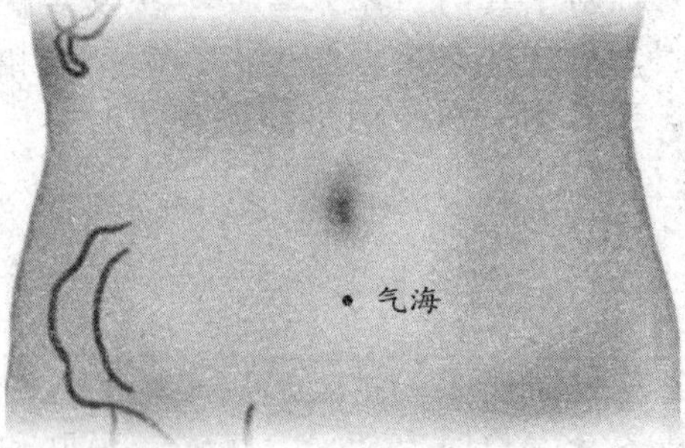

气海穴

2. 举骨盆运动。仰卧屈膝，使脚跟靠近臀部，两手放在头下，以脚掌和肩部作支点，使骨盆举起，同时提收肛门，放松时骨盆下放。熟练后，也可配合呼吸，提肛时吸气，放松时呼气。此法每日可坚持做 1～3 次，每次 20 下。

3. 旋腹运动。仰卧，两腿自然伸展，以气海穴（脐下一寸处）为中心，用手掌做旋转运动；逆时针旋转 20～30 次，顺时针旋转 20～30 次，先逆后顺旋转。

4. 交叉起坐运动。两腿交叉，坐在床边或椅子上，全身放松；两腿保持交叉站立，同时收臀夹腿，提肛；坐下还原时全身放松，这样连续做 10～30 次。

食药治病

1. 黑木耳 5 克，柿饼 30 克。将黑木耳泡发，柿饼切块，同加水煮烂，每日 1～2 次，有益气滋阴、祛瘀止血功效，适用于痔疮出血。

2. 鲜荸荠 500 克，红糖 90 克，加水适量，煮沸 1 小时，饮汤，吃荸荠，每日一次，有清热养阴的功效，适用于内痔。

3. 黄鳝 100 克，去内脏切段，加调料水煮，食肉饮汤，有补中益气、清热解毒、祛风除湿之功效，适用于肠风下血。

4. 蕹菜 2000 克，蜂蜜 250 克。将蕹菜洗净，切碎，捣汁，放锅内，先以大火，后以小火加热煎煮浓缩，至较稠时加入蜂蜜，再煎至黏稠时停火，待冷装瓶备用，每次以沸水冲化饮用 1 汤匙，每日两次，有清热解毒、利尿、止血功效，适用于外痔。

冻　疮

冻疮是由于暴露于零度以下寒冷环境引起的局限性、红斑性炎症损害。冻疮是对寒冷、潮湿、非冰冻环境的异常炎症反应，组织学上证实冻疮为一种淋巴细胞性血管炎。暴露于寒冷、潮湿的环境是发生冻疮的主要危险因素，多发生在秋冬季，尤其温带气候地区冬天降温急剧并且环境潮湿时，冻疮较多见。在没有中央供暖的地区最常见。妇女、儿童和老人常受累，儿童可能与冷球蛋白或冷凝集素有关。

起居防病

1. 注意防寒。在冬季要注意做好防寒保暖的措施，尤其是身体露在外面的部位，比如鼻子和耳朵，还有手，都要注意保护。穿衣戴帽要从防冻的角度来考虑，手套、口罩、耳罩、帽子都要备齐全。不能因为追求外在的形象而冻到了自己。冬天穿衣也要有考虑，棉衣棉鞋要穿着舒服，尤其是鞋垫要保证干燥柔软。因为脚容易出汗，而出汗后鞋垫吸水，会导致脚部冰冷，加速体温的散发，产生冻疮。所以，鞋垫和袜子要常换，及时晒干。当然，自己的卧室也要保持干燥，被子要时常拿出去晒。出门之前要注意在手上和脸上涂一些防冻软膏，保护皮肤，减少热量损失。在户外工作的时候，要记得准备些热汤水，随时喝一些温暖全身。还要活动手脚，防止冻疮。

2. 科学治疗冻疮。已经有了冻疮后，就要科学治病。民间有用冷水浸泡和用雪搓手的做法，其实不科学。这不仅不能治疗冻疮，还可能加重病情，导致组织坏死。还有，冻疮千万不可以烤火或者用热水浸泡。因为冻疮部位的神经传递失灵，在烤火或者用热水浸泡的时候，很可能就发生了烫伤。冻疮开始痊愈的时候，会有瘙痒的感觉，这时候也不要挠抓，以免感染。

3. 正确防治冻疮是用温水洗手，贴伤湿止痛膏。一般 2 天换 1 次，能改善局部的冻疮。冻疮刚刚开始时，每天晚上用电吹风边吹边揉，几天后就没有了。还可以用热醋涂抹，醋干后，再行涂抹，一日数次，可见效；可在温水中加入少量啤酒，浸泡 20 分钟，即可马上缓解冻疮带来的痛苦。这是因为啤酒中含维生素 B_1、维生素 B_6，有抗神经炎、皮肤炎和促进肌肉生长的功效。冬天坚持用加有啤酒的水浸泡洗用，可防止和治疗冻疮、脚气等。每晚用热水洗患处后，取香蕉去皮，用香蕉肉擦涂皲裂处，涂擦后不要洗患处，每日 1～2 次，数天即愈。

锻炼防病

加强对自己耐寒能力的锻炼，对于预防冻疮有显著的作用。

1. 坚持用冷水洗漱。俗话说“春捂秋冻”，就是说春天了要捂着，秋天要冻一冻。秋天受冻，是为了锻炼耐寒能力，为过冬做准备。不过，“秋冻”虽然要提倡，但是不可以乱来。正确的秋冻方法是逐渐开始用冷水，然后慢慢适应。等坚持到了冬大，就可以习惯了。

2. 冬季也要多户外活动。虽然天气冷，人就懒得运动了。但是，冬季的户外运动，对于自己的抗寒能力锻炼非常有帮助。应该在每天早起之后，到户外去跑一跑，身上出点儿汗。热了之后就稍微少穿一些，再继续运动。停下来后，及时穿上衣服。只要这么坚持下来，一段时间后就会发现自己明显不那么怕冷了。

3. 经常按摩。冬天虽然包裹得严实，但总有些部位是要露出来活动的。耳朵、鼻子、脸颊和手都是这些不得不露出来的部位，也就是这些地方最容易生冻疮。所以，感觉到冷的时候要多揉一揉，摩挲一会儿，以感觉到皮肤发热为好。这样不光能防冻疮，还可以改善血管的适应性。

4. 练习“血管操”。准备好一盆冷水和一盆热水（以手部感觉到热为宜），先将手或者脚放在冷水里，等到适应了之后，拿出来放进热水里。同样适应了之后再放回冷水中，如此反复直到两盆水冷热差不多了。每天做几次，早晚都要进行。坚持下来，可以有效预防冻疮。

食药治病

1. 鲜芝麻叶适量，放在生过冻疮的部位，用手来回揉搓 20 分钟左右，让汁液留在皮肤上，1 小时后冉洗去，每日 1 次，连续 1 周。

2. 吃西瓜时，将西瓜皮适当留得厚一些，形成白中稍带红的样子，用它轻轻揉搓生过冻疮的部位，每次 3 分钟，每日 1 次，连续 1 周。

3. 红辣椒 10 克，去子切碎，放入白酒 60 毫升中浸泡 7 天，再加樟脑 3 克摇匀，使用时用消毒棉签蘸药液外搽生过冻疮的部位，每日 2 次，连续 1 周。

4. 生姜 60 克，捣烂，加入白酒 100 毫升，浸泡 3 天即成。使用时用消毒棉签蘸药液外搽生过冻疮的部位，每日 2 次，连续 1 周。

5. 白茄根 60 克，花椒 10 克，水煎熏洗易患冻疮处，每日 1 次，每次 10～30 分钟，每日 1 剂，连续 1 周。

6. 夏秋吃黄瓜时，用瓜蒂反复擦常发生冻疮的部位，只要经常坚持，保证不再复发。

急性乳腺炎

急性乳腺炎是乳腺的急性化脓性感染，是乳腺管内和周围结缔组织炎症，常在短期内形成脓肿，多由金葡球菌或链球菌沿淋巴管入侵所致。多发生于产后哺乳期的妇女，尤其是初产妇更为多见。病菌一般从乳头破口或皲裂处侵入，也可直接侵入引起感染。本病以产后3～4周最为常见，故又称产褥期乳腺炎。

精神抗病

乳汁的分泌和排泄很容易受到情绪的影响。精神紧张、焦虑、愤怒都会使乳腺功能障碍，导致乳汁分泌减少、停止、加重病情。而平和的心态，则会好很多。所以，精神调养对于促进本病的治疗和康复有重要作用。患者应该注意调节自己的情绪，及时转移注意力，保持乐观和开朗的心情。

起居防病

1. 注意乳房清洁。这是预防乳腺炎的根本，因为本病是由病菌入侵而导致的。在怀孕6个月之后，要每天用热水擦洗乳头，使乳头皮肤增厚，不容易咬破。在哺乳时，要把乳头全部塞进孩子嘴里，防止咬破。也不要让孩子养成含着乳头睡觉的习惯，可以用奶嘴代替。发病之后，必须要及时停止哺乳，用乳管把乳汁吸干净，防止乳汁淤积。还要用乳罩把乳房托起来，帮助改善血液循环。发病后1～2天冷敷，3～4天后热敷。

2. 防止乳汁淤积。产后应尽早哺乳，疏通乳腺。哺乳前热敷乳房以促进乳汁通畅。如果产妇感到乳房胀痛更要及时热敷，热敷后用手按捏乳房、提拔乳头。婴儿吸吮能力不足或婴儿食量小而乳汁分泌多者，要用吸奶器吸尽乳汁。婴儿吃完奶后，注意清洗乳头，涤除乳腺管口积垢。

3. 积极治疗乳头破裂。轻度乳头破裂仍可哺乳，但在哺乳后应局部涂敷10%复方安息香酸酊，或10%鱼肝油铋剂，下次哺乳前洗洗；重度乳头破裂，哺乳时疼痛剧烈，可用乳头罩间接哺乳；或用吸奶器吸出后，用奶瓶哺食小儿；对乳头上的痂皮，不要强行撕去，可用植物油涂，待其变软，慢慢撕掉。还可以用猪油适量，用微火化，加适当白芨粉调成膏状，涂抹在乳头上，每天3～4次。

饮食宜忌

调养本病，饮食上要注意不能吃鱼腥食物。总体说来，要以清淡为主，易于消化。所以应该多吃水果、蔬菜，保证胃肠通畅。不能吃有刺激性的食物，包括辣椒、葱、姜、蒜等。本病发展到后来的溃疡，就会气血不足。所以应该多吃一些营养丰富的食物，补充足够的蛋白质，像鸡汤、鱼汤、排骨等都有很好的补充作用。

按摩养病

1手法按摩。五指并拢，以两手小鱼际部，夹持乳房基底部，沿乳管走行，向乳头部轻轻按摩1～2分钟。然后用手掌由淤积硬结的外缘向乳头方向逐步推赶并轻揉挤，反复按摩5～10分钟，即可将淤积的乳汁逐渐推出。按摩时，可以用手轻轻提动乳头数次，以扩张乳头部的输出管。若按摩前先作局部热敷，效果更好。

2. 梳背按摩。乳房患部涂少量油脂（液状石蜡或蓖麻油均可），以减少摩擦对乳房皮肤的刺激，避免皮肤损伤。用烤热的木梳背（以不烫伤皮肤为度）由乳房基底部开始，经患部再向乳头连连推赶，使闭塞的乳管由内向外，由小而大，渐渐被乳汁所扩张，终至全管通开，积乳排出，患者可在短期痊愈。

按摩注意事项：为减少按摩引起的炎症扩散和脓毒血症的发生，按摩必须在全身应用抗生素的前提下进行。为减少按摩时的疼痛，按摩先可在淤积的周围组织注射0.5%～1%利多卡因20～40毫升，待5分钟后再作按摩。乳腺小叶及周围组织已有轻度炎症时，可在局麻药内加入青霉素0.24克（40万U），注射后10分钟再进行按摩。治疗期间可用温硼酸液轻洗乳头并涂青霉素或磺胺油膏，然后用纱布遮盖以保护乳头。

食药治病

1. 鲜蒲公英250克，水煎服。

2. 细叶远志全草15～20棵，水煎服。

3. 鹿角粉3～9克，开水冲服。

4. 蒲公英、野菊花各9克，水煎服，每天1剂。

5. 瓜蒌牛蒡汤。熟牛蒡，生山栀，金银花，连翘各9克，全蛞蝼（打碎），蒲公英各12克，橘皮、橘叶各4.5克，柴胡6克，黄芩9克。水煎服，每天1剂。

6. 金银花、蒲公英、地丁各30克，连翘、野菊花、板蓝根、赤芍各15克。水煎服，每天1剂。本方主要有清热解毒、消肿散结、活血祛瘀作用，为控制全身中毒症状的有效方剂。

7. 疮疡饮。山甲珠、皂刺、当归尾、天花粉、陈皮各9克，乳香、没药各6克，金银花、赤芍、蒲公英各30克，水煎服，每天1付。本方具有活血化瘀、清热解毒、消肿软坚作用。

乳腺囊性增生症

乳腺囊性增生症也就是乳腺增生，是以乳腺小叶小导管及末端导管高度扩张形成的囊肿为特征，伴有乳腺结构不良病变的疾病。又称慢性囊性乳腺病、囊肿性脱皮性乳腺增生病、纤维囊性乳腺病等。与单纯性乳腺增生相比较，该病乳腺增生与不典型增生共存，存在恶变的危险，是区别所在，应视为癌前病变。本病是妇女多发病之一，最常见于25～40岁。

精神抗病

本病的发生和个人的情绪变化有很大关系，所以防治本病，精神调养非常重要。

1. 一定要制怒。经常生气的女性，一定会有两胁疼痛、胃胀胃痛的感觉。这是因为怒气伤肝，导致肝气郁积。而生气多了，就会有唉声叹气的表现，时间久了便会有乳房肿块。所以，制怒是精神调养的一大关键。在日常的生活中，一定要时刻提醒自己遇事不急，做事不要总是火急火燎的。对待周围那些慢一拍的人，也要学着让一让。有闲暇的时间，应该多加强自我修养，提高对事情的认识，强化心理的承受能力。反省上一次发怒的情形，注意给自己设置一个界限。

2. 培养乐观的人生态度。经常忧虑，没有笑容的表现，会让整个人都无精打采，觉得生活暗淡无光。这种情况下，人就更容易生病，而女性发生本病也就在情理之中了。所以，有一个快乐的心情比所有的保健药都有效。那么，如何才能清除忧虑的烦恼呢？

最重要的就是要面对现实，认清事实。这样才不至于有那么多的奢望而导致失望和忧虑。然后就是要积极主动地改善心情。要学会自我安慰，不要总想着没得到，要想到自己拥有的。看事情多往好处想想，把自己的注意力集中在阳光的一面。

起居防病

1. 规律的睡眠。有规律的睡眠不仅有利于平衡内分泌，更给体内各种激素提供了均衡发挥健康功效的良好环境。俗话说，团结力量大，各种激素在一个和平的环境中团结合作，自然能打败乳腺增生。

2. 调理月经。专家在临床发现，月经周期紊乱的女性要比正常月经的女性更易得乳腺增生，通过调理内分泌来调理月经，同时也能预防和治疗乳腺增生。

3. 和谐性生活。和谐的性生活能调节内分泌，刺激孕激素分泌，增加对乳腺的保护力度和修复力度。另外，性高潮刺激还能加速血液循环，避免乳房因气血运行不畅而出现增生。

4. 生育时间适当。在妊娠和哺乳期也是打击乳腺增生的好时机，这时孕激素分泌充足，能有效保护、修复乳腺；哺乳则能使乳腺充分发育，不易出现增生。

饮食宜忌

1. 改变饮食、防止肥胖。少吃油炸食品、动物脂肪、甜食及过多进补食品，要多吃蔬菜和水果类，多吃粗粮。黑黄豆最好，还有核桃、黑芝麻、黑木耳、蘑菇。

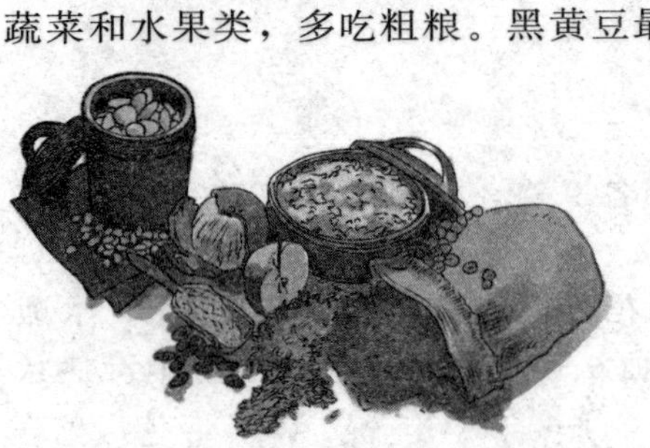
碱性食物

2. 饮食忌口。忌烟、酒、咖啡、可可等；忌葱、蒜、椒、桂皮等辛辣刺激性食物；忌肥腻、油煎、霉变、腌制食物；忌公鸡、鹅、猪头肉等发物。

3. 多吃碱性食物。癌症细胞都是存在于酸性体液中的，而酸性体液的出现和饮食有很大的关系。为了预防乳腺增生，更为了防止乳腺癌，就必须要注意饮食的酸碱性。常见的强酸性食品有蛋黄、奶酪、白糖做的西点或柿子、乌鱼子、柴鱼等。中酸性食品有火腿、培根、鸡肉、鲔鱼、猪肉、鳗鱼、牛肉、面包、小麦、奶油、马肉等。弱酸性食品有白米、落花生、啤酒、酒、油炸豆腐、海苔、文蛤、章鱼、泥鳅。弱碱性食品有红豆、萝卜、苹果、甘蓝菜、洋葱、豆腐等。中碱性食品有萝卜干、大豆、红萝卜、番茄、香蕉、橘子、番瓜、草莓、蛋白、梅干、柠檬、菠菜等。强碱性食品有葡萄、茶叶、海带芽、海带、柠檬等。

按摩养病

1. 推抚法。患者取坐位或侧卧位，充分暴露胸部。先在患侧乳房上撒些滑石粉或涂上少许液状石蜡，然后双手全掌由乳房四周沿乳腺管轻轻向乳头方向推抚 50～100 次。

2. 揉压法。以手掌上的小鱼际或大鱼际着力于患部，在红肿胀痛处施以轻揉手法，有硬块的地方反复揉压数次，直至肿块柔软为止。

3. 揉、捏、拿法。以右手五指着力，抓起患侧乳房部，施以揉捏手法，一抓一松，反复施术 10～15 次。左手轻轻将乳头揪动数次，以扩张乳头部的输乳管。

4. 振荡法。以右手小鱼际部着力，从乳房肿结处，沿乳根向乳头方向作高速振荡推赶，反复 3～5 遍。局部出现有微热感时，效果更佳。

食药治病

1. 全蝎 2 只，夹于馒头或糕点中，每日一次，七天为一疗程，应连用 2 个疗程，疗程间可休息 2 天，无效者，可改施其他法。

2. 海带 2～3 尺许，豆腐 1 块，煮沸汤饮食之。佐料按常规加入，可加食醋少许。

3. 山楂橘饼茶。生山楂 10 克，橘饼 7 枚沸水泡之，待茶沸热时，再加入蜂蜜 1～2 匙，当茶频食之。

4. 天合红枣茶。天门冬 15 克，合欢花 8 克，红枣五枚，泡茶食之，加蜂蜜少许。

5. 仙人掌炒猪肝，常食有效。

6. 黑芝麻 10～15 克，核桃仁 5 枚，蜂蜜 1～2 匙冲食之。

7. 生侧柏叶 30 克，橘子核 15 克，野菊花 15 克等，煎汤饮用。

8. 鳝鱼 2～3 条，黑木耳 3 小朵，红枣 10 枚，生姜三片，添加佐料，如常法红烧食用。

9. 鹿角帽粉熬制成的鹿角帽膏，滋补效果甚佳。每次 10 克，每日两次。

血栓闭塞性脉管炎

该病主要侵犯肢体，尤其是下肢的中、小动脉及其伴行的静脉和皮肤浅静脉，受累血管呈现血管壁全层的非化脓性炎症，管腔内有血栓形成，管腔呈现进行性狭窄以至完全闭塞，引起肢体缺血而产生疼痛，严重者肢端可发生不易愈合的溃疡及坏疽。病因至今尚不清楚。可能导致永久性功能障碍或肢体丢失，甚至死亡。

起居防病

1. 本病的一个发病原因就是寒冷、潮湿和外伤。所以生活起居上就需要防止这三个诱因。关于防寒，就是要注意保暖，尤其是气温反复变化、冷热不定的时候。防寒还要尤其注意患病部位的保护，否则一定会使病情加重。日常的穿衣戴帽要站在保暖的角度来考虑，不能因为顾虑到形体的外观而乱穿衣。还有鞋子应该大小合适，不能太紧或太松。太紧的鞋子会妨碍到脚部的血液循环，导致脚部变冷并加重病情。太松的鞋子又会导致脚部摩擦损伤，导致感染。

2. 防潮的做法就是要注意换衣服、鞋袜，及时晒干。自己的床铺也要保持干燥，经常把被褥拿出去晾晒。到了冬天，住的地势较低，屋子里最好有个火炉。在天气好的时候，要记得开窗换气。

3. 对于外伤的威胁，那就是要注意不做危险活动。生活要轻柔缓慢，身体有什么不舒服及时休息，不可逞强。到了冬天，因为气候干燥，容易有皮肤皲裂的情况。这是就要注意常洗手洗脚，涂抹一些护肤品，保持皮肤湿润。

饮食宜忌

本病也有一部分原因是营养不良导致的。所以在饮食上要注意补充营养，最好还有扩张血管的作用。日常有这类效果的食物有韭菜、山楂、鸡血、鹅血、螃蟹、狗肉、羊肉等。再者，不同的患者也要根据病情选择不同的食物。像虚寒型和气血两虚型患者，就要多食那些有温热散寒、补肾助阳的食物，比如鸡肉、羊肉、鲢鱼、韭菜、鲤鱼、鳝鱼等。而湿热和热毒炽患者，就要多食味甘性平或清热解毒的食物，比如牛肉、鸭肉、猪肉、芹菜、黄瓜、绿豆等。另外，少喝一点儿酒，对于本病也有一定的积极作用。不过一定不能吃油腻、辛辣的食物。

需要注意的是，吸烟是必须要禁止的。本病有一些原因也是吸烟导致的。临床观察发现，戒烟能使血栓闭塞性脉管炎患者病情缓解，再度吸烟又可使病情恶化。烟草中的尼古丁等有害物质，会收缩血管，导致血流量减少。为了治愈本病，更为了预防本病，戒烟是必须要坚持的。

锻炼防病

预防本病当然也少不了要加强身体锻炼。因为体育运动会帮助身体协调各器官之间的关系，促进血液循环，让身体有更强的抵抗力和适应能力。还有，锻炼也会增强身体的耐寒能力，所以也是一个重要的方面。因此，经常性的锻炼很有益处。而患病之后，也要注意锻炼患肢，帮助减轻痛苦，并且促进肢体痊愈。

食药治病

1. 银麦梨藕汁。金银花 30 克，麦冬、生地各 20 克，水煎 2 次，每次用水 500 毫升，煎半小时，两次煎液混合，去渣留汁，浓缩至 400 毫升。再将鲜藕 500 克，雪梨 2 个捣烂榨汁，与药汁混合调匀。分 2～3 次服。适用于血栓性脉管炎患肢坏疽，疼痛难忍，足部肿胀，伴有发热、咽干口渴、食欲减退者。

2. 红花百合汤。百合 20 克，红花 5 克，红糖适量。百合加水煮沸 10 分钟后加入红花，再煮 10 分钟，取汁加入红糖即可。随时饮。可活血化瘀止痛。本方适用于肢体灼热不适、疼痛明显的血栓闭塞性脉管炎患者。

3. 毛冬青炖猪蹄。猪前蹄 1 只，烙净余毛，洗净砍成小块；毛冬青 200 克洗净砍成块，同放于砂锅中，注入清水 800 毫升。烧开后撇去浮沫，加入姜片、黄酒和精盐，小火炖至酥烂，捡出毛冬青块，趁热分 1～2 次食肉喝汤。连服 7 天为 1 疗程，如无不良反应，可继续服用。适用于血栓闭塞性脉管炎患者。

4. 黑木耳紫菜鸡蛋汤。黑木耳 50 克，紫菜 20 克，鸡蛋 1 只。麻油、精盐、味精各适量。将黑木耳与紫菜分别泡软洗净切碎，用水 500 毫升，煮至 300 毫升，打入鸡蛋煮熟，下精盐、味精，淋麻油。分 1～2 次趁热食菜喝汤。适用于血栓闭塞性脉管炎恢复期。

泌尿系统结石

泌尿系统结石是泌尿系的常见病。结石可见于肾、膀胱、输尿管和尿道的任何部位。但以肾与输尿管结石为常见。临床表现因结石所在部位不同而有异。肾与输尿管结石的典型表现为肾绞痛与血尿，在结石引起绞痛发作以前，病人没有任何感觉，由于某种诱因，如剧烈运动、劳动、长途乘车等，突然出现一侧腰部剧烈的绞痛，并向下腹及会阴部放射，伴有腹胀、恶心、呕吐、程度不同的血尿。膀胱结石主要表现是排尿困难和排尿疼痛。

起居防病

1. 不憋尿。泌尿系统结石有一部分原因就是憋尿。因为有尿液潴留时，会导致膀胱内部脱落的细胞，尿液中的矿物质、结晶、血块等沉淀下来，形成结石。所以，有了尿意要赶快排尿。在睡前也要排尿，不能有尿液留着。

2. 多喝开水。多喝水，尤其是开水对于帮助尿液形成有很大的作用。而且多喝水还能稀释尿液、防止尿液浓缩、调节酸碱度、减少沉积物，从而避免结石形成。而且，多排尿可以冲洗尿道，帮助排出尿液中的结石。

3. 合理作息。很多病人不得不卧床休息，但是长时间卧床，身体缺少运动，会出现骨骼钙流失的情况。而钙流失就更容易出现结石。正确的做法是要适当地活动。即便是不能下床，翻身、运动肢体也是好的。能下床的病人，就可以外出散步、上下楼梯等。

饮食宜忌

1. 少吃含草酸的食物。食物中的草酸，会在尿液中形成沉淀，并产生结石。所以，含有草酸的食物就不要吃。比如菠菜、番茄、苹果、苜蓿、豆类、海带、南瓜子、动物肝脏等。

2. 少吃糖。实验证明，吃糖越多，尿液中的钙就越多，而钙是形成结石的主要成分。所以，为了防治结石，就必须要少吃糖。事实也证明，我国南方的尿结石发病率要高于北方，这与南方的甜食习惯不无关系。

3. 补充维生素 A。身体里缺乏维生素 A，那么肾盂细胞就会老化，容易脱落，然后就容易形成结石。所以，补充维生素 A 就势在必行。常见的富含维生素 A 的食物有蛋黄、河蟹、田螺、鱼肝油等。

4. 吃米糠。米糠中的成分，会和钙结合成不溶性钙盐。这就会降低形成结石的可能，有利于防止结石。

锻炼防病

多参加体育锻炼，就可以有助于泌尿系统的循环，帮助尿液产生。然后在有了尿意后及时排尿，就可以防止结石的产生。

食药治病

1. 核桃蜂蜜膏核桃仁。蜂蜜 500 克，琥珀 60 克。将核桃仁、琥珀磨成细粉，加入蜂蜜调如膏状，贮瓶备用。每日早晚各服 3 汤匙，白开水调服。

核桃仁有利小便、祛结石的功效，古籍记载“核桃仁治砂淋，石淋杜塞作疼，小便不利”。琥珀利水通淋，用于小便癃闭以及石淋、砂淋、血淋，其效尤佳。故服用核桃蜂蜜膏有溶石排石之功。

2. 荸荠三金粥。荸荠 150 克，鸡内金 20 克，金钱草 30 克，海金沙 15 克，粳米 100 克。先加水煎金钱草，海金沙，过滤取汁，备用。荸荠捣烂挤汁，鸡内金研细。荸荠汁，鸡内金粉和粳米加水适量煮粥，待半熟时加入药汁，煮至米烂粥稠，代早餐服食。

荸荠清热消积，《日用本草》说它“下五淋”。鸡内金化石通淋。金钱草利尿排石，清利湿热。海金沙功专通利水道，而为治淋病尿道作痛之要药。常服此粥对于石淋尿色黄赤混浊、小便艰涩灼痛、时或突然阻塞、尿意窘迫、尿道刺痛、腰腹疼痛难忍、尿中带血等功效较好。

3. 鸡内金散。生鸡内金 200 克，鱼脑石 100 克。将鱼脑石置铁锅中大火煅炒，取出后冷却，和鸡内金共研细末。日服 3 次，每次 10 克，以蜂蜜适量调和，开水冲服。服后多饮水，多活动。

鸡内金为鸡的砂囊内膜，具有通淋、排石、消积之功。《医学衷中参西录》云：“鸡内金，鸡之脾胃也。中有瓷石，铜、铁皆能消化，其善化淤积可知。无论脏腑何处有积，鸡内金皆能消之。”鱼脑石可以化石、通淋，为治疗石淋的要药。此方坚持服用，对泌尿系结石颇有效验。

肩关节周围炎

肩关节周围炎简称肩周炎，是由于肩周的肌肉、肌腱、韧带、滑囊和关节囊等软组织发生慢性无菌性炎症，导致关节内外粘连，阻碍肩关节活动所致，又称为粘连性肩关节炎、五十肩、凝肩等，欲称冻结肩、漏风肩。本病可因外伤、慢性劳损、较长时间不活动或固定或局部受风寒侵袭等诱因而发作。临床表现主要为肩痛、肩关节活动障碍或僵硬、肩周肌肉萎缩。部分病人是由肱二头肌腱鞘炎、冈上肌炎、肩峰下滑囊炎等发展而来。本病好发于40岁以上中老年，女多于男，右肩多于左肩，多数为慢性起病。本病预后良好，多能自愈。若积极进行锻炼及其他治疗，则病期短，恢复快。痊愈后也可再复发。

起居防病

1. 注意防寒保暖。由于自然界的气候变化，寒冷湿气不断侵袭机体，可使肌肉组织和小血管收缩，肌肉较长时间的收缩，可产生较多的代谢产物，如乳酸及致痛物质聚集，使肌肉组织受刺激而发生痉挛，久则引起肌细胞的纤维样变性、肌肉收缩功能障碍而引发各种症状。因此，在日常生活中注意防寒保暖，特别是避免肩部受凉，对于预防肩周炎十分重要。

2. 避免过度劳累，避免提重物，注意局部保暖。

3. 纠正不良姿势。对于经常伏案、双肩经常处于外展工作的人，应注意调整姿势，避免长期的不良姿势造成慢性劳损和积累性损伤。

饮食宜忌

本病的饮食原则是补气养血、温经散寒。因为中医上认为，肩周炎就是由于气血虚弱、风邪入侵导致的。所以，饮食要讲究温补。常用的食物有羊肉、狗肉、鹿肉、韭菜、辣椒、姜、海参、核桃等。一定不可以吃生冷的食物，包括凉拌菜。因为生冷食物会刺激肌肉，加重病情。

锻炼防病

加强体育锻炼是预防和治疗肩周炎的有效方法，但贵在坚持。如果不坚持锻炼，不坚持做康复治疗，则肩关节的功能难以恢复正常。

1. 爬墙锻炼。面对墙壁，用双手或患手沿墙壁徐缓地向上爬动，使上肢尽量高举，然后缓慢向下回到原处，反复进行。

2. 体后拉手。双手向后反背，用健手拉住患肢腕部，渐渐向上拉动抬起，反复进行。

3. 外旋锻炼。背靠墙而立，双手握拳屈肘，做上臂外旋动作，尽量使脊背靠近墙壁，反复进行。

4. 摇膀子。弓箭步，一手叉腰，另一手握空拳靠近腰部，做前后环转摇动，幅度由小到大，动作由慢到快。

按摩养病

可以自己用手按摩，有4种方法：

1. 左手手指和右手手指反交叉，同时拉伸手指根部的关节，然后手指再正交叉，有节奏地一张一合，做3～5次。

2. 手指交叉，犹如基督教祷告似的，使手掌弯曲，以刺激手掌和所有的手指持续30秒钟。

3. 用大拇指和示指的指心揉另一只手的手指，动作要轻柔，左右手的手指都要揉。

4. 采用指压法，用大拇指指心刺激手掌的肌肉和指根部，一面数“一、二、三”，一面有节奏地按压，每处按压3次。

食药治病

1. 生山楂甘草汤。生山楂 50 克，桑葚 50 克，桑枝 25 克，乌梅 25 克，白芍 20 克，伸筋草 20 克，醋制元胡 20 克，姜黄 15 克，桂枝 15 克，威灵仙 15 克，醋制香附 15 克，甘草 10 克。水煎温服，3 日 2 剂，1 个月为 1 个疗程。服药期间除配合练功外停用其他药物或疗法。舒筋通络，祛瘀行痹止痛，滑利关节。主治肩周炎。

2. 白芍汤。白芍、沙地龙各 400 克，制马钱子、红花、桃仁、威灵仙各 350 克，乳香、没药、骨碎补、五加皮、防己、葛根、生甘草各 150 克。将上药共研为极细末，装入胶囊，每粒含生药 0.2 克，成人每次口服 3 粒，每日 3 次，温开水送服。半个月为一个疗程，休息 3 天，再行下 1 个疗程。主治肩周炎。

3. 取追骨风 30 克，酒 60 克。追骨风入酒内浸泡 5 日。分数次内服。

4. 取生姜 500 克，大葱根 50 克，花椒 250 克，小茴香 100 克，白酒 150 克。先把生姜和葱根切碎，捣成泥浆，小茴香和花椒捣成面，然后将四味混在一起搅匀，置于铁锅中用小火炒热，加白酒搅和，再装入纱布袋中，敷于患处。温度以能耐受为度，上盖毛巾，再盖上棉被，使之发汗。第二天药袋用锅炒热继续用，不必换药，此药袋可加酒。每晚 1 次，坚持治疗，定有疗效。连服 1 个月见效，一般需服 81 天。

风湿性关节炎

风湿性关节炎是一种常见的急性或慢性结缔组织炎症。可反复发作并累及心脏。临床以关节和肌肉游走性酸楚、重著、疼痛为特征。属变态反应性疾病。是风湿热的主要表现之一，多以急性发热及关节疼痛起病。

精神抗病

保持良好的心态。有一些患者在患了本病之后，情绪的波动又往往使病情加重。这些都提示精神（或心理）因素对本病有一定的影响。因此，保持正常的心理状态，对维持机体的正常免疫功能是重要的。这是在对风湿性关节炎的预防中要注意的。

起居防病

1. 要尤其注意避开潮湿的环境。关节处要注意保暖，不穿湿衣、湿鞋、湿袜等。夏季暑热，不要贪凉受寒、暴饮冷饮等。秋季气候干燥，但秋风送爽，天气转凉，要防止受风寒侵袭。冬季寒风刺骨，注意保暖是最重要的。

2. 夏天的时候，要注意防止冷风直吹。这也就是说，在如今的生活条件下，不要贪凉开空调，也不要用风扇。应该在阴凉无风的地方乘凉。

3. 有严重的风湿病患者，需要长期卧床，并要注意卧床的卫生和舒适。要保持皮肤干燥，防止褥疮的发生。经常换个卧姿，减轻身体的疼痛感。病情稳定下来，就要起床适当运动，防止身体功能退化。

饮食宜忌

风湿性关节炎患者一般宜进高蛋白、高热量、易消化的食物，少食辛辣刺激及生冷、油腻之物。饮食应注意以下几点：

1. 饮食要节制。饮食要定时、定量，食物的软、硬、冷、热均要适宜。不可因担心体质虚弱、营养不够而暴饮暴食，以至于增加脾胃负担，伤及消化功能。

2. 饮食宜清淡。风湿性关节炎患者经常受病痛折磨，又长期以药物为伴。病发作时，更是茶饭不香，故食宜清淡，一则可以保持较好的食欲，二则可以保持较好的脾胃运化功能，以增强抗病能力。

3. 饮食不可偏嗜。鸡鸭鱼肉、五谷杂粮、蔬菜瓜果均不可忽视，应搭配合理。

4. 正确对待食补与药补。无论食补还是药补，对风湿性关节炎患者都是有益的，但必须根据病情及脾胃运化功能的强弱来进行。如牛奶、豆浆、巧克力等虽是营养佳品，但体内有湿热或舌苔黏腻者，多食反而腹胀不适，不思饮食；人参、白木耳、阿胶虽能补气养血，但脾胃不和或湿热内蕴者服之反而壅气助湿，非但病不能去，反添病痛。

5. 注意饮食宜忌。风湿性关节炎患者有的病程较长，如果患病后忌口太严，长年日久，影响营养的吸收，对疾病的康复不利。一般说风湿性关节炎患者可以食用任何饮食，不必忌口。只是在急性期或急性发作，关节红肿灼热时，不宜进辛辣刺激的食物；久病脾胃虚寒者，少食生冷瓜果及虾、蟹、竹笋之类。一旦病情稳定，忌口即可放宽。

锻炼防病

首先要加强锻炼，强身健体。凡坚持体育锻炼的人，身体就强壮，抗病能力强，很少患病，其抗御风寒湿邪侵袭的能力比一般没经过体育锻炼者强得多。经常参加体育锻炼，如保健体操、练气功、太极拳、做广播体操、散步等，对身体大有好处。

食药治病

1. 木瓜汤。木瓜 4 个，白蜜 1 千克。将木瓜蒸熟去皮，研烂如泥，白蜜 1 千克炼净。将两物调匀，放入净瓷器内盛之。每日晨起用开水冲调 1～2 匙饮用。有通痹止痛的功效。

2. 老桑枝煲鸡。老桑枝 60 克，母鸡 1 只约 500 克。将老桑枝和鸡加水适量煲汤，用食盐少许调味，喝汤吃肉。能温经散寒、清热除湿。

3. 木瓜粥。木瓜 10 克，薏苡仁 30，粳米 30 克。木瓜与薏苡仁、粳米一起放入锅内，加冷水适量，大火煲沸后小火炖至薏苡仁酥烂即可食用。喜糖食者可加入白糖 1 匙，宜每日或间日食用。有祛湿消肿，解热镇痛的功效。

4. 川乌粥。生川乌头 3～5 克，粳米 30 克，姜汁 10 滴，蜂蜜适量。将乌头捣碎研为极细末，粳米煮粥，沸后加入川乌头末改小火慢煎，熟后加入生姜汁及蜂蜜搅匀，稍煮一二沸即可。宜温服。有祛寒止痛的功效。患者有热性疼痛，在发热期间及孕妇忌服。本方不可与半夏、瓜蒌、贝母、白及、白蔹等中药同服。

类风湿性关节炎

类风湿性关节炎是一种以关节滑膜炎为特征的慢性全身性自身免疫性疾病。滑膜炎持久反复发作，可导致关节内软骨和骨的破坏、关节功能障碍，甚至残废。血管炎病变累及全身各个器官，故本病又称为类风湿病。该病可见于任何年龄，但以 20～40 岁女性较多见。

精神抗病

保持精神愉快。疾病的发生与发展与人的精神活动状态有密切的关系。保持精神愉快也是预防类风湿关节炎的一个方面，遇事要注意不可过于激动或长期闷闷不乐。要善于节制不良情绪，努力学习，积极工作，让自己心胸开阔，生活愉快，进而使身体健康。要记住“正气存内，邪不可干”。保持正常的心理状态，对维持机体的正常免疫功能是很重要的。

起居防病

1. 避免受风、受潮、受寒。大部分患者发病前或疾病复发前都有受凉、受潮等病史，这些因素在本病的发生发展过程中起着重要作用。春季雨水较多，是“百病好发”之际，也是类风湿性关节炎的好发季节，要防止受寒、淋雨和受潮，关节处要注意保暖，不穿湿衣、湿鞋、湿袜等。夏季不要贪凉，空调不能直吹，不要暴饮冷饮等，秋冬季节要防止受风寒侵袭，注意保暖是最重要的。

2. 预防和控制感染。实验研究表明细菌或病毒的感染可能是诱发类风湿关节炎的发病因素之一，有些类风湿性关节炎是在患了扁桃体炎、咽喉炎、鼻窦炎、慢性胆囊炎、龋齿等感染性疾病之后而发病的。所以，预防感染和控制体内的感染病灶也是很重要的。

饮食宜忌

1. 要少食牛奶、羊奶等奶类和花生、巧克力、小米、干酪、奶糖等含酪氨酸、苯丙氨酸和色氨酸的食物，因其能产生致关节炎的介质，如前列腺素、白三烯、酪氨酸激酶自身抗体及抗牛奶抗体等，易致过敏而引起关节炎加重、复发或恶化。

2. 少食肥肉、高动物脂肪和高胆固醇食物，因其产生的酮体、酸类、花生四烯酸代谢产物和炎症介质等，可抑制T淋巴细胞功能，易引起和加重关节疼痛、肿胀、骨质脱钙疏松与关节破坏。

3. 少食甜食，因其糖类易致过敏，可加重关节滑膜炎的发展，易引起关节肿胀和疼痛加重。

4. 少饮酒和咖啡、茶等饮料，注意避免被动吸烟，因其都可加剧关节炎恶化。

5. 可适量多食动物血，蛋、鱼、虾、豆类制品、土豆、牛肉、鸡肉及牛腱子肉等富含组氨酸、精氨酸、核酸和胶原的食物等。

锻炼防病

1. 加强锻炼，增强身体素质。经常参加体育锻炼或生产劳动，如保健体操，练气功，太极拳，做广播体操，散步等，凡是能坚持体育锻炼的人，身体就强壮，抗病能力就强，很少患病，抗御风寒湿邪侵袭的能力比一般没经过体育锻炼者强得多。《内经》说过的"正气存内，邪不可干""邪之所凑，其气必虚"，正是这个道理。

2. 注意劳逸结合。要劳逸结合，活动与休息要适度，过于疲劳，人的免疫力也会随之下降，容易引发一些疾病。

食药治病

1. 水杨酸制剂。能抗风湿、抗炎、解热、止痛。剂量每日2～4克，如疗效不理想，可酌量增加剂量，有时每日需4～6克才能有效。一般在饭后服用或与制酸剂同用，亦可用肠溶片以减轻胃肠道刺激。

2. 吲哚美辛。是一种吲哚醋酸衍生物，具有抗炎、解热和镇痛作用。患者如不能耐受阿司匹林可换用本药，常用剂量25毫克，每天2～3次，每日100毫克以上时易产生副作用。副作用有恶心、呕吐、腹泻、胃溃疡、头痛、眩晕、精神抑郁等。

3. 菖蒲、小茴香各60克，食盐500克，同炒热，布包，烫患处。适用于肢体关节冷痛，遇寒痛增，得热痛减者。

4. 石蒜、生姜、葱适量捣烂，外敷患处。适用于关节疼痛、怕风畏寒者。

5. 新鲜骨碎补3～5根捣烂敷患处。适用于关节冷痛者。每次5～10分钟即可见效。

6. 桃仁、白芥子各6克研细末，用适量蛋清调成糊状，外敷关节痛处，3～4小时可止痛。注意不可久敷。

7. 如意金黄膏涂患处，用纱布盖好，每日换1次。适用于关节红肿者。

8. 仙人掌适量捣成泥状，涂敷患处。

9. 鲜紫花地丁适量，捣烂敷患处。

颈 椎 病

颈椎病又称颈椎综合征，是颈椎骨关节炎、增生性颈椎炎、颈神经根综合征、颈椎间盘脱出症的总称，是一种以退行性病理改变为基础的疾患。主要由于颈椎长期劳损、骨质增生，或椎间盘脱出、韧带增厚，致使颈椎脊髓、神经根或椎动脉受压，出现一系列功能障碍的临床综合征。表现为颈椎间盘本身退变及其继发性的一系列病理改变，如椎节失稳、松动、髓核突出或脱出、骨刺形成、韧带肥厚和继发的椎管狭窄等，刺激或压迫了邻近的神经根、脊髓、椎动脉及颈部交感神经等组织，并引起各种各样症状和体征的综合征。

起居防病

1. 坐姿正确。要预防颈椎病的发生，最重要的是坐姿要正确，使颈肩部放松，保持最舒适自然的姿势。办公室工作者，还应不时站起来走动，活动一下颈肩部，使颈肩部的肌肉得到松弛。

2. 活动颈部。应在工作1～2小时，有目的地让头颈部向前后左右转动数次，转动时应轻柔、缓慢，以达到各个方向的最大运动范围为准。使得颈椎关节疲劳得到缓解。

3. 抬头望远。当长时间近距离看物，尤其是处于低头状态者，既影响颈椎，又易引起视力疲劳，甚至诱发屈光不正。因此，每当伏案过久后，应抬头向远方眺望半分钟左右。这样既可消除疲劳感，又有利于颈椎的保健。

4. 睡眠方式。睡觉时不可俯着睡，枕头不可以过高、过硬或过低。枕头中央应略凹进，颈部应充分接触枕头并保持略后仰，不要悬空。习惯侧卧位者，应使枕头与肩同高。睡觉时，不要躺着看书。不要对着头颈部吹冷风。

5. 避免损伤。避免和减少急性颈椎损伤，如避免猛抬重物、紧急刹车等。

6. 防寒防湿。防风寒、潮湿，避免午夜、凌晨洗澡时受风寒侵袭。颈椎病患者常与风寒、潮湿等季节气候变化有密切关系。风寒使局部血管收缩，血流速度降低，有碍组织的代谢和血液循环。冬季外出应戴围巾或穿高领毛衫等，防止颈部受风、受寒。

7. 预防感染。积极治疗颈部感染和其他颈部疾病。

饮食宜忌

饮食要合理搭配，不可单一偏食。应以富含钙，蛋白质，维生素 B，维生素 C 和维生素 E 的饮食为主。饮食有度，不要饥饱失常。不要经常吃生冷和过热的食物。还有必须戒烟戒酒。

锻炼防病

积极锻炼颈部肌肉可以有效增强颈椎生物力学结构的稳定性，强化正常的颈椎生理曲度，促进血液和淋巴循环，能有效预防并减轻颈椎病。据调查，颈部肌肉发达的人群中，颈椎病发作的概率下降 80%。但是，并非所有的锻炼都是有益的，盲目、错误的锻炼甚至可能带来不可挽回的、致命的后果。特别是已经出现颈椎生物力学结构失稳的患者，不应进行激烈的如摇头、颈前伸、左右晃动、低头等锻炼。正确的锻炼方法是：坐位或俯卧位，双上肢伸直并置于身后，双手十指交叉（交叉困难者亦可不交叉），双臂努力后伸，同时尽最大努力抬头（宜缓慢），将后颈部肌肉及双肩胛骨间肌肉尽力绷紧，持续 10 秒钟后停止并恢复正常体位，尽力放松绷紧的肌肉，休息 10 秒钟后再次进行上述锻炼，反复锻炼至感觉疲劳或微出汗时即可停止，不宜一次锻炼过度，每天可进行 3～5 次锻炼，此锻炼不应在站立位进行，以免万一因头晕而跌倒，经常进行此锻炼将有效促进颈椎生理曲度的恢复并强化相关肌肉强度，增强颈椎稳定性。颈椎骨结核、骨肿瘤、骨折患者等特殊疾病者禁止进行颈部锻炼。另外，蛙泳时必须保持抬头位，这也有利于保持颈椎生理曲度，故常被临床医生推荐，不过，颈椎病人也应该注意避免受寒，故进入泳池前应做好充分准备运动，进入泳池后立即进行蛙泳，停止蛙泳后应立即上岸穿衣，避免长时间待在泳池内而感受寒湿。

按摩养病

1. 按摩百会。用中指或示指按于头顶最高处正中的百会穴，用力由轻到重按揉 20～30 次。有健脑宁神、益气固脱的作用。

2. 对按头部。双手拇指分别放在额部两侧的太阳穴处，其余四指分开，放在两侧头部，双手同时用力做对按揉动 20～30 次。有清脑明目、振奋精神的作用。

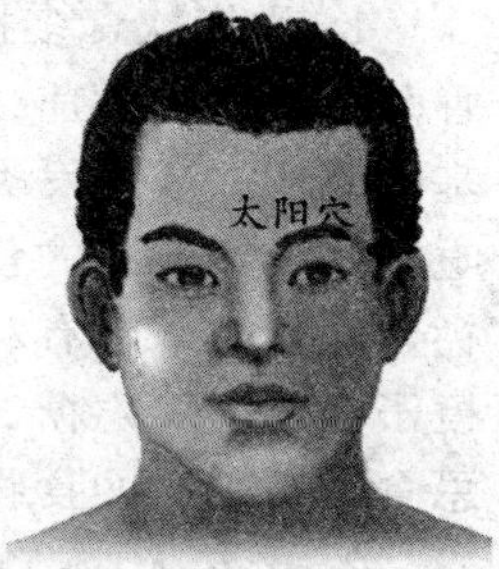

太阳穴

3. 按揉风池。用两手拇指分别按在同侧风池穴（颈后两侧凹陷处），其余手指附在头的两侧，由轻到重地按揉 20～30 次。有疏风散寒、开窍镇痛的作用。

4. 拿捏颈肌。将左（右）手上举置于颈后，拇指放置于同侧颈外侧，其余四指放在颈肌对侧，双手用力对合，将颈肌向上提起后放松，沿风池穴向下拿捏至大椎穴 20～30 次。有解痉止痛、调和气血的作用。

5. 按压肩井。以左（右）手中指指腹按于对侧肩井穴（在大椎与肩峰连线中点，肩部筋肉处），然后由轻到重按压 10～20 次，两侧交替进行。有通经活络、散寒定痛的作用。

食药治病

1. 将胡桃肉3个及鲜荷蒂8个捣碎，水煎服。

2. 苏子6克，伏龙肝10克煎后去渣取汁，与粳米50克粥服。

3. 地黄当归金甲汤。干地黄95克，当归3克，白金条（即人角枫）须根5克，刺三甲5克组方。将上药切成薄片，加水800～1000毫升，煮约1小时，2次温服，隔日1剂。

4. 三白皂刺熏剂。鲜三白草1000克，鲜皂角刺250克。用砂锅置火炉上，纳上药，加水适量，煮沸后即直接熏蒸局部，或用多层纱布覆盖以助熏蒸。治疗时炉火保持适度。1日熏蒸2次，每次30～60分钟。如疼痛剧烈，治疗时间可适当延长。

骨质增生

骨质增生症又称为增生性骨关节炎、骨性关节炎、退变性关节病、老年性关节炎、肥大性关节炎，是由于构成关节的软骨、椎间盘、韧带等软组织变性、退化，关节边缘形成骨刺、滑膜肥厚等变化，而出现骨破坏，引起继发性的骨质增生，导致关节变形，当受到异常载荷时，引起关节疼痛、活动受限等症状的一种疾病。

精神抗病

骨质增生现象是日常生活中的一种常见现象。脊柱或关节的骨质增生经常在看病或体检时被发现。有的人为此忧心忡忡，认为骨质增生会造成瘫痪，是不治之症，因而到处求医问药，不但耗费大量的精力，也花费许多钱财。其实这是没必要的。骨质增生的本质是人体骨骼的一种“衰老”现象，是一种正常的生理现象。随着人的年龄增长，人的脊柱和关节周围的肌肉，韧带等组织都会发生退行性改变，使脊柱和关节的平衡遭到破坏，出现脊柱和关节的不稳定。机体为了适应这些变化，恢复新的平衡状态，就会通过骨质增生的方式增加骨骼的表面积，减少骨骼单位面积上的压力，使脊柱或关节更加稳定。可以说，骨质增生现象是机体的一种自我保护机制，是机体的一种本能。只是有时骨质增生造成了疼痛、肿胀、肢体功能障碍等症状，使人感到“不舒服”时，人们才把骨质增生作为疾病来看待。所以，对于本病，大可不必那么担心。毕竟任何人都是会老的，骨质增生也都会经历。只要本病没造成多大的影响，完全可以接受。

起居防病

1. 避免在潮湿处睡卧，汗出当风，不要在出汗后，即洗凉水浴或洗脚，以防风、湿、寒三邪气对膝关节的侵害。

2. 膝关节不过于劳累或负荷过重。冬天的时候要防寒保暖，防止风寒入侵。

饮食宜忌

1. 均衡饮食多摄取富含抗氧化剂的食物如杧果、木瓜、甜瓜、葡萄、橘子、凤梨、香蕉、草莓、番茄、包心菜、马铃薯等含有丰富的维生素，而生物类黄酮可以预防自由基的破坏，减缓发炎反应，加速运动伤害的复原及强化胶质的形成。骨质增生患者应多吃一些含钙量高的食物，如牛奶、奶制品、虾皮、海带、芝麻酱。豆制品也含有丰富的钙，经常吃，也有利于钙的补充。注意营养结构，勿吃任何柳橙类水果，尤其是橘子、橙子。也不要吃糖、酒、咖啡，这些物质将阻挠复原过程，并扰乱体内的矿物质平衡。忌食辛辣刺激的食物，禁烟酒。

2. 老年人应节制饮食，保持适当的体重，避免肥胖。临床发现肥胖患者骨质增生一般发生在膝关节，比相似病情而体重标准者的治疗时间要长，恢复要慢。原因很简单，就是肥胖患者自身的体重加重了膝关节的负担，关节的磨损与伤害也就更大。均衡饮食、保持体重是防止骨质增生的重要环节。

锻炼防病

长期、过度、剧烈的运动或活动是诱发骨质增生的基本原因之一。尤其对于持重关节（如膝关节、髋关节），过度的运动使关节面受力加大，磨损加剧。长期剧烈运动还可使骨骼及周围软组织过度地受力及牵拉，造成局部软组织的损伤和骨骼上受力不均，从而导致骨质增生。所以要避免长期的剧烈运动。

避免长期剧烈的运动，并不是不活动，恰恰相反，适当的体育锻炼是预防骨质增生的好方法之一。因为关节软骨的营养来自于关节液，而关节液只有靠“挤压”才能够进入软骨，促使软骨的新陈代谢。适当的运动，特别是关节的运动，可增加关节腔内的压力，有利于关节液向软骨的渗透，减轻关节软骨的退行性改变，从而减轻或预防骨质增生，尤其是关节软骨的增生和退行性改变。因此骨质增生康复的方法在于运动，意义在于消除或减轻增生部位的疼痛以及由此而造成的功能障碍，最大限度地恢复其生活和劳动能力，改善和提高患者的生活质量。

食药治病

1. 莲栗糯米糕。糯米粉 500 克，莲子 60 克，栗子（鲜）60 克，核桃 60 克，糖桂花 15 克，白砂糖 50 克。将胡桃肉、莲子、栗子仁煮熟去皮，压烂成泥为糕粉。糯米粉加沸水调和均匀，将糕粉、糯米细粉与白糖拌匀。撒入糖桂花，放入碗内，上笼蒸 1～2 小时至熟透，取出。代食吃下。

2. 肉桂白芷百合饮。肉桂 20 克，白芷 20 克，百合 50 克，白糖 3 匙。将肉桂、白芷、百合分别洗净，先将肉桂、白芷置锅中，加清水 500 毫升，急火煮开 5 分钟，改小火煮 30 分钟，去渣取汁。将汁加入百合，再加清水 500 毫升，加白糖，急火煮开 5 分钟，小火煮 30 分钟，分次饮服。

有壮阳强筋、补益肺阴的功效。主治腰椎骨质增生，属虚者，腰部疼痛、周身无力、稍用力即腰痛者。

3. 龙眼丁香饮。龙眼肉 50 克，丁香 10 克，白糖 2 匙。将龙眼肉、丁香洗净，置锅中，加清水 500 毫升，急火煮开 5 分钟，改小火煮 30 分钟，去丁香，分次饮服。

有壮阳益气、行气止痛的功效。主治腰椎骨质增生属阳虚型，腰部疼痛伴畏寒怕冷者。

4. 壁虎散外敷。取壁虎 6 个，辰砂 6 克，上药焙干研粉备用。用时取适量药粉撒于患处，用强力麝香膏固定，隔天换药，1 个月为 1 疗程。休息 3～6 天后可继续下 1 个疗程。对颈椎及足跟骨质增生疗效佳。

5. 川穹散。取川穹 45 克，研成细末，分装在用薄布缝成的布袋里，每布袋装药末 15 克。以药袋放在鞋里，直接与患处接触，每次用药 1 袋，每天换药 1 次，3 个药袋交替使用，换下的药袋晒干后仍可再用。

骨质疏松

骨质疏松是多种原因引起的一组骨病，骨组织有正常的钙化，钙盐与基质呈正常比例，以单位体积内骨组织量减少为特点的代谢性骨病变。在多数骨质疏松中，骨组织的减少主要由于骨质吸收增多所致。发病多缓慢个别较快，以骨骼疼痛、易于骨折为特征，不过生化检查基本正常。本病是老年群体的高发病。

精神抗病

保持良好的心情，不要有过大的心理压力。压力过重会导致酸性物质的沉积，影响代谢的正常进行。适当的调节心情和自身压力可以保持弱碱性体质，从而预防骨质疏松的发生。

起居防病

经常晒太阳。日光中紫外线照射皮肤后，体内引起一系列光生物学作用，生成活性维生素 D，调节钙、磷代谢，促进肠钙吸收，并使之在骨中沉积，有利骨形成。一般而言，南方人较北方人骨钙含量高，一个人夏季较冬季骨钙含量偏高，就是因为南方比北方夏季较冬季日照时间长，接受日光中的紫外线量较多，皮肤内维生素 D 合成相对多，促进骨代谢，有利于骨的形成。

饮食宜忌

1. 控制饮食结构，避免酸性物质摄入过量，加剧酸性体质。大多数的蔬菜水果都属于碱性食物，而大多数的肉类、谷物、糖、酒、鱼虾等类食物都属于酸性食物，健康人每天的酸性食物和碱性食物的摄入比例应遵守 1∶4 的比例。日常饮食要供应充足的钙质。要常吃含钙量丰富的食物，如排骨、脆骨、虾皮、海带、发菜、木耳、核桃仁等。还要补充足够的蛋白质，可选用牛奶、鸡蛋、鱼、鸡、瘦肉、豆类及豆制品等。

2. 忌辛辣、过咸、过甜等刺激性食品，还不要吸烟。吸烟会影响骨峰的形成，过量饮酒不利于骨骼的新陈代谢，喝浓咖啡能增加尿钙排泄，影响身体对钙的吸收，摄取过多的盐以及蛋白质过量亦会增加钙流失。日常生活中应该避免形成上述不良习惯。

3. 防止缺钙还必须养成良好的生活习惯，避免酸性物质摄入过量，加剧酸性体质。如彻夜唱卡拉 OK、打麻将、夜不归宿等生活无规律，都会加重体质酸化。应当养成良好的生活习惯，从而保持弱碱性体质，预防骨质疏松症的发生。

4. 不要食用被污染的食物，如被污染的水、农作物、家禽鱼蛋等，要吃一些绿色有机食品，要防止病从口入。

锻炼防病

运动可促进人体的新陈代谢。进行户外运动以及接受适量的日光照射，都有利于钙的吸收。运动中肌肉收缩，直接作用于骨骼的牵拉，会有助于增加骨密度。因此，适当运动对预防骨质疏松亦是有益处的。中老年人的运动要从年轻时候抓起，只有年轻时打好了底子，年老后才有的消耗。这就是为什么运动员比起一般人体质好，很少有骨质疏松的原因。当然，这也不是说到了老年就不要运动了。恰恰相反，老了之后运动也能延缓骨质流失的速度。不过运动要平缓一些，否则本身就骨质疏松，很容易发生骨折。

按摩养病

搓腰功是中国古代流传下来的民间健身法之一。按摩腰部可改善身体各部位血藏循环，能散寒去湿、调和气血、疏经通络、同精益肾、止痛的作用。还可以改善腰部的血液循环，增加腰部的弹性，进而增强腰部肌内的耐力，活化椎关节之功能。故搓腰功不单是健身而已，亦有预防腰痛的作用。搓腰功主要包括搓、捏、摩、扣、抓、旋 6 个动作。

1. 搓。端坐，两脚开立，与肩同宽。两手掌对搓三十次，待发热后，紧按两侧腰眼处（第四腰椎脊突左右各 3.5 寸）。稍停 3～5 次呼吸后，两手掌顺腰椎两旁，上下用力捶动，向下搓到尾骨下的长强穴（尾骨尖与肛门之间）处，向上搓到两臂后屈尽处。连续 36 次。

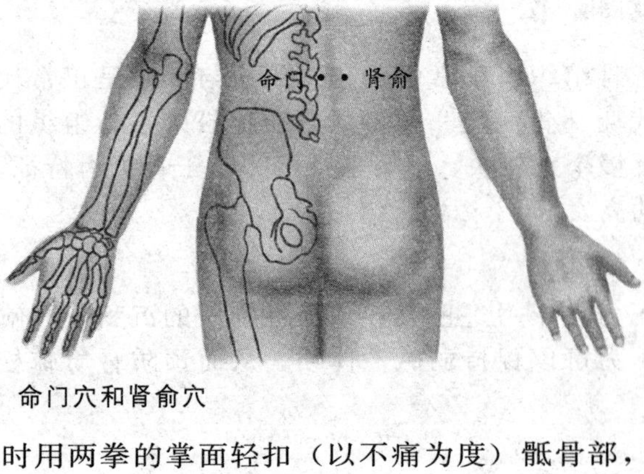

命门穴和肾俞穴

2. 捏。双手拇指和示指同时夹捏脊椎正中的皮肤，从与肚脐平行的命门穴（第二腰椎棘突下）开始往下捏，捏一下松一下，直至尾骨处。如此捏脊 4 次。

3. 摩。两手轻握拳，拳眼向上，以掌指关节突出部分，在两侧腰眼处，作旋转按摩，先以顺时针方向旋摩 18 圈，再以逆时针方向旋摩 18 圈。两侧可同时进行。也可先左后右进行。

4. 扣。两手轻握拳，拳眼向下，同时用两拳的掌面轻扣（以不痛为度）骶骨部，左右拳各扣 36 次。

5. 抓。两手反叉腰，拇指在前，按于腰侧不动。其余四指从腰椎两侧，用指腹向外抓擦皮肤。两手同时进行，各抓擦 36 次。

6. 旋。直立。两脚开立与肩同宽，两手叉腰（四指在前，拇指在后）。两手用力向前推使腹部凸出，体向后仰。左手用力向右推，上体尽量左弯。两手向后推，臀部竭力后坐，上体尽量前弯。以上 4 个动作为 1 圈。以顺时针方向旋腰 9 圈，再逆时针方向旋转9圈。右手用力左推，上体尽量右弯。

注意旋腰时要缓慢，不可过速或过于用力，以免扭伤腰部。练功一般皆取坐位。室内气温低时也可在床上盖被以侧卧位进行，但需一周按摩后再进行另一侧。旋腰动作可穿衣服站立着进行。

食药治病

1. 黄豆猪骨汤。鲜猪骨250克，黄豆100克。黄豆提前用水泡6～8小时，将鲜猪骨洗净，切断，置水中烧开，去除血污；然后将猪骨放入砂锅内，加生姜20克，黄酒200克，食盐适量，加水1000毫升，经煮沸后，用小火煮至骨烂，放入黄豆继续煮至豆烂，即可食用。每日1次，每次200毫升，每周1剂。

鲜猪骨含天然钙质、骨胶原等，对骨骼生长有补充作用。黄豆含黄酮苷、钙、铁、磷等，有促进骨骼生长和补充骨中所需的营养。此汤有较好的预防骨骼老化，骨质疏松作用。

2. 桑葚牛骨汤。桑葚25克，牛骨250～500克。将桑葚洗净，加酒、糖少许蒸制。另将牛骨置锅中，水煮，开锅后撇去浮沫，加姜、葱再煮。见牛骨发白时，表明牛骨的钙、磷、骨胶等已溶解到汤中，随即捞出牛骨，加入已蒸制的桑葚，开锅后再去浮沫，调味后即可饮用。

桑葚补肝益肾，牛骨含有丰富钙质和胶原蛋白，能促进骨骼生长。此汤能滋阴补血，益肾强筋，尤其适用于骨质疏松症、更年期综合征等。

3. 虾皮豆腐汤。虾皮50克，嫩豆腐200克。虾皮洗净后泡发，嫩豆腐切成小方块，加葱花，姜末及料酒，油锅内煸香后加水烧汤。

虾皮每100克钙含量高达991毫克，豆腐含钙量也较高，常食此汤对缺钙的骨质疏松症有效。

腰椎间盘突出

腰椎间盘突出症是纤维环破裂后髓核突出压迫神经根造成以腰腿痛为主要表现的疾病。腰间盘相当于一个微动关节，是由透明软骨板、纤维环和髓核组成，分布在腰椎骨间。腰椎间盘退行性改变或外伤所致纤维环破裂，髓核从破裂处脱出，压迫腰椎神经，从而出现腰腿放射性疼痛。本病多见于体力劳动者和青壮年。

起居防病

1. 保持良好的生活习惯，防止腰腿受凉，防止过度劳累。

2. 站或坐姿势要正确。脊柱不正，会造成椎间盘受力不均匀，是造成椎间盘突出的隐伏根源。正确的姿势应该“站如松，坐如钟”，胸部挺起，腰部平直。同一姿势不应保持太久，适当进行原地活动或腰背部活动，可以解除腰背肌肉疲劳。

3. 锻炼时压腿弯腰的幅度不要太大，否则不但达不到预期目的，还会造成椎间盘突出。

4. 提重物时不要弯腰，应该先蹲下拿到重物，然后慢慢起身，尽量做到不弯腰。

5. 工作中注意劳逸结合，姿势正确，不宜久坐久站，剧烈体力活动前先做准备活动。

6. 卧床休息，宜选用硬板床，保持脊柱生理弯曲。

7. 注意避寒保暖。

8. 腰椎间盘突出是运动系统疾病，预防原则要求减少运动，放松休息。

9. 平时应加强腰背肌锻炼，加强腰椎稳定性。

饮食宜忌

注意饮食均衡，蛋白质、维生素含量宜高，脂肪、胆固醇宜低，防止肥胖，同时要戒烟控酒。

锻炼防病

预防本病要经常锻炼，这一点就不强调了。但是需要注意的是，千万不可以锻炼过度，导致腰肌损伤，甚至造成腰椎间盘突出。所以，体育锻炼要注意适量，不可逞强。要坚持循序渐进，不能过度劳累。

得病之后，就要注意康复锻炼。康复锻炼和通常意义的锻炼是不同的，通常的锻炼属于活动身体、游戏和竞技，没有什么禁忌，但患者就不同了。患有腰椎间盘突出症首先要注意改变生活方式，不适宜穿带跟的鞋，有条件的可以选择负跟鞋。日常生活中应多睡硬板床，睡硬板床可以减少椎间盘承受的压力。千万不要忘记自己的身体情况，留有余地切忌挑战自己的极限，不要做高强度的剧烈运动和过度运动，避免一时兴起而忘乎所以，尤其是有身体与他人接触的竞技项目尽量不要参与。可以参考下面的康复锻炼方法：

1. 腹肌锻炼。也就是仰卧起坐。每次做十个，每天三次。（可根据患者的体质来定，不可逞强）

2. 交叉扭腰。两脚分开与肩宽，脚尖向内两臂伸直，一手在体侧，一手举过头顶。如果右手在上，先向左侧后方摆。左侧相反。与此同时腰部也随之扭动，左右各 100 次。

3. 抱膝触胸。处于仰卧位，双膝屈曲，手抱住膝部，使尽量靠近胸部，然后放下，一上一下为一个动作，可持续 30 个。

4. 腰背肌锻炼。处于平卧，双膝弯曲放在床上，然后用力将臀部抬起，离开床面 10 厘米。这时您会感觉到腰背部在用力，坚持 5 秒钟，反复 10 下。

食药治病

1. 青风藤 50 克，黄芪 50 克，黑豆 50 克煎服，每日 1 剂，连服 7 剂为 1 疗程，大多服过二三剂即开始见效。治腰椎间盘突出症之腰腿痛胀有效果。

2. 白芍 30 克，鸡血藤、威灵仙各 15 克，木瓜、杜仲、牛膝各 12 克。水煎，每日 1 剂，服 2 次。用药 1 个月。

3. 杜仲核桃猪腰汤。猪肾 1 对切片，大枣 2 个去核，与杜仲 10 克，核桃肉 20 克，生姜 2 片，米酒 3 毫升同入炖盅，加水共煎沸后改小火炖 1 小时。饮汤吃肉，每日 1 剂。益气补肾，壮腰助阳。主治肾气不足型腰椎间盘突出症。

4. 当归生姜羊肉汤。当归、生姜各 30 克切大片，羊肉 500 克焯沸水，晾凉，切块。羊肉、当归、生姜、红枣 10 个同入砂锅，加适量水共煎，沸后撇沫，改小火慢煮至羊肉熟烂。随量饮汤吃肉，隔日 1 剂。温经散寒，活血定痛。主治阴寒内盛，气血凝滞型腰椎间盘突出症。

5. 芝麻粥。芝麻 15 克，大米 100 克。将芝麻用水淘净，轻微炒黄后研成泥状，加大米煮粥。每日 1 剂，供早餐食用。可以缓解腰椎间盘突出。

急性腰扭伤

急性腰扭伤俗称就是闪了腰，是腰部肌肉、筋膜、韧带等软组织因外力作用突然受到过度牵拉而引起的急性撕裂伤，常发生于搬抬重物，腰部肌肉强力收缩时。多系突然遭受间接外力所致。急性腰扭伤可使腰骶部肌肉的附着点、骨膜、筋膜和韧带等组织撕裂。

起居防病

1. 注意体力劳动。有的时候，免不了要搬个重物，或者干一下重体力劳动。这时候就要注意自己的姿势，不可以斜着身子去做。在搬重物之前，可以先感受一下重量，能搬动的可以尝试，搬不动的千万别逞强。否则很可能导致腰部扭伤，甚至造成腰椎间盘突出。经常从事重体力劳动，也要注意绑着护腰。长时间地弯腰，不可以突然起立，要缓缓起身。

2. 不要久坐。坐的时间长了，腰部肌肉就会紧张，腰椎的压力也增大，所以就会有腰酸的感觉。正确的做法是，在坐 1 个小时后，要起来活动一下。扭动一下腰部，或者轻轻捶打。

3. 睡觉要当心。很多人都喜欢比较软的床，但是却忘记了软床对腰不好。因为床太软，腰就容易凹下去。而这很可能就导致腰酸，甚至是出现腰椎变形。所以，年轻的时候就要睡硬板床，有腰椎问题的患者也是。还有，侧卧一般比躺卧好，因为侧卧时腰部的压力相对来说要小一些。

4. 节制性生活。性生活过度，会使得腰肌劳损，更可能导致肾虚。所以，为了预防腰痛，要节制性生活。

5. 穿鞋要合脚。我们都知道穿鞋不合脚会对脚不好，却不知道也会造成腰痛。其实，脚部的神经与腰椎的第四节和第五节是相连的，穿不合适的鞋，也会导致腰部疼痛。

6. 注意防寒防潮。因为风寒入侵，会导致肌肉痉挛，产生腰痛。所以，平时就要注意防寒和防潮，不要对着冷风直吹。居住的环境要能保持干燥。

锻炼防病

体育锻炼，尤其是腰腹部锻炼，对于预防本病有很好的效果。常见的锻炼腰腹的运动就是仰卧起坐。早上醒来后，可以在床上进行。也可以反过来，俯卧在床上，双手沿着身体放平，尽量抬起头和上身，或者同时抬起下身。

俯卧撑对于腰肢的锻炼也很有效，不过在做俯卧撑时，要注意保持躯干呈一条直线。不能把腰弯了下去。除此之外，练习倒着走路也很好。倒着行走可以帮助锻炼腰腹的协调性和柔韧性。具体方法就是找一块宽阔的场地，倒退着走。不要弯曲膝盖，两臂同时甩开。

按摩养病

患者俯卧，家人立其侧，用两手大拇指或手掌根部沿着脊柱两侧，自上而下螺旋形按揉至腿部，反复作3～5次。按摩后可以用药擦，可以用解痉镇痛酊揉擦腰部。也可以用红花油揉擦腰部。或者是用独活、秦艽、牛膝、延胡索、川芎各10克，细辛5克，用水煎，熏洗患处。

食药治病

1. 桃仁杜仲汤。红花9克，桃仁9克，羌活9克，赤芍9克，炒杜仲15克，川断9克，木瓜9克，小茴香9克，破故纸9克。水煎服，每日1剂，日服2次，以黄酒为引，饭后服用。补肾壮腰，理气止痛。

2. 解痉汤加味。白龙须15～20克，钩藤根15克，当归尾15克，紫丹参20克，制乳没各6～10克，延胡索12克，白芍35克，炙甘草20克，伸筋草15克，生麻黄3克，熟地18克，草红花3克，川续断12克，香附10克。水煎服，每日1剂，日服2次。行气活血，舒筋解痉。

3. 猪腰子1只，陈皮12克。将猪腰子洗净切片，与陈皮共同煮熟，加佐料食之。

4. 瘦猪肉100克，丹参20克，煨熟食之。

足跟痛

本病是足跟一侧或两侧疼痛、不红不肿、行走不便，又称脚跟痛。是由于足跟的骨质、关节、滑囊、筋膜等处病变引起的疾病。

起居防病

本病的出现，生活起居上的小问题是需要着力当心的。

1. 小心运动。很多年轻人体力旺盛，运动起来都不会注意到危险。有的年轻人经常跑跳，时间长了就会感觉到脚疼。也有的会从高处跳下来，结果就感觉到了疼痛。这就是因为脚部过度受压，出现了骨骺炎。所以，想要预防本病，要注意运动适当。

2. 预防平足症。平足症患者的足弓减小，足跟会向前倾斜，长期站立或行走就会疼痛。这种情况可以在脚底心垫一块软垫子，制造出足弓，减轻压迫。

3. 避免长时间的站立和行走。老年人长时间站立和行走，很容易就出现足跟痛的状况。所以，外出散步的时间不要太长。出门旅游，登山时要时不时地休息。出门的鞋子要以软底为佳，或者是适当有点鞋跟。

4. 减轻足部压力。除了要时常休息外，减轻足部压力最好的做法就是保持体重，减肥。体重的增加，会给身体带来更多的压力，那么出现足跟痛也就很正常了。

5. 避免脚部着凉。防寒防潮不光是对身体的其他部位，对脚来说也是一样。有的人为了锻炼耐寒能力而用冷水洗脸和洗脚，但是却不可以泡脚。冷水会在泡脚时渗入皮肤，导致寒气入肾。而潮湿的环境中，湿气也会在无形中侵入人的足部。

饮食宜忌

日常饮食，可以补充维生素 B_6，帮助钙质吸收和预防骨刺的形成。补充维生素 C，多食含钙的食物。多食含镁的食物，如蔬菜、谷类、肉类、豆类及豆制品。避免食用含酒精、咖啡、糖类食品，以防止机体恢复过程中发生的障碍。保护体内矿物质的平衡。

锻炼防病

锻炼足部，可以用赤脚走路的方法。在家里的地板上，光着脚走路。这样不光对脚部有按摩的作用，还能预防其他的疾病。不过，天冷的时候，地板比较凉，建议不要做。

按摩养病

点穴按摩法治双足跟凉痛：用一手拇指尖尽力捏压另一手内掌纹尽处掌根部位（稍偏拇指侧），施术手另四指握手背作依托，在患者能接受的情况下尽量用力。捏压 3 分钟后，变为一松一压，有规律、有节奏地点穴 36 次为 1 遍，缓解后再继续捏压 5 分钟。用此法治病，右足跟痛，点压左手；左足跟痛，点压右手。双足跟痛，可先后点压双手穴位。一般治疗 5 日后，病愈。

食药治病

1. 取苏木、白附子、麻黄、当归、川芎各 30 克，水煎浸洗脚部，同时用手搓揉足跟，以利药液浸入肌肤。每次 15 分钟，每日 2 次。

2. 取祁艾 60 克，乌梅 10 克，放入水中煎出药汁，倒入盒内，再将烧砖烧红放入药液盆内，患足放于蒸汽上熏洗，并用衣物遮盖，待药冷至温度适当后，将患足跟底部放于砖块上趁热下压数分钟（药液可以反复使用），每日 1～2 次，连续 7～10 天为 1 个疗程。

3. 取夏枯草 50 克，用食醋 1000 毫升，浸泡 2～4 小时，然后煮沸 15 分钟，先熏后洗患足 30 分钟，每日 1～3 次，每剂可用 2 天。

4. 米仁根赤豆汁。生米仁根、赤小豆各 30 克，土牛膝 12 克，木瓜、牡丹皮各 9 克。将上述材料加水煎服。舒筋活络，可用于足跟痛。

5. 葡萄根饮。鲜葡萄根 60 克。将葡萄根加水煎服。祛湿止痛，补充微量元素。

慢性胆囊炎

慢性胆囊炎是指胆囊慢性炎症性病变，大多为慢性结石性胆囊炎，占 85%～95%，少数为非结石性胆囊炎，如伤寒带菌者。本病可由急性胆囊炎反复发作迁延而来也可慢性起病。临床表现无特异性，常见的是右上腹部或心窝部隐痛、食后饱胀不适、嗳气、进食油腻食物后可有恶心，偶有呕吐。在老年人中可无临床症状，称无症状性胆囊炎。

精神抗病

我们都知道肝胆相照，也就是肝和胆是互相连通的，肝的反应会影响到胆囊。所以平时要保持一种平和的心态，避免烦躁易怒、调节情志。中医学认为，情志不调，肝气郁结，疏泄失职，胆汁郁滞是形成结石的一个主要因素。保持一个愉快的心情，人的气体通畅，气血调和，肝的疏泄正常，胆汁就不易“潴留”。

起居防病

慢性胆囊炎患者要注意休息，日常起居要缓慢，不可性急。平时不要熬夜，生活要规律。在休息的时候，应该采取右边侧卧的方式。因为这有利于胆汁的排泄。

饮食宜忌

1. 饮食以清淡为主。日常的饮食要多补充含纤维素高的食物，比如各种蔬菜。还要多吃那些富含维生素 A 的食物，包括黄、绿色的蔬菜，比如胡萝卜、玉米、西红柿等。还要吃那些低脂肪、低胆固醇食物，如香菇、木耳、芹菜、豆芽、海带、藕、鱼肉、兔肉、鸡肉、鲜豆类等。

2. 多食干豆类及其制品，选用植物油，不用动物油。

3. 少吃糖。糖吃得多了，胰岛素的分泌也就增多，会使胆固醇增加。而且，糖还容易转变为脂肪，导致肥胖。

4. 不吃刺激性食物。少吃辣椒、生蒜等刺激性食物或辛辣食品，不抽烟喝酒。刺激性的食物会使胆囊收缩，导致胆汁淤积。

5. 宜用煮、蒸、烩、炒、拌、氽、炖的烹调方法，不用油煎、炸、烤、熏的烹调方法。

6. 平时喝水时，捏少许山楂、沙棘、银杏、绞股蓝草放入水杯中当茶饮用。

锻炼防病

体育运动有助于预防本病。经常性的劳动，可以增加胆汁的排放量，通畅胆道，避免胆汁淤积。也可以避免身体发胖，保持正常的胆固醇代谢。所以，为了防病，可以经常性地进行一些激烈的运动。在发病之后，也不可以完全地放弃运动，无限制地休息。因为身体缺乏运动，体内的脂肪就会堆积。胆囊的收缩能力降低，胆汁也容易淤积。所以，除了在本病的急性发作时期，其他的时间段都可以适当运动一下。

食药治病

1. 黑豆川芎粥。黑豆 25 克，川芎 10 克，粳米 50 克，红糖 20 克。川芎水煎去渣，先加黑豆煮熟，再入粳米同煮为粥，放入红糖即成。做早晚餐服食。

2. 抱石莲炖豆腐。鲜抱石莲 60 克，豆腐 120 克。二物洗净，豆腐切块，同放锅中，加水炖至熟即成。温热食豆腐喝汤，单食或佐餐均可。

3. 陈皮牛肉。牛肉 1000 克，陈皮 30 克，白萝卜 500 克。牛肉切块，用清水浸泡半小时捞出，控干水分。陈皮切丝，萝卜切滚刀块。锅内清水烧开，放入牛肉煮沸，去泡沫，再煮至牛肉熟透时加入陈皮、萝卜，改用小火炖，待萝卜煮烂后下盐、味精调味即可。吃肉喝汤。

4. 金钱败酱茵陈茶。金钱草、败酱草、茵陈各 30 克，煎汁 1000 毫升，加白糖适量温服代茶饮。

5. 鸡蛋汁黄瓜藤饮。黄瓜藤 100 克，洗净煎水 100 毫升，新鲜鸡蛋 1 个，取汁冲服。

6. 萝卜汤。取新鲜萝卜 1 个，切成小块，适量水，放少许食盐，共煮之，取汁饮用，每周 3 次服。

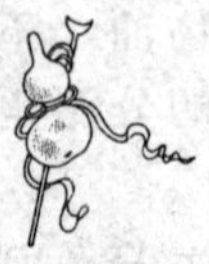

第四章

妇科病

痛　　经

痛经，或称为经期疼痛，是妇科病人最常见的症状之一。许多妇女在经期有轻度不适，不过痛经是指经期的疼痛影响了正常的活动，并且需要药物治疗。周期性的经期疼痛是常见的并且发生于大多数月经周期。痛经常为绞痛并伴有下背部痛、恶心、呕吐、头痛或腹泻。

精神抗病

女性在月经期间，如果有剧烈的情绪波动，很可能就转变为痛经。所以，在月经期间，要尽量保持自己的情绪稳定，或者是调节情绪、放松心情。这对于那些容易发怒的女性来说，是非常有必要的。另外，对于那些初潮的少女来说，也要有家长的引导的帮助，正确认识月经，不要有羞涩、恐惧、厌恶的想法。

起居防病

1. 保持清洁。女性的外阴容易被细菌感染。月经期间，身体的免疫力下降，就更容易受到细菌的侵袭。所以，在月经期间，一定要注意个人卫生。晚上要局部清洗，换下来的内裤要清洗后晒干。使用的卫生用品也要注意清洁。月经期间不要盆浴或坐浴，而是要淋浴。也不要去游泳，因为泳池中的细菌含量更高。

2. 注意保暖。月经期间身体的抵抗力下降，所以也要注意防寒。不要一直待在阴暗潮湿的地方，那样会导致血管收缩，使得痛经更厉害。也不要用冷水洗脚，否则会有更严重的后果。不能吃生冷食物，包括凉菜、冰糕和瓜果。

3. 禁止房事。月经期间，要禁止性生活。因为房事会加重瘀血，导致腰酸腹痛，还可能引起阴道感染。

饮食宜忌

1. 饮食均衡。虽然健康的饮食无法消除经痛，但对改善全身的健康状况却有神奇功效。避免过甜或过咸的垃圾食物，它们会使你胀气及行动迟缓，多吃蔬菜、水果、鸡肉、鱼肉，并尽量少量多餐。

2. 补充矿物质。痛经补充钙、钾及镁矿物质，也能帮助缓解经痛。专家发现，服用钙质的女性，较未服用者要少发生经痛。镁也很重要，因为它帮助身体有效率地吸收钙。不妨在月经前夕及期间，增加钙及镁的摄取量。

3. 避免咖啡因。咖啡、茶、可乐、巧克力中所含的咖啡因，会使神经紧张，可能促成月经期间的不适。因此，应避免咖啡因。

4. 禁酒。假使你在月经期间容易出现水肿，则酒精将加重此问题，所以不能喝酒。如果你非喝不可，则应限制在1～2杯酒之间。

5. 多食温性食物。比如功能红糖，红糖性温、味甘、入脾，具有益气补血、健脾暖胃、缓中止痛、活血化瘀的作用。中医认为妇女产后身体多瘀，且八脉空虚，每致腹痛。

凡偏瘀者，医生常处以生化汤、失笑散或金铃子散，并嘱在药煎好后以红糖调服，目的在于利用红糖“通瘀”或“排恶露”的作用而达到止痛的目的。

锻炼防病

月经期间要避免剧烈的运动和体力劳动，少女在这个时间段可能正在上学，所以可以请假，不参加体育课。如果症状较重，就要卧床休息，保证充足的睡眠。在月经期之外的时间，女性就要加强个人的体育锻炼，增强血管的疏松能力，减少痛经的发生。

按摩养病

1. 指压法。足部含有一些指压点，被认为与骨盆部位的气路相连。在脚踝双边的凹陷处，皆有指压点。轻轻地用拇指与其他指尖捏后，沿着跟腱而上，直至小腿肌。右脚做完，换左脚，各指压数分钟。

2. 热敷疗法。相信痛经的女性朋友都有过这样的体验：痛经期间在小腹上放上一个热水袋，或躺在床上用加热的毯子垫在身下等加热的方式都可缓解痛经。用热水袋和热毛毯来治疗痛经由来已久，很有效。

食药治病

1. 乌豆蛋酒汤。乌豆（黑豆）60 克，鸡蛋 2 个，黄酒或米酒 100 毫升。将乌豆与鸡蛋加水同煮即可。具有调中、下气，止痛功能。适用于妇女气血虚弱型痛经。

2. 山楂桂枝红糖汤。山楂肉 15 克，桂枝 5 克，红糖 30～50 克。将山楂肉，桂枝装入瓦煲内，加清水 2 碗，用小火煎剩 1 碗时，加入红糖，调匀，煮沸即可。具有温经通脉、化瘀止痛的功效。适用于妇女寒性痛经症及面色无华者。

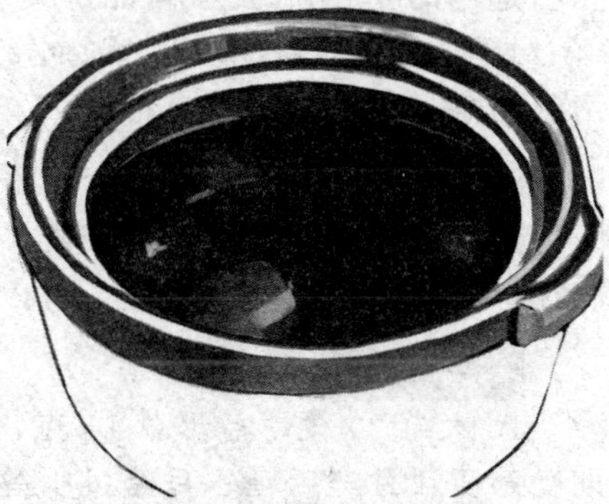

姜枣红糖水

3. 姜枣红糖水。干姜、大枣、红糖各 30 克。将前两味洗净，干姜切片，大枣去核，加红糖煎。喝汤，吃大枣。具有温经散寒的功效。适用于寒性痛经及黄褐斑。

4. 姜枣花椒汤。生姜 25 克，大枣 30 克，花椒 100 克。将生姜去皮洗净切片，大枣洗净去核，与花椒一起装入瓦煲中，加水 1 碗半，用小火煎剩大半碗，去渣留汤。饮用，每日一剂。具有温中止痛的功效。适用于寒性痛经，并有光洁皮肤的作用。

月经不调

月经失调，也称月经不调。这是一种常见的妇科疾病。表现为月经周期或出血量的异常，或是月经前、经期时的腹痛及全身症状。导致月经不调的原因有可能是器官病变，也可能是普通的功能失调。

精神抗病

出现月经不调的情况，很大程度是由于女性的精神压力过大，或者是突然的情绪变化。因为精神变化会导致气血运行不畅，从而影响到月经的规律。对此，就必须要注意自我的情绪调节。不要经常生闷气，少和别人计较一些。在工作和生活中，遇到很大的压力了，要学着将压力释放出来，不要总是一个人憋着。进入了一个新的环境中，要努力尽快适应，不能因为陌生而产生排斥的情绪。总之，就是要学会自我调节。

起居防病

1. 劳逸结合。要学会排解自己的压力，不能总是生活在压力中。合理安排好自己的工作和学习，不能总是处在紧张之中。按时睡眠，不要总是加班。晚上也不要贪图玩乐，更不可以熬夜。要在 10 点之前睡觉。对于工作和学习上的要求，能达到则好，实在达不到就要学会分担。不能总是强迫自己，甚至是逼迫自己。

2. 保持大便通畅。不要憋尿，也不能有便意忍着。大便不通，会导致盆腔充血，引起月经不调。所以，饮食也要有规律，及时排便。

3. 节制性生活。性生活太少对身心不益，性生活太频繁同样也不好。节制性生活，在年轻时每周 3 次，中年后每周 1～2 次。月经期间必须要禁止房事，否则不仅会引起月经不调，还会导致其他妇科疾病。

4. 避免生冷刺激。在月经期间，一定要避免冷水。要禁止游泳、洗冷水浴，注意保暖。

饮食宜忌

1. 饮食要有营养。女性的月经也是身体的反应，日常的营养丰富了，月经才会规律。所以，饮食需要富有营养，不能挑食、偏食。各种营养素都要有，蛋白质、脂肪、维生素、糖类样样不能少。

2. 不吃生冷食物。平时女性不要多吃生冷食物，像冰糕、凉菜都不是很好的。到了月经期间，尤其不能吃这些。当然，生冷食物还包括阴性的食物，常见的就有螃蟹、芹菜、萝卜、西红柿等。

3. 不抽烟，不食用含酒精、咖啡因的饮料。酒精会加重情绪低潮、头痛及疲倦，并引发吃甜食的冲动；咖啡因则会促进乳房胀痛、焦虑及烦躁。限盐（防止水分滞留体内）、红肉（动物性脂肪会提升动情激素的量，可能促成经前综合征），减少乳品摄取（乳糖会阻碍体内吸收镁），减少任何糖（甜食促使焦虑及情绪不稳，使水分滞留，更重要的是使你变胖）、加工食品、垃圾食物及速食品。

4. 吃大量鲜果、蔬菜。多吃纤维能帮助清除体内过量的动物激素，全麦类、豆类，两餐间吃蛋白点心可能有帮助。

锻炼防病

身体素质好的女性，出现月经不调的可能就比较小。所以，经常锻炼对于预防本病有很好的效果。不同的女性，可以根据自己的能力去从事不同运动量的活动。

食药治病

1. 大枣 20 枚，益母草 10 克，红糖 10 克，加水炖饮汤，每日早晚各 1 次。适宜于经期受寒所致月经后延、月经过少等症。

2. 鸡蛋 2 个，益母草 30 克，将鸡蛋洗净，同益母草加水共炖，蛋熟后去壳再煮 20 分钟，吃蛋饮汤。适宜于瘀血阻滞所致的月经过少、月经后延症。

3. 红高粱花，红糖各适量，水煎，分 2 次饮服。适宜于月经提前、经量多而鲜红者。

4. 当归、生姜各 10 克，羊肉片 100 克，加水同煮，熟后加盐，饮汤食肉。适宜于月经后延、量少、腹冷痛等症。

5. 米醋 200 克，豆腐 250 克，同煮熟，饭前吃，1 次吃完。适宜于经期过短、血色深红、量多的壮实女性。

6. 生山楂肉 50 克，红糖 40 克。先煎山楂去渣，冲入红糖，趁热饮。适用于月经延后。

7. 龙眼肉 50 克，鸡蛋 1 个，先煎龙眼，30 分钟后打入鸡蛋，共炖至熟，早晚各 1 次，连服 10 天。适用于虚证月经不调。

8. 雄鸡冠 2 个，食盐少许，鸡冠煮熟，蘸盐吃，每日 1 次，每月 3～5 次。适宜于虚寒月经不调。

9. 鲤鱼 500 克，黄酒 260 克，取鱼肉与黄酒同煮吃，鱼骨焙干研末，早晨用黄酒冲服。适用于经多不净者。

10. 陈年高粱根 2 个，洗净，煮水饮用。适宜于经期过长不净者。

经前期综合征

本病是育龄妇女在应届月经前 7～14 天（即在月经周期的黄体期），反复出现一系列精神、行为及体质等方面的症状，月经来潮后症状迅即消失。

精神抗病

本病的出现与精神上的压力密不可分。一方面，是本病的某些身体症状会使精神上的压力增大，出现烦躁、失眠、情绪低落的表现。另一方面，精神紧张也会加重病情。所以，防治本病，就需要从精神上着手。对于那些刚进入青春期的女孩子，就要学习一些基本的性知识。让她们明白自身发生的变化是正常现象，不要因此感到害羞和恐慌，更不能认为这是一种耻辱。还要让她们明白，自己的身体在这个时候的变化规律，提前做好相关的心理准备。

要积极调节心情，学会乐观开朗地面对生活。这时候的女孩子要正确地学习调解自己的情绪，不能为一点儿小事就愁眉苦脸、闷闷不乐。把自己的精力和注意力都转移到正常的生活和学习中去。学着去培养自己的兴趣爱好，长时间坚持下来。这对于预防本病也有很好的效果，还能帮助成就自己的未来。

起居防病

1. 劳逸结合。月经之前的紧张，就是本身的注意力太集中于身体而导致的。这个时候，要注意休息，也要注意活动。依靠一些活动，比如读书、听音乐、交谈等，都可以把注意力吸引到其他的事情上。而累了就要及时休息，不能强打精神、透支体力。否则就会出现一系列的紧张反应。

2. 睡眠有规律。充足的睡眠可以安神，防止情绪紧张。每天要保证 8 个小时的睡眠时间，还要坚持早睡早起。中午的时候，可以午休一个小时。睡前也不要做什么刺激的活动，不看电影、书籍，也不要听音乐。防止自己想得太多更睡不着。

3. 保证个人卫生。女性平时就要注意自己的卫生，在月经期间就更要注意。因为月经期间的抵抗力下降，细菌就更容易入侵，也更容易发病。在月经期间，要常换卫生垫和内裤。晚上要用温水清洗外阴，但不可坐浴。经期也不能进行性生活，防止染病。

饮食宜忌

饮食上需要富有营养又清淡可口。要多补充蛋白质、维生素和矿物质，限制盐和水，不吃生冷、酸辣的刺激性食物。如果有水肿、乳房胀痛和腹部胀痛的表现，可以吃一些有利尿作用的食物，比如各种河鲜。在月经之前，不要随便喝水。假如有头痛、烦躁、神经过敏等表现，可以吃一些安神补脑的食物，比如莲子、蜂蜜、大枣等。

还要多吃含维生素 A 的食物，因为可以预防本病。常见的就有菠菜和动物肝脏。

锻炼防病

月经期间，许多女性会出现身体不适的情况。因此，在经期到来前三天，可以根据自己的情况来决定运动形式，以较为轻柔、舒缓、放松、拉伸的运动为主，如冥想型瑜伽、稳迈舒运动按摩、初级的形体操，或只是在家做一些简单的伸展动作。经期第五天，身体开始恢复，此时可以开始进行慢走，慢跑等有氧运动。不过，还是要避免一些球类及负重较大的运动。通过这些轻运动帮助身体血液顺利流通、缓解压力。运动期间，一定要避免对腹腔施压，避免将腿位抬得过高。如果感到疲劳或发现出血量突增或暴减的情况，需立即停止运动。

食药治病

1. 柴胡 9 克，黄芩 9 克，党参 12 克，白术 8 克，姜半夏 9 克，炙甘草 6 克，水煎服。在本征出现前 1～2 天开始服药至月经来潮。

2. 扶脾益气汤。党参 12 克，白术 12 克，茯苓 12 克，山药 12 克，莲肉 12 克，白芍 12 克，车前子 9 克（包煎），补骨脂 9 克，木香 9 克，甘草 1.5 克，水煎服。

3. 养阴清热汤。生地 15 克，元参 15 克，麦冬 15 克，连翘 9 克，大黄 9 克，丹皮 9 克，栀子 9 克，黄连 9 克，薄荷 4.5 克，水煎服。

4. 清瘀法痰汤。桃仁 9 克，大黄 9 克，丹皮 9 克，栀子 6 克，枳实 9 克，远志 9 克，竹茹 9 克，当归 9 克，胆南星 9 克，钩藤 12 克，水煎服。

5. 益智仁莲子粥。将莲子 30 克洗净，放入温水中浸泡 1 小时，备用。将益智仁 20

克拣去杂枝，洗净，放入砂锅，加水浓煎2次，每次30分钟，提取浓缩液60毫升，备用。将粳米100克淘洗干净，与莲子同放入砂锅，加适量水，用小火煨煮1小时，待莲子酥烂、粥黏稠时，调入益智仁浓缩液与白糖20克，拌匀，再煨煮至沸即成。早、晚分食。可以温肾健脾，适于脾肾虚引起的经前水肿。

6. 健固粥。将白术15克，巴戟天15克，茯苓30克，人参6克，加水先煎汤，取汁入薏米60克煮成粥，米熟为度。上为一日量，分早晚佐餐食，经前、经期连服10天。能健脾固土、益肾止泻，用于经行腹泻属脾虚失运者。

7. 桂圆红枣莲子粥。将莲子20枚洗净，用温开水浸泡4小时，与洗净的桂圆肉10枚，红枣10枚，糯米100克同放入砂锅，加适量水，大火煮沸，改用小火煨煮成稠粥。早晚分食。能益气、健脾、止泻，适于脾气虚弱引起的经前泄泻。

功能性子宫出血

本病全称为功能失调性子宫出血，是由于神经内分泌失调引起的子宫内膜异常出血。一般分为无排卵型和排卵型两大类。无排卵型多见，占功能失调性子宫出血的80%～90%，常发生在青春期及绝经期。有排卵功血常发生在生育年龄，出血有周期性，有排卵但黄体功能不足，或萎缩过程延长，出现月经周期缩短、经期延长、血量多或经前后淋漓出血，常发生在产后、流产后，与内分泌功能尚未完全恢复有关。

精神抗病

注意情绪调节，避免过度紧张与精神刺激。研究表明青春期少女的情绪变化往往较一生中的其他时期为大，而情绪波动或精神刺激又是青春期功能性子宫出血的重要诱发要素之一。因此，在这一时期中父母们不仅要关注女孩儿的学习状况与膳食状况，还要重视女孩儿的情绪变化。与其多沟通，了解其内心世界变化，帮助其释放不良情绪，以使其保持相对稳定的精神心理状态，避免情绪上的大起大落。

起居防病

1. 保持规律的生活节奏，做到有张有弛，避免过度劳累。处于青春期的少女要学会自我节制，不要通宵达旦地上网、娱乐，防止因生活无规律、过度劳累而致内分泌紊乱，造成青春期功能性子宫出血的发生与发展。在发生功能性子宫出血的时候，气血消耗大，身体很虚弱，就更需要卧床休息。

2. 注意随着天气变化加减衣服、被褥，避免过冷过热引起机体内分泌紊乱而致经期延长、出血增多。

3. 要注意个人卫生，保持会阴清洁。在月经期间，血室开放，阴道里有积血，而容易受到细菌感染。若是不注意卫生，就容易伤到气血，导致出血更严重。所以，女性要经常用温水擦洗外阴。但是不要坐浴或者盆浴，要淋浴。也要经常换洗内裤，晒干后再用。已婚女性要禁止房事，以免感染。

饮食宜忌

加强膳食调节，增加富含蛋白质、铁与维生素的食物，如肉、蛋、奶和新鲜蔬菜、水果等。合理膳食既有利于改善机体代谢、增强体质，又有利于增强血红蛋白含量，减轻贫血程度。日常饮食也可以吃一些有补气养血作用的食物，比如带鱼、黄鱼等。还可以多吃那些高热量的食物，补充体力。比如稻米、小麦、大枣、桂圆、黄豆等。出血多了，还可以吃一些有止血效果的食物，像酸梅、山楂等。

饮食上要注意少量多餐，帮助消化。因为功能性子宫出血导致贫血、脾胃虚弱，消化能力就下降了。少量多餐可以帮助肠胃消化，不至于加重负担。否则，因为饥饿大吃大喝，很容易适得其反。

食药治病

1. 玉米须炖瘦肉。取玉米须30克，瘦肉120克，精盐适量，味精少许。将瘦肉切块，与玉米须一起放入陶罐内，加水500毫升，上蒸笼加盖清蒸至肉熟，加精盐、味精，趁热服用。玉米须有凉血止血的作用，民间常用来治“红崩”，瘦肉能补血，两者配合，故治血热型功能性子宫出血疗效显著。适用于血热型。

2. 乌贼骨炖鸡。取乌贼骨 30 克，当归 30 克，鸡肉 100 克，精盐，味精适量。把鸡肉切丁，当归切片，乌贼骨打碎，装入陶罐内加清水 500 毫升，精盐适量，上蒸笼蒸熟，每日一次。一般 3～5 次可见效。乌贼骨有收敛止血的作用，当归和鸡肉都是补血佳品，所以对血虚型功能性子宫出血颇具疗效。

3. 益母草炒荠菜。取鲜益母草 30 克，鲜荠菜 30 克，菜油 30 克。将鲜益母草、鲜荠菜洗净切断。把铁锅放在旺火上倒入菜油烧热，放入鲜益母草，鲜荠菜炒熟即可食用。一天两次，服至血止。益母草有活血、破血、调经的作用。而荠菜含荠菜酸，能缩短出血、凝血时间，从而达到止血的目的。故对瘀血型“功能性子宫出血”特别有效。

4. 荔枝干炖莲子。取荔枝干 20 粒，莲子 60 克，将荔枝干去壳和核，把莲子去芯，洗净后放在陶瓷罐内加水 500 毫升，上蒸笼用中火蒸熟即可服用。荔枝干营养丰富，民间历来认为是补品，能补血健脾。而莲子的作用主要是补健固涩。两者合用，配合恰当，因此常用来治疗脾虚型功能性子宫出血。

白带异常

白带是妇女从阴道里流出来的一种白色液体，白带分为生理性白带和病理性白带，病理性白带多是由炎症引起的。临床上常见的病理性白带有无色透明黏性白带、白色或灰黄色泡沫状白带、凝乳状白带、水样白带等。白带的形成与雌激素有着密切的关系，当雌激素的分泌达到高峰时，会出现白带量多、白带透明、白带像蛋清样具有黏性并能拉成丝状。如果白带的色、质、量发生异常改变，称为白带异常。

起居防病

1. 注意清洁卫生。女性保持自身的清洁，是防治白带异常的重要一步。平常要注意自身的卫生，所以应该常洗澡，在月经之后尤其是要洗澡。月经期间，使用的护垫要注意清洁、柔软。月经期间，也可以洗浴，但是不能坐浴或盆浴。换洗的内裤也要保证透气性好，最好用纯棉的。内裤要清洗干净，经过太阳暴晒后才能穿。性生活上更要注意卫生，不光是自己，也包括男方。在服药期间，要禁止性生活。

2. 少去公共浴室。家里有条件的，应该在家里洗澡。洗澡时也要注意浴室的清洁，尽量不要坐浴。公共浴室因为各种人都会有，所以卫生状况就比较差一些，因此也导致互相传播疾病的可能性较大。尽可能地不去公共浴室洗澡，对于防治本病和其他妇科病都有好处。实在没办法的，在公共浴室里也不要去浴池泡着。

3. 切忌过度清洁。频繁使用药字号洗液、消毒护垫等，容易破坏阴道弱酸性环境，阴道的弱酸性环境能保持阴道的自洁功能，弱酸配方的女性护理液更适合日常的清洁保养。

4. 警惕洗衣机。几乎每个洗衣桶内都暗藏霉菌，而且洗衣机用得越频繁，霉菌越多！不过不用担心，对付洗衣机里的霉菌有一个百试不爽的撒手锏，用 60℃左右的热水清洗洗衣桶就可以。

5. 夫妇同治。夫妻双方的生殖系统疾病是可以相互传染的，所以治疗本病也要注意从男方着手。男性的生殖器中存留的滴虫和霉菌，会通过性交进入女性阴道，导致滴虫和霉菌性白带异常。因此，在房事之前，要注意生殖器的清洗。尤其是包皮过长的男性，要做手术。

饮食宜忌

有很多食物对于治疗白带异常都有效果，比如芹菜、山药、扁豆、银杏、芡实、莲子、韭菜、马齿苋、荞麦、蚕豆、冬瓜、核桃等。不过，不同的食物用于治疗不同病因的白带异常。一般说来，普通的白带病是脾肾阳虚导致的，所以饮食上就要注意健脾补肾。可以吃山药、银杏、薏米、茯苓，或者是人参、鹿茸等高档食物。白带病出现了颜色、质地、气味异常后，伴有其他肢体症状，就是湿毒下注。这时饮食要避免油炸和辛辣，吃一些银杏薏米粥、车前子粥都可以清热解毒。白带呈现出清水样，而四肢冰凉，这就是阳气不足，应该吃一些壮阳食物，比如狗肉、鹿茸酒等。不能吃那些生冷寒凉的食物。白带黏稠，就是湿热下注。要吃那些清热祛湿的食物，所以可以选用黄瓜、丝瓜、冬瓜、荠菜、苋菜等。至于水果可以吃李子和西瓜，还可以吃鲤鱼。

食药治病

1. 银花绿豆粥。金银花 20 克，绿豆 50 克，粳米 100 克。金银花加水煎取汁，加绿豆、粳米共煮成粥，白糖调味。每日 1 次，温热服食。可以清热解毒、除湿止带。

2. 茯苓车前粥。茯苓粉、车前子各 30 克，粳米 60 克。车前子用纱布包好，水煎半小时，去渣取汁，加粳米煮粥，粥成时加茯苓粉、白糖适量稍煮即可。每日空腹服 2 次。可以利水渗湿、清热解毒。

3. 马齿苋粥。马齿苋 30 克，粳米 60 克。将马齿苋切成长段，与粳米一起放入锅内，加水适量煮粥。早或晚食用，每日 1 次。可以清热利湿、解毒止带。

4. 白菜绿豆饮。白菜根茎 1 个，绿豆芽 30 克。将白菜根茎洗净切片，与绿豆芽一同放入锅内，加水适量，将锅置大火上烧沸，改用小火熬 15 分钟，去渣，待凉装入罐中。代茶频饮。能清热解毒、利湿止带。

外阴白斑

外阴白斑指出现在妇女阴部皮肤的局限性或弥漫性白色斑块，可向两下肢内侧、会阴及肛门蔓延，但很少侵犯尿道口及前庭。症见阴部瘙痒、皮肤干燥、肥厚变白、失去弹性，甚至萎缩破溃，有疼痛及烧灼感。

精神抗病

要加强对本病的认识。以前本病被认为是癌前病变，但是现在的研究证明，只是有一小部分非典型的增生有癌变可能。不过，这还是造成了现在的概念混乱，导致许多医务人员和病人表现出不必要的紧张和恐惧。这就给病人的康复产生了严重的影响。所以，要加强对本病的认识，澄清概念，树立正确的认识。不可以自乱阵脚，影响到身心。日常生活中，也要注意自我调节，不能因为本病导致自己茶饭不思。总之，就是要学会自我调节。

起居防病

1. 日常生活中应穿宽松、透气性好的内衣裤，以纯棉制品为主，避免穿腈纶等化纤材料的内裤。内裤要经常换洗，经过太阳光暴晒最好。

2. 应保持患处干爽、通气、清凉，所以适当地少穿些衣服比较好。

3. 有些女性过于清洁，每天有清洗外阴一次或几次的习惯，在此我们建议，由于女性外阴有自洁作用，一般一周清洗 2～3 次即可，清洗时不要用任何洗涤剂（因其一般均为碱性），外阴以弱酸配方女性护理液清洗即可，切忌水温过烫。可能水温高点，洗后比较舒服。但是这样可能把皮肤烫破，导致溃疡。

4. 保持外阴清洁，减少刺激与摩擦，忌搔抓。手上的细菌会在皮肤抓破后入侵身体，导致感染。

5. 在治疗期间应该避免性生活。养成规律的作息习惯，不可熬夜，不可长时间地久坐或久站。

饮食宜忌

1. 忌烟、酒及辛辣刺激性食物。

2. 忌肥腻、油煎、霉变、腌制食物。

3. 忌公鸡、鹅等发物。

4. 瘙痒严重时忌海鲜及刺激、致敏食物。

5. 溃疡、出血忌温热性食物，如羊肉、韭菜、姜、胡椒、桂皮等。

6. 宜多吃具有抗外阴肿瘤和白斑作用的食物，如芝麻、杏仁、小麦、大麦、土瓜、乌骨鸡、乌贼、乌梢蛇、猪胰、菊花、乌梅、桃子、荔枝、马齿苋、鸡血、鳗鱼、鲍鱼、蟹、沙丁鱼、文蛤、玳瑁。

7. 疼痛宜吃龙虾、淡菜、海参、虎鱼、甜菜、绿豆、萝卜、鸡血。

8. 瘙痒宜吃苋菜、白菜、芥菜、芋艿、海带、紫菜、鸡血、蛇肉、穿山甲。

9. 增强体质、预防转移宜吃银耳、黑木耳、香菇、猴头菇、鸡肫、海参、薏米、核桃、蟹、石龙子、针鱼。

锻炼防病

本病在整个发病的过程中，需要依靠运动锻炼来增强抵抗力。不少女性，都是因为常年的缺乏运动，再加上生活上不注意个人卫生而导致的。所以，运动确实有必要。女性因为本身的活动能力小，可以做一些比较简单的运动。比如跳舞、健身操、慢跑等。只要常年坚持，肯定有很大的帮助。

盆腔炎

盆腔炎即盆腔炎症性疾病，是由女性上生殖道炎症引起的一组疾病，包括子宫内膜炎、输卵管炎、输卵管卵巢脓肿和盆腔腹膜炎。多数是以疼痛为主要表现的，约占90%以上。而由于盆腔器官多由内脏神经支配，疼痛感觉常定位不准确。根据发病的过程，本病可以分为急性和慢性两种。

起居防病

1. 杜绝各种感染途径，保持会阴部清洁、干燥，每晚用清水清洗外阴，做到专人专盆，切不可用手掏洗阴道内，也不可用热水、肥皂等洗外阴。盆腔炎时白带多，质粘稠，所以要勤换内裤，不穿紧身、化纤质地的内裤。

2. 月经期、人流术后及上、取环等妇科手术后阴道有流血，一定要禁止性生活，禁止游泳、盆浴、洗桑拿。要勤换卫生巾，因此时机体抵抗力下降，致病菌易乘虚而入，造成感染。

3. 被诊为急性或亚急性盆腔炎患者，一定要遵医嘱积极配合治疗。患者一要卧床休息或取半卧位，以利炎症局限化和分泌物的排出。慢性盆腔炎患者也不要过劳累，做到劳逸结合、节制房事，以避免症状加重。

4. 发热患者在退热时一般汗出较多，要注意保暖，保持身体的干燥，汗出给予更换衣裤，避免吹空调或直吹对流风。

5. 要注意观察白带的量、质、色、味。白带量多、色黄质稠、有臭秽味者说明病情较重，如白带由黄转白（或浅黄），量由多变少，味趋于正常（微酸味）说明病情有所好转。

6. 急性或亚急性盆腔炎患者要保持大便通畅，并观察大便的性状。若发现大便带脓或有里急后重感，要立即到医院就诊，以防盆腔脓肿溃破肠壁，造成急性肠炎。

7. 有些患者。因患有慢性盆腔炎，稍感不适，就自服抗生素，长期服用可出现阴道内菌群紊乱，从而引起阴道分泌物增多，呈白色豆渣样白带。此时，应即到院就诊，排除霉菌性阴道炎。

8. 做好避孕工作，尽量减少人工流产术的创伤。手术中要严格无菌操作，免致病菌侵入。

饮食宜忌

盆腔炎病人要注意饮食调护，加强营养。发热期间宜食清淡易消化食物，对高热伤津的病人可给予梨汁或苹果汁、西瓜汁等饮用，但不可冰镇后饮用。白带黄、量多、质稠的患者属湿热证，忌食煎烤油腻、辛辣之物。小腹冷痛、怕凉，腰疼的患者，属寒凝气滞型，则在饮食上可给予姜汤、红糖水、桂圆肉等温热性食物。心烦热、腰痛者多属肾阴虚，可食肉蛋类血肉有情之品，以滋补强壮。

患者宜食用高蛋白、高维生素的营养饮食，包括瘦肉、猪肝、豆腐、鸡肉、水果、蔬菜等。烟、酒、浓茶等辛辣刺激性食物，则应严格禁止食用。局部热敷治疗，为了促进炎症吸收，加快血液循环，缓解组织粘连，改善局部营养，每天可用温热物品热敷小腹部。在家中可用热水袋、电子取暖器等，也可用粗盐炒热布包进行热敷。只要坚持，就有很好的效果。

锻炼防病

要劳逸结合，适当地学一些强身体操，如太极拳、太极剑等，以促进康复。同时还要注意避孕、节制性生活，以减少人流手术及其他对宫腔的创伤机会，防止细菌再次侵入而加重病情。

按摩养病

耳穴按摩。选内生殖器、盆腔、肾上腺、内分泌、交感等穴，施按、捻、摩手法弱刺激10分钟。每日3～5次。

食药治病

1. 银花冬瓜仁蜜汤。冬瓜子仁20克，金银花20克，黄连2克，蜂蜜50克。先煎金银花，去渣取汁，用药汁煎冬瓜子仁15分钟后入黄连、蜂蜜即可。每日1剂，连服1周。有清热解毒的功效。

主治湿热瘀毒型盆腔炎，下腹及小腹两侧疼痛、拒按、微发热、自汗、带下色黄量多、舌红苔黄。

2. 桃仁饼。桃仁20克，面粉200克，麻油30克。桃仁研成极细粉与面粉充分搅拌，加沸水100毫升揉透后冷却，擀成长方形薄皮子，涂上麻油，卷成圆筒形，用刀切成每段30克，擀成圆饼，在平底锅上烤熟即可。早晚餐随意服食，每日数次，每次2块，温开水送服。有理气活血，散瘀止痛的功效。

主治气滞血瘀型盆腔炎，下腹部及小腹两侧疼痛如针刺、腰骶疼痛、舌有紫气、脉细弦。

3. 皮红花茶。青皮10克，红花10克。青皮晾干后切成丝，与红花同入砂锅，加水浸泡30分钟，煎煮30分钟，用洁净纱布过滤，去渣，取汁即成。当茶频频饮用，或早晚2次分服。有理气活血的功效。

主治气滞血瘀型盆腔炎，下腹部及小腹两侧疼痛如针刺、腰骶酸痛、舌有紫气、脉弦。

4. 荔枝核蜜饮。荔枝核30克，蜂蜜20克。荔枝核敲碎后放入砂锅，加水浸泡片刻，煎煮30分钟，去渣取汁，趁温热调入蜂蜜，拌和均匀，即可。早晚2次分服。有理气、利湿、止痛的功效。

主治各类慢性盆腔炎，下腹及小腹两侧疼痛、不舒、心情抑郁、带下量多。

子宫脱垂

子宫脱垂是指支撑子宫的组织受损伤或薄弱，致使子宫从正常位置沿阴道下降、子宫颈外口坐骨棘水平以下，甚至子宫全部脱出阴道口外的一种生殖伴邻近器官变位的综合征。根据其脱垂的程度分为三度。子宫脱垂患者平时就会有腰酸背痛，严重时还会拖累膀胱及直肠，而会有尿频、小便解不干净或大便不顺之感。

起居防病

1. 加强劳动保护。过度的负重作用及身体用力是子宫脱垂的重要原因之一，加强妇女的劳动保护，是预防和减少子宫脱垂的可靠保证。

2. 做好青春期保健。女子在12～18岁之间称为青春期。由于青春期卵巢及女性生殖器官尚未完全发育成熟，容易受外界和内在环境的影响而发生各种疾病从而影响女子的正常发育和生殖功能。发育不良的女子，其肌肉虚弱，韧带张力较差，往往伴有腹壁松弛而无力，称无力型体格。这种人通常伴有内脏器官下垂（如肾下垂、胃下垂等）。如果由于某些原因而使腹内压力增加，就容易发生子宫脱垂。因此，做好青春期保健，对保证妇女身体健康及正常发育、预防子宫脱垂的发生有着极为重要的意义。

3. 注意月经期保健。月经期虽属生育期妇女的一种生理现象，但是，妇女在月经期间大脑皮质兴奋性降低。加之，受内分泌的影响而盆腔充血，故全身及局部抵抗力都降低。如不注意月经期保健，容易引起妇女各种急慢性疾病，影响妇女身体健康。特别是妇女在月经期间受到冷的刺激（主要是冷水），容易引起卵巢功能紊乱而导致月经失调，甚至闭经。目前认为，卵巢功能与盆腔支持组织的张力有明显的关系。闭经时，由于卵巢功能减退，雌激素分泌少，致使盆腔支持组织张力减退，容易发生子宫脱垂。因此，加强月经期保健，对预防子宫脱垂的发生也有很大的意义。

4. 切实做好孕期保健。做好妇女的孕期保健，及时发现并纠正胎位异常，防止发生胎位性难产，也是预防子宫脱垂的重要措施之一。

5. 正确处理分娩各产程。分娩损伤是子宫脱垂的重要病因。产程愈长，子宫脱垂的发病率愈高，这是与支持子宫的悬吊装置和盆底软组织遭受损伤的机会较大有关。目前认为，第一次分娩时所造成的损伤更是关键。在子宫脱垂患者中，第一胎产后发病者最高，约占30%。因此正确处理分娩各产程、防止产伤，是预防子宫脱垂的最重要环节。

6. 认真做好产褥期保健。产妇从胎盘娩出后至生殖器官恢复到非妊娠状态，一般需6～8周，这段恢复过程称产褥期。在产褥期中，妇女的解剖和生理变化均较大，此期若未引起重视，最容易发生子宫脱垂。据报道，产褥期子宫脱垂的发生率显著高于其他期，多是1个月内参加劳动者，子宫脱垂发生率最高，占全部病例的85%以上。这是由于产褥期子宫及其支托结构因妊娠分娩而造成的生理及病理的改变，尚未得到充分恢复之前，过早参加劳动（包括繁重的家务劳动），容易引起子宫脱垂。因此，认真做好产褥期保健，对预防子宫脱垂有着极为重要的意义。

7. 切实做好哺乳期保健。哺乳期间卵巢功能下降。尤其产后长期哺乳，可因卵巢功能长期处于低落状态而导致子宫萎缩，子宫的支持结构和悬吊装置松弛无力，盆底肌肉的张力和弹性减退，在这种情况下，如遇到增加腹压或体姿用力等外因条件，均可诱发子宫脱垂。哺乳期在1年以内者，子宫脱垂患者仅占9%以下，而哺乳期在1年以上者，占90%以上。说明哺乳期在1年以上者，子宫脱垂的发病率显著升高。另外发现，妇女在哺乳期承受腹压后，子宫位置下降较非哺乳期明显，因此，切实做好妇女哺乳期保健，是预防子宫脱垂的重要措施。

8. 做好计划生育，提倡晚婚、晚孕，不要多生、频产。提倡一对夫妇生一个孩子，尤其在农村更要落实计划生育措施。

9. 注意卧床休息，睡时宜垫高臀部或脚部，抬高二块砖的高度。避免长期站立或下蹲、屏气等增加腹压的动作。保持大小便的通畅。及时治疗慢性气管炎、腹泻等增加腹压的疾病。哺乳期不应超过两年，以免子宫及其支持组织萎缩。

饮食宜忌

1. 多喝水，多吃水果、蔬菜。患者应多摄取水分，多吃核果、种子、谷类等有益的食物。

2. 多食有补气、补肾作用的食品，如鸡、山药、扁豆、莲子、芡实、泥鳅、淡菜、韭菜、大枣等。平常的饮食多吃补血补肾的食物，以性平性温的为主，如牛、羊肉、猪肉等，各种肉类要打碎打烂吃，利于养分的吸收。

3. 患者饮食应多注意吃海藻类的食物，其中海藻类食物包括发菜、紫菜、海带、海白菜、裙带菜等，海藻含矿物质最多为钙、铁、钠、镁、磷、碘等。常食海藻食品，可有效地调节血液酸碱度，避免体内碱性元素因酸性中和而被过多消耗，所以子宫脱垂患者的饮食应多摄入海藻类食物。

锻炼防病

适当进行身体锻炼，提高身体素质。可以常打太极拳，做到意、气、形合一。在家里的时候，可以双手扶床边，双足并拢，做下蹲动作5～15次，每天2次，有助于子宫收缩。晚上睡前做提肛锻炼。即肛门一缩一松动作，每次10分钟左右。平时有时间，做膝胸卧位，早晚各1次。每次10分钟。

食药治病

1. 二麻猪肠汤。升麻10克，胡麻仁100克，猪大肠300克，调料适量。将大肠洗净，升麻布包，与芝麻同放入大肠中，置锅中，加清水适量同炖至大肠熟后，去升麻，加食盐、味精调味，饮汤食肠，隔日1剂，连续3周。可益气升提，适用于气虚下陷所致的子宫脱垂。

2. 党参小米粥。党参30克，升麻10克，小米50克。将二药水煎取汁，加小米煮为稀粥，每日2次，空腹服食。可益气升提，适用于气虚下陷之子宫下垂，劳则加剧，小腹下坠，四肢无力，少气懒言，面色少华，小便频数，带下量多，质稀色白等。

3. 鳊鱼黄芪汤。鳊鱼1尾，黄芪20克，枳壳10克，调料适量。将鳊鱼去鳞杂、洗净，与芪、枳加水同煮沸后，再煮30分钟，去渣取汁，加食盐、味精、料酒调服。每次200毫升，每日2次。可益气升提，适用于气虚下陷所致的子宫脱垂。

4. 升麻龟肉汤。升麻10克，大枣10枚，龟肉150克。将龟肉洗净、切块，与诸药同置锅中，加清水适量煮熟后，饮汤食肉，每日1剂。可补血益气、升举阳气，适用于气虚下陷所致的子宫脱垂。

阴道炎

阴道炎是阴道黏膜及黏膜下结缔组织的炎症，是妇科门诊常见的疾病。正常健康妇女，阴道对病原体的侵入有自然防御功能，当阴道的自然防御功能遭到破坏，则病原体易于侵入，导致阴道炎症。幼女及绝经后妇女由于雌激素缺乏，阴道上皮菲薄，细胞内糖原含量减少，阴道酸性降低，故阴道抵抗力低下，比青春期及育龄妇女更易受感染。

精神抗病

同其他疾病一样，预防本病也要调节心情，防止细菌和病毒有隙可乘。

起居防病

1. 禁止滥用抗生素。很多人咳嗽、发热、头痛，就吃抗生素，殊不知，抗生素可能抑制部分有益菌群，霉菌就会乘机大量繁殖。因此，使用抗生素要慎之又慎。

2. 单独清洗内裤。霉菌可以在皮肤表面、胃肠道、指甲内等地方大量繁殖。如果家人或自己患有足癣、灰指甲等，就容易造成霉菌交叉感染。因此，内衣裤一定要单独洗，最好用专用的内衣裤除菌液浸泡几分钟。

3. 切忌过度清洁。频繁使用药字号洗液、消毒护垫等，容易破坏阴道弱酸性环境，阴道的弱酸性环境能保持阴道的自洁功能，弱酸配方的女性护理液更适合日常的清洁保养。

4. 重视怀孕时的护养。妊娠时性激素水平、阴道内糖原和酸度都会增高，容易受霉菌侵袭。对孕妇而言，不宜使用口服药物，而应选择针对局部的预防和辅助治疗方案。

5. 警惕洗衣机。几乎每个洗衣桶内都暗藏霉菌！而且洗衣机用得越勤，霉菌越多！不过不用担心，对付洗衣机里的霉菌有一个百试不爽的撒手锏，用60℃左右的热水清洗洗衣桶就可以了。

6. 注意公共场所卫生。公共场合可能隐藏着大量的霉菌。出门在外，不要使用宾馆的浴盆、要穿着长的睡衣、使用马桶前垫上卫生纸等。同时选用适宜的个人清洁护理产品。

7. 正确避孕。避孕药中的雌激素有促进霉菌侵袭的作用。如果反复发生霉菌性阴道炎，就尽量不要使用药物避孕。

8. 伴侣同治。如果感染了霉菌性阴道炎，需要治疗的不只是女性，还有她的性伴侣，这样才会有预期的疗效。平时日常使用女性护理液的同时也要准备一支男性护理液给他使用。

9. 穿着全棉内裤。紧身化纤内裤会使阴道局部的温度及湿度增高，这样就给霉菌滋生创造了环境，所以要穿棉质内裤。

10. 控制血糖，正确清洗外阴。女性糖尿病人阴道糖原含量高，在糖原作用下发酵产生碱性物质，使得正常的阴道酸值从 3.5～4.5 升高到 5.5，破坏了阴道的自洁功能，易于被霉菌侵害。所以，在控制血糖的同时，还要注意在每天清洗外阴时，选用弱酸配方的女性护理液。

饮食宜忌

饮食宜清淡，忌辛辣刺激，以免酿生湿热或耗伤阴血。注意饮食营养，增强体质，以驱邪外出。

1. 多食含有丰富的活性嗜酸乳杆菌的酸奶，如双歧杆菌的酸奶、大豆低聚糖等，具有促使体内有益菌繁殖与生长、抑制有害菌生存的作用。

2. 可食肉桂和蒜汁。使用这两种食物作调料，能对抗感染，杀死造成尿道感染的白色念珠菌。

3. 多食复合碳水化合物的食物，如全谷类、全麦、糙米和蔬菜等，此类食物消化比较慢，不可能促进酵母菌的成长。

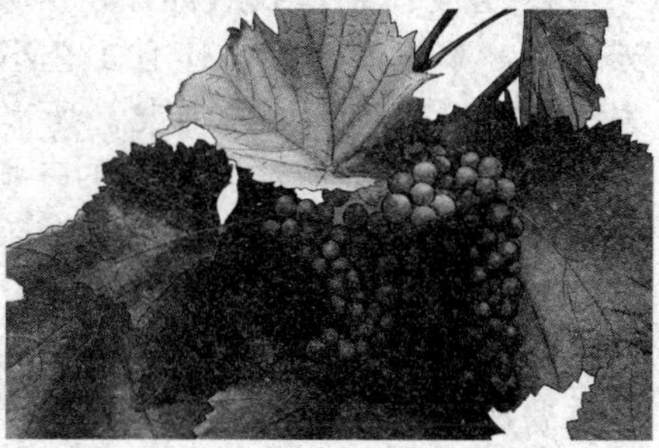
葡萄

4. 抗氧化永不嫌迟。多食富含抗氧化剂的食物，利于增强机体免疫力、抗感染，如维生素 A、维生素 C、维生素 E 以及微量元素锌、铁、镁、铜和硒等属于抗氧化物；还有一些诸如葡萄、柿子椒、苦瓜、西红柿、芥末和花椰菜等食物，以及姜黄和银杏等草药中含有生物类黄酮、番茄红素、多酚类和花色素等，具有非常强的抗氧化作用。

但是，要尽量避免摄取富含单糖的食物。白色念珠菌靠单糖而繁衍，所以，要避免摄取富含单糖的食物和高量酵母的食物，如酒精饮料、蔗糖、糖蜜、甜菜、花生、乳酪、水果干以及土豆、玉米、红薯等含糖较高的食物。

锻炼防病

加强体育锻炼。合理的膳食和适当的体育锻炼，可以提高身体素质和自身抵抗力，有效预防阴道炎的发生。

食药治病

1. 内服方。用知柏地黄丸加减。药用熟地 12 克，萸肉 12 克，山药 15 克，泽泻 12 克，椿根白皮 15 克，蒲公英 20 克，旱莲草 15 克，水煎 2 次，早晚分服。每日 1 剂。有滋阴益肾、清热止带的功效。

加减：阴虚火旺，熟地改为生地，尿频尿痛者加鹿含草 15 克；带下秽臭者，加龙胆草 6 克，粉萆薢 12 克，因瘙痒影响睡眠者加酸枣仁 10 克，夜交藤 10 克；滴虫性阴道炎加百部 10 克，苦参 10 克；霉菌性阴道炎加黄芩 10 克，虎杖 30 克。

2. 外治方。苦参 30 克，蛇床子 20 克，狼毒 10 克。雄黄 10 克，龙胆草 15 克。上药打碎纱布包，加水半盆煎煮半小时，去渣取汁，趁热先熏后洗，约 20 分钟，每晚临睡前熏洗一次。初起者 2～7 次，即可获效，病程长者 7～15 次见效。治疗期间，暂停房事，忌辛辣刺激性食物。

3. 苗药阴炎熏洗方。苗药散剂，100 克每袋。每日用药一服，先将药方倒入木盆中，然后倒入适量沸水，以药液热气熏蒸患处，待药液温热后再搽洗患处。使用时，早晚各一次，一服可分为两次使用。

妊娠呕吐

妊娠呕吐是指孕妇在早孕期间经常出现择食、食欲不振、轻度恶心呕吐、头晕、倦怠，称为早孕反应。一般于停经 40 天左右开始，孕 12 周以内反应消退，对生活、工作影响不大，不需特殊处理。

精神抗病

现在的医学研究发现，精神或者情绪对于妊娠呕吐有很大的影响。精神不好，或者说是厌恶怀孕，那么呕吐就严重得多。而如果是抱有那种期待孩子降临的心态，呕吐的表现就会好很多。所以，调养好心情，对于预防妊娠呕吐有很明显的效果。平常的生活中，也不要因为怀孕而感觉到苦闷。虽然，怀孕后有诸多的不便，也有很多活动不能做，但是一些比较轻柔和缓的活动也是可以参加的。像日常的散步、走动、听音乐等，都是孕妇能做的。而在遇到不开心的事后，也要及时调节过来。不能把事情憋在心里，那样只会更加烦闷。找个人倾诉一下，即便没有解决问题，感觉也好很多。一般说来，通过精神调养，可以度过这段时期。

起居防病

1. 适度休息。我们都知道孕妇要休息，但是也不能一直休息。一般情况下，应该每天保证 8 小时的睡眠，还有 1 个小时的午休。超过了这么多时间，孕妇就会表现出夜晚失眠、白天精神不好的情况。所以，适当的休息是必要的，但是不能过多。

2. 保持环境清洁。家里的环境要好，必须要足够干净清爽。要有阳光照射，还必须能空气流通，温度适中。日常生活，要记得经常开窗换气，尤其是早晨起床后。只有环境好了，孕妇的心情也才会好。

3. 穿着宽松。孕妇的衣着要是寒暖适宜的棉织物，这样通透性好，还比较舒服。内衣也要注意，不能穿得太紧。

4. 要经常晒太阳。日光浴可以帮助皮肤合成维生素 D，而缺乏维生素 D 就会导致佝偻病。常晒太阳，不光对孕妇自己好，也对孩子好。

5. 节制房事。怀孕之后，尤其是怀孕前 3 个月，要禁止性生活。

饮食宜忌

孕妇的饮食要既富有营养又清淡可口，这样不光能补充足够的身体所需，又不至于导致强烈的呕吐反应。当然，补充营养并不一定要吃很多主食。对于孕妇来说，少量多餐才是最为合理的饮食方式。一日六餐是比较科学的选择。在主食之外，可以吃一些粗粮，比如小米、玉米等。还要多补充维生素，所以各种新鲜的蔬菜和水果就要常吃。

平时可以准备一些饼干，随时吃一点儿，清晨喝杯牛奶更好。吃完饭后，卧床休息 20～30 分钟，恶心时再吃几块饼干，感觉就会好一些。此外，还要注意调节饮食，不要吃难以消化的食物，多吃些淀粉类食物，如面包、饼干、土豆、米饭等。不要吃油腻的食物和油炸的食物，可吃一些牛奶以及少量含碳酸气的饮料。

锻炼防病

怀孕之后，人就很少运动了，甚至就是整天待在家里，没有任何活动。这样虽说不会有危险，却很可能导致孕妇自己食欲下降，精神倦怠。适当参加一些轻缓的活动，如室外散步、做孕妇保健操等，都可改善心情、强健身体，减轻早孕反应。

食药治病

1. 每次服 1 小勺蜂蜜，每日 3 次。

2. 鲜生姜 1 片，放口中咀嚼。

3. 甘蔗汁 1 杯，加生姜汁少许，一次服完，可视情况服次数。

4. 柚子皮 20 克，切碎，煎水代茶饮，每日一次。

5. 米醋 60 毫升，煮开，加入白糖 30 克，溶解后，打入鸡蛋一只，待鸡蛋熟，食蛋食醋。

6. 乌梅肉，生姜各 10 克，红糖适量。将乌梅肉，生姜，红糖加水 200 克煎汤。每次服 100 克，每日 2 次。具有和胃止呕，生津止渴。适用于肝胃不和之妊娠呕吐。

7. 鸡蛋 2 只，姜切丝约 2 汤匙或适量，盐少许。下油 1 汤匙，放入姜丝炒香铲起。烧热锅、下油 1 汤匙，打开鸡蛋放入锅中，慢火煎至半凝固时，放入半份姜丝，洒下少许盐，折成半月形，煎至两面黄色铲起上碟。余下鸡蛋 1 只与半份姜丝的做法同上。具有祛风暖胃的功效，食后可达进补目的。

产后缺乳

产妇在哺乳时乳汁甚少或全无，不足够甚至不能喂养婴儿者，称为产后缺乳。缺乳的程度和情况各不相同：有的开始哺乳时缺乏，以后稍多但仍不充足；有的全无乳汁，完全不能喂乳；有的正常哺乳，突然高热或七情过极后，乳汁骤少，不足以喂养婴儿。

精神抗病

乳汁的分泌多少和精神状态密切相关。产后的精神过度紧张、忧虑、愤怒、惊恐等都会导致缺乳，所以产妇要调节好情绪，生活得愉快，乳汁才能分泌旺盛。但是因为生活中都不可能是顺心的，而产妇在产后也很可能受到更细微的情绪影响，所以会有烦躁不安、心情不畅的表现也很正常了。再加上突然有了一个孩子需要无时无刻地关注和照顾，也会给母亲带来很大的压力。这个时候，就需要耐心向自己的长辈请教各种应对的方法。千万不能独自支撑，甚至是强打精神。不然，很可能使自己从有奶变成少奶，从少奶变成无奶。

起居防病

1. 避免过度劳累。产后都会有精力的恢复期，这时候就需要休息。刚生下来的婴儿往往会让产妇无所适从，而因此就会导致产妇劳累过度。所以，在这个阶段，男方应该承担起一定的义务，帮助照顾孩子，不能让产妇自己面对。否则，长期这样会影响到乳汁分泌。

2. 不要刺激精神。产后的休息也不能没有禁忌，一些刺激精神的活动需要禁止。比如那些惊悚的电影、电视、图书，都不能看。

3. 不吃麦乳精。麦乳精有回奶的作用，产妇吃了，可能导致乳汁停止分泌。

4. 正确哺乳。哺乳的方法对于乳汁分泌有很大影响，所以产妇必须要学会正确哺乳。乳汁的分泌也是和身体的代谢有关系，所以要学会定时哺乳。这样既可以避免乳汁分泌过多导致乳房胀痛，又可以调节乳汁分泌的过程。一般说来，都是3～4小时哺乳一次。哺乳的位置也要合适，母亲要一手托住婴儿的头部，另一手扶着乳房，促使乳汁流出。乳头要在婴儿的舌头上面，方便吸吮。遇到婴儿吸吮不足，乳汁淤积的情况。就需要用吸奶器把乳汁吸出来，以防导致乳房胀痛和乳汁分泌减少。

5. 预防乳房破裂。乳头凹陷，就要经常用手拉出来，防止婴儿吃奶困难。哺乳之外，也要经常用温水擦洗乳头，涂抹油脂，防止乳头破裂。若是出现了破裂，可以用药膏涂抹。

饮食宜忌

想要分泌出足够的乳汁，那么产妇的营养就要跟上。日常的饮食中，要多吃那些富含蛋白质、碳水化合物和维生素的食物。而且，产妇不可以挑食和偏食。要多吃肉类、蛋类、豆类食物，还有面食、小米和新鲜的水果和蔬菜。因为乳汁的更多成分是水，所以产妇也要多吃流质的食物。像米汤和面汤等，都是很好的催奶食物。维生素E可以扩张乳腺血管，帮助乳房供血，促使乳汁分泌。所以，产妇可以多吃一些含维生素E的食物，包括各种蔬菜、水果和花生。

按摩养病

产后的乳房按摩可以帮助乳汁分泌，但这需要比较专业的人来帮忙。

食药治病

1. 芝麻酱100克，鸡蛋4个，小海米、葱丝、味精各适量，食盐少许。先用水将麻酱调成稀糊状，然后打入鸡蛋，加适量水搅匀，再加入调料，置锅内蒸熟即可。将蒸熟的蛋羹1次食用。每日2次，一般3日见效。尤适用于产后气血虚弱所致乳汁不足、乳无汁。

2. 豆腐120克，红糖30克，黄酒1小杯。将豆腐、红糖加水600毫升，入锅中用小火煮，煮至水约 400 毫升时，即可加入黄酒调服。吃豆腐，喝汤。尤适用于产后血虚津亏所致乳汁不行、乳无汁、有热者更宜服用。

3. 母猪蹄 4 只，土瓜根、通草、漏芦各 100 克，粳米（或糯米）500 克。猪蹄洗净，每只切两半入锅内，加水 3000 毫升，旺火煮至 1500 毫升，取出猪蹄，放入士瓜根、通草、漏芦再煮，取汁 900 毫升，然后去滓，将米入汁内煮粥。趁热喝汁，以饱为度，若身热微汗出者佳，不见效再服。尤适用脾胃素虚，兼有肝部气滞、经脉不畅的乳汁不行、乳无汁。

4. 木瓜 500 克，生姜 30 克，米醋 500 克。用瓦煲，分次吃，以利于吸收。

5. 生姜 500 克，猪脚 2 只，甜醋 1000 毫升。将生姜刮去皮切块，猪脚切块，二者同醋煮熟。分数日食完，煮好后若放置一二周再食，则效更佳。

6. 棉花子 10 克，鸡蛋 2 个。将上述 2 物加清水 2 碗同煎，蛋熟后去壳再煎片刻，加白糖适量调味，饮汤食蛋。

先兆流产

先兆流产是指在妊娠早期出现的阴道少量出血，时下时止，伴有轻微下腹痛和腰酸的一种疾病。可能导致流产，也有可能经过适当治疗后继续妊娠。主要是因为孕妇体质虚弱，或劳累、外伤（包括不当的阴道内诊、性交）所致。

精神抗病

精神调节对于预防先兆流产非常重要。实验研究证明，孕妇的思想情绪，都会对胎儿产生影响。孕妇想要保证胎儿的安全，就一定要保持自己的情绪平和，没有过度的变化。平静的心情，孕妇的内分泌也正常，有利于胎儿的成长。而不好的情绪变化，会使内分泌紊乱，甚至产生对胎儿有害的化学物质，导致流产的发生。所以，孕妇自己要学会调节情绪，静养等待孩子的降临。而孕妇的家人也要多体贴，经常和孕妇交流，带给她快乐的心情。

起居防病

1. 生活规律，起居以平和为上，既不可太逸（如过于贪睡），亦不可太劳累，如提拉重物或攀高履险等。逸则气滞，导致难产；劳则气衰，导致伤胎流产。因此，孕妇一定要养成良好的生活习惯，作息要有规律，最好每日保证睡够 8 小时，并适当活动。这样，才能使自己有充沛的体力和精力来应对孕期的各种情况。另外，孕妇衣着应宽大，腰带不宜束紧，平时应穿平底鞋。要养成定时排便的习惯，还要适当多吃富含纤维素的食物，以保持大便通畅。大便秘结时，不能用泻药。

2. 注意个人卫生，孕妇应勤洗澡、勤换内衣，但不宜盆浴、游泳，沐浴时注意不要着凉。要特别注意阴部清洁，可每晚用洁净温水清洗外阴部，以防止病菌感染。

3. 慎房事，对有自然流产史的孕妇来说，妊娠 3 个月以内、7 个月以后应避免房事，习惯性流产者此期应严禁房事。

饮食宜忌

1. 不吃辛辣、动物血及热性食物，包括蒜、姜、胡椒、咖喱、肉桂、酒、咖啡、桃等。此外寒性食物，如田螺、河蚌、蟹等也不宜多吃。

2. 多吃新鲜蔬菜，多饮水，保持大便通畅。如大便干燥难解，每天早晚备服蜂蜜 1 匙，以润肠通便。

3. 先兆性流产后患者的身体比较虚弱，需要多注意休养，饮食上也要注意以温补和易于消化为主，可以多吃些含有丰富蛋白质和维生素的食物，例如鸡蛋、牛奶、排骨、鸡、鱼等。

食药治病

先兆流产的产生原因很多，出现了一些症状后，孕妇最好不要乱用药物。而应该到医院里跟医生说明情况，请医生来诊断用药。下面介绍一些流产后的食疗方。

1. 荔枝大枣汤。干荔枝、干大枣各 7 枚。共加水煎服，每日 1 剂，具有补血生津作用。适用于妇女贫血及流产后体虚的调养。

2. 豆浆大米粥。豆浆 2 碗，大米 50 克，白糖适量。将大米淘洗净，以豆浆煮米作粥，熟后加糖调服。每日早晨空腹服食。具有调和脾胃、清热润燥作用，适用于人流后体虚的调养。

3. 乳鸽枸杞汤。乳鸽 1 只，枸杞 30 克，盐少许。将乳鸽去毛及内脏杂物，洗净，放入锅内加水与枸杞共炖，熟时加盐少许。吃肉饮汤，每日 2 次。具有益气、补血、理虚作用，适用于人流后体虚及病后气虚、体倦乏力、表虚自汗等症。

4. 鸡蛋枣汤。鸡蛋 2 个，红枣 10 个，红糖适量。锅内放水煮沸后打入鸡蛋卧煮，水再沸下红枣及红糖，小火煮 20 分钟即可。具有补中益气和养血作用，适用于贫血及病后、产后气血不足的调养。

5. 糖饯红枣。干红枣 50 克，花生米 100 克，红糖 50 克。将干红枣洗净后用温水浸泡，花生米略煮，去皮备用。枣与花生米同入小铝锅内，加水适量，以小火煮 30 分钟，捞出花生米，加红糖，待红糖溶化收汁即成。具有养血、理虚作用，适用于流产后贫血或血象偏低等。

妊娠高血压综合征

本病简称为“妊高征”，是怀孕期间特有的并发症。经常发生在怀孕 6 个月以后，以水肿、高血压、蛋白尿为临床表现。发病原因很多，包括胎盘缺血、低氧、内分泌紊乱等。

精神抗病

精神调养对于防治本病很重要。因为高血压会导致水肿，病人的焦虑情绪就会加重。这时候家属就应该多关心病人，帮助其从压力中解脱出来。可以适当地听点儿轻音乐或者出去散步，转移病人的注意力，消除她们心里的急躁、忧愁。这样，她们才会更有动力配合治疗，积极行动，让疾病尽快治愈。

起居防病

保证休息。适当减轻工作或居家休息，除保证夜间 8～10 小时睡眠时间外，白天应有 2 小时的午休。并提倡左侧卧位有利于增加尿量，亦有助于改善子宫胎盘的血液循环。提供清洁与安静的环境，室内光线宜暗淡，以保证病人休息和足够的睡眠。

子痫是妊娠高血压综合征最严重的阶段。处理原则是积极控制抽搐、防止受伤、减少刺激、加强监护、适时终止妊娠。

饮食宜忌

1. 选择高蛋白、多维生素、低脂的食物，保证摄入足够的铁和钙质。

2. 在饮食中要控制食盐的用量，做到菜肴要清淡，食盐每天限制在 2 克左右。如果病人水肿严重、尿量过少，可采用无盐饮食。除了烹调时不加食盐外，各种含盐食物如咸菜、豆腐乳、火腿、咸肉、腊肠、咸面包等，海味食品如海带、海蜇等也应尽量少吃或不吃。

3. 控制水分，每天进水量不超过 1000 毫升，包括茶水、汤汁在内。

4. 戒酒、辛辣食品。妊娠高血压常合并有肾病，所以要限制进食刺激肾脏实质细胞的食物，如含有酒精的各种饮料（菜肴中也不要用酒作佐料），辛辣的调味品，以及含挥发油、辣素、草酸多的各种蔬菜，如菠菜、韭菜、芹菜、大蒜、蒜苗、香葱、洋葱头、小红萝卜等。由于草酸在体内与钙结合成草酸盐结晶，这些结晶经肾脏排出时会增加肾脏负担，所以也应限制。含草酸最多的蔬菜，就是菠菜。如果病人在怀孕前就有高血压史，

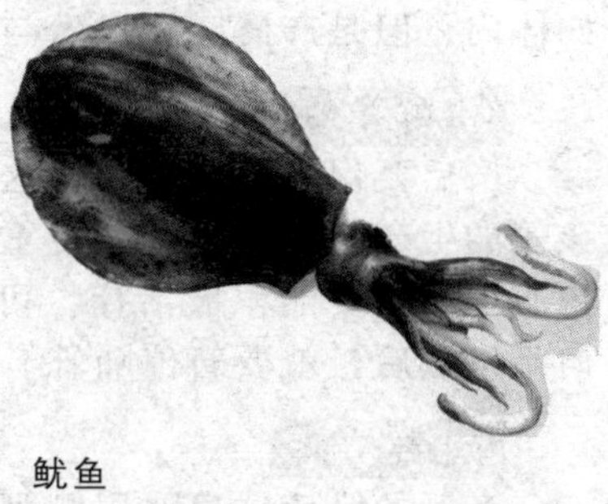

鱿鱼

菜单中还应避免食用高胆固醇的食物，如蛋黄、鱼子、鱿鱼、脑髓、肥肉和动物内脏等。

5. 少喝浓汤。过浓的鸡汤、肉汤、鱼汤，经代谢后可产生过多的尿酸，也会加重肾脏的负担。所以，上述汤汁宜淡不宜浓。

6. 补充蛋白质。由于有大量的蛋白质每天从尿液中流失，所以补充蛋白质十分重要。蛋白质补充需要量的计算法为每日每千克体重 2～3 克，最好能多选择一些优质的动物性蛋白质，如乳类、瘦肉类、鱼虾类等。鸡蛋黄中胆固醇含量高，每天吃 1 只便可。

7. 宜吃新鲜蔬菜、水果。绿叶蔬菜和水果中含有较多的维生素 C，尤其是西红柿、橘子、鲜枣等，可以适量吃。冬瓜、西瓜、葫芦、茄子、茭白、玉米、赤豆、绿豆、鲫鱼等具有利尿作用的食物也可以适量吃。

8. 宜吃些润肠食物。怀孕后膨大的子宫压迫肠管，加上身体不好、喜静厌动，因此孕期便秘尤为多见。不妨吃些多渣膳食以增进肠蠕动，如青菜、水果，可以生拌蔬菜、水果，也可在膳食中增加红薯，以利于软化粪便。还可适量吃些润肠产气的食品，如蜂蜜、芝麻油、生土豆汁、生黄瓜、生萝卜等。

食药治病

1. 大料盐水花生。新鲜花生 500 克，八角 3 粒，桂皮 5 克，盐 20 克，姜 5 克。将新鲜的花生用清水洗净，备用；姜切片，备用；锅中放入洗净的花生、姜片、八角、桂皮，盐后注入清水（清水量没过花生为宜），置大火上烧开后改小火煮 30 分钟；花生煮熟后捞出，撇去大料，摊开放太阳下晒干即可。

常食花生可以预防产后缺乳，花生仁上的红皮还含有止血成分，对妈妈们能起到补血的功效。八角、桂皮等大料放的量要尽量少，在这里只起提味的作用，过多食用对妈妈们有害无益；花生煮好后放太阳下晒干，可随吃随取，而且不上火（忌用干锅炒干）。

2. 石耳炖鸽。鸽肉 500 克，石耳 5 克，山药 100 克，大葱 2 克，姜 2 克，盐 5 克，冰糖 3 克，黄酒 25 克，鸡油 10 克。将黄山药削去外皮，切成约 3 毫米厚的薄片，放在开水锅里烫一下捞起，用水洗净；石耳浸发，洗净；将鸽子浸入冷水中溺后取出，再放入 60℃左右的热水中烫一下，煺毛，洗净；然后在其腹部（靠近下门处）开一个小口，抠出内脏，用水洗净，放入开水锅中氽一下捞出，再用水洗一次；将鸽子放在汽锅中，加入葱、姜、山药片、石耳、鸡清汤 1000 克、绍酒、盐、冰糖，盖上锅盖，上笼用旺火蒸 1.5 小时左右取出，淋上熟鸡油即成。适用怀孕晚期。

我国中医认为鸽肉性平，味甘咸，具有补气虚、益精血、暖腰膝、利小便等作用。鸽肉壮体补肾、生机活力、健脑补神，提高记忆力，降低血压，调整人体血糖，养颜美容，皮肤洁白细嫩，延年益寿。一般人均可食用，更是老年人、孕妇及儿童、体虚病弱者理想的营养食品。石耳性平、味甘，具有清肺热、养胃阴、滋肾水、益气活血、补脑强心的功效，对肺热咳嗽、肺燥干咳、胃肠有热、便秘下血、头晕耳鸣、月经不调、冠心病、高血压等均有良好的食疗效果。

产褥感染

产褥感染，俗称“月子病”，含义很广，概括起来则是在产褥期中，由于生殖器官感染而引起的炎症。致病细菌可能在产前、产时或前后从外界侵入，也可能早就存在于产妇体内。但是产褥感染发生与否，主要决定于产妇局部和全身的防御能力。

精神抗病

产后要保持心情愉快，这是产后恢复的一个关键。在怀孕了十个月后，终于完成了孩子的生产，这是一件非常重大的任务，值得庆祝一番。而出现了产褥感染，也不需要担心了。只要能积极治疗，可以很快痊愈。只要是产妇没有发热，就可以给孩子喂奶。但是发热后，就要暂停哺乳。

起居防病

产后的卧床休息要用侧卧，注意多翻身活动和下肢运动，防止形成褥疮。居住的环境要适当通风，衣服要厚薄适宜，不能捂得太紧。冬天要注意保暖，夏天必须防止中暑。产后不能盆浴，而是要淋浴。每天都要用温水清洗外阴，保持清洁和干燥。

饮食宜忌

饮食上讲究易于消化，还必须富有营养。要补充足够的蛋白质、维生素、矿物质，可以多吃点儿流质食物，比如米粥、面汤、蛋羹、鱼汤等。不过产后3天不能吃太油腻的食物。

辛辣的食物也不要乱吃，在夏天的时候，要防止产后中暑。这时候就要多吃消暑食物，比如绿豆、西瓜等。还可以多吃点儿水果，补充维生素和水分。假如有饱胀、呕吐的表现，就说明是积食发热，可以吃点儿萝卜或山楂退热消食。

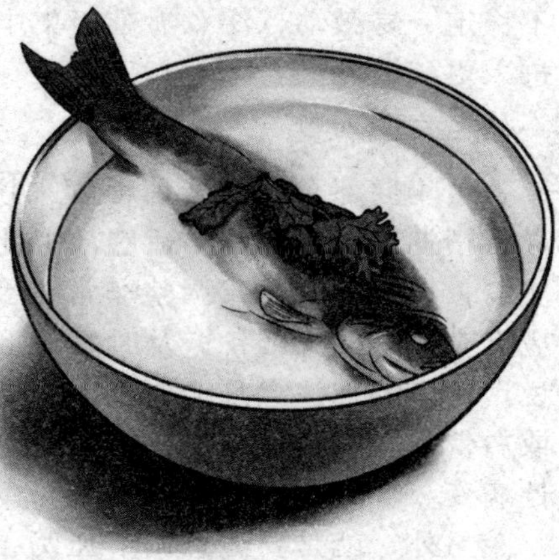

鱼汤

锻炼防病

产褥期锻炼对每位新妈妈来说，都至关重要，产褥期早做康复体操，可以补充下床活动的不足，促进腹壁及盆底肌肉张力的恢复，还可防治产后尿失禁、膀胱及直肠膨出、子宫脱垂等，对体形的恢复也有好处。另外，有利于今后适应一定强度的活动和工作。分娩第二天即可开始，每天做5～10次，以后逐渐增加运动次数及运动量。产褥操因活动部位不同而有不同的动作，但在做任何动作之前所取的姿势均相同，身体平卧、头平直、胸部挺起。运动开始时先深吸一口气，在运动时呼吸暂停，然后慢慢呼气，下面列举产褥康复体操的几个简单动作：

1. 腹部运动。仰卧，两臂上举达头的两侧并与双耳平行。深吸气时，腹肌收缩，使腹壁下陷，并使内脏提向上方，然后慢慢呼气，两臂复原。

2. 加强臀肌及腰背部肌肉的运动。仰卧，髋与膝稍屈，双脚平放在床上，两臂放在身体的两侧，深吸气后，尽力抬高臀部，使背部离开床面，然后慢慢呼气并放下臀部，归回原位。

3. 加强提肛肌的运动。仰卧，双腿屈曲，双膝分开，双足平放床上，双臀放于身体两侧。用力将双腿略向内合拢，同时收缩肛门，然后再将双腿分开，并放松肛门。

产妇平时在床上随时都可做收缩肛门及憋尿的动作，每天30～50次，以促进盆底肌肉张力的恢复。平时躺卧时，应当俯卧、侧卧、平卧相交替，以防子宫后倾，如身体条件许可，可做床上仰卧起坐，以锻炼腹直肌张力。

食药治病

1. 何首乌60克，入砂锅加水煎取浓汁，去渣取汁，加入粳米100克，大枣3枚，冰糖适量，同煮为粥。每日早、晚服，适用于产后发热。

2. 桃仁（去皮、尖，研碎）10克、粳米60克，加水共煮成稀粥，加红糖适量服食。每日1次，适用于产后发热。

3. 红鸡冠花3克，加水煎服，趁沸冲生鸡蛋2个，再置火上微沸，待温时顿服，适用于产后腹痛。

4. 山楂肉15克，红糖适量，水、酒各等份，共煎服，适用于产后腹痛。

5. 鲜鸡蛋1个，用湿纸包裹，置火煨成干黄，去纸，将皮壳及蛋研细末，顿服。每日1次，空腹黄酒送服，以愈为度，适用于产后抽搐。

6. 马齿苋红糖饮。马齿苋30克，红糖30克。将马齿苋洗净加水煮开，放入红糖煎20分钟后饮用。本方具有清热凉血止血的功效。

7. 桃仁莲藕糖汤。桃仁10克，白莲藕250克，红糖适量。将桃仁去皮尖，莲藕洗净切片，放煲内加水煮汤，再放入红糖，食藕饮汤。本方具有活血化瘀的作用。

更年期综合征

更年期综合征是由雌激素水平下降而引起的一系列症状。更年期妇女，由于卵巢功能减退、垂体功能亢进、分泌过多的促性腺激素，引起自主神经功能紊乱，从而出现一系列程度不同的症状，如月经变化、面色潮红、心悸、失眠、乏力、抑郁、多虑、情绪不稳定、易激动、注意力难于集中等，称为“更年期综合征”。一般女性在45～55岁时进入更年期。

精神抗病

更年期综合征从某种程度来说，就是一种精神上的疾病。因为更年期的身体变化，导致精神上出现各种不适应，由此就会表现出敏感、多疑、顾虑重重，烦躁不安等表现。所以，精神上的自我调整非常必要。最重要的一点就是要正确认识更年期的生理特点，应有充分的思想准备，及时发现更年期的“信号”，并采取必要的治疗措施。对于妇女来说，还应特别注意月经变化，如果经期延长太久，经量太多，或停经后又出现阴道流血，或白带增多时，应及早请医生检查，以便及早发现更年期宫颈息肉、宫颈癌等常见器质性病变。

另外，就是要注意调节压力。俗话说“人到中年百事多”，工作的繁忙、家庭的负担、孩子的升学、就业和婚姻问题都会带来许多烦恼。而这个时候，女性若是任由压力把自己的精神榨干，那么出现的问题就会更加严重。所以，要学着去调节自己，适应身体的变化，把自己的成熟魅力展现出来。对此，就要抱有一种自信、乐观、优雅的态度，这样不光对自己好，也会影响到周围的人。

起居防病

更年期之后，要从方方面面来调节自己的生活，这样才可能有防病治病的效果。

1. 保证足够的睡眠。每天的睡眠，保持在8小时左右。某一天没有睡好，也不要因此患得患失。中午最好能午休息一会儿，这样对于下午的生活有很大帮助，而且还能延年益寿。晚上睡前不要做什么刺激大脑兴奋的活动，比如唱歌、谈笑、看书过多等。可以适当听些轻音乐，舒缓一下心境。睡前也可以喝点儿牛奶，帮助睡眠。

2. 生活有规律。规律化的生活可以让自己充实和丰满起来，不会被某些小事打乱了心境，甚至引起精神刺激。一般情况下，不要总是重复着原来那种吃饭、睡觉、上班的三点一线，在业余要培养一些兴趣爱好。到了假期，也不要一直待在家里。约一些亲人或者朋友出去游玩是比较好的选择。闲暇的时间，可以多培养一下自己的精神修养。这样，女性才能重新焕发出魅力。

3. 处理好家庭、社会关系。家庭和睦是全家人的幸福，也是预防本病的重要因素。女性不但要适应家庭，更要适应社会，对当今社会上的一些现象要有一个正确认识，不理解的要多与他人交流看法，要以乐观态度对待生活、对待社会，这对预防更年期提前十分有利。

饮食宜忌

饮食上不要偏食或者挑食。因为更年期后，女性更容易被他人所影响，别人说某种食物不好就不吃，别人说什么食物好就乱吃。这对于自身的调节是非常不利的。所以，饮食还是要跟平常一样，不要有什么特别的安排。一日三餐也要按时就餐，不能因为工作忙碌而总是囫囵吞枣地草草了事。身体有某些疾病的，要根据医生的嘱咐来注意饮食。但决不可以暴饮暴食。

对更年期患有情绪不安、烦躁、失眠者可选择含维生素B族丰富的食物，如粗粮、豆类和瘦肉。这些食品对维持神经系统的正常功能，减轻疲倦、失眠症状，促进消化吸收都有作用。多食含硼丰富的食物，可减少绝经期妇女体内钙的流失，减慢阴道萎缩的进度和骨质疏松。含硼丰富的食物有苹果、花生、核桃、瓜子、葡萄干、豇豆荚以及绿色蔬菜等。少吃甜食和油炸食品。蜂胶具有促进内分泌功能、改善组织代谢过程、调节自主神经功能的作用。食用蜂胶，可以使妇女更年期症状减轻或消失，可以有效地改善性功能。在更年期的饮食保健中，烟、酒和咖啡对更年期男女都不适宜。

锻炼防病

体育运动对于减轻精神压力，化解心绪不宁有很好的作用。所以，有时间就要多锻炼一下，不光能化解掉身上的压力，还能活跃精神，找回青春。随着年龄及身体的状况不同，应选择适当的运动，如慢跑、散步、太极拳、健康操等，并持之以恒。适当的运动不仅可以促进血液循环、增加新陈代谢、降低骨质疏松症的发生，还可以消除忧郁的心情，使身心愉悦。

按摩养病

有一定经济条件的，可以经常去一些美容场所按摩一下，舒缓压力，排出身体里的毒素。没有条件的，也可以自己在家按摩。方法也很简单，自己揉捏肩膀，做一做健身操。洗脚的时候，捏捏脚和腿，都能有效地放松。

食药治病

更年期综合征严格上来说并不是病，饮食上调养即可。

1. 莲子百合粥。莲子、百合粳米各 30 克同煮粥，每日早晚各服 1 次。适用于绝经前后伴有心悸不寐、怔忡健忘、肢体乏力、皮肤粗糙者。

2. 甘麦饮。小麦 30 克，红枣 10 枚，甘草 10 克，水煎。每日早晚各服 1 次。适用于绝经前后伴有潮热出汗、烦躁心悸、忧郁易怒、面色无华者。

3. 杞枣汤。枸杞子、桑葚子、红枣各等份，水煎服，早晚各 1 次；或用淮山药 30 克，瘦肉 100 克炖汤喝，每日 1 次。适用于更年期有头晕目眩、饮食不香、困倦乏力及面色苍白者。

4. 赤豆薏苡仁红枣粥。赤小豆、薏苡仁、粳米各 30 克，红枣 10 枚，每日熬粥食之。1 日 3 次。适用于更年期有肢体水肿、皮肤松弛、关节酸痛者。

5. 枸杞肉丝冬笋。枸杞、冬笋各 30 克，瘦猪肉 100 克，猪油、食盐、味精、酱油、淀粉各适量。炒锅放入猪油烧热，投入肉丝和笋丝炒至熟，放入其他佐料即成。每日 1 次。适用于头目昏眩、心烦易怒、经血量多、面色晦暗、手足心热等。

6. 生地黄精粥。生地、制黄精、粳米各 30 克，先将 2 味水煎去渣取汁，用药汁煮粳米粥食之。每日 1 次。适用于更年期心烦意乱、手足心热等。

7. 枣仁粥。酸枣仁 30 克，粳米 60 克。洗净酸枣仁，水煎取汁，与粳米共煮成粥，每日 1 剂，连服 10 日为 1 个疗程。适用于更年期精神失常，喜怒无度，面色无华，食欲欠佳等症。

8. 附片鲤鱼汤。制附片 15 克，鲤鱼 1 尾（重约 500 克）。先用清水煎煮附片 2 小时，将鲤鱼收拾干净再将药汁煮鲤鱼，食时入姜末、葱花、盐、味精等。适用于更年期头目眩晕。

第五章

男科病

前列腺炎

前列腺炎是多种复杂原因和诱因引起的前列腺的炎症，免疫神经内分泌参与的错综的病理变化，导致以尿道刺激症状和慢性盆腔疼痛为主要临床表现的疾病。前列腺炎的临床表现多样化，可出现会阴、耻骨上区、腹股沟区、生殖器疼痛不适，尿道症状为排尿时有烧灼感，尿急、尿频、排尿疼痛，可伴有排尿终末血尿或尿道脓性分泌物，急性感染可伴有恶寒、发热、乏力等全身症状。

精神抗病

想要治愈本病，也要从精神调养上着手。因为本病的复发和加重，很大程度上都是由于精神刺激而引起的。保证精神愉悦的关键就是要防止精神波动，多想想开心的事。遇事不要一味地争执，碰上了什么困境也要多往好处想。

起居防病

1. 多喝水。在冬季人会减少饮水量。对前列腺患者来说，饮水量的减少会使尿液浓缩、排尿次数减少，对前列腺及肾脏、膀胱等其他脏器都会产生极为不利的影响。所以，前列腺患者在严寒的季节更应该多饮水。一般人每天饮开水或茶水 2 升。已有尿频症状的前列腺疾病患者也应留意多饮水。但是为了避免夜间频繁起夜，影响休息，可在临睡前减少饮水量，而增加在白天的饮水量。

2. 不能憋尿。很多人尿急时，会一忍再忍，这种做法不可取。憋尿会让膀胱过度充盈，压迫前列腺。尤其对于前列腺病患者来说，憋尿轻则造成尿液反流，给肾脏和输尿管等高位脏器带来危害，严重的还会造成肾功能衰竭。此外，忍尿不排，还会造成逼尿肌松弛而发生排尿困难和尿潴留。

3. 性生活规律。性生活是夫妻生活的重要组成部分，和谐美满的性生活是男女生理的天然需要，也是维持身心健康和密切夫妻感情的重要手段之一。把握有节制有规律的性生活或掌握适度的自慰频度，定期排放前列腺液，可以缓解前列腺的胀满感，促进前列腺液的不断更新，有助于前列腺功能的正常发挥和前列腺功能异常患者的康复。但是过于频繁的性生活，会导致前列腺炎。因此，为了避免前列腺炎的发生，要注意掌握适度的性生活，但性生活的频度要根据每个人的个体情况区别对待，不能一概而论。

4. 防止受寒。春冬季节天气寒冷，因此应该注意防寒保暖。预防感冒和上呼吸道感染的发生，不要久坐在凉石头上，因为寒冷可以使交感神经兴奋增强，导致尿道内压增加而起逆流。

5. 避免久坐。久坐会加重痔疮等病，又会使会阴部充血，从而使排尿困难。

6. 常换内裤。男性的阴囊伸缩性大，分泌汗液较多，加之阴部通风差，容易藏污纳垢，局部细菌常会乘虚而入。一般男士内裤的前面都是双层的，透气性差。所以就应该常换内裤。

饮食宜忌

戒烟酒和辣。过度吸烟饮酒以及进食过多辣椒等食品也是引起前列腺炎症的原因之一。酒是一种具有血管扩张作用的饮品，有的人一饮酒就会红脸，这是酒精扩张到面部血管的结果。酒精同样也会引起前列腺反复充血。而香烟中的烟碱、焦油、亚硝胺类、一氧化碳等有毒物质，不但会直接毒害前列腺组织，而且还会干扰支配血管的神经功能，影响前列腺血液循环，加重前列腺的充血。

锻炼防病

体育锻炼对于防治本病有很明显的效果。多运动，尤其是做那些练习腹肌、腰肌和会阴部位的运动，加强肛门括约肌和直肠肌的收缩锻炼，对于改善盆腔部位的血液循环，消退前列腺炎有很大帮助。不过要强调的是，那些需要久坐的运动，如骑自行车、骑马等运动，会压迫前列腺，加重病情，所以不要采用。

按摩养病

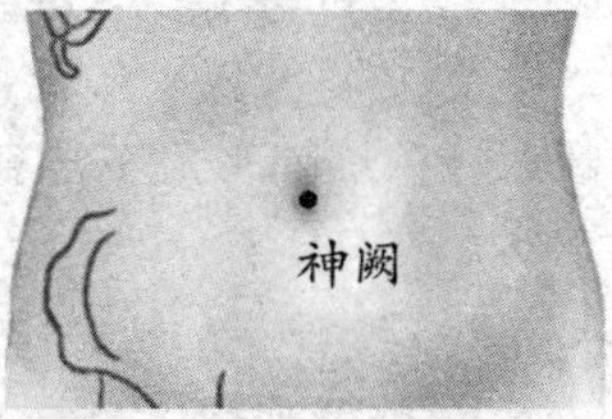

神阙穴

可以在临睡以前做自我按摩，以达到保健的目的。操作如下：取仰卧位，左脚伸直，左手放在神阙穴（肚脐）上，用中指、示指、无名指三指旋转，同时再用右手三指放在会阴穴部旋转按摩，一共100次。完毕换手做同样动作。肚脐的周围有气海、关元、中极各穴，中医认为是丹田之所，这种按摩有利于膀胱恢复。

食药治病

1. 车前草糖水。每次可用车前草100克（鲜品400克），竹叶心10克（鲜品30克），生甘草10克，黄片糖适量。制作时，先将车前草，竹叶心，生甘草同放进砂锅内，加进适量清水，用中火煮水，煮40分钟左右，放进黄糖，稍煮片刻即可，每天代茶饮用。

2. 灯芯花苦瓜汤。每次可用灯芯花6扎，鲜苦瓜200克。制作时，先将苦瓜洗净除瓤和瓜核，切成小段，与灯芯花一同煎汤饮用。

3. 冬瓜海带薏米汤。每次用鲜冬瓜（连皮）250克，生薏米50克，海带100克。制作时，先将冬瓜洗净切成粗块，生薏米洗净，海带洗净切成细片状。将以上三物同放进砂锅内，加适量清水煮汤食用。

4. 公英银花粥。蒲公英60克，金银花30克，大米100克，砂糖适量。制作时，先将蒲公英、金银花同放进砂锅内，加适量清水煎汁，然后去渣取药汁，再加入大米煮成稀粥。粥成后加入适量砂糖。每日2次食用。

5. 土茯苓粥。土茯苓30克（鲜品100克），大米100克。制作时，先将土茯苓洗净，去外皮，切成片状（已晒干并切成片的，可免此工序），放进砂锅内，用中火煎煮30～40分钟，取汁。将大米加入土茯苓煎汁，用中火煮粥。每天食1～2次。

前列腺增生

前列腺增生是老年男性常见疾病，其病因是由于前列腺的逐渐增大对尿道及膀胱出口产生压迫作用，临床上表现为尿频、尿急、夜间尿次增加和排尿费力，并能导致泌尿系统感染、膀胱结石和血尿等并发症，对老年男性的生活质量产生严重影响，因此需要积极治疗，部分患者甚至需要手术治疗。

精神抗病

本病有一部分原因是精神压力过大导致的。所以，想要预防或者治愈，就要学会放松精神。有一种情况能很好地说明问题。许多男性在精神紧张的情况下，会有尿不出来的感觉。这就是精神压力带给前列腺的作用。对此，只要放松精神，想想其他的事情，听听音乐，哼个小曲，就可以顺利地解决。而防治前列腺也与此类似。从精神上放松了，那么前列腺的压力也就没有了。所以，不管是否患了本病，男性都要学会放松自己。

起居防病

1. 不宜憋尿。一旦有尿意，应该立即小便，憋尿对膀胱和前列腺都不利。

2. 性生活要控制。预防前列腺增生症，需要从青壮年起开始注意，关键是性生活要适度，不纵欲也不要禁欲。性生活频繁使前列腺长期处于充血状态，以至引起前列腺增生症。当然，过分禁欲会引起胀满不适感，同样对前列腺也不利。

3. 保持清洁。男性阴部通风差，容易藏污纳垢，局部细菌常会乘虚而入，这样就会导致前列腺炎、前列腺增生症、性功能下降等，因此，坚持清洗会阴部是前列腺增生症护理的一个重要环节。清洗要习惯用温水洗，经常洗温水澡可以缓解肌肉与前列腺的紧张，对前列腺增生症患者十分有好处。

4. 防止受寒。秋末至初春，天气变化无常，寒冷往往会使病情加重。因此，患者一定注意防寒，预防感冒和上呼吸道感染等。

5. 不可过劳。过度劳累会耗伤中气，中气不足会造成排尿无力，容易引起尿潴留。

6. 适量饮水。饮水过少不但会引起脱水，也不利排尿对尿路的冲洗作用，还容易导致尿液浓缩而形成不溶石。故夜间适当减少饮水，以免睡后膀胱过度充盈，白天则应多饮水。

饮食宜忌

1. 禁饮烈酒，少食辛辣肥甘之品，少饮咖啡，少食柑橘、橘汁等酸性强的食品，并少食白糖及精制面粉。

2. 不能因尿频而减少饮水量，多饮水可稀释尿液，防止引起泌尿系感染及形成膀胱结石。饮水应以凉开水为佳，少饮浓茶。

3. 前列腺增生饮食注意多吃南瓜子，当成零食吃对前列腺增生的治疗很有好处。

4. 多食新鲜水果、蔬菜、粗粮及大豆制品，多食蜂蜜以保持大便通畅，适量食用牛肉、鸡蛋。

5. 服食种子类食物，可选用南瓜子、葵花子等。

6. 绿豆不拘多寡，煮烂成粥，放凉后任意食用，对膀胱有热、排尿涩痛者尤为适用。

7. 不能吃辛辣食物，防止其刺激身体，导致前列腺充血，加重排尿难度。

锻炼防病

体育锻炼的作用就不强调了，对于本病患者来说，多锻炼可以疏通血管，利尿排毒。不过锻炼也可以侧重于提肛、腹部等部位，这样有助于前列腺的功能恢复。

食药治病

1. 参芪冬瓜汤。党参15克，黄芪20克，冬瓜50克，味精、香油、盐适量。将党参、黄芪置于砂锅内加水煎15分钟去渣留汁，趁热加入冬瓜至熟，再加调料即成，佐餐用。有健脾益气，升阳利尿之功效。

2. 桂浆粥。肉桂5克，车前草30克，粳米50克，先煎肉桂，车前草，去渣取汁，再加入粳米煮熟后加适量红糖，空腹服。有温阳利水之的功效。

3. 杏梨石苇饮。苦杏仁10克，石苇12克，车前草15克，大鸭梨1个，冰糖少许。将杏仁去皮捣碎，鸭梨去核切块，与石苇、车前草加水同煮，熟后加冰糖，代茶饮。有泻肺火、利水道的功效。

4. 利尿黄瓜汤。黄瓜1个，瞿麦10克，味精、盐、香油适量。先煎瞿麦，去渣取汁，再重煮沸后加入黄瓜片，再加调料，待温食用。有利水道之功效。

遗　　精

遗精是指不因性交而精液自行泄出的病症，有生理性与病理性的不同。中医将精液自遗现象称遗精或失精。有梦而遗者名为“梦遗”，无梦而遗，甚至清醒时精液自行滑出者为“滑精”。多由肾虚精关不固、心肾不交，或湿热下注所致。西医可见于包茎、包皮过长、尿道炎、前列腺疾患等。有梦而遗往往是清醒滑精的初起阶段，梦遗、滑精是遗精轻重不同的两种征候。需要指出的是，遗精不同于月经，所以遗精是没有规律可言的。以前有遗精，现在消失了，也是很正常的事情。尤其是男性进入中年，几乎就不再发生了。

精神抗病

虽然说遗精算不上什么病症，在男性中，尤其是青少年中非常普遍。但是，这毕竟会困扰一部分青少年，导致他们产生心理上的认知障碍。在青春期，男性对于性都缺乏完整和正确的认识。很多男性会在异性身上投入大部分精力，有的还会看描写情欲的电影、小说等，甚至还可能染上手淫的习惯，这都会导致遗精。所以，为了男性自身的健康着想，应该从精神上正确看待遗精。不要把它当成什么不正常的现象，更不能因为遗精而产生心理障碍。要对两性有一个全面的认识，不能只看到发泄自己情绪的一面。当然，更要认识到手淫的危害。从思想的高度上来对待自己身体上的变化，努力把精力用在工作和学习上。这样，对于减少和预防遗精，都是有好处的。

起居防病

1. 规律生活。预防遗精最好的方法，就是要把自己的生活规律化。工作和学习要遵循一定的时间，按时起床和睡觉，不过多地浪费精力，生活不能起伏很大。这样有助于让身体建立一种平衡，保证机体的正常运行。晚上睡觉前，可以回顾一下当天的学习和生活，不至于给大脑留出时间想入非非。

2. 被子不能太厚。男人在睡眠过程中经常会出现不自主地勃起，如果晚上睡觉盖的被子太厚太重，会加重对阴茎的刺激，从而导致遗精。同样，内裤过紧也容易导致遗精。

3. 少泡澡。经常泡热水澡会使睾丸处于一种高温环境中，这对生理功能是非常不利的，也非常容易导致遗精。

4. 注意个人卫生。性器官附近的卫生，对于阴茎的影响很大。包皮过长、包皮垢、肛门瘙痒都会刺激阴茎，导致勃起，诱发遗精。所以，要注意自己的个人卫生，勤洗澡。包皮过长的应该去进行包皮切除手术，除掉包皮垢。自己的内裤要经常换洗。

饮食宜忌

对于那些有严重梦遗和滑精的人来说，就应该注意饮食调养了。平时要注意少吃那些有刺激性的食物，包括辣椒、葱、姜、蒜等。还有不要吸烟喝酒，这也会刺激身体。中医上说“有梦为心病，无梦为肾病”。因此，对于梦遗者应该要滋阴清火、安神补脑。有这种作用的食物就包括莲子、银杏、大枣、桑葚、百合、荔枝、莴笋、山药等。而对于无梦遗精者，就需要吃一些补肾壮阳的食物，比如羊肉、狗肉、猪腰、韭菜、核桃等。

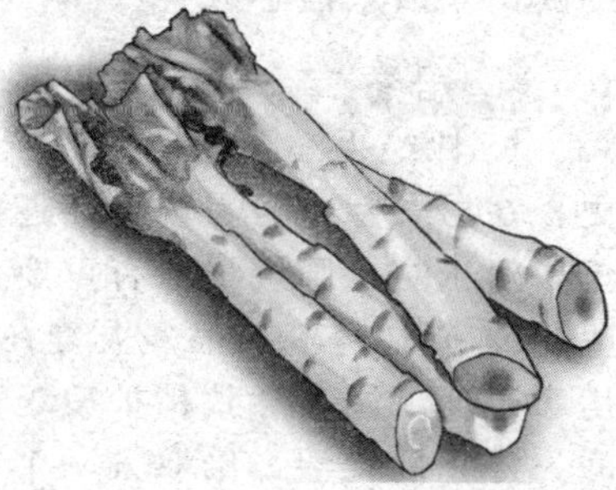

莴笋

锻炼防病

身体锻炼对于预防遗精有很明显的效果。刚进入青春期的男性，正处于精力充沛的年龄段，对于很多事情都想尝试，也总是有无限的精力。若是一天到晚没有什么事情可做，那么自然就会对异性想入非非。所以，多花一些时间用来锻炼身体，不光能帮助改善遗精的状况，还能强身健体，充沛体力。当然，运动的内容可以根据自身的喜好，剧烈与否都可以。只是有一点要强调的，这时期的男性往往会做比较危险的运动，很可能因此伤害到自己。所以在运动时要注意安全。

食药治病

1. 桃仁炒腰花。核桃仁 20 克，猪肾 1 只。核桃仁洗净、剖碎，猪肾洗净，剖开，开水浸泡 2 小时，去浮沫。起油锅，核桃仁、猪腰同炒，加黄酒、姜、葱、食盐调味后食用。

补肾益气，涩精。用于遗精，属肾气虚损，精关不固，偏阳虚型，主治遗精频作、耳鸣腰酸、肢冷畏寒。

2. 羊肉芡实汤。羊腿肉250克，芡实50克。羊腿肉洗净，切成小块，开水浸泡1小时，去浮沫。置锅中，加清水500毫升，加芡实，加黄酒、葱、姜、食盐、味精，急火煮开3分钟，改小火煲30分钟，分次食用。

补肾益气、固精。遗精，属肾气虚损，精关不固偏阳虚型，并见滑精、头晕肢冷者。

3. 麻雀炖河虾。麻雀2只，河虾50克。麻雀活杀，去头、爪、皮毛及内脏，洗净；河虾洗净，去壳。麻雀、河虾同置碗中，加黄酒、葱、姜、食盐、味精等，隔水清炖30分钟，分次食用。

补肾益气，固摄。遗精，属肾气虚损，精关不固偏阳虚型，主治遗精频频、头昏目眩、肢冷畏寒、口鼻气冷。

阳痿早泄

阳痿，就是男性的阴茎不能勃起，或者是勃起后不能达到坚硬的程度，以至于无法插入阴道性交的表现。而早泄，就是在性交开始之前，男性生殖器在没接触阴道，或者是接触的时间少于1分钟，便发生射精的情况。可能在这个时间上有差异，但一定是性交的时间过短。

精神抗病

最重要的一点，是要对男女两性有正确的认识和充分的了解。不能把性欲看成是多么不光彩，见不得人的事，以至于产生了厌恶和恐惧；也不能因为某一次的失败而灰心丧气，怀疑自己的能力。男女要增加交流，消除对自身的怀疑，增进默契和关怀。女性在性交之前也要注意关爱和鼓励，不要表现出不满情绪，给男方造成压力。

早泄的治疗是夫妻双方的事，尤其妻子参与治疗十分重要。对早泄的心理治疗要取得病人妻子的配合。因为女方的误解或者埋怨，会使男方的紧张、焦虑感上升，加重心理负担。女方应持体谅、关怀的态度，给予言语及行为安慰，缓解男方的紧张心理，帮助其树立治愈信心。

起居防病

1. 杜绝手淫。这一点对于预防阳痿和早泄很重要。很多患者都是因为有常年的手淫史，在男女性交时表现出性趣低迷或者是过度亢奋。所以，杜绝手淫，尤其是婚后的手淫，对于防止阳痿早泄有重要作用。

2. 节制房事。很多夫妻在婚后一段时间都会有房事乏力的表现，这就是因为开始对房事过度沉溺，导致精神疲乏，从而出现阳痿和早泄。这个时候，就应该分床睡一段时间，停止性生活，给双方一个休息的时间。等到双方都适应了，也就不会有问题了。

3. 掌握一些性交技巧。男女在性方面是有很大差异的。一般说来，男性的冲动快，高潮来得也快，而女性则慢很多。想要在性生活上达到同步，就需要用一些延缓高潮的技巧。比如，在接近高潮前，可以停止运动，缓冲一下重新进行。或者是用注意力转移的方法，想一些其他事情，让自己不要那么敏感。还有戴避孕套也有助于降低兴奋，延长时间。市面上还有出售一些延迟的喷剂，也可尝试。

饮食宜忌

1. 早泄患者平时可以选用一些有温肾壮阳或滋补肾阴的药物或食物，如鹿肉、羊肉、猪腰子、狗肉、河虾、仔公鸡、龙虾、虾仁、胡桃肉、麻雀肉、麻雀卵、鹿鞭、芡实、龟板、田鼠、韭菜、杞子等。

2. 不可过量饮用酒、浓茶、咖啡等。少食辛辣、刺激、温燥过度的食品，以及生冷性寒、损伤阳气的食品，如各种冷饮、芝麻、牡蛎肉、河蚌、海松子、水芹菜、莴苣、苦瓜等。

锻炼防病

身体虚弱的人，自己的精力少，对于房事也就没心思了。那么有阳痿和早泄的表现，也就不奇怪了。所以，加强自己的身体锻炼，塑造一副强健的体魄，对于防止阳痿早泄有明显的效果。但是鉴于很多人都比较忙碌，也不能有大把的时间来锻炼。所以可根据自身的情况，制定一个适合自己的计划。每周抽出几个比较空闲的时间段来。至于锻炼的项目，可以根据自己的喜好，选择健身、打球、体操等。还可以到一些专门的健身场所里，做全面的运动。只是，不管做哪种运动，都要坚持下来，不可半途而废。

按摩养病

为提高男性性功能，养成用手直接按摩阴囊的习惯是其方法之一，时常按摩，睾丸便会改善循环。由于可经常不断地供给睾丸以新鲜血液，当然会增强睾丸功能，提高男性精力。按摩可每日 1 次，每次 2～3 分钟即可。用手指从阴囊上部轻轻揉搓睾丸。如果时间过长，刺激过强，反而会使睾丸功能低下。请注意，“过犹不及”。

食药治病

1. 龙胆草 15 克，黄芩 10 克，栀子 9 克，泽泻 12 克，木通 10 克，车前子 9 克，当归 10 克，生地、甘草 9 克。水煎服，每日 1 剂，分 2 次服。本方清泻肝经湿热，适用于肝经湿热所致的早泄。

2. 生地黄 10 克，山萸肉、山药、知母、黄柏、泽泻、丹皮、金樱、沙苑蒺藜各 10 克，龙骨、牡蛎各 30 克。水煎服，每日 1 剂，分 2 次服。本方滋阴潜阳，适用于阴虚阳亢所致的早泄。

3. 附子、肉桂各 6 克，熟地、山萸肉各 9 克，茯苓 10 克，泽泻、山药各 12 克，丹皮 10 克。水煎服，每日 1 剂，分 2 次服。本方益肾固精，适用于肾气不固所致的早泄。

4. 人参、白术各 9 克，黄芪 12 克，当归 10 克，茯神 9 克，远志、枣仁各 6 克，龙眼肉 12 克，木香、甘草各 6 克。水煎服，每日 1 剂，分 2 次服。本方补益心脾，适用于心脾虚损所致的早泄。

第六章 儿科病

遗尿症

遗尿是指3岁以上的小儿在睡眠中不知不觉地将小便尿在床上，又称“尿床”。3岁以下的小儿由于脑髓未充、智力未健，或正常的排尿习惯尚未养成，而产生尿床者不属于病理现象。遗尿症必须及早治疗，如果迁延日久，就会妨碍小儿的身心健康，影响发育。

精神抗病

儿童遗尿，其实并不算什么大问题。家长对此不能过于在意，应该认识到其危害，但是不能过于夸大。本身孩子就或多或少会有尿床的可能，某一次尿床了也可能并不是孩子自身的原因。有可能是白天玩得太累了，也可能是因为一时匆忙，没解开裤带忍不住了。所以，家长要正确地对待孩子，不要责怪他们。要帮助孩子认识到遗尿是件不好的事，但是不能给他们的心里留下羞耻的感觉。学着去引导他们控制排尿，消除害怕尿床的精神压力，这样才可能治愈遗尿。

起居防病

1. 要避免玩得太累。很多孩子生性好动，白天没有一刻能停下来。但是到了晚上，他们就会很快安静下来，睡得很沉，不容易叫醒。而这时候，排尿的感觉就会消失，也就容易遗尿。所以，家长可以给孩子安排一下活动的时间，要注意适时休息，别玩得太累。这样，可以一定程度上预防孩子遗尿。

2. 睡前少喝水。吃完饭要尽量清淡一些，这样孩子不会因为口渴而乱喝水。晚饭也可以吃得干一些，不要总是有汤水。这样长期坚持下来，孩子的尿床就会减少。

3. 适时排尿。晚上睡前，可以让孩子出去排尿。入睡之后，可以根据排尿的规律，定时唤醒孩子出去排尿。不能因为他们的不情愿而放任他们，否则很可能就尿床。

4. 冬季保暖。天冷之后，人的排尿次数就会增多，这也就是为什么孩子冬天尿床更多的原因。对此，要注意家里的防寒保暖。尤其是卧室里，一定要足够暖和。床上的被褥也要能保暖。

饮食宜忌

1. 肾气不足的宝宝宜食温补固涩的食物。造成小儿遗尿的原因有多种，若是因小儿本身的肾气不足而导致遗尿，应多吃一些温补的食物，如糯米、黑芝麻、山药、核桃、桂圆、莲子、乌梅等。

2. 肝胆火旺者宜食一些清补的食物。小儿肝胆火旺也容易造成遗尿，这个时候要多食用一些清补的食物，以保证在补不足的同时清除火气，像豆腐、银耳、山药、莲子、大米、绿豆、鸭肉、鸡内金等都是不错的清补食材。

3. 不宜吃利尿类食物。像玉米、薏仁、红小豆、鲤鱼、西瓜等，利尿作用明显，遗尿小儿食用后，会加重遗尿病情，故应该禁食。而牛奶、巧克力、柑橘等食物容易使小儿膀胱壁产生痉挛，造成遗尿，也应该禁食。

4. 忌食多盐、多糖、生冷和刺激性的食物。宝宝如果吃了太咸或太甜的食物，就会感觉口渴并因此多喝水而导致多尿，进而增加了遗尿的可能性。生冷食物会削弱脾胃功能，损害宝宝脆弱的肾脏功能，因此也要避免食用。同时，要忌食刺激性食物，因为小儿的神经系统发育还很不成熟，特别容易兴奋，若食用这类刺激性食物，会导致宝宝大脑皮质的功能失调，很容易发生遗尿。

锻炼防病

控制排尿的能力是可以锻炼出来的，家长应该学习一些锻炼孩子排尿的方法。

1. 排尿中断训练。鼓励孩子在每次排尿中间中断排尿，自己从数 1 数到 10，然后再把尿排尽，这样能训练并提高膀胱括约肌控制排尿的能力。

2. 忍尿训练。白天让孩子多饮水，当有尿意时，让他忍住尿，每次忍尿不超过 30 分钟，每天训练 1～2 次，使膀胱扩张，增加容量，从而减少夜间排尿的次数。

3. 定时训练。在以往晚间经常尿床的时间提前半小时用闹钟结合人为叫醒，让其在室内来回走动，或者用冷水洗脸，使在神志清醒状态下把尿排尽，目的是建立条件反射。

按摩养病

下面介绍两种按摩的手法：

1. 患儿仰卧，家长用掌心逆时针按揉气海、关元穴 5 分钟，然后，用拇指点揉中极穴 1 分钟。家长一手固定患儿，用另一手小鱼际自下向上推七节骨，至局部有温热感为宜。按揉太溪、三阴交穴各 1 分钟。

2. 患儿扶抱或卧位，用滑石粉作介质，推脾经、推三关穴各 300 次。拿住患儿小指，先推肾经穴 300 次，然后在小指的第二指关节掌侧横纹中点处，即夜尿点，掐 10 次。拿住患儿手背，揉外劳宫穴 300 次。患儿仰卧，摩中脘穴，5 分钟。按揉三阴交穴 2 分钟。

食药治病

1. 白果羊肉粥。白果 15 克，鲜羊腰 1 个，羊肉、大米各 50 克，葱白 3 克。将羊腰洗净，去臊腺、脂膜，切成丁；葱白洗净，切成细节；羊肉洗净，切块；白果、大米淘净，与羊肉块、羊肾丁、葱白段一同放入锅内，加入适量清水熬粥，待肉熟、米烂时即可。

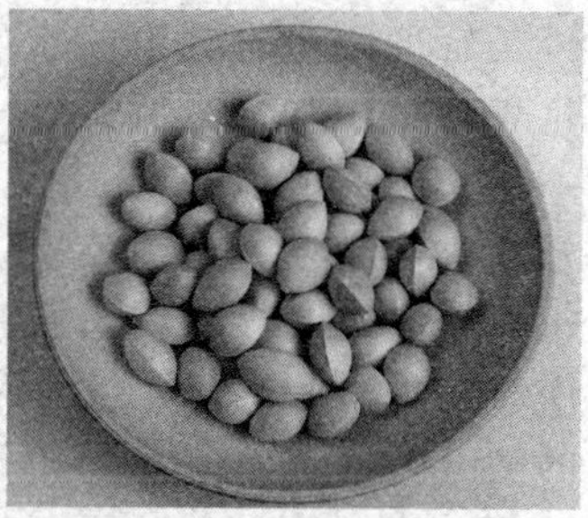
白果

2. 韭菜子面饼。韭菜子 10 克，面粉、白糖或盐适量。韭菜子研磨成细粉，调入面粉中和匀，加适量清水，制成面团揉成面饼；加适量白糖或盐调味，放入蒸锅中蒸熟即可。

3. 荔枝枣泥羹。荔枝、红枣各 20 颗，白糖少许。将荔枝去皮、核，红枣去核，共捣成枣泥；枣泥中加适量清水、少许白糖，入锅中煮熟即可。

婴幼儿腹泻

婴幼儿腹泻是由一组多病原多因素引起并以腹泻、呕吐为主要症状的胃肠道功能紊乱综合征。目前根据其病因分为感染性与非感染性两类。在我国小儿腹泻是居第二位的小儿常见多发病，发病年龄多在 2 岁以下，每年有两次发病高峰，一为 6、7、8 月，主要病原是埃希氏大肠杆菌与痢疾杆菌；二为 10、11、12 月，称秋季腹泻，主要病原是轮状病毒。本病治疗得当，效果良好，但不及时治疗以至发生严重的水电解质紊乱时可危及小儿生命。

起居防病

1. 母乳喂养。母乳喂养是预防各种疾病的最天然的方式。母乳中含有婴儿所需要的各种营养，而且热量高，蛋白质、脂肪和糖类的比例也都是最佳。其中的乙型乳糖和乳铁蛋白可以抑制大肠杆菌，防止肠道感染。这些都是人工喂养所无法具备的，所以即便是再好的奶粉，也比不上母乳。因此，要坚持用母乳喂养，除非母亲有传染病、精神病和糖尿病等严重疾病。

2. 正确喂奶。给婴幼儿喂奶，要注意定时定量，不能一次性喂得太多。当孩子长大到可以吃辅助食物后，要给他吃一些其他食品。但是婴幼儿的消化功能差，所增加的食物不能太多，否则就会因为消化不良导致腹泻。还有，孩子的食物中，糖分要少一些。因为糖多了会产生气体，影响消化。

3. 加强饮食卫生。病从口入，婴幼儿腹泻也是如此。加强卫生，注意杀菌消毒，就可以有效地预防。日常给孩子吃的牛奶和其他乳制品，要经过沸水消毒后才能吃。夏天的时候尤其要注意。奶瓶和奶嘴要每天用水煮沸消毒一次，用后洗干净，再用就要用热水烫一下。瓜果和蔬菜都要经过反复的冲洗，防止腐烂、发霉和农药残留。小孩子能自己吃饭了，也一定要饭前洗手。

4. 切断传染。婴幼儿腹泻是具有传染性的，但是成年人因为对这些细菌和病毒有免疫力，所以都不会察觉。但是婴儿本身是没有免疫力的。所以，患有腹泻的孩子若是与其他孩子有接触，就可能传染给其他孩子。即便没有直接的接触，碰过了患儿的物品，也会导致间接传染。所以，要避免健康婴儿与患儿接触。经常给患儿洗澡、换衣服。大便后要洗干净臀部，尿布也要过热水。

5. 防止着凉。对于成年人来说，腹部着凉后也会出现腹泻的情况。对于婴幼儿来说，也同样如此。所以，在天气变化不定的时候，要注意防止着凉。晚上睡觉要护住肚子，小孩子玩耍要带肚兜。

6. 多晒太阳。晒太阳能防止发生佝偻病、营养不良和贫血，而这些病也会导致腹泻。所以经常晒太阳也是有好处的。

饮食宜忌

1. 孩子一发生腹泻，很多家长便急着往医院跑。其实，孩子在腹泻一开始时，多为轻度脱水。只要在医生的指导下，完全可在家里进行治疗。这样及时又方便，还能减少很多不必要的麻烦，对孩子恢复病情很有利处。那么，家长首先要做的是判断婴幼儿是否是轻度脱水。轻度脱水的婴幼儿有口渴感，口唇稍干，尿比平时要少，颜色发黄，并且表现出烦躁、爱哭。

2. 传统的腹泻治疗方法，主张让患儿禁食一段时间。然而，这样有碍于身体的营养补充，容易发生营养不良。现在主张不要让腹泻的孩子禁食，但需遵循少量多餐的原则，每日至少进食 6 次。母乳喂养的婴儿继续吃母乳，但妈妈的饮食含脂量要低些，否则会使腹泻加重；6 个月以内人工喂养的婴儿，可按平时量喝奶；6 个月以上已经添加辅食品的婴儿，可进食一些易消化的食物，如稀粥、烂面条、鱼肉末、少量蔬菜泥、新鲜水果汁等，直至腹泻停止后 2 周。

3. 糖果、巧克力、甜点等含糖量较高，而糖在肠内会引起发酵而加重胀气，故应少吃糖。也不能吃高脂肪类食物，因腹泻时消化能力降低，奶油、肥肉、油酥点心等高脂肪类食物，常因脂肪未消化而导致滑肠，造成腹泻不止。小儿腹泻不能吃不易消化的食物和垃圾食品，油炸、烧烤等方式的加工，会导致难以消化，造成腹泻。

按摩养病

1. 揉脐法。用示、中、无名三指的指端螺纹面在脐部按揉，力量稍重（三指按于肚脐，指下感觉有物顶住即可），1～2 分钟。注意揉按时力量不要太重，否则患儿会感觉不适而哭闹，影响治疗的进行。每次治疗总时间约 20 分钟。一般每日按摩 1～2 次，腹泻较重者可每日 3～4 次。

2. 推背法。方法要领是顺着宝宝的脊柱由下往上搓，一直搓到皮肤微红发热为止。小儿腹泻伤经液，气血经液同源，所以要给宝宝补气血。脊柱属中医督脉，主一身之阳，推背可以补阳气，健脾补肾，增强孩子抵抗力，能够改善腹泻情况。

食药治病

1. 鲜马齿苋 250 克（或干品 60 克），洗净，切碎，水煎 10～20 分钟，去渣，加入适量大米，煮成粥，频服。

2. 茶叶10～15克，开水沏饮；或水煎加红糖30克，煎至发黑分服；或茶叶适量，食盐少许，水煎分服。

3. 乌梅10克，煎汤代茶饮。

4. 生葛根汁、藕汁各等份，调服。

5. 胡萝卜250克，捣碎，水煮开10分钟后，过滤取汁，再加水至500毫升，加糖适量，煮频饮。

6. 绿茶5克放入水中，加沸水冲泡，加盖浸5分钟，调入蜂蜜适量，趁热顿服，每日3～4次，可治疗菌痢。

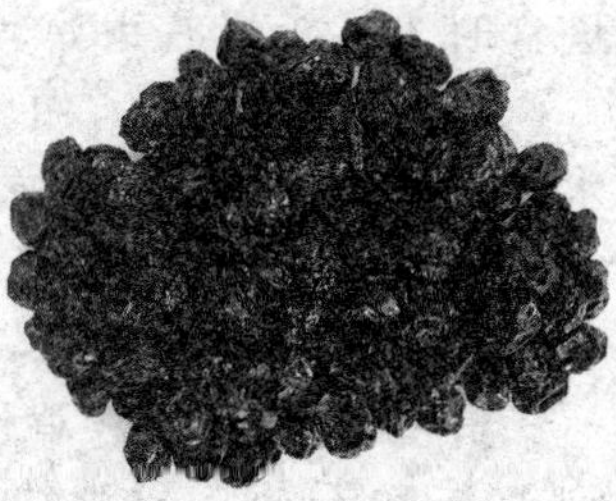
乌梅

鹅 口 疮

鹅口疮又名雪口病、白念菌病、鹅口、雪口、鹅口疳、鹅口白疮。是由真菌传染，在黏膜表面形成白色斑膜的疾病，多见于婴幼儿。本病是白色念珠菌感染所引起，这种真菌有时也可在口腔中找到，当婴儿营养不良或身体衰弱时可以发病。新生儿多由产道感染，或因哺乳奶头不洁或喂养者手指的污染传播。

起居防病

1. 新妈妈要注意个人卫生。生完孩子之后，新妈妈的身体还在恢复。这时候又多了一个孩子需要照顾，所以就会有各种的不适应。而因此忽略个人卫生就会给新生儿带来危害。而本病有很多都是由于新妈妈的内衣、手部的触摸、毛巾等造成妈妈乳头不洁带给孩子的。还可能是因为用手指触摸孩子的口腔带来的病菌。这都要求，新妈妈必须要注意卫生，尤其是喂养的卫生。在哺乳之前，要用温水清洗乳房。勤洗澡、勤换内衣，勤剪指甲。

2. 注意宝宝的物品消毒。宝宝能接触到的很多物品，都会拿到嘴里去尝一下。这就导致了他周围的东西都有可能是病菌的传播者。因此，要经常对宝宝周围的东西进行消毒，尤其是他能接触到的。像玩具、毛巾、奶瓶、奶嘴、尿布等，都必须重点照顾。一般说来，都应该用水煮沸消毒。

3. 喂养后清洁口腔。本病的出现，也可能是因为宝宝嘴里残留的乳汁变质后细菌滋生引起的。所以，在喂养之后，要记得给孩子清洁口腔。可以给孩子喝一些温水，也可以用消毒后的棉签把他舌头上的乳汁擦拭干净。

4. 控制喂奶的时间。每次喂奶的时间都不要超过20分钟，因为时间过长，就容易有病菌进入口腔。

按摩养病

这里介绍几种常见的按摩手法。

1. 清天河水300次，退六腑300次。

2. 清肝经300次，清心经300次，揉小天心50次。

3. 患儿俯卧，家长以手掌蘸少许麻油，沿脊柱两侧以小鱼际着力上下推擦背、腰部，以热为度。

4. 清胃经50次，揉板门50次，然后，从横纹推向板门20次。

5. 按揉大椎穴1分钟。

食药治病

1. 藕节冬瓜豆腐汤。鲜藕节50克，冬瓜100克，豆腐100克，共煎汤服，每日2次。

2. 银花绿豆汤。金银花20克，绿豆60克，红糖30克。先将金银花煎水，去渣，入绿豆煮至熟烂，再加入红糖，饮汤食豆。

3. 西瓜甘蔗汁。西瓜250克，甘蔗150克，共绞汁饮用。每日2次。

以上3种食疗方用于治疗唇颊内侧、舌面、上腭等处有黄豆或绿豆大小的黄白色溃疡点，呈圆形或椭圆形，周围黏膜鲜红，溃点数目较多，一般为6～10个，疼痛，尤以进食时为甚。另有头痛、口渴、小便赤，舌质红，脉滑数。

4. 木耳鸡蛋汤。白木耳15克，黑木耳10克，山楂10克，鸡蛋1枚。将木耳、山楂水煎，熟时将鸡蛋打开放进汤里调匀，再煮片刻即可服用。每日1～2次。

5. 当归黑豆鸡蛋汤。当归头15克，黑豆50克，鸡蛋1枚。先煮当归、黑豆1小时，然后将鸡蛋打开，调匀，和当归、黑豆一起煎煮至豆烂，便可服食。

6. 绿豆鸡蛋饮。鸡蛋1枚，绿豆30克。将鸡蛋打入碗中调成糊状；绿豆用冷水浸泡10～20分钟，煮沸约5分钟，取绿豆汤冲入鸡蛋糊内，成蛋花状服之，每日早晚各1次。

7. 藕节冬瓜豆腐汤。鲜藕节50克，冬瓜100克，豆腐100克，共煎汤服，每日2次。

8. 银花绿豆汤。金银花20克，绿豆60克，红糖30克。先将金银花煎水，去渣，入绿豆煮至熟烂，再加入红糖，饮汤食豆。

9. 西瓜甘蔗汁。西瓜250克，甘蔗150克，共绞汁饮用。每日2次。

这里的6种食疗方用于治疗口腔黏膜溃烂如黄豆大或绿豆大，表面灰白，周围颜色淡红，溃点1～2个，经常反复发作，饮食刺激时疼痛，舌质红嫩、苔少，脉虚细。

小儿夜啼

夜啼是婴儿时期常见的一种睡眠障碍。不少孩子白天好好的，可是一到晚上就烦躁不安、哭闹不止，人们习惯上将这些孩子称为“夜啼郎”。本病的出现也分为两种情况，一种是病理性的，另一种的是非病理性的。

起居防病

1. 调整婴儿的作息时间。有些孩子对自然环境不适应，黑夜白天颠倒。父母白天上班他睡觉，父母晚上休息他“工作”。若将孩子抱起和他玩，哭闹即止。对于这类孩子，可用些镇静剂把休息睡眠时间调整过来，必要时需请儿童保健医生做些指导。

2. 白天多运动。有的孩子白天运动不足，夜间不肯入睡，哭闹不止。这些孩子白天应增加活动量，孩子累了，晚上就能安静入睡。

3. 恰当安排午睡。有的孩子早晨起不来，到了午后2～3点才睡午觉，或者午睡时间过早，以至晚上提前入睡，半夜睡醒，没有人陪着玩就哭闹。这些孩子早晨可以早些唤醒，午睡时间作适当调整，使孩子晚上有了睡意，就能安安稳稳地睡到天明。

4. 要注意防寒保暖，但也不要让衣被过暖。过冷和过热都会让孩子无法安心睡眠，以至于孩子总是会惊醒而啼哭。

5. 不可将婴儿抱在怀中睡眠，不能通宵开启灯具，帮助孩子养成良好的睡眠习惯。注意保持周围环境安静祥和，检查衣服被褥有无异物刺伤皮肤。

6. 婴儿无故啼哭不止，要注意寻找原因，如饥饿、过饱、闷热、寒冷、虫咬、尿布浸渍、衣被刺激等，消除引起啼哭的原因。

7. 注意补钙。有的孩子半夜惊醒啼哭，是因为缺钙引起的。所以，要记住给孩子补钙。

按摩养病

按摩百会、四神聪、脑门、风池（双），由轻到重，交替进行。患儿惊哭停止后，继续按摩2～3分钟。用于惊恐伤神症。

食药治病

1. 猪骨干姜汤。猪骨头150克，干姜5克，同煮汤饮。这一招对于治疗婴儿夜啼以及四肢欠温、腹痛喜伏卧者效果都非常不错。

2. 蛋粉粥。鸡蛋壳若干，洗净炒黄，研细末，每次1.5克，和在粥里，1日2次。

3. 西瓜荷叶饮。鲜西瓜皮、鲜荷叶一起用水煎好后代茶饮。

小儿夏季热

本病是婴幼儿特有的发热性疾病，多发于5岁以下的儿童，在我国南方多见。

起居防病

1. 保持卧室阴凉。卧室注意凉爽通风，还要注意能防潮。小儿夏季热的发病是与夏天的湿度和温度有关系的。湿度太大，又不能通风，那么小儿就容易得病。而湿度小，通风简便，就容易散热，婴儿也不会因此得病。所以，婴幼儿的卧室应该要在阴凉、通风和防潮之处。家里最好能有空调来调节温度、湿度。这样即便是已经发热的小儿，也会很快恢复。

2. 多洗温水澡。夏天多给婴儿洗澡，尤其是洗温水澡，在水里滴一些花露水。一方面降温，一方面能防蚊虫叮咬。假如孩子不喜欢洗澡，可以在水中放一些玩具，让孩子自己玩耍。不过洗澡的时间不要太长。而且，洗澡后要马上擦干，防止着凉。

3. 多给孩子喝水。夏天出汗多，所以应该给孩子多补充水。可以在开水里加点儿盐，也可以给孩子喝绿豆汤和西瓜汁。已经患病的婴儿，虽然出汗少，但还是要补充水和盐。不过不能给孩子吃生冷的食物，防止腹泻。

4. 给孩子降温。有的患儿可能会有高热，甚至出现惊厥、神志不清的表现。这时候就要额外给孩子降温。可以用酒精擦身的方法。将90%的酒精和温水按1：2的比例混合，用小毛巾一块沾着，从四肢开始由内侧向外侧擦拭。婴儿的腋下、腹股沟和脖子要反复擦拭，但是胸部除外。

5. 停用鱼肝油和钙片。为了给孩子补钙，家里都会有鱼肝油或者钙片。但是在发生夏季热的时候，就必须要停用。否则会发生高钙血症，加重病情。

食药治病

1. 荷叶冬瓜汤。嫩荷叶1张，鲜冬瓜500克。荷叶剪碎，冬瓜切片，加水1000毫升煮汤，汤成去荷叶加食盐少许。每日2次，连服7～10日。适宜于小儿夏季热低热，口渴心烦者。

2. 五味枸杞饮。五味子、枸杞子、冰糖各50克。将五味子装入纱布袋中，与枸杞子同煎，加水1000毫升，煮取800毫升，加冰糖调服。每日数次，代茶饮用，连服数日。适宜于小儿夏季暑热、食欲不振、体倦乏力者。

3. 鲜黄瓜汁。鲜嫩黄瓜2只，蜂蜜少许。将黄瓜洗净切段，放入榨汁机内，加凉开水适量，榨汁后取汁，调入蜂蜜后，做饮料服用。适宜于小儿夏季热，身热口干、心烦面赤尿少者。

4. 荷叶芦根汤。鲜荷叶、芦根各100克，水煎后，用蜂蜜少量调味。每日1次，连服数日。适宜于小儿夏季热，暑伤肺胃者。

5. 荷叶百合绿豆汤。鲜荷叶60克，百合30克，绿豆50克，白糖适量。将荷叶洗净，剪成长条；百合、绿豆去杂洗净。锅内加水适量，放入荷叶条、百合、绿豆，大火烧沸，改用小火煮至豆烂，拣出荷叶条，调入白糖即成。每日1次，连服2～3天。适宜于小儿夏季热之头涨、腹泻、心烦口渴者。

小儿厌食症

小儿厌食，就是对于吃饭没有兴趣，不愿意吃饭。正常的孩子对于进食都有浓厚的兴趣，到了吃饭时间就会想要吃。而厌食的孩子，即便是有色香味俱全的食物，也不会有兴趣。小儿厌食，会严重影响孩子的生长发育，导致很多疾病发生。

精神抗病

想要预防厌食，就要从精神上引导孩子。家长千万不可以树立一种坏榜样，让孩子觉得某种食物是不好的。自己不喜欢吃的东西，不要总是在餐桌上提起。因为孩子喜欢模仿，大人不喜欢吃的东西，他们也会尽量不去碰。而且，家长也千万不能表现出对某一顿饭的厌恶，这会潜移默化地影响孩子对进食的乐趣。久而久之，孩子就会降低对吃饭的兴趣，也就出现了厌食。

起居防病

1. 合理喂养。养成良好的饮食习惯，从小抓起。4个月以内的婴儿最好采用纯母乳喂养。因为相关的研究表明，纯母乳喂养的小儿很少有厌食。按顺序合理添加辅食，不要操之过急。小儿饮食以主副食为主，不乱加额外的“营养食品”。不要使用补药和补品去弥补孩子营养的不足，而要耐心讲解各种食品的味道及其营养价值。

2. 培养良好的饮食卫生习惯。定时、按顿进食，饭前不吃零食（包括饮料），因为血糖升高影响食欲，饭后吃水果。家长要注意经常变换饮食的品种、尽量不要千篇一律，荤素搭配要合理。

3. 要保持轻松愉快的进食情绪，创造好的吃饭气氛。要使孩子在愉快的心情下进食。即使有几次孩子进食不多，也不要着急，不要吓唬孩子进食，也不要乞求孩子进食。一餐不吃，不必多虑，也不要再用零食补充，下一顿饿了自然会吃。当孩子不愿吃某种食物时，大人应当有意识有步骤地去引导他们品尝这种食物，既不无原则地迁就，也不过分勉强。

4. 吃饭要专心。在吃饭时不要逗孩子说笑，或者是在吃饭时看电视。这样会转移他们的注意力，影响孩子吃饭的乐趣。还会影响到胃肠道消化液的分泌，导致食欲下降。

5. 吃饭细嚼慢咽。注意孩子的吃饭速度不能太快，更不可以狼吞虎咽。因为食物没有经过充分地咀嚼，消化就比较困难，这对营养吸收很不利。所以说，吃饭之前不能给孩子安排什么活动，不能强调他们必须吃了饭才可以玩，不逼迫他们吃得快。

6. 饭后注意消化。不要让孩子在饭后做剧烈的运动，更不可以在饭后立即就睡觉。饭后正是胃肠道充血，忙于工作的时候。这时应该揉揉肚子，散步消化一会儿。剧烈的运动会使得胃部供血不足，引起消化困难。而睡觉就会影响到血液循环，导致消化不良。所以，家长应该在饭后带着孩子一起散步消化。

饮食宜忌

1. 饮食要防油腻。吃太多的油腻食物，比如油炸、肉类、花生等，日久天长，会影响到孩子的消化能力。所以，家长给孩子准备的食物应该荤素搭配，营养搭配。不能总认为孩子长得越胖，就是对他们越好。

2. 变换饮食花样。总是一成不变的食物，时间长了，大人自己都会厌倦，又何况是孩子呢。所以，经常变换些花样，用不同的色、香、味、形来刺激孩子，勾起他们的食欲，对于预防厌食是有显著效果的。

3. 注意补锌。锌元素的缺乏，会引起孩子的食欲下降、消化吸收障碍，从而导致厌食。对此，就要注意给正在成长的孩子补锌。可以用市面上的一些补锌口服液，也可以多吃一些肉类、海产品、豆类等。

锻炼防病

体育运动对于预防厌食有明显的效果。打个比方，一个经常吃吃睡睡的小孩儿，肯定胃口不怎么好。但是一个整天活蹦乱跳的孩子，吃饭的时候必然是急不可待的。这就是运动的差异。所以，家长应该鼓励孩子多出去活动，不要总是在家里看电视。鼓励他们和自己的同龄人交朋友，出去一起玩。也可以以身作则，带着孩子一起出去跑步锻炼。借着这个过程，不光让自己得到运动，还能培养好和孩子之间的感情。

按摩养病

1. 运用八卦，即用大拇指顺时针按摩患儿手掌300次。

2. 摩腹，即用手掌轻轻顺时针按摩患儿腹部100次。

3. 按摩足三里300次。

以上做法，坚持每天一次，一周为一个疗程，能够起到调理脾胃、通调脏腑的功能，从而治疗小儿厌食。

食药治病

1. 山药芡实苡米粥。山药、芡实、苡米，加入小米或大米，共熬粥温服。对胃纳不佳、食后腹胀，以及肠胃病的治疗效果较好。

2. 胡萝卜酸梅汤。鲜胡萝卜50克，酸梅5枚，盐少许。先将胡萝卜洗净，切片，加清水1大碗，同酸梅共煮，煎至半碗，加食盐调味。可以生津养胃，促进食欲。对于津液不足、厌食的患儿效果甚佳。

3. 橘皮山楂茶。橘皮15克，焦山楂、莱菔子各10克。将上3味共制粗末，放入杯中，用沸水冲泡，代茶饮用。每日1剂。2岁以下小儿药量减半。健脾开胃，化食理气。适用于小儿厌食。

小儿湿疹

小儿湿疹是婴儿时期常见的皮肤病之一，俗称“奶癣”，是一种对牛奶、母乳和鸡蛋白等食物过敏而引起的变态反应皮肤病，也是一种由遗传性素质引起的皮肤病。本病好发于额部眉毛、两颊、头皮、耳郭周围等头面部位，以后逐渐蔓延至颈、肩、背、四肢、肛门周围、外阴部位等皮肤褶皱处，甚至可以波及全身。由于湿疹伴有奇痒，孩子会用手抓皮疹的部位，造成皮肤破溃。躺着时，孩子会在枕头上蹭脑后部，形成枕秃；趴着时，孩子会用床单摩擦面部止痒；抱着时，孩子会依偎在你的肩膀揉蹭脸部。病儿常因极度瘙痒而烦躁不安，夜间哭闹以至影响睡眠，又由于小儿用手抓痒常可致皮肤细菌感染而使病情进一步加重。

起居防病

1. 保持皮肤清洁干爽。给宝宝洗澡的时候，宜用温水和不含碱性的沐浴露来清洁宝宝的身体。患有间擦疹的宝宝，要特别注意清洗皮肤的皱褶。洗澡时，沐浴露必须冲净。洗完后，抹干宝宝身上的水分，再涂上非油性的润肤膏——小儿化湿膏，以免妨碍皮肤的正常呼吸。宝宝的头发亦要每天清洗，若已经患上脂溢性皮炎，仔细清洗头部便可除去疮痂。如果疮痂已变硬粘住头部，则可先在患处涂上橄榄油，过一会儿再洗。

2. 避免受外界刺激。家长要经常留意宝宝周围的温度及湿度的变化。患接触性皮炎的宝宝，尤其要避免皮肤暴露在冷风或强烈日晒下。夏天，宝宝运动流汗后，应仔细为他抹干汗水；天冷干燥时，应替宝宝搽上防过敏的非油性润肤霜。除了注意天气变化外，家长不要让宝宝穿易刺激皮肤的材质的衣服，如羊毛、丝、尼龙等。

3. 修短指甲。若患上剧痒的异位性皮炎或接触性皮炎，家长要经常修短宝宝的指甲，减少抓伤的机会。

4. 选用正确的衣服。比如贴身的衣服是棉质的，所有的衣服领子最好是棉质的，衣服穿得要略偏凉，衣着应较宽松、轻软。床上被褥最好是棉质的，衣物、枕头、被褥等要经常更换，保持干爽。日常生活护理方面要避免过热和出汗。并避免让宝宝接触羽毛、兽毛、花粉、化纤等过敏物质。衣被不宜用丝、毛及化纤等制品。

5. 以温水洗浴最好，避免用去脂强的碱性洗浴用品，选择偏酸性的洗浴用品。护肤用品选择低敏或抗敏制剂护肤，并且最好进行皮肤敏感性测定，以了解皮肤对所用护肤用品的反应情况，及时预防过敏的发生。

6. 室温不宜过高，否则会使湿疹痒感加重。环境中要最大限度地减少过敏源，以降低刺激引起的过敏反应。家里不养宠物，如鸟、猫、狗等。室内要通风，不要在室内吸烟，室内不要放地毯，打扫卫生最好是湿擦，避免扬尘，或用吸尘器处理家里灰尘多的地方，如窗帘、框架等物品上。

7. 保持宝宝大便通畅，睡眠充足。睡觉前为宝宝进行节奏性肢体运动20分钟左右，既可以增加机体抗敏能力，又有利于胃肠功能和提高宝宝睡眠质量。

饮食宜忌

1. 避免让宝宝过量进食，以保持正常的消化和吸收能力，食物应以清淡为主，少加盐和糖，以免造成体内水和钠过多的积存，加重皮疹的渗出及痛痒感，导致皮肤发生糜烂。

2. 给宝宝添加新食物要从少量开始。可从很少的量开始，一点儿一点儿地逐渐地增加，如果10天左右宝宝没有出现过敏反应，才可能再增加摄入量，或增加另一种新的食物。

3. 适当多摄入植物油。长奶癣的宝宝身体内的必需的脂肪酸含量通常较低，因此妈妈可在喂养中适当多用植物油，同时应少吃动物油，以免使湿热加重，不利于奶癣的治疗。

食药治病

1. 绿豆海带汤。绿豆30克，海带10克，鱼腥草10克，白糖适量。先洗净海带、鱼腥草、将鱼腥草加适量的水煎20分钟，去渣取汁，然后加入绿豆、海带煮熟，加入白糖调味饮用，每天1剂，连服5～7剂。

2. 玉米须心汤。玉米须15克，玉米心30克，冰糖适量。先煎玉米须、玉米心，去渣取汁，加冰糖调味饮用，每日1次，可连服5～7天。

3. 红枣扁豆粥。红枣10颗，扁豆30克，红糖适量。将前2味加水煮料熟，加入红糖服食。

4. 绿豆百合汤。取绿豆、百合各30克左右，按照平时常用的方法煮汤，待豆子熟后，连渣带汤一同饮用，可以减轻奶癣宝宝的痛痒感。

小儿营养性贫血

小儿营养性贫血是指因缺乏生血所必需的营养物质，如铁、叶酸、维生素D等，使血红蛋白的形成或红细胞的生成不足，以致造血功能低下的一种疾病。多发于6个月至2岁的婴幼儿。

起居防病

1. 孕期注意营养。本病有可能是在孕期营养不良而导致的，所以孕妇就需要注意增加营养，多补充铁、蛋白质和维生素。在怀孕的最后3个月，营养的供应更要加大，所以孕妇也要再多补充。因为这个时候胎儿的需要更多，很容易就贫血。

2. 坚持母乳喂养。这一点在之前也已经有强调了。对于婴儿来说，最好的食物就是母乳。因为母乳是可以直接被婴儿消化和吸收的，而且母乳中各种营养素的比例都恰到好处，含有很多的抗病蛋白，对于婴儿的成长和免疫都有最好的作用。在哺乳期间，母亲一定也要加强营养的摄入，给孩子提供足够的营养和造血物质。

3. 经常给孩子晒太阳。孩子出生以后，要适当地晒太阳，增加皮肤的抵抗力。而且阳光能帮助合成维生素D，增强身体的抵抗力。

饮食宜忌

1. 注意儿童的辅助食物。随着哺乳期的变化，给孩子适当地添加辅助食物就非常必要了。我们很多家长都对此很细心，给孩子买的食物也都是很好的高档食物。但是却没有考虑这些食物所含有的营养物质是否满足儿童的需要。现在的很多儿童食物都缺乏铁，或者是含量很少。但是儿童本身的成长，每天需要的铁都在6～12毫克。所以，给儿童添加的辅食要能补充足够的铁和蛋白质。像动物内脏、瘦肉、鸡蛋、鱼虾、牛奶等，都是很好的补铁食物。而各种蔬菜和水果，含有丰富的维生素，也是需要常吃的。当然，选择汤类还是固体食物，要根据儿童的成长情况而定。

2. 不能偏食。许多孩子成长到一定的年龄后，就会有偏食的表现。这对孩子自身的营养摄入是非常不利的。而家长应该做的就是以身作则，自己不能偏食，以免使孩子效仿。日常的饮食，要能荤素结合、粗细搭配。只有这样，才可以让孩子更全面地获取营养。

3. 少吃菠菜。我们都知道菠菜的含铁量很丰富，但是却忘了菠菜中的铁很难吸收。

因为菠菜中含有的草酸，与铁结合后会形成沉淀，不能转化为活动的铁。而且，草酸还会与食物中的钙结合，形成草酸钙，导致补钙的效果打折扣。所以，儿童不要吃菠菜。

4. 经常吃猪血。猪血中的蛋白质含量高，而且其他的微量元素也非常丰富。常吃猪血，能有效地防治贫血，还能补充足够的营养物质。所以，小儿要经常补充一些猪血。吃猪血后，大便会出现黑色，这是很正常的现象，不用担心。

食药治病

1. 仙鹤草苡仁大枣汤。仙鹤草 30 克，苡仁 30 克，大枣 10 枚，加水适量煎汤分 2 次服用。

2. 黄鳝砂锅饭。大米 100 克，黄鳝 120 克，将黄鳝去净内脏，同大米共入砂锅加水适量煮成饭，加油、盐、姜丝调味，每天分 2 次食用。

3. 桂圆大枣汤。桂圆 20 克，大枣 10 枚（去核），加水共煮 20 分钟后，即可取汤饮用。

4. 花生大枣汤。花生仁、大枣各 30 克，冰糖适量加水同炖熟后食用。

5. 三豆三糖粥。红豆、绿豆、花生仁各 30 克，红糖、白糖、冰糖各 10 克，先加水适量，将三豆煮成粥，再加入三种糖，待溶化后服用。

6. 血藤党参大枣汤。鸡血藤 15～30 克，党参 10～15 克、大枣 10～15 枚，加水煎汤，日服 2 次。

7. 三仁散。南瓜子仁、花生仁、胡桃仁各 50 克共研细末，每日服 20 克，日服 2 次，用淡盐开水送服。

第七章

五官科病

急性结膜炎

急性结膜炎是一种爆发流行的、剧烈的急性结膜炎，俗称“红眼病”，多发生于夏秋季节。本病特点是发病急、传染性强、刺激症状重，结膜高度充血、水肿，合并结膜下出血、角膜损害及耳前淋巴结肿大。其传染为接触传播，由健康人接触了病人使用过的物品引起，所以在发病期间，需要隔离病人。健康人也要避免去公共场所，以减少感染概率。

起居防病

1. 注意用手卫生。要养成勤洗手的好习惯，不要用脏手揉眼睛，要勤剪指甲。尤其是在疾病暴发的时候，要经常洗手。最好是用肥皂或洗手液消毒。

2. 经常使用公共用品，如电脑键盘、电话、门把手等的人，在使用过程中切勿揉眼，使用后应记得清洗双手。有的时候，眼睛进了异物，也不要马上用手去揉。

3. 如果发现红眼病，应及时隔离，控制传染源。患者的所用毛巾、手帕、脸盆、眼镜等器具需与健康人的分开使用，最好经常消毒，洗净晒干后患者再用，最好做到“专人专用”，以免交叉感染。病人家属在出门前要注意洗手，以免携带病毒传染给他人。

4. 少儿抵抗力弱，尽量少去人群中玩，并保持手、眼卫生，不与患病家人共睡。

5. 得了红眼病后要积极治疗，不要中断，症状完全消失后仍要继续治疗一周时间，以防复发。除此之外，还应少到公共场所活动。

6. 健康人可点消炎眼药水预防。洗脸最好用流水，面盆、毛巾等用具应注意消毒。患过流行性急性结膜炎的人，对此病并无免疫力，同样需注意预防再度感染。

7. 在红眼病高发的夏季，游泳前后可适当滴用消炎眼药水，以防万一。而本病患者千万不可以外出到公共泳池游泳，否则会造成多人感染。

8. 避免光和热的刺激也不要勉强看书或看电视，出门时可戴太阳镜，避免阳光、风、尘等刺激。如果在家治疗后病情不见好转，或出现明显的全身不适症状，如头痛、发热等，预示可能有并发症，应立即去看眼科医生。

饮食宜忌

1. 忌酒。本病属风热邪毒或兼胃肠积热侵犯肝经，上攻于目所致。饮酒（包括各种烈酒、黄酒、果子酒、米酒、啤酒等）可助邪热毒气，犹如煽风点火；同时饮酒还能损及肝阴，使肝经空虚，风热邪毒更易侵袭，以致本病病程延长。

2. 忌食辛辣之品。大葱、洋葱、韭菜、芥末等辛辣之品，能温阳而助风热时邪，并可耗损肺胃之阴，使肺胃积热加重，风热时邪与肺胃积热搏结难去，而不利于本病的早期康复。

3. 忌腥膻发物。红眼病患者应忌黄鱼、鳗鱼、橡皮鱼、鳜鱼、鳝鱼、黑鱼、鳊鱼、蟹、虾之类腥膻发物，否则会导致风热之邪更盛、热毒愈益内盛，给治疗、康复带来不必要的麻烦。

4. 忌食生姜。眼部炎症者不宜食用生姜。眼部炎症宜食用清凉散热之品，忌食温热辛散食物。生姜温热，且味辛走窜行散，既助火热，又伤阴液，眼部炎症者食用，将会加重病情。

锻炼防病

平常要注意多运动，提高身体的抵抗力和适应能力。在疾病暴发的季节，要减少外出，以降低传染的概率。

按摩养病

睛明、风池、太阳、合谷四个穴位，取双侧，按摩到局部发热发胀为止，每日2次。可以防病。

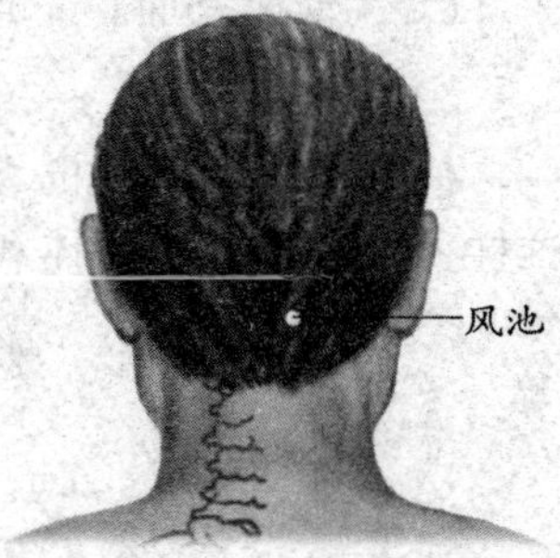

风池穴

食药治病

1. 利巴韦林（病毒唑）和利福平眼药水交替滴眼，每小时1次。

2. 板蓝根注射液点眼，每次3滴，每日4次。

3. 仙人掌适量，将其切成片，外贴患眼周围。

4. 菊花15克，鱼腥草30克，水煎2次，先熏眼再内服，每日1剂。

5. 地胆头，珍珠草，旱莲草各30克，水煎服，每日1剂。

6. 蒲公英100克，水煎服，每日1剂。

7. 银花、连翘、野菊花、夏枯草各15克，竹叶、薄荷、桔梗、大力各9克，芦根18克，甘草3克。水煎，分3次服。

用于症状为眼红、痒痛交作、畏光流泪、怕热、目中干涩有异物感、眼分泌物黄白而结。

8. 柴胡、板蓝根、野菊花各15克，黄连、黄芩、陈皮、大力、薄荷、僵蚕、升麻、大黄各9克，元参12克，甘草3克。水煎，分3次服，数剂可愈。

用于病症严重者，为火毒炽盛。症状为一眼或双眼满目发红，甚至出现小出血点、胞肿明显、眼痛头痛、眼分泌物多而黏结，或流淡血水，眼中灼热、怕光。

睑 腺 炎

睑腺炎又称麦粒肿，是一种常见的眼睑腺体及睫毛毛囊的急性化脓性炎症，青少年多发。该病容易反复，严重时可破溃，遗留眼睑瘢痕，故应到正规医院，及时使用抗生素眼药水滴眼或行手术治疗。体质虚弱、有近视、远视及不良卫生习惯者最易发病。

起居防病

1. 要注意个人卫生，不要用手揉眼睛。经常洗手，用肥皂或者洗手液消毒。

2. 在脓头未形成之前可作热敷，以促进化脓，轻的炎症也可在热敷后完全消失。全身及局部使用抗生素也可促进炎症的消失，抗生素口服、肌注或静脉注射均可，对化脓菌的作用都很好。

3. 一旦脓头出现就应及时切开排脓，不要等到自行破溃，这样可以减少患者的疼痛，并可缩短疗程。

4. 当脓头出现时切忌用手挤压，因为眼睑血管丰富，眼的静脉与眼眶内静脉相通，又与颅内的海绵窦相通，而眼静脉没有静脉瓣，血液可向各方向回流，挤压会使炎症扩散，引起严重并发症，如眼眶蜂窝织炎、海绵窦栓塞甚至败血症，从而危及生命。

5. 局部可点眼药，一般使用0.25%氯霉素眼药水即可，如分泌物多用利福平眼药水效果好。小儿入睡后可涂金霉素眼膏。

饮食宜忌

1. 不吃刺激性的食物，如葱、蒜、辣椒、韭菜。还有腥发的食物，如猪头肉、羊肉、狗肉、酒等也要禁食。

2. 不吃煎炸炙烤的食物，如烤肉、油炸食物等，这些助热之物对患者来说无异于火上浇油，会促使睑腺炎发生或反复发作。

3. 不食甜腻的东西，如冷饮、年糕等，因为这些东西容易损伤脾胃。

4. 注意自己的饮食卫生，家里用的碗筷要清洗干净，各种食物也要经过杀菌和清洗。尤其是可以生吃的食物，一定要洗干净。

5. 吃饭要注意节制，不可狼吞虎咽、暴饮暴食。也不能乱吃零食。

6. 饮食要全面，不可挑食偏食。只有营养全面了，才能有足够的抵抗力。

锻炼防病

锻炼对于增强抵抗力有很好的效果，所以要经常参加户外运动，多与大自然接触。这样才会有强壮的身体和很好的适应能力。

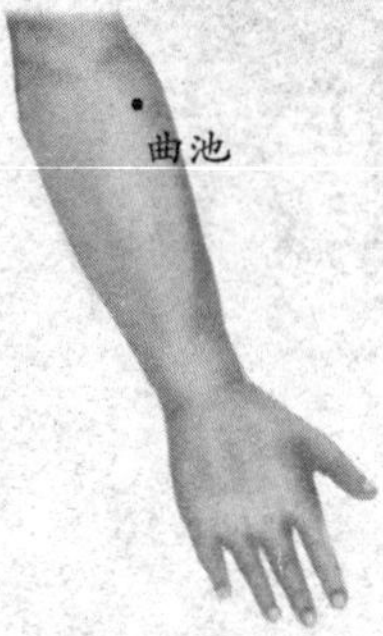

曲池穴

按摩养病

下面介绍一种刮痧的疗法：

1. 在颈部风池、天柱，背部身柱、肝俞、上肢部曲池、手部合谷、下肢部三阴交均匀涂抹红花油后，用水牛角刮痧板反复进行刮拭。风池、天柱、身柱用角刮法治疗睑腺炎，曲池、合谷、三阴交用斜刮法治疗睑腺炎，肝俞用平刮法治疗睑腺炎。

2. 用拇指揉法点揉面部攒竹、太阳、承泣、四白、行间。

3. 放痧穴：耳尖穴附近有红点处，严格消毒后小号三棱针挑刺放血。

食药治病

1. 生清油、茶叶末各适量。用等量生清油与茶叶末调为糊膏，装入瓷罐备用，挑清油膏涂于纱布上贴于眼睑病灶处固定，热敷每日3次，每次20分钟。

能清热解毒、消肿止痛、生肌。

2. 生石膏15克，知母10克，生大黄6克，川芎12克，皂角刺10克，赤芍10克，紫花地丁10克。水煎服，每日1剂，并熏洗。

有清热解毒、通俯散结的功效。用于眼痛、流泪畏光、伴灼热感、目肿难睁、半侧头痛、畏寒发热、口干、大便燥结、失眠、饮食不佳、眼睑红肿发热、有硬结或脓头。

3. 石膏30克，知母10克，连翘30克，金银花30克，荆芥15克，防风6克，白芷12克，当归尾12克，赤芍10克，大黄12克，花粉30克。水煎服，局部用温盐水热敷，每日3～5次。

有疏风散结、清热攻里的功效。用于治疗眼红肿痛、眼上睑鲜红发亮、热肿胀、疼痛拒按、烦渴多饮、便秘、舌红。

4. 苡仁30克，金银花20克，蒲公英、当归、川芎、陈皮、甘草各10克，栀子、大黄各6克。水煎，每日1剂，早晚温服。每日取适量药液先熏洗患处，效果更加。

5. 苍术10克，白芷、薄荷、金银花各6克。加水200毫升，盖严煎沸后置小口玻璃杯内熏眼，不断做瞬目动作。每次熏10～20分钟，每日熏3～5次。药液可重复使用。

6. 取干龙眼肉，外敷患处。

7. 生天南星、牛地黄各等份。共研细末，撒在普通膏药中间，将膏药贴在两侧太阳穴，每日换1次。

8. 鲜淡竹叶适量。取鲜淡竹叶茎，去节，放在酒精灯上烧其中部，待其汁渗出，稍停片刻，涂于患处，每日1次。

中 耳 炎

中耳炎是累及中耳全部或部分结构的炎性病变，绝大多数为非特异性安排炎症，尤其好发于儿童。可分为非化脓性中耳炎及化脓性中耳炎两大类，非化脓性中耳炎包括分泌性中耳炎、气压损伤性中耳炎；化脓性中耳炎有急性和慢性之分，特异性炎症太少见，如结核性中耳炎等。常见的有分泌性中耳炎、急性化脓性中耳炎、胆脂瘤型中耳炎和气压损伤性中耳炎。

起居防病

1. 注意室内空气流通，保持鼻腔通畅。不少人患感冒时鼻涕不断流出，此时用拇指、示指同时捏住两侧鼻孔，鼓气后用力做排涕动作，这是一种错误的擤鼻涕的方式。正确的擤鼻涕方法是先用一个手指按住一侧鼻孔，轻轻做擤鼻动作，然后换另外一侧，或者闭口吸鼻涕经口吐出。总之，擤鼻涕应单侧交替进行，用力不宜过猛。

2. 天气寒冷或气候变化剧烈时，要让孩子注意防寒保暖，预防上呼吸道感染。呼吸道系统的疾病有可能会出现病菌向耳朵和大脑转移的情况，因此也会导致中耳炎。

3. 耳朵内常有脓液流出的孩子，一定要经常将他耳内的脓液清洗干净。具体做法是将孩子的耳郭向后下方牵拉，同时将耳屏向前推移，使外耳道变直张开，再用消毒棉签轻轻进行清洗。

4. 在孩子洗澡、洗头前，要用消毒棉球填塞他的两个耳孔，防止污水进入耳朵。此外，不要让孩子跳水或游泳，防止因鼓膜破裂而导致听力受损。游泳时要戴耳塞。

爱游泳的人不要因为怕患中耳炎就不下水，可以戴上柔软的耳塞，并选择干净的游泳池，不要在肮脏的水域游泳。洗头发或洗澡时，也别忘了戴耳塞。如果你容易患中耳炎，则保持耳朵干燥是特别重要的。

遇到弄湿耳朵的情况，不论是否有感染的迹象，应记得去除耳朵内的水分。将外耳向上及向外拉，使耳道伸直。让吹风机距离耳朵 5～10 厘米之远，向耳内吹。以暖风或冷风吹 30 秒。如此可以消除细菌及霉菌生长的温湿环境。

5. 勿经常清除耳垢。耳垢有若干用途，包括提供良性菌栖身处。这是耳内天然的防御措施，勿用棉花棒挖除。此外，被耳垢覆盖的耳道有防潮功效。

6. 不要抽烟，不要长时间地听大分贝音乐，更不要一直戴着耳机。

饮食宜忌

饮食宜清淡、易于消化且富有营养。忌辛辣、刺激的食物，如姜、胡椒、酒、羊肉、辣椒等，及热性补药，如人参、鹿茸、牛鞭、大补膏之类。宜食有清热消炎作用的新鲜蔬菜，如黄瓜、苦瓜等。像鲤鱼、银鱼、大黄鱼、泥鳅等是平性的，鳗鱼等是凉寒性的可以吃，但像黄鳝、虾、草鱼等是温热性的，最好不吃或少吃。均衡饮食与生活习惯，减少使用烟、酒及辛辣刺激性食物，避免可能传染感冒的场合，都可以保持鼻、咽及耳咽管的健康，进而防止中耳炎的恶化。

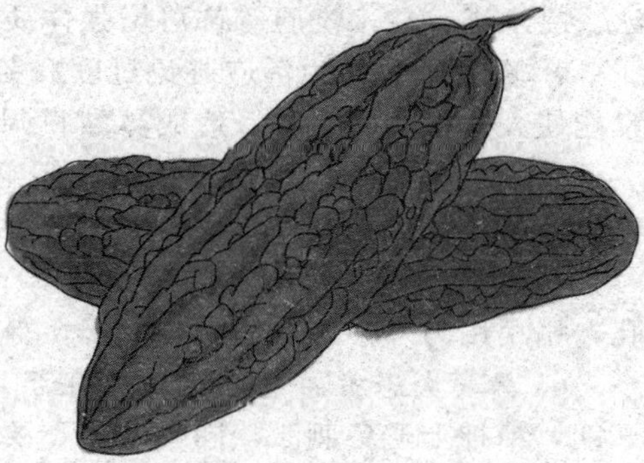

苦瓜

锻炼防病

中耳炎是导致婴幼儿聋哑的一大原因，所以要定期让孩子预防接种，从小注意体格锻炼，多让孩子到户外活动，多晒太阳，促进新陈代谢，增强他的体质和抗病能力。家长可以经常带着孩子一起外出运动，这样对自己的身体也有好处。

食药治病

1. 鼓膜穿孔前用 1%～2%酚甘油滴耳可杀菌、消肿、止痛，每日 3 次，但鼓膜穿孔后应立即停药。如全身及局部症状较重，鼓膜膨出明显，经一般治疗无效，或鼓膜穿孔太小、引流不畅，或有出现并发症的可能性，可进行鼓膜切开术，以利通畅引流。

2. 鼓膜穿孔后，先以 3%的双氧水或硼酸水尽量彻底清洗外耳道的脓液，用棉签拭净。局部滴用抗生素水溶液为主，如 0.25%～1%氯霉素液、0.3%氧氟沙星滴耳液、复方利福平液等。

3. 脓液减少，炎症逐渐消退时，可用 0.3%硼酸甘油、0.3%硼酸酒精、0.5%氯霉素甘油等滴耳。

4. 取蛋黄1枚，放锅（不要用铁锅）内加热翻炒，片刻油出，滤出即可，炒时防焦。待冷却后取其油滴耳，每次3滴，每日2次。

5. 蚯蚓5条，剖开后洗净，放白糖10克左右，30分钟后用洁净纱布滤出清液滴耳，每次4滴，每日3次。

6. 新鲜猪胆汁（或鸡胆汁）50克，冰片5克，滴耳。

7. 烂耳散少许，吹入耳内，每日3次。

8. 生大蒜2只，丝瓜1只，共捣烂，布包挤汁，滴耳，每次3～4滴，每日3次。

9. 胡桃肉捣油加冰片少许，滴入耳内。

10. 糖冬瓜30克，鲜九龙吐珠叶13片，用1大碗水煎成半碗，每日1剂，连服5天。本方对慢性中耳炎更佳。

11. 薏米18克，金银花12克，柴胡9克，鳖甲15克，红糖适量，将金银花、柴胡、鳖甲煎汤取汁，与另二味煮粥服食，每日1剂，连服5剂。

鼻窦炎

一个或多个鼻窦发生炎症称为鼻窦炎，累及的鼻窦包括上颌窦、筛窦、额窦和蝶窦，这是一种在人群中发病率较高的疾病，影响患者生活质量。鼻窦炎可分为急性鼻窦炎、慢性鼻窦炎两种。急性鼻窦炎多由上呼吸道感染引起，细菌与病毒感染可同时并发。慢性鼻窦炎较急性者多见，常为多个鼻窦同时受累。

起居防病

1. 在秋冬季或感冒流行期间，外出应该戴口罩，应该避免公众集会，尽量少去公共场所，对发病者要做好隔离工作，对污染的室内可用白醋熏蒸进行空气消毒。

2. 鼻炎大多是着凉感冒引起的，所以要加强体育锻炼，增强抵抗力，如晨跑、游泳、冷水浴、冷水洗脸等都可增强体质，提高人体对寒冷的耐受力。

3. 鼻窦炎日常生活应避免过度疲劳、睡眠不足、受凉、吸烟、饮酒等，因为这些因素能使人体抵抗力下降，造成鼻黏膜调节功能变差，病毒乘虚而入而导致发病。

4. 保持室内空气的湿度，或使用空气过滤器，不要让鼻子太干燥，及时更换、清洗寝具，防止螨虫及其分泌物诱发变应性鼻炎。

5. 鼻窦炎患者平时可常做鼻部按摩，注意擤涕方法，鼻塞多涕者，应该按塞一侧鼻孔，稍稍用力外擤，之后交替而擤，鼻涕过浓时以盐水洗鼻，避免伤及鼻黏膜。

6. 鼻窦炎患者需遵医嘱及时用药，慢性鼻窦炎患者治疗要有信心与恒心，保持性情开朗，精神上避免刺激，同时注意不要过劳，注意加强锻炼以增强体质。

7. 鼻窦炎急性发作时，多加休息。卧室应明亮，保持室内空气流通，但要避免直接吹风及阳光直射。

8. 避开敏感源。不少鼻窦炎都是由于过敏物质的刺激导致的，而很多人却不知道自己对什么事物过敏。这就应该自己细心观察，找到过敏源。如果是花粉过敏，就要在春天出门时戴口罩；如果是那些细小的毛发等导致的，就要注意宠物和鸟类；如果是寒冷的刺激，就要注意口鼻保暖。

饮食宜忌

饮食虽然与正常人没什么区别，但还是要注意戒烟戒酒，少吃辛辣刺激食物。因为烟酒和刺激食物都会降低鼻腔和鼻窦黏膜的抵抗力，导致鼻子过敏。

锻炼防病

普通的体育锻炼就不说了，这里介绍一下耐寒锻炼。因为鼻窦炎与身体的耐寒能力是有直接关系的，也是和感冒等呼吸道疾病有很大关联。而提高了耐寒能力，就可以较好地预防本病。

1. 坚持跑步。一年四季都坚持晨跑，对于改善呼吸道的适应性，增强呼吸道黏膜的抵抗力，是非常有效的。在冬季晨跑，尤其能增强身体的耐寒能力。

2. 坚持冷水洗漱。冷水洗脸和洗脚，是一种简便易行的耐寒锻炼方法。可以在每天的早晚都做一次。方法是用冷水洗脸，不停地摩挲面部，直到感觉到发热。洗脚的时候也是这样，不过不要冷水泡脚。

3. 练习冷水洗澡。关于冷水浴的好处，在之前介绍感冒的时候就已经说明了。练习冷水浴，可以从夏季开始，一直坚持到冬天。水温也是逐渐降低，最后到用冷水的时候，可以先从四肢开始，然后再扩展到全身。总之是要循序渐进地进行。

按摩养病

1. 足底部反射区：额窦、头部（大脑）、脑垂体、小脑及脑干、鼻、肺及支气管、腹腔神经丛、甲状腺、甲状旁腺、肾上腺、肾、输尿管、膀胱、失眠点、生殖腺。用拇指指端点法、示指指间关节点法、按法、示指关节刮法、拇指推法、擦法、拳面叩击法等。

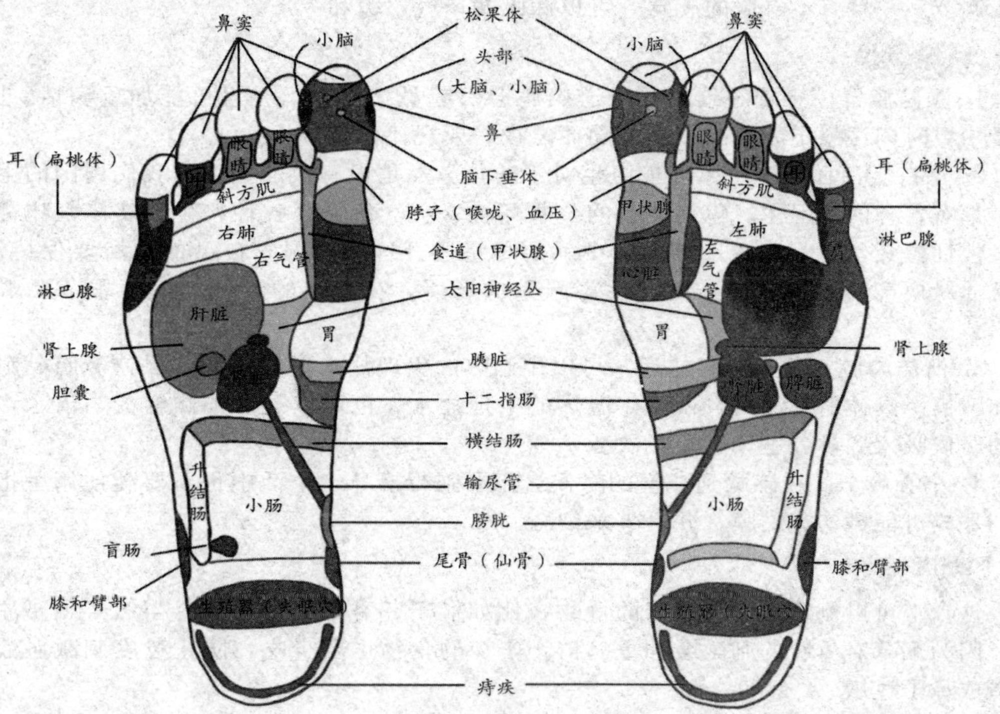

足底部反射区

2. 足外侧反射区：生殖腺。用示指外侧缘刮法、拇指推法、叩击法等。

3. 足背部反射区：上颌、下颌、扁桃体、喉与气管、胸部淋巴结（胸腺）、上身淋巴结、下身淋巴结。用拇指指端点法、示指指间关节点法、示指推法、拇指推法等。

食药治病

1. 黄连、辛夷花各 3 克，冰片 0.6 克共研细末，取适量药末吹入鼻腔，每日 2～4 次，适于急性鼻窦炎者。

2. 鱼腥草、东风桔根各 30 克，野菊花 24 克，豆豉姜、丝草各 15 克。入地金牛根 6 克，每日 2 次，水煎服。适于急性鼻窦炎者。

3. 麻黄、辛夷、甘草、茶叶各等量，水煎后过滤，每日 3 次点鼻。适于慢性鼻窦炎者。

4. 麦门冬、石豪各 5 克，知母、黄芩、栀子、百合各 2 克，辛夷、枇杷叶各 2 克，升麻 1 克。每日 2 次水煎服。适于慢性鼻窦炎者，疗效理想。

5. 参苓粥。党参 20 克，白茯苓 20 克（捣碎），生姜 10 克，白芷 6 克，粳米 100 克。先将党参、茯苓、生姜、白芷浸泡 30 分钟后，水煎去渣取药汁，用药汁煮粳米，粥熟时服用。

6. 扁豆芡实淮山粥。扁豆 30 克，淮山 30 克，芡实 30 克，粳米 60 克，同煮粥食。每日 1 次。

慢性鼻炎

慢性鼻炎是鼻黏膜及黏膜下层的慢性炎症。其主要特点是炎症持续三个月以上或反复发作、迁延不愈，间歇期亦不能恢复正常，且无明确的致病微生物，伴有不同程度的鼻塞、分泌物增多、鼻黏膜肿胀或增厚等障碍。慢性鼻炎分为慢性单纯性鼻炎和慢性肥大性鼻炎两种。

精神抗病

本病的患者也要注意精神调养，不要总想一些烦心的事，否则会觉得鼻子更加难受，呼吸不畅，甚至狂躁不安。到了夏天的时候，尤其要注意静养。因为天气变热，鼻炎的表现也就更明显。在家中生活要尽量少动，可以看看书，听听音乐。总之，就是要学会自我调节。一旦有不舒服的感觉，可以深吸两口气，缓和一下。

起居防病

1. 预防感冒。感冒导致的呼吸道疾病会引起鼻炎发作，并且可能加重病情。因此，生活中要时刻注意不能着凉。不要随便熬夜，要规律休息。

2. 保持生活环境卫生。环境卫生对于防止鼻炎是很有效的。因为我们周围的生活环境，都有各种的不卫生。包括拥挤的公共环境、空气污染、各种粉尘、装修气味都可能诱发慢性鼻炎。因此，在日常生活中就要尽量避开这些情况。自己的住所要保持清洁，经常通风换气。外出要避开空气污染严重的场所。在有雾的天气和寒冷季节要戴口罩出门。

3. 清洁鼻腔。每天早起之后，可以用温热的生理盐水清洁鼻腔，保持鼻腔黏膜的湿润和清爽。具体的做法是，调制好温热的生理盐水，也可以是非加碘食盐与清水，在洗脸的时候吸入到鼻腔里，反复几次。

4. 小心鼻子。在感觉到鼻塞的时候，不要强行擤鼻。生活中也不要随便用手指挖鼻子，那样可能戳伤鼻黏膜，并且带来细菌。

饮食宜忌

饮食上可以侧重于润肺通窍的食物，比如橘子、香菜、柚子等。当然必须要注意戒烟，因为烟草对鼻腔的刺激会加重病情。辛辣的食物也要少吃，防止过度刺激血液流通和造成鼻子过敏。

锻炼防病

正常的体育锻炼可以增强抵抗力，扩充肺活量，对于预防本病是有一定效果的。而经常进行冷水洗脸或洗澡、晨跑等运动，在增强人体抵抗力的同时，还可提高人体对寒冷的耐受力，从而提高人体对不良环境的适应能力，并注意积极治疗呼吸道疾病及其他慢性疾病。

按摩养病

1. 揉捏鼻部。用手指在鼻部两侧自上而下反复揉捏鼻部 5 分钟，然后轻轻点按迎香（鼻唇沟中，平鼻翼外缘中点处）和上迎香（鼻唇沟上端尽头处）各 1 分钟。

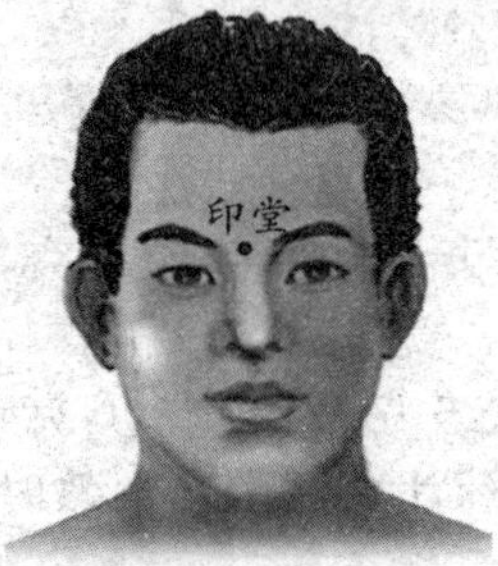

印堂穴

2. 推按经穴。依序拇指交替推印堂（两眉中间）50 次，用手的大鱼际从前额分别推抹到两侧太阳穴（外眼角与眉梢连线中点）处 1 分钟，按揉手太阴肺经的中府（胸前正中线旁开 6 寸，平第一肋间隙）、尺泽（肘横纹上，肱二头肌腱桡侧）、合谷（在一、二掌骨间，平第二掌骨中点处）各 1 分钟，最后按揉风池（颈后侧胸锁乳突肌和斜方肌相交处凹陷中）1 分钟。

3. 提拿肩颈。用手掌抓捏颈后正中的督脉经穴，以及背部后正中线两侧的经穴，自上而下，反复 4～6 次。再从颈部向两侧肩部做提拿动作。提揉肩井穴（两手交叉搭肩，中指尖下处），做 3

分钟，按揉肺俞穴（第 3 胸椎棘突下旁开 1.5 寸）1 分钟。

4. 揉擦背部。用手掌在上背来回摩擦按揉，感觉到皮肤透热时为度。以上按摩手法每天做 1 次，10 次为一疗程。

5. 家长按摩。患儿坐位或仰卧，家长以双手拇指指腹，从印堂穴开始，向上直推至发际，反复操作 15～30 次。以双手拇指从印堂穴沿上眼眶，分推至双侧太阳穴处，反复操作 15～20 次。然后，按揉太阳穴 1 分钟。以拇指指腹点揉双侧迎香穴各 1～3 分钟。以示指指腹在鼻两侧快速推擦，以局部产生灼热感为度。按揉双侧合谷穴各 1～3 分钟。

食药治病

1. 碧云散或鱼脑石散吹鼻，每天 3～4 次。

2. 丝瓜藤煲猪瘦肉。取近根部的丝瓜藤 3～5 克洗净，猪瘦肉 60 克切块，同放锅内煮汤，至熟加少许盐调味，饮汤吃肉，5 次为一疗程，连用 1～3 个疗程自愈。

有清热消炎、解毒通窍的作用，主治慢性鼻炎急性发作、萎缩性鼻炎、鼻流脓涕、脑重头痛。

3. 辛夷煮鸡蛋。用辛夷花 15 克，入砂锅内，加清水 2 碗，煎取 1 碗；鸡蛋 2 个，煮熟去壳，刺小孔数个，将砂锅复火上，倒入药汁煮沸，放入鸡蛋同煮片刻，饮汤吃蛋。

可以通窍、止脓涕、祛头痛、滋养扶，主治慢性鼻窦炎、流脓涕。

4. 柏叶猪鼻汤。取猪鼻肉 66 克刮洗干净，用生柏叶 30 克，金钗斛 6 克，柴胡 10 克同放砂锅内，加清水 4 碗煎取 1 碗，滤除药渣，冲入蜜糖 60 克，30 度米酒 30 克，和匀饮之。

可以消炎通窍、养阴扶正，主治鼻流臭涕。

5. 黄花鱼头汤。取胖头鱼 100 克，洗净后用热油两面稍煎待用。将大枣 15 克去核洗净，用黄花 30 克，白术 15 克，苍耳子 10 克，白芷 10 克，生姜 3 片共放砂锅内与鱼头一起煎汤，待熟吃肉饮汁。

有扶正祛邪、补中通窍的作用，主治慢性萎缩性鼻炎、感冒频繁。

6. 羊粉。取羊睾丸一对，洗净后，放瓦片或砂锅内焙黄（不可炒焦炒黑），研成细末，用温开水或黄酒送下。每对羊睾丸一日分二次服完，连续用 2～3 天见效。

7. 大蒜荷竹饮。大蒜头 2 头，荷花 30 克，竹叶 10 克，甘草 6 克。以上四味共加水煎煮，去渣留汁。每日 1 剂，分 2 次饮服。

可以清热解毒、升清通窍。

8. 桑菊杏仁粥。桑叶 9 克，菊花 6 克；甜杏仁 9 克，粳米 60 克。前二味加水适量煎煮，去渣取汁，加甜杏仁、粳米煮粥。早晚食用。可以疏散风热、宣肺通窍。

鼻 出 血

鼻出血又叫作鼻衄，是临床常见的症状之一，可由鼻部疾病引起，也可由全身疾病所致。鼻出血多为单侧，少数情况下可出现双侧鼻出血。出血量多少不一，轻者仅为涕中带血，重者可引起失血性休克，反复鼻出血可导致贫血。

起居防病

1. 不要乱挖鼻子。手挖鼻子很容易刺破鼻黏膜，导致鼻子出血。还容易把手指上的细菌带到鼻腔中，引起鼻炎等疾病。所以，不要用手挖鼻子。人人要教会孩子正确的擤鼻方法。

2. 保持鼻腔湿润。我们都知道，在秋燥的时候，人容易上火流鼻血。这就是因为天气干燥，鼻腔里不能保持湿润，导致毛细血管破裂而出血。所以，在天气干燥的时候，每天早晨起床可以在洗脸的时候湿润一下鼻腔。工作和学习的场所，最好能洒点儿水。现在也可以买个加湿器，保证足够的湿度。

3. 注意防寒。天气寒冷的时候，鼻腔里的毛细血管流动就非常缓慢，而且很容易破裂出血。所以，为了防止天冷的时候出血，要注意保暖。外出的时候，可以戴着口罩。感觉到鼻子冷了，就要用手摩挲一下。

饮食宜忌

1. 在鼻出血的时候饮食要能帮助改善病情，所以那些能加速血液流通的，就不能吃。如果出血比较快，那么食物的温度就不能太热，应该吃一些温、冷的汤水或食物。可以再适当吃一些瓜果、蔬菜，如香蕉、芹菜、荠菜等，都具有清热解火的效果，可以多吃一点儿止血。日常的主食以面食为主，因为小麦性甘凉，有除热、养心和益肾的作用。出血期间不要吃羊肉、狗肉、葱、姜、蒜、韭菜、辣椒这些刺激性食物，也不要吃油腻煎炸的食物。因为这些食物都性热味辣，容易上火，导致出血加重。

2. 止血后，要吃那些高热量、易于消化的流质和半流质食物，不要吃生硬的食物。也可以吃一些水果，以保证大便通畅。因为大便通畅，就可以防止因为便秘而过度用力，导致再次出血。而且，还必须要禁酒。因为，酒有活血化瘀的功效，而刚止血就喝酒，无疑是自找麻烦。

3. 在气候比较干燥的时候，要注意多喝水。因为干燥也是导致鼻子出血的重要原因。所以，日常的饮食可以侧重于蔬菜和水果，还要多吃一些能补充维生素的食物，因为维生素C和维生素K能增加血管的抵抗力，防止出血。

锻炼防病

除了那些能增强体质的运动外，还可以锻炼一下冷水浴。因为冷水浴对于神经和心血管都有很好的保健作用。全身的皮肤接触到冷水，就会在神经的支配下收缩血管，把大量的血液压入到内脏和深层组织。此时，内脏的血管就扩张。而身体适应后，很快皮肤的血管重新扩张，血液又从内脏回流到体表。这个过程中，身体的血管都参与到了收缩、舒张的运动，所以冷水浴被称为“血管体操”。

正是因为这种作用，血管在经常的锻炼后，弹性会增加，不容易硬化。而且，身体的神经调节会更加敏感和准确，能很快地适应外界的气候变化。如此一来，也就不容易着凉，也不容易导致血管破裂，出现流鼻血。所以，建议可尝试冷水浴。

按摩养病

流鼻血时，一般人都习惯于将头向后仰，鼻孔朝上，这样不但不利于止血，后仰姿势还会使鼻腔内已经流出的血液因姿势及重力的关系向后流到咽喉部，会被吞咽入食管及胃肠，刺激胃肠黏膜产生不适感或呕吐。出血量大时，还易吸呛入气管及肺内，造成危险。

正确方法是保持正常直立或稍向前倾的姿势，压迫止血。即使有少量的凝血块堵住鼻腔也没有关系，凝血块中的凝血物质可有助于血液凝固。急于把它擤出，易导致再出血。当然，如果出血量较大，要及时就医。

鼻子流血时，只要自己两只手的中指互相一勾，即可在数十秒内止血。幼儿不会用双手中指互勾，大人可用自己两中指勾住幼儿的左右中指，同样可止血。

食药治病

1. 鲫鱼石膏煲豆腐。鲫鱼1条约150克，豆腐200克，生石膏30克；将鱼宰好洗净后，与豆腐、石膏同放入锅内，加水适量煲1小时，以盐调味即可食用；幼儿可只饮汤不吃渣，以防鱼骨梗喉。有清肺热、降胃火、止鼻血的功效。

2. 生地二根饮。鲜生地、鲜白茅根各30克，鲜芦根50克，水煎服，每日1剂，代茶饮，连用7～10天，能清热凉血、止血。

3. 鲜藕汁饮。鲜藕300克洗净，磨碎挤汁50～100毫升；每次50毫升，用少量白糖调匀、炖滚沸后服。可清热解暑，凉血止血。

4. 黄花菜瘦肉汤。黄花菜30克（干品，浸泡洗净），瘦猪肉100克，蜜枣2枚，同入锅内，加水适量慢火1小时，以盐调味后食用。有清热平肝、润燥、止鼻血之效。

5. 阿胶炖瘦肉。阿胶6克，瘦肉30克（切片），同放碗内，加适量开水，加盖隔水炖1小时，入少许食盐调味食用。有滋阴养血、止鼻血功效。

扁桃体炎

扁桃体炎是一种常见病，通常就是为腭扁桃体的炎症。当机体因寒冷、潮湿、过度劳累、烟酒过度等原因造成抵抗力下降、细菌繁殖加强、扁桃体上皮防御功能减弱、腺体分泌功能降低时，扁桃体就会遭受细菌感染而发炎。扁桃体炎分为急性和慢性两种。

起居防病

要注意加强口腔清洁，保证口腔卫生。正常说来，人的口腔也是有一定的自洁能力和防卫功能。因为扁桃体表面上的黏液腺不断地分泌，会把细菌和脱落的细胞一起排出，从而保证扁桃体自己的健康。但是当身体的抵抗力下降，细菌和病毒就会容易突破扁桃体的防卫而产生炎症。所以，保持口腔的清洁和卫生，对于预防本病有至关重要的作用。我们平时要记得经常用温水和清水，或者是淡盐水漱口，尤其是在饭后。可以喝一点儿水，然后仰头不停地漱口。当然，刷牙也是必要的做法。而且，刷牙的时候不光要刷牙齿，还要记得清洁一下舌苔和口腔壁，清除掉口腔里的细菌。

要积极预防感冒。因为我们都知道，每次感冒之后，都会顺带有扁桃体炎的出现。而感冒好了，炎症却还在。这是因为，感冒后身体的抵抗力就会下降，而细菌就有隙可乘入侵扁桃体。所以，预防感冒也是预防扁桃体炎。为了防止感冒，我们要注意防寒保暖，增强自身的抗病能力。自己的居住环境也需要保持干净和卫生，要能够通风换气，还要做到杀菌消毒。

饮食宜忌

本病也需要在饮食上加强调养。一般说来，饮食要清淡易于消化，忌辛辣食物。当然，烟酒之类也必须要戒掉，否则还会加重病情。在急性发作期间，咽喉疼痛明显、吞咽困难。这时就要吃流质和半流质的食物，比如牛奶、豆浆、粥、蛋汤等。病情好转后，可以适当吃一些细软的食物，像糕点、馒头、蔬菜等。还可以喝一些清热消炎的饮料，比如西瓜汁、萝卜汤、橘子水等。

锻炼防病

体育锻炼的内容可以效仿感冒一节的内容，就是要注意平时的锻炼和运动，加强耐寒能力的培养。

按摩养病

下面介绍两种按摩方法：

1. 用拇指掐双侧少商穴1～2分钟。以指按揉合谷穴1～3分钟。点按太溪、涌泉穴各1分钟。以大拇指指腹搓擦患儿双侧大鱼际处，反复操作2～5分钟。以掌根直擦腰骶部，以透热为度。

2. 清肺经300次，清天河水200次。以拇指从腕关节桡侧缘向虎口直推，反复操作100次。患儿仰卧，家长以拇指、示指的指腹分别置于咽喉部两侧，由上向下轻轻推擦，反复操作200次。患儿俯卧，家长以掌根直推脊柱两侧的肌肉，以热为度。

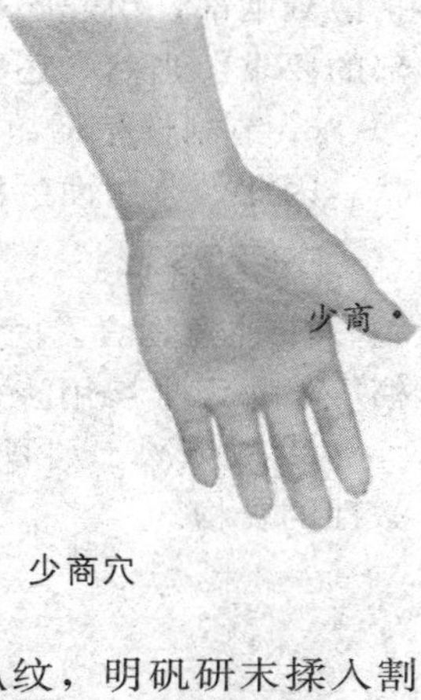

少商穴

食药治病

1. 橄榄12枚，明矾15克将橄榄洗净，用小刀将橄榄割数条纵纹，明矾研末揉入割纹内，含口中咀嚼，食果肉，并随之咽下唾液，每天吃5～6个。

2. 取蝎尾1节，放橡皮膏上，贴于患侧下方（肿胀处）一般贴12小时见效。

3. 新鲜生丝瓜3条。将丝瓜切片，放碗中捣烂，取汁内服，每日1～2剂。

4. 老黄瓜1枚，去子，入硝填满，阴干为末，每以少许吹喉，灵验无匹。

5. 黑木耳10克，将其焙干，研成细面，用小细管向喉内吹木耳末，数次即愈。

6. 梨2个榨汁，与麻黄4.5克同煮，煮后去麻黄，饮汁。

7. 千年润晒干为末，每服3克，浓煎薄荷汤调服，不以时，临睡服尤佳。

咽 炎

咽炎是咽部黏膜、黏膜下组织的炎症。依据病程的长短和病理改变性质的不同，分为急性咽炎、慢性咽炎两大类。急性咽炎是咽黏膜，并波及黏膜下及淋巴组织的急性炎症，常继发于急性鼻炎或急性扁桃体发炎之后或为上呼吸道感染的一部分。亦常为全身疾病的局部表现或为急性传染病之前驱症状。慢性咽炎主要为咽黏膜慢性炎症，弥漫性炎症常为上呼吸道慢性其他性炎症的一部分，局限性炎症则多伴有咽淋巴样组织的炎症，以中年人多见。

精神抗病

保持精神上的愉悦，对于防治本病有一定的效果。一般说来，患有咽炎会让人感觉非常痛苦。但是如果能轻视痛苦，从精神上战胜疾病，就可以在很大程度上减轻痛苦，并且加快病情的恢复。千万不可以整日地把注意力都放在疾病上，那样只会让自己感觉更加难受。

起居防病

1. 多喝水。这是任何时候都不能忘记的金科玉律。此外，用盐水熏蒸喉咙也是缓解病情的好方法。可用一个大的碗或汤盆，多放一些煮沸的盐水，张大嘴对着蒸汽吸气、呼气，每次 10～15 分钟，每天 2～3 次。

2. 避免用嗓过度。注意休息，减少操劳，适当锻炼身体。有全身性疾病者应积极治疗。若鼻咽部，口腔有疾病存在更要及时治疗。

3. 不要长时间待在空调开启的房间，卧室要保持经常通风。对于装饰不久的新居，要尽量推迟入住时间，同时每天最长时间地保持通风换气以减少新居中化学气体的含量。要尽量避免在有化学气体或粉尘含量较大的环境中工作，做好这方面的自我保护！

4. 注意保湿。保持居室内空气湿润清洁，室内不吸烟，不把有刺激气味的物品放在室内。冬季用暖气取暖时应注意室内不要太干燥，可使用加湿器，或者在睡前在暖气上放块湿毛巾，以保持空气湿润。

5. 注意口鼻卫生。咽部和口腔是相连的，会互相影响。口腔不卫生，就会导致病菌扩散到咽部，引起咽部炎症。所以，早晚的刷牙、饭后漱口不光是口腔的要求，也是咽部的要求。当然，还要注意鼻腔的卫生，因为鼻腔也会影响到咽部。

6. 节制性生活。房事过度会耗损肾精，导致阴虚，而虚火上炎，会加重咽炎的症状。因此，节制性生活很有必要。

饮食宜忌

1. 注意饮食。时常饮用清凉润喉饮料和进食水果，如甘蔗、茅根汁、梨、荸荠、石榴等，每天早晨用淡盐水漱口，还可生吃萝卜或用萝卜做菜吃。

2. 戒烟酒。烟酒既可刺激咽喉又可使机体功能受损，应坚决戒除。少食煎炒和有刺激性的食物。

3. 适量饮花茶。金银花、野菊花、生甘草、玄参、麦门冬、胖大海等，用保温杯开水泡代茶饮，每日不定时饮用。吴茱萸粉 30 克，醋调后外敷清泉穴，每日 1 次。青果常含口内慢嚼，徐徐咽其汁；梨连皮切片，青果 3 枚煎服，对咽炎均有一定的疗效。

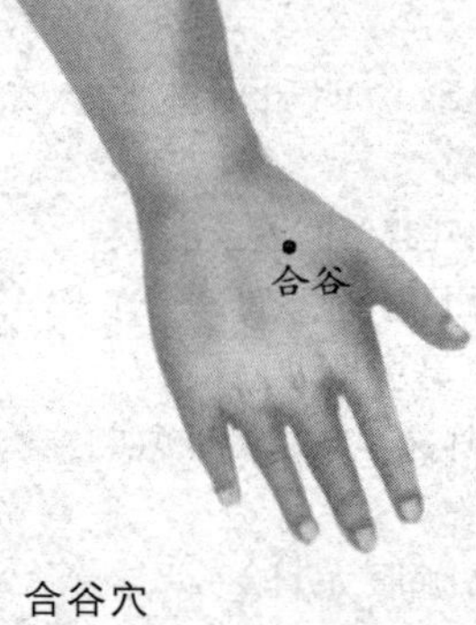

合谷穴

按摩养病

1. 用拇指跟示、中指揉咽喉部两侧 20～30 次。

2. 用拇指、示指捏揪咽喉部皮肤 20～30 次，使局部发红、咽喉发热为佳。按压翳风、天突、合谷穴，每穴 1 分钟。早晚各 1 次。

食药治病

1. 银翘大海饮。二花 9 克，银翘 9 克，胖大海 4 个，冰糖适量。先将二花、银翘放锅中，加 300 毫升水，煮至 200 毫升时，放入胖大海。加锅盖焖半小时后，放冰糖饮用。

2. 大海银耳羹。胖大海 5～10 个，银耳 60 克，蜂蜜适量。银耳放凉水中泡 6 小时，放高压锅中，加水 3000 毫升。大火煮至上汽后，转微火煮 40 分钟。关掉 10 分钟后打开锅盖，放入胖大海，再加盖煮 5 分钟。喝的时候调入蜂蜜。

3. 蜂蜜茶。取生茶叶适量，用开水浸泡 3～4 分钟后，将茶水倒入茶杯中，加入适量蜂蜜，现用现配，从晨起空腹开始服用，每日 7～8 次，每次 10～20 毫升。一般口服 1～2 天症状明显减轻，4～5 天即愈。

4. 黑木耳。黑木耳 50g，炒干研成粉末，每次用半调羹粉与蜂蜜调匀口服，每日 2 次，连服 5 天，永不再发，此方在扁桃体炎正在发作时用。

牙 周 病

牙周病是牙齿支持组织包括牙龈、牙骨质、牙周韧带和牙槽骨因炎症所致的一种疾病，是最常见的口腔疾病之一，也是导致牙齿丧失的一个主要原因。但患者并非所有这些组织都同时患病。视局部炎症的轻重及范围，牙周病可分为牙龈炎和牙周炎两大类。

起居防病

1. 加强口腔卫生。要正确地刷牙，不仅要把牙齿的三个面都刷一遍，还要清洁舌头和上腭，因为病菌的大部分都不是在牙齿上。饭后必须漱口，清除口腔里的各种食物残留。用茶水漱口是一种很好的做法，这在我国历来也是被推崇的。因为茶水中含有氟和鞣质，可以防止牙龈发炎。也可以用淡盐水漱口，能防止牙龈发炎。现在市面上也有各种漱口水，可以选用一些。在漱口的时候，要鼓起两腮，将嘴唇和牙齿分开。利用水流的冲击来清扫牙缝，不停地冲击几次后，再把水吐出。

2. 经常叩齿。叩齿可以刺激牙神经、丰富血管和牙髓细胞、刺激唾液的分泌，对于牙齿保健有很好的效果。坚持叩齿，到了老年也不会掉牙。

3. 防治某些全身疾病。有些疾病也会引起牙周病，比如内分泌紊乱、营养不良和糖尿病。所以也要对这些疾病留心，积极防治。

4. 预防早期病变。牙周病中的牙龈炎是一种慢性疾病，经常是没有疼痛的，但是刷牙的时候会出血，检查口腔会发现菌斑、牙垢等。所以，出现了这些情况，不可以不当回事儿。要及时到医院里检查治疗。

饮食宜忌

1. 高蛋白饮食。蛋白质是口腔组织生长发育的基础，蛋白质缺乏可加重牙周病的发展。因此，我们应该多食用高蛋白食物，如蛋类、肉类、牛乳、乳酪、谷物、豆荚类、干果类等。补充丰富的高蛋白饮食，可以增强机体抵抗力及抗炎能力，提供损伤组织修复所必需的原料。

2. 足量维生素。供给多种维生素，尤其是 B 族维生素、维生素 C、维生素 D、维生素 E 和叶酸等。B 族维生素有助于消化，能保护口腔组织。维生素 C 可促进牙龈出血复原。

3. 补充矿物质。要特别注意矿物质的摄入，尤其是钙、磷、锌的摄入量及其比例关系。锌可以抗感染，增强愈合。

4. 具体饮食。少食油炸煎烤油腻食品以及糟货、海货、大蒜、韭菜、烟酒等刺激性食品，多食含有丰富蛋白质的食品，如豆制品、鸡蛋、牛奶、绿豆、麦片、米仁和新鲜蔬菜和瓜果等，时常吃些肉食和全谷物，少吃糖和精制糖，因为糖类易导致菌斑形成并阻止白细胞消灭细菌。

5. 不要长期食用大颗粒、粗纤维的食物，因其可对已患病的牙周组织造成机械性压迫刺激，使局部的血液循环发生障碍，造成牙周组织的营养不良、牙龈萎缩、牙槽骨吸收加重。然而，也不可长期进食过于精细的食物。

锻炼防病

牙周病患者可采取五字保健法，效果较好。

1. 赶。每次就餐后，刷牙之前，把洗净的示指伸进口腔，顺牙的方向把积存在牙周围的残留物“赶”出来，还可起到按摩牙床的作用。

2. 刷。经过推赶后，再用牙刷顺牙齿方向从牙缝中刷去剩余的残渣。

3. 漱。将留在口中及牙齿上的残留物漱掉，可用2%～5%食盐水。

4. 按。经过上面几步骤后，在用示、拇指轻轻按摩牙龈10～15次，从上到下逐个按摩，以改善病变组织的血液循环，有利于炎症的迅速消除。

5. 叩。上下叩牙齿10～15次，以运动牙根部，起到固齿作用。长期坚持，能使牙周病得到控制，未患病的牙齿得到保护。

平时也可以吃一些比较坚硬或者粗糙的食物，来锻炼咀嚼能力，促进唾液分泌。

按摩养病

按摩牙龈是牙齿保健的好方法。可以促进牙周的血液循环，增强组织代谢，提高牙齿的抗病能力。牙龈按摩可以分为口腔内外两种。早晚刷牙后，把手洗净，伸到嘴里压在牙龈的表面，从前向后不停地按压揉动，再反过来从后向前，反复做20次。在口腔外的，就是要点压上下嘴唇和腮，也是反复做20次。

食药治病

1. 饭后漱口，捏茶叶一撮放入口中，细细咀嚼。

2. 薄荷与青盐等量研成末，早晨捏少许擦牙固齿。

3. 竹笋炒肉。鲜竹笋100克，瘦猪肉150克。调味品适量，将竹笋洗净，切丝；猪肉洗净，切丝，勾芡；锅中放植物油适量烧热后。下猪肉丝翻炒片刻，而后再下竹笋及调味品等，炒至熟即成，每日1剂。

4. 翠皮爆鳝丝。西瓜皮250克，鳝鱼1000克，芹菜500克，泡辣椒50克，调味品适量。将西瓜皮洗净，榨汁；取一半儿与鸡汤混匀后待用。泡辣椒切丝。鳝鱼去鳞杂，用一半儿西瓜汁及蛋清、淀粉、食盐、酱油、味精、白糖、胡椒粉等调匀；锅中放素油适量烧至六成热时。下鳝鱼丝滑透，倒入漏勺；再下芹菜、泡辣椒、姜、葱、蒜等翻炒，再下鳝鱼丝及鸡汤芡汁炒匀，再下醋、香油适量炒匀即成。

5. 绞股蓝茶。绞股蓝10克。将绞股蓝择净，放入茶杯中。冲入沸水。浸泡2～3分钟后饮服。

6. 银杏罗布麻茶。银杏叶、罗布麻各50克，菊花30克，草决明10克。将决明子炒香备用；将决明子与银杏叶、罗布麻、菊花等同放杯中，冲入沸水适量，密封浸泡20分钟后饮服，每日1剂。

龋　齿

龋齿，俗称虫牙、蛀牙，是人类发病率极高的疾病。主要包括三个方面，细菌、饮食和唾液，三者相互关联，缺少任何一个方面都不能发生龋齿。

起居防病

1. 保持口腔卫生。这是预防龋齿的最重要环节。良好的口腔环境，没有实物残渣黏附在牙齿上，细菌也就没有了滋生的场所。因此，这就要求必须要每天早晚刷牙。这一点我们所有人都知道，但是却不是所有人都能正确刷牙。刷牙应该在饭后3分钟，时间3分钟。牙膏可以选用含氟的，因为氟有健齿的功能。刷牙不是简单地清洁一下口腔，而是要顺着牙缝上下刷，牙齿的3个面也都要刷。刷牙后不要再吃东西，否则还要再刷一次。

漱口也是保持口腔卫生的必要步骤。饭后漱口要用温水，也要多漱几次。漱口水可以用淡盐水，也可以到市面上买。我们祖国历来有用茶水漱口的传统，这也是要提倡的。

因为茶叶中含氟，能坚固牙齿。而且茶水漱口还能解油腻，抑制细菌的滋生。

2. 饭后嚼口香糖。咀嚼口香糖的时候，口腔的肌肉一直在运动，可以刺激唾液分泌，冲刷掉食物残渣，不给细菌滋生创造条件。而且，咀嚼肌的运动还能促进牙龈的血液循环，保护牙齿。口香糖还可以黏住食物残渣，一起吐到嘴外。

饮食宜忌

1. 加强营养。身体里的蛋白质、维生素、钙、磷等微量元素的供应充足，才能保证牙齿的正常生长，不会出现牙齿缺陷。这对于青少年和孕妇来说，是尤其重要的。

2. 少吃糖。龋齿的一个重要原因就是吃糖引起的。因为吃糖之后，口腔中残留的糖分，有利于细菌的滋生，发酵产生大量的有机酸，从而腐蚀牙齿。所以要控制糖的摄入量，尤其是小儿必须要减少吃糖，特别是各种含糖的糕点、巧克力等。

3. 多吃蔬菜和水果。蔬菜，特别是富含纤维素的蔬菜，在咀嚼的过程中，都可以增加对牙齿的摩擦，起到清洁牙齿的效果。这些蔬菜就有白菜、萝卜、豆芽、芹菜、韭菜、蒜薹等。水果也有类似的作用，而且还能替代一部分的糖果，所以应常吃。

4. 食用含氟食物。氟对于牙齿的保健作用就不多说了。常见的含氟食物有茶叶、海带、莴苣、包菜、虾、蟹等。在所有的食物中，尤属茶叶的含氟量最高。所以，常喝茶不光有提神健脑的效果，还能防龋齿。

5. 不吃酸性食物。已经出现了龋齿后，就不能吃酸性食物了。因酸性食物在口腔乳酸杆菌的作用下能产生更多的乳酸，而乳酸在已受到破坏的牙龋洞里进一步脱钙，使龋齿面积增大，病情进一步加重。所以应少食酸性食物，这类食物有石榴、杨梅、酸枣、醋等。且食后应刷牙清除齿缝龋洞内的食物残渣。另外，那些比较坚硬的食物也不要吃。

锻炼防病

经常叩齿，对于牙齿的自我保健有很好的效果。因为叩齿可以刺激牙神经，加强牙龈的代谢，坚固牙齿。正确的叩齿是早晚各 1 次，每次上下牙齿各叩击 100 次。

食药治病

1. 割一小片芦荟，剥除外皮，把内含黏性液体的果肉含在疼痛处，2～3 小时自行缓解。

2. 抓一把花椒放入口中嚼碎，置于患齿上，上下牙咬合住碎花椒保持一段时间，直到感觉牙齿不疼痛为止。

3. 灰涤菜茎叶烧灰，水泛为丸，清毒裹，填塞入龋齿孔洞中。功效填龋孔止痛，适用于龋齿疼痛。

4. 用韭菜根 10 个，川椒 20 粒，香油少许，共捣如泥，敷病牙侧面颊上。据称“数次即可愈也”，适用于龋齿疼痛。

5. 秋茄花，干品烧灰，涂痛处；或用茄根捣汁，频涂之。或用茄蒂烧灰掺之，或茄蒂灰加细辛等份，掺加龋齿上。适用龋齿痛。

6. 用薏苡仁、桔梗（生）研末，点龋齿洞，并可服食，治龋齿痛。

口腔溃疡

口腔溃疡，又称为“口疮”，是发生在口腔黏膜上的表浅性溃疡，大小可从米粒至黄豆大小、呈圆形或卵圆形，溃疡面为凹，周围充血，可因刺激性食物引发疼痛，一般1～2 个星期可以自愈。口腔溃疡成周期性反复发生，医学上称“复发性口腔溃疡”。可一年发病数次，也可以一个月发病几次，甚至新旧病变交替出现。

精神抗病

在一定程度上来说，口腔溃疡的出现是与个人的精神状况不佳密不可分的。我们也都有类似的经历，有的时候压力大了，就容易上火，出现口腔溃疡。之所以会出现这种关联，是因为在压力大的时候，精神调节就会出问题。由此就导致内分泌紊乱，反应迟缓，而外邪就容易乘虚而入。所以，要预防口腔溃疡，就要注意自我调节，自我放松。

在感觉到压力的时候，要学会转移注意力，放松心情。可以适当听听音乐，到户外去散心。也可以找来朋友倾诉一下心中的苦闷，或者是大家一起出去逛街，经历一些比较新鲜的事情。到了假期，千万不可以单独一个人，最好能有个亲人朋友陪伴着一起出去游玩。这些方法不一而足，但都是要从原有的工作或学习重压下解放出来。

当然，这些做法不光是为了预防口腔溃疡，更有调节精神的重要作用。

起居防病

1. 注意口腔卫生，饭后要常漱口，避免损伤口腔黏膜。

2. 保证充足的睡眠时间，避免过度疲劳。身体劳累过度，就易导致内分泌紊乱，也就会出现上火的情况。

3. 注意生活规律性和营养均衡性，养成一定的排便习惯，防止便秘。大便积压在体内，各种毒素无法排出，就会出现各种不适和上火。这也是为什么口腔溃疡和便秘总是一起出现的原因。所以，预防便秘也是预防本病。

饮食宜忌

口腔溃疡在很大程度上与个人身体体质有关，因此要想完全避免其发生可能性不大，但如果尽量避免诱发因素，仍可降低发生率。口腔溃疡平常应注意保持口腔清洁，常用淡盐水漱口，经常湿润口腔，避免口腔干燥。妇女经期前后要注意休息，保持心情愉快，避免过度疲劳，多饮水。另外还需注重日常饮食调理，以减少口疮发生的机会。

1. 多食含锌食物，以促进创面愈合，比如牡蛎、动物肝脏、瘦肉、蛋类、花生、核桃等。缺锌严重者可以服用伊分子锌硒宝片来及时补充，以保证口腔溃疡早日治愈。

2. 多吃富含维生素 B_1、维生素 B_2、维生素 C 的食物，有利于溃疡愈合。故应多吃新鲜蔬菜和水果，如番茄、茄子、胡萝卜、白萝卜、白菜、菠菜等。

3. 忌食辛辣、温热、动火食物，如葱、姜、韭菜、蒜、辣椒、胡椒、牛羊肉、狗肉等。

4. 忌用烟、酒、咖啡及刺激性饮料。

5. 多喝开水，尽可能避免刺激。

6. 饮食要软、易消化，病重者可给予半流质饮食。

7. 避免过多食用酸、碱、辣或烤、炸的食物。

8. 多吃新鲜清淡菜肴，忌食膏粱厚味之物。

9. 多喝水，多吃纤维素丰富的食物，保持大便通畅，也有助于减少口疮发作。

锻炼防病

体育锻炼可以有效地预防口腔溃疡。通过锻炼，我们可以把郁积在体内的火气排泄出来，这样就不容易上火了。而且，锻炼还能调节精神，放松压力，也就起到了精神调养的作用。因此，经常锻炼对于预防口腔溃疡有明显的效果。至于锻炼的方式，则有很多选择。不同体质的人，要根据自己的承受能力和喜好来选择。

食药治病

1. 姜水漱口。口腔溃疡用热姜水漱口，每日 2～3 次，一般 6～9 次溃疡面即可收敛。

2. 浓茶漱口。用浓茶漱口，因茶中含有多种维生素，能防治各种炎症，对口腔溃疡面的康复，有一定辅助治疗作用。

3. 萝卜藕汁。取生萝卜 2 个，鲜藕一段洗净捣烂绞汁去渣，用汁含漱，每日 3 次，连用 4 天可见效。

4. 维生素 C 片。将维生素 C 药片压成面，涂在患处，一两次就有效。也可将维生素 C 研成粉末状，若是小溃疡，仅需取少许敷于患处即可；若溃疡面较大，则应先轻轻刮除溃疡面渗出物，然后再敷药粉。每日用药 2～3 次，溃疡小者用药 1～2 次即愈，溃疡大者用药 2～3 次，疼痛可显著减轻，2～3 天溃疡面即可痊愈。

5. 维生素 E。用针刺破维生素 E 胶丸，将药液挤出涂于口腔溃疡处，保留 1 分钟，每日用药 4 次，于饭后及睡觉前用，一般 3 天可愈。

6. 生地青梅饮。取生地15克，石斛10克，甘草2克，青梅30克。将生地、石斛、甘草、青梅加水适量，同煮20分钟，去渣取汁，饮服。

7. 生地莲心汤。取生地9克，莲子心6克，甘草6克。三者加水，一同煎煮，去渣取汁，饮服。

8. 莲子甘草茶。取莲子15克，甘草2克，绿茶叶5克。将上物一并放入茶杯内，冲入开水浸泡，代茶饮。

近 视 眼

近视是眼睛看不清远物、能看清近物的症状。在屈光静止的前提下，远处的物体不能在视网膜汇聚，而在视网膜之前形成焦点，因而造成视觉变形，导致远方的物体模糊不清。近视分屈光和轴性两类。其中屈光近视最为严重。屈光近视可达到600度以上，即高度近视。

起居防病

1. 养成正确的写字、读书姿势，不要趴在桌子上或扭着身体。书本和眼睛应保持30厘米。桌椅应适合身材高度。

2. 看书写字时间不宜过久，持续1～1.5小时后要有一个短时间的休息，眼睛向远眺，做眼保健操。

3. 写字读书要有适当的光线，光线最好从左边照射过来。不要在太暗或者太亮的光线下看书、写字。伏案一段时间后，要停下来休息，以减轻视力疲劳。

4. 写字，不要过小过密，更不要写斜、草字。写字时间不要过长。

5. 看电视时要注意高度应与视线相平；眼与荧光屏的距离不应小于荧光屏对角线长度的5倍；看电视时室内应开一盏功率小的电灯，有利于保护视力；在持续看电视1～1.5小时后要有一个短时间的休息。

饮食宜忌

1. 补充蛋白质。就巩膜来说，它能成为眼球的坚韧组织。巩膜虽有一定的坚韧性，但在眼的前后径部位仍比较脆弱。肉、鱼、蛋、奶、肉鸡等动物性食物不仅含有丰富的蛋白质，而且含有全部必需氨基酸，多进食可加强巩膜的坚韧性。眼睛的正常功能、衰老组织的更新、损伤后组织的修补，都离不开蛋白质。如果蛋白质长期供给不足，则会使眼睛组织衰老、功能减退、视力减退。

2. 补充钙和锌。钙是骨骼，也是巩膜的主要构成成分。钙的含量较高对增强巩膜的坚韧性有重要作用。缺钙可使眼睛巩膜的弹力减退，晶状体内压力上升，眼球前后径拉长，加上睫状肌也发生细微变化，故容易引起视力减退，发生近视。常见的富钙食物有牛骨、猪骨、羊骨等动物骨骼，它们既含钙丰富，又易被人体吸收利用，其他如乳类、豆类产品、虾皮、虾米、鸡蛋、油菜、小白菜、花生米、大枣等钙含量也较高。近视患者普遍缺乏锌，因此多吃一些含锌较多的食物，如黄豆、杏仁、紫菜、海带、羊肉、黄鱼、奶粉、茶叶、肉类、牛肉、肝类等。

3. 注意硒的摄入。有人发现给人注射硒及食用含硒多的食物能提高视力。含硒多的食品有动物肝脏、蛋、贝类及大豆、蘑菇、芦笋、荠菜、胡萝卜等。

4. 注意补充铬。铬与造成视力减退与近视有一定关系，多吃含铬量较多的食物，如牛肉、黑胡椒、糙米、玉米、小米、粗面粉、红糖、葡萄汁、菌类等。铬存在于肝脏、肾脏、血液及脾脏内，是胰脏分泌胰岛素所需的微量矿物质。

5. 多吃含维生素A的食物。维生素A能维持眼睛角膜的正常代谢，防止干燥和退化。维生素A缺乏，不仅角膜易于干燥，而且严重的还会出现角膜软化，不但视力会减退，甚至可致失明。含维生素A的食物有肝脏、牛奶、黄蔬菜、鳝鱼。

6. 多吃含维生素C丰富的食物。维生素C是眼球晶状体的成分之一，当维生素C严重缺乏时，可使晶体变得混浊、视力减退，甚至可导致白内障。维生素C是人体健康管理不可或缺的生力军，并且有抗氧化的功效。含维C的食物有青椒、番薯、草莓。

7. 多吃含维生素 B_2 丰富的食物，它能保证眼睛视网膜和角膜的正常代谢。如缺乏维生素 B_2，眼睛就会怕光、流泪、发红、发痒；眼睛易疲劳，视力逐渐减退，甚至会丧失视力。

锻炼防病

1. 眼珠运动法，头向上下左右旋转时，眼珠也跟着一起移动。

2. 眨眼法，头向后仰并不停地眨眼，使血液畅通。眼睛轻微疲劳时，只要做 2～3 次眨眼运动即可。

3. 热冷敷交替法，一条毛巾浸比洗澡水还要热一点儿的热水，另一条毛巾浸加了冰块的冷水，先把热毛巾放在眼睛上约五分钟，然后再放冷毛巾五分钟。

4. 眼睛体操，中指指向眼窝和鼻梁间，手掌盖脸来回摩擦五分钟。然后脖子各向左右慢慢移动，接着闭上双眼，握拳轻敲后颈部十下。

5. 看远看近法，看远方三分钟，再看手掌 1～2 分钟，然后再看远方。这样远近交换几次，可以有效消除眼睛疲劳。

除了上面的这些眼睛体操外，日常的锻炼可以多打羽毛球和乒乓球。因为这些小球的运动速度快，各种落点都在不停地变化，参与的人需要集中精神，盯着球不停调节自己的眼睛，所以能帮助提高眼睛的调节能力。

食药治病

1. 花生瓜子枣豆糕。花生米 100 克，南瓜子 50 克，红枣肉 60 克，黄豆粉 30 克，粳米粉 250 克，与枣肉共捣为泥，再调入些面粉，加适量油与水，调匀做糕，蒸熟，一日吃完。可补脾益气、养血明目，改善近视、视物模糊，心悸气短、体虚便秘等症状。

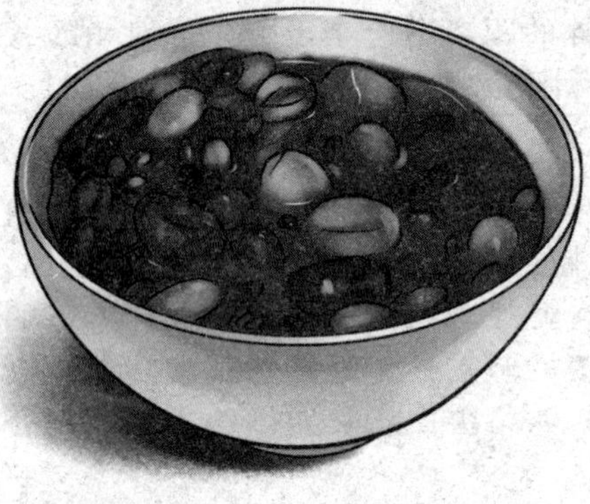
豆仁粳米八宝粥

2. 豆仁粳米八宝粥。赤豆、扁豆、花生仁、薏苡仁、核桃肉、龙眼、莲子、红枣各 30 克，粳米 500 克，加水煮粥，拌糖温食。可健脾补气、益气明目。宜于近视、不耐久视、寐差纳少、消化不良者食用。

3. 人参远志饮。人参 10 克，远志 30 克，共杵为末，每包 8 克，每次 1 包，沸水冲泡代茶饮，连服 7～10 天。可益气养心、益智明目。

4. 枸杞肉丝。枸杞 100 克，猪瘦肉 300 克，青笋（或玉兰片）10 克，猪油 100 克，各种佐料适量。将猪瘦肉洗净，切成 6 厘米左右的细丝，青笋也同样制作，枸杞子洗净。待油七成热时，下入肉丝、笋丝煸炒，加入料酒、酱油、食盐、味精，放入枸杞，翻炒几下，淋入麻油即可。枸杞可滋补肝肾、润肺明目，猪肉富含蛋白质，两者共食，可使气血旺盛，营养眼内各组织。

5. 猪肝羹。猪肝 100 克，鸡蛋两只，豆豉、葱白、食盐、味精适量。猪肝洗净，切成片，置锅中加水适量，小火煮至肝熟，加入豆豉、葱白，再打入鸡蛋，加入食盐、味精等调味。鸡蛋和猪肝都是富含蛋白质的食物，猪肝里含维生素 A 较多，可营养眼球，两者共食可收到养肝明目的效果，适用青少年性近视（兼用于远视）的食疗。其中猪肝可用羊肝、牛肝、鸡肝代替。

夜盲症

夜盲就是在暗环境下或夜晚视力很差或完全看不见东西，就像许多鸟类一样。夜盲症俗称“雀盲眼”或“鸡盲眼”，若不及时治疗，可能会引起失明。

起居防病

少看电视对于预防夜盲症有一定的作用。因为我们看电视大都是在光线较暗的环境里，时间长了，就会使眼睛里的视觉细胞中视紫红质分解过多，这样就导致了夜盲。那些经常在黑暗中工作的人，就容易患夜盲症。所以，少看电视是有预防作用的。

饮食宜忌

夜盲症的出现，更多的是与饮食相关。所以，还是要从饮食上预防夜盲症。

1. 补充维生素A。缺乏维生素A是导致夜盲症的首要因素。所以，日常的饮食就要注意多补充。常见的富含维生素A的食物有动物肝脏，还有鸡蛋、牛奶和鱼。植物性食物中，富含维生素A的食物有胡萝卜、红薯、芹菜、菠菜、大白菜、香菜等。通常说来，我们吃胡萝卜都倾向于生吃，但是这对于补充维生素A却是不好的。因为生胡萝卜中的维生素A不容易被吸收，往往要在人体肠道、肝脏中的胡萝卜素酶的作用下才能吸收。所以应该吃熟的胡萝卜，可以炒熟，也可以蒸熟。

2. 补充蛋白质。蛋白质缺乏也会引起夜盲症，所以平时也要注意蛋白质的摄入量。牛奶、蛋类和大豆制品都含有丰富的蛋白质，可以随口味食用。

3. 补充锌。可能有的夜盲症患者在补充了足够的维生素A之后，病情仍不见好转，那么就要考虑补锌了。常见的含锌多的食物有海带、牛奶和苹果等。

4. 少吃莴苣。莴苣吃得太多，也会得夜盲症。这倒不是因为缺乏维生素A，而是身体出现了中毒反应。因此，不要一次性吃很多莴苣。

食药治病

1. 新鲜鲫鱼，洗净，清炖鲫鱼汤，食鱼饮汤。（鱼类富有丰富的维生素A，最宜夜盲症患食用，还可以预防眼干燥症、夜盲和各种角膜炎）

2. 鲜菠菜60～90克，猪肝120克，同煮汤食之。能提高视力，可治夜盲症、视力减退。

3. 猪肝、胡萝卜、葱花、盐各适量。共煮至肝熟，食饮数次。补肝养血，清热明目。用治夜盲症及小儿疳眼症。

4. 鸡肝2副，谷精草15克，夜明砂10克。将鸡肝洗净，同谷精草、夜明砂放入盆中，加少量清水隔水蒸熟。吃肝饮汁。清热明目，养血润燥。多吃有效，可治夜盲症、眼干燥症及小儿疳眼症。

5. 野鸡肉150克，胡萝卜50克，各切成丝。油锅烧热煸炒葱花出香味，下双丝炒，加精盐、酱油等调料炒熟即可食用。可补肝明目，治疗肝虚所致的眼花、夜盲症。

6. 牛肝150克，苍术15克，共煎汤饮用。每天1剂，早晚各1次。治缺乏维生素A所致的夜盲症。

7. 猪肝200克，鲜枸杞叶150克，先将猪肝洗净切条，同枸杞叶共煮，饮汤食肝，每天2次。益精补肝，用治夜盲症、视力减退，有改善视力的作用。

8. 鲜兔肝2具，切成片，放开水煮至半熟，然后打入鸡蛋1个放入少许盐油调味，煮熟食用。用治小儿疳眼、夜盲症。

青 光 眼

青光眼，是一种发病迅速、危害性大、随时可导致失明的常见疑难眼病。其特征是眼内压间断或持续性升高的水平超过眼球所能耐受的程度而给眼球各部分组织和视功能带来损害，导致视神经萎缩、视野缩小、视力减退，失明只是迟早的问题。在急性发作期24～48小时即可完全失明。青光眼属双眼性病变，可双眼同时发病，或一眼起病，继发双眼失明。

精神抗病

精神调养对于预防青光眼非常重要。因为本病的一个重要发病原因，就是眼压过高，导致眼睛的功能损害。而情绪的压抑，很容易就反映在眼球上。经测定发现，青光眼患者具有明显的抑郁、焦虑情绪。因此，情绪不要急躁！对生活中的不如意要保持乐观，不要因此而影响情绪。有时间要加强个人的情趣修养，保持舒畅的心情、平静的情绪和开阔的胸襟。

起居防病

1. 保持良好的睡眠。睡眠不安和失眠，容易引起眼压升高，诱发青光眼。良好的睡眠可以保证神经细胞的暂时安宁，恢复中枢神经的功能。而且，在熟睡的过程中，人的眼压会降低。但是失眠的时候，眼睛在黑暗的环境中睁开，就会升高眼压。因此，一定要保证睡眠。睡前可以用热水泡脚或喝杯温热的牛奶，以帮助入睡，必要时服催眠药，尤其是眼压较高的人，更要睡好觉。

2. 少在光线暗的环境中工作或娱乐。在光线好的场所，瞳孔缩小，眼压下降。但是在暗处的时候，瞳孔扩大，眼压升高。长时间地在暗室工作，患青光眼的概率比普通情况下高很多。所以，在暗室工作的人，每1～2小时要走出暗室或适当开灯照明。情绪易激动的人，要少看电影，看电视时也要在电视机旁开小灯照明。

3. 避免过劳。不管是体力劳动还是脑力劳动，身体过度劳累后都易使眼压波动，所以要注意生活规律，劳逸结合，避免过劳。不要干重体力活，不要过分用力。因为眼睛的血管本来就很脆弱，只要有一个细小的血管破裂，就会导致失明。

4. 防止便秘。便秘的人大便时，常有眼压增高的现象，要养成定时大便的习惯，并多吃蔬菜、水果。

饮食宜忌

1. 不要暴饮暴食。暴饮暴食、大吃大喝，都会使眼压升高，诱发青光眼。所以吃饭要吃八分饱，不吸烟，不喝酒，不喝咖啡，不喝浓茶，不吃辛辣及有刺激性的食物。

2. 多吃蜂蜜及其他利尿的食物。蜂蜜属于高渗剂，口服蜂蜜后，血液中的渗透压就会升高，于是把眼内多余的水分吸收到血液中来，从而降低眼压。除此以外，西瓜、冬瓜、红小豆也有利水降压的作用，老年人适当多吃些，对身体大有好处。

3. 吃润肠食物。青光眼患者常有便秘症状，这对机体很有害，可引起自体中毒，能溶解血管内皮及细胞间质，影响正常的血液循环，可促使眼内房水分泌增加而致眼内压升高。可多服蜂蜜、麻油、菜油等植物油，以改善肠道的润滑度。还可多食香蕉、萝卜、生梨、柠檬、柑橘、西瓜、香瓜、西红柿等瓜果与富含纤维素的蔬菜与粗粮等，以通便。

4. 喝水适度。一天24小时内摄入1～1.5升水就够了。饮水过多会出现水肿，引起动脉血压升高。不要吃致渴的食物。要尽量避免喝浓咖啡和茶。饮酒绝对不能过量，否则会对血管造成刺激。

锻炼防病

体育锻炼能使血流加快、眼底瘀血减少、房水循环畅通、眼压降低。但不宜做倒立，以免使眼压升高。而且，锻炼还能增强身体对外界气候的应变能力，防止感冒咳嗽。而感冒正是导致青光眼的一个诱因。

食药治病

1. 白菊花、羚羊角粉0.3克。白菊花泡茶，送服羚羊角粉。每日2次。适用于闭角性青光眼伴头痛项强者。

2. 天冬15克，麦冬15克，粳米120克，冰糖适量。粳米洗净，加天冬、麦冬所煎之水，煮成二冬粥。加冰糖适量，每日2次，每次1小碗。适用于闭角性青光眼伴口干唇燥，大便干结者。

3. 桂圆肉20克，红枣20枚。桂圆肉、红枣同煮桂圆红枣汤。每日食1剂。适用于老年人青光眼缓解期少气乏力者。

4. 扁豆35克，豌豆35克，米粉250克。扁豆、豌豆磨粉，加入米粉，蒸为豆糕，分次食用。适用于闭角性青光眼。

5. 甲鱼1只（约重250克），杜仲9克，料酒，精盐各适量。甲鱼活杀去内脏，加杜仲（纱布包）。入碗以料酒、精盐调味，隔水蒸熟，去杜仲。食甲鱼喝汤。适用于开角性青光眼者及耳鸣、腰酸、舌红少苔者。

6. 鲤鱼1条（约重500克），赤小豆40克，葱花、料酒、精盐各适量。鲤鱼活杀洗净，加赤小豆（纱布包），入锅同煮，至鱼熟汤浓，加葱花、料酒、精盐调味，去赤小豆。喝汤食鱼，每日 2 次，每次 1 小碗。适用于开角性青光眼，眼睑水肿、小便不利者。

7. 新鲜香橼 2 只，麦芽糖 60 克。新鲜香橼切片入碗，加麦芽糖，加盖隔水藏至香橼化水，待冷后成香橼糖浆。每日 2 次，每次 1 汤匙，开水冲服。适用于开角性青光眼伴头痛眩晕者。

老年性白内障

老年性白内障是后天性白内障中最常见的一种，多发生在 40～50 岁以上的老人。晶状体本身逐渐混浊，而全身和局部未查出明显病因者。本病是老年人群中致盲率最高的疾病，但是发病原因尚不清楚。

精神抗病

保持心情的舒畅和平静，对于防治本病有很重要的作用。因为气血运行通畅，可以防止眼部的血管病变。而且，本病在手术后也要求患者需要保持心态平和。

起居防病

1. 经常在户外劳动，从事野外露天作业和在日光下曝晒时间长的人，要采取措施以减少阳光对眼睛的辐射和紫外线对晶状体的光化学损伤。研究发现，接受太阳光紫外线照射时间愈长，患白内障的可能性就愈大。如果外出时戴深色眼镜或戴檐帽，可使眼睛受到的紫外线照射量大大减少，从而起到预防白内障和防止视力进一步下降的作用。一般戴上质量符合要求的墨镜就可阻挡住 90％的紫外线进入眼睛，从而达到良好的预防效果。60 岁以后视力下降的老年人，如戴上黄褐色太阳镜，就可防止视力进一步减退和预防白内障的发生。

2. 避免过度视力疲劳。用眼应以不觉疲倦为度，并注意正确地用眼姿势、距离、光源是否充足等。每用眼 1 小时左右，让眼放松一下，如闭眼养神、走动、望天空或远方等，使眼得到休息。尽量不要长时间在昏暗环境中阅读和工作。

3. 减少阅读、写作时间，不要使眼睛过累。老年人每次看书写字时间不能太长，要保证必要的休息。

4. 预防脱水。人体在发生脱水的情况下，体内液体正常代谢紊乱，就会产生一些异常的化学物质，损害晶状体，导致白内障发生，而对已有白内障的患者，脱水可使病情加剧。因此，一旦遇到各种原因引起的腹泻、呕吐，或在高温条件下大量出汗，都应及时补充液体，一般情况下，只需喝白开水、茶水即可。

饮食宜忌

1. 多吃含类叶红素的食物。美国农业部营养和衰老研究中心的科学家的研究结果表明，体内血液中类叶红素最少的那些人，患白内障的可能性增加 5～6 倍。类叶红素具有抗氧化作用，能使晶体保持透明状态，人体缺乏类叶红素时，容易引起晶体混浊而导致白内障。深色、红色、黄色、橙色的蔬菜瓜果如菠菜、胡萝卜、辣椒等含类叶红素丰富。

2. 多吃含维生素 C、维生素 E 的食物。科学家发现，维生素 C 具有防止白内障形成的作用，它可减少光线和氧对晶体的损害。富含维生素 C 的食物有西红柿、菠菜、洋葱、大白菜、四季豆以及草莓、橘子、柚子、橙子等。血液中维生素 E 含量低也会导致患白内障。因为维生素 E 降低时会增加氧化反应，易使晶状体的蛋白质凝集变为混浊。从蔬菜、葵花子油、花生油、谷类、豆类、深绿色植物、肝、蛋和乳制品中，都可获得较多的维生素 E。

3. 多吃含硒丰富的食物。硒是一种半金属元素，视觉的敏锐程度与硒有直接关系。人体缺硒能诱发晶体混浊而致白内障，这早已被科学家所证实。富含硒的食物有鱼、虾、乳类、动物肝脏、肉类、坚果类等。

4. 多吃含锌丰富的食物。中国广州中山医科大学和广东省测试分析研究中心经过大量对照研究发现，血清锌水平与白内障发病率有关。一般认为，动物性食物较植物性食物含锌丰富，且其中的锌容易被吸收。在动物性食物中，以牡蛎、鱼、瘦肉、动物内脏、蛋类中含锌量高；在植物性食物中，粗粮、海藻类、坚果、豆类、大白菜、萝卜、茄子中含锌较多。

5. 多饮茶水。医学家们在大量的观察对比中发现，每日多喝茶的老人，他们患白内障的可能性较不喝茶或很少喝茶的老人要低得多。这与茶叶中所含有的大量的鞣酸有关。医学理论认为，白内障是由于体内的氧化反应所产生的自由基作用于眼球晶状体的缘故。而茶叶中所含有的大量鞣酸可以阻断体内产生自由基的氧化反应的发生。所以，茶水也就表现出对白内障疾病的有效预防作用。

按摩养病

坚持定期按摩眼部。可做眼保健操进行眼部穴位按摩，如按摩睛明、横竹、瞳子骨、太阳、医风等穴位。通过按摩，可加速眼部血液循环，增加房水中的免疫因子，提高眼球自身免疫力，从而延缓晶体混浊的发展。

食药治病

1. 枸杞子20克，龙眼肉20枚，水煎煮连续服用有效。枸杞子富含胡萝卜素、维生素和钙、磷、铁等微量元素。龙眼肉富含维生素 B_2、维生素C和蛋白质。这些营养素均能益精养血、滋补明目。

2. 黑芝麻炒熟研成粉，每次以1汤匙冲入牛奶或豆浆中服用，并可加入1汤匙蜂蜜。黑芝麻富含维生素E、铁和蛋白质，可延缓机体衰老、改善眼球代谢，能维护和增强造血系统、免疫系统的功能。

3. 猪肝150克，鲜枸杞叶100克，先将猪肝洗净切条，与枸杞叶共同煎煮，饮汤吃肝，每日口服2次，可明目清肝，改善视功能。

4. 红枣7枚，枸杞子15克，加适量水煎服，每日1剂，连续服用。红枣含蛋白质、维生素C及钙、磷、铁等，可补血明目，提高视力。

老年性耳鸣耳聋

耳鸣和耳聋是两种不同的症状，但是老年人群中，这两者大都却是同时存在的。而且，两者的发病原因也相同。老年性耳鸣耳聋的出现，是由于老年后多种病变导致耳蜗神经功能障碍而出现的疾病，是老年人的多发病和常见病。

精神抗病

耳鸣耳聋的发病，与我们的精神状况有着直接的联系。想要预防老年性耳鸣耳聋，就要尽量保持平和的心境和快乐的心情。防止气血上涌，导致耳朵血压升高，诱发疾病。

起居防病

1. 注意保护耳朵。老年人尤其要注意保护自己的耳朵，避免许多噪声的损害。噪声能让人的耳膜产生损伤，也会让人的情绪失去控制。所以，生活中就要避开噪声。自己的居住环境要尽量安静。遇到放鞭炮时，要捂住耳朵，保护鼓膜。自己也不要乱挖耳朵，防止出现外耳道和鼓膜的伤害。

2. 小心用药。尽可能避免使用对内耳听觉器官有毒性作用的药物如链霉素、卡那霉素、新霉素和奎宁等。

3. 积极防治高血压病、高脂血症、骨关节病和内分泌疾病，有条件者应定期检查身体，千万不要自以为健康，更不应讳疾忌医。

4. 节制性生活。中医上说，肾开窍于耳朵，耳朵的听力与肾功能有很大的关系。而房事过度会耗损肾精，导致耳鸣和耳聋。因此，应该节制房事。

饮食宜忌

1. 调整饮食结构。少吃动物脂肪和内脏，多吃富含微量元素和维生素C、维生素E的食物，以提高体内超氧化物歧化酶的活性，清除致病的自由基。蔬菜、水果、葱、姜、蒜等都是有益于健康的食品。多食含锌、铁、钙丰富的食物，可减少微量元素的缺乏，并有效地扩张微血管，促进内耳的血液供应，有效防止听力减退。不宜长期食用高盐、高脂肪、低纤维素类食品，不可暴饮暴食。

2. 戒除烟酒。烟草中的一氧化碳和尼古丁都会刺激神经和血管，导致听觉末梢的神经被破坏。而且还会使耳蜗底部的听觉细胞中毒，导致耳鸣耳聋。为了预防本病，就必须要戒烟戒酒。

锻炼防病

体育活动，能帮助调节身体的敏感性，丰富神经末梢，改善耳蜗的血液循环和神经调节。所以，体育运动对于预防本病有重要的作用。适当体育活动，可选用与自己体力相适应的气功、太极拳、健身操等项目。

按摩养病

1. 拧耳朵。示指轻轻插入外耳孔，来回转动各 20 次。用力要均匀，速度不宜过快，以防损伤耳内皮肤。不要双耳同时进行，应先左后右交替进行。

2. 捏耳郭。双手掌心面对耳郭，先顺时针揉动 20 次后再逆时针揉动 20 次。早晚各做 3 次。揉动时不要用力过猛，以双耳郭充血发红为宜。

3. 松耳郭。双手掌心面对耳郭，向内耳方向轻轻按下，然后轻轻松手，反复进行。刚开始每次 3～5 分钟，以后可增加到 5～10 分钟，早晚各 2 次。

4. 捏耳屏。耳屏亦称小耳朵。以拇指、食指不断挤压，放松耳屏，左右耳屏同时进行。每次捏 20～30 下，捏时以双耳屏发热为宜。

以上 4 步是一整套动作，要长期坚持。

食药治病

1. 猪肾粥。取猪肾脏 1 对，粳米 150 克。将猪肾去臊腺洗净，切成细丁，和粳米一起常法煮粥，加葱白 2 根。每日早、晚温热服食。

2. 莲肉红枣扁豆粥。取莲肉 10 克，红枣 20 牧，白扁豆 15 克，粳米 100 克，加水常法煮粥。每日早、晚温热服食。可益精气、健脾胃、聪耳明目。

3. 黑豆炖狗肉。狗肉 500 克，黑豆 100 克。将狗肉洗净，切成块，和黑豆一起加水煮沸后，炖至烂熟，加五香粉、盐、糖、姜调味服食。

狗肉性温，温肾助阳、补中益气；黑豆健脾补肾、解毒利尿、延年益寿。本方可用于防治老人肾虚耳鸣耳聋。

4. 黑木耳瘦肉汤。黑木耳 30 克，瘦猪肉 100 克。瘦猪肉切丁，黑木耳洗净，加生姜 3 片，水适量，小火炖煮 30 分钟，加盐服食。

本方补肾、活血、润燥。黑木耳中含有一种抑制血小板聚集的成分，可降低血黏度，防治内耳动脉硬化，对耳鸣耳聋伴高血脂者更为适用。

第八章

皮肤科病

带状疱疹

带状疱疹是由水痘带状疱疹病毒引起的急性炎症性皮肤病，中医称为“缠腰火龙”或“缠腰火丹”，俗称“蜘蛛疮”。其主要特点为簇集水泡，沿一侧周围神经作群集带状分布，伴有明显神经痛。初次感染表现为水痘，以后病毒可长期潜伏在脊髓后根神经节，免疫功能减弱可诱发水痘带状疱疹病毒可再度活动、生长繁殖，沿周围神经波及皮肤，发生带状疱疹。带状疱疹患者一般可获得对该病毒的终生免疫。

精神抗病

预防本病要调养精神，转移自己的注意力。否则，不光可能会发病，还会导致病情加重。在生活中，要注意抛开烦恼，给自己减压。

起居防病

1. 预防感染。感染是诱发本病的原因之一。老年患者应预防各种疾病的感染，尤其是在春秋季节，寒暖交替，要适时增减衣服，避免受寒引起上呼吸道感染。此外，口腔、鼻腔的炎症应积极给予治疗。

2. 防止外伤。外伤易降低机体的抗病能力，容易导致本病的发生。因此老年患者应注意避免发生外伤。

3. 避免接触毒性物质。尽量避免接触化学品及毒性药物，以防伤害皮肤，影响身体健康，降低机体抵抗力。

饮食宜忌

患病期间，在饮食方面忌吃油腻的食物、海鲜及蛋类，家禽也尽量不吃，要吃些清淡的食物，还可以吃一些清热解毒的食物，比如萝卜、苦瓜、黄瓜、竹笋、莴笋、茭白、扁豆等。

锻炼防病

增强体质，提高抗病能力。老年人应坚持适当的户外活动或参加体育运动，以增强体质，提高机体抵御疾病的能力。

食药治病

1. 当归佛手柑。佛手柑鲜果 30 克，当归 6 克，米酒 30 克。以上三物一同入锅内，加水适量，煎煮。每日 1 剂，可连用数日。有疏肝理气，养血活血的功效。

2. 茉莉花糖水。茉莉花 5 克，红糖适量。茉莉花与红糖放锅内，加清水适量，煮至水沸，去渣。代茶频饮。可以理气活血，解郁止痛。

3. 当归陈皮蛋。柴胡 15 克，当归 9 克，陈皮 9 克，鸡蛋 1 个。以上四味加水适量，一同煮至蛋熟。吃蛋饮汤，每日 1 剂，连用 7 日。可行气活血，健脾和胃。

疣

疣是由病毒引起的一种皮肤表面赘生物。多见于儿童及青年，潜伏期为1～3个月，能自身扩散。病毒存在于棘层细胞中，可促使细胞增生，形成疣状损害。常见的有寻常疣、扁干疣、传染性软疣、尖锐湿疣等。中医学称之为疣目、鼠乳、枯筋箭、千日疮、痂疮、晦气疮，俗称“瘊子”或“坚头肉”。

起居防病

1. 避免不洁的性交或滥交，以防感染性病。

2. 保持外阴清洁，治疗各种容易引起白带增多的妇科疾病，妊娠期间白带往往增多，更要注意外阴清洁。

3. 不与他人共用浴巾，不在公共浴池或浴盆内沐浴，坐式马桶圈也可能是传染源。

4. 患者的衣裤均应煮沸消毒，疾病未愈前要进行隔离，并避免性生活。

5. 外阴部瘙痒或发生不正常小疙瘩时，应立即到医院检查以明确诊断。

6. 按皮肤科一般护理常规，适当隔离。新生儿脓疱病严格按接触隔离常规护理。

7. 进行卫生宣传，毛巾、面盆等应经常消毒。

8. 注意清洁卫生。禁用塑料制的床单、尿布。

食药治病

1. 1%的5—氟尿嘧啶溶液外用，每日2～3次，连用2周。用时以棉签蘸药液少许，直接点于疣体的顶端。

2. 70%苯酚酒精局部外用，用吸有药液的小针管，对准皮损逐个点药，点于疣体中央。一般一个疣体点2次即可，10天后皮损可自行脱落。

3. 取雄黄少许，兑入白酒中，涂于疣体表面。每日1次，连用5天。

4. 百部30克，兑入75%的酒精100毫升中浸泡1周后，用其液涂于疣体表面。每日2次，连用10天。

5. 红花30克，补骨脂10克，干姜10克，吴萸15克，樟脑10克，生半夏30克；用75%的酒精1000毫升，浸泡1周，滤渣后即可外用于患处。每日2次，连用10天。

脓 疱 疮

小儿脓包疮俗称“天疱疮”，是一种急性、接触性、传染性皮肤病。婴幼儿和儿童最易感染，通常由金黄色葡萄球菌引起。主要表现是脓疱。脓疱壁薄如纸，一碰就破，破了就流水结痂，并向周围蔓延。

起居防病

1. 新生儿娩出后，如果体表胎脂过多过厚，应当用棉球蘸液状石蜡将其轻轻擦去，特别是腋下要擦掉，以免脂类氧化成脂肪酸刺激皮肤。

2. 应给小儿穿着宽松的棉布睡衣，不要裸身直接包裹在襁褓里，以避免皮肤与皮肤紧贴，造成局部潮湿而导致细菌侵入继发感染。

3. 要给小儿勤洗澡和勤换内衣，每次洗澡后要注意拭干颈部、耳后和腋下等部位，既保持小儿皮肤干净又保持相对干燥。

4. 天热时不要包得过严、扎得过紧，以免出汗多、潮湿而诱发脓包疮，同时可避免新生儿闷热综合征。

5. 注意皮肤卫生，儿童内衣要勤洗勤换，特别是夏季应勤洗澡、勤剪指甲。

6. 生了痱子或瘙痒性皮肤病，应及时治疗，避免细菌感染。

7. 保护皮肤完整，即使皮肤有极细小的破损，也应及时涂些红药水或甲紫，以防感染。如有湿疹、虫咬皮炎等瘙痒性皮肤病，应早期积极治疗，切忌搔抓。在暑天，防痱治痱对预防本病有重要意义。

食药治病

1. 取氯霉素注射液1克，2%甲紫12毫升，两药混合备用。先用淡盐水或温开水清洗脓液，再用棉签蘸氯霉素甲紫溶液搽患部，每日3～4次，3天为一个疗程。一疗程后如未痊愈，可再用一个疗程。

2. 生地土苓瘦肉汤。生地30克，土茯苓60克，猪瘦肉120克，调味品适量。将猪肉洗净、切丝、勾芡，余药布包。先将诸药加清水适量煮沸后，下肉丝，待沸后，放入葱花，姜末、料酒等，煮至肉熟后，去药包，加入猪油、食盐、味精适量服食。可清热解毒。

3. 龙菊鱼肚。龙爪菊花50克，黄鱼肚150克，调料适量。将菊花洗净备用，鱼肚发开，锅内放猪油适量，烧至六成热时，下鱼肚划后捞出，改刀切块，而后在油温七成热时，放入鱼肚块炸5分钟；将炸好的鱼肚块洗净，切为薄片，放入鸡汤中煨20分钟。锅内放奶汤适量煮沸后，放入鱼肚片、菊花、精盐、绍酒、味精等，煮沸3～5分钟后，淋上鸡油即成。可疏风清热。

4. 银菊饮。金银花、山楂、菊花各10克，蜂蜜50克，食用香精适量。将上药水煎煮沸30分钟后，起锅滤汁；另将蜂蜜小火煮沸，烧至微黄时，缓缓倒入熬成的银菊饮汁内，纳入香精，拌匀，用纱布过滤去渣，冷却后即成。每次一汤匙，每日3次，温水冲饮。可辛凉解表、清热解毒。

5. 赤小豆桑皮汤。赤小豆60克，桑皮15克，紫苏叶10克，生姜2片。将桑皮、苏叶、生姜布包，同赤豆加水同煮，待煮至豆熟后，去药包，饮汤食豆。可清热利湿。

手足癣

手足癣是手癣和足癣的总称。手癣是指发生在手掌和指间的皮肤癣菌感染；足癣是指发生于足跖部及趾间的皮肤癣菌感染。足癣是皮肤癣菌病中最常见的疾病，多见于成人，全世界流行。在足癣发病中，缺乏皮脂腺和穿着封闭性鞋子造成的湿润环境是最重要的因素。主要的致病菌包括红色毛癣菌、须癣毛癣菌、絮状表皮癣菌、断发毛癣菌。

起居防病

1. 防止传染。手足癣都是有传染性的，病人的日常用品都会有致病性，所以不能乱用病人的拖鞋、毛巾、擦脚布、鞋袜。也尽量少去公共浴池和泳池，防止无意中感染。

2. 讲究个人卫生。本病的出现，往往是手足的出汗和受伤。所以平时皮肤损伤后要及时处理，防止真菌感染。穿鞋要能透风，否则脚部出汗就容易潮湿，滋生细菌。皮鞋、球鞋和胶鞋，都是不透风的，所以不要穿。每天都要洗脚，可以用一些偏方治疗脚部的出汗问题。经常换袜子，鞋子和鞋垫要常晒。

3. 及时治疗脚气。已经患有脚气后，就必须及时治疗。脚气会有瘙痒，但是一定不要用手去抓。因为脚气很可能感染手，导致鹅掌风，甚至还可能导致指甲感染，出现甲癣。不要在没有消毒的情况下撕破患处的疱皮，因为可能引发化脓感染。实在感觉到痒得不行，可以把脚洗干净，在患处撒一些白糖。第二天，患处自然会干燥。

饮食宜忌

因为本病与脚部的出汗有很大关系，所以要注意减少出汗。平时要减少化学性、物理性、生物性物质对手足皮肤的不良刺激，少饮刺激性饮料，如浓茶、咖啡、酒类等，因为这些饮料激惹汗腺的分泌与排出，给表皮霉菌的易感性提供了有利的环境。

发病期间也不要食用辛辣、腥、膻等刺激性的食物，比如葱、姜、蒜、花椒、醋、鱼虾、肉类等。也就是说饮食需要清淡，多吃蔬菜和水果。因为富含纤维素和果胶的食物能增进消化液的分泌，促进消化、防止便秘，这样也就减轻了自身的中毒。

锻炼防病

锻炼是一件好事，但是对于本病，就需要注意锻炼了。因为锻炼，尤其是剧烈的活动，都会导致身体大量出汗，这样脚部也就跟着出汗了。手上毕竟还好，暴露在外很容易就蒸发掉了。但是脚就不一样了，闷在鞋子里，就会使汗液积存。为了防止得脚气，就要穿透气的鞋子。锻炼后要及时洗脚换鞋，把鞋垫也拿出来晒干。不能长时间地穿一双鞋，要多备几双运动鞋。

食药治病

1. 蛇床子、苦参、白藓皮、黄柏、生百部各20克，雄黄、硫黄各10克，当归15克，每日1剂，水煎取汁外洗患处，每天1次，每次30分钟，适用于各型手癣。

2. 白矾、五倍子、地肤子、蛇床子、苦参各30克，大枫子、川椒、黄柏各25克，共研末用食醋1000毫升浸泡1周备用，每天2次，取药液浸泡患处，每次30分钟，每剂可用7天，适用于各型手癣。

3. 雄黄、黄连各10克，苦参、土茯苓、防风、地肤子、荆芥各30克，冰片6克，先将前7味药水煎30分钟，停沸后加入冰片，去渣，待温浸泡患处20分钟，每天4次，每剂用3天，15天为1个疗程。适用于各型手癣。

4. 生地24克，大黄18克，蛇床子、莶草、百部、大枫子、海桐皮各15克，木鳖子（切片）、紫草、杏仁、丹皮、当归各12克，花椒、甘草各6克。将上药浸入1000毫升麻油内2天，然后用炭水煎至药色微黄为止，用细筛滤渣，再用蜂蜡450克放入杯内，将滤下的麻油趁热倒入杯内，搅匀成膏，收贮备用。每晚睡前，用温水将患处洗净，拭干后，取此膏涂擦患处。适用于手癣表皮干燥、脱皮、皲裂或水疱、奇痒。

5. 滑石、煅海螵蛸、制炉甘石各40克，赤石脂20克，硼砂15克，白矾、制乳香、制没药各10克，轻粉、铅丹、冰片各4克。共研成细末，过筛和匀，将患处洗净擦干，然后将药粉均匀撒在趾缝间糜烂痒处，每天2次，适用于浸渍型足癣。

痤　疮

痤疮是美容皮肤科的最常见的病种之一，多发于青春期，又叫青春痘、面疱或粉刺、毛囊炎，通常好发于面部、颈部、胸背部、肩膀和上臂。临床以白头粉刺、黑头粉刺、炎性丘疹、脓疱、结节、囊肿等为主要表现。除儿童外，人群中有80％～90％的人患本病或曾经患过本病。

精神抗病

痤疮的出现和个人的情绪是密不可分的。精神上的烦恼会导致皮脂腺分泌旺盛，也就造成了痤疮。所以每天都要保持快乐的心情，从学习或工作的压力中解脱出来。学会劳逸结合，保持精神愉快，对痤疮的治疗十分有益。长了痤疮心里不要产生负担，以免引起神经内分泌紊乱，使痤疮加重。如觉得自己脸上的粉刺并不碍事，也不一定要用药，可等其自然消退，粉刺消退后一般不会留下任何痕迹。若一味胡抠乱涂，倒会留下令人不悦的坑坑洼洼。但痤疮较重者，应到医院皮肤科诊治，不要盲目用药。

起居防病

1. 正确清洁皮肤。对于皮肤油腻的患者来说，采取晨起和睡前交替使用中性偏碱香皂和仅适合油性皮肤使用的洗面奶洗脸，并用双手指腹顺皮纹方向轻轻按摩3～5分钟，以增强香皂和洗面奶的去污力，然后用温水或温热水洗干净，彻底清除当天皮肤上的灰尘、油垢。若遇面部尘埃、油脂较多，应及时用温水冲洗。一般洗脸次数以每日2～3次为宜。

痤疮的另一个原因就是毛孔堵塞，所以疏通毛孔就很重要。当面部出现粉刺时，打一盆热水，把经洗面奶或细砂磨砂膏净面后的脸置于升腾的蒸汽中，而后用大毛巾包裹面部3分钟，促使毛孔打开，再用事先以75％酒精棉球消毒过的医用注射针头的针帽或粉刺器柔和地挤压粉刺边缘的皮肤，即可将粉刺挤出来。此法不易损害附近皮肤，不致留下瘢痕。

还有就是不要用油性或粉质化妆品，酌情使用水质护肤品，尤忌浓妆。睡前应彻底清除当天的化妆品，并避免睡前涂抹营养霜、药膏等，使夜间的皮肤轻松、畅通，充分呼吸。

2. 生活规律。经常熬夜对于肌肤也有很大的伤害，如果不想长青春痘，无论工作或功课再忙，最晚也应该在11点就上床睡觉。肌肤的新陈代谢通常由晚上11点到半夜两点时进行，良好充足的睡眠，能让肌肤受到完善的保养。熬夜会导致内分泌紊乱，阻断皮肤的自我完善机制。

3. 注意手部卫生。避免用手经常触摸已长出的粉刺或用头发及粉底霜极力掩盖皮疹，尤其要克服用手乱挤乱压粉刺的不良习惯，因为手上的细菌和头发上的脏物极易感染皮肤，加重粉刺，而乱挤乱压可致永久的凹陷性瘢痕，留下终身遗憾。

4. 脸上已有青春痘时也要注意防晒，尽量不要晒太阳，有的人以为将脸晒黑就可以掩饰脸上的红点，其实它不但遮盖不了，还会适得其反，让青春痘更加恶化。

5. 千万不要忽略了枕巾、枕套的清洁卫生。枕巾应一两天换一次，枕套应当每周换洗一次。枕巾经常与脸部皮肤接触，如果光洗脸不换枕巾等于没洗脸。枕套因为直接接触面部，容易沾上螨虫、灰尘、头皮屑等脏东西，定期换洗非常必要。

饮食宜忌

1. 饮食对于内分泌的影响是非常直接的，所以想要防治痤疮，就要注意饮食。少吃脂肪、高糖、辛辣、油煎的食品及白酒、咖啡等刺激性饮料，多吃蔬菜、水果、多饮开水。每天维持低能量饮食，每餐不能吃饱。每天吃1千克以上蔬菜（要吃茎秆）、水果（苹果、梨）等高纤维的食物，多食黄豆制品，如豆浆、豆腐。不吃煎炸、烧烤和辛辣食物，煮菜的油要少，要用橄榄油、花生油、菜籽油，不吃动物油和饱和脂肪高的油，不吃高糖食品如糖果、饼干、蛋糕、冰淇淋等。少吃红肉，可以吃一些鱼、蛋。

2. 不要乱吃零食。零食一般都是高热量、高脂肪的，且有许多食品添加剂的，多是垃圾食品。吃零食容易导致痤疮爆发。还有不要吃夜宵。夜宵不仅对胃不好，而且会造成便秘，而便秘则是引起青春痘的原因之一。少吃夜宵、多吃一些天然不含人工添加物的食品，如含有植物纤维的蔬菜水果以及乳酪等，也是预防青春痘不可或缺的重要因素。

3. 注意清肠排毒，防治便秘也是预防痤疮的重要途径。痤疮有多种发病因素，身体内分泌的变化、消化不良或便秘等胃肠障碍、精神紧张、等因素都是造成痤疮的主要原因，其中大肠毒素堆积是主要诱发因素。人体产生大量代谢产物，如不能及时排出体外，就会部分堆积在毛囊皮脂腺内，以油脂携带的形式存在，就形成了痤疮。定期清肠，保持肠道畅通才是最有效、最安全的解决之道。肠道吸收毒素减少，通过血液循环达到毛囊皮脂腺的毒素也会减少，痤疮也会随之减少。实践也支持这一理论，大便通畅、便次多的人，很少长痤疮。

锻炼防病

户外活动，尤其是比较剧烈的活动，对于预防痤疮也有很好的作用。身体经过了活动后，就会更好地调节各器官的体液分泌，包括油脂的分泌。而且，坚持多做一些室内的大幅度运动，还能加快血液循环，促使体内的废物及时排出体外，使皮肤在不断的出汗过程中保持毛孔通畅。在运动后清洗身体，可以排出很多毒素。对于年轻人来说，参加一些比较剧烈的运动，能有效地防止痤疮。

食药治病

1. 胡萝卜汁。取胡萝卜1000克，洗净压汁，8枚桃树叶水煎取汁400毫升，倒入胡萝卜汁里，用此法洗脸，每日洗脸三次，每日1剂，坚持洗三天，粉刺自可消除。

2. 海带生地绿豆瘦肉汤。取海带30克，生地18克，绿豆100克，陈皮3克，瘦猪肉100克。将海带洗净泡发切丝，猪肉、陈皮洗净切丝，与生地、绿豆同置砂锅内，加水适量用小火煲2小时，加食盐少许即可食用。此药膳具有清热解毒、凉血养阴之功效，常服可治疗粉刺反复发作。

3. 桃仁山楂荷叶粥。取桃仁、山楂、贝母各8克，荷叶半张，粳米60克。将前4味药切碎，加水煮沸30分钟，去渣，用药汁与粳米煮粥，每日1剂，连服15天为1个疗程。此药膳具有活血化瘀、清热解毒之功效，适用于粉刺症状较重者。

4. 雪梨芹菜汁。芹菜100克，西红柿1个，雪梨150克，柠檬半个。洗净后同放入果汁机中搅汁，饮用，每日1次。功效清热、润肤，适用于痤疮的辅助治疗。

5. 果菜防痤汁。取苦瓜、黄瓜、芹菜、梨、橙、菠萝各适量。将苦瓜去子，菠萝去皮，切块；将黄瓜、芹菜、梨、橙及苦瓜、菠萝同搅汁，调入蜂蜜饮服。每日1～2次。具有清热解毒、杀菌功效，适用于防治痤疮。

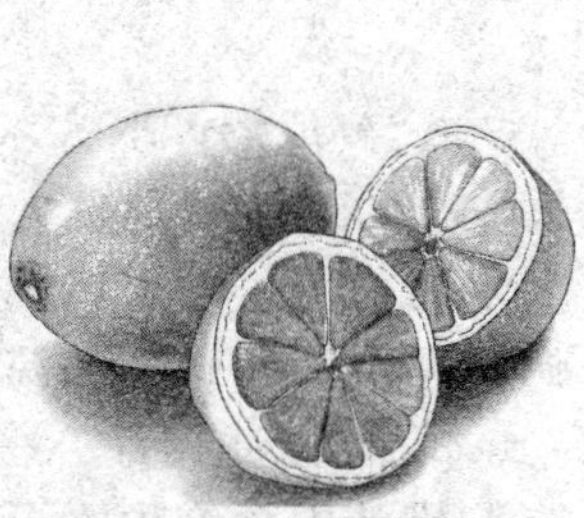

柠檬

雀　斑

雀斑是一种生长在面部的皮肤损害，呈斑点状，或芝麻状褐色或浅褐色的小斑点。最容易发生的部位是双颊部和鼻梁部，也可泛发至整个面部甚至颈部，是影响面部美观的最为常见的原因之一。雀斑大多数是后天生长的，也有部分患者是先天生长的。

起居防病

1. 防晒。这一点非常重要！因为雀斑最怕日晒。日光的暴晒或X线、紫外线的照射过多皆可促发雀斑，并使其加剧。甚至室内照明用的荧光灯也因激发紫外线而加重雀斑，所以可以认为雀斑是一种物理损伤性皮肤病。日晒可使黑色素活性增加致使表皮基底层黑素含量增多，导致雀斑形成。夏季日晒充足，雀斑活动频繁，斑点数目增多，色加深，损害变大；冬季日晒较少，斑点数目减少，色变淡，损害缩小。由此可知日晒是雀斑发生的一个必需因素，所以患者应尽量避免长时间日晒，尤其在夏季。

2. 防止各种电离辐射。包括各种玻壳显示屏、各种荧光灯、X光机、紫外线照射仪等。这些不良刺激均可产生类似强日光照射的后果，甚至比日光照射的损伤还要大，其结果是导致雀斑加重。

3. 慎用各种有创伤性的治疗。包括冷冻、激光、电离子、强酸强碱等腐蚀性物质，否则容易造成毁容！

4. 小心使用护肤品。禁忌使用含有激素、铅、汞等有害物质的“速效祛斑霜”，因为副作用太多，可以造成上百种的副作用，导致严重毁容！

5. 戒掉不良习惯，如抽烟、喝酒、熬夜等。每天要保证充足的睡眠，劳累会导致皮肤紧张疲倦，血液偏酸，新陈代谢减缓，那时皮肤将无法取得充足的养分；角质层因缺乏水分而使皮肤黯然无光。

6. 面部斑点多的女性特别要注意经期中的保养。在这段时期多吃些有助于排出子宫内瘀血的食物，帮助子宫的功能运转正常，而且能增加血液，不会给肝脏增加负担、皮肤也不会出现斑点。

饮食宜忌

1. 食物注意饮食的搭配，含高感光物质的蔬菜，如芹菜、胡萝卜、香菜等，最好在晚餐食用，食用后不宜在强光下活动，以避免黑色素的沉着。

2. 补充维生素。富含维生素C的食物有荔枝、龙眼、核桃、西瓜、蜂蜜、梨、大枣、韭菜、菠菜、橘子、萝卜、莲藕、冬瓜、西红柿、大葱、柿子、丝瓜、香蕉、芹菜、黄瓜等。维生素E同样具有氧化还原作用，卷心菜、胡萝卜、茄子、菜籽油、葵花子油、鸡肝等都富含维生素E。

3. 多喝水、多吃蔬菜和水果，如西红柿、黄瓜、草莓、桃等。

4. 避免刺激性的食物。刺激性食物易使皮肤老化。尤其咖啡、可乐、浓茶、香烟、酒等。吃得越多，老化会越快，引致黑色素分子浮在皮肤表面，使黑斑扩大及变黑。

食药治病

1. 西红柿汁。每日喝1杯西红柿汁或经常吃西红柿，对防治雀斑有较好的作用。因为西红柿中含丰富的维生素C，被誉为“维生素C的仓库”。维生素C可抑制皮肤内酪氨酸酶的活性，有效减少黑色素的形成，从而使皮肤白嫩、黑斑消退。

2. 黄瓜粥。取大米100克，鲜嫩黄瓜300克，精盐2克，生姜10克。将黄瓜洗净，去皮去心切成薄片。大米淘洗干净，生姜洗净拍碎。锅内加水约1000毫升，置火上，下大米、生姜，大火烧开后，改用小火慢慢煮至米烂时下入黄瓜片，再煮至汤稠，入精盐调味即可。每日2次温服，可以润泽皮肤、祛斑、减肥。

3. 柠檬冰糖汁。将柠檬榨汁，加冰糖适量饮用。柠檬中含有丰富的维生素C，100克柠檬汁中含维生素可高达50毫克。此外还含有钙、磷、铁和B族维生素等。常饮柠檬汁，不仅可以白嫩皮肤、防止皮肤血管老化、消除面部色素斑，而且还具有防治动脉硬化的作用。

4. 黑木耳红枣汤。取黑木耳30克，红枣20枚。将黑木耳洗净，红枣去核，加水适量，煮半个小时左右。每日早、晚餐后各一次。经常服食，可以驻颜祛斑、健美丰肌，并用于治疗面部黑斑、形瘦。本食谱中的黑木耳，《本草纲目》中记载其可去面上黑斑。黑木耳可润肤、防止皮肤老化；大枣和中益气、健脾润肤，有助祛除黑斑。

痱　　子

痱子是因小汗腺导管闭塞导致汗液潴留而形成的皮疹。通常发生于热、湿气候中，如热带和温带夏季的湿热气候中。由于表皮葡萄球菌产生的一种胞外多糖物质阻塞了汗液排出皮肤表面，最后形成反向压力导致汗腺或不同部位的导管破裂，外溢的汗液流入邻近组织，形成痱子。

起居防病

1. 温度控制。湿热的环境特别容易长痱子。因此，有小宝宝的家庭一定要保持室内通风散热，以减少宝宝出汗和利于汗液蒸发；可通过空调、风扇等设备改善室内高温、湿热环境，室温最好保持在25℃左右，湿度也别超过60%。但要注意不要让风直吹宝宝。

2. 穿着轻薄。婴儿夏季服装要轻薄、柔软、宽大一些，最好是吸水和透气好的纯棉织物，以减少衣服对皮肤的刺激，有利于身体热量的散发。因为天热，宝宝爱出汗，如果衣服过于紧身，汗液就来不及排出和蒸发，就会堵塞汗腺孔，痱子也就跟着出现了。有的妈妈喜欢让宝宝光着身子，以为这样更透气、凉快，但这样宝宝的皮肤难免受到不良刺激，一样会长痱子。

3. 勤洗澡。及时擦汗，如果孩子活动出汗，要立即用柔软纸巾或毛巾擦拭干净，尤其是婴幼儿颈部和胳膊、腿部关节等容易堆积汗液的地方。勤洗澡，洗澡不但能清洁皮肤，还有利于排汗。天气炎热时要保证每日给孩子用温热水洗浴2～3次。不要用热水或凉水，要用温水。不要用刺激性的碱性肥皂。洗澡后要立即擦干。切忌大汗之后马上用凉毛巾擦或用冷水冲洗，因为突然的冷刺激会使宝宝汗腺孔收缩，汗液不能排出，反而容易产生痱子。最好将芙蓉花叶子、荷叶、苦瓜心和芦荟叶子混合在一起给孩子熬水洗澡，这样防痱的效果更佳。

4. 树荫下玩耍。带宝宝做户外活动时，不要在强烈太阳光下玩耍，应避开夏季最炎热的时间段，宜选择气候凉爽的早晚在树荫下玩耍。

饮食宜忌

给孩子吃些清淡易消化的食物，营养适当，可多补充富含蛋白质和维生素的食品，饮食中还应补充适量盐分。要让宝宝多喝水，及时补充水分，例如多喝些绿豆汤、冬瓜汤、丝瓜汤、菊花水，多吃西瓜等水果，起到清热祛暑作用。

食药治病

1. 冬瓜60克，加水煎汤饮用，每天1剂，连服7～8天。

2. 绿豆适量，鲜荷叶一张，加水煎服。

3. 冬瓜、海带、绿豆适量共煎汤，加白糖少许，连服7～10天。

4. 马齿苋、丝瓜各20克，煎水服。

5. 乌梅5～6枚洗净，煎煮30分钟后投入金银花6克同煎20分钟，取汁、去渣，加白糖凉后饮用。

6. 将100克新鲜马齿苋放在约1500毫升水里烧开，用煮过马齿苋的水擦洗痱子，早晚各1次。

7. 将苦瓜切片，用带汁的苦瓜肉涂擦痱子处，早晚各1次。

8. 十滴水涂于患处，让其自然风干。涂药处的皮肤略有灼热痛感，每日涂抹，两三天就能消炎、消肿、止痒。

9. 桃叶50克，加水500毫升，将其熬到只剩一半儿水量时，用煮过桃叶的水直接涂擦痱子。

10. 痱子粉是用来防痱子的，得了痱子后就不要再擦，防止堵塞毛孔。

手足皲裂

手足皲裂是手、足部皮肤由于各种原因所致的皮肤干燥和线状裂隙的一种疾病。本病是一种常见的皮肤病，多见于老年人及妇女。因经常受机械性或化学性物质的刺激，加之冬季气候寒冷、皮下汗腺分泌减少、皮肤干燥、皮肤角质增厚、失去弹性，在手足运动时极易发生皲裂。

起居防病

1. 防止手足干燥。本病多发于冬季。因为冬天身体的代谢下降、汗腺收缩、皮脂分泌也减少，导致手足部位缺水，出现干燥，失去应有的弹性。所以，手足保湿就非常必要了。早上洗漱时，要在手上涂抹一些护手霜保湿。晚上要洗脚，还要经常换鞋袜。已经发生手足皲裂，就要用一些油脂类的护手霜涂抹。

2. 注意防寒保暖。气温下降后，身体的循环就降低以减少热量损失。这个时候，手足部位就容易冰凉，再加上冷水直吹，就更容易让手足干燥。所以，必须要注意给自己的手脚保暖。外出之前，要戴上手套，下身要尽量穿厚一点儿，尤其是鞋子必须要暖和。不要随便烤火，那样会导致冻疮和手足皲裂并发。

3. 注意劳动保护。因为手脚干燥，再加上在劳动时不注意保护，就很容易撕裂皮肤。所以，冬天要尽量少运动或劳动，尤其是不能在刮大风的天气出门或运动。外出干活要记得戴手套。

饮食宜忌

手足皲裂是老年人冬季较为常见的一种皮肤病，在干燥寒冷的季节宜多吃油脂。病程较长或年老患者应该增加营养，适当多吃一些猪肝、猪皮、羊肉、阿胶、鱼肝油丸之类的食品。平时生活中还应注意饮食多样化，多吃水果和蔬菜，多饮水，适量摄入富含蛋白质的食物，保持皮肤的水分和弹性，这样就可预防手足皲裂的发生。

食药治病

1. 外搽15%尿素软膏。

2. 甘油搽剂外用，可在3～7天内使手足皲裂治愈。处方：甘油60%，红花油15%，青黛4%，香水1%，医用酒精20%，将各药混合调匀外搽，每日3次。

3. 熟香蕉一根，用手捏热，放置阴凉处24小时。开一小洞，挤出肉，擦涂皲裂处，每日2次，一般2～3日可愈。

4. 鸡蛋一枚煮熟，取蛋黄置铁锅中，文火熬油。取油少许，外涂局部。每日1次，直至痊愈。

5. 将陈醋放入铁锅内煮沸5～10分钟，倒入盆里，待稍凉后浸泡皲裂手脚，擦洗10分钟，1日2～3次。5日为1疗程。每日用醋500毫升。一般用药2个疗程可以治愈。

湿疹

湿疹是一种常见的变态反应性、非传染性、过敏性表皮炎症，由多种内外因素引起的表皮及真皮浅层的炎症性皮肤病，一般认为与变态反应有一定关系。其临床表现具有对称性、渗出性、瘙痒性皮肤病、多形性和复发性等特点。可发生于任何年龄、任何部位、任何季节，但常在冬季复发或加剧有渗出倾向，属慢性疾病，易反复发作。

精神抗病

本病发作时，患者都会瘙痒难耐，非常想要用手搔抓。但是这却是治疗本病的一大忌，所以就必须要忍住，转移自己的注意力。实在不行了，可以用冰袋冷敷一下。而且，湿疹的病程很长，容易复发，所以很多患者都会产生沮丧的心理。对此，就必须要坚持治疗，寻找到过敏的源头，根除疾病。否则，要一直受到瘙痒的纠缠，永远不能安宁。

起居防病

引起湿疹的原因非常多，因此在未找到过敏源之前，生活起居的方方面面都要注意。

1. 保持居室卫生。花粉、螨虫和某些微生物，还有家里的宠物、毛发、空气湿度都可能导致湿疹。所以，自己的居住环境要保持干净和卫生。春天的时候，花粉传播得厉害，开窗要有度，防止花粉飘进来。家里的沙发和褥子，包括其他床上用品，要经常清洗晾晒，杀除螨虫。屋子里要经常打扫，不能到处都是毛发。如果对宠物过敏，最好不要养宠物。适当保持空气流通，假如天气干燥，可以洒水或者用加湿器。

2. 避开化学物质。刚装修好的屋子，里面含有很多化学物质，要通风晾一段时间才能搬进去。很多化学气体、洗涤剂、涂料也都可能导致本病，所以外出时要避开那些施工地点，还有许多新建的楼房、桥梁、道路等。可以选择戴口罩的方法。

3. 慎用药物。某些药物会导致特定体质的人过敏，而患者本身可能并不知道。所以，在家里得了某些小病，不要乱用药。尤其是放了很久的药，可能已经失效了。

4. 注意个人卫生。身体内排泄会带出很多的废物，若是长时间没有清除，就可能滋生细菌，导致皮肤过敏。所以，要经常洗澡，常换衣服。家里的婴儿也要有家长给洗澡，尿布和衣服也要常换洗。

5. 不要搔抓。皮肤湿疹最怕搔抓，因为手和指甲上都有很多细菌，抓破之后更容易加重病情。所以，自己不要乱抓。家里的婴儿要是得了湿疹，一定要把婴儿的指甲剪短。

饮食宜忌

1. 忌口。湿疹的过敏源中，很大一部分都是食物。在我国已经发现的过敏食物就有如下这些：富含蛋白质的食物，如牛奶、鸡蛋等；发物如羊肉等；具有特殊刺激性的食品，如辣椒、酒、芥末、胡椒、姜、葱、蒜、洋葱等；某些生吃的食品，如生葱、生蒜、生西红柿，生食的某些壳类果实，如杏仁、栗子、核桃以及某些水果，如桃、葡萄、荔枝、香蕉、菠萝、桂圆、杧果、草莓等；某些富含细菌的食品，如死鱼、死虾、死螃蟹以及不新鲜的肉类；某些富含真菌的食品，如蘑菇、酒糟、米醋等；某些富含蛋白质而不易消化的食品，如蛤蚌类、鱿鱼、乌贼等；种子类食品，如各种豆类、花生、芝麻等。所以，对某些食物过敏的患者，要找到自己忌口的那几种，牢记在心，千万不能吃。

2. 一般湿疹患者应以素食为主，且要易于消化、不碍肠胃。大便应日日通畅，忌食辛辣刺激、腥发动风的海产品和牛奶、鸡蛋等食物。常用一些健脾除湿的药膳，如冬瓜莲子汤、绿豆赤小豆汤等，对湿疹有较好的预防作用。河产品如莲子、藕、荷叶、菱角等，对皮肤亦有好处。

3. 饮食多选用清热利湿的食物。如绿豆、赤小豆、苋菜、荠菜、马齿苋、冬瓜、黄瓜、莴笋等，多吃富含维生素和矿物质的食物。如绿叶菜汁、胡萝卜水、鲜果汁、西红柿汁、菜泥、果泥等，以调节生理功能、减轻皮肤过敏反应。

食药治病

1. 青黛、滑石粉、黄柏各 15 克，冰片 9 克。共研细末，用麻油调糊状，外涂患处，每日 3 次。治疗急性湿疹有良效。

2. 枯矾 10 克，炉甘石 30 克，冰片 6 克，苦参 15 克，共研细末备用，外敷患处，每日 2 次，治疗阴囊湿疹有良效。

3. 蒲黄研末，将粉直接撒在湿疹处，外用纱布包扎，每日 1 次。

4. 滑石、炉甘石各 50 克。冰片 10 克，艾叶 15 克。共研末，装入广口瓶内备用，撒在湿疹上，外用消毒纱布包扎。

5. 紫草 9 克，用香油适量炸焦，待油成紫色捞出紫草即可，每日数次，用油涂患处。

6. 鸡蛋 7 个，煮熟取蛋黄，锅内放麻油 50～100 克，小火将蛋黄内油熬出，待蛋黄呈焦糊状即可，取油频涂患处。

荨 麻 疹

荨麻疹是一种常见的皮肤病。是由过敏、自身免疫、药物、饮食、吸入物、感染、物理刺激、昆虫叮咬等原因引起肥大细胞依赖性和非肥大细胞依赖性导致的炎症介质释放，造成血管扩张、血管通透性增加、炎症细胞浸润的疾病。一般多发于春秋季，以中青年为多见。

起居防病

1. 不要去抓。一般人对于皮肤痒的直觉反应都是赶紧用手去抓，可是你可能不知道，这个动作不但不能止痒，还可能越抓越痒，主要是因为当你对局部抓痒时，反而让局部的温度提高，使血液释放出更多的组织胺（变应原），反而会更恶化。

2. 避开各种过敏源。日常生活中，许多因素都可以诱发荨麻疹，如某些食物、药物、吸入物、物理和化学刺激等，因此要降低荨麻疹的发作概率，就必须找出发病原因，尽量避免与其接触。如禁食易引起过敏的食物，忌食辛辣刺激或腥发食物；远离易引发荨麻疹的吸入物，如花粉、动物皮屑、烟雾、真菌孢子等；不滥用药物，如疫苗、异种血清、青霉素、呋喃唑酮（痢特灵）、阿司匹林等，这些都可引发荨麻疹；避免暴晒、寒冷、潮湿等物理刺激，外出时如遇到此类天气状况，可以使用护肤水、营养霜或防晒霜，做好皮肤的保护工作。另外，精神紧张或过度兴奋、昆虫叮咬也容易导致发病。

3. 除了远离诱发因素，还要避免不良的生活习惯。平时生活要起居规律，饮食均衡，注意适时增减衣服，避免受寒，并要加强体育锻炼，增强身体素质，从根本上消除发病的可能性。

饮食宜忌

本病要忌口，因为很多食物都会诱发荨麻疹。而多年的临床研究发现，主要有以下这些：

1. 食物蛋白、防腐剂、调味品、色素添加剂等，其中食物包括鱼、虾、蟹、贝类、鸡肉、鸭肉、鹅肉、猪肉、牛肉、马肉、狗肉、兔肉、竹笋、蒜苗、菠菜、茄子、西红柿、柠檬、杧果、李子、杏、草莓、果酒、葡萄酒、黄酒、白酒、鸡蛋、牛奶、巧克力、干酪等。多吃新鲜蔬果，油煎、油炸或是辛辣类的食物较易引发体内的热性反应的食物少吃。还有食用菌类主要有蘑菇、香菇等，过食这类食物易致动风生阳，触发肝阳头痛、肝风眩晕等宿疾，此外，还易诱发或加重皮肤疮疡肿毒。

2. 海腥类主要有带鱼、黄鱼、鲳鱼、蚌肉、虾、螃蟹等水产品，这类食品大多咸寒而腥，对于体质过敏者，易诱发过敏性疾病发作如哮喘、荨麻疹症，同时，也易催发疮疡肿毒等皮肤疾病。

3. 蔬菜类主要有竹笋、芥菜、南瓜、菠菜等，这类食物易诱发皮肤疮疡肿毒。

4. 果品类主要有桃子、杏等，前人曾指出，多食桃易生热，发痈、疮、疽、疖、虫疳诸患，多食杏生痈疖，伤筋骨。

5. 禽畜类主要有公鸡、鸡头、猪头肉、鹅肉、鸡翅、鸡爪等，这类食物主动而性升浮，食之易动风升阳，触发肝阳头痛、肝风脑晕等宿疾。此外，还易诱发或加重皮肤疮疡肿毒。鸡蛋虽不属发物，但也不宜多吃，一般一天不宜超过 2 个，尤其是肝炎、过敏、高血脂、高热、肾脏病、腹泻病人，更不宜多吃。原因是鸡蛋内含大量蛋白，但它们属于异性蛋白，有相当一部分人吃了异性蛋白质后出现病态反应。

此外，属于发物的还有獐肉、腐乳、酒酿及葱、蒜、韭菜等。现代临床研究还证实，忌食发物对于外科手术后减少创口感染和促进创口愈合也具有重要意义。

食药治病

1. 地肤子、浮萍各 30 克，蝉蜕 9 克，水煎服，每日 1 剂。

2. 桃树叶、艾叶各 30 克，白矾 15 克，食盐 9 克，煎汤洗浴，每日 1～2 次。

3. 苍耳子、荆芥、防风各 15 克，葱白 1 根，水煎服，每日 1 剂。

4. 生地 10 克，当归 12 克，赤白芍各 10 克，首乌 10 克，黄芪 12 克，防风、芥穗、刺蒺藜、川芎各 9 克，甘草 6 克。水煎服，每日 1 剂，分 2 次服。

本方养血益气、疏风止痒，适用于血虚受风所致的荨麻疹。

5. 金银花 12 克，地肤子、芥穗各 9 克，大黄 10 克，厚朴、云苓各 9 克，白芍 10 克。甘草 9 克。水煎服，每日 1 剂，分 2 次服。

本方清热散风，适用于荨麻疹。

6. 黄芪 10 克，白术、防风、桂枝各 9 克，白芍 10 克，生姜 6 克，大枣 9 克，浮萍 6 克，白藓皮 10 克，荆芥穗 9 克，陈皮 12 克，甘草 9 克。水煎服，每日 1 剂，早晚服。

本方调和营卫、益气固表，对荨麻疹有效。

7. 香樟木、晚蚕沙、徐长卿、败酱草、核桃叶各 30 克，紫苏 120 克。将药任选一种煎水，趁热先熏后洗，每日 1 次。

8. 玉米须 15 克，已发酵好的酒酿 100 克。将玉米须放入铝锅中，加水适量，煮 20 分钟后捞去玉米须，再加酒酿，煮沸食用。

神经性皮炎

本病是因风湿蕴肤、经气不畅所致，好发于颈部、四肢、腰骶，以对称性皮肤粗糙肥厚、剧烈瘙痒为主要表现的皮肤疾病。神经性皮炎又称慢性单纯性苔藓，本病是以阵发性皮肤瘙痒和皮肤苔藓化为特征的慢性皮肤病。为常见多发性皮肤病，多见于青年和成年人，儿童一般不发病。夏季多发或季节性不明显。宜用无激素的外用品治疗。

精神抗病

患者要放松紧张情绪、保持乐观，防止感情过激，特别是注意避免情绪忧愁、紧张、焦虑、激动，生活力求有规律，注意劳逸结合。

神经性皮炎反复迁延不愈、皮肤局部增厚粗糙的重要原因是剧痒诱发的挠抓，所以患者要树立起这个病可以治好的信心，避免用力挠抓、摩擦及热水烫洗等方法来止痒。这是切断上述恶性循环的重要环节。

起居防病

1. 生活要规律。神经性皮炎可受多种因素的影响，如生活无规律、睡眠不好、月经异常、消化不良、便秘等都可能加重症状，故应注意。在有这方面异常时，积极治疗养护。

2. 剪短指甲，防止搔抓致破，继发感染。

3. 内衣应宽松，材质需柔软。

4. 应养成良好的卫生习惯，搞好个人卫生，要经常用温水和肥皂做局部清洗，以清洁面部皮肤、阻断感染因素，以免刺激油脂的分泌。同时不用油脂性护肤品或化妆品等。

5. 使用润肤产品，止痒兼修护皮肤。瘙痒剧烈者，可口服抗组胺药。

6. 尽可能避免使用含激素成分的药膏，以免形成激素依赖性皮炎。

7. 避免使用止汗剂，止汗剂所含的活性成分会刺激敏感性的皮肤，容易导致皮肤过敏，所以应避免使用止汗剂。

8. 提防干燥的空气。干燥的空气可使皮肤炎更加恶化，尤其当冬天室内使用暖气时。保持室内空气的湿度应该是患者及其家人首先考虑的事项。所以这时你应考虑使用湿气机，而且每一个房间都应该有一个。

饮食宜忌

患者要穿着柔软且宽松的全棉内衣。调节饮食、限制酒类、辛辣饮食，保持大便通畅、积极治疗胃肠道病变。神经性皮炎应该算是自主神经功能紊乱的一种，预防神经性皮炎的方法主要就是针对病因进行预防，所以首先就是要保持良好的心态。如果皮肤瘙痒，忌用手搔抓或热水烫洗，不宜穿过硬的内衣，以免刺激皮肤；如果有过敏史，要注意少吃海鲜、羊肉等食物，患者可多吃绿豆、冬瓜、莲子、苦瓜等水果蔬菜清热利湿食品。

食药治病

1. 何首乌18克，当归、荆芥各5克，胡麻、苦参、生地各15克，白芍12克。水煎服，每日1剂，连用10剂。

2. 生韭菜、大蒜各30克。共捣成糊状，微热。用力搽患处，每日2～3次，连用1周。

3. 鲜丝瓜叶适量。洗净捣烂。搽患处至皮肤发红为度，隔天1次，7次为1疗程。

4. 荆芥、防风、生地、当归、蝉蜕、苍术、茯神、石膏、苦参、知母、牛蒡子各10克，木通、甘草各5克。水煎服，每日1剂，分3次服。心烦失眠、夜间痒甚者，加煅龙骨或牡蛎30克；奇痒难忍者，加僵蚕或乌梢蛇10克。

5. 生半夏、斑蝥、白狼毒各等份。共为细末，用适量的米醋调成糊状。涂抹患处，每天可轻涂1次，涂抹后发疱即止，以防过度损伤。

6. 斑蝥、硫黄、雄黄、樟脑各10克，乌梅肉5克，地塞米松片1.5毫克，氯苯那敏片40毫克，二甲基亚砜10毫升，凡士林适量。先将斑蝥、乌梅肉、雄黄、硫黄、地塞米松、氯苯那敏分别研末过100目筛，共置乳体中充分研磨混合备用。

7. 苦参50～70克，生地30克，蝉蜕、荆芥、桂枝、丹皮、当归、川芎、甘草各10克，细辛5克，羌活、赤芍各15克，全虫25克，蜈蚣6条。水煎服。

银屑病

银屑病又叫牛皮癣，属于多基因遗传的疾病，可有多种激发因素，如创伤、感染、药物等都可能在易感个体中诱发该病。典型的皮肤表现是境界清楚的具有银白色鳞屑的红色斑块。轻者可表现为几个硬币大小的肘膝部位斑块，重者可使全身皮肤受累。其病生理机制主要为表皮增生分化的异常和免疫系统的激活。

精神抗病

在日常生活中，由于工作压力大、休息不好、精神过度紧张造成情绪不稳定、忧思郁怒，又不能合理地调整保养肌肤或长期饮食没有规律暴饮暴食、多食腥发动风之物、酗酒饮茶过度以及外界原因引起感冒、发热、扁桃体发炎免疫功能低下，缺乏抵抗力，从而导致牛皮癣发病和复发。过度的精神紧张、性情急躁、情绪抑郁等精神因素为诱因占其他诱因之首，在中国约占牛皮癣总发病率为18.6%。精神过度紧张可产生一系列心理或生理反应，促使神经内分泌紊乱，损害机体免疫防御系统及某些酶的代谢紊乱，从而促进了牛皮癣的发生，因此在遇有不可抗拒的或无法预知的突发事情，患者应尽量控制情绪，保持平静心情，保证充足的睡眠时间。

起居防病

1. 防寒保暖。受风寒侵袭而诱发牛皮癣的为数较多，由于居住环境潮湿、天气寒冷可使本病发生或加重，因此患者应尽量避免大冷大热刺激皮肤，并保持卧室通风干燥。

2. 预防其他疾病。局部感染是诱发牛皮癣的一个重要原因，尤其是在感冒后，并发扁桃体炎、气管炎，需要积极治疗，尽量缩短病程。扁桃体反复发炎，与牛皮癣发作有密切关系者，可考虑扁桃体切除术，这一点对青少年患者尤为重要。

3. 预防过敏。皮肤过敏是诱发牛皮癣的主要原因之一。由于饮食或服用药物，或接触某种物质而过敏常可诱发牛皮癣的发生。患者每次复发后，需仔细回想近来曾服用了什么东西或接触了某种物质，从而使皮肤发痒，继而出现红斑症状，今后应尽量避免接触，比如某些海产品、牛羊肉、辛辣食物及其他物质等。

4. 正确洗澡。已经患病后，洗澡就需要注意了。有条件的话要每天洗澡，如果能洗某些药浴或矿泉浴则更好。根据临床经验，如果患者能坚持每日洗澡1～2次，每次20～40分钟和使用同样药物治疗而不洗澡的患者相比，通常能明显缩短治愈的时间。一般水温应以患者稍感温或稍感烫为宜，在35～39℃之间。应以淋浴为宜，并且不可过度搔抓皮损，亦不可使用浴巾等用力搓擦。经验证明，凡是因为过度搔抓或搓擦等使皮损遭受刺激者，往往会影响皮损的消退。

饮食宜忌

牛皮癣患者饮食的关键在于合理的搭配，综合摄取多种营养，不能单一饮食。注意食物的多样性，如进食禽、畜、鱼等肉类和各种水果、蔬菜等，是获取机体所需各种营养物质最好的方法。由于传统观念对牛皮癣患者的饮食限制，以及某些食品可诱发或加重牛皮癣，使得患者往往忌食一些辛辣刺激性食品，一般情况下，牛皮癣患者应该禁烟、辛辣、海鲜。

牛皮癣患者应该多吃蔬菜和水果。小白菜、油菜、西红柿等新鲜蔬菜及苹果柠檬等水果富含维生素C，具有抗病毒作用。菠菜根、红叶绿菠菜是一年四季都有的蔬菜，但以春季为佳。春季上市的菠菜，对解毒、防春燥颇有益处。中医也认为菠菜性甘凉，能养血、止血、敛阴、润燥。因菠菜含草酸较多，有碍机体对钙和铁的吸收，吃菠菜时宜先用沸水烫软，捞出再炒。香蕉营养高、热量低，含有被称为“智慧之盐”的磷，还含有丰富的蛋白质、糖、钾、维生素A和维生素C，同时膳食纤维也多，是相当好的营养食品。牛皮癣患者食用香蕉不仅可以补充机体所需要的营养物质，还因为香蕉中含有一种能帮助大脑产生5—羟色胺的物质，这种物质既能促使人的心情变得快活和安宁，还可以减轻疼痛，又能使引起人们情绪不佳的激素大大减少。葡萄中含有丰富的果酸，有助于消化，适当多吃些葡萄，能健脾和胃。葡萄中还含有矿物质钙、钾、磷、铁以及维生素B_1、维生素B_2、维生素B_6、维生素C和维生素P等，都是机体正常生长发育所必需的。另外，葡萄中还含有多种人体所需的氨基酸，常食葡萄对神经衰弱、疲劳过度大有裨益。

食药治病

银屑病是非常顽固的疾病，需要常年的治疗。此处只介绍一些偏方，供读者参考。

1. 内服首乌片，每次5片，每日2～3次，磁朱丸每次服6克，每日2次，开水送服，至愈为止。

2. 紫荆皮、生半夏各9克，斑蝥3克，共研细粉，白酒浸透调匀，用药蘸搽患处。

3. 斑蝥10个，肉桂、高良姜、细辛各1.5克，白酒150毫升。共浸泡7天，再加甘油30毫升搅匀。用时先将患部洗净，再将药酒轻轻涂上，注意不要涂在好皮肤上。每日或隔日1次。

4. 丁香5克，斑蝥7个，红娘7个，广木香3克，共研末，再用醋浸泡7日后，每日取适量涂擦患处1～2次即可。

5. 荆芥、花椒、龙胆草、地肤子各15克，防风12克，蝉蜕18克，白鲜皮、白花蛇舌草各26克，黄连8克，槐米16克，乌梢蛇13克，薏苡仁30克。每日1剂，连服10～20剂，主治顽固性牛皮癣。气候适宜时也可用煎过的药渣再煎后外洗，效果更佳。

6. 取鸡蛋一个，打一小孔，去清留黄。将蛋中灌满醋，糊住洞口后放七天。用时先把患处用盐水洗净，把蛋黄和醋搅匀，涂于患部。早晚各一次。

酒 渣 鼻

酒渣鼻又叫酒糟鼻，俗称“红鼻子”或“红鼻头”，是发生在面部的一种慢性炎症性皮肤病。常发于颜面中部、鼻尖和鼻翼部，还可延及两颊、颌部和额部。轻度者只有毛细血管扩张、局部皮肤潮红、油脂多。本病女性多于男性，但是男性比女性严重。

起居防病

1. 保持鼻子面部的清洁。早上洗脸，要用温水和一些洁面膏来清洗鼻面部，清除掉上面的皮脂。也可以用一些除螨虫的洁面乳来杀灭螨虫。不要用碱性的香皂来清洗面部，那样更容易刺激皮脂腺。鼻子上若是有斑疹、粉刺等，也不要用手挤压，防止发生感染。

2. 生活调养。鼻子上的皮脂溢出过多是导致本病的主要因素。而皮脂的分泌也是与生活有关的。所以，要注意避免过冷和过热的刺激，夏天不要在烈日下暴晒，冬天不要对着冷风直吹。出门可以戴帽子或口罩，保持鼻子附近的温度。生活也要有规律，不要随便熬夜。因为不规律的生活会打乱身体的正常代谢，导致皮脂分泌更加旺盛。

饮食宜忌

忌食辛辣、酒类等辛热刺激物。中医认为，酒糟鼻是因饮食不节，肺胃积热上蒸，外感风邪，血瘀凝结所致。饮食上应避免促使面部皮肤发红的食物，如辣椒、芥末、生葱、生蒜、酒、咖啡等刺激性食物。少吃油腻食物，如动物油、肥肉、油炸食品、糕点等，以减少皮脂的分泌。多吃些富含维生素 B_6、维生素 B_2 及维生素 A 类的食物和新鲜水果、蔬菜。此外，可口服甲硝唑，每日 2～3 次，直至症状完全消失。

食药治病

1. 马齿苋薏仁银花粥。用马齿苋、薏仁各 30 克，银花 15 克，用 3 碗水煎银花至 2 碗时去渣，与马齿苋、薏仁混合煮粥，每日食用 1 次，连续食用有良好疗效。此食疗法适用于酒糟鼻丘疹期。

2. 鲜枇杷叶粉末。用新鲜的枇杷叶（将叶背绒毛去掉）、栀子仁研成粉末，每次吃 6 克，每日 3 次。能清热、解毒、凉血。适用于酒糟鼻、毛囊虫皮炎。

3. 腌三皮。用西瓜皮 200 克，刮去蜡质外皮，洗净；用冬瓜皮 300 克，刮去绒毛外皮，洗净；黄瓜 400 克，去瓜瓤，洗净；将以上三皮混合煮熟，待冷却后，切成条块，放置于容器中，用盐、味精适量，腌渍 12 小时后即可食用。连续食用有较好疗效。此食疗法具有清热利肺的作用，适用于酒糟鼻。

4. 山楂粥。干山楂 30 克，粳米 60 克，混合煮成粥，每日 1 次，连吃 7 日。此食疗法尤其适宜于患者鼻赘期。

斑 秃

斑秃俗称“鬼剃头”，是一种骤然发生的局限性斑片状的脱发性毛发病。其病变处头皮正常，无炎症及自觉症状。本病病程经过缓慢，可自行缓解和复发。若整个头皮毛发全部脱落，称全秃。若全身所有毛发均脱落者，称普秃。该病与免疫力失调、压力突然加大有一定关系。

精神抗病

精神因素被认为是导致本病的一个重要因素。不少病例发病前有神经精神创伤如长期焦急、忧虑、悲伤、精神紧张和情绪不安等现象。有时病人在病程中，这些精神因素可使病情迅速加重。所以，想要预防或者是对于患者本身的康复，都需要自我调节、放松精神。压力过大的时候，要找个人倾诉，或者是换一种方式生活。

饮食宜忌

1. 营养不要过剩。鱼、家禽、瘦猪肉这些食物中含有丰富的蛋白质，它是人体必不可少的营养物质。但不宜过量食用，否则体内多余的蛋白质在分解过程中将产生乳酸等的酸性物质，使血液呈酸性状态，妨碍皮肤和头发的健美。

2. 忌烟、酒及辛辣刺激食物，如葱、蒜、韭菜、姜、花椒、辣椒、桂皮等。

3. 忌油腻、燥热食物（肥肉、油炸食品）。

4. 忌过食糖和脂肪丰富的食物，如肝类、肉类、洋葱等酸性食物。

5. 宜补充植物蛋白，多食大豆、黑芝麻、玉米等食品。

6. 宜补充铁质，多食黄豆、黑豆、蛋类、禽类、带鱼、虾、熟花生、菠菜、鲤鱼、香蕉、胡萝卜、马铃薯等。

7. 宜食含碘高的食物，比如许多海产品，像海带、海苔、海鱼等。

8. 宜多食碱性物质，如新鲜蔬菜、水果。

9. 多吃绿色蔬菜。绿色蔬菜中的碱性无机盐（钙、镁、钠、钾等）含量高，多吃新鲜蔬菜，能使体内碱性物质充足，使体内的酸性物质迅速中和成无毒性的化合物排出体外，能使血液维持在比较理想的弱碱性状态中。可以多吃冬瓜、竹笋、白萝卜、胡萝卜、大白菜、黄豆制品、莲藕、菠菜、香菇、黑木耳、猴头菇等。

10. 常吃水果。水果富含维生素、矿物质，饱和脂肪酸含量低。如樱桃富含微量元素铁，能促使血红蛋白的生成；苹果富含果糖和葡萄糖，还有苹果酸、鞣酸、维生素、矿物质、蛋白质、脂肪等营养成分；大枣有丰富的糖分及维生素 C 等。

11. 宜多食维生素 E 丰富的食物，如芹菜、苋菜、菠菜、枸杞菜、芥菜、金针菜、黑芝麻等。

锻炼防病

经常运动，提高头部的血液循环能力对于防治本病也是有效的。不论年龄大小、身体素质如何，大家都要运动起来。而且，运动贵在坚持，不能只是三分钟热度。

按摩养病

按摩头部可改善头部的血液循环，从而预防斑秃。轻微按摩头部可以改善头皮血液循环，对预防斑秃有一定效果，但是，高强度按摩头部，如手法较重按摩用物品敲击等。会刺激皮脂腺的分泌，进一步加重脱发。

食药治病

1. 生姜 6 片，生半夏（研末）15 克。先将生姜擦患部 1 分钟，稍停，再擦 1～2 分钟，然后用生半夏末调香油涂擦之，连续应用一个时期，直至生出头发为止。

2. 何首乌、当归、柏子仁各等分。将药烘干后研细粉，过 80～100 目筛，加蜜制成丸，每丸重 9 克。每日服 3 次，每次服 1 丸。

3. 侧柏叶 50 克，桑葚 200 克，蜂蜜 50 克。水煎侧柏叶 20 分钟后去渣，再放入桑葚，小火煎煮半小时后去渣，加蜂蜜成膏。可以清热生津、祛风生发。适用于血热生风型斑秃，伴有头晕目眩、口干者。

4. 黄菊花 10 克，旱莲草 5 克。煎汤代茶频饮。可以清热凉血，适用于血热生风型斑秃，伴有目眩眼花、口干苦者。

白 癜 风

白癜风是一种因黑色素分泌异常引发的一种皮肤顽疾，引发该病的因素很多，其治疗也比较复杂，患者身上的白斑很容易复发、扩散，给患者的生活和工作带来很多困扰。面部是白癜风发作的常见部位，面部白癜风对患者的影响很大，是影响美容的常见皮肤病，易诊断、治疗难。中医医学称之为“白癜风”或“白驳风”。

精神抗病

白癜风好发于暴露部位，如人的颜面部，容易引起人们的注目。由于人的文化素质原因，白癜风病人常常遭受到人们鄙视的目光和非议，甚至受到社会的歧视，给病人心理造成极大负担。不少病人在人前抬不起头，甚至更严重的有些病人由于精神上无法解脱，出现轻生念头。得了白癜风并不可怕，怕的是失去与疾病斗争的信心。